Franz Kainberger, Georgios Karanikas,
Gerit Schernthaner, Thomas Szekeres (Hg.)

Klinisches und Kritisches Denken

Ihr persönlicher Zugangscode für die e-Learning-Plattform:

Code freirubbeln und über www.facultas.at/klinkritdenken anmelden.

Franz Kainberger, Georgios Karanikas,
Gerit Schernthaner, Thomas Szekeres (Hg.)

Klinisches und Kritisches Denken

Manual klinischer Symptome, Syndrome und Risikofaktoren

inklusive e-Learning-Plattform

2., überarbeitete Auflage

facultas

Die Herausgeber:

Ao. Univ.-Prof.
Dr.med.univ. Franz Kainberger
Medizinische Universität Wien
Universitätsklinik für Radiologie und Nuklearmedizin

Ao.Univ.-Prof.
Dr.med.univ. Georgios Karanikas
Medizinische Universität Wien
Universitätsklinik für Radiologie und Nuklearmedizin

Ao.Univ.-Prof.
Dr.med.univ. Gerit H. Schernthaner
Medizinische Universität Wien
Universitätsklinik für Innere Medizin II

Ao.Univ.-Prof.
Dr.med.univ. Thomas Szekeres, PhD
Medizinische Universität Wien
Klinisches Institut für Labormedizin

Studentischer Herausgeber:

Roland Cronenberg

Deputy-Editor:

Philipp Pavelka, Bakk.techn.

E-Content-Editoren:

Ákos Filakovszky
Dipl. Ing. Eduard R. Margulies
Mag. Bernd U. Székely
Mag. Georg Kramer

AutorInnen des E-Content:

Dr.^{in} Nina Janjic, BSc
Nikolaus Mahnert
Ao.Univ.-Prof. Dr.^{in} Andrea Maier
Dr. Lukas Mokrusa
Ye-Rin Park
Denise Reisenbauer
Dr.^{in} Dörte Symmank
Nathaniel Thoren
Josef Yu, BA
Malte Zacharias

Bibliografische Information der Deutschen Nationalbibliothek

Die Deutsche Nationalbibliothek verzeichnet diese Publikation in der Deutschen Nationalbibliografie; detaillierte bibliografische Daten sind im Internet über http://dnb.d-nb.de abrufbar.

2., überarbeitete Auflage 2021

Umschlaggestaltung: Filip Zubic, BSc
Satz & Druck: Facultas Verlags- und Buchhandels AG
Printed in Austria
ISBN 978-3-7089-2173-0

Inhaltsverzeichnis

Vorwort 9

Benutzerhinweise, Lernziele für ein Medizinstudium im 21. Jahrhundert 11

Klinische Symptome, Syndrome und Risikofaktoren

Interpretation klinischer Befunde

Klinische Vorstellung von Patientinnen und Patienten: Checkliste (Kainberger) 17

Interpretation bildgebender Befunde

Standards für radiologisches Befunden (Kainberger, Cronenberg) 19

Thoraxröntgen und Computertomografie in der Erst- und Akutversorgung (Cronenberg, Fabianek, Prosch, Milos, Kainberger) 23

Imaging bei Akutem Abdomen und anderen gastrointestinalen Beschwerden (Cronenberg, Maier, Kainberger) 35

Bildgebung intrakranieller Blutungen (Neunteufel, Kainberger) 39

Imaging von Frakturen und anderen muskuloskelettalen Erkrankungen (Jeremic, Kainberger) 43

Interpretation von Laborbefunden

Azidose und Alkalose (Keritam) 55

Eosinophilie (Ettel) 59

Hyper- und Hyponatriämie (Begic, Müller) 61

Störungen des Kalzium-Phosphat-Haushalts (Sperl, Kainberger) 63

Schilddrüsenfunktionsstörungen: Hyperthyreose & Hypothyreose (Lembacher) 69

Cholestase, Ikterus und Leberwerte (Widmann) 79

Harnbefund (Rizvanovic, Böhler, Krdzalic) 85

Allgemeine und systemische Symptome

Schmerzen – Prinzipien (Lanzerstorfer, Kainberger) 95

Akutes Abdomen und unspezifischer Bauchschmerz (Keritam, El-Mahrouk) 101

Dyspnoe (Nechay, Keritam, Watzl) 105

Dysphagie, Sodbrennen, Dyspepsie (Lembacher) 115

Gelenkschwellung, Weichteilschwellung, Weichteilödem (Bobacz, Kainberger) 117

Arterielle Hypertonie (Maier) 121

B-Symptomatik (Begic) 127

Fieber, Fever of Unknown Origin (FUO) (Lichtenberger, Park) 129

Lymphknotenschwellung und -schmerzen (Ettel) 133

Schlafstörungen (Baransü) 137

Hyperhidrose (Cukaci) 141
Pruritus (Marquart) 143
Klimawandel: assoziierte Symptome und Syndrome (Schorscher) 147

Dermatologie, Plastischer Chirurgie

Exanthem (Park, Lichtenberger) 155
Thermische, elektrische, chemische und aktinische Verletzungen (Supper) 159
Ekzem (Wirth) 165

Gynäkologie

Schmerzen der weiblichen Brust (Achhorner) 171
Beckenschmerzen und genitale Schmerzen oder Schwellung bei der Frau (Haberl) 177

Geburtshilfe

Präeklampsie und Eklampsie (Schmidtke) 183
Wochenbettbetreuung (Nairz) 187

Gastroenterologie, Viszeralchirurgie

Blut im Stuhl (Widmann) 193
Anale Beschwerden und Veränderungen (Steiner) 197
Meteorismus und Völlegefühl (Baskan) 201
Diarrhö (Pokryszka) 205
Leben mit Stoma (Hennlich) 209

Infektiologie und Tropenmedizin

Sepsis (Riegler) 215
Multiresistente Erreger im Krankenhaus wie MRSA (Klein) 221

Kardiologie, Angiologie, Herz- und Gefäßchirurgie

Herzinsuffizienz (Hennenberg, Han, Schernthaner) 225
Schock (Zbiral) 231
Thoraxschmerz, Angina pectoris (Han) 237
Schmerzen der unteren Extremitäten, Pulslosigkeit, weißes Bein (Nishani) 243
Notfall-EKG: Checkliste (Rus) 245
Auskultationsbefunde in der Kardiologie (Mutschlechner) 251

Nephrologie, Urologie, Andrologie

Miktionsbeschwerden (Park, Lichtenberger) 259
PSA-Anstieg (Häcker) 261
Gynäkomastie (Leitner) 265
Hodenschmerzen, akutes Skrotum (Krdzalic) 269
Akute Nierenschädigung und chronische Niereninsuffizienz (Klein) 271

Nierenersatztherapie (Schamilow) 277
Genitale Schmerzen und genitaler Ausfluss bei der Frau (Haiböck) 281

Neurologie, Neurochirurgie

Krampfanfälle (Müller) 285
Bewusstseinsstörung, Koma (Lisy) 289
Bewegungsstörungen, Lähmungen (Lisy) 295
Gesichtsfeldausfälle (Lisy) 301
Hirntoddiagnostik (Schmid) 305
Gedächtnisstörungen und Vergesslichkeit, Konzentrations- und Merkfähigkeitsstörungen (Schmid) 309
Neuralgie (Gellén) 315
Schlaganfall (Adel) 319
Intrakranieller Druckanstieg (Kreimel) 323
Meningismus (Firouz, Tasgin) 329
Liquoranalyse (Reichelt) 333

Onkologie, Hämatologie

Anämie (Mayr) 337
Blutungsneigung (Han) 345
Thromboseneigung (Han) 349

Ophthalmologie

Akuter Visusverlust (Strugalioska) 355
Schwellung der Papille (Strugalioska) 359
Augenverletzung (Strugalioska) 361
Exophthalmus und Enophthalmus (Dorner) 365
Diabetiker in der Augenheilkunde (Rizvanovic) 369
Doppelbilder (Sommer) 373

HNO, Mund-, Kiefer- und Gesichtschirurgie, Zahnheilkunde

Hörstörungen (Gadenstätter) 377
Epistaxis (Jaklin) 383
Nasendeformierungen (Lembacher) 387
Mundtrockenheit (Gadenstätter) 389
Kieferklemme, Kiefersperre (Lembacher) 391
Rhinorrhoe (Schnupfen) (Lembacher) 393
Riechstörungen (Lembacher) 397
Verletzungen des Gesichts (Mannsberger) 403

Orthopädie und Unfallchirurgie, Rheumatologie

Gliederschmerzen, Arthralgie, Muskel- und Knochenschmerz (Chiari, Kainberger) 409
Rückenbeschwerden (Grohs, Kainberger) 415
Schädel-Hirn-Trauma (Çavuş) 419
Penetrierendes Trauma: Stich und Schussverletzungen des Rumpfes (Witte) 423
Stumpfes Trauma und Dezelerationstrauma des Rumpfes (Neunteufel, Kainberger) 425
Posttraumatische Störung der peripheren Motorik, Zirkulation und Sensibilität (Supper) 429
Polytrauma (Neunteufel, Kainberger) 437

Pädiatrie, Kinderchirurgie, Kinder- und Jugendpsychiatrie

Fieber im Kindesalter (Lichtenberger, Park) 443
Störung des Sozialverhaltens und Anpassungsstörung (Duong) 447

Psychiatrie

Abhängigkeit (Sucht) (Begic) 451
Zwangsdenken, Zwangshandlungen (Begic) 457
Psychiatrische Notfallsituationen:
Selbst- und Fremdgefährdung, Erregung, Psychopharmakaintoxikation (Begic) 459
Denk- und Wahrnehmungsstörungen (Begic) 463
Niedergeschlagenheit und Stimmungsschwankungen (Duong) 467

Pulmologie, Thoraxchirurgie

ARDS – Acute Respiratory Distress Syndrome (Eckwolf, Fabianek) 471
Husten (Nechay) 475
Ersticken, Ertrinken (Wirth) 481
Thoraxwandbeschwerden (Kainberger, Antoniewicz) 485

Anhang

Stichwortverzeichnis 489
AutorInnenverzeichnis 497
Die Herausgeber 500

Vorwort

Es passiert allen Studierenden, Ärztinnen und Ärzten im klinischen Alltag oder bei Prüfungen: dass einem etwas, was man gelernt hat und eigentlich weiß, jetzt in diesem Augenblick nicht einfällt – während die Erfahrenen dieses Problem rasch lösen. Das ist ein typisches, wenngleich einfaches Problem des klinischen Denkens, bei dem es darum geht, Wissen in praxisgerechter Form so abzurufen und zu verknüpfen, dass damit optimale Entscheidungen für die Patientenbetreuung getroffen werden können. Auch in der ärztlichen Ausbildung ist man sich der Bedeutung des Klinisch-Denken-Lernens bewusst, um Fehlentscheidungen zu vermeiden und Studierende nachhaltig anleiten zu können, bestmögliche Leistungen zu erbringen. Es zu definieren und in all seinen Dimensionen zu erfassen ist allerdings komplex, weil die dahinterstehenden Konzepte laufend erweitert wurden und sich durch Artificial Intelligence, Telemedizin sowie andere Errungenschaften der Medizininformatik weiter ändern werden.

Bei der Frage an Studierende des 1. Semesters, die mit Medizin noch wenig in Berührung kamen, woran sie bei einem Patienten mit Husten, Fieber, Abgeschlagenheit und Atemnot denken, war bis zu Beginn des Jahres 2020 die erste Antwort meist Lungenentzündung. Hat man die gleiche Frage in Ägypten gestellt, kam wie aus der Pistole geschossen das Wort Tuberkulose. Wenige Monate später hätte man vermutlich COVID-Pneumonie gehört, in Europa wie in Ägypten. Das Beispiel illustriert, dass Entscheidungen nicht nur wissensbasiert getroffen werden, sondern in einen Kontext eingebettet sind. Intuition, Empirie, der kulturelle Hintergrund und wie die Kommunikation stattfindet, spielen eine nicht zu unterschätzende Rolle. Das bedeutet, dass für professionelles Handeln die ärztliche Haltung, die persönliche Einstellung zu den die Medizin berührenden Fragen der Geistes- und Sozialwissenschaften (den Medical Humanities), der Naturwissenschaften und der Aspekte von Sicherheit und Recht durch kritisches Denken laufend zu hinterfragen sind. Auch kritisches Reflektieren und das Entwickeln eigener Meinungen mit Toleranz gegenüber anderen Standpunkten durch Perspektivenwechsel ist trainierbar. Klinisches und kritisches Denken sind als Einheit zu sehen, darum dreht sich alles in der medizinischen Ausbildung und im klinischen Alltag.

Daher werden das Lernen und Mentoring in diesem Arbeitsbuch mit vier Schwerpunkten gestaltet (den „4 F's"): als fallbasiertes (mit den Patientinnen und Patienten im Mittelpunkt der Entscheidungen), fragengesteuertes und forschungsgeleitetes Feedback.

Die Darstellung erfolgt hier nicht nur in Buchform, sondern als mobiles, multimediales mikro-E-Mentoring (die „4 M's"). Die ärztlichen Kompetenzen werden unter Nutzung mobiler Endgeräte und mit jeweils geeigneten Medien in kleinen, didaktisch sinnvollen Einheiten vermittelt.

Das durch die COVID-Pandemie notwendig gewordene Distance-Learning wurde im Sommersemester 2020 von den besonders betroffenen Studierenden des 3. Abschnitts des Curriculums der Humanmedizin an der Medizinischen Universität Wien als Chance genutzt, um gemeinsam mit engagierten Professorinnen und Professoren ihnen wichtig erscheinende Innovationen in der Lehre zu realisieren. Grundlage für diese Entwicklung war das White-Paper-Lehre der Medizinischen Universität Wien 2019. Ausgehend vom etablierten Seminar der klinischen „Rounds" sind zahlreiche Videoclips und Audio-Podcasts entstanden, die Lehrveranstaltungen liefen weniger als Vorlesung, sondern eher wie Quiz-Sendungen ab mit Professoren als Studiogästen, Laienschauspieler haben sich zum Simulieren klinischer Szenarien mit selbst erstelltem Drehbuch wie auf einen Bühnenauftritt vorbereitet, Filme zu klinischen Untersuchungstechniken wurden gedreht und Probleme des Praxisalltags wurden in simulierten Konsilen, multidisziplinären Team-Meetings sowie in einer allgemeinmedizinischen Sprechstunde gemeinsam mit den Mentoren lebhaft diskutiert und geprüft.

Analog wurde dieses Arbeitsbuch mehrheitlich von Studierenden gestaltet – koordiniert von einer Studentin als Herausgeberin – mit drei Zielen, um den Lernfortschritt selbst gut steuern zu können: Erst einmal als klar gegliederte Wissensbasis, ohne die das Trainieren klinischer Fertigkeiten und professionellen ärztlichen Handelns auf akademischem Niveau nicht möglich ist. Dann durch Verknüpfungen mit als E-Learning angebotenen Aufgaben zur Simulation klinischer Szenarien und in einer Form, dass Lernen in möglichst spielerischer Form zum Erlebnis wird. Insgesamt soll die Kreativität mit handschriftlichen Aufzeichnungen, Zeichnungen oder Mind-Maps gefördert werden, die auf Papier als klassische Vorlesungsmitschrift (oder Lecture Notes), unterstützt mit digitalen Notizbüchern, immer noch am besten möglich ist.

Die Herausgeberinnen und Herausgeber

Medizinische Universität Wien, im Oktober 2020

Literatur

White-Paper-Lehre der Medizinischen Universität Wien. https://t3-web.meduniwien.ac.at/fileadmin/content/kommunikation/newsletter/2019/12_Dezember_16/MedUni_WhitePaper_Lehre_A4_Screen.pdf (accessed 2. August 2020)

Benutzerhinweise

Klinisches Lernen als Erlebnis – Hinweise zur Benutzung

Souverän den Praxisalltag meistern, Beobachtungen und Erfahrungen mit vorhandenem Wissen verknüpfen – um dafür bestens vorbereitet zu sein, bietet dieses Buch maximale Lerneffizienz durch:

- ein breites Angebot mit Video, Audio, Print, Quiz und Live-Webinar für unterschiedliche Lernbedürfnisse
- Aufzeigen eigener Potentiale, unterstützt durch Raum für die individuell-persönliche Mitschrift in diesem Buch
- Orientierung an neuesten Lernzielen, die mit nationalen und internationalen, deutschsprachigen wie US-amerikanischen Vorgaben abgeglichen sind
- Self-Assessments, die Probleme des Alltags widerspiegeln: gefragt wird, was und wie es Ärztinnen und Ärzte in der Praxis wissen müssen – gekennzeichnet durch Icons und hervorgehobenen Text, am Ende zusammengefasst im Register, das zur schnellen Wiederholung aller wichtigen Definitionen genutzt werden kann
- die Möglichkeit einer fundierten Meinungsbildung zu aktuellen Entwicklungen in der Medizin mit Bezug zu Artificial Intelligence, Telemedizin und Palliativmedizin
- forschungsgeleitete Lehre, verknüpft mit den aktuellen Leitlinien zum jeweiligen Thema
- übersichtliche Darstellung und Gliederung des komplexen klinischen Lernstoffs in Form von Konzepten; Links zu redaktionell ausgewählten Quellen und nahtlose Integration von weiterführendem und post-graduellem Wissen

Icons und ihre Bedeutung

Zur Betonung der klinischen Relevanz der dadurch gekennzeichneten Inhalte, die ein wichtiges Kriterium für die Beurteilung sind, vor allem bei mündlichen Prüfungen. Für Prüfungen haben die Icons Empfehlungscharakter, durch Red Flags markierte Inhalte sind essentiell für das positive Bestehen. Die Bewertung liegt im Ermessen der Prüferinnen und Prüfer, insgesamt soll damit die Prüfungsvorbereitung mit Fokussierung auf das Wesentliche erleichtert werden und der Prüfungsablauf nachvollziehbarer gestaltet werden können.

Symbol	**Bedeutung**	**besonders zu trainierende Fertigkeiten**
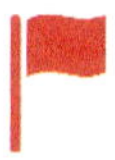	Red Flag	Notfälle und unfallchirurgische Szenarien, aber auch solche, die ein rasches, weiterführendes Handeln erfordern inklusive Präklinischer Versorgung. Explizit inkludiert sind auch Nebenwirkungen oder Interaktionen von Medikamenten
	Awareness, „Cave!" oder „Merke!"	Klinische Hinweise, oft nur diskret, die Sensibilität beim Erkennen relevanter Krankheitsbilder erfordern
	Definitionen und Grundlagen aus Public Health, Anatomie, Physiologie, medizinischer Psychologie sowie den sogenannten Randgebieten der Medizin	Kommunikation und Interaktion im Rahmen einer optimalen Arzt-Patienten-Beziehung
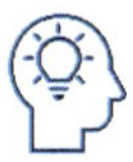	Pathogenese: Konzepte und Denkmodelle	
	Klinische Diagnostik: „Perlen"	Fehlervermeidung (Error-Management) ist ein wichtiges Element der Sicherheitskultur in der Medizin
	„Pitfalls" (Fehlervermeidung) bei Differenzialdiagnosen	
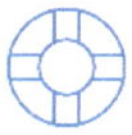	Patientenmanagement	Informationen als „Rettungsring" zum „Überleben" im klinischen Praxisalltag

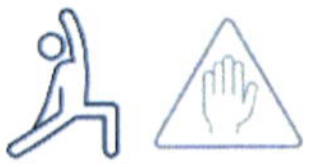	Prävention und Therapie	Therapiekonzepte werden zunehmend als Teil einer umfassenden Prävention verstanden mit den Schwerpunkten Bewegung (Sport), Ernährung und Resilienz, andererseits präventiven Sicherheitskonzepten wie Hygiene
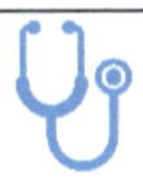	Aspekte der sog. lebensbegleitenden Medizin; Allgemeinmedizin und Health-Care-Management	
	Pädiatrie	
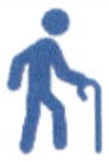	Geriatrie und Gerontologie	
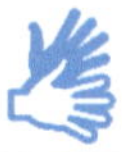	Aspekte professionellen ärztlichen Handelns; Medical Humanities inklusive kultureller Aspekte der Medizin	Führung und Pflege der Patientinnen und Patienten; inklusive Bioethik und Medizingeschichte, Diversity- und Gender-Medizin
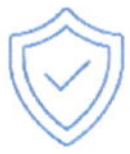	Sicherheitskultur in der Medizin	Qualitätsmanagement, Medizinrecht, Gerichtsmedizin
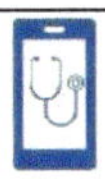	Digital Health, Medizinphysik und bio-medizinische Technik	21st-Century-Skills, definiert als die 4Ks (Kollaboration, Kommunikation, Kreativität und kritisches Denken)

Lernziele für ein Medizinstudium im 21. Jahrhundert

Um den Anforderungen an ein modernes Medizinstudium gerecht zu werden, ist bei den inhaltlichen Schwerpunkten zu beginnen, indem die generellen Lernziele neu überdacht werden. Ärztinnen und Ärzte von morgen müssen von ihrem Wissen mit den Suchmaschinen des Internet konkurrieren, gleichzeitig erwartet man von ihnen, ihrer ärztlichen Rolle durch empathische Kommunikation und Teamfähigkeit, als Gesundheitsberater, als Manager und mit einer trotz Alltagsstress beispielgebenden Lebensführung gerecht zu werden. Lernziele sollen heute als Entrustable Professional Activities definiert sein, d. h. es wird konkret für die einzelnen Stufen der Ausbildung vorgegeben, welche Kompetenzen man den Lernenden zutraut.

Kommunizieren und Befunden

Im Rahmen einer optimierten Arzt-Patienten-Beziehung und unter Nutzung der Regeln der Kommunikation, der klinisch-physikalischen, der apparativen Untersuchungstechniken und der Digital Skills

- eine situationsadäquate Anamnese erheben sowie eine klinische Untersuchung durchführen und die relevanten Informationen für eine Patientenvorstellung (im Rahmen einer Übergabe, Visite, eines Aufklärungsgesprächs oder Team-Meetings) zusammenfassen,
- diagnostische Maßnahmen und ärztliche Prozeduren inklusive des Screenings im jeweiligen Public-Health-Kontext (wie Epidemiologie, Versorgungspfade und -struktur mit besonderer Berücksichtigung der Primärversorgung) und auf der Basis der normalen und pathologischen Anatomie, Physiologie sowie der Psychologie indizieren, sicher durchführen können,
- die Befunde interpretieren und eine differenzialdiagnostische Prioritätenliste auf der Basis der Ätiologie und Pathogenese erstellen können
- sowie – indem die Vortestwahrscheinlichkeit (Pretest-Probability) für die nächsten Maßnahmen und der prognostische Impact abgeschätzt werden – daraus erste Maßnahmen des Patientenmanagements inklusive der Prävention ableiten können.

Management mit Primärversorgung, Prävention und Therapie

- Prävention und Gesundheitsberatung durchführen können.
- Notfall- und andere Erstversorgungsmaßnahmen:
  Die Awareness trainieren, um damit zusammenhängende Notfallsituationen erkennen können, Notfall- und erste allgemeinmedizinische Maßnahmen einleiten können, weiters Komplikationen und Folgeerkrankungen erkennen, die sich daraus ergeben können, inklusive der Nebenwirkungen und Interaktionen von Medikamenten.
- Einen Managementplan entwickeln können und
- darauf aufbauend entsprechende erste Anordnungen für typische Szenarien treffen,
- einfache Eingriffe, gegebenenfalls unter Anleitung, durchführen,
- dies in der Krankenakte und in Form eines Arztbriefs (Patientenbrief) dokumentieren können.

Professionell ärztlich Handeln

Im Hinblick auf (1) ihre individuellen Outcomes sowie (2) die sozialen Outcomes und dabei berücksichtigen

- die Aspekte der Medical Humanities (kritisches Denken auf der Basis der Medizinethik und Medizingeschichte, Diversity- und Gender-Medizin sowie ärztliches Tun gleichermaßen in deutscher und englischer Sprache, Science and Arts, Wissensmanagement und wissenschaftliches Arbeiten, Public Health wie Epidemiologie, Versorgungspfade und -struktur mit besonderer Berücksichtigung der Primärversorgung) mit respektvoller und empathischer Interaktion mit Patientinnen und Patienten unter Berücksichtigung der Adhärenz, der Arbeit in Teams, die Aspekte von Health-Care und Health-Managements im Zusammenhang mit lebensbegleitender Medizin (Allgemeinmedizin, Arbeits- und Sportmedizin, Kinder- und Jugendheilkunde, Geriatrie, Palliativmedizin) beherrschen,
- das Leben einer Sicherheitskultur (Sicherheit von Patienten und Personal, Medizinrecht, Gerichtsmedizin),
- die Nutzung moderner medizinischer IT-Lösungen, Berücksichtigung anderer naturwissenschaftlich-technischer Aspekte (wie Bioengeneering, Medizinphysik, Medizinische Chemie).

Studieren ist mehr als etwas über Lernplattformen oder aus Büchern zu lernen, vielmehr ist modernes Wissensmanagement gefordert. Ohne Digital-Health-Applikationen und in Zukunft auch mit Artificial Intelligence wird man das nötige Wissen, z. B. neue Informationen von Kongressen oder aus Leitlinien, nicht mehr an den Point-of-Care bringen können, d. h. dorthin, wo die Arzt-Patienten-Beziehung stattfindet. Das Treffen medizinischer Entscheidungen ist das Wesen des klinischen Denkens und es werden bis auf weiteres computer-assistierte Systeme die ärztliche Tätigkeit nicht ersetzen. Die ärztlichen Entscheidungen werden immer mehr zu einer optimalen Mischung aus der nie ermüdenden Maschine (solange sie störungsfrei funktioniert) und dem kreativen menschlichen Denken. Digital-Health-Applikationen hingegen sind besser geeignet für die Darstellung von Korrelationen der erhobenen Daten und für das Abrufen enzyklopädischen Wissens (Faktenwissens) wie den sich oft ändernden medizinischen Klassifikationen und Graduierungen, während die Stärke von menschlichen Entscheidungen im Erfassen und Reagieren auf Kausalzusammenhänge (Verständnis- und Begründungswissen) sowie in der praktischen Anwendung von Grundlagenwissen und Modellen liegt.

- Wissensmanagement bedeutet auch das Nutzen neuer Wissensquellen. Man erhält sie teilweise in Echtzeit über Wearables und Smartphones, aus der klinischen Biometrie, der klinischen Epidemiologie und die elektronische Krankengeschichte ist über mobile Endgeräte abrufbar. Durch die Bildgebung und das Labor, nicht zuletzt auch die genetische Typisierung kann eine Diagnose personalisiert, d. h. so spezifisch gestaltet werden wie noch nie zuvor. Informationen über eine Patientin oder einen Patienten werden immer mehr quantifiziert und durch Abschätzen von Wahrscheinlichkeiten zueinander in Beziehung gesetzt.

Literatur, Links

1. Logbücher des 3. Abschnitts an der Medizinischen Universität Wien (https://kpj.meduniwien.ac.at/lerninhalte/logbuch-und-portfolio/) und andere relevante Empfehlungen der Medizinischen Universität Wien (https://studyguide.meduni-wien.ac.at/curriculum/n202-2020/?state=0-97325-5939_t12/9-10-semester-5-studienjahr).
2. Klinischer Lernzielkatalog Österreichs 2020 (https://www.medunigraz.at/fileadmin/lehren/LZK.pdf).
3. Deutscher Nationaler Kompetenzbasierter Lernzielkatalog Medizin 2015 (NKLM, http://www.nklm.de/files/nklm_final_2015-07-03.pdf), Kapitel 14a und 14b, 18, 20 und 21.
4. Schweizer „Principal Relevant Objectives and Framework for Integrated Learning and Education in Switzerland" (http://www.profilesmed.ch/doc/Profiles_2017.pdf).
5. United States Medical Licence Examination, Step 2, Clinical Knowledge (USMLE Step 2 CK https://www.usmle.org/pdfs/usmlecontentoutline.pdf).
6. WHO-Empfehlungen, ausgewählte Themen inkl. zur Sicherheit von Patientinnen und Patienten (https://www.euro.who.int/en/home accessed Aug 4, 2020).
7. Choosing-wisely-Empfehlungen (https://www.choosingwisely.org/).
8. Empfehlungen europäischer Fachgesellschaften wie der European Society of Radiology (ESR): European Society of Radiology (ESR): Oleaga L, Dewey M, Iezzi R, Kainberger F, Nyhsen CM, Catalano C, Válek V, Szczerbo-Trojanowska M, Messina C, Seker F. ESR statement on new approaches to undergraduate teaching in Radiology. Insights Imaging. 2019 Nov 19; 10(1): 109.

Klinische Symptome, Syndrome und Risikofaktoren

Klinische Vorstellung von Patientinnen und Patienten: Checkliste

Franz Kainberger

Checkliste für die für eine Vorstellung von Patientinnen und Patienten zu erstellenden Unterlagen mit folgenden Kriterien (die in den allgemeinen Richtlinien sind obligat, die des professionellen ärztlichen Handelns in Abhängigkeit von Inhalt und Versorgungskontext fakultativ).

Allgemeine Richtlinien

Klinisches Denken

Begründete und reflektierte medizinische Entscheidungen zum Patientenmanagement, d. h. Diagnostik, Prävention und Therapie

- o einerseits unter Berücksichtigung entsprechender Leitlinien bzw. wissenschaftlicher Evidenz
- o mit Bezug zur Epidemiologie und anderen Public-Health-Aspekten, Ätiologie und Pathogenese
- o andererseits des konkreten in diesem Fall vorhandenen Versorgungskontexts (Machbarkeit)
- o und reduziert sowie fokussiert auf die wesentlichen Aspekte

- Klinik
  - o Bewerten der klinischen Symptome und Untersuchungsbefunde, ihrer Konstellationen
  - o Abwägen der Differenzialdiagnose
  - o Festlegen einer klinischen Diagnose (Verdachtsdiagnose, Arbeitshypothese)
  - o Erkennen und Setzen von sofortigen Erst-Notfallmaßnahmen
- Diagnostik von Labor, Bildgebung, Funktionsdiagnostik, Biopsie und Konsilien inklusive multidisziplinärer Team-Meetings
  - o Stellen der Indikation inklusive
    - (1) ihrer Spezifikation (Abschätzen der Vortestwahrscheinlichkeit, Präzisieren in Bezug auf den diagnostischen Workflow, d. h. ob akut, Operationsvorbereitung, onkologische Nachsorge etc.)
    - (2) Personalisierung (Grunderkrankungen etc., ICD-10- oder ICPC-2-Codierung)
    - (3) Aspekten der Sicherheit (Kontraindikationen, Risiken)
    - (4) der Adhärenz plus Patientenaufklärung
  - o Interpretation der Befunde und Spezifikation der klinischen Diagnose („Einengen" der Differenzialdiagnose)
- Konkrete Maßnahmen zur Primär-, Sekundär- und Tertiärprävention sollen, wenn verfügbar, parallel und in den Therapieplan integriert sein und Bezug zur Adhärenz und personalisierten Führung hergestellt sein.
- Therapieplan: Indikation und Durchführung medikamentöser, chirurgischer oder interventioneller, physikalischer (inkl. Logo-, Ergotherapie u. a.) und psychiatrischer Therapien
  - o Number needed to treat, number needed to harm
  - o Indikationen, Kontraindikationen, Nebenwirkungen und Interaktionen, Dosierung, Dauer
- Epikrise (als Teil des Arztbriefs)
  - o Beschreibung des Krankheitsverlaufs mit kritischem Rückblick (Besserung, Verschlechterung und etwaige Komplikationen, Bezug zur Pathogenese)
  - o Prognose
  - o Präventions- und Therapieempfehlungen

Professionelles ärztliches Handeln

Die folgenden Aspekte sollen in Abhängigkeit von Inhalt und Versorgungskontext der jeweiligen Fallvignette, wenn passend, berücksichtigt werden.

- Kommunikation
  - klare Definitionen und korrekte medizinische Ausdrucksweise
  - Zusammenfassen der Befunde, Operationsberichte etc. in der Form, dass die interdisziplinäre und interprofessionelle Kommunikation optimal gewährleistet ist für apparative Diagnostik, Therapievorschlag, Todesbestätigung oder Obduktionsanweisung, Dekurs, Journal-Club-Beitrag, State-of-the-Art-Präsentation
- medizinische Ethik und andere Aspekte der Medical Humanities wie Diversity- und Gender-Aspekte
- Health Management und Gesundheitsökonomie
  - Choosing-Wisely-Empfehlungen
  - Berücksichtigung der Aspekte des österreichischen Gesundheitssystems
- Sicherheitskultur: Patientensicherheit, Sicherheit des Personals, Error-Management (Critical-incidence-reporting-System, CIRS) und forensische Aspekte
- Medizininformatik
  - Nutzung computerassistierter Diagnosesysteme (wie für die Indikationen zur Bildgebung)
  - Einhaltung der Datenschutzrichtlinien
- sowie insgesamt im Bezug auf die CanMEDS-Rollendefinitionen

Standards für radiologisches Befunden

Franz Kainberger, Roland Cronenberg

Lernziele und Zusammenfassung

- Exemplarisch radiologische Befunde für die Thoraxradiologie in der Akut- und Intensivmedizin, für klassische Frakturen, für Abdomenübersichtsaufnahmen, für die kranielle Computertomografie und für eFAST- oder andere Akuttechniken im Ultraschall erstellen und damit auch interpretieren.
- Konsequenzen für das Patientenmanagement ableiten können.

Definitionen

Der **Befund** in der bildgebenden Diagnostik ist eine zusammenfassende schriftliche Darstellung der auf den Bildern zu sehenden normalen oder pathologischen Strukturen und Funktionen und das wichtigste Kommunikationsmittel in der Radiologie und Nuklearmedizin. Adressaten sind in erster Linie die zuweisenden Ärztinnen und Ärzte, wobei die Bedeutung der Rolle von Patientinnen und Patienten zunimmt.

Andere Formen der Kommunikation sind:

- mündliche Auskünfte
- **multidisziplinäre Team-Meetings** (MTDs, vor allem als Tumor-Boards in der Onkologie)
- der nicht zu unterschätzende informelle Austausch von Informationen
- das persönliche Gespräch zwischen Radiologen und Patientinnen und Patienten, das an Bedeutung gewinnt

In seinem vollen Umfang besteht der Befund, dem prinzipiellen Entscheidungszyklus des klinischen Denkens folgend, aus vier Elementen (Tab. 1), wobei vor allem bei Vergleichen mit früheren Untersuchungen Kurzformen üblich sind. Ein zusätzliches Element, falls nötig, ist das **Alerting** (durch Texthervorhebung, Rufzeichen o. ä.), d. h. dringliche oder besonders therapierelevante Informationen werden hervorgehoben. Dazu gehören bspw. Informationen zu Kontagiosität oder rascher Operationsnotwendigkeit bei Blutungen.

Medizininformatik

Um die Informationsübermittlung optimal zu gestalten und durch moderne Anforderungen an die bildgebende Informatik sind Standards in der Befunderstellung definiert. Damit wird das narrative Befunden immer mehr zurückgedrängt.

Medizinische Psychologie

Entsprechend den vorgegebenen **Checklisten** werden Bilddaten während des Befundes systematisch durchgemustert. Mit Eye-Tracking kann man feststellen, dass radiologisches und nuklearmedizinisches Fachpersonal gänzlich andere Augenbewegungen durchführen als Nichtradiologen.

Mit standardisierten Textbausteinen abgefasste Befunde sind bezüglich der Lesbarkeit und Verständlichkeit signifikant besser als jene, die im Erzählstil, eher intuitiv und unter Verwendung von Abkürzungen und unpräzisen Jargon-Begriffen verfasst sind.

Indikation

Die Indikation ist durch die Strahlenschutzgesetzgebung und andere Empfehlungen definiert und besteht im Wesentlichen aus

- der klinischen Arbeitshypothese, d. h. Zuweisungsdiagnose und Fragestellung,
- an den Outcomes orientierten Attributen wie Dringlichkeit und gegebenenfalls **Red Flags**, diagnostische Sicherheit der Zuweisungsdiagnose u. a.,
- personalisierter Information zur Patientin oder dem Patienten wie bekannte Erkrankungen und, falls vorhanden, Information zu radiologischen Voruntersuchungen, und
- der Angabe etwaiger Kontraindikationen zu ionisierender Strahlung, Magnetfeldern oder Kontrastmitteln.

Untersuchung

Neben der Protokollierung der Untersuchungstechnik und der applizierten Strahlendosis (bei Radiografie und Computertomografie) ist auch die Bildqualität zu beurteilen.

Interpretation

Die Beschreibung besteht aus drei Teilen:

- **Detektion – Wo:** Man beginnt mit einer orientierenden, sehr stark von der Erfahrung des Untersuchers geprägten Übersicht, indem, basierend auf der Indikation nach möglichen dazu passenden Veränderungen gesucht wird (Target Approach) und man sich einen ersten Eindruck von Konstitution und Allgemeinzustand verschafft. Daher ist es sinnvoll, die Reihenfolge der Befundelemente von „außen nach innen" zu gestalten, indem von der Übersicht immer mehr ins Detail gegangen wird: im Muskel-Skelett-System beginnend mit dem Alignment, d. h. der Anordnung der Skelettelemente zueinander mit etwaigen Achsenfehlstellungen und Frakturen, beim Thorax mit der Thoraxwand inklusive des Oberbauchs und des Schultergürtels usw.
- **Deskription – Wie und Warum:** Darauf aufbauend werden dann in jeweils einem Absatz nach einer Checkliste die einzelnen Befundelemente beschrieben, wobei die Sätze, um die Verständlichkeit beim Lesen zu erleichtern, mit der radiologisch-anatomischen Struktur als Subjekt beginnen und die pathologischen Veränderungen, auch radiologische Symptome genannt, das Objekt des Satzes darstellen. Pathologische Veränderungen sollen möglichst durch qualitative und quantitative Attribute, d. h. Größe, Ausdehnung und Zahl, Form und Kontur, Struktur und Architektur. Dabei hält man sich an vordefinierte Klassifikations- und Graduierungssysteme – vor allem in der Onkologie von hoher Relevanz. Zunehmend werden die klassischen Röntgensymptome ersetzt durch **Imaging-Biomarker,** das sind durch Studien mit einer der Evidenz vergleichbaren Relevanz exakt definierte Fachtermini. Durch das systematische Arbeiten mit Checklisten können verschiedene begleitende Veränderungen und auch Zufallsbefunde gesehen werden.
- **Differentialdiagnose – Was kann es sein:** die große Mehrzahl radiologischer Zeichen und Imaging-Biomarker ist unspezifisch, d. h. mehr oder weniger viele Erkrankungen können zugrunde liegen. Nur wenige sind Surrogat-Biomarker, also ausreichend klar definiert (und auch von der U.S.-amerikanischen FDA anerkannt).

Diagnose

Sie wird auch als Zusammenfassung (engl. Impression) bezeichnet und enthält die aus der Interpretation abzuleitenden Diagnosen mit einem Hinweis auf den Grad der diagnostischen Sicherheit. Ausgehend von der Mammografie mit dem **BI-RADS-Konzept** (Breast Imaging-Reporting and Data System) werden zunehmend mehr solche weltweit standardisierte radiologisch-onkologische Klassifikationen etabliert, dazu gehören TI-RADS für die Schilddrüse, LI-RADS für die Leber, PI-RADS für die Prostata u. a. Die Kunst des Befundens besteht darin, im Kontext mit den klinischen Informationen eine Diagnose so spezifisch wie nur möglich zu stellen, ohne dabei „übers Ziel zu schießen".

Eine Unart ist das Hedging (engl. hedge – Hecke, Busch, in diesem Sinn sich im Gebüsch verstecken), d. h. nichtssagende Befunde zu verfassen. Für das Error-Management des Befunders hat es den Vorteil, dann auch keine Fehldiagnosen zu stellen, denn je detaillierter die Aussagen sind, desto größer ist auch das Risiko einer falschen Interpretation.

Patienten-management

Im Idealfall kann aus radiologischen Befunden das weitere diagnostische oder therapeutische Management abgeleitet werden (actionable reports), sodass der Nutzen für die Patientin und den Patienten einerseits, sowie fürs Gesundheitssystem andererseits impliziert ist (Value-based Healthcare).

Digital Health: Durch digitale Spracherkennung kann der Personalaufwand durch Sekretariatsarbeiten und damit die Zeit bis zur Fertigstellung des Befundes deutlich reduziert werden. Allerdings kann in nichtenglischen Sprachen der Korrekturaufwand durch die Ärztinnen und Ärzte so beträchtlich sein, dass oftmals das Eintippen der Befundtexte bevorzugt wird, auch weil das Konzentrieren auf die digitale Technologie von der Bildbeurteilung ablenkt und das Risiko einer Fehldiagnose steigt. Eine andere Variante der digitalen Befundung ist das Arbeiten mit Dropdown-Listen, d. h. vordefinierte Wörter oder Wortgruppen können in der Textsoftware angeklickt werden. In der klinischen Praxis werden oft alle Möglichkeiten situationsbedingt gemischt eingesetzt. Grammatikalisch strukturierte Texte mit vordefinierten Textbausteinen und international üblichen Graduierungen haben auch den Vorteil einer guten internationalen Verständlichkeit mit guter maschineller Übersetzbarkeit in viele Sprachen.

Für die Nutzung von Artificial Intelligence in der Radiologie und Nuklearmedizin sind strukturierte Befunde unverzichtbar, einerseits um die Software zu trainieren, andererseits um die aus den Bildern extrahierten Features in Datenbanken zu übertragen und daraus maschinell erstellte Befunde zu generieren, die dann von den Radiologen nachbearbeitet und unterzeichnet werden. Darauf aufbauend haben radiologische Befunde das enorme Potential, als Informationsdrehscheibe für alle damit verbundenen klinischen Informationen verfügbar zu sein.

Medical Humanities: Die in radiologischen Befunden benutzte Sprache ist sehr standardisiert, wobei die früher häufigen blumigen Attribute („zigarrenförmige Ösophagusstenose", vogelschnabelförmig u. a.) immer mehr durch präzise Termini ersetzt werden.

Um Befunde für Patientinnen und Patienten verständlich zu machen, wird seit kurzem begonnen, einen Absatz in patientenfreundlicher Sprache anzufügen. Auch gibt es Übersetzungsbüros, die auf Anforderung Befunde aus der medizinischen Fachsprache in für Laien verständliche Texte übertragen und ggf. durch Erklärungen ergänzen.

Sicherheitskultur: Error-Management beinhaltet eine gute Feedback-Kultur durch interdisziplinäre Zusammenarbeit. Durch das Qualitätsmanagement während des Befundens mit der Bildanalyse nach vordefinierten Checklisten kann die Fehlerrate gesenkt werden.

Literatur, Links

1. Befundvorlagen der Radiological Society of North America, www.radreport.org.

Thoraxröntgen und Computertomografie in der Erst- und Akutversorgung

Roland Cronenberg, Clarissa Fabianek, Helmut Prosch, Ruxandra Milos, Franz Kainberger

Lernziele

- Für Thoraxröntgen standardisierte Befunde erstellen, weiters im klinischen Kontext, vor allem auf Intensivstationen sowie bei interdisziplinären Team-Meetings wie Tumorboards, eine Einschätzung thorax-radiologischer Veränderungen vornehmen können sowie radiologische Befunde lesen können.

Definition

Thoraxröntgenbilder und zunehmend auch der Thorax-Ultraschall sind ein integraler Bestandteil der Diagnostik, so dass eine erste kompetente Einschätzung und Fachmeinung auch von Studierenden der Humanmedizin, Ausbildungsärztinnen und -ärzten sowie Nichtradiologen zu erwarten ist. Der Schwerpunkt der Beurteilung liegt auf

1. der möglichst präzisen anatomischen Zuordnung von Veränderungen zu den thorakalen Regionen und Kompartimenten,
2. auf den Bildkontrasten und ihrer Zuordnung zu bestimmten radiologischen Zeichen sowie
3. auf der Differenzialdiagnose dieser Zeichen.

Denn nur in den wenigsten Fällen sind sie so spezifisch, dass ein bestimmtes Krankheitsbild damit definitiv diagnostiziert werden kann. Der Befund besteht wie auch sonst in der klinischen Medizin aus der Indikation, der Protokollierung der Untersuchung, der Interpretation der Bilder und schließlich der zusammenfassenden Diagnose mit weiteren Konsequenzen. Vom Prinzip sind Veränderungen am Thoraxröntgen denen in der CT ähnlich.

Indikation

Neben fast allen Erkrankungen der Thoraxorgane ist das Thoraxröntgen auch bei einer Reihe von Allgemeinerkrankungen und für die internistische Operationsfreigabe vor manchen chirurgischen Eingriffen indiziert. Trotzdem ist auf den Zuweisungsformularen die Angabe nicht personalisierter unpräziser Arbeitshypothesen wie „Routine", „Kontrolle" oder von vielfach kopierten Standardtexten unzulässig. Allerdings gibt es eine zunehmende Zahl an Indikationen, bei denen auf das Thoraxröntgen verzichtet wird und die Thorax-CT die primäre radiologische Untersuchung ist, vor allem bei:

- **Polytrauma**
- **Pulmonalembolie**
- **Interstitielle Lungenerkrankungen**
- **Lungenkarzinom Screening**

Medizinphysik

Die Strahlenexposition eines Thoraxröntgens in einer oder zwei Ebenen liegt im Mikro-Sievert-Bereich und ist damit so gering, dass diese Aufnahmen zu denen mit der niedrigsten Exposition gehören.

Von besonderer Wichtigkeit ist es, die aktuellen Veränderungen mit **radiologischen Voruntersuchungen,** falls vorhanden, zu korrelieren.

Untersuchung

Standardmäßig wird eine Übersichtsaufnahme in postero-anteriorer (p.-a.) Strahlengang am stehenden Patienten unter tiefer Inspiration durchgeführt, in vielen Fällen ergänzt durch eine Seitaufnahme im sog. lateralen Strahlengang (am Thorax von links nach rechts). Bei liegenden Patienten oder – falls möglich leicht aufgerichteten Patienten – ist der Strahlengang anterio-posterior (a.-p.). Bei klinischen Hinweisen auf eine Rippenfraktur können ergänzend **Rippenzielaufnahmen** angefertigt und eine Ultraschalluntersuchung durchgeführt werden.

Hilfreich ist, wenn an der vom Patienten angegebenen Stelle des Schmerzmaximums eine Büroklammer auf die Hautoberfläche geklebt wird, denn sie zeigt mit ihrer pfeilartigen Konfiguration am Thoraxröntgenbild direkt auf die Stelle mit der größten Wahrscheinlichkeit einer Fraktur.

Beim Erstellen des Befundes ist vor der Bildinterpretation die Qualität des Bildmaterials zu beurteilen. Besonders bei Schwerkranken kann die Bildqualität durch nicht exakte Positionierbarkeit der Patientin oder des Patienten oder eine geringe Inspirationstiefe – vor allem bei Adipösen – herabgesetzt sein, so dass die Lungen und die Pleurasinus nicht gut entfaltet sind und eine interstitielle Lungenerkrankung vorgetäuscht oder kleinere Pleuraergüsse übersehen werden können.

Anatomie

Ob ein Patient nicht exakt positioniert werden konnte, erkennt man am besten an den Klavikeln und ihrer Umgebung: sie sollen mit ihrem sternalen Ende symmetrisch zum Sternum positioniert sein, in korrektem Verhältnis zu den Rippen (liegen die Klavikeln kranial der Rippen oder knapp darunter, ist dies ein Hinweis auf eine Verkippung der Röntgenröhre) und in gleichem Abstand von den Processus spinosi der Brustwirbelsäule liegen (sofern keine Skoliose vorliegt). Die kranial davon gelegenen Halsweichteile sollen symmetrisch dicht („hell") sein wie auch die übrigen Bildbereiche, bei einer asymmetrischen Fehllagerung des Patienten kann eine Körperhälfte dichter erscheinen als die andere. Außerdem sollte das Röntgen in Inspiration aufgenommen worden sein (rechte Zwerchfellkuppel steht auf Höhe der 8. dorsalen Rippe). Weiters muss die Strahlendosis hoch genug sein, um eine adäquate Penetration zu erlauben (die Brustwirbelsäule soll zart durch das Mediastinum durchscheinen). Bei liegenden Patienten können durch die zwischen Leintuch und Rücken hineingeschobene Detektorkasette Hautfalten entstehen, die nicht als Pneumothorax fehlzudeuten sind. Diverse Kleidungsstücke können fokale Läsionen imitieren.

Tab. 1. Checkliste für die Bildinterpretation von Thoraxröntgen-, -ultraschall-, -CT oder -MRT. Die Bildinterpretation erfolgt bezogen auf den Patientenkörper von außen nach innen (superfizial nach profund). Grundsätzlich ist auch der umgekehrte Weg („inside-out"), beginnend vom Herzen, möglich. BWS – Brustwirbelsäule

Checklisten-Item	**Beurteilungskriterien**	**Häufige und klinisch relevante Differenzialdiagnosen**	**Pitfalls**
• Thoraxwand, mit abgebildeter Oberbauch und obere Thoraxapertur	• BWS, Rippen und Klavikula • Nichtossäre Thoraxwand, Schultergürtel, untere Halsweichteile • Oberbauch, soweit mit abgebildet	• Wirbel- und andere Frakturen • Schwellungen durch vergrößerte Lymphknoten, Schilddrüse o. Ä. • subphrenische Gasansammlungen • Weichteilemphysem	Die Rippen sind die am stärksten gekrümmten Knochen des Menschen, Frakturen daher nicht immer sichtbar Mamille nicht verwechseln mit Rundherd, Luft und Gas im Magen oder Kolon
• Zwerchfell	• Höhe	• Zwerchfellhoch-, -tiefstand	scheinbarer Hochstand durch akzessorische Zwerchfellbuckel (Pseudorelaxatio diaphragmaticae) als Normvariante
• Pleura	• zarte lineare interlobäre Fissuren	• Erguss, Pneumothorax, Schwielen	Hautfalte, die einen Pneumothorax imitiert
• Lungen:	• Volumen • Lungenparenchym mit Verdichtungen und Aufhellungen • Lungenhili	• Entzündungen, Tumoren und andere Raumforderungen, Lungeninfarkt	„Hidden areas" der Lungen, die schlecht einsehbar sind: Kreuzungsstelle von Rippen und medialen Klavikeln, retrokardial gelegene medio-dorsale Lungenanteile, dorsobasale Unterlappen hinter den Zwerchfellkuppeln
• Herz	• Größe und Konfiguration	• Aneurysma, Blutung	
• übriges Mediastinum	• Größe und insbesondere Breite	• Raumforderungen • Blutungen • Mediastinalemphysem	

Didaktisch instruktiv ist ein Vorkommnis im alten AKH Wien der achtziger Jahre, als ein Häftling aus dem nahen Gefangenenhaus (im Volksmund „Graues Haus“ genannt), um krankgeschrieben zu werden, aus zerkautem Kaugummi eine Kugel geformt und sich auf die Hautoberfläche geklebt hat, die einem Lungenrundherd täuschend ähnlichsah.

Interpretation

Folgende, sich aus der Untersuchungstechnik ergebende physikalische Gesetzmäßigkeiten sind für die Bildinterpretation relevant:

- Wie alle elektromagnetischen Wellen, breiten sich **Röntgenstrahlen kegelförmig** aus, sodass die dem Detektor ferneren Strukturen scheinbar größer erscheinen. Somit ist auf der p.-a.-Aufnahme das Herz in etwa normal groß abgebildet, während es auf der a.-p.-Aufnahme scheinbar vergrößert dargestellt ist.
- Die **Dichtestufen am Thoraxröntgen** lassen sich in fünf Stufen einteilen und sollen auch so im Befund beschrieben werden:
  - **luftdicht** (schwarz) ist die den Patientenkörper umgebende Raumluft,
  - **fettdicht** (dunkelgrau) ist das subkutane Fettgewebe,
  - **weichteildicht** (mittelgrau) die Muskulatur und das Herz (weil es Blut enthält),
  - **knochendicht** (hellgrau) sind das Thoraxskelett und die Wirbelsäule,
  - **metalldicht** (weiß) sind metallische Fremdkörper, wenn vorhanden.
- Bei den früher verwendeten Röntgenfilmen wurde aus Gründen der Praktikabilität nach der Entwicklung das Negativbild verwendet, diese Tradition hat sich auch in der digitalen Radiografie erhalten, sodass eine pathologische Veränderung mit heller als normalen Strukturen als **Verschattung** oder **Verdichtung** und eine mit dunkleren Veränderungen als **Aufhellung** bezeichnet wird.

Zwei besondere Phänomene durch die unterschiedliche Dichte angrenzender Strukturen sind

- die **mediastinalen Linien:** es handelt sich um virtuelle Strukturen (denen kein anatomisches Korrelat zugunde liegt), entstanden durch tangential von den Röntgenstrahlen getroffene **Pleuraduplikaturen.** Eine Verbreiterung oder Verschiebung kann auf eine mediastinale Veränderung wie eine Raumforderung oder ein Ödem hinweisen.
- das **Silhouettenphänomen:** wenn die Dichte zwischen Lunge und Herz die gleiche ist, etwa, weil der dem Herzen direkt benachbarte ventral (wie das Herz) gelegene Teil der Lunge atelektatisch und daher weichteildicht ist, dann fehlt die zarte lineare Begrenzung, die verdichtete Lunge und das Herz fließen gleichsam ineinander. Liegt der verdichtete Lungenanteil nicht direkt angrenzend am Herzens, sind die beiden Verdichtungen durch eine zarte Linie abgrenzbar.
  Silhouettenphänomene gibt es auch an den Weichteilstrukturen des Muskel-Skelett-Systems, z. B. zwischen einem Kniegelenkserguss und dem M. quadriceps.

Für die Bildinterpretation gibt es eine empfohlene Checkliste gemäß den Grundregeln des klinischen Denkens (wobei die Reihenfolge der Analyse individuell variiert werden kann): Nach einer ersten orientierenden Betrachtung der Bilder zur Einschätzung der Konstitution der Patientin oder des Patienten und einem Focus auf die „Tubes and Lines“ werden systematisch analysiert und jeweils in einem Satz oder Absatz formuliert: Thoraxwand mit Rippen, Schultergürtel und Brustwirbelsäule, Zwerchfell und mit abgebildetes Abdomen, Pleura, Lungen, Herz und Hili, schließlich das übrige Mediastinum.

Keine der zahlreichen Checklisten zum radiologischen Befunden ist allgemein anerkannt. Die hier vorgestellte Reihenfolge der Befundelemente ist weit verbreitet, weil sie auf der psychologischen Dual-Prozess-Theorie beruht, weil sie den Augenbewegungen von Profis bei der Betrachtung der Bilder am ehesten entspricht und weil sich dieses Schema bei der digitalen semiautomatisierten Befundung (dem sog. strukturierten Befunden) allmählich durchsetzt.

Für den deskriptiven Teil des Befundes, oft mit der Überschrift „Beschreibung“ versehen, werden die einzelnen Absätze so formuliert, dass die radiologischen Zeichen und ihre Attribute bereits auf die wahrscheinlichen Differenzialdiagnosen geschlossen werden kann.

Thoraxwand und allgemeine Veränderungen

Die Beurteilung der Thoraxwand geht mit einer allgemeinen Einschätzung der Konstitution und des Gesundheitszustands der Patientin oder des Patienten und der Analyse organübergreifender Veränderungen einher. Dazu gehört das Feststellen eines partiellen oder kompletten Situs inversus, der typischerweise im Rahmen eines Kartagener-Syndroms, einer Ziliendyskinesie des Flimmerepithels des Respirationstraktes, vorkommen kann.

Tab. 2. Externe und im Patientenkörper befindliche Katheter, Kabel und Sonden (sog. Tubes and Lines); Katheter bestehen aus Kunststoff, in die röntgendichte Materialien eingearbeitet sind

Checklisten-Item	Kriterien der korrekten Lage	Typische Fehllagen
externe Kabel, meist EKG, Beatmungsschlauch, Tracheostoma	BWS, Rippen und Klavikula Nichtossäre Thoraxwand, untere Halsweichteile, Oberbauch	
ZVK (zentraler Venenkatheter)	Spitze im kaudalen Drittel der V. cava sup.	Außerhalb der V. cava, z. B. in der V. iugularis int., im rechten Vorhof Komplikation: Pleuraperforation mit oder ohne Seropneumothorax (durch intrapleural instillierte Medikamente), Rhythmusstörung
Magensonde	Spitze im Magenkorpus	Spitze im Ösophagus oder halb aufgerollt im Magenfundus
Trachealtubus	Tubusende 3–6 cm kranial der Carina	Tubusende in Höhe der Carina oder in einem Hauptbronchus
Thoraxdrainage	Im Pleuraraum	Drainagelöcher außerhalb des Pleuraraumes, Lage in Thoraxwand
Herzschrittmacher	Je nach Bauart die Sondenspitzen im rechten Ventrikel bzw. rechten Herzohr	Fehllage, Sondenbruch
Sternale Drahtcerclagen nach Thorakotomie		Bruch
Implantierbarer Kardioverter, Defibrillator		Fehllage, Myokardperforation
abgebrochene Sonden oder andere Fremdkörper		

Neben Schwellungen und Verdichtungen oder einem supraklavikulären, subkutanen und muskulären Weichteilemphysem ist der knöcherne Thorax zu beurteilen, vor allem im Hinblick auf rezente und alte Frakturen oder osteodestruktive Prozesse.

Normvarianten des knöchernen Thorax sind Rippendeformitäten in Form von Asymmetrien oder Gabelrippen, eine Trichterbrust, das Pectus excavatum, oder eine Hühnerbrust, Pectus carinatum, und der Fassthorax bei chronisch-obstruktiver Atemwegserkrankung. Rippenusuren als Folge eines Umgehungskreislaufs bei Aortenisthmusstenose sind selten geworden.

Eine sehr seltene Form einer kongenitalen Hemmungsmissbildung ist das einseitige Fehlen der Pektoralismuskulatur, Poland-Syndrom genannt.

Rippenfrakturen sind anhand der allgemeinen radiologischen Frakturzeichen festzustellen, bei alten Frakturen ist meist eine durch Kallus bedingte spindelförmige Verdickung sichtbar. Bei frischen Frakturen ist gezielt nach damit assoziierten Komplikationen zu suchen:

- Pneumothorax, Pleuraerguss in Form eines Hämatothorax, Hämatopneumothorax
- Lungenkontusion oder -lazeration
- Milzruptur

Da die Rippe der anatomisch am stärksten gekrümmte Knochen des Menschen ist (in 3 Ebenen, nämlich der Wölbung der Thoraxwand folgend, etwas nach kaudal gebogen und in sich drehend), können unverschobene Frakturen am Übersichtsbild und auch auf

Rippenzielaufnahmen nicht sichtbar sein. Dann sind eine Ultraschalluntersuchung und in weiterer Folge, falls nötig, eine CT durchzuführen.

An der Brustwirbelsäule können als Zufallsbefund Wirbelfrakturen entdeckt werden. Sie sind obligat zu befunden, da eine mögliche, durch sie charakterisierte manifeste Osteoporose medikamentös behandelt werden muss. Ebenso obligat zu befunden sind Skoliosen, vor allem bei Jugendlichen, da sie als Zufallsbefund entdeckt werden können und unbedingt therapiebedürftig sind.

Zwerchfell

Das Zwerchfell, dessen Konfiguration vielen Normvarianten unterliegt, kann höher- oder tieferstehend sein. Zwerchfellhernien können sich in anatomisch präformierten Lücken, am häufigsten im Hiatus ösophagei, entwickeln.

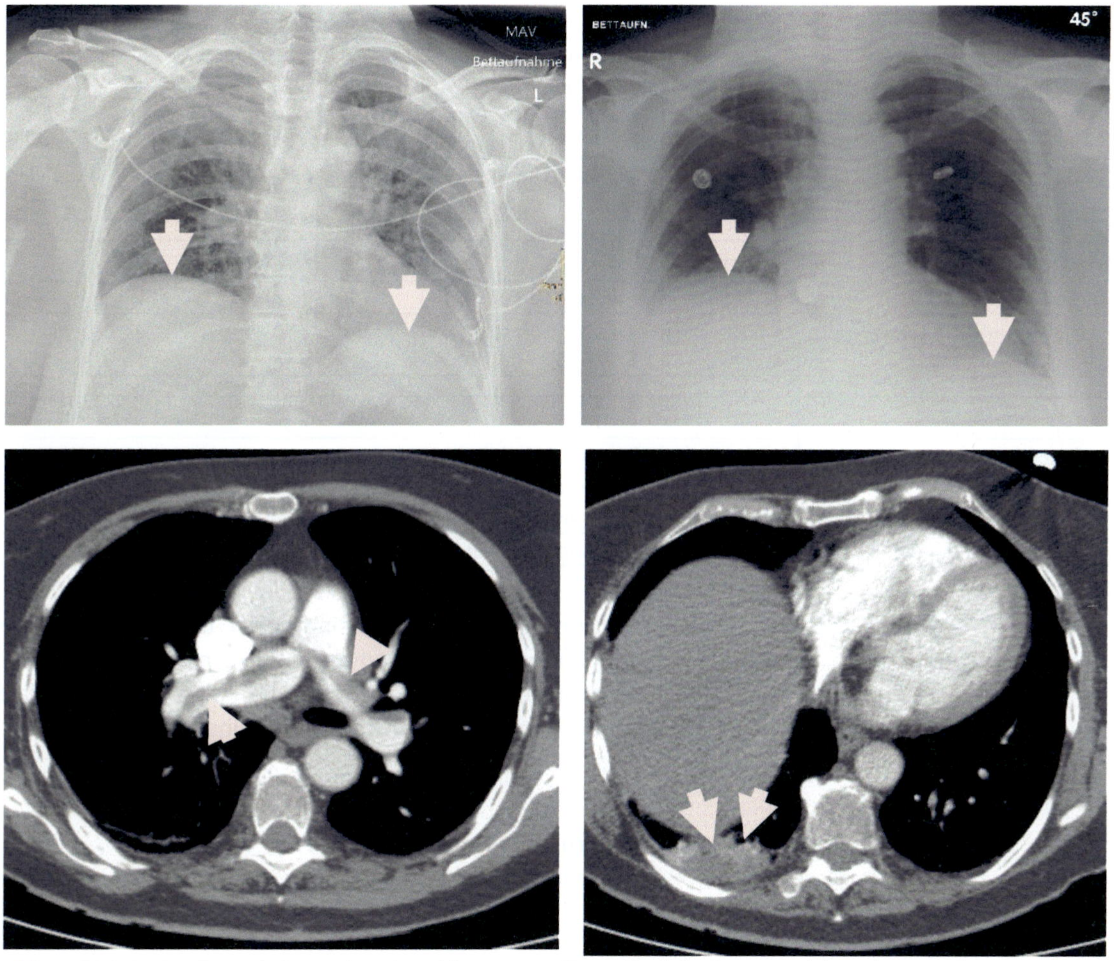

Abb. 1. 59-j. Patientin nach Operation eines Hirntumors. Nun plötzliche Dyspnoe. (a) Am letzten Thoraxröntgen normales Zwerchfell (Pfeile). (b) nun deutlicher Zwerchfellhochstand (Pfeile). (c) auf der axialen CT-Schicht in den zentralen Pulmonalarterien beidseits schlangenförmig konfigurierter hypodens-dunkler Embolus (Pfeile). (d) Dorsal des rechten Zwerchfells im postero-basalen Unterlappensegment ein Lungeninfarkt (Pfeil).

Pleura

Pleuraergüsse sammeln sich aufgrund der Schwerkraft an der tiefsten Stelle des Thorax an: beim stehenden Patienten in den dorsalen Zwerchfellsinus, beim liegenden Patienten fließen die Ergüsse nach dorsal. Am Thoraxröntgen im Stehen ist das Zeichen des Pleuraergusses, eine basale flächige, homogene Verschattung die meniskusförmig an der Thoraxwand ansteigt und nach kranial schmäler wird. Selten findet sich eine subpulmonale Ergussbildung, die einem Zwerchfellhochstand zum Verwechseln ähnlichsehen kann. Bei einem Seropneumothorax findet sich ein horizontaler Luft-Flüssigkeits-Spiegel. Die Zusammensetzung der pleuralen Flüssigkeit, ob Transsudat, Exsudat, Empyem oder hämorrhagischer Erguss, lässt sich am Thoraxröntgen nicht ableiten.

Bei einem Pneumothorax ist das wichtigste Zeichen eine zarte Linie, die die Pleura visceralis darstellt, mit der peripher von ihr fehlenden Lungengefäßzeichnung. Beim Spannungspneumothorax kommt es in schwereren Fällen zu einem Mediastinalshift zur kontralateralen Seite.

Tab. 3. Zwerchfellveränderungen: Differenzialdiagnose

Zwerchfellhochstand	**Ursache**
• Konstitutionell	bei Übergewichtigen, ev. auch bei Pyknikern, durch den höheren intraabdominellen Druck und das größere Volumen durch mesenteriellles Fett und Hepatomegalie
• neurogen	Phrenikusparese, meist durch maligne Raumforderungen im Mediastinum
• Normvariante	Pseudorelaxatio (Eventeration) akzessorische Kuppeln des Zwerchfells, durch die ein Hochstand vorgetäuscht wird
• schmerzhaft, „reflektorisch"	typisch beim Lungeninfarkt, aber auch bei anderen dem Zwerchfell benachbarten oft schmerzhaften Erkrankungen
• Pitfall: subpulomonaler Pleuraerguss	ein Zwerchfellhochstand kann vorgetäuscht werden, wenn sich Ergussflüssigkeit unter der Lungenbasis ansammelt

Zwerchfelltiefstand	**Ursache**
• Konstitutionell	bei leptosomem Körperbau
• erhöhter intrathorakaler Druck	• Spannungspneumothorax • COPD

Zwerchfellhernien	**Form**
• Hiatushernie	• durch den Hiatus ösophagei
• Morgagni-Hernie	• Im hohen Lebensalter durch Bindegewebsschwäche
• kongenital, Bochdalekhernie	• ab dem Neugeborenenalter, ev. kombiniert mit anderen Organdefekten
• traumatische Hernie	• nach schwerer Verletzung mit Zwerchfellruptur

Pleuraverbreiterung, linear-bandförmig oder knotig, sind meist umschriebene pleuropulmonale, pleurodiaphragmale oder pneumomediastinale Vernarbungen, vielfach nach einem abgelaufenen entzündlichen Prozess, selten auch Folge eines neoplastischen Prozesses wie einem solitärer fibröser Pleuratumor oder einem Mesotheliom.

Lungen

Die radiologischen Lungenveränderungen werden gruppiert in

- Fokale Lungenverdichtungen: pulmonaler Rundherd, Raumforderungen
- Fokale Aufhellungen
- Flächige Parenchymverdichtungen:
  - entzündliche Verdichtungen (infektiöse und nicht-infektiöse Pneumonie),
  - Lungenödem
  - Atelektase, der Kollaps eines Lungenlappen oder -segments, und ihre Vorstufe, die Minderbelüftung oder Dystelektase
- Retikuläre (netzartige), noduläre und retikulo-noduläre Parenchymverdichtungen
- Flächige Aufhellungen (Dichteminderungen), vor allem beim Lungenemphysem

Oft kommen diese Lungenveränderungen kombiniert und durch diverse Vorerkrankungen in unterschiedlichen Formen vor. Ein stadienhafter Verlauf vaskulärer, interstitieller und alveolärer Veränderungen mit oder ohne Pleuratranssudat ist bei der Linksherzdekompensation zu beobachten.

Ein Lungenrundherd ist eine rundliche Verdichtung des Lungenparenchyms mit einem Durchmesser unter 3 cm definiert. Die Differenzierung benigner von malignen Rundherden erfolgt vor allem durch eine radiologische Risikoabschätzung anhand ihrer Morphologie auf CT-Bildern und anhand klinischer Kriterien.

- Morphologische Kriterien sind in erster Linie die Größe, weiters die Dichte (vor allem, ob verkalkt oder nicht) sowie die Zahl und Verteilung innerhalb der Lunge (bei Rundherden in den Oberlappen ist das Risiko höher).
- Klinische Kriterien sind das Lebensalter (unter 35 Jahren ist die Wahrscheinlichkeit einer Malignität gering), eine positive starke Raucheranamnese, ob eine maligne Erkrankung vorliegt (die Wahrscheinlichkeit einer Metastase ist höher), ob die Immunabwehr gestört ist (höheres Risiko einer opportunistischen Infektion) oder ob der Rundherd im Rahmen eines Lungenkarzinom-Screenings, meist bei Rauchern, entdeckt wird (dafür gibt es eigene radiologische Beurteilungskriterien).

Verdichtungen, die größer als 3 cm sind, werden als Raumforderungen bezeichnet und werden auf Grund ihres hohen Risikos für ein malignes Geschehen in aller Regel invasiv abgeklärt.

Tab. 4. Linksherzdekompensation: stadienhafter Verlauf der pleuro-pulmonalen Veränderungen. Nach Therapie bilden sich die Veränderungen prinzipiell in umgekehrter Reihenfolge zurück, nicht jedoch bei chronischer, jahrelanger Flüssigkeitsbelastung des kleinen Kreislaufs. Kerley-B-Linien sind kurze, horizontal verlaufende zarte Verdichtungslinien an den Lungenbasen eher lateral

Stadium	Radiologische Veränderungen
1 – Blutumverteilung	• stärker als normale Gefäßzeichnung in den kranialen Lungenabschnitten, bedingt durch den Von-Euler-Liljestrand-Reflex
2 – interstitielles kardiales Ödem	• verstärkte interstitielle Lungenstruktur, typisch Kerley-B-Linien (Kerley-A- und Kerley-C-Linien sind sehr selten) und peribronchiales Cuffing
3 – alveoläres kardiales Ödem	• flächig inhomogene bilaterale Verdichtungen
zusätzlich transsudativer Pleuraerguss	• typisch bilateral, auch unilateral möglich

Fokale Aufhellungen der Lunge, auch Ringschatten genannt, können dünn- oder dickwandig begrenzt sein. Typisch sind sie für das zentral zerfallende Lungenkarzinom, andere Ursachen sind meist entzündlich wie eine Aspergilluspneumonie oder ein bakterieller Lungenabszess. Selten, aber typisch ist die Lungenkaverne bei rasch therapiebedürftiger offener Tuberkulose, typisch in den Oberlappen und mit einer Verbindung zum benachbarten Bronchus, durch den Atemluft in die Entzündungshöhle gelangt. Entlang und durch diesen Bronchus breitet sich die tuberkulöse Entzündung zum Lungenhilus aus, wo vergrößerte Lymphknoten (pathologisch-anatomisch typisch „verkäsend“) entstehen. Nach Abheilung kann anhand der verbleibenden Narbe mit dieser Konfiguration auf eine abgelaufene Tuberkulose geschlossen werden.

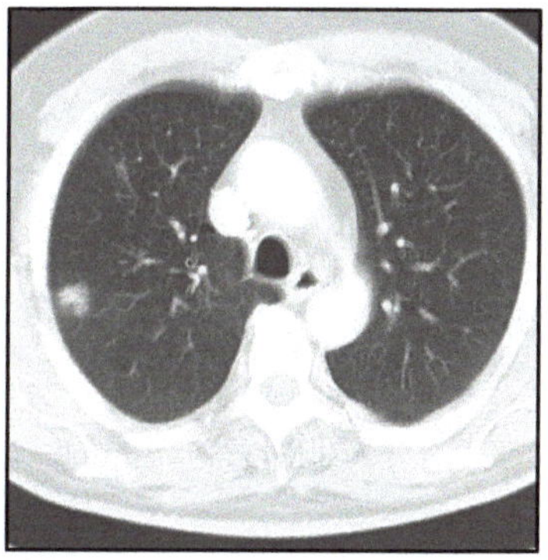

Abb. 2. Patient mit neu aufgetretenem pulmonalem Rundherd, in diesem Fall ein Lungenkarzinom.

Tab. 5. Solitärer pulmonaler Rundherd: Differenzialdiagnose

Entität	Ursache
• maligne	• Lungenkarzinom • solitäre Lungenmetastase • Lymphom
• benigne	• Granulom • pulmonales Hamartom • Lungenabszess • Mukoide Impaktion (Schleimpfröpfe)
• kongenital	• arteriovenöse Malformation
• vaskulär	• Lungeninfarkt

Flächige, eher alveoläre Lungenverdichtungen sind, wenn inhomogen durch die Luft in den größeren Bronchien, dem Air-Bronchogram (weil hier vorhandenes Sekret ausgehustet wurde), häufig Ausdruck infektiöser bakterieller Pneumonien. Je nach Ausdehnung werden sie als Lobär-

oder Segmentpneumonie bezeichnet. Gemeinsam mit Pneumonien kann ein Pleuraempyem oder selten auch ein Lungenabszess zu sehen sein.

Eine frühe und eher milde alveoläre, aber auch interstitiell bedingte Verdichtung ist das **Milchglasphänomen** (Ground-glass-phenomenon), eine großflächige leichte (eben wie die Wand eines nicht gereinigten leeren Milchglases aussehende) Verdichtung einer oder beider Lungen durch ineinander zusammenfließende Strukturen. Ursachen sind:

- Kardiales Lungenödem bei Linksherzinsuffizienz
- Pneumonie oder interstitielle Entzündung
- ARDS, typisch sind bilaterale Verdichtungen
- Transfusionsassoziierte akute Lungeninsuffizienz (TRALI)
- Fluid Lung bei Überwässerung durch Niereninsuffizienz
- Pulmonalembolie

Einige dieser Erkrankungen können in ein, dann sekundäres ARDS übergehen mit dem Endzustand einer total verdichteten Lunge, der **White Lung.** Vor allem diese Form des ARDS wird, weil von den zugrundeliegenden Veränderungen nicht einfach differenzierbar, immer wieder übersehen.

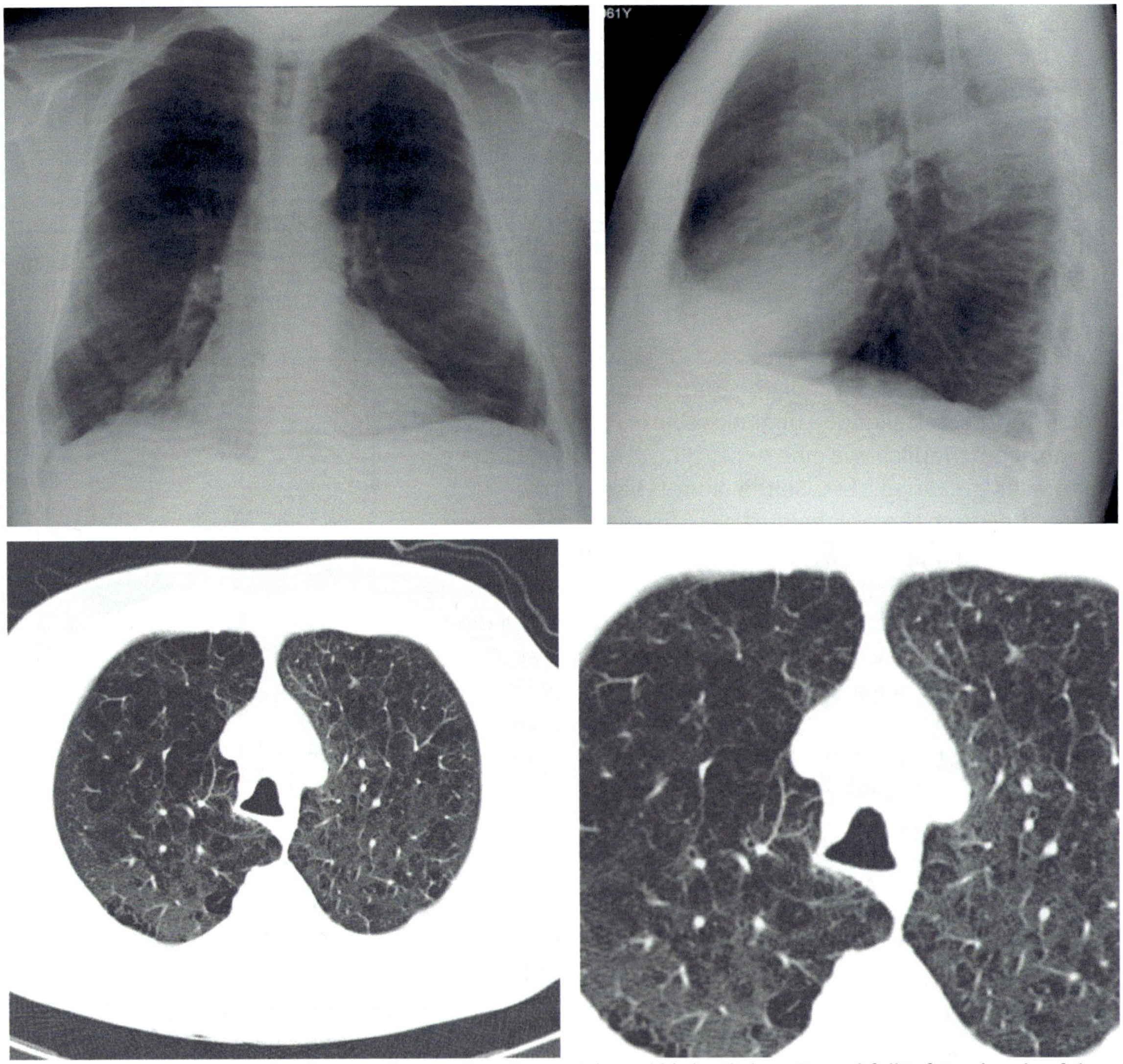

Abb. 3. 61-j. Patient, seit Jahrzehnten schwerer Raucher, mit (a und b) deutlichem Zwerchfelltiefstand und auf dem Seitbild verminderter Kontaktfläche zwischen Sternum und rechtem Vorhof, da sich die überblähten Lungen ventral des Herzens geschoben haben. (c) CT mit bullösem Emphysem vorwiegend rechts.

Ein Lungenödem ist durch eine vermehrte Flüssigkeitseinlagerung im pulmonalen Interstitium (interstitielles Ödem, Grad 2) und den Alveolen (alveoläres Ödem, Grad 3) charakterisiert.

Selten ist eine perihiläre Ödemansammlung, Schmetterlingsödem (Bat's wing edema) genannt.

Homogene pulmonale Verdichtungen mit Volumsreduktion sind typisch für eine Atelektase mit konsekutivem Zwerchfellhöherstand und einem ipsilateralen Mediastinalshift. Atelektasen sind meist Folge eines Verschlusses eines Bronchus, Obstruktionsatelektase genannt, oder einer Kompression von außen, der Kompressionsatelektase. Inkomplette Atelektasen können ähnlich der Pneumonie zu inhomogenen Lungenverdichtungen führen und daher rein radiologisch oft nicht sicher voneinander zu unterscheiden sind. Geringgradige horizontale basale Verdichtungen, Plattenatelektasen genannt, sind öfter bei genereller Minderbelüftung der Lungen zu beobachten.

Homogen verschattet ist ein Hemithorax auch nach einer Pneumonektomie, nach der er sich mit Sekret füllt und später vernarbt, typisch ist hier durch den Volumenverlust eine Verschiebung des Mediastinums nach ipsilateral.

Retikulo-noduläre Lungenverdichtungen sind Zeichen einer meist diffusen Erkrankung des interstitiellen Lungenparenchyms. Oft sind dabei die Bronchialwände, die Wände der Lungengefäße und ihre Umgebung verdickt und verdichtet, als perivaskuläres und peribronchiales Cuffing bezeichnet. Typische und häufige Ursachen für ein retikulo-noduläres Verschattungsmuster sind

- die kardiale Dekompensation Grad 2, wenn sich die Flüssigkeit aus dem linken Vorhof über die Lungenvenen ins Interstitium zurückstaut und Permeabilitätsödeme durch eine Permeabilitätsstörung wie bei ARDS, als toxisches Lungenödem durch Rauchgas oder medikamentös, bei Proteinmangel oder hypoxisch (Höhenkrankheit)
- interstitielle Entzündungen wie
  - die Sarkoidose im Stadium 2 und 3, typischerweise klein-nodulär und kombiniert mit parahilären Lymphknotenvergrößerungen,
  - infektiöse Pneumonien, oft viral bedingt,
  - eine Vielzahl autoimmunologischer Erkrankungen
- die Lymphangiosis carcinomatosa,
- deutlich seltener eine Pneumokoniose.

Reine klein-noduläre, über beide Lungen diffus verteilte Verdichtungen ohne interstitielle Verdickung sind sehr selten geworden und charakteristisch für eine Miliartuberkulose.

Etymologie: Das Lateinische Wort milium bedeutet Hirsekorn.

Spätformen der schweren vernarbenden interstitiellen Entzündung ist die Lungenfibrose, manchmal mit einem Honigwabenmuster und mit ausgedehnten, die Atmung einschränkenden pleuro-pulmonalen Vernarbungen und einem Zwerchfellhochstand.

Großflächige Aufhellungen der Lungen sind meist Folge eine Lungenüberblähung oder eines Lungenemphysems. In schweren Fällen kann das Zwerchfell nach kaudal verlagert und abgeflacht werden, am Seitbild der Retrosternalraum zwischen Sternum und ventraler Herzkontur verbreitert sein und die Rippen durch den entstandenen Fassthorax eher horizontal verlaufen. Das Herz kann klein erscheinen, weil sich die aufgeblähten Lungen über die Herzkonturen nach zentral wölben.

Eine „einseitig helle Lunge" kann durch ein asymmetrisch stärker ausgeprägtes Emphysem bedingt sein, durch Bronchiektasien oder einige seltene andere Erkrankungen.

Bei Kindern bis zum mittleren Volksschulalter kann eine einseitig geblähte Lunge mit Zwerchfelltiefstand auf einen verschluckten Fremdkörper hinweisen, vor allem in der Adventzeit durch eine aspirierte Erdnuss. Denn die zwischen den Alveolarbäumen existierenden lufthältigen Verbindungsgänge, die Kohn'schen Poren, entwickeln sich erst um das 6. Lebensjahr, sodass vorher kein Luftaustausch zwischen den obstruierten geblähten und den normal belüfteten Lungenabschnitten stattfinden kann.

Herz und Hili

Vergrößerungen der Lungenhili können bedingt sein durch

- eine Raumforderung wie einem zentralen Lungenkarzinom oder vergrößerten Lymphknoten, wobei die bei Sarkoidose im Stadium 1 meist bilateral und eher parahilär, d. h. etwas lateral des eigentlichen Lungenhilus, lokalisiert sind
- erweiterte Pulmonalarterien als Folge eines Lungenhochdrucks.

Die Herzgröße wird am Thoraxröntgen beim stehenden Patienten als normal definiert, wenn

- am p.-a.-Bild sein Durchmesser maximal halb so groß ist wie der Innendurchmesser des Thorax und
- am Seitbild (1) der Retrokardialraum nicht durch den linken Ventrikel verkleinert sowie (2) die Kontaktfläche zwischen Herz und Sternum durch den rechten Ventrikel nicht zu groß ist.

Die Abgrenzung des linken Herzrandes kann auf Höhe des Apex cordis durch eine unscharfe Herzkontur als Folge eines parakardialen „Fettbürzel" erschwert sein. Eine Vergrößerung des Herzens kann isoliert oder kombiniert bedingt sein:

- Perikardial durch einen Perikarderguss,
- Myokardial durch eine meist umschriebene Aussackung bei einem Herzwandaneurysma oder global eine Kardiomyopathie,
- Endokardial durch eine Klappenerkrankung.

Das Herz wird in Bezug auf das Thoraxröntgen auch als Herzschatten (Cardiac Silhouette) bezeichnet, um die Einschränkung in der Differenzierung von Perikard, Myokard und den Klappen zu implizieren.

Tab. 6. Pathologische Veränderungen der Herzkammern und Korrelate in p.a.- und Seitaufnahmen

Kammer	Konturveränderung	Häufige und klinisch relevante Differenzialdiagnosen	Pitfalls
• Vergrößerung des linken Vorhofes	• p.-a.: linker Herzrand, kranialer Anteil verbreitert • lateral: oberer Herzrand wölbt sich in Retrokardialraum	• Mitralklappenstenose (früh) • Mitralklappeninsuffizienz (früh)	
• Vergrößerung des linken Ventrikels	• p.-a.: linker Herzrand konvex vorgewölbt3 • lateral: unterer Herzrand wölbt sich in Retrokardialraum	• Fokal: Wandaneurysma (z. B. nach Infarkt), meist am Apex • Mitralklappeninsuffizienz (früh) • Aortenklappenstenose (spät)	Bei Trichterbrust Verlagerung des Herzens nach links
• Vergrößerung des rechten Ventrikels	• p.-a.: Linker Herzrand inkl. kranialem Anteil • lat.: vorderer Herzrand hat zu mehr als ⅓ Kontakt zum Sternum	• Verbreiterung des Truncus pulmonalis (pulmonale Hypertension) • Mitralklappenstenose (spät) • Mitralklappeninsuffizienz (spät)	Verwechslung mit Linksherzvergrößerung
• Vergrößerung des rechten Vorhofes	• p.-a.: rechter Herzrand konvex vorgewölbt • lateral: meist keine Veränderung		

Mediastinum

Typische generelle radiographische Veränderungen sind eine Verbreiterung des Mediastinums durch eine Blutung oder durch Raumforderungen und ein Pneumomediastinum, meist durch ein Trauma.

Das prävaskuläre Mediastinum ist der Raum zwischen dem Vorderrand des Herzens bzw. der supravaskulären Äste und dem Hinterrand des Sternums. Häufige neoplastische Raumforderungen in diesem Kompartiment sind Lymphome mit vergrößerten

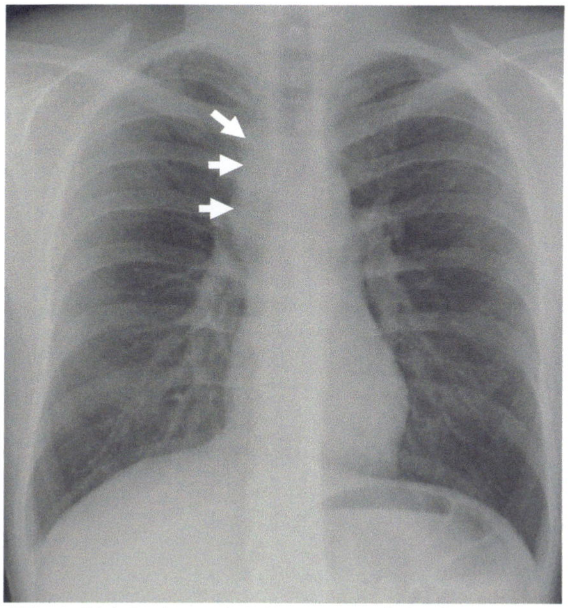

Abb. 4. 22-j. Patient mit B-Symptomatik. Verbreitertes rechtes vorderes Mediastinum (Pfeile) durch vergrößerte paratracheale Lymphknoten.

Lymphknoten, Pathologien des Thymus, Keimzelltumore und die Struma. Ein Aortenaneurysma kann die Konturen des Mediastinums ebenfalls verbreitern.

Das viszerale Mediastinum enthält das Herz und die zentralen großen Gefäße mit ihren Umgebungsstrukturen. Demzufolge ist neben Erkrankungen des Ösophagus, vor allem einer Hiatushernie oder einer bronchogenen Zyste, und Erweiterungen der Aorta descendens.

Pathologien im paravertebralen Mediastinum sind Prozesse der Wirbelsäule wie eine abszedierende Spondylodiszitis, Hämatome nach Frakturen, und dem Rückenmark assoziierte Veränderungen zu denken, z. B. neurogene Tumore. Selten ist die extramedulläre Hämatopoese als Ursache einer paravertebralen Raumforderung.

Literatur, Links

1. https://radiologyassistant.nl/chest/chest-x-ray/basic-interpretation.
2. Herold C et al. Lungenrundherde. Der Radiologe 2014: 54, 42.
3. MacMahon H, Naidich DP, Goo JM, Lee KS, Leung AN, Mayo JR, Mehta AC, Ohno Y, Powell CA, Prokop M, Rubin GD, Schaefer-Prokop CM, Travis WD, Van Schil PE, Bankier AA. Guidelines for Management of Incidental Pulmonary Nodules Detected on CT Images: From the Fleischner Society 2017. Radiology 2017, 284:228–243.

Imaging bei Akutem Abdomen und anderen gastrointestinalen Beschwerden

Roland Cronenberg, Andrea Maier, Franz Kainberger

Key-Features
- Imaging bei akutem Abdomen: Zeichen der Organperforation, der intestinalen Obstruktion und des Ileus, von Cholelithiasis, Pankreatitis und Sepsis, von Raumforderungen, der Urolithiasis sowie interventionell-radiologischen Verfahren
- Ultraschall: US-gezielte Aszitespunktion

Definitionen

Die Interpretation von Abdomenübersichtsaufnahmen (im klinischen Jargon als Abdomenleer, englisch „AP supine abdomen" oder bei urologischen Fragestellung „KUB view – kidney, ureter, abdomen"), Ultraschall und Computertomografie ist eine klinisch-radiologische Fertigkeit, um bei abdominellen Beschwerden die damit korrelierenden morphologischen Veränderungen zu lokalisieren und ihr Ausmaß anhand typischer Ausbreitungswege in den peritonealen und retroperitonealen Räumen zu quantifizieren.

Der Begriff „Ileus" hat in den letzten Jahren einen Bedeutungswandel erfahren. Er wird heute viel präziser zur Definition der funktionellen Darmparalyse – auch als paralytischer Ileus bezeichnet – verwendet und immer weniger für die Obstruktion des Darmes, bisher und vor allem im deutschsprachigen Raum mechanischer Ileus genannt, um kommunikative Missverständnisse zu vermeiden. Konkret ist nicht jeder Luft-Flüssigkeitsspiegel in einer Darmschlinge als Operationsindikation anzusehen.

Etymologie: Ileus ist die latinisierte Form vom altgriechischen εἰλεῖν: zusammendrängen, zurückhalten.

Indikation

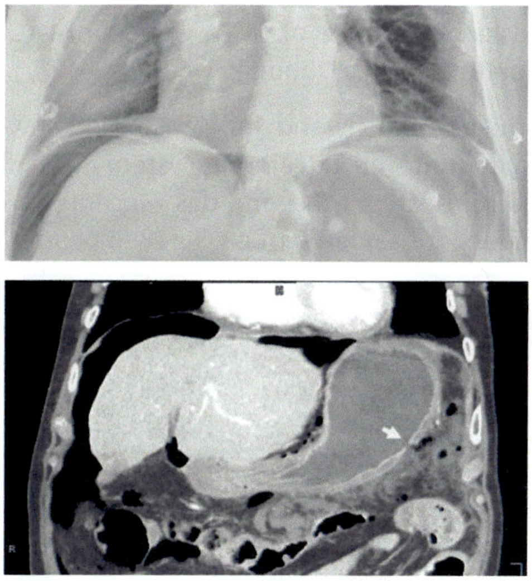

Abb. 1. 90-j. Patient: (a) ein Thoraxröntgen wurde auf der Intensivstation routinemäßig angefertigt: beidseits subphrenische Luftsicheln als Zeichen einer Organperforation im Oberbauch. (b) CT: neben deutlich vermehrter intraabdomineller Luft sieht man an der großen Kurvatur des Magens ein perforiertes Ulcus ventriculi (Pfeil).

Die Indikation zur Diagnostik morphologischer Veränderungen des Peritoneal- und des Retroperitonealraums beinhaltet vor allem die vielfältigen gastrointestinalen Funktionsstörungen inklusive des Nachweises von Konkrementen, entzündliche Organerkrankungen bis zur Sepsis, die Frage nach Organperforation, Blutungen durch Traumen, postoperativ oder aufgrund systemischer Ursachen, die Lage von Drains, Sonden oder Fremdkörpern sowie vaskuläre Erkrankungen.

Da im Falle einer Schwangerschaft der Uterus direkt strahlenexponiert ist, sind Patientinnen gegebenenfalls danach systematisch zu befragen.

Die Abdomenübersichtsaufnahme ist heute zum Teil, die konventionelle Durchleuchtung (wie die Magen-Duodenum-Röntgenaufnahmen oder der in Österreich Irrigoskopie genannte Kolonkontrasteinlauf) in speziellen Fällen indiziert, sonst fast komplett durch Ultraschall und Computertomografie, in vielen Fällen auch durch die MRT ersetzt.

Die Aussagekraft der bildgebenden Diagnostik ist heute so hoch, dass die explorative Laparotomie, d. h. die chirurgische Eröffnung des Peritonealraums zu diagnostischen Zwecken, kaum mehr durchgeführt werden muss.

Untersuchung

Primärverfahren ist meist die Ultraschalldiagnostik. In der Traumatologie, konkret bei Polytraumen, ist es vor allem die Computertomografie mit intravenöser Gabe von Kontrastmittel. Die Sensitivität der Ultraschalldiagnostik für den Nachweis von Hämatomen liegt bei etwa 70 %. Vorteil des Ultraschalls in diesen Szenarien ist der Nachweis einer Schwangerschaft und die Möglichkeit der Untersuchung kreislaufinstabiler Patienten.

Verschiedene bildgesteuerte Drainagen können zur Entlastung von abnormen Flüssigkeitsansammlungen, bei Obstruktion der Gallenwege oder bei Erkrankungen des Pankreas durchgeführt werden.

Standardverfahren, d. h. in jedem radiologischen Institut verfügbare Modalitäten, sind neben dem Ultraschall und der MRT:

Die Abdomenübersichtsaufnahmen, üblicherweise im Liegen und im Stehen angefertigt (falls Patienten nicht stehen können, dann in Seitenlage), um die Verteilung von Luft oder Gas erkennen zu können. Sie können auch nach Gabe von oralem wasserlöslichem Kontrastmittel sequentiell in Abständen von Stunden angefertigt werden, um eventuelle Passagehinternisse zu finden. Ein Nebeneffekt ist die laxierende Wirkung von oralen Kontrastmitteln, sodass leichte Passagestörungen wie bei einem mild ausgeprägten Bridenileus, auch adhäsionsbedingter Dünndarmileus genannt, gelöst werden können. Eine Sonderform ist die Bestimmung der Kolontransitzeit (-passagezeit), indem oral kleine radiopaque Kapseln gegeben werden, sodass durch Röntgenaufnahmen am 4. und 7. Tag aus deren Lage auf eine intestinale Hypomobilität oder eine anorektale Dysfunktion geschlossen werden kann.

Computertomografie: meist des gesamten Abdomens, selten aus Gründen des Strahlenschutzes auf den Ober- oder Unterbauch beschränkt.

Ultraschallgezielte Aszitespunktion

Interpretation

Spezielle Verfahren sind die Virtuelle Kolonoskopie und die als MR-, seltener als CT-Enteroklysma durchgeführte Kontrastmitteldarstellung des Dünndarms.

Mit Bezug zur Zuweisung werden, beginnend mit der Bauchwand und dem Skelett sowie den angrenzenden Strukturen des Thorax und der unteren Extremität, systematisch die parenchymatösen Oberbauchorgane, der Gastrointestinaltrakt und das Mesenterium, dann der Urogenitaltrakt und das Retroperitoneum mit seinen großen Gefäßen beurteilt.

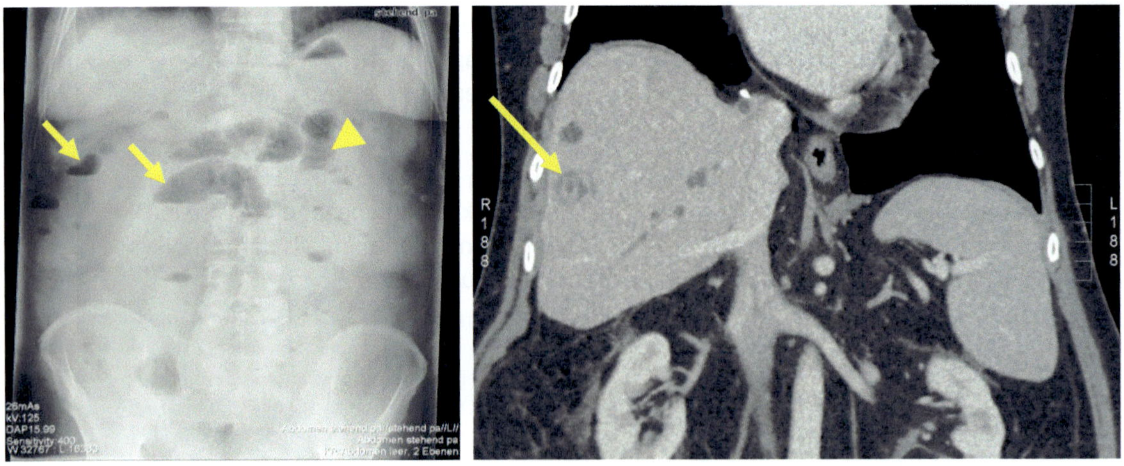

Abb. 2. 59-j. Patient nach Lebertransplantation, nun septisches Fieber und Bauchschmerzen.
(a) Mäßiger paralytischer Ileus mit atonen Dünndarmschlingen (Pfeile), vereinzelt sind Kerckring'sche Falten noch erkennbar (Pfeilspitze) als Zeichen hier noch nicht kompletter Atonie. (b) CT des Oberbauches mit ringförmigem Kontrastmittel-Enhancement der Abszesswand um die zentrale Kolliquation.

Radiologische Basissymptome des Gastrointestinaltrakts sind die abnormale Verteilung von Darmgas und inkorporierter Raumluft (sogenanntes „Gasmuster"), von Flüssigkeiten in Form von Blutung oder Hämatom, einem postoperativen Serom oder Biliom, Aszites und Ödemen (des Mesenteriums, der Darmwand, des Retroperitoneums) sowie abnorme Verkalkungen.

Tab. 1. Abnorme Verteilung von Gas und Raumluft im Abdomen

Lokalisation	Erscheinungsbild	Differenzialdiagnose
in der Bauchwand	• subkutanes Bauchwand-emphysem	• Trauma: Stichkanal nach Verletzung • Drain, chirurgischer Zugang, Fistel
	• umschriebenes Darmgas	• Inkarzerierte Hernie
im Peritonealraum „extraluminal": Pneumoperitoneum	• freie Luft (allgemein)	• Organperforation • postoperativ (mehr als 1–3 Tage danach) • Abszess zwischen den Darmschlingen – Schlingenabszess – mit gasbildenden Erregern
	• subphrenische oder submurale Luftsichel	• Organperforation, subphrenisch vor allem bei Magenwandperforation
in Magen oder Darm	• Verlagerung von Magen oder Darm	• Raumfordernder Abszess, Kolliquation oder Tumor • Chilaiditi-Syndrom
	• Darmwand: intramurale Luftbläschen: Pneumatosis intestinalis	• Nekrotische Ischämie der Darmwand • Nekrotisierende Enterokolitis • Immunsuppression
	• intraluminal vermehrt: „funktionell"	• Aerophagie (vor allem im Magen) • Malabsorption, Malassimilation • Funktionell-reflektorisch generalisiert: medikamentös, toxisch, meist Morphium-Derivate • schwere Elektrolytstörungen und Schock (Hypotonie) • funktionell („reflektorisch") umschriebene erweiterte Darmschlinge (engl. Sentinel Loop), meist 1–2 Dünndarmschlingen, durch benachbarte Entzündung oder andere Irritation • toxisches Megakolon
	• prästenotische Dilatation: „mechanisch" oder obstruktive	• Erweiterung des Darmlumens bei entzündlicher oder tumorbedingter Stenose, typisch bei M. Crohn oder Kolonkarzinom
	• Luft-Flüssigkeitsspiegel	• Enteritis • inkomplette (Subileus) oder komplette intestinale Obstruktion (mechanischer Ileus) vor einer Stenose • Paralytischer (adynamischer) Ileus, akute intestinale Pseudoobstruktion (Ogilvie-Syndrom) • nach transrektalem Einlauf
in den Gallenwegen: Aerobilie	• tubulär in den Ästen der Gallenwege angeordnet	• Postoperativ durch Übertritt von Darmgas an der Vater'schen Papille • Cholangitis durch gasbildende Erreger

Wenn im Ultraschall oder auf Abdomenübersichtsbildern eine abnorme Verteilung von Darmgas oder Raumluft nicht nachgewiesen werden kann, ist eine Perforation damit nicht ausgeschlossen, sondern eine CT soll zur weiteren Differenzierung durchgeführt werden.

Die abnorme Verteilung von Darmgas oder Raumluft kann klassischen, wenngleich im Einzelfall oft sehr unterschiedlichen Mustern zugeordnet werden, um wichtige Schlüsse zur Pathogenese zu ziehen:

- Funktionell erweiterte Darmschlingen in generalisierter Form, oft sowohl im Dünn- als auch im Dickdarm, sind die Folge einer Paralyse der Darmwand. Typisch durch Gabe morphiumhältiger Schmerzmittel oder bei schweren Darmerkrankungen als Zeichen eines „Organversagens" und dann mit Luft-Flüssigkeitsspiegeln: man spricht vom Ileus (im engeren Sinn). Funktionell umschrieben erweiterte Darmschlingen sind fast immer die Folge einer benachbarten Entzündung, wie es am Duodenum bei einer akuten Kopfpankreatitis sein kann. Die betroffenen Darmschlingen sind gebläht und glattwandig, denn die Kerckring'schen Falten des Dünndarms sind „atonisch" erschlafft.

- Luft-Flüssigkeitsspiegel sind Zeichen eines Ileus, aber nicht nur. Im weiteren Sinne bezeichnet man mit Ileus eine schwere Passagestörung des Darmes, wenn durch Energiemangel die intramurale ATP-Pumpe nicht mehr Flüssigkeit aus dem Darmlumen entnimmt. Es kommt zur Umkehr des Flüssigkeitsstromes aus den Blutgefäßen ins Darmlumen, so dass zusammen mit unter diesen Bedingungen vermehrter Darmgasbildung Luft-Flüssigkeitsspiegel entstehen. Ist die Ursache eine inkomplette Obstruktion, d. h. eine Stenose, spricht man von Subileus. Bei kompletter Obstruktion kommt es zum Rückstau von Darminhalt mit Luft-Flüssigkeitsspiegeln nur im betroffenen Abschnitt, an diesen Dünndarmschlingen sieht man deutlich verstärkte Kerckring'sche Falten als Zeichen der wellenförmig ablaufenden muskulären Verkrampfung der Darmwand und der damit einhergehenden schmerzhaften Kolik. An den aboral der Obstruktion gelegenen Darmabschnitten ist kein Stuhl sichtbar, sie sind durch die Koliken „leergefegt" bis zum Rektum, wo eine residuelle Gasblase beobachtet werden kann. Im späteren Verlauf kann sich aus einer Obstruktion durch Ischämie, gepaart mit erhöhtem Druck des massiv distendierten Lumens, ein paralytischer Ileus entwickeln. Die Stelle der Obstruktion mit einem Kalibersprung, radiologisch als Transitionszone bezeichnet, lässt sich meist auffinden und hinsichtlich der Ursache differenzieren. All diese Veränderungen sind im Dünndarm stärker ausgeprägt als im per se anatomisch geräumigen Zökum.
  Am terminalen Ileum gibt es eine Reihe für diese Region typische, vor allem entzündliche Ursachen einer Stenose.
- Ein Pneumoperitoneum kann traumatisch entstehen oder durch einen operativen Eingriff. Die Ursache der typischen, heute seltenen subphrenischen Luftsichel ist fast immer im Oberbauch wie es beim Magenulkus der Fall ist. Darmperforationen im Unterbauch sind eher „gedeckt", d. h. durch eine regionale Peritonitis mit baldiger Vernarbung zwischen den Darmschlingen und dem Mesenterium abgekapselt. Die kann bei der perforierenden Sigmadivertikulitis, bei der perforierenden Appendizitis o. ä. so ablaufen. Die Luft kann nicht nach kranial aufsteigen oder nur dann, wenn z. B. im Rahmen hochdosierter Kortisongaben dieser Prozess blockiert ist.

Tab. 2. Differenzialdiagnose von Veränderungen des terminalen Ileums

Krankheitsgruppe		**radiologische Zeichen**
entzündlich-autoimmunologisch	• Ileitis terminalis bei M. Crohn	• Stenose mit asymmetrischer mesenterieller Entzündung und regionaler Lymphadenitis, Neigung zur Bildung von Fisteln
	• Backwash-Ileitis	• bei Colitis ulcerosa
entzündlich-infektiös	• Yersiniose	• Darmwandverdickung
	• Tuberkulose	• Darmwandentzündung mit regionaler, später kalzifizierender Lymphadenitis
onkologisch-hämatologisch	• Lymphom	
	• Karzinoid	

Tab. 3. Pathologische abdominelle Verkalkungen

Lokalisation	**Differenzialdiagnose**
Gallenwege	• Cholelithiasis
Pankreas	• Chronische Pankreatitis, Konkremente im Pankreasgang
Dünndarm	• Gallensteinileus
Magen	• Bezoar
Aorta, Arterien	• Arteriosklerose • Aneurysma mit Wandverkalkung
parenchymatöse Organe, Peritonealraum	• verkalktes chronisches Hämatom
mesenterielle Lymphknoten	• chronische Lymphadenitis (typisch TB)
Ureteren, Harnblase	• Urolithiasis
Niere	• Urolithiasis • Tuberkulose
Uterus	• Uterus myomatosus

Abnorme Flüssigkeit im Cavum peritonei kann als Aszites, als Serom oder um die Leber auch als Biliom, posttraumatisch, postoperativ oder im Rahmen von Gerinnungsstörungen als Hämatom nachgewiesen werden.

Pathologische abdominelle Verkalkungen von klinischer Relevanz sind meist Konkremente, chronische Entzündungen oder eine Arteriosklerose.

Literatur, Links

1. Radiopedia, https://radiopaedia.org/articles/abdominal-radiography

Bildgebung intrakranieller Blutungen

Elena Neunteufel, Franz Kainberger

Lernziele und Zusammenfassung
- Radiologische Grundlagen zur Diagnostik traumatischer intrakranieller Hämatome
- Die grundlegenden Unterschiede zwischen intrakraniellen Blutungen erkennen

Definition

Intrakranielle Blutungen sind durch ein Trauma oder eine Spontanblutung hervorgerufen und führen zu einer Drucksteigerung innerhalb des Cavum cranii mit stadienhaftem Verlauf.

Pathogenese

Es gibt zwei Entstehungsmechanismen:
- Das Schädel-Hirn-Trauma mit oder ohne Fraktur, die Blutungen sind meist meningeal oder innerhalb des Hirnparenchyms, seltener intraventrikulär, wobei das Verteilungsmuster von der Richtung und Stärke der einwirkenden Kraft abhängt.
- Die spontane Blutung, die typisch von einem Gefäßaneurysma ausgeht, die Blutung ist eher subarachnoidal und verteilt sich eher in den basalen Zisternen. Eine andere Genese ist der hämorrhagische Schlaganfall, typisch als Folge einer Hypertonie.

In Einzelfällen ist diese Differenzierung nicht immer möglich, vor allem, wenn jemand wegen eines hämorrhagischen Schlaganfalls zusammenbricht (am Unterrand einer Stiege und Zeugen davon ausgehen, die Person sei über die Stiege gestürzt) oder wenn aus ähnlicher Ursache (wie starken Kopfschmerzen) einen Autounfall mit Verletzung verursacht.

Bereits geringe Schädel-Hirn-Traumen können intrakranielle Hämatome zur Folge haben. Bei jüngeren Patientinnen und Patienten ist Blutung, wenn durch direkten Schlag ausgelöst, oft epidural durch eine der Calvaria anliegende Arterie und da die Liquorräume eher eng sind, kann es relativ rasch zu einer Steigerung des Hirndrucks kommen. Bei älteren Patientinnen und Patienten sind es meist Stürze und die Schwachstelle sind die sog. Brückenvenen, d. h. Venen, die zwischen den Meningen durch den Subarachnoidalraum auf die Hirnoberfläche und ins Hirnparenchym ziehen. Mit zunehmendem Alter oder aufgrund von zur Hirnatrophie führender Erkrankungen nimmt das Hirnvolumen ab, die Brückenvenen sind gespannt und reißen leichter. Eine Antikoagulation kann prädisponierend wirken.

CAVE: Intrakranielle Hämatome müssen nicht initial symptomatisch sein, typische Symptome wie Bewusstseinstrübung, Übelkeit, kontralaterale Hemiparese oder Herdsymptomatik sowie Okulomotoriusparese (ipsilaterale Mydriasis) können auch erst nach einem symptomfreien Intervall auftreten.

Indikation

Die kranielle Computertomografie (cCT) ist die primäre Methode der Wahl, um frisches intrakranielles Blut nachzuweisen, da es nach seinem Austritt aus den Gefäßen hyperdens ist, somit ein guter Kontrast zum Hirngewebe und der knöchernen Schädelkapsel bestehen. Die wichtigen Indikationen sind:
- Akute Schädel-Hirn-Trauma
- Der Schlaganfall, um eine intrakranielle Hämorrhagie auszuschließen oder nachzuweisen
- Die Subarachnoidalblutung (SAB) bei entsprechenden Zeichen wie plötzlich einsetzender starker Kopfschmerz

Radiografische Schädelübersichtsaufnahmen sind heute kaum mehr indiziert, da es um den Nachweis einer Blutung geht, weniger um den einer Fraktur (die mit einer Blutung assoziiert sein kann oder auch nicht und bei der die Therapieentscheidung nicht auf der Basis eines Schädelröntgens getroffen wird).

Bei Kindern wird die cCT mit einem dosissparenden Protokoll durchgeführt und soll nur einmal stattfinden, d. h. Kontroll-cCTs sind aus Gründen des Strahlenschutzes nur in Ausnahmefällen indiziert.

Der **Ultraschall** kann im Kleinkindesalter, solange die Fontanellen noch nicht geschlossen sind, herangezogen werden, um die Weite der Liquorräume und Parenchymblutungen zu dokumentieren.

Die **MRT** ist nicht als Primärverfahren geeignet, da die Kontraste der eisenhältigen Blutabbauprodukte unterschiedliche und nicht einfach zu interpretierende Kontraste im Magnetfeld hervorrufen können. Sehr wohl ist die MRT geeignet für den Nachweis eines axonalen Hirnschadens oder bei Kindern, vor allem zur Frage des Non-accidential Injury (Kindesmißhandlung).

Interpretation

Die Lokalisation und Ausdehnung, die Größe und die wichtigste Folge intrakranieller Blutungen, die Hirndruckzeichen, lassen sich in der Regel gut erkennen, wenngleich es fließende Übergänge geben kann durch normale anatomische Verbindungen zwischen Subdural- und Subarachnoidalraum oder wenn hyperdense Bildartefakte (Aufhärtungsartefakte) in der cCT einer punktförmigen Blutung ähnlich sind.

- **Epiduralhämatom:** Die arterielle epidurale Blutung (A. meningea media oder ihre Äste) tritt im Frühstadium nach SHT auf und wird in ca. 90 % von einer Fraktur der Schädelkalotte begleitet. Auf CT-Bildern ist es hyperdens, bikonvex (linsenförmig), scharf begrenzte zwischen der Schädelkalotte und der Dura Mater.
- **Subduralhämatom:** Klinisch unterscheidet sich das akute Subduralhämatom (SDH) kaum von dem Epiduralhämatom, es kommt jedoch häufig zu einer erheblichen Massenverlagerung. Ein SDH ist venös bedingt (Brückenvenen) und entwickelt sich daher langsamer. Es imponiert als schmale, sichelförmige Läsion zwischen der Dura Mater und der Arachnoidea.
- **Subarachnoidale Blutung:** Die traumatische Subarachnoidalblutung (SAB) kommt selten isoliert, meist gemeinsam mit einem subduralen oder intrazerebralen Hämatom vor. In der cCT Ausbreitung der Blutung unterhalb der Arachnoidea in die Zisternen.
- **Parenchymblutung:** Durch Prellung des Hirngewebes entstehen oberflächliche oder subkortikale Kontusionsherde innerhalb des Hirnparenchyms.
- **Ventrikelblutungen** finden sich in den inneren Liquorräumen.

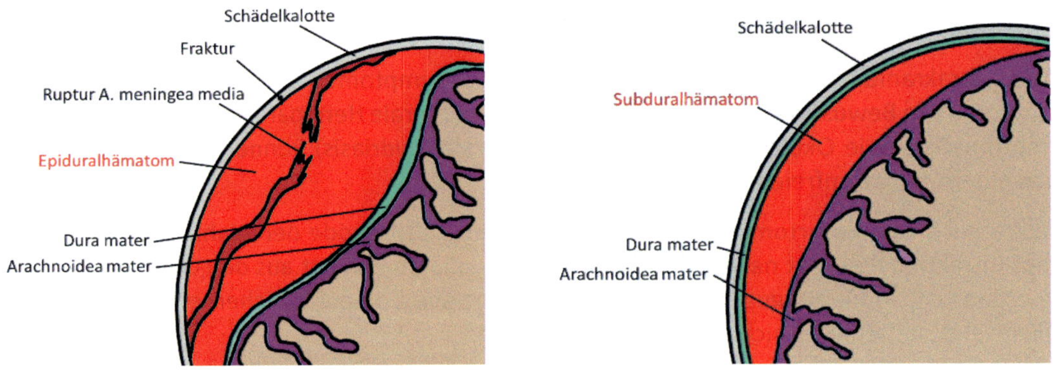

Abb. 1. Schematische Darstellung des Epidural- und Subduralhämatoms

Weitere wichtige cCT-Befunde sind:

- Hirnödem, erkennbar an einer Unschärfe bis zu einer fehlenden Rinden-Mark-Grenze.
- Hirndruckzeichen: erst eine Verlagerung des sog. Mittellinienstrukturen, vor allem der Falx cerebri zur kontralateralen Seite eines supratentoriellen Hämatoms, dann eine Asymmetrie der Weite der Seitenventrikel (bedingt durch eine Kompression des ipsilateralen Foramen Monroi ist paradoxerweise der ipsilaterale Seitenventrikel erweitert statt komprimiert), schließlich zur lebensbedrohlichen Herniation des Großhirns durch den Tentoriumschlitz nach infratentoriell.

Wie zu jeder checklistenartigen Bildinterpretation gehört auch hier eine systematische Analyse aller dargestellten anatomischen Strukturen, beginnend mit der Haut und der Galea zur Suche nach Verletzungsfolgen durch den Sturz, knöchernen Verletzungen und der Schädelbasis sowie des okzipitozervikalen Übergangs, der Meningen und Liquorräume mit den arteriellen und venösen Gefäßen sowie des Hirnparenchyms.

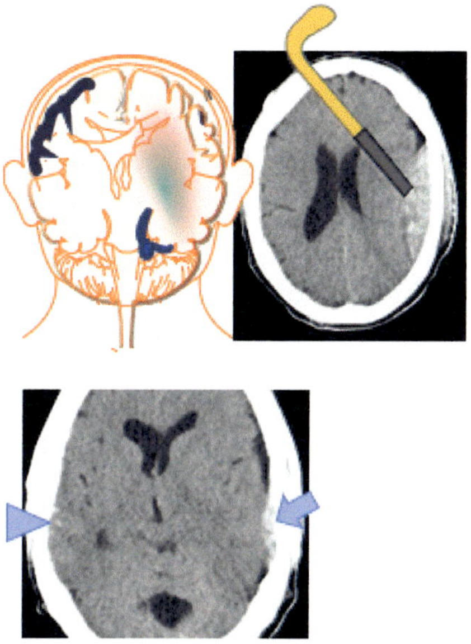

Abb. 2. 27-j Patient nach Verletzung mit einem Hockeyschläger durch einen Kontrahenten. Epidurales Hämatom (Pfeil) an der Verletzungsstelle, wo auch mit hoher Auflösung eine zarte kortikale Fissur zu sehen war. Kontralaterales subdurales Hämatom als Contre-Coup-Verletzung (Pfeilspitze). Durch den sich entwickelnden Hirndruck leichte Verschiebung der Mittellinienstrukturen mit asymmetrischer Weite der Seitenventrikel.

Gerichtsmedizin: **Im Falle eines Fremdverschuldens stellt die radiologische Bildgebung ein wichtiges Dokument dar, anhand dessen auch auf den Unfallhergang geschlossen werden kann. Eine hilfreiche Faustregel ist neben anderen derartigen Regeln die Hutkremperegel, die sich an einer gedachten horizontalen Linie über den Ohrmuscheln orientiert: Schlageinwirkungen vortikal dieser Linie sind eher durch Fremdverschulden bedingt als wenn sie darunter gelegen sind.**

Literatur, Links

1. König A, Spetzger U. Verletzungsmuster beim Schädel-Hirn-Trauma und deren operative Versorgung. In: Neurochirurgische Therapie des Schädel-Hirn-Traumas: Operative Akutversorgung und rekonstruktive Verfahren. Berlin, Heidelberg: Springer Berlin Heidelberg; 2019:15–92.
2. Hacke W. Schädel- und Hirntraumen. In: Neurologie. Berlin, Heidelberg: Springer Berlin Heidelberg; 2010:587–604.

Imaging von Frakturen und anderen muskuloskelettalen Erkrankungen

Natasa Jeremic, Iris Nöbauer-Huhmann, Hannes Platzgummer, Peter Pietschmann, Franz Kainberger

Lernziele und Zusammenfassung

- Radiologische Zeichen von Frakturen und ihren Heilungsverlauf (Kallusbildung) verstehen, anhand typisch ausgeprägter Beispiele selbständig erkennen und erklären können, wie man Frakturen von „Pseudofrakturlinien" differenziert: Wirbelsäulen- und Rückenmarksverletzung, diaphysäre Frakturen inkl. Klavikulafraktur, Rippenfrakturen und Flail chest, Frakturen mit (potentieller) Gelenkbeteiligung: distale Radiusfraktur, proximale Femurfraktur, Humerusfraktur, Frakturen und Bandverletzungen des Fußes, Frakturen und Bandverletzungen der Hand, Patellafraktur und -luxation, Tibiakopfimpressionsfraktur, Beckentrauma und begleitende Organverletzungen, traumatische Epiphyseolyse.
- Für die in der klinischen Praxis gängigen radiologischen Modalitäten (Verfahren) bei muskuloskeletalen Erkrankungen die prinzipielle Verwendung (Indikationen), die Untersuchungstechnik sowie die Interaktion von Strahlen und Wellen mit Knochen- und Weichteilgewebe so weit kennen, dass man die Patienten gezielt zuweisen, über die Ergebnisse informieren.
- Radiologische Basissymptome im Kontext mit der normalen und pathologischen Anatomie kennen, um radiologische Befunde lesen zu können und sich vor allem im unfallchirurgischen Bereich eine Fachmeinung bei der Frakturdiagnostik und ihrer Differenzialdiagnose unter fachärztlicher Anleitung bilden zu können: Frakturzeichen, verschmälerte oder fehlende Gelenkräume inklusive Ankylose, Osteo- und Syndesmophyten (Bambusstabwirbelsäule), Erosion und Usur, lytische und sklerotische Knochenläsionen, Kallus und andere Periostreaktionen, T-Score und andere Zeichen der ossären Demineralisation.

Strahlenschutz, Medizinphysik

Gemäß dem **Schwächungsgesetz** hängt die Absorption von Röntgenstrahlen im Gewebe, das sie durchdringen, von den Eigenschaften dieses Körpers, vor allem von seiner Dicke und der Ordnungszahl seiner Gewebekomponenten ab. Da Kalzium mit einer Ordnungszahl von 20 einen deutlich höheren Wert hat als der Durchschnittswert menschlichen Gewebes (Ordnungszahl von 6), ist Knochengewebe deutlich dichter (heller).

Die bei radiographischen Aufnahmen höchste Strahlenexposition ist, seit die Ausscheidungsurografie oder konventionelle Tomografien durch Ultra-low-dose-CT und MRT ersetzt wurden, die Untersuchung der **Lendenwirbelsäule (LWS).** Für Durchleuchtungen bei orthopädisch-unfallchirurgischen Eingriffen und in der interventionellen Radiologie ist auf den Strahlenschutz besonders zu achten inklusive des konsequenten Tragens von **Dosimetern.**

Indikation

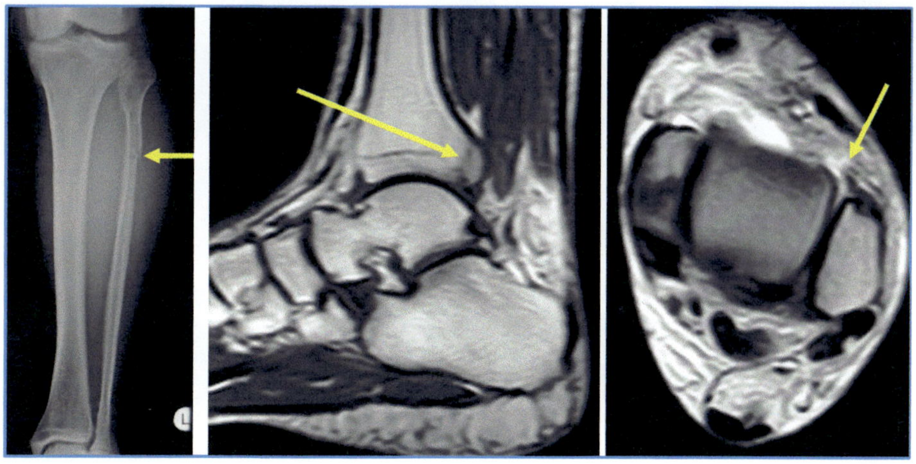

Abb. 1. Maisonneuve-Fraktur: 64-j. Patient nach Luxation des Sprunggelenks mit durch zusätzliche Stauchung bedingter Fraktur der dorsalen Tibia (hinteres Volkmann-Dreieck) sowie hoch proximaler Fibulafraktur (Pfeile). Axiale MRT: Ruptur der vorderen tibiofibularen Syndesmose.

Primär werden radiographische Aufnahmen angefertigt. Untersuchungsserien mehrerer Regionen sind indiziert bei bestimmten typischen Verteilungsmustern von Erkrankungen. Dazu gehören in der Traumatologie die Maisonneuve-Fraktur und die Unterarm-Luxationsfrakturen wie die Essex-Lopresti-, Galeazzi sowie Monteggia-Fraktur. In der Rheumatologie bei Oligo- und Polyarthritiden sind die entsprechend häufig mitbetroffenen Gelenke, wegen des bei diesen Krankheitsbildern typischerweise symmetrischen, beidseitigen Befalls, zu untersuchen. Bei der Frage nach einer Rheumatoiden Arthritis sind beide Hände, beide Füße, bei längerem Bestehen auch die Halswirbelsäule (HWS) mit einer Anteflexionsaufnahme abzubilden. Der Ultraschall hat sich zu einer weiteren primären Untersuchung entwickelt, vor allem in der Sportmedizin bei Weichteilschäden und in der Rheumatologie zur Darstellung einer Synovitis. Die CT ist als Primäruntersuchung beim Polytrauma indiziert.

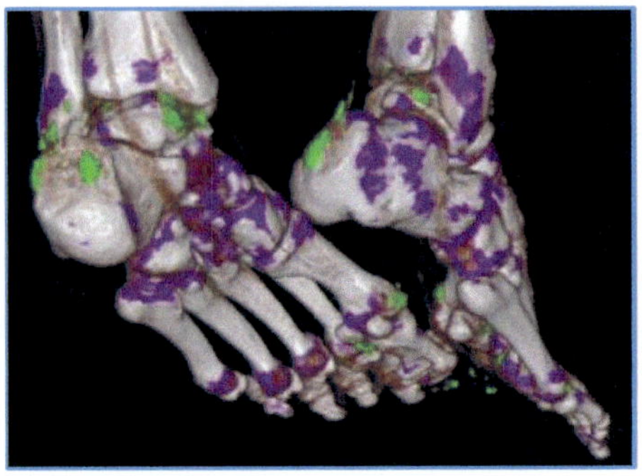

Abb. 2. 45-j. Patient mit Schmerzen im Rückfuß und Hyperurikämie: Uratablagerungen (grün eingefärbt) an den Achillessehnen und anderen Flexorensehnen.

Bei einem Abweichen von diesen Leitlinien, in der Praxis wird oft bei Gelenkbeschwerden primär eine MRT ohne radiographische Aufnahmen durchgeführt, können differenzialdiagnostische Probleme auftreten, typisch ist, dass verschiedenartige Verkalkungen übersehen werden können.

Weiterführende radiologische Untersuchungen sind die CT und die MRT, in speziellen Fällen auch die Knochenszintigrafie, PET-CT und PET-MR (letzteres bei orthopädisch-onkologischen Fragestellungen und bei Vaskulitiden). Bei Frakturen sind CT-Indikationen die radiographisch okkulte Fraktur, die Quantifizierung und Klassifikation komplexer Frakturen, sowie das Polytrauma und andere systemische Erkrankungen wie eine Sepsis im Rahmen eines Knochen- oder Gelenkinfekts. 3D-Rekonstruktionen knöcherner Strukturen werden durchgeführt, um ihr Ausmaß bei komplexen anatomischen

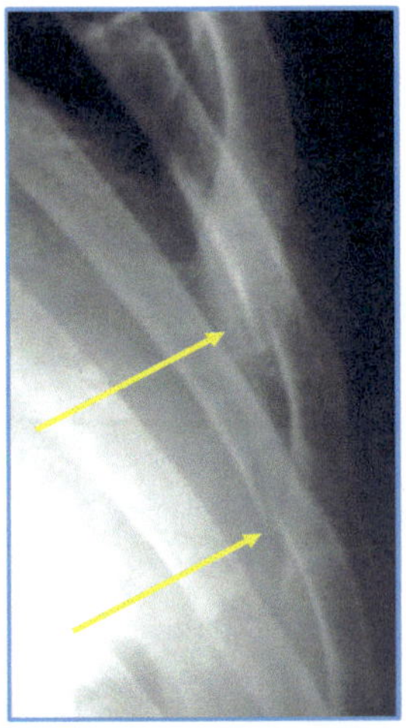

Abb. 3. 46-j. Patient: Schrägaufnahme des linken Hemithorax (Ausschnittsvergrößerung) mit Rippenfrakturen (Pfeile).

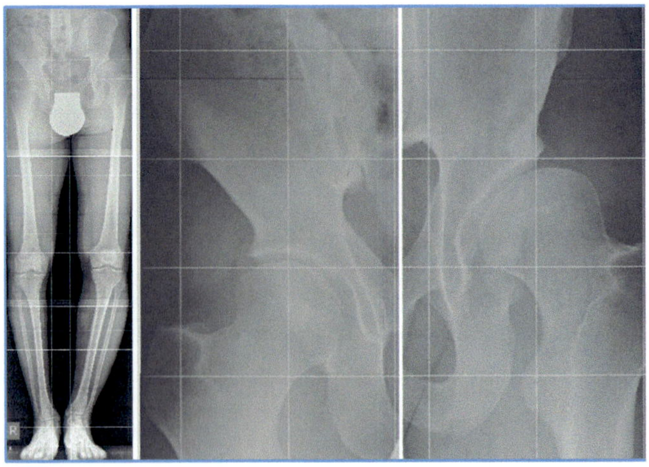

Abb. 4. 27-jähriger Patient mit links einer Hüftdysplasie, Ganzbeinaufnahme zur quantitativen Erfassung der Beinachse und Therapieplanung, insgesamt deutlich verlängertem linken Bein und zusätzlich Varusstellung im Knie, konsekutiv Beckenschiefstand. Ausschnittsvergrößerung: rechts gering, links ausgeprägte Hüftdysplasie, links mit Coxa valga.

Verhältnissen (z. B. komplexe Beckenfrakturen) besser erfassen zu können. Die Dual-Energy-CT (DECT) ist vor allem bei der Frage nach Uratablagerungen im Rahmen einer Gicht indiziert.

Die Durchleuchtung (Fluoroskopie) wird praktisch nur mehr im Rahmen operativer und interventionell-radiologischer Eingriffe durchgeführt.

Untersuchung

Vor allem für Frakturen sind auf jeden Fall Aufnahmen in zwei Raumebenen, meist in antero-posteriorer und lateraler Richtung, anzufertigen, um pathologische Veränderungen möglichst tangential und überlagerungsfrei darzustellen. Sollte dies wegen der Überlagerung anderer anatomischer Strukturen nicht möglich sein, wie am Becken- oder Thoraxskelett, werden Schrägaufnahmen wie Rippenzielaufnahmen benötigt.

Schrägaufnahmen werden zunehmend durch die heute leicht verfügbare, mit modernen Geräten dosissparende und um vielfaches aussagekräftigere, allerdings teurere CT ersetzt.

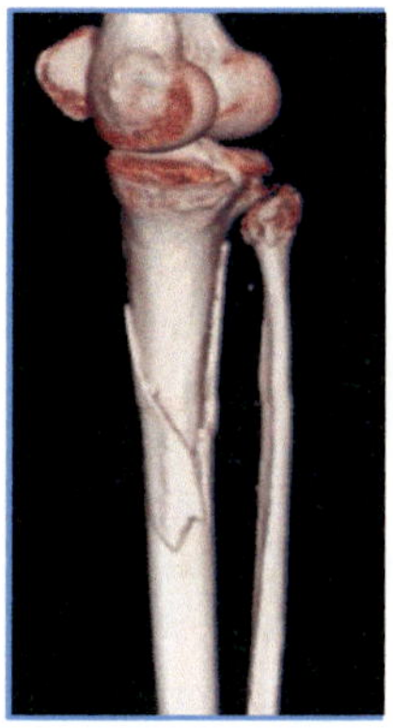

Abb. 5. 3D-Darstellung einer Tibiaschaftfraktur.

Ganzbein- und Ganzwirbelsäulenaufnahmen in stehender Patientenposition dienen zur Vermessung von Skoliosen bzw. der Bestimmung der Beinachse und Beinlänge. Bei Jugendlichen sind wiederholte Aufnahmen zur Diagnose und Therapiekontrolle einer Adoleszentenskoliose mit speziell dosissparender Technik und dadurch bewusst in Kauf genommener schlechterer Bildqualität zu exponieren.

Fisteln können in ihrem Verlauf, ihrer Tiefe und dem etwaigen Bezug zu einem flüssigkeitsgefüllten Cavum, in diesem Kontext im klinischen Sprachgebrauch Sinus genannt, mittels einer Fistelfüllung (Fistulografie) dargestellt werden.

Anatomie

An den Gelenken liegt zwischen den subchondralen Lamellen der Gelenkkörper der aus hyalinem Knorpel, Binnenstrukturen (Meniszi und Diszi) und einem kapillären Spalt bestehende radiologische Gelenkraum.

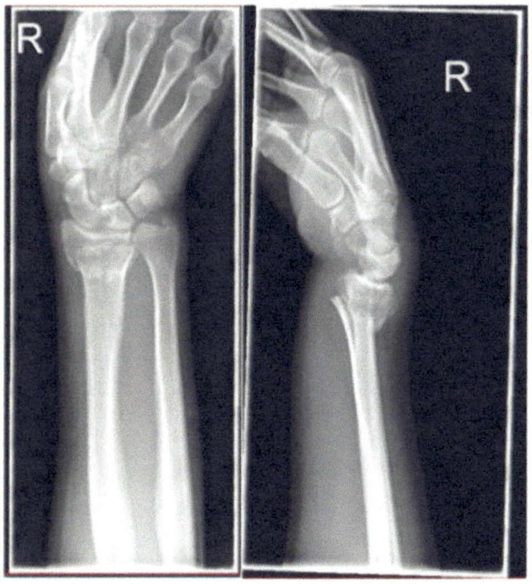

Abb. 6. Ältere Patientin nach Sturz. Distale Radiusfraktur mit den klassischen Frakturzeichen inklusive Fehlstellung (Malalignment eines Fragments.

Bei Kindern ist die knorpelige Wachstumsfuge in gleicher Weise strahlentransparent.

Am Knochen ist die Kortikalis normalerweise durchgehend dargestellt („wie mit einem Bleistift nachgezeichnet“) und geht an Gelenken und unter Sehnen kontinuierlich in die kortikale Lamelle über. Eine Unterbrechung ist – wenn die Bildqualität nicht durch zu niedrige oder hohe Dosis beeinträchtigt ist – Ausdruck einer Fraktur, einer Erosion oder einer Osteolyse. Von der Spongiosa sind die Trajektorien in vielen Fällen darstellbar, während die Trabekel stark vom Signalrauschen und vor allem durch die stärker strahlenabsorbierende Kortikalis überlagert sind.

Interpretation

Um Frakturen mit hoher Sensitivität aufzufinden, ist das auch sonst in der Radiologie übliche systematische Analysieren in drei Schritten (den „3 Ds“) hilfreich:

- Detect – Wo: Auffinden der Fraktur und exakte anatomische Zuordnung in Zusammenschau mit den Beschwerden des Patienten und der klinischen Untersuchung.
- Describe – Wie und Warum: Frakturen werden anhand eines oder mehrerer direkter, d. h. sicherer (Malalignment, Frakturlinien), oder indirekter (wie Schwellung, d. h. möglicherweise durch andere Ursache entstandener) Zeichen beschrieben.
- Differenzialdiagnose – Was: Pseudofrakturlinien sind normale anatomische Strukturen und Variationen, aber auch pathologische ossäre Deformierungen, die einer realen Frakturlinie täuschend ähnlich sein können.
- Nicht akut traumatische Frakturen: Akute Frakturen sind im Kontext mit klinischen Zeichen, nach dem zeitlichen Ablauf der Krafteinwirkung und der Knochenqualität davon abzugrenzen.

Bei allen radiologischen Skelettuntersuchungen ist zu Beginn das Alignment zu beurteilen, d. h. Frakturen und anderen Fehlstellungen zu analysieren.

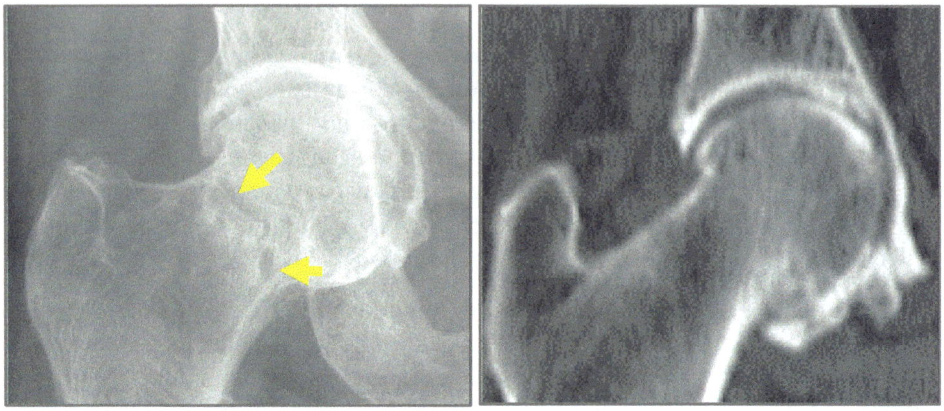

Abb. 7. Ältere Patientin mit Hüftschmerzen. Radiographisch wurde eine Fraktur vermutet, allerdings hatte die Patientin keinen Sturz. Typische Pseudofrakturlinie infolge ringförmiger überkragender Osteophyten, wie mittels CT ersichtlich.

Tab. 1. Radiologische direkte und indirekte (d. h. möglicherweise durch andere Ursache entstandene) Frakturzeichen: Kriterien der Beschreibung. Bei der Beschreibung der Dislokation wird stets das periphere (körperferne) Bruchstück in seiner Stellung zum zentralen (körpernahen) Knochenende beschrieben.

Frakturzeichen	**Pathogenese, Formen**
• Malalignment (Fehlstellung) der Fragmente	• Seitverschiebung (islocatio ad latus) • Dislocatio ad longitudinem: mit Verkürzung (cum contractione) mit Verlängerung (cum distractione) mit Einstauchung (cum compressione) • mit Achsenknick (Dislocatio ad axim – Varus oder Valgus bzw. Ante- oder Rekurvation) • mit Verdrehung (Dislocatio ad peripheram)
• Weichteilschwellung, -ödem • Weichteilemphysem	durch ein Hämatom Lufteinschlüsse infolge offener Fraktur
mögliche Gelenkbeteiligung: • (Sub-)Luxation • ossäre Frakturlinie bis in den hyalinen Knorpel reichend • artikuläre Schwellung	Kontaktverlust der Gelenkkörper infolge Bandverletzung
Ossäre Frakturzeichen: „Frakturlinien“: • kortikale Unterbrechung • radiographische Aufhellungslinie • radiographische Verdichtungslinie • traumatisches Knochenmarködem	 repräsentiert den Frakturspalt ineinander verkeilte Fragmente Hämatom des trabekulären Knochens durch Mikrofrakturen

Radiologische Basissymptome in Fett- und Muskelgewebe können weichteil- oder fettäquivalente Schwellungen, Kalzifikationen oder Ossifikationen sein. Letztere unterscheiden sich von Verkalkungen durch ihre Ausdifferenzierung in Kompakta und Spongiosa. Weichteilschwellungen sind an einer Verdickung und an Veränderungen des benachbarten Fettgewebes erkennbar, das verdrängt oder durch ein Ödem verdichtet sein kann (Fat-pad-Zeichen).

Tab. 2. Weichteilschwellungen: Differenzialdiagnose

Pathogenese	Ätiologie
traumatisch oder spontan bzw. nach Bagatelltrauma: Hämatom	selten, klinisch relevant: eingebluteter Tumor
neoplastisch	Ganglion, andere zystische, d. h. flüssige Weichteiltumoren solide Weichteiltumoren, benigne Lipome zeigen Kontrast für Fettgewebe, nicht jedoch Liposarkome
entzündlich	Abszess

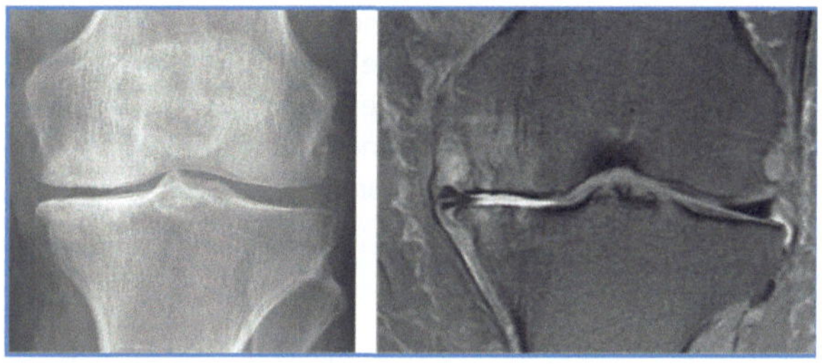

Abb. 8. 77-j. Patientin mit medial betontem Knieschmerz. Der radiografisch medial verschmälerte Gelenkspalt ist Folge des am MR-Bild sichtbaren großflächig völlig abgeriebenen Knorpels und des nach medial subluxierten Meniskus.

Ossifikationen entstehen in Hämatomen, im Rahmen von Entzündungen oder Stoffwechselveränderungen wie der chronischen Niereninsuffizienz, Durch den niedrigen Gewebe-pH und Kalksalze entstehen kristalline Verbindungen, in weiterer Folge entwickelt sich über eine chondrogene Metaplasie eine Myositis ossificans.

Radiologische Basissymptome an Gelenken und Bandscheiben:

Phyten: meist ist es ein Osteophyt, ein charakteristisches Zeichen einer Abstützungsreaktion des Knochens bei Degeneration oder als Sporn an Sehnen- und Bandansätzen durch chronische Zugwirkung.

- degenerativ: als Osteophyt bei Arthrose oder als Enthesiophyt bei Enthesiopathie (Fibroostose)
- entzündlich: Syndesmophyten sind verkalkende Längsbänder bei Spondylarthropathien, aus ihrem Zusammenfließen entsteht an der Wirbelsäule die Bambusstabwirbelsäule
- traumatisch: der Reparationsosteophyt ist bizarr geformt und typisches Zeichen älterer Wirbelkörperfrakturen

Gelenkverkalkung und -ossifikation: meist Hinweis auf Kristallarthropathie oder Degeneration:

- degenerativ: artikuläre Verkalkungen oder sog. Kapselosteome
- metabolisch: bei den mit Arthrosen häufig assoziierten Kristallarthropathien
- traumatisch: bei Avulsionsfrakturen das kleine Ossikel am Ende eines ausgerissenen Ligaments, hinterlässt eine manchmal auch sichtbare Usur

Tab. 3. Verschmälerter Gelenkraum: Differenzialdiagnose

Pathogenese	Ätiologie
degenerativ: Knorpelabrieb und Mikrotraumen des Knorpels, eher asymmetrisch	primäre Arthrose sekundär: posttraumatisch, postentzündlich, infolge Dysplasie wie Hüftdysplasie
entzündliche Chondrolyse	rheumatisch
metabolisch	Kristallarthropathien

Gelenkraumverschmälerung: fast immer degenerativ und in diesem Fall später von Osteophyten und subchondraler Sklerosierung begleitet, d. h. der mechanischen Abstützung dienender Knochenanbau. Eine Bandscheibenverschmälerung hat analoge Ursachen: fast immer degenerativ, selten entzündlich oder als angeborene Hypoplasie.

Mutilation: die massive Deformierung der Gelenkkörper ist Endzustand verschiedenartiger Gelenkerkrankungen:

- entzündlich: rheumatisch, besonders Psoriasis oder Infektarthritis
- neuropathisch: häufig beim fortgeschrittenen Diabetischen-Fuß-Syndrom
- degenerativ: selten, wenn, dann bei posttraumatischen Arthrosen nach unversorgt gebliebenen Frakturen

Tab. 4. Fehlender Gelenkraum: Differenzialdiagnose

Form	Ätiologie
Amphiarthrose	anatomisch normales unbewegliches Gelenk mit rudimentärem Gelenkraum
Koalition	anlagebedingt fehlendes Gelenk
Ankylose	traumatisch oder entzündlich synostosiertes Gelenk
Arthrodese	chirurgisch versteiftes Gelenk

Erosion (Usur): intraartikuläre oder gelenksnahe umschriebene konkave Defektbildung, meist mit Unterbrechung der Grenzlamelle bzw. Kortikalis infolge einer Destruktion oder eines traumatischen Kapselausrisses.

- degenerativ: verschieden verteilt und dort, wo der Knorpel am tiefsten ulzeriert ist
- entzündlich: typisch marginal
- metabolisch: iuxtaartikuläre Erosionen sind charakteristisch bei Gichttophi
- traumatisch: Folge einer Avulsion mit oder ohne sichtbar ausgerissenem Ossikel. Osteochondrale Läsion (OCL): durch repetitive Beanspruchungen oder ein Trauma kommt es zur Ablösung eines gelenksständigen Knochenfragmentes (Dissekat, Gelenkmaus, Corpus librum), welches zu Schmerzen und Bewegungseinschränkungen im betroffenen Gelenk führen kann. Typische Lokalisationen sind die Talusrolle, das mediale Femurkondyl und das Capitulum humeri.
- neoplastisch: Druckusuren durch benachbarte Weichteiltumoren

Radiologische Basissymptome am Knochen:

Periostreaktionen: Das Periost bildet bei verschiedenen krankheitsbedingten Reizen neuen Knochen. Neben der Kallusbildung gibt es benigne Periostreaktionen nach Entzündungen oder maligne mit multilamellärer, irregulärer Struktur.

- traumatisch: Kallus, posttraumatisch subperiostales Hämatom
- entzündlich: benigne unilamelläre Periostreaktion bei Osteomyelitis, gelenknahe Enthesitis bei Spondylarthropathien
- neoplastisch: je mehr und je irregulärer die Lamellen, desto höher die Malignität, z. B. zwiebelschalenförmig oder als Codman-Triangle.

Sklerosierung: bandförmige oder flächige Verdichtung eines Knochens, oft Ausdruck reparativer Prozesse. Maligne Sklerosierungen betreffen fast ausschließlich Metastasen eines meist bereits bekannten Prostatakarzinoms. Wichtig ist die Analyse der meist zusätzlich vorhandenen Periostreaktion.

- traumatisch: Kallus mit typischer Periostreaktion
- degenerativ: subchondral als Teil der Osteochondrose oder Arthrose
- neoplastisch: fibröse Dysplasie, Popkornverkalkung bei chondromatösen Tumoren, Knocheninfarkt mit girlandenförmiger Verkalkung, mit kortikaler Verdickung bei Osteoidosteom mit Nidus.
- Osteoblastische Metastasen bei Prostatakarzinom, gemischt sklerotisch-osteolytische Metastasen bei Mamma- oder Bronchialkarzinom. Myelosklerose. Maligne Tumoren lösen oft eine maligne Periostreaktion aus.
- entzündlich: Elfenbeinwirbel, Osteomyelitis mit Sklerosierung aller Gewebeanteile (Kortikalis, Spongiosa, Periost) oder rheumatische Ostitis (früher Osteomyelitis Garrè genannt)

Osteolyse und zystische Knochenläsionen: umschriebene flächige Aufhellung, meist verursacht durch eine tumoröse Knochenläsion, selten Folge eines Knochenabszesses. Ein **sklerotischer Randsaum spricht für Benignität,** eine unscharfe oder „mottenfraßartige" Begrenzung bzw. eine Destruktion der Kortikalis mit Weichteilanteil des Tumors sind Zeichen der Malignität.

- neoplastisch: überwiegende Ursache sind Metastasen oder ein Plasmozytom bzw. andere hämatologische Erkrankungen
- Kleine sklerotisch begrenzte, meist metaphysäre Läsionen sind oft – aber nicht immer – benigne Enchondrome. Kortikale, scharfrandig sklerotisch begrenzte Aufhellungen bei Jugendlichen sind charakteristisch für einen benignen Kortikalisdefekt bzw. nichtossifizierendes Knochenfibrom.
- Eosinophiles Granulom, AKZ und juvenile Knochenzyste sind Erkrankungen junger Menschen
- Fibröse Dysplasie mit milchglasartiger Struktur, Riesenzelltumor.
- degenerativ: gelenknahe subchondrale Zysten sind Synovialzysten im Rahmen einer Arthrose
- entzündlich: Bei einer Arthritis können tiefe Erosionen, die vom Röntgenstrahl „en-face" getroffen wurden, eine Zyste vortäuschen.

Akroosteolyse: Eine erosive Destruktion der Endglieder von Fingern oder Zehen kann bedingt sein

- traumatisch: thermische Verletzung
- entzündlich: Panaritium ossale, seltener Hauterkrankungen wie Sklerodermie

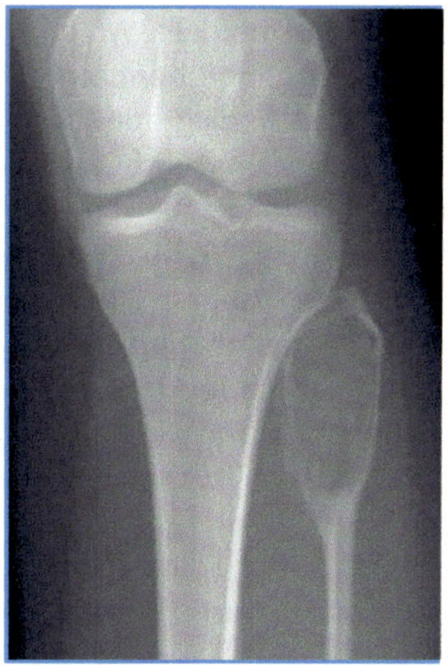

Abb. 9. Ca. 20-jährige Patientin mit einer Osteolyse im Fibulaköpfchen als Zufallsbefund nach einer Verletzung. Histologisch verifizierte aneurysmatische Knochenzyste.

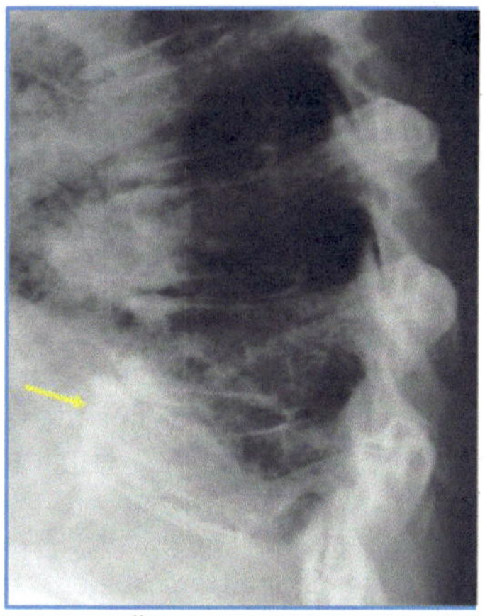

Abb. 10. Ältere Patientin nach Sturz mit Wirbelfraktur, die sich später als durch ein Multiples Myelom bedingt herausstellte.

Demineralisation (früher Osteopenie genannt): die vermehrte Strahlentransparenz eines Knochens oder Knochenabschnitts ist ein subjektiv unterschiedlich bewertetes und somit unpräzises Zeichen des verminderten Kalziumgehalts. Es ist visuell an einer **Kortikalisverschmälerung** um mindestens die Hälfte zu erkennen. In einigen Fällen ist auch eine strähnige Knochenstruktur zu beobachten:

- metabolisch: Osteoporose mit vertikaler Betonung
- traumatisch: reparative Kallusbildung nach Fraktur
- entzündlich/reparativ/idiopathisch: M. Paget und pagetoid-strähniger Knochenumbau
- neoplastisch: Hämangiomwirbel, AV-Malformationen

Tab. 5. Demineralisation des Knochens: Differenzialdiagnose

Form	Differenzialdiagnose
generalisiert	metabolisch: Osteoporose oder andere Osteopathien neoplastisch: multiples Myelom, selten diffuse Metastasierung, bei diffusem Markraumbefall radiografisch nicht von einer Osteoporose zu unterscheiden sein
regional	entzündlich: subchondrale Demineralisationen sind ein typisches Arthritiszeichen traumatisch: Immobilisation, meist mit Muskelatrophie Komplexes regionales Schmerzsyndrom (M. Sudeck) vaskulär: Osteonekrose im mittleren Stadium neoplastisch: bei noch nicht vorhandenem Vollbild einer Osteolyse

Wirbelkörperfraktur: Eine durch Kompression entstandene Höhenreduktion des Wirbelkörpers ist an der BWS eher keilförmig, an der LWS eher fischwirbelförmig, bei stärkeren Traumen beobachtet man eine Berstungsfraktur und eine Beteiligung der Wirbelbögen. Radiographisch können maligne Frakturen einer osteoporotischen Fraktur täuschend ähnlichsehen, mittels MRT gelingt meist die Differenzierung. Wirbelkörperfrakturen können jahrelang nicht diagnostiziert und asymptomatisch sein. Sie gehen aber ebenfalls, wie Frakturen des proximalen Femurs mit einer erhöhten Mortalität, Morbidität und erhöhtem Frakturrisiko einher.

Tab. 6. Wirbelkörperfrakturen: häufige Differenzialdiagnosen

Form	Ätiologie
traumatisch	adäquates Trauma
metabolisch	manifeste Osteoporose, Osteomalazie, Hyperparathyreoidismus, andere Osteopathien
maligne	Myelom, Skelettmetastase
entzündlich	Spondylarthritis

Manchmal ist nach einem Trauma anfänglich wegen zarter Fissuren trotz adäquater Schmerzen keine Fraktur radiographisch zu erkennen, nach Stunden bis Tagen kommt es zum „Nachsinken" und auf Kontrollaufnahmen ist eine typische Deformierung sichtbar.

Zu differenzieren von echten Frakturen sind:

- traumatisch: M. Scheuermann mit unregelmäßigen Deckplatten- und Randleistenstörungen sowie meist geringen Keilwirbeln durch Mikrotraumen im Adoleszentenalter
- entzündlich: Destruktion der Deckplatten bei erosiver Osteochondrose oder infektiöser Spondylitis
- angeboren: Halbwirbel verursachen meist eine kongenitale Skoliose

Forensische Radiologie: Für spätere Gerichtsentscheidungen im Falle eines Fremdverschuldens gehören nicht nur Hautverletzungen fotographisch dokumentiert, auch die Bildgebung kann als Beweismittel herangezogen werden, um das Ausmaß der Schädigung oder Hinweise auf die Ursache (Selbst- oder Fremdverschulden) festzustellen. So ist bei einer Stichverletzung ein wichtiger Hinweis auf Fremdverschulden, wenn der Stichkanal von der Hautoberfläche entsprechend tief und in kranio-kaudaler Richtung verläuft.

Die Virtopsie ist die Post-mortem-Ganzkörper-CT als wichtige Ergänzung der gerichtsmedizinischen Obduktion. So können auch kleine Metallteile mit hoher Sensitivität entdeckt werden, die bei der Obduktion oft nur mit großem Aufwand aufzufinden sind. Auch können Strukturen wie durch Würgen luxierte Ary-Knorpel des Larynx in situ nachgewiesen werden, die bei der Obduktion in dieser Form schwer dokumentierbar sein können.

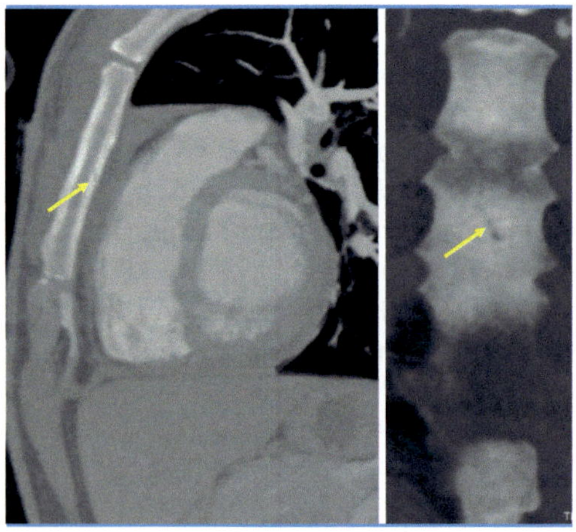

Abb. 11. 15-j. Patient nach Raufhandel (CT in sagittaler und koronarer Ebene) mit Stichverletzung des Sternums, keine Verletzung des Herzens. Der Stichkanal (Pfeile) verläuft in schräg kranio-kaudaler Richtung als Zeichen einer mit Absicht durchgeführten Führung der Waffe und keines unwillentlichen Eindringens.

Medizinrecht: Vor allem in der Unfallchirurgie und Orthopädie ist die radiologische Bildanalyse integraler Bestandteil der klinischen Diagnosefindung. Die Frage, wer in welcher Weise dazu befugt bzw. auszubilden ist, wird in Österreich heute so beantwortet: Rechtsverbindliche Befunde sind radiologische fachärztliche Leistungen, die Betrachtung von Bildern im Rahmen klinischer Untersuchungen ist als das Bilden einer Fachmeinung definiert.

Anthropologie: Für das Paläo-Imaging sind die wesentlichen Indikationen:

- **Ersteinschätzung** von Skelettfunden oder Artefakten durch am Grabungsort angefertigte Röntgenbilder zur Planung ihrer sicheren Bergung
- Bestimmung des Lebensalters zum Todeszeitpunkt
- Geschlechtsbestimmung, da DNA-Analysen durch Verschmutzung oder Tierfraß nicht immer verlässlich sind
- Zahnpanoramaaufnahmen zur Analyse des Zahnstatus

Ergänzende Indikationen sind:

- das Diagnostizieren pathologischer Veränderungen (Paläopathologie)
- Lokalisationsdiagnostik zur Festlegung von Stellen zur Gewebeentnahme oder dem Auffinden kleiner Artefakte (wie Grabbeigaben)
- Analyse kultureller bzw. ritueller Praktiken wie der kraniellen Modifikation kindlicher Schädel, der Trepanation oder von Begräbnisritualen

Medizingeschichte: Die ersten Röntgenaufnahmen zu medizinischen Zwecken waren wegen des guten Kontrasts Skelettaufnahmen. Nach dem weltweit ersten Bild, das W. C. Röntgen von der Hand seiner Frau anfertigte, wurden die ersten drei medizinisch indizierten Bilder zum Jahreswechsel und im Jänner 1896 in Wien hergestellt und im Billrothhaus der Gesellschaft der Ärzte demonstriert. Der Wiener Fotochemiker Josef Maria Eder (1855–1944) begann bereits im darauffolgenden Monat mit der Verbesserung der Aufnahmetechnik mit auch aus heutiger Sicht exzellenter Qualität.

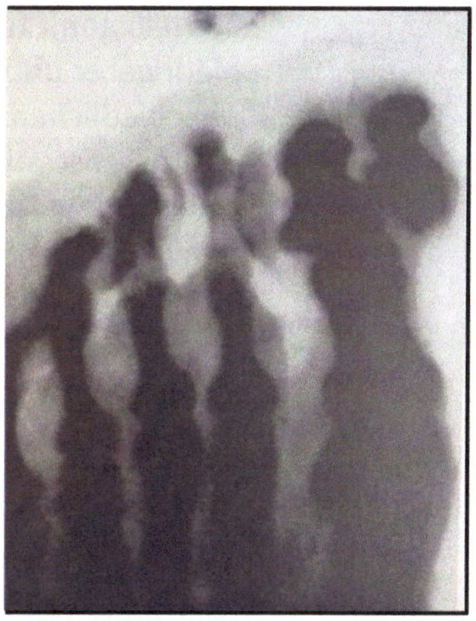

Abb. 12. Doppelt konstitutionell angelegte Großzehe. Die wohl erste Röntgenaufnahme weltweit zu medizinischen Zwecken, datiert vom 28. 12. 1895.

Dual-energy X-ray Absorptiometry (DXA, Osteodensitometrie)

Definition

Es handelt sich um eine quantitative radiologische Messung des Ausmaßes wie Röntgenstrahlen von Knochen, Weichteil- und Fettgewebe absorbiert werden.

Die Bezeichnung „Knochendichtemessung" für dieses radiologische Verfahren ist, da die DXA heute vielfältiger eingesetzt werden kann, als veraltet anzusehen.

Sie ist indiziert zur Quantifizierung der Knochendichte (Bone Mineral Density, BMD) und der Knochenarchitektur bei Osteoporose und anderen demineralisierenden Osteopathien. Ein zweiter, nur in Teilen durch Evidenz ausrechend belegter Anwendungsbereich ist die Body Composition, die differenzierte Beurteilung des Körpergewebes in 3 Kompartimente (Knochengewebe, Fettgewebe und Magermasse oder Lean Mass, d. h. die Summe aus Muskelgewebe und Wassergehalt des Körpers).

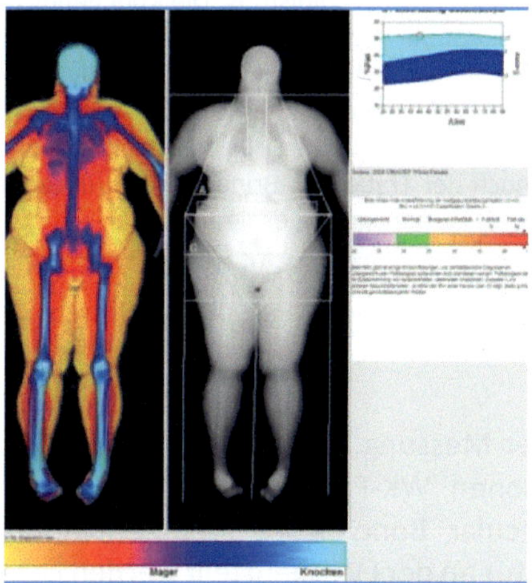

Abb. 13. 39-jährige Patientin (163 cm, 117 kg): Body Composition mittels DXA: Quantifizierung des Muskel-, Fett- und Knochengewebes vor bariatrischer Operation zur Optimierung der begleitenden dietätischen und physikalischen Therapien.

Zur Analyse der Knochenarchitektur gibt es hochauflösende CT-Technologien, vorwiegend als Laborgeräte, aber auch für In-vivo-Untersuchungen, mit denen Detailstrukturen zwischen 50 und 1 Mikrometer so realistisch dargestellt und mit histomorphometrischen Methoden quantifiziert werden können, dass von einer „virtuellen Knochenbiopsie" gesprochen wird.

Die Body Composition kann auch mit anderen Verfahren bestimmt werden, u. a. mit CT und MRT. Mit der Bioimpedanzanalyse (BIA) wird, ähnlich wie bei einem EKG, aus dem Gewebewiderstand gegenüber Strom auf die Zusammensetzung von Fett-, Muskel- und Wasseranteil geschlossen. Die BIA ist kostengünstig und einfach durchführbar, daher weit verbreitet, während die DXA als Gold-Standard definiert ist.

Untersuchung

Bei der DXA lässt sich mit zwei fast simultan ausgelösten, fokussierten Röntgenstrahlen niedrigerer und höherer Energie aus der unterschiedlichen Absorption der Kalkgehalt des durchstrahlten Gewebes als **Knochendichte (Bone Mineral Density,** BMD) berechnen. Standardmäßig werden die LWS, der linke Schenkelhals und ev. auch der distale Radius untersucht. Die gemessenen Knochendichtewerte werden mit denen einer alters-, geschlechts- und ethnisch korrigierten Datenbank eines Referenzkollektivs gesunder Individuen verglichen und als **Z-Score** sowie als **T-Score** ausgedrückt. Da diese Geräte sehr empfindliche Messungen mit niedriger Strahlendosis durchführen, lassen sich bei Kontrolluntersuchungen die gemessenen Dichtewerte immer nur für dasselbe oder ein damit kalibriertes Gerät vergleichen.

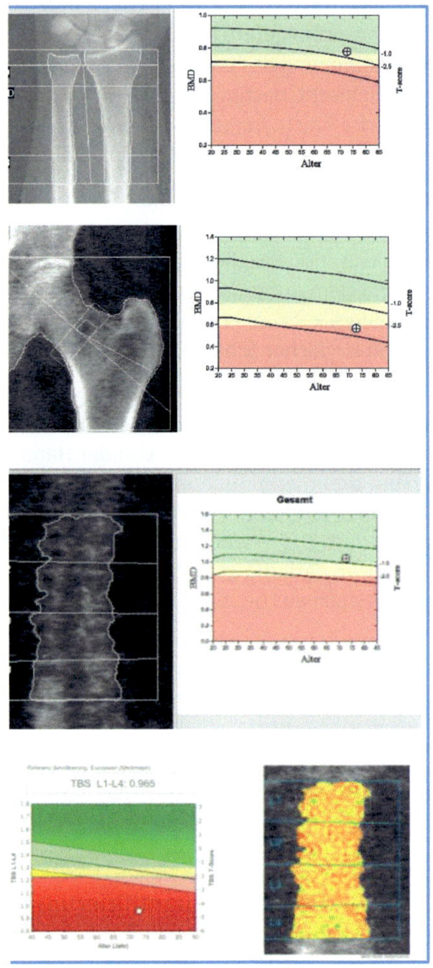

Abb. 14. 73-jährige Patientin mit primärem Hyperparathyreoidismus. Die Knochendichte (erkennbar am Ring in den Diagrammen, ist an der LWS und dem distalen Radius praktisch ident mit dem altersentsprechenden Mittelwert, an der linken Hüfte deutlich erniedrigt. Auch der Trabecular-Bone-Z-Score (unterstes Bild) ist hochgradig erniedrigt.

Da die DXA ein planares Meßverfahren ist, unterliegt sie der Limitation, dass die dreidimensionale Knochenstruktur durch sie allein nicht beurteilt werden kann. Es konnte gezeigt werden, dass die BMD nicht der einzige Indikator für das Fragilitätsrisiko ist, zumal die meisten osteoporotischen Frakturen im osteopenen Bereich anzusiedeln sind. Dies kann dadurch bedingt sein, dass die es bei bestimmten Erkrankungen wie beim Diabetes Mellitus zu Einlagerungen von Advanced glycation end products (AGEs) in den Knochen kommt. Diese weisen auch eine hohe Absorptionsstärke auf und täuschen eine fälschlich hohe BMD vor. Weiters kann es bei Patienten mit verminderter Knochenqualität zu einer kompensatorischen Zunahme der Kortikalis durch periostale Appositionen kommen, welche zwar ebenfalls zu einem höheren T-Score führen, das Fragilitätsrisiko jedoch nicht massiv senken, da die Qualität und Stabilität des Knochens auch von der trabekulären Mikroarchitektur abhängt. Vor einem Abfall der Knochenmineraldichte kommt es in den Knochen zu einem oft massiven Umbau der Trabekel, indem die noch vorhandenen Kalziumverbindungen in den vertikalen, aber nicht mehr den horizontalen Trabekeln der Wirbelkörper enthalten sind um so möglichst lang eine Stabilität gegen Kompression erhalten zu können.

Es gibt einige Faktoren, die die Aussagekraft der Messung beeinflussen können (abdominelle Adipositas, extraskelettale Kalzifikationen, WK-Frakturen, Größe des Knochens). Aus diesem Grund wurde der Trabecular Bone Score (TBS) entwickelt, wodurch die trabekuläre Knochenmikroarchitektur an der LWS beurteilt werden kann. Es erfolgt eine Abschätzung der dreidimensionalen Trabekelstruktur durch einen Algorithmus, welcher die Knochentextur zur Approximation heranzieht.

Interpretation

Der **T-Score** (der sich mathematisch auf das k bezieht, d. h. auf die Steigung der Kurve der im Laufe des Lebens abnehmenden Knochendichtewerte bezieht) gibt den Bezug des gemessenen Dichtewertes zur höchsten Knochendichte des gesunden Referenzkollektivs um das 30. Lebensjahr) an.

Der Z-Score setzt den gemessenen Dichtewert zum Mittelwert des Referenzkollektivs des gleichen Alters in Bezug. Da der T-Score somit Informationen zur weiteren Entwicklung der BMD im Lauf des Lebens enthält, wird er im höheren Lebensalter für Therapieentscheidungen herangezogen. Davor, insbesondere in der Pädiatrie (da beim wachsenden Skelett die Kurve der Knochendichtewerte ansteigt), wird vor allem der Z-Score herangezogen.

Tab. 7. Graduierung der Bone Mineral Density (gemäß WHO) bei Frauen > 50 und Männern > 60 Jahren

T-Score	WHO-Klassifikation
≥ 1	normal
-1 bis -2,5	erniedrigt (früher: Osteopenie)
≤ 2,5	Osteoporose
mit Fragilitätsfraktur	manifeste Osteoporose

Die WHO hat Cut-off_Werte als diagnostische Schwelle für Osteopenie und Osteoporose definiert. Zu beachten ist jedoch, dass diese nicht gleichzeitig als Therapieschwelle zu betrachten sind und eine Therapie bei vorhandenen Risikofaktoren, vorausgegangenen Frakturen oder einen hohen FRAX-Score schon bei einem T-Score vor höher als -2.5 indiziert sein kann.

Mit dem FRAX (Fracture Risk Assessment Tool, https://www.sheffield.ac.uk/FRAX/) ist das Risiko einer osteoporotischen Fragilitätsfraktur anhand klinischer Parameter gut abschätzbar. Exakter gelingt dies, wenn zusätzlich die Ergebnisse der DXA und des TBS in die Berechnung eingehen, so dass eine Kombination dieser beiden Methoden anzustreben ist.

Ultraschall (US)

Indikation

Vor allem Sehnen und Nerven, insgesamt alle Weichteilstrukturen bis zu den periostalen Knochenoberflächen sind darstellbar. Somit können auch Frakturen (Rippenfrakturen und Stressfrakturen sind typische Indikationen) und im Kindesalter die periostale Verdickung bei Osteomyelitis nachgewiesen werden. Die US-Neurografie ist heute eine Standarduntersuchung bei peripheren Neuropathien inklusive der US-gezielten Schmerztherapie. Ein großer Vorteil dieser Untersuchung ist die dynamische Beurteilung der Weichteilstrukturen.

Untersuchung

Verwendet werden Schallkopffrequenzen bis über 20 Megahertz. Die Schallwellen werden an der Knochenoberfläche wegen des großen Impedanzunterschiedes zwischen Knochen und Muskulatur größtenteils totalreflektiert.

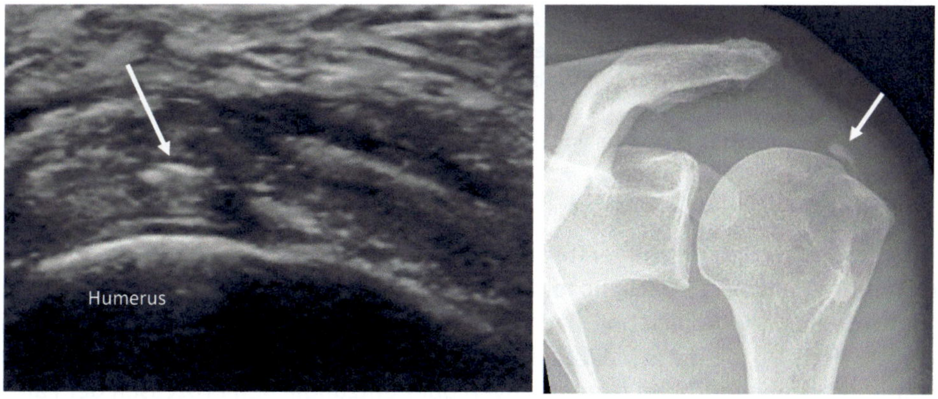

Abb. 15. 53-j. Patientin mit Schmerzen der linken Schulter. (a) Ultraschall mit echoreichem Kalkdepot im Zentrum der Supraspinatussehne (Pfeil), (b) korrespondierendes radiographisches Bild mit diesem Kalkdepot (Pfeil).

Bildgesteuerte Interventionen: Biopsie und Schmerztherapie

Indikation

Neben Biopsie und Drainage gibt es mittlerweile eine Reihe von Verfahren zur effektiven interventionellen Schmerztherapie:

- Schmerztherapie an der Wirbelsäule meist CT-gezielt (vor allem periradikulär in den Neuroforamina) oder von peripheren Nerven meist ultraschallgezielt,
- ultraschallgezielte Anästhesie peripherer Leitungsbahnen,
- Drainage von Abszessen,
- palliative Therapie von Skelettmetastasen mit Radiofrequenzablation oder Zementauffüllung
- Vertebro- oder Kyphoplastie, d. h. die Stabilisierung meist osteoporotischer Wirbelfrakturen durch Knochenzement,
- Biopsie zur histologischen oder bakteriologischen Diagnostik.

Magnetresonanztomografie (MRT)

Indikation

Die MRT wird meist weiterführend nach der Radiografie, ev. auch US oder CT durchgeführt. Eine MR-Arthrografie, die Darstellung der Gelenke nach intraartikulärer Gabe von Kontrastmittel, erfolgt präoperativ bei der Frage nach Läsionen von Gelenkbinnenstrukturen wie der Labra articularia von Schulter und Hüfte oder der intrinsischen Bänder des Handgelenks.

Medizinphysik

MR-Signalintensitäten von Fett-, Muskel- und Knochengewebe: Wie stark Wasserstoffionen in einem Magnetfeld durch Resonanz angeregt werden können „mitzuschwingen", hängt auch von ihrer chemischen Bindung ab. Im gesunden Knochen und in Sehnen sind sie in fester, kovalenter Bindung, können daher nur in kaum wahrnehmbarem Ausmaß Signale senden. Aus diesem Grund ist Knochengewebe auf fast allen Sequenzen **hypointens.** In Fettgewebe hingegen ist ihre Bindung locker, daher ist dieses Gewebe signalreich und wird als **hyperintens** bezeichnet.

Untersuchung

MRT-Sequenzen werden standardmäßig in allen 3 Raumebenen und mit T1- und T2-Wichtung sowie T2-gewichteten Sequenzen mit Fettunterdrückung angefertigt. Letztere sind, weil das kräftige, helle Signal von Fettgewebe und Fettmark supprimiert wird, sehr sensitiv im Nachweis von vermehrt extrazellulärer Flüssigkeit in Form von Weichteil- und Knochenmarködemen.

Interpretation

Ein wichtiges Symptom sind das **Knochenmarködem** und das Weichteilödem: Flüssigkeitsansammlungen bei vielen Krankheitsprozessen, die vor allem mit Fettunterdrückungssequenzen sehr sensitiv darstellbar sind. Nach Lokalisation und Form sind Knochenmarködeme vor allem im Kontext mit klinischen Informationen zu differenzieren:

- degenerativ: subchondrale Ödeme, die in kleine Synovialzysten übergehen
- entzündlich: infektiös bei Osteomyelitis oder durch rheumatische Ostitis
- traumatisch: als Folge einer Kontusion des Knochens, **Bone bruise** genannt, einer Avulsion oder durch Scherkräfte bei Stress- bzw. Insuffizienzfrakturen
- neoplastisch: Tumorödem
- vaskulär: Osteonekrosen im frühen und mittleren Stadium, oft mit einer Insuffizienzfraktur

Nuklearmedizinische Untersuchungen

Definition

Die **Knochenszintigrafie** ist in erster Linie bei **Skelettmetastasen** und primären Knochentumoren indiziert. An Diphosphate gebundenes, radioaktiv markiertes Technetium wird nach i.-v.-Applikation nach mehreren Stunden vom Knochengewebe und vor allem dort, wo die **Osteoblastenaktivität** hoch ist, aufgenommen. Dies ist bei Knochentumoren, aber auch bei degenerativen oder entzündlichen Prozessen der Fall.

Beim Plasmozytom oder bei Skelettmetastasen eines Nierenzellkarzinoms wird die Osteoblastentätigkeit gehemmt, daher ist in diesen Fällen das Ergebnis fast immer negativ.

Literatur, Links

1. Ellegast HH. Gustav Kaiser. In: Ellegast HH, Kogelnik HD, Strasser E. Hundert Jahre medizinische Radiologie in Österreich. Maudrich Verlag Wien 1995, 25–30.

Azidose und Alkalose

Omar Keritam

Lernziele (Entrustable Professional Activities, EPAs)

Bei Entgleisung des Säure-Basen-Haushaltes eine klinische Arbeitshypothese auf der Basis der Differenzierung möglicher zugrunde liegender Krankheitsbilder erstellen, einen Diagnoseplan umsetzen, die Untersuchungsergebnisse interpretieren, einen Behandlungsplan einleiten und somit klinisches Denken trainieren.

- Symptomatik einer der Säure-Basen-Störungen erkennen und differenzieren
- Unterschiede in der klinischen Präsentation sowie in der Diagnostik kennen
- Zugrundeliegende Erkrankungen bzw. Ätiologie eruieren
- Therapie der Säure-Basen-Störungen

Säure-Basen-Haushalt

Definitionen

Von einem physiologischen Säure-Basen-Haushalt spricht man bei einem arteriellen pH von 7,35–7,45. Dieser ist zur Aufrechterhaltung der Zellintegrität im Organismus wichtig, da der pH unter anderem den Ionisationsgrad und damit die Funktionalität von Molekülen – z. B. Enzymaktivität – lenkt. Einen Abfall unter den Referenzbereich bezeichnet man als Azidose, einen Anstieg als Alkalose. Ist eine Störung primär respiratorischer Ursache, d. h. Änderung des CO_2-Partialdrucks, so bezeichnet man sie als **respiratorische Azidose** bzw. **respiratorische Alkalose.** Bei einer metabolischen Ursache, d. h. bei Änderung des HCO_3-Spiegels spricht man analog von **metabolischer Azidose** bzw. **metabolischer Alkalose.**

Physiologie

Da im Metabolismus ein hohes Maß an Säure anfällt, bedarf es hier einer weitreichenden Kompensation. Dies wird durch drei Mechanismen bewerkstelligt: Das **Puffersystem** umfasst sowohl extrazelluläre als auch intrazelluläre Puffer, wobei extrazellulär Bikarbonat (⅔) und Plasmaproteine (⅓) die Pufferung übernehmen, während dies intrazellulär durch Phosphat und Hämoglobin bewerkstelligt wird. Der Körper besitzt noch weiter die Möglichkeiten durch rasche **CO_2-Regulation** über die Lunge und träge **HCO_3-Regulation** über die Niere den Säure-Basen-Haushalt zu regulieren.

Die arteriellen Normwerte für pCO_2 sind 35–46 mmHg für Männer und 32–43 mmHg für Frauen, der Normwert für Bikarbonat beträgt 21–26 mmol/l.

Der pH ergibt sich aus dem negativen Logarithmus der Konzentration der Wasserstoff-Ionen und ändert sich sekundär aufgrund einer Abweichung des Verhältnisses zwischen Bikarbonat und Kohlensäure. Dieser Wert lässt sich für Pufferlösungen auch durch die Henderson-Hasselbach Gleichung errechnen:

$$pH = 6,1 + \log \frac{[HCO_3^-]}{[H_2CO_3]} = 6,1 + \log \frac{20}{1} = 6,1 + 1,3 = 7,4$$

Pathophysiologie

Bei einer respiratorischen Störung ändert sich die Kohlensäure-Konzentration, bei einer metabolischen Störung ändert sich die Bikarbonat-Konzentration. Die jeweiligen Störungen werden durch den „Gegenspieler" kompensiert, d. h. respiratorische Störungen werden metabolisch kompensiert und umgekehrt. Der **Base Excess** (BE) beschreibt die Stärke der Abweichung der Pufferbasen, wobei dieser bei einer Abweichung um 2 mmol/l noch im Referenzbereich ist.

Bei einer Azidose verschiebt sich Kalium aus den Zellen in den Extrazellulärraum, umgekehrt verschiebt sich bei einer Alkalose Kalium in den Intrazellulärraum. Das heißt wiederrum, dass die Gefahr besteht, bei einer Azidose eine Hyperkaliämie und bei einer Alkalose eine Hypokaliämie zu entwickeln. Diese Konsequenz hat zwei Mechanismen als Ursache. Bei einer erhöhten Wasserstoffionen-Konzentration wird zum einen die Aufnahme von Kalium in die Zellen direkt gehemmt, zum anderen wird Kalium durch H^+ von seinen Proteinbindungen verdrängt, um dann vermehrt die Zellen zu verlassen. Der Mechanismus funktioniert analog bei verminderter H^+-Konzentration.

Labor

Zur Beurteilung von Störungen im Säure-Basen-Haushalt ist die (arterielle/kapilläre) **Blutgasanalyse** (zusätzlich zur Anamnese und der klinischen Präsentation) von primärer Bedeutung.

Metabolische Azidose

Ätiologie

Additionsazidose: Ketoazidose, Laktatazidose, Urämie, ASS-Vergiftung, Methanolvergiftung, Ethylenglykolvergiftung, Niereninsuffizienz, Paracetamolvergiftung (5-Oxyprolin).

Retentionsazidose: Diarrhoe, Hyperkaliämie, renal-tubuläre Azidose, obstruktive Uropathie, Carboanhydrasehemmer.

Klinik

Atemnot, **Kussmaul-Atmung;** ZNS-Symptome: Somnolenz, Desorientiertheit, Agitiertheit.

Labor

Um eine metabolische Ursache einer Azidose zu eruieren, ist zunächst die **Anionenlücke** zu berechnen, um herauszufinden, ob es sich um eine Additionsazidose (erhöhte Anionenlücke, d. h. > 11 mmol) oder um eine Retentionsazidose (normale Anionenlücke, d. h. 3–11 mmol) handelt. So lässt sich bestimmen, ob die metabolische Azidose einer Säureakkumulation **(Additionsazidose** oder **normochlorämische Azidose)** oder eines Bikarbonatverlustes **(Retentionsazidose** oder **hyperchlorämische Azidose)** zu verschulden ist. Vereinfacht lässt sich diese durch die Differenz zwischen der Natriumkonzentration und der Summe der Chlorid- und Bikarbonatkonzentration berechnen ($Na-(Cl+HCO_3)$).

Hyperchloridämie entsteht sekundär durch Erhöhung der Chlorid-Rückresorption, um dem HCO_3-Verlust entgegenzuwirken.

Patienten-management

Intravenöse Gabe von Natriumbikarbonat. Durch die Reaktion mit Wasserstoffionen entsteht Wasser und Kohlensäure, welches abgeatmet werden kann. Der Bedarf an $NaHCO_3$ in mmol lässt sich mit (-BE) x (KG/3) berechnen.

CAVE:

- Bei $NaHCO_3$-Zufuhr ist auf intakte Atmung zu achten, um eine reflektorische Erhöhung des $PaCO_2$ zu verhindern.
- Um eine Hypokaliämie zu vermeiden, ist auf eine langsame Zufuhr zu achten!
- Natriumbelastung! – Auf Herzinsuffizienz und Hypernatriämie achten.

Respiratorische Azidose

Klinik

Hypoventilation, Tachypnoe, kardial: Hypotonie, Tachykardie; ZNS-Symptome: Desorientiertheit/Somnolenz (bis Koma), CO_2-Narkose, Angst, Visusveränderung.

Patho-physiologie

Hypoventilation der Alveolen unter insuffizienter Atmung durch verschiedene Grunderkrankungen, wie beispielsweise COPD, Pulmonalembolie oder Lungenfibrose. Insult, Myasthenie.

Patienten-management

Beatmung, Bronchodilatation, evtl. O_2-Gabe.

Metabolische Alkalose

Klinik

(sekundäre) Flachatmung, Extrasystolen, Tetanie durch Abnahme der Calcium-Ionisierung.

Patho-physiologie

Erbrechen und daher Magensaftverlust, Diuretika (→ Hypokaliämie), Mineralcortikoide (extern durch Therapie oder Conn/Cushing-Syndrom, Bikarbonatzufuhr.

Patienten-management

Bei Chloridsensibilität, d. h. Harnchlorid > 25 mM, 0,9 %iges NaCl infundieren. Bei einem pH > 7,6 oder HCO_3 > 40 mM Azetazolamid (hemmt Carboanhydrase).

Im Notfall bzw. wenn Azetazolamid wirkungslos ist: HCl.

Kaliumsubstitution bei Hypokaliämie.

Respiratorische Alkalose

Hyperventilationsyndrom mit zusätzlicher Tetanie; Kardial: Arrhythmien; Labor: Hypokaliämie, -phosphatämie und -kalziämie; ZNS-Symptome: Bewusstseinsstörungen und Konzentrationsabnahme durch Abnahme der ZNS-Durchblutung, Grand-Mal, Lichtüberempfindlichkeit. Klinik

Psychogene Hyperventilation, Hyperventilation bei Hypoxie (Anämie, Herzinsuffizienz etc.) oder bei zerebralen Störungen, septischer Schock, hepatische Enzephalopathie. Pathophysiologie

Atmen in ein Plastiksackerl zur Rückatmung von Kohlendioxid. Patientenmanagement

Literatur, Links

1. Herold et al.: Innere Medizin. Eigenverlag 2020, ISBN: 978-3-9814660-9-6
2. Silbernagl, Despopoulos: Taschenatlas der Physiologie. 6. Auflage Thieme 2003, ISBN: 3-135-67706-0
3. Schmidt et al.: Physiologie des Menschen: mit Pathophysiologie. 31. Auflage Springer 2010, ISBN: 978-3-642-01651-6

Eosinophilie

Paul Ettel

Lernziele
- Awareness für den Befund einer Eosinophilie und damit zusammenhängende typische Ursachen entwickeln.
- Das hypereosionophile Syndrom als Notfallsituation einschätzen können
- Differenzialdiagnotische Abklärung durchführen können und Kriterien anwenden, ab wann von einer idiopathischen Eosionophilie gesprochen werden soll.

Definitionen

Eosinophilie ist definiert als Anstieg der eosinophilen Granulozyten **über 0,5 G/l** im Differentialblutbild. Physiologisch ist die Anzahl eosinophiler Granulozyten bei Neugeborenen höher und sinkt im Laufe des Lebens. In Bezug auf Geschlecht oder Ethnie gibt es keine Variationen. Hypereosinophilie (HE) wird definiert als Eosinophilen-Anzahl größer oder gleich 1,5 G/l über einen Zeitraum von mindestens einem Monat. HE kann in der Folge unterteilt werden in moderate (1,5–5 G/l) und schwere (> 5 G/l) HE. Das **hypereosinophile Syndrom (HES)** ist definiert als HE inklusive Zeichen einer Organbeteiligung oder -dysfunktion ohne sekundäre Eosinophilie als Ursache. (Tab. 1)

Tab. 1. Definitionen und Diagnose-Kriterien eosinophiler Krankheiten nach ICOG-EO

Typ	Diagnose-Kriterien
Eosinophilie	
Hypereosinophilie (HE)	Eosinophile Granulozyten > 1,5 G/l bei zwei Abnahmen in einem Zeitraum von mind. 1 Monat und/oder Gewebe-Eosinophilie definiert durch: • Prozentsatz eosinophiler Granulozyten >20% aller nukleärer Zellen im Knochenmark und/oder • exzessive Gewebsinfiltration durch eosinophile Granulozyten in Gewebebiopsie und/oder • Nachweis eosinophiler Granula-Proteine (bei fehlender Gewebsinfiltration)
Hypereosinophiles Syndrom (HES)	• Kriterien einer HE im peripheren Blut erfüllt • Organschaden und/oder -dysfunktion auf HE rückführbar • Ausschluss sekundärer HE als Ursache
Sekundäre (reaktive) HE	Klinische und laborchemische Nachweise für Gründe der HE: • Allergische, infektiöse oder immunologische Ursachen • Hämatologische/Nicht-hämatologische Neoplasien • Seltene Krankheiten, die mit sekundärer HE assoziiert sind

Epidemiologie, Physiologie, Anatomie: Die primäre und idiopathische Eosinophilie sind seltene, jedoch wohl unterdiagnostizierte Krankheiten. In der Literatur ist eine Inzidenz von ca. 4 % berichtet.

Unter physiologischen Bedingungen enthält das Knochenmark 1–6 % eosinophile Granulozyten (entspricht 0,05–0,5 x 10^9 Zellen/l im peripheren Blut). Die Produktion, Differenzierung und Aktivierung unterliegen dabei strengen Regulationsmechanismen (in erster Linie über Zytokine wie IL-5, IL-3 oder granulocyte-macrophage colony stimulating factor (GM-CSF), die besonders von aktivierten T-Lymphozyten ($CD4^+$ und $CD8^+$), Stroma-Zellen und Mastzellen freigesetzt werden). Aktivierte eosinophile Granulozyten haben multiple proinflammatorische Rollen wie z. B. direkte Toxizität gegen Gewebe und Mikroorganismen, Aktivierung der Gerinnungskaskade, Fibrosierung oder Angiogenese), wodurch auch die Pathomechanismen des HES erklärt werden. Wichtig ist, dass sich eosinophile Granulozyten bei langfristig erhöhten Werten auch in anderen Geweben finden lassen, etwa in Haut, Herzen oder Lunge, wo sie unter Umständen Endorgan-Schäden anrichten können.

Klinik

Klinisch ist zu unterscheiden:
- Die **primäre Eosinophilie** ist mit nicht-hämatologischen Krankheiten assoziiert, Erkannt wird eine Eosinophilie zumeist als Nebenbefund festgestellt.
- **Die sekundäre (reaktive) Eosinophilie** nimmt dabei den weitaus größten Stellenwert ein und hat ein breites Spektrum an möglichen Ursachen: u.a. allergische Krankheiten, Infektionen, Autoimmunerkrankungen und Abstoßungsreaktionen, Neoplasien und hämatologische Erkrankungen oder Immundefizite (Tab. 2).
- bei der **idiopathischen Eosinophilie** lassen sich keine Ursachen identifizieren.

Eine **primäre Eosinophilie** (normalerweise handelt es sich um ein primäres HES) wird in der Regel erst nach umfassender Evaluierung und Ausschluss einer sekundären Eosinophilie diagnostiziert.

Dabei gibt es wiederum zwei Subtypen (Tab. 3): myeloproliferatives HES und lymphatisches HES.

Bei Ausschluss einer allergischen Ursache der Eosinophilie sollten zur weiteren Diagnostik **Stuhlproben** nach möglichen parasitären Ursachen untersucht werden, wobei eine negative Testung Parasiten nicht zwingend ausschließt, bei Trichinose, Toxokariasis oder Strongyloidiasis werden **Gewebebiopsien** benötigt. Bei fehlenden Anhaltspunkten für die Diagnose ist an eine **Knochenmarkspunktion** inklusiver Charakterisierung molekularer Subtypen zur Abklärung einer primären Eosinophilie zu denken. Bei Ausschluss einer primären und sekundären Eosinophilie liegt eine **idiopathische Eosinophilie** vor.

Tab. 2. Pathologische Prozesse, die mit sekundärer (reaktiver) Eosinophilie assoziiert sind

Ursache	Beispiele
Allergische/Atopische Krankheiten	Eosinophiles Asthma, Lebensmittelallergie, atopische Dermatits, Medikamentenallergie, eosinophile chronische Rhinitis, eosinophile Otitis media, eosinophile Laryngitis
Infektionen	Parasitose (Toxoplasmose, Toxokariasis, Echinokokkose, Skabies, Askariasis, Strongyloidiasis, Trichinellose), Mykose (Coccidioidomycosis), Virusinfektionen (HIV, HCV)
Autoimmunerkrankungen	Sarkoidose, systemische Vaskulitis (granulomatöse Polyangiitis [M. Wegener], eosinophile Granulomatose mit Polyangiitis [Churg-Strauss-Syndrom]), systemischer Lupus erythematodes, rheumatoide Arthritis
Neoplasien	Myeloid: akute/chronische eosinophile Leukämie, chronische myeloische Leukämie, systemische Mastozytose, Mastzell-Leukämie; Lymphatisch: Hodgkin-Lymphom, Non-Hodgkin-Lymphom, T-Zell Lymphom; Solid: Adenokarzinom der Lunge, GI-Trakt, Pankreas
Immundefekt	Hyper-IgE-Syndrom, Omenn-Syndrom

Tab. 3. Primäre Eosinophilie

Subtyp	Klinisches Bild
Myeloproliferatives HES	• M > F; Hepatosplenomegalie, Anämie, Endomyokardiale Fibrose, restriktive Lungenkrankheit, Mucosa-Ulzerationen; **schlechte Prognose**
Lymphatisches HES	• M ≅ F; atopische Vorgeschichte, häufige Hautläsionen, GI-Symptomatik, obstruktive Lungenkrankheit; geringe Mortalität, Progression in T-Zell-Lymphom möglich

Patienten-management

Notfallmedizinisch ist vor allem das HES hervorzuheben, das mit einem breiten Spektrum an **Organversagen** einhergehen kann, zumeist thromboembolisch bedingt. Kardiovaskulär kann es dabei zu Myokard-Nekrosen und thromboembolischen Ereignissen kommen. Neurologisch sind Insulte, peripheren Neuropathien und Enzephalopathien mögliche Komplikationen. Pulmologisch können schwere Asthma-Attacken, pulmonale Embolien und eine interstitielle Lungenerkrankung auftreten.

Literatur, Links

1. Leru, P.M., Eosinophilic disorders: evaluation of current classification and diagnostic criteria, proposal of a practical diagnostic algorithm. Clin Transl Allergy, 2019. 9: p. 36.
2. Ramirez, G.A., et al., Eosinophils from Physiology to Disease: A Comprehensive Review. Biomed Res Int, 2018. 2018: p. 9095275.
3. Butt, N.M., et al., Guideline for the investigation and management of eosinophilia. Br J Haematol, 2017. 176(4): p. 553–572.
4. Liesveld, J., Reagan, P. Eosinophilia. 2018 [cited 2020 03/25/2020]; Available from: https://www.merckmanuals.com/professional/hematology-and-oncology/eosinophilic-disorders/eosinophilia.

Hyper- und Hyponatriämie

Merjem Begic, Nina Müller

Lernziele (Entrustable Professional Activities, EPAs)

- Bei Hyper-/Hyponatriämie eine klinische Arbeitshypothese auf der Basis der Differenzierung möglicher zugrundeliegender Krankheitsbilder erstellen, einen Diagnoseplan umsetzen, die Untersuchungsergebnisse interpretieren, einen Behandlungsplan einleiten und somit klinisches Denken trainieren.
- Bei starken Na-Konzentrationsschwankungen Notfallsituationen erkennen, notfall- sowie erste allgemeinmedizinische Maßnahmen einleiten und somit in der ärztlichen Primärversorgung aktiv mitwirken können.

Definition

Die Konzentration des Serumnatriums ist eng verknüpft mit dem Wasserhaushalt und der wiederum vor allem mit der ADH-Wirkung und der Stimulation des Durstgefühls. Natrium ist das häufigste Kation der extrazellulären Flüssigkeit und nimmt somit eine Schlüsselrolle bei der Aufrechterhaltung von Osmolarität und Wasserverteilung zwischen Extrazellulärraum und Intrazellulärraum ein.

Referenzbereich für Na im Blut ist 135–145 mmol/l und diese Konzentration darf nur wenig schwanken, denn

- falls sich die Na-Konzentration erhöht, schiebt sich das Flüssigkeit von intra- nach extrazellulär, was einerseits zur Zellschrumpfung, andererseits zu peripheren Ödemen führt,
- falls die Na-Konzentration erniedrigt ist, schiebt sich die Flüssigkeit von extra- nach intrazellulär, die Folge ist eine Zellschwellung.

Na-Werte < 120 mmol/L und > 160 mmol/L bedürfen intensivmedizinischer Behandlung.

Hypernatriämie

Definitionen

Man unterscheidet die hypovolämische von der iso- oder hypervolämischen Form.

Klinik

Sehr starkes Durstgefühl (als effiziente Gegenregulation, sodass die Patienten durch Trinken die Hypernatriämie ausgleichen würden), tritt daher als iso- oder hypervolämische Form nur bei schwersten Erkrankungen auf mit Konstellationen wie

- Bewusstseinsverlust,
- iatrogen exzessive Natriumzufuhr (Volumensubstitution) oder Trinken von Meerwasser.

Folgen der Expansion des Extrazellulärvolumens sind neben allgemeinem Schwächegefühl die Entwicklung von Ödemen:

- vor allem Hirnödeme mit Kopfschmerz, Wesensänderungen, Anfällen und Koma,
- Lungenödem und Pleuraerguss,
- Aszites,
- andere periphere Ödeme.

Formen der hypovolämischen Form mit im Vergleich zu Plasma hypotonem Flüssigkeitsverlust:

- Exsikkose: Flüssigkeitsverlust > Na-Verlust durch Schwitzen (Schweiß ist salzig), Verbrennungen und verminderte Wasseraufnahme (alte Menschen haben reduziertes Durstgefühl)
- Flüssigkeitsverlust durch Einschränkung der Harnkonzentrierungsfähigkeit im Alter oder bei Niereninsuffizienz, auch bei Glukosurie
- Diabetes insipidus: starke Polyurie (bis 25 l Harn am Tag) und Polydipsie verursacht durch mangelhafte Wirkung oder unzureichende Sekretion von ADH.

Patienten-management

- Hypervolämische Form: Furosemid und Glucose-Lösung 5 %
- Hypovolämische Form: NaCl-Lösung 0,45 % i.-v.

Ziel ist die Vermeidung der Ödeme, vor allem eines Hirnödems als wichtige Komplikation, denn das Zentralnervensystem ist besonders empfindlich für Flüssigkeitsverschiebungen.

Public Health: Der bei sommerlichen Hitzewellen auftretenden Exsikkose in Altersheimen und Massenquartieren ist durch entsprechende Gesundheitsprogramme aktiv entgegenzuwirken.

Hyponatriämie

Definitionen

Man unterscheidet:

- Hypervolämische Form: zu viel Wasser, oft in zu kurzer Zeit, getrunken wie im Rahmen einer psychogenen Polydipsie oder alleinige Ernährung durch das natriumarme Bier, Herzinsuffizienz (durch niedrige zirkulierende Blutmenge wird der Renin-Angiotensin-Aldosteron-Mechanismus aktiviert mit Ausschüttung von Vasopressin), fortgeschrittene Leberzirrhose (vermehrte ADH-Ausschüttung), Niereninsuffizienz und Nephrotisches Syndrom (verminderte GFR mit verminderter Flüssigkeitsausscheidung).
- Normovolämische Form, das SIADH (Syndrom der inadäquaten ADH-Sekretion) oder Schwartz-Bartter-Syndrom: ADH-Stimulation durch andere Faktoren als die Plasmaosmolalität wie als paraneoplastisches Syndrom, medikamentös (Antidepressiva), nach zerebralen Erkrankungen wie Schädel-Hirn-Trauma oder durch postoperativen und schmerzbedingten psychischen Stress. Schwere Formen der Hyponatriämie < 125 mmol/l durch erhöhte ADH-Sekretion mit Erhöhung des Gesamtkörperwassers, in der Regel ohne Ödeme.
- Hypovolämische Form: meist iatrogen durch Medikamentenwirkung, insbesondere Thiazid-Diuretika, ACE-Hemmer, Carbamazepin, Antidepressiva wie selektive Serotonin-Wiederaufnahmehemmer (SSRI). Erbrechen – wie in der Schwangerschaft – und Diarrhoe mit Verlust von Flüssigkeit und Elektrolyten nach außen, bei Pankreatitis in den Darm oder bei Peritonitis in die Bauchhöhle. Nebenniereninsuffizienz durch Hemmung der ADH-Sekretion.

Bei der Hyperglykämie und anderen Formen der erhöhten Plasmaosmolalität kann es zu Messartefakten, der Pseudohyponatriämie, kommen.

Klinik

Bei leichten Formen Übelkeit, Kopfschmerzen und Benommenheit mit stärkerer Sturzneigung.

Bei schweren Formen die Folgen von Ödemen, vor allem des Hirnödems mit Erbrechen und Bewusstseinsstörungen bis zu Anfällen, Tremor und Koma.

Differenzialdiagnose

Das unspezifische Symptome der Benommenheit in Form von Konfusion, Lethargie und Desorientierung kann vor allem in der Sommerhitze und bei höherem Lebensalter darauf und nicht in Richtung einer Hyponatriämie fehlgedeutet werden.

Die Differenzierung der verschiedenen Formen der Hyponatriämie ist essenziell für die Therapieentscheidung.

Patientenmanagement

Bei Hyponatriämie als Notfall mit Symptomatik erfordert die stationäre Spitalsaufnahme: Hypertone NaCl-Lösung 3 %. Häufige Laborkontrollen um den Anstieg der Na-Konzentration um maximal 6–8 mmol/l pro 24 h zu gewährleisten, da sonst als Komplikation eine zentrale pontine Myelinolyse droht durch eine im Pons stattfindende Dehydration der Zellen mit Nekrose des Myelins.

Eine Hyponatriämie in Zusammenhang mit einem SIADH kann bei verschiedenartigen Formen von Stress in Zusammenhang mit Verletzungen oder anderen belastenden Situationen auftreten.

Bei der hypervolämischen Form Trinkmenge auf 500 ml/die reduzieren, bei normovolämischer Form Trinkmenge auf 500–800 ml/die beschränken, bei hypovolämischer Form isotone NaCl-Lösung i.-v.

Elimination der ursächlichen Faktoren wie Trinkgewohnheiten oder Medikamente.

Bei über 70-jährigen sollte das Natrium regelmäßig kontrolliert werden.

Literatur und Links

1. Schwarz C, Oberbauer R. Elektrolyt-Störungen und Säure-Basen-Haushalt. In: Luger A, Preusser M, Anvari-Pirsch A (Hrsg.) Innere Medizin – Symptome und klinische Probleme. Facultas-Verlag Wien, 7. Auflage, 63–68.
2. Harrisons, Tinsley R., Harrisons Kompendium Innere Medizin.

Störungen des Kalzium-Phosphat-Haushalts

Veronika Sperl, Franz Kainberger

Lernziele und Zusammenfassung

- Den Zusammenhang zwischen Gesamt-Kalzium und ionisiertem Kalzium verstehen.
- Ursachen einer Hypokalzämie aufgrund der Laborparameter einschätzen können.
- Therapie der Hyperventilationstetanie und der Hypokalzämie beherrschen.

Hyperkalzämie

Definition

Eine Hyperkalzämie ist eine Erhöhung des Serumkalziums über den Referenzbereich von 2,2–2,6 mmol/l. Als Pseudohyperkalzämie bezeichnet man eine Erhöhung des Kalziumspiegels ohne Erhöhung der ionisierten freien Form bei schwerer Dehydration durch Hyperalbuminämie.

Evolutionäre Medizin

Phylogenese: Bei Vertebraten spielt das Kalzium zur Aufrechterhaltung einer gesunden Stabilität der Wirbel und der damit entwicklungsgeschichtlich verbundenen übrigen Skelettanteile eine zentrale Rolle. Daher hat das Serumkalzium einen relativ schmalen Normalwertbereich und die Streubreite ist gering, indem die Kalziumdepots des Knochens durch den physiologischen Regulationsmechanismus laufend mobilisiert oder gefüllt werden. Zwischen diesem Regelkreis und der Laktation der Mamma bestehen uralte phylogenetische Bezüge durch das beide steuernde RANK-RANKL-System, um neugeborenen Säugetieren und Menschen, die zur Gruppe der Vertebraten gehören, rasch kalziumreiche und deshalb weiß gefärbte Muttermilch zuzuführen.

Epidemiologie

Eine Hyperkalzämie ist bei hospitalisierten Patienten in etwa 1 % zu beobachten. Die hyperkalzämische Krise ist durch die meist frühe Gabe von Bisphosphonaten bei Skelettmetastasen selten geworden.

Pathogenese

Wichtige Faktoren für die Entstehung einer Hyperkalzämie sind

- das erhöhte Parathormon im Rahmen eines primären, sekundären oder tertiären Hyperparathyreoidismus,
- der Vitamin-D-Stoffwechsel: bei chronischer Niereninsuffizienz oder bei Sarkoidose, indem Makrophagen Vitamin-D produzieren,
- das Vorliegen einer Azidose, da die Proteinbindung des Kalziums pH-abhängig ist, indem bei Azidose weniger Kalziumionen an Proteine gebunden werden und im extravasalen Interstitium bei niedrigem pH mehr Kalzium-Phosphat-Salze gebildet werden,
- Phosphat, das in allen Geweben vorkommt und im Falle einer Hyperphosphatämie zu einem Anstieg des Kalziumspiegels führt.
- Magnesium, das als Ko-Faktor des Parathormons wirkt.
- Die Zufuhr von Kalzium, meist durch die Nahrung. Wird kalziumreiche Nahrung (z. B. Nahrungsergänzungsmittel) mit basischen Substanzen wie Antazida (z. B. Kalzium- oder Natriumkarbonat) kombiniert, kann es zum Milch-Alkali-Syndrom kommen.

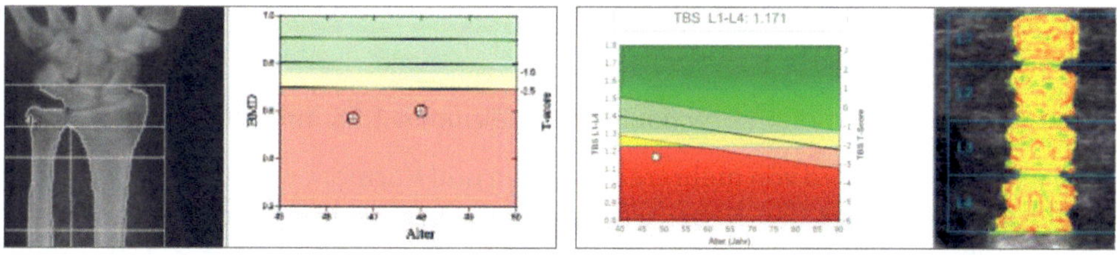

Abb. 1. 47-j. Patient mit Hyperparathyreoidismus im Rahmen eines Men-1-Syndroms. Deutlich erniedrigte Knochendichte am distalen Radius (wie auch an den anderen DXA-Messorten an der LWS und der Hüfte, hier nicht abgebildet) sowie erniedrigter Trabecular Bone Score (TBS).

Klinik

Im Allgemeinen ist die Hyperkalzämie klinisch symptomlos oder symptomarm wie in Form von Müdigkeit mit Abnahme der Leistungsfähigkeit. Oft ist sie daher ein labordiagnostischer Zufallsbefund.

Die akute **hyperkalzämische Krise,** auch **maligne Hyperkalzämie** genannt, wird, wenn sie auftritt, oft durch osteolytische Skelettmetastasen bei Lungenkarzinom, Mammakarzinom und bei multiplem Myelom verursacht. Sie führt zu:

- **kardialen Rhythmusstörungen,** vor allem **AV-Block** und **Bardykardie**
- gastrointestinalen Beschwerden mit **Übelkeit**
- neurologischen Veränderungen mit **Somnolenz** bis zum Koma
- psychiatrischen Symptomen (psychiatric overtones) mit **organischem Psychosyndrom.**

Chronische Folgen sind verschiedenartige Verkalkungen in Form von kalziumhältigen **Nierensteinen** oder an Orten chronischer Entzündung (und damit herabgesetztem Gewebe-pH, so dass sich dort Kalziumsalze bilden): chronische kalzifizierende Pankreatitis, kalzifizierende Tendinitis oder andere Kristallarthropathien.

Selten ist die tumoröse Kalzinose, ein kalzifizierter Pseudotumor der Muskulatur oder der subkutanen Weichteile.

Labor

Bestimmung des **Serumkalziums** und des **Parathormons,** des **Vitamin D,** des **Phosphatspiegels** und der **Nierenwerte.**

Imaging

Bei Hinweis auf ein **Nebenschilddrüsenadenom** nuklearmedizinische Untersuchung (Choline-PET/CT), Ultraschall des Halses und DXA.

Differenzialdiagnose

Neben den klassischen Differenzialdiagnosen, vor allem **Myelom** und **Skelettmetastasen,** gibt es eine Reihe seltener, vor allem angeborener und endokrinologischer Erkrankungen.

Tab. 1. Hyperkalzämie: klassische Differenzialdiagnosen

Krankheitsgruppe	Ursache
maligne Tumoren	• **Skelettmetastasen** • **Myelom** • **Paraneoplastisches Syndrom,** typisch bei **kleinzelligem Lungenkarzinom**
endokrin, medikamentös, nutritiv-toxisch	• **Hyperparathyreoidismus, MEN-1-Syndrom,** selten **MEN-2A** • **Thiazide, Tamoxifen, Lithium** • **M. Addison** • **Chronische Niereninsuffizienz** • **Milch-Alkali-Syndrom**
entzündlich	• **Sarkoidose** und andere granulomatöse Erkrankungen

Bei **Skelettmetastasen** ist die Hyperkalzämie eine der SREs, der Skeletal related events, das sind unerwünschte Ereignisse unter Therapie maligner Skeletterkrankungen, die oft mit einer verminderten Lebensqualität, erhöhter Morbidität und niedrigerer Lebenserwartung assoziiert sind: pathologische Fraktur, Strahlentherapie, palliative chirurgisch-orthopädische Eingriffe, Rückenmarkskompression und Hyperkalzämie.

Prävention

Phosphatreiche Limonaden, in erster Linie **Coca-Cola,** bewirken eine Mobilisierung des Kalziums aus dem Knochen. Nimmt man danach kalziumreiche Kost zu sich, z. B. als Präventionsmaßnahme gegen Osteoporose, wird die Aufnahme in den Knochen einige Stunden lang blockiert.

Hypokalzämie

Definitionen

Gesamt-Kalzium < 2,2 mmol/l bzw. ionisiertes Kalzium < 1,15 mmol/l im Serum

Physiologie

Der Kalziumhaushalt wird von mehreren Organen und Hormonen beeinflusst, wobei das **Parathormon (PTH)** aus den Nebenschilddrüsen hauptsächlich für die Regulation des Serumkalziumgehalts verantwortlich ist. Sinkt das freie Kalzium auf < 1,25 mmol/l, schütten die Nebenschilddrüsen PTH aus. Auch Calcitriolmangel, eine hohe Phosphatkonzentration und eine leichte Hypomagnesiämie stimulieren die PTH-Sekretion. PTH fördert die Kalziumresorption in der Niere, die Vitamin-D-Produktion und setzt Kalzium aus den Knochen frei.

Vitamin D steigert ebenfalls den Serumkalziumgehalt, trägt aber zusätzlich zur Mineralisation der Knochen bei. Die Vorläufersubstanz Cholecalciferol wird mit der Nahrung aufgenommen oder in der Haut gebildet (Sonneneinstrahlung notwendig) → Hydroxylierung in der Leber zu 25-Hydroxycholecalciferol → durch Hydroxylierung in der Niere entsteht die Endsubstanz Calcitriol (1,25-(OH)2-Vitamin D).

Calcitonin kann als Gegenspieler von PTH gesehen werden, da es den Knochenabbau hemmt und somit zu einer Erniedrigung des Serumkalziums führt. Es dient auch als Tumormarker für das medulläre Schilddrüsenkarzinom.

Da das Kalzium etwas zur Hälfte an Plasmaprotein gebunden transportiert wird, muss zwischen Gesamtkalzium und aktivem bzw. freiem Kalzium unterschieden werden. Ein erniedrigter Protein– bzw. Albumin-Spiegel geht mit einem erniedrigten Kalziumspiegel einher, der allerdings asymptomatisch bleibt, da das ionisierte Kalzium nicht verringert ist.

Merke: Eine Hypokalzämie ist nur bei verringertem ionisiertem Kalzium symptomatisch!
[Payne-Formel zur Albumin-Korrektur: Ca corr. = Kalzium gemessen + 1 – (0,025 x Albumingehalt in g/l)

Funktionen des Kalziums:

- Bildung von Knochen- und Zahnmatrix,
- Konversion von Prothrombin zu Thrombin
- Kontrolle von Membranpotenzial und -permeabilität
- Stimulation der Myofibrillen-ATPase (Muskelkontraktion, elektromechanische Koppelung)

Pathogenese

Ionisiertes Kalzium stabilisiert das Ruhemembranpotenzial. Eine Hypokalzämie sorgt daher für eine leichtere neuromuskuläre, aber geminderte kardiale Erregbarkeit, da es zur Hemmung kalziumabhängiger Kaliumkanäle kommt. Dies führt zu einer Verlängerung des Aktionspotenzials und zu einer **QT-Zeit-Verlängerung.**

Kalzium-Ionen konkurrieren mit H^+-Ionen um Bindungsstellen bei Serumproteinen. Darauf basiert **Hyperventilationstetanie.** Bei der Hyperventilation wird vermehrt CO_2 abgeatmet. Dies führt zu einer respiratorischen Alkalose, wodurch H^+ -Ionen verloren gehen. Dies führt kompensatorisch zu einer vermehrten Freisetzung von H^+ aus Proteinbindungen. Dadurch sind mehr Bindungsstellen für Kalzium-Ionen frei und diese werden vermehrt gebunden. So sinkt der Anteil des freien Kalziums und es kommt kurzzeitig zur Hypokalzämie. Eine Substitution von Kalzium ist bei diesem Phänomen keinesfalls notwendig. Atmet die betroffene Person in z. B. ein/e Sackerl/Tüte, atmet sie das ausgeatmete CO_2 wieder ein, wodurch die respiratorische Alkalose aufgehoben werden kann.

Klinik

Leitsymptom ist die durch die gesteigerte neuromuskuläre Erregbarkeit verursachte **Tetanie,** und zwar als

- **Kribbelparästhesien,**
- Karpopedalspasmen in Form von **Pfötchenstellung** der Hände und Spitzfußstellung sowie
- einer generalisierten **Hyperreflexie.**

Ein erniedrigter Kalziumspiegel führt zu einer **QT-Zeit-Verlängerung,** daraus kann eine Hypotonie entstehen. Doch auch **Diarrhoe** und **epileptische Anfälle** können auftreten.

Bei chronischer Hypokalzämie kommt es zu Störungen von Haar– und Nagelwuchs, einem schlechten Zahnstatus und psychischen Veränderungen.

Paradoxe intrazerebrale Kalzifikation bei Hypokalzämie: bei Hypoparathyreodismus kommt es zu einer Kalzifikation der Basalganglien. Der Hypoparathyreodismus führt zu einer Hyperphosphatämie → passagere Überschreitung des Löslichkeitsproduktes von Kalziumphosphat → Ausfall von Kalziumphosphatkristallen in Basalganglien und anderen Lokalisation, wie z. B. in der Augenlinse.

Status: Provokation von Tetanie-Zeichen bei Hypokalzämie.

- **Chvostek-Zeichen:** Mundwinkelzucken bei Beklopfen des N. facialis ca. 2 cm ventral des Ohrläppchens
- Trousseau-Zeichen: bei Anlage einer Blutdruckmanschette mit art. Mitteldruck kommt es nach mehreren Minuten zur Pfötchenstellung
- Fibularis-Zeichen: Bei Beklopfen des Fibularrandes kommt es zur Pronation

Labor

Gesamtkalzium, ionisiertes Kalzium, Phosphat und Albumin im Serum.

Tab. 2. Labor bei Hypokalzämie

Laborwert	Krankheitsbild
Parathormon im Serum	• PTH ↓ und Phosphat ↑: Hypoparathyreoidismus • PTH ↑ und Phosphat ↓: Vitamin-D Mangel bzw. Pankreatitis, Therapie mit Antikonvulsiva (z. B. Phenytoin) • PTH ↑ und Phosphat ↔/↑: Rhabdomyolyse, Pseudohypoparathyreoidismus, chron. Niereninsuffizienz, renale tubuläre Azidose
Magnesium im Serum	• Postoperativer Hypoparathyreoidismus • Malabsorptionssyndrom oder Alkoholismus • Medikamentös indiziert (Schleifendiuretika, Gentamicin, Cisplatin)
Serum-Vitamin-D	• Vitamin-D-Mangelzustände
Lipase im Serum	• Bei Verdacht auf Pankreatitis

Tab. 3. Differenzialdiagnosen der Hypokalzämie. * therapeutisch genutzt bei Hyperkalzämie

Ursache	Erläuterung	Beispiele/Vertiefung
• Echte Hypokalzämie	• Ionisiertes Kalzium ↓ • endokrine und metabolische Ursachen	• Hypoparathyreoidismus • Erhöhter Bedarf in Schwangerschaft und Pubertät • Vitamin-D-Mangel durch Nieren- und Leberinsuffizienz, Alkoholismus, Maldigestion und -absorption
• Pseudohypokalzämie	• GesamtKalzium ↓, ionisiertes Kalzium ↔ → **daher asymptomatisch!**	• Meist durch Hypoalbuminämie z. B. durch Leberzirrhose • Auch durch gadoliniumhaltige Kontrastmittel
• Medikamente	• gesteigerte renale Ausscheidung • Hemmung der enteralen Resorption	• **Schleifendiuretika*** • **Glucocorticoide*** • Aminoglykoside • Cisplatin • Calcitonin • Phenytoin
• Nekrotisierende Pankreatitis	• Verseifungsprozesse führen zu Kalziumverbrauch	• Gilt als ungünstiges Zeichen
• Hyperventilation	• Durch Umverteilung	• PatientIn eigene Luft einatmen lassen (Sackerl)
• Rhabdomyolyse	• Phosphat wird freigesetzt, bindet Kalzium als Kalziumcarbonat oder Kalziumphosphat in der Muskulatur	• Bei Nierenversagen durch Rhabdomyolyse auch Hyperkalzämie möglich (fehlende Ausscheidung)
• Zitratzufuhr	• bindet das freie Kalzium	• Bei Transfusionen und Hämodialyse
• Hyperphosphatämie		• Tumorlyse, Rhabdomyolyse
• DiGeorge-Syndrom	• Mikrodeletionssyndrom des Chromosoms 22 • CATCH 22 Syndrom	• Cardiac anomalies • Anomalous face • Thymusaplasie/-hypoplasie • Cleft palate (Gaumenspalte) • Hypokalzämie

Patientenmanagement

Die kausale Therapie der zugrundeliegenden Erkrankung steht im Vordergrund. Erst danach bzw. bei klinisch symptomatischer Hypokalzämie sollte eine Substitution von Kalzium erwogen werden. Bei akuter Symptomatik bzw. einem Notfall erfolgt eine intravenöse Therapie, zur längerfristigen Therapie oral, ggf. inklusive Vitamin-D-Substitution. Auch eine Kombinationstherapie in Form von Kalzium-Cholecalciferol-Brausetabletten ist möglich.

Hier muss jedoch auf einen eventuell bestehenden Phosphatüberschuss geachtet werden. Wird zu viel Kalzium hier verabreicht, besteht die Gefahr einer Kalzifikation in verschiedenen Organen.

Bei PatientInnen mit Digitalis-Präparaten darf niemals Kalzium i.-v. verabreicht werden, da es Kammerflimmern auslösen könnte.

Literatur, Links

1. Schwarz C, Oberbauer R. Elektrolyt-Störungen und Säure-Basen-Haushalt. In: Luger A, Preusser M, Anvari-Pirsch A (Hrsg.) Innere Medizin – Symptome und Probleme. facultas 2018, 55.
2. Sigl V, Schramek D, Penninger JM. RANK und RANKL – Vom Knochen zum Mammakarzinom. Journal für Mineralstoffwechsel. 2012; 19: 27. https://www.kup.at/kup/pdf/10487.pdf.
3. Brandes R., Lang F., Schmidt R.F. 2019. Physiologie des Menschen mit Pathophysiologie. 32. Auflage. Springer Verlag GmbH Deutschland. ISBN: 978-3-662-56468-4.
4. Skeletal-related Events (SRE) https://www.ncbi.nlm.nih.gov/pmc/articles/PMC6798817/.
5. Leitlinie Myelom https://www.onkopedia.com/de/onkopedia/guidelines/multiples-myelom/@@guideline/html/index.html.

Schilddrüsenfunktionsstörungen: Hyperthyreose & Hypothyreose

Matthias J. Lembacher

Lernziele und Zusammenfassung

- Die häufigsten Ursachen für Schilddrüsenfunktionsstörungen
- Diagnostik bei Schilddrüsenfunktionsstörungen
- Interpretation von Schilddrüsenfunktionsparametern im Labor
- Grundzüge der Therapie der Schilddrüsenfunktionsstörungen

Definition

Die Einteilung in Hyperthyreose und Hypothyreose, also die Beurteilung des Funktionszustandes der Thyreoidea erfolgt auf Grund der **Schilddrüsenfunktionsparameter** TSH, fT3 & fT4.

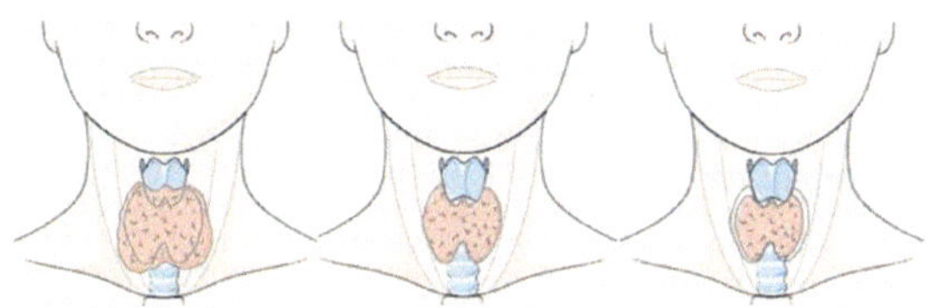

Abb. 1. Die Schilddrüse und ihre Lage im Hals. Größenveränderungen auf Grund von Schilddrüsenerkrankungen – v.l.n.r. Hyperthyreose (Struma), Euthyreose, Hypothyreose. Wegen verschiedener Varianten ist eine Volumetrie der Schilddrüse, vor allem mit der Sonografie, klinisch meist nicht sinnvoll. Modifiziert nach https://smart.servier.com

Anatomie

Die Schilddrüse ist die größte reine Hormondrüse des menschlichen Körpers und hat damit fundamentale Bedeutung für den Stoffwechsel, indem sie mehrere Schilddrüsenhormone, u. a. Trijodthyronin (T3), Thyroxin (T4) und Calcitonin produziert.

Hyperthyreose

Definitionen

Die Hyperthyreose bezeichnet eine Überfunktion der Schilddrüse, die zumeist eine pathologische Veränderung widerspiegelt. Eine durch eine Hyperthyreose bedingte Stoffwechselentgleisung nennt man Thyreotoxikose. Unterschieden wird zwischen einer primären und einer sekundären Hyperthyreose.

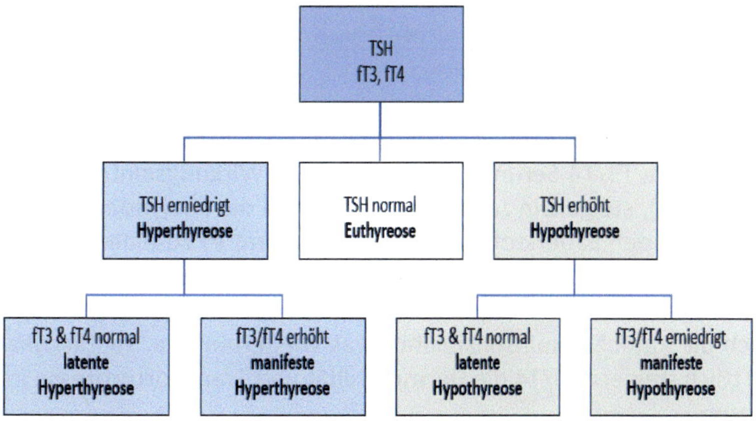

Abb. 2. Beurteilung des Funktionszustandes der Schilddrüse anhand der Schilddrüsenfunktionsparameter fT3-freies Trijodthyronin, fT4-freies Thyroxin & TSH-thyreoideastimulierendes Hormon.

- **Primäre Hyperthyreose:** inadäquate Sekretion von Schilddrüsenhormonen bei Pathologien der Schilddrüse selbst.
  manifest: Erhöhung der peripheren Schilddrüsenhormone und gleichzeitige TSH-Erniedrigung
  latent: isolierte TSH-Erniedrigung
- **Sekundäre Hyperthyreose:** erhöhte TSH-Aktivität/TSH-Ausschüttung bedingte überschießende Anregung der Schilddrüse.

Epidemiologie

Für zwei häufige Schilddrüsenerkrankungen:

- **Morbus Basedow** – Inzidenz: 40/100.000/Jahr; w:m = 5:1; ⅔ der Fälle werden nach dem 35. Lebensjahr diagnostiziert.
- **Funktionelle Schilddrüsenautonomie** – steigende Inzidenz mit zunehmendem Alter

Pathogenese

Gemeinsam ist manifesten primären Hyperthyreosen, dass es zu einer Größenzunahme des Organs und Hormonausschüttung kommt. Der hohe T3/T4-Serumspiegel unterdrückt in Form einer negativen Rückkopplung die TSH-Ausschüttung aus der Hypophyse.

Alternativ gilt es, ektope oder orthotrope T3/T4-produzierende Tumore, eine vermehrte Ausschüttung von TSH (z. B. bei TSH-produzierenden Hypophysenadenomen) und Entzündungen der Schilddrüse als potentielle Pathomechanismen zu beachten.

Tab. 1. Symptomatik der Hyperthyreose

Anatomisch	• Struma (70–90 % der Patienten) Übermäßige Vaskularisation der Schilddrüse kann zu einem auskultatorisch wahrnehmbarem Schwirren über der Struma führen
Vegetativ	• Tachykarde Herzrhythmusstörungen (z. B. Vorhofflimmern, Sinustachykardie) • Stenokardie • Arterielle Hypertonie (hohe RR-Amplitude) • Wärmeempfindlichkeit • Hyperreflexie • Tremor (feinschlägig) • Feuchte, warme Haut • Schwitzen • Diffuser Haarausfall • Erhöhte Stuhlfrequenz bis hin zur Diarrhoe
Neuro-psychiatrisch	• Reizbarkeit • Psychomotorische Unruhe • Apathie • Schlafstörungen • Rasche Ermüdbarkeit • Nervosität
Metabolisch	• Gewichtsabnahme • Gesteigerter Appetit („Heißhungerattacken) • Pathologische Glukosetoleranz
Muskuloskelettal	• Myopathie • Osteopathie • Adynamie + Schmerzen in den Beinen (vorwiegend Oberschenkel)
Andere	• Menstruationsstörungen • Exophthalmus bei M. Basedow

Der erhöhte T3/T4-Serumspiegel (langsamer Wirkungseintritt durch gesteigerte Genexpression), steigert in zahlreichen Geweben die Enzymsynthese, Na^+/K^+-ATPase-Aktivität und den Sauerstoffverbrauch. So kommt es zu einer Erhöhung des Grundumsatzes (bis auf das Doppelte) und der Körpertemperatur. Schilddrüsenhormone steigern neben Glykolyse, Glykogenolyse, Lipolyse und Ausscheidung von Gallensäuren auch die Katecholaminsensibilität, was wiederum u. a. zu Tachykardie führen kann. Letztlich steigern T3/T4 die Darmmotilität und Transportprozesse im Darm und in den Nieren.

M. Basedow: Ursache ist LATs (long acting thyroid stimulator) bzw. TSI (Thyroidea stimulierendes Immunglobulin), ein IgG-Antikörper, der an den TSH-Rezeptor binden kann und daraufhin ebenso auf die Schilddrüse und ihre Hormonproduktion wirken kann.

Die Hyperthyreose kann verschiedene Symptomen hervorrufen, vor allem vegetative, metabolische und neuropsychiatrische Beschwerden. Klinik

Klassisch für den M. Basedow (Graves' Disease) ist die sogenannte Mersebruger Trias (voll ausgeprägt in 50 % der Fälle), bestehend aus Struma, Tachykardie und Exophthalmus (endokrine Orbitopathie – in ca. 60 % aller Fälle). Selten kommt es hier auch zu einem prätibialen Myxödem (< 5 % der Fälle), welches vom generalisierten Myxödem der Hypothyreose zu unterscheiden ist.

Bei der Anamnese ist eine Medikamentenanamnese, inklusive der Frage nach einer Amiodaron-induzierten Hyperthyreose und der nach einer radiologischen Kontrastmittelgabe zu inkludieren.

Es müssen die Schilddrüsenfunktionsparameter sowie bei Verdacht auf eine immunogene Genese die relevanten Antikörper erhoben werden. Labor

- Serumkonzentrationen von T3/fT3 & T4/fT4; (fT3 ist fast immer erhöht, fT4 in rund 90%)
- TSH-Spiegel
- Schilddrüsenantikörper (TRAK, TPO-Ak, Tg-Ak)

Ggf. Bestimmung des ß-hCG (agonistische Wirkung am TSH-Rezeptor)

Tab. 2. Laborparameter bei Hyperthyreose

Diagnose	TSH	T3	fT3	T4	fT4
Primäre Hyperthyreose	↓	↑	↑	↑	↑
Sekundäre Hyperthyreose	↑	↑	↑	↑	↑
Jod-induzierte Hyperthyreose	↓	↑/n	↑/n	↑↑	↑↑

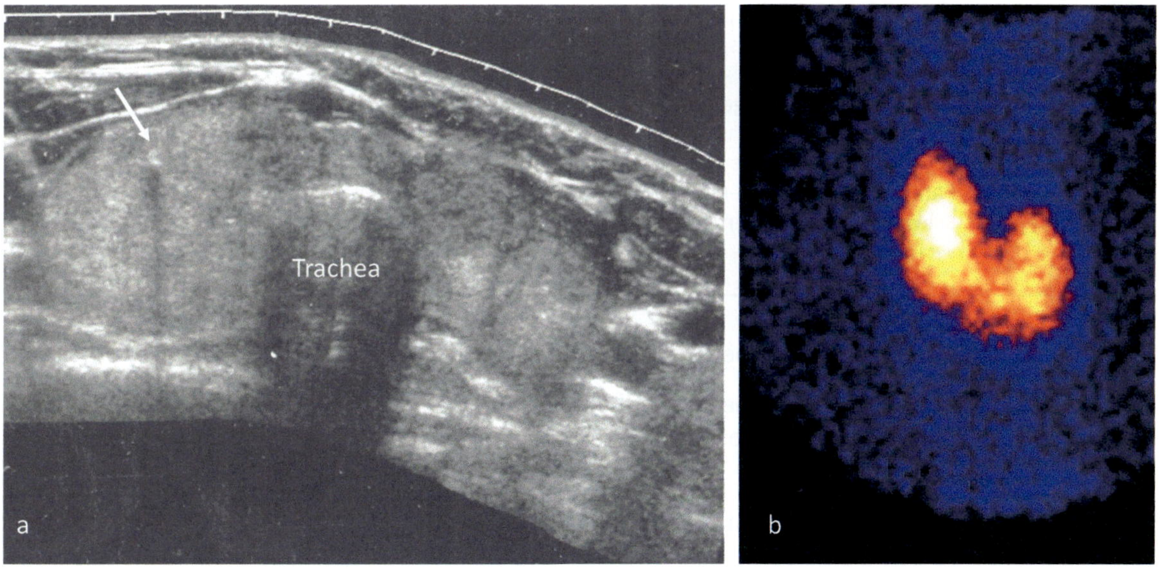

Abb. 3. 62-j. Patientin mit einem an Größe seit einem Jahr zunehmenden Knoten des rechten Schilddrüsenlappens. (a) Ultraschall mit deutlich vergrößertem rechten Schilddrüsenlappen bei global multinodulärer Struma. Rechts eine kleine benigne Verkalkung (Pfeil). (b) Szintigraphisch rechts deutliche Traceranreicherung, die links durch diieAktivität der rechten Seite supprimiert wird. – Bei der Thyreoidektomie und Histologie wurde eine Struma multinodosa bestätigt, zusätzlich war rechts ein Mikrokarzinom zu finden, das bildgebend nicht dargestellt werden konnte.

Imaging

Additiv kommen Ultraschall mit Farbdopplersonografie und die **Schilddrüsenszintigrafie** mit ^{99m}Technitium als Tracer zum Einsatz.

Differenzialdiagnose

Als Grundregel gilt, dass bei jüngeren Menschen mit Hyperthyreose eine Thyreoiditis wahrscheinlich ist, während bei Älteren eher Adenome vorliegen. Neben Erkrankungen der Schilddrüse sind wegen der oft niedrigen Spezifität der klinischen Symptomatik andere nicht-thyreoidale Erkrankungen zu erwägen:

- Psychiatrische Krankheitsbilder
- Drogenabusus (Kokain, Amphetamin)
- Unbehandelter Diabetes mellitus (Heißhungerattacken bei Gewichtsverlust)
- Schilddrüsenhormon-Resistenz

Die Schilddrüsenresistenz ist eine seltene Erkrankung mit partieller Resistenz der Schilddrüsenhormonwirkung an den Zielorganen (eine vollständige Resistenz ist mit dem Leben nicht vereinbar). Labor: TSH basal normal/erhöht, fT3 erhöht und/oder fT4 erhöht – bei dieser Laborkonstellation ist immer auch an ein TSH-produzierendes Hypophysenadenom (auch „TSH-om") als potentielle Ursache zu denken. Die Klinik kann sich je nach Resistenzlage und Hormonspiegelhöhe sehr unterschiedlich präsentieren, von völlig asymptomatischen Verläufen bis hin zu ausgeprägten Hypo- und/oder Hyperthyreosen.

Tab. 3. Ursachen einer Hyperthyreose

Häufigste Ursachen	• **Morbus Basedow** • Hyperthyreose infolge einer **funktionellen Schilddrüsenautonomie** Unifokal (= autonomes Adenom) Multifokal Disseminiert
Seltenere Ursachen	• Iatrogen: Hyperthyreosis factitia (exogene Zufuhr von Jod oder Schilddrüsenhormon; insb. jodhaltiges Röntgenkontrastmittel) Amiodaron-induzierte Thyreoiditis • Entzündlich Destruktionshyperthyreose (im Rahmen einer Thyreoiditis) Subakute Thyreoiditis, passager Hashimoto-Thyreoiditis, sog. Hashitoxikose, passager • Neoplastisch Hypophysenadenom, gesteigerte TSH-Produktion Nur ca. 1 % der Hypophysenadenome sind „TSH-ome" Schilddrüsenkarzinome Paraneoplastische TSH-Produktion • Schwangerschaftshyperthyreose (Gestationshyperthyreose) → Transiente Hyperthyreose in der Frühschwangerschaft (8.–20. SSW) durch hohe hCG-Spiegel (2–3 % aller Graviden); meist nicht behandlungsbedürftig.

Patientenmanagement

Eine manifeste Hyperthyreose ist therapiepflichtig.

Cave: Vor Einnahme von jodhaltigen Medikamenten oder Kontrastmittel immer die Schilddrüsenfunktionsparameter bestimmen, um eine latente Hyperthyreose auszuschließen.

Bei der Therapie mit Thyreostatika ist es das Ziel, eine euthyreote Stoffwechsellage zu erreichen. Mittel der Wahl bei nicht jodinduzierter Hyperthyreose sind Thiamazol oder Carbamazol (Hemmung der Thyreoperoxidase) zum Einsatz. Als Zweitlinienpräparat bzw. bei Gestationshyperthyreose kommt Propylthiouracil zur Anwendung. Initial werden bis zum Erreichen einer Euthyreose höhere Dosierungen verwendet, anschließend wird auf eine niedrigere Erhaltungsdosis reduziert. Nach Therapiebeginn erfolgt die erste Kontrolle der Schilddrüsenhormone nach 2 Wochen, danach ca. alle 4–6 Wochen.

Symptomatische Therapie: Zur Linderung der Beschwerden und als supportive Behandlung kommen u. a. unselektive Betablocker (z. B. Propanolol – Hemmung T4-T3-Konversion), ggf. Diazepam zum Einsatz.

Kausale Therapie: Sofern möglich sollte die zu Grunde liegende Ursache behandelt werden z. B. Absetzen auslösender Medikamente. Zur Verfügung stehen ebenso operative (Schilddrüsenchirurgie) und interventionelle (Radiojodtherapie) Therapieverfahren.

Therapie des M. Basedow: Begonnen wird mit einer thyreostatischen Therapie über 12–18 Monate unter der in 50 % der Fälle eine Remission erreicht werden kann. Die Initialdosis richtet sich nach dem klinischen Bild und wird bei Erreichen einer euthyreoten Stoffwechsellage reduziert (sonst Verschlimmerung der endokrinen Orbitopathie). Danach wird ein Auslassversuch durchgeführt (Cave: Gefahr einer Hyperthyreose).

Sechs Monate nach Therapiebeginn werden die TRAK-Spiegel kontrolliert. Zeigen sich hier Werte von > 10 IU/L ist eine Remission unwahrscheinlich und eine definitive Therapie mittels Operation (totale oder subtotale Thyreoidektomie) oder Radiojodtherapie ist indiziert. Ebenso sollte bei Rezidiven oder weiterhin persistierender Erkrankung an eine OP oder interventionelle Therapie gedacht werden.

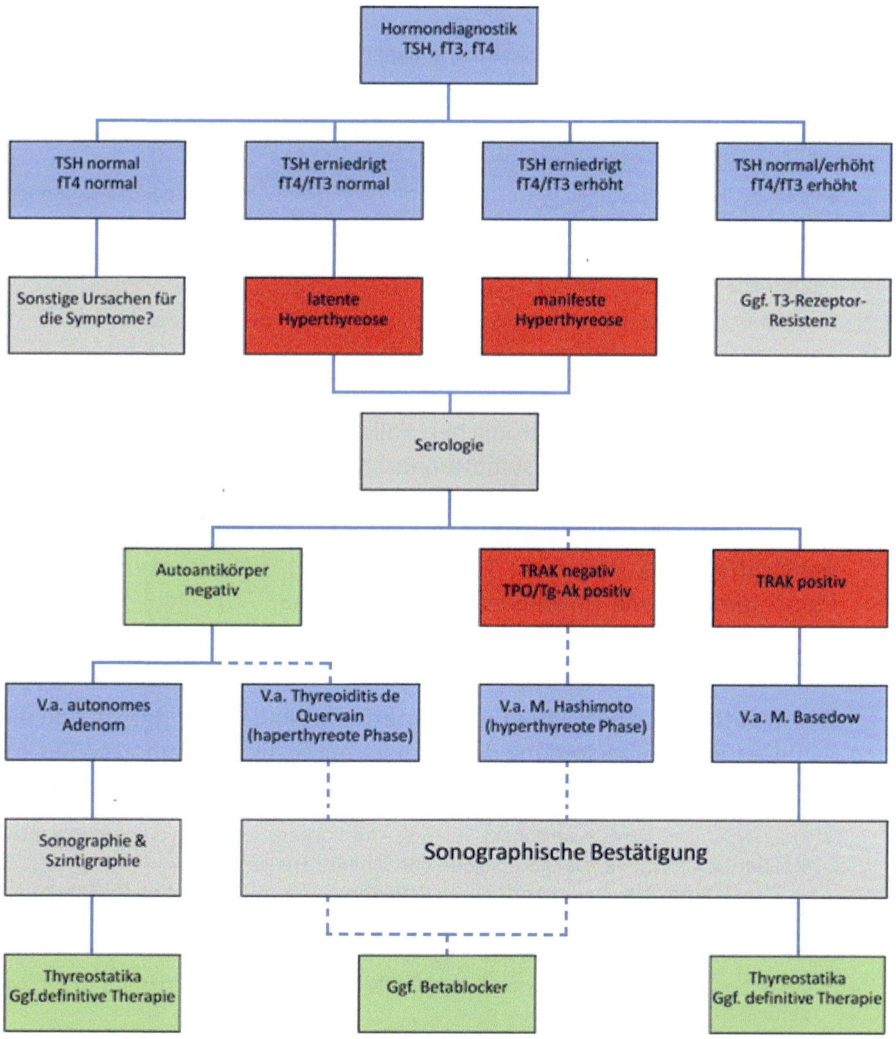

Abb. 4. Flowchart als Orientierung zum diagnostischen und therapeutischen Vorgehen bei V. a. auf Hyperthyreose.

Einzelne Zentren empfehlen eine Verlängerung der thyreostatischen Therapie auf 18 Monate und einen zweiten konservativen Therapieversuch vor einer operativen Intervention, sofern keine mechanische Behinderung durch die Struma oder gleichzeitig kalte Knoten vorliegen.

Therapie der Schiddrüsenautonomie: Nach erfolgter thyreostatischer Therapie und erreichen einer Euthyreose ist auf Grund der hohen Rezidivrate eine definitive Therapie indiziert. Nach interventioneller Radiojodtherapie ist ein Wirkungseintritt nach zwei bis drei Monaten zu erwarten. Postinterventionell sollten zweiwöchentliche Kontrollen der Schilddrüsenhormone durgeführt werden. Kommt es hier zu einer Hypothyreose wird mit eine L-Thyroxin-Substitution begonnen.

Bei Malignomverdacht (kalter Knoten) sowie der heute sehr selten gewordenen mechanischen Behinderung/Kompressionssymptomen durch die Struma ist eine operative Therapie indiziert.

Thyreotoxische Krise: Eine Komplikation der Hyperthyreose ist die thyreotoxische Krise. Darunter versteht man eine akut lebensbedrohliche Exazerbation (Letalität > 20 %) der Schilddrüsenüberfunktion. Gefährdet sind Patienten mit nicht oder nur unzureichend behandelter Hyperthyreose. Sie kann spontan auftreten oder durch folgende Faktoren ausgelöst werden:

- Schwere Erkrankungen (Infektionen, kardiale Notfälle)
- Jodexposition (z. B. i.v. Kontrastmittel, Amiodaron – bei geplanter Exposition Prophylaxe mit Percholat & Thiamazol)
- Absetzten der thyreostatischen Therapie
- Operative Eingriffe an der Schilddrüse in hyperthyreotem Zustand

Klinisch wird sie in 3 Stadien eingeteilt:

- Stadium I – Tachykardie (oft absolute Arrhythmie), Fieber (bis 41°C), Erbrechen & Durchfall (Exsikkose!) Adynamie, Muskelschwäche, Tremor und Agitation
- Stadium II – hinzukommen Bewusstseinsstörungen (Somnolenz, Stupor), Desorientierung und psychotische Zustände (Delir)
- Stadium III – Symptomatik erweitert durch Koma und Kreislaufversagen und Nebennierenrindeninsuffizienz

Diagnostisch zur Abschätzung der Wahrscheinlichkeit und des Schweregrades einer thyreotoxischen Krise wird der Burch-Wartofsky-Score angewendet.

Neben der kasualen Therapie, bestehend aus hochdosierten Thyreostatika (Percholat + Thiamazol) bzw. bei bedrohlichen Fällen bis hin zur Plasmapherese und Not-Thyreoidektomie, kommt der symptomatischen Therapie eine besonders wichtige Rolle zu. Sie umfasst eine intensivmedizinische Überwachung, Flüssigkeits- und Elektrolytsubstitution, Betablocker (z. B. Propanolol), Glucocorticoide (rel. Nebennierenrindeninsuffizient & Hemmung T4-T3-Konversion), fiebersenkende Maßnahmen (z. B. Paracetamol) sowie Thromboembolieprophylaxe.

Hypothyreose

Definitionen

Die Hypothyreose bezeichnet eine Unterfunktion der Schilddrüse und eine daraus resultierende Unterversorgung des Körpers mit Schilddrüsenhormonen T3 und T4. Unterschieden wird zwischen primärer, sekundärer und tertiärer Hypothyreose:

- **Primäre Hypothyreose:** periphere Störung - hervorgerufen durch eine inadäquate Sekretion von Schilddrüsenhormonen bei Pathologien der Schilddrüse selbst.
  manifest: Erniedrigung der peripheren Schilddrüsenhormone und dadurch hervorgerufene TSH-Erhöhung (Abb. 2)
  latent: isolierte TSH-Erhöhung (Abb. 2)
- **Sekundäre Hypothyreose:** hypophysäre Störung - verursacht durch eine Hypophysenvorderlappeninsuffizienz – TSH-Mangel
- **Tertiäre Hypothyreose:** hypothalamische Störung - bedingt durch eine hypothalamische Insuffizienz – TRH-Mangel

Epidemiologie

Epidemiologische Daten bei häufigen Formen:

- Manifeste Hypothyreose: w:m = (4:1), die Prävalenz liegt bei ca. 1 % der Gesamtbevölkerung.
- Latente Hypothyreose: w > m, die Prävalenz in der Gesamtbevölkerung liegt bei ca. 3–10 %

Pathogenese

Tab. 4. Symptome bei Hypothyreose

Vegetativ	• Kälteintoleranz • Bradykardie • Hypotonie • Ggf. Herzinsuffizienz • Kühle, trockene Haut • Hypohidrose
Neuropsychiatrisch	• Antriebsarmut • Apathie • Depression • Schnelle Erschöpfung • Verlangsamung • Gesteigerte Ermüdbarkeit • Hyporeflexie & verlangsamte Reflexerholung (gut überprüfbar an Achillessehne) • Verringerte neuromuskuläre Erregbarkeit
Myxödem	• Raue, heisere Stimme • Perikarderguss • Hyperprolaktinämie • Bradykardie
Andere	• Metabolisch: Gewichtszunahme, Obstipation, Appetitlosigkeit • Gynäkologisch: Sekundäre Amenorrhoe, Zyklusanomalien • Haare: Brüchiges trockenes Haar, Haarausfall, Hertoghe-Zeichen (Ausdünnung der lateralen Augenbrauen)

Mit zunehmendem Alter steigt die Inzidenz von Hypothyreosen, insbesondere ab dem 50. Lebensjahr.

Bei primären Hypothyreosen kommt es auf Grund der herabgesetzten Ausschüttung von T3/T4 in der hypothalamischen Rückkopplungsschleife zu einer vermehrten Ausschüttung von TSH. Bei sekundären und tertiären Hypothyreosen bedingt ein TSH-Mangel die verminderte Ausschüttung von Schilddrüsenhormonen.

Es kommt zu einer Herabsetzung des Grundumsatzes (bis um die Hälfte) und der Wärmeproduktion, weiters zu einer Verringerung des Sauerstoffverbrauchs, der Ventilation und der Erythropoese. Patienten frieren leicht (Kälteintoleranz) und können eine Anämie entwickeln (beeinträchtigte Eisen-, Folsäure- und Vit. B12-Aufnahme). Ebenso werden die Lipolyse, Glykogenolyse und Gluconeogenese eingeschränkt und der Abbau von Glykosaminoglykanen reduziert. Die kardiale Stimulation ist herabgesetzt. Dies kann bei starkem T3/T4-Mangel bis zum Herzversagen führen.

Klinik

Die Hyperthyreose kann zahlreiche Symptome hervorrufen. Typische sind Müdigkeit, Appetitlosigkeit und Gewichtszunahme.

Cave: Bei Patienten, die sich mit depressiver Symptomatik präsentieren, muss zu Beginn der Abklärung immer auch die Schilddrüsenfunktion überprüft werden, da eine Hypothyreose, gerade bei älteren Betroffenen, einer Depression oder Demenz ähneln kann.

Labor

- TSH-Spiegel
- Serumkonzentrationen von T4/fT4 und evtl. T3/fT3
- Schilddrüsenantikörper (TPO-Ak & Tg-Ak)

Bei TSH-Laboranalytik gilt es zu beachten, dass der TSH-Spiegel interindividuellen (bis zu 40 %) und laborspezifischen Schwankungen unterliegt. Um die Vergleichbarkeit und die Aussagekraft der Werte zu optimieren, gilt es zu beachten, dass eine einmalige Erhöhung des TSH-Wertes über 4,0 mU/L bei fehlender Symptomatik und unauffälliger Anamnese die Untersuchung wiederholt werden soll. Im Hinblick auf Kontrollen sollten die Blutabnahme immer unter möglichst vergleichbaren Bedingungen stattfinden.

Tab. 5. Laborparameter bei Hypothyreose

Diagnose	TSH	T3	fT3	T4	fT4
Primäre Hypothyreose	↑	↓	↓	↓	↓
Sekundäre (tertiäre) Hypothyreose	↑	↓	↓	↓	↓
Latente Hypothyreose	↑	n	n	n	n

Imaging

Die **Schilddrüsen-Sonografie** ist indiziert bei auffälligem Tastbefund und Hinweis auf eine Thyreoiditis.

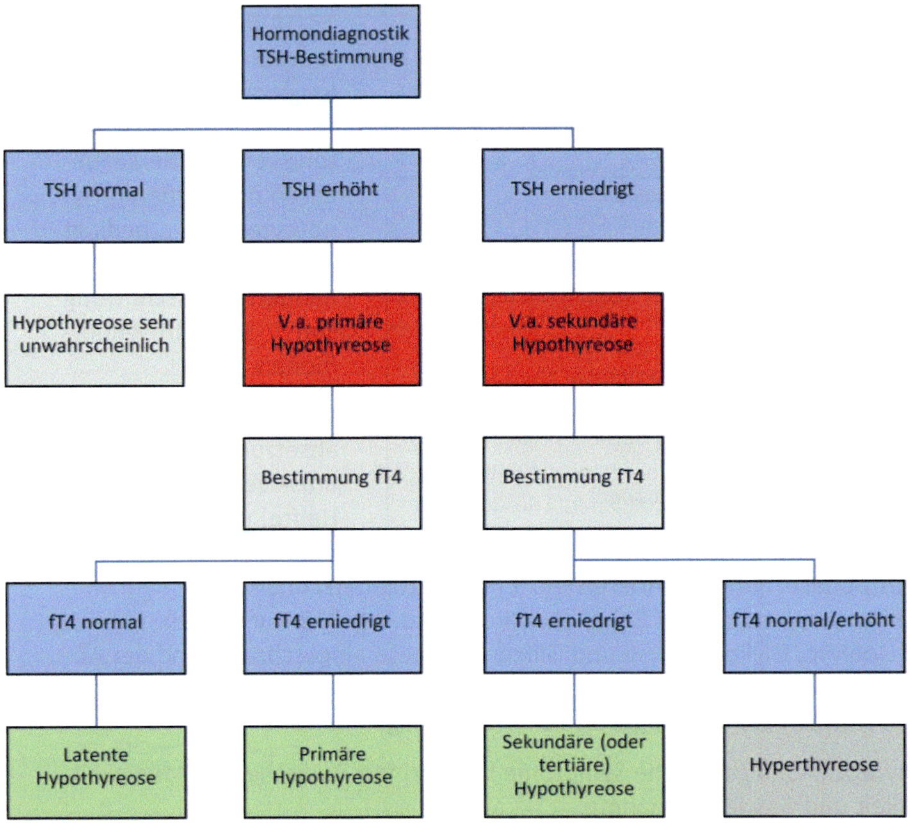

Abb. 5. Flowchart als Orientierung zum diagnostischen Vorgehen bei V. a. auf Hypothyreose.

Akutdiagnostik und metabolisches Monitoring: bei ausgeprägter Hypothyreose können akut behandlungspflichtige Begleitsymptome auftreten. Hypoglykämien (insb. bei insulinpflichtigen Diabetikern – verminderter Insulinbedarf; engmaschige Kontrollen und Therapieadaptation), Elektrolytstörungen (vor allem Hyponatriämie) sowie Hyperlipidämie und -cholesterinämie gilt es zu beachten.

Merke: TSH ist der entscheidende Screening-Parameter. Ist sein Spiegel normal schließt das eine Hypo- oder auch eine Hyperthyreose mit hoher Wahrscheinlichkeit aus.

Abgesehen davon gibt es andere, differentialdiagnostisch relevante Ursachen für eine einer Hyperthyreose ähnelnden klinischen Symptomatik. Dazu zählen:

Differenzialdiagnose

- Depression
- Low-T3-Syndrom (Euthyroid-Sick-Syndrom, Non-Thyroidal-Illness-Syndrom)

Es handelt sich um eine Störung der Schilddrüsenhormonkonzentration, mit i. d. R. vermindertem fT3 (im Gegensatz zur Hypothyreose ist beim Low T3-Syndrom die Konzentration von Reverse-T3 – r-T3 – erhöht) und normalem/selten erniedrigtem TSH. Bei langen Krankheitsverläufen kommt manchmal noch eine erniedrigte fT4-Serumkonzentration hinzu -> man spricht vom Low-T3/Low-T4-Syndrom und gilt als prognostisch ungünstiges Zeichen. Ca. 60% aller intensivpflichtigen Patienten sind im Krankheitsverlauf betroffen, insb. bei Sepsis, Polytrauma, Verbrennungen, akuter Pankreatitis, Myokardinfarkt, Hungerzustand und Langzeitbeatmung. Die Patienten werden als euthyreot angesehen, deswegen wird eine Substitutionstherapie überwiegend abgelehnt.

Tab. 6. Ursachen einer Hypothyreose

Primäre Hypothyreose	• Angeborene Formen: - Enzymdefekte – z. B. dyshormogene Struma (sehr selten) - Kretinismus – verzögerte Knochenbildung, dysproportionierter Zwergwuchs, irreversible Gehirnreifungsstörung, Retardierung - Schilddrüsenhormonresistenz (siehe Hyperthyreose) • Erworbene Formen: - Autoimmunthyreoiditis i. d. R. **Hashimoto-Thyreoiditis** (häufigste Ursache einer Hypothyreose) - Iatrogen: Thyreoidektomie, Radiojodtherapie, Medikamente (Lithium, Thyreostatika, Amiodaron, atypische Neuroleptika, Carbamazepin etc) - Extremer Jod- oder Selenmangel - Übermäßige Jodversorgung – polyzystische Schilddrüsenerkrankung (PCTD) Laut japanischen Studien verursacht sie ca. 8 % aller Hypothyreosen
Sekundäre Hypothyreose	• Hypophysenvorderlappeninsuffizienz → TSH-Mangel (Hypophysenadenom, Sheehan-Syndrom)
Tertiäre Hypothyreose	• Hypothalamische Insuffizient → TRH-Mangel (Pickardt-Syndrom)

Eine manifeste Hypothyreose ist jedenfalls unabhängig von ihrer Genese therapiepflichtig. Das Therapieziel ist eine euthyreote Stoffwechsellage.

Sie erfolgt i. d. R. mittels lebenslanger L-Thyroxin-Substitution (T4) und erreicht nach frühestens zwei Monaten eine Normalisierung der TSH-Werte (entsprechend sollte die erste Kontrolle nicht vorher erfolgen – gilt auch für Anpassungen des Therapieschemas). Die korrekte Dosierung wird durch regelmäßige Laborkontrollen und das klinische Befinden überwacht. Sobald eine Erhaltungsdosis etabliert werden konnte, können die Kontrollen zunächst halbjährlich und im weiteren Verlauf jährlich stattfinden.

Bei latenter Hypothyreose wird anhand folgender Kriterien eine Therapieindikation gestellt:

- TSH </= 10 mU/L:
  Keine generelle Therapieempfehlung (Nutzen nicht belegt)
  Therapie bei Kinderwunsch und Schwangerschaft
  Therapie bei TSH > 6 mU/L und TPO-Ak-Nachweis
  Vorgehen: Versuchsweise Substitution, bei deutlicher Besserung der Symptomatik Fortführung der Therapie
- TSH > 10 mU/L:
  Patienten </= 70 Jahre – Therapieindikation (Unbehandelt erhöhtes Risiko für Arteriosklerose oder Herzinsuffizienz)
  Patienten > 70 Jahre – Therapie nur bei ausgeprägter Klinik oder hohen vaskulärem Risiko (v. a. Bei Multimorbidität und Polypharmazie Nutzen hinterfragen!)
- Therapieverzicht: Innerhalb der ersten 2 Jahre nach Erstdiagnose halbjährlich die Schilddrüsenhormone kontrollieren, bei stabilen Werten ist eine Reduktion auf jährliche Kontrollen möglich.

Myxödemkoma: Hierbei handelt es sich um eine extrem seltene Dekompensation des Schilddrüsenhormonmangels mit hohen Letalität, welche durch Infekte, Operationen sowie Traumata ausgelöst werden kann.

Tab. 7. L-Thyroxin-Dosisanpassung anhand des TSH-Spiegels in der Therapie der manifesten Hypothyreose

TSH	Stoffwechsellage	T4-Dosierung
↑	hypothyreot	↑
n	euthyreot	beibehalten
↓	hyperthyreot	↓

Klinisch präsentiert sich das Myxödem mit einer teigig, geschwollenen Haut insb. an den Augenlidern, Händen, Füßen, Lippen und der Zunge (DD: prätbiales Myxödem beidseits bei M. Basedow – siehe Hyperthyreose). Bei ödematös verdickten Stimmbändern kommt es zu rauer, langsamer und mühsamer Sprache bzw. Heiserkeit, bei kardialer Beteiligung zu einem Myxödemherz mit Kardiomegalie und Bradykardie und ggf. Herzinsuffizienz.

- Leitsymptome eines Myxödemkomas:
- Hypothermie (oft ist die Körpertemperatur rektal kaum noch messbar) und gleichzeitiges Myxödem
- Hypoventilation mit Hypoxie/Hyperkapnie bis hin zur CO_2-Narkose
- Hypotonie und Bradykardie
- Hyporeflexie
- Schocksymptomatik

Das Myxödemkoma stellt einen absoluten Notfall dar, und bedarf intensivmedizinischer supportiver Behandlung inklusive balancierter Flüssigkeits- und Elektrolytzufuhr (oft kommt es zu einer Hyponatriämie) und ggf. Ernährungstherapie.

- Atemhilfe & Sicherung der Vitalfunktionen
- L-Tyhroxin i. v. (initial 500 µg/d, anschließend 100µg/d)
- Glucocorticoide (nur am ersten Tag empfohlen – 50–100 mg 3x/d)
- Langsame Erwärmung

Literatur, Links

1. Reiß M. Facharztwissen HNO-Heilkunde Differenzierte Diagnostik und Therapie. 1. Auflage. Springer-Verlag Berlin Heidelberg. 2009. ISBN: 978-3-540-89440-7.
2. Kiefer F, Bischof M, Kraupp M, Luger A. Endokrinologie und Stoffwechsel: MCW – Block 10. 8. Auflage. Facultas Verlags- und Buchhandels AG. 2016; ISBN: 978-3-7089-1398-8.
3. Jameson J L, Fauci A S, Kasper D L, Hauser S L, Longo D L, Loscalzo J. Harrison's Principles of Internal Medicine Volume I & II. 20. Auflage. McGraw-Hill Education. 2018. ISBN: 978-1-259-64403-0.
4. Silbernagl S, Lang F. Taschenatlas Pathophysiologie. 5. Auflage. Georg Thieme Verlag Stuttgart. 2018 ISBN: 978-3-13-241889-9.
5. De Leo S, Lee S Y, Braverman L E. Hyperthyroidism. The Lancet, 388(10047), 906–918. 2016. https://doi.org/10.1016/S0140-6736(16)00278-6.
6. Schenke S A, Seifert P, Zimny M, Kreissl M C. Update on Diagnosis and Treatment of Hyperthyroidism: Ultrasonography and Functional Imaging. The Quarterly Journal of Nuclear Medicine and Molecular Imaging, 65(2), 102–114. 2021. https://doi.org/10.23736/S1824-4785.21.03333-1.
7. Kubota a, Maruta T, Fujiwara M, Hagiwara H, Tsujimoto N, Kudo T, Nishihara E, Ito M, Amino N, Miyauchi A. The prevalence of polycystic thyroid disease in hypothyroid patients with negative thyroid autoantibodies. Thyroid, 20(11), 1205–1208. 2010. https://doi.org/10.1089/THY.2010.0129, accessed 25.07.2021.

Cholestase, Ikterus und Leberwerte

Gerald Widmann

Lernziele und Zusammenfassung

Bei PatientInnen mit cholestatischen Lebererkrankungen und Ikterus

- Erkennen der klinischen Symptome einer Cholestase
- Differenzieren der möglichen Grunderkrankungen, die Ikterus verursachen
- Einleiten weiterer diagnostischer und therapeutischer Schritte
- Interpretieren klinisch relevanter Laborparameter

Cholestase

Definition

Als Cholestase wird eine Störung des Gallenabflusses in das Duodenum oder eine verminderte Bildung der Galle in der Leber bezeichnet. Je nach Lokalisation des Defekts lässt sich daher zwischen intrahepatischer und extrahepatischer Cholestase unterscheiden.

Etymologie: Cholestase von altgriechisch „cholé“ = „Galle“ und „stase“ = „Stauung“

Epidemiologie

Gallensteine haben eine Lebenszeitprävalenz in westlichen Industriestaaten von 10–15 % und stellen daher die häufigste Ursache der Cholestase da. In Entwicklungsländern beträgt die Lebenszeitprävalenz für Gallensteine lediglich 3 %, was unter anderem auf die weniger fetthaltige Ernährung zurückzuführen ist.

Das sog. Students-Akronym der „sechs Fs“ als Risikofaktoren ist seit Jahrzehnten in Gebrauch, seine Validierung ist allerdings wegen sich ändernder epidemiologischer Daten in Diskussion. Diese umfassen Fat (Adipositas), Female (weibliches Geschlecht), Forty (Alter > 40), Fair (heller Hauttyp), Fertile (Schwangerschaft) und Family (familiäre Disposition).

Tab. 1. Bestandteile der Gallenflüssigkeit

Wasser	80 %
Gallensäuren (Cholsäure Chenodesoxycholsäure)	10–15 %
Phospholipide (z.B.: Lecithin)	5 %
Cholesterin	≈ 1 %
Abbauprodukte des Leberstoffwechels (z. B. Bilirubin)	≈ 1 %

Physiologie

Die Funktion der Galle besteht in der Fettverdauung, der Alkalisierung des sauren Verdauungsbreis und der Ausscheidung von Stoffwechselendprodukten. Täglich werden etwa 700 ml Galle von Hepatozyten in der Leber produziert. Das Gallengangsystem kann in einen intrahepatischen und einen extrahepatischen Teil gegliedert werden.

Die Galle fließt von den apikalen Polen der Hepatozyten in die Canaliculi biliferi, von dort in die Hering-Kanälchen und weiter in die interlobulären Gallengänge. Der rechte und linke Ductus Hepaticus bilden das Ende des intrahepatischen Gangsystems. Die Galle fließt extrahepatisch über den Ductus hepaticus communis und den Ductus cysticus in die Gallenblase, wo sie bis zur Freisetzung gespeichert wird. Den Sekretionsreiz bilden der Parasympathikus und das Peptidhormon Cholezystokinin, das im Duodenum und Jejunum bei Nahrungsaufnahme sezerniert wird. So gelangt die Galle über den Ductus choledochus und die Vater´sche Papille in das Duodenum.

Pathophysiologie

Ätiologisch lässt sich die Cholestase in eine intrahepatische und eine extrahepatische Form einteilen. Bei der intrahepatischen Form der Cholestase, kommt es aufgrund einer Umstrukturierung des Lebergewebes, vor allem durch Fibrosierung im Rahmen chronischer Entzündungsprozesse (Tab. 2) zu einem Abflusshindernis für die Gallenflüssigkeit. Zusätzlich wird aufgrund des Leberzellschadens weniger oder keine Galle gebildet. Entsprechend kann man die Cholestase auch in eine nicht-obstruktive (immer intrahepatisch) und eine obstruktive Form (intrahepatisch oder posthepatisch) einteilen. Die extrahepatische Form wird auch als Verschlussikterus bezeichnet, die Gallengänge sind durch ein Abflusshindernis verlegt. Die häufigste Ursache eines Verschlussikterus ist ein Gallenstein, die Cholelithiasis. Je nach Lokalisation des Steins kann man die Choledocholithiasis von der Cholezystolithiasis (in der Gallenblase) unterscheiden. Aber auch Tumore, die von außen auf die Gallengänge drücken, können zur Cholestase führen. Klinisch besonders relevant ist hier das Pankreaskopfkarzinom, da die meisten Betroffenen erst aufgrund des durch die Cholestase bedingten Fettstuhls (= Steatorrhoe) oder einen plötzlichen Ikterus vorstellig werden.

Klinik

Anamnestisch ist der Alkoholkonsum, eine Reise- und Infektionsanamnese zu erheben. Bei der Inspektion ist besonders auf die Haut achten. Der **Ikterus,** also die gelbliche Hautverfärbung durch das Bilirubin ist das Leitsymptom der Cholestase. Oft manifestiert sie sich zuerst an den Skleren. Zusätzlich leiden Patienten oft an acholischer **Steatorrhoe,** also weißlich fettigem Stuhl. Zu Allgemeinsymptomen zählen Müdigkeit, Übelkeit, Appetitlosigkeit und ausgeprägter Juckreiz (Pruritus). Da eine Ursache der Cholestase die Leberzirrhose ist, sollte man beim Status auch immer auf entsprechende klinische Zeichen wie Spider naevi, Aszites, Uhrglasnägel, Gynäkomastie, Lacklippen und Lackzunge, Caput medusae, Hautatrophien und Bauchglatze achten.

Labor

Im Blutbild findet man erhöhte **Cholestaseparameter** (Erhöhung der Gamma-Glutamyltransferase (γ-GT), der alkalischen Phosphatase (AP) und des Gesamtbilirubins). Cave: die Cholestase ist ein unspezifisches Geschehen, dem mannigfaltige Ursachen zugrunde liegen können!

Bildgebung

Mit der abdominellen Sonografie lassen sich Hinweise auf die jeweilige Ursache finden. Im klinischen Verlauf sind mitunter weitere bildgebende Verfahren wie eine CT, MRT, MRCP oder ERCP (meist nur mehr therapeutisch) indiziert. Findet sich in der **Abdomensonografie** kein Anhalt auf eine biliäre Obstruktion, ist eine erweiterte Labordiagnostik mit Bestimmung der antimitochondrialen Antikörper AMA (für Primär sklerosierende Cholangitis und Primär biliäre Cholangitis) und Screening auf andere Lebererkrankungen (etwa virale Hepatitiden) indiziert. Bei weiterhin unklarer Genese ist die ultima Ratio die Leberbiopsie.

Normal sind die intrahepatischen Gallengänge im Schall nur als dünne Strukturen darstellbar, doch bei der intra- und extrahepatischen Cholestase sind sie erweitert und verlaufen parallel zu den Pfortaderästen. Dieses sonografische Zeichen wird als Doppelflintenphänomen bezeichnet. Bei einer extrahepatischen Stauung, etwa durch ein Pankreaskopfkarzinom, findet sich das Double Duct Sign. Dieses Zeichen beschreibt

Tab. 2. Differentialdiagnosen der Cholestase

Intrahepatische Ursachen	**Extrahepatische Ursachen**
• Hepatitis (viral, nutritiv-toxisch, autoimmun) • Leberzirrhose • Intrahepatische Raumforderung (HCC, CCC, Metastasen) • Stauungsleber • Primär Sklerosierende Cholangitis (PSC) • Primär Biliäre Cholangitis (PBC) • Idiopathische funktionelle Cholestasen (Schwangerschaftscholestase, Summerskill-Tygstrup-Syndrom, idiopathischer postoperativer Ikterus) • Cholestase durch Mangel an Transportern in der kanalikulären Membran (Cystische Fibrose, Dubin-Johnson-Syndrom, Byler-Syndrom/PFIC) • Cholestase durch Enzymdefekte (M. Meulengracht, Zellweger Syndrom) • Cholestase durch angeborene Fehlbildung (Alagille-Syndrom) • Sekundäre intrahepatische Cholestase bei Rückstau durch chronisch obstruktive Cholestase • Medikamenteninduzierte toxische Cholestase	• Choledocholithiasis • Mirizzi-Syndrom • Gallengangsstenosen • Tumore • Postoperative Gallengangsstrikturen • Angeborene Fehlbildung der Gallengänge

die gleichzeitige Stenosierung des Ductus choledochus und des Ductus pancreaticus.

Symptomatisch lässt sich der **Juckreiz** mit Antihistaminika oder Colestyramin behandeln. Grundsätzlich muss die **Ursache** der Cholestase **behandelt werden,** je nach Diagnose können so etwa Steinextraktionen mittels ERCP mit Papillotomie und Stenteinlage im Gallengang nötig sein. Bei kleinen Gallensteinen, PBC und PSC findet außerdem die tertiäre Gallensäure Ursodesoxycholsäure therapeutische Anwendung. Da Gallensteine als Ursache für Cholestase in Industriestaaten besonders häufig sind, ist es wichtig die **Risikofaktoren** zu kennen und PatientInnen im Gespräch darüber aufzuklären.

Patientenmanagement

Ikterus

Ikterus, umgangssprachlich Gelbsucht genannt, bezeichnet eine **Gelbfärbung von Haut und Skleren** durch die Ablagerung von **Bilirubin** im Gewebe. Ab einem Gesamtbilirubin von > 2 mg/dl im Serum ist der Sklerenikterus erkennbar, bei > 3 mg/dl der Hautikterus. Ein lebensgefährlicher Kernikterus kann bei Gesamtbilirubinspiegeln von über 20 mg/dl bei Neugeborenen auftreten.

Definition

Etymologie: Ikterus von altgriechisch íkteros = Gelbsucht

Bilirubin ist ein **Abbauprodukt** das beim Zerfall von Erythrozyten in Leber und Milz entsteht. Beim Abbau von Häm durch die Hämoxygenase entsteht Biliverdin, welches wiederum durch die Biliverdinreduktase in Bilirubin umgewandelt wird. Im Serum liegt es zu 90% an Albumin gebunden vor. Das primäre oder indirekte/unkonjugierte Bilirubin wird von den Leberzellen aufgenommen und zu direktem/konjugiertem Bilirubin umgewandelt. **Lipophiles indirektes Bilirubin** wird durch diesen Prozess in **wasserlösliches direktes Bilirubin** umgewandelt. Die **Summe aus direktem** und **indirektem Bilirubin** wird als **Gesamtbilirubin** bezeichnet.

Physiologie

Ätiologisch lässt sich ein prähepatischer von einem intrahepatischen und posthepatischen Ikterus unterscheiden.

Pathophysiologie

Prähepatischer Ikterus: die Störung des Bilirubinstoffwechsels liegt vor der Leber. Es handelt sich also um einen erhöhten Zerfall von Erythrozyten (Hämolyse) oder um eine ineffektive Bildung der Erythrozyten (Anämien).

Intrahepatischer Ikterus: die Störung des Bilirubinstoffwechsels liegt innerhalb der Leber. Hier kann aufgrund einer Leberschädigung weniger indirektes Bilirubin in direktes Bilirubin umgewandelt werden. Zusätzlich werden die hereditären familiären Hyperbilirubinämiesyndrome zu den intrahepatischen Formen des Ikterus gezählt.

Posthepatischer Ikterus ist durch eine Abflussstörung der Galle definiert, es handelt sich also immer um eine obstruktive Cholestase.

CAVE: Ein Ikterus muss nicht immer mit einer Cholestase einhergehen, da es auch prähepatische Ursachen des Ikterus gibt. Gleichzeitig schließt ein Fehlen des Ikterus nicht unbedingt eine Cholestase aus, da es im Frühstadium einer Cholestase noch keinen Ikterus geben muss.

Tab. 3. Unterschiede der Klinik und des Labors bei verschiedenen Ursachen des Ikterus

Parameter	prähepatisch	intrahepatisch	posthepatisch
Indirektes Bilirubin	erhöht	normal bis erhöht	normal
Direktes Bilirubin	normal	erhöht	erhöht
Stuhlfarbe	dunkel	hell (acholisch)	hell (acholisch)
Harnfarbe	normal	dunkel	dunkel
Transaminasen (GPT u. GOT)	normal	erhöht	normal
Cholestaseparameter	normal	erhöht	erhöht
Retikulozyten	erhöht	normal	normal

Differential-diagnose

Beim Ikterus handelt es sich um ein **klinisches Symptom,** das mit einer **Gelbfärbung der Haut** und einer Erhöhung des Bilirubins einhergeht. Je nach Ätiologie des Ikterus kann das direkte oder das indirekte Bilirubin erhöht sein.

Tab. 4. Ursachen des Ikterus und möglichen Differentialdiagnosen

Lokalisation	Ursache	Differentialdiagnosen
Prähepatisch	• Hämolyse	• Glukose-6-Phosphatdehydrogenasemangel • Morbus haemolyticus neonatorum
	• Ineffektive Erythropoese	• Thalassämie • Perniziöse Anämie
Intrahepatisch	• Nicht obstruktive Cholestase	• Hepatitis (viral, nutritiv-toxisch, autoimmun) • Leberzirrhose • Stauungsleber • PBC • Zystische Fibrose
	• Obstruktive Cholestase	• Hepatozelluläres Karzinom (HCC) • Cholangiozelluläres Karzinom (CCC) • PSC • Intrahepatische Gallensteine
	• Familiäre Hyperbilirubinämie	<u>Erhöhtes direktes Bilirubin:</u> • M. Meulengracht • Crigler-Najjar-Syndrom <u>Erhöhtes indirektes Bilirubin:</u> • Dubin-Johnson-Syndrom • Rotor-Syndrom • Idiopathische rezidiverende Cholestase (Summerskill-Tygstrup)
Posthepatisch	• Obstruktive Cholestase	• Choledocholithiasis • PSC • Fehlbildung der Gallenwege • Tumore (z.B.: Pankreaskopfkarzinom) • Gallengangstrikturen

Die Behandlung des Ikterus ist primär kausal. Im Rahmen des Neugeborenenikterus erfolgt eine Phototherapie mit UV-Licht der Wellenlänge 430-490nm, um einen lebensgefährlichen Kernikterus zu vermeiden. Sollte trotz der Phototherapie der Bilirubinspiegel bei **Neugeborenen** erhöht sein, ist eine Blutaustauschtransfusion indiziert.

Leberparameter

Im Labor finden sich unterschiedliche Werte, die eine **direkte Zellschädigung,** eine **Cholestase,** die generelle **Syntheseleistung** oder die **Entgiftungsfunktion** abbilden.

Tab. 5. Leberwerte

Art	Parameter	Referenzbereich (> 18 Jahre)	Zusätzliche Kommentare
Leberzell-schädigung	• Glutamat-Pyruvat-Transaminase (GPT)	• Männer: 10–50 U/l • Frauen: 10–35 U/l	Leberspezifisch =ALT/ALAT
	• Glutamat-Oxalazetat-Transaminase (GOT)	• Männer: < 50 U/l • Frauen: < 35 U/l	Nicht leberspezifisch = AST/ASAT DD: Herzinfarkt/Rhabdomyolyse
	• De-Ritis Quotient (GOT/GPT)	• 0,6–0,8 U/l	>1: starke Leberzellschädigung
Cholestase-parameter	• Gamma-Glutamyl-Transferase (γ-GT)	• Männer: < 60 U/l • Frauen: < 40 U/l	Empfindlichster Indikator für Leberfunktionsstörung und Cholestase
	• Alkalische Phosphatase	• Männer: 40–130 U/l • Frauen: 35–105 U/l	In Schwangerschaft und Jugendalter physiologisch erhöht Summe der Isoenzyme Leber-AP, Knochen-AP und Intestinale AP
	• Gesamtbilirubin	< 1,1 mg/dl	Summe aus direktem + indirektem Bilirubin
	• Direktes Bilirubin	< 0,25 mg/dl	Konjugiertes/wasserlösliches Bilirubin
	• Indirektes Bilirubin	0,2–0,8 mg/dl	Lipophil, im Serum an Albumin gebunden
Synthese-leistung der Leber	• Cholinesterase (CHE)	• Männer: 5,32–12,92 kU/l • Frauen: 3,65–12,92 kU/l	Vermindert bei Leberzelluntergang
	• Vitamin K-abhängige Gerinnungsfaktoren	• Faktor II, VII, IX, X • Protein-C und Protein-S	Zusätzlich ist bei einer schweren Leberfunktionsstörung das Albumin im Serum vermindert
Entgiftungs-funktion der Leber	• Ammoniak	• Männer: 16–60 µmol/L • Frauen: 11–51 µmol/L	Erhöht bei schweren Leberschäden, verursacht hepatische Enzephalopathie

Literatur, Links

1. European Association for the Study of the Liver. EASL Clinical Practice Guidelines: management of cholestatic liver diseases. J Hepatol. 2009 Aug;51(2):237–67

Harnbefund

Selma Rizvanovic, Judith Böhler, Omar Krdzalic

Der Abschnitt über Hämaturie wurde von Judith Böhler erstellt, die Abb. 1 von Omar Krdzalic.

Lernziele und Zusammenfassung

- Bei vorliegenden Urinbefunden eine klinische Arbeitshypothese auf der Basis der Differenzierung möglicher zugrundeliegender Krankheitsbilder erstellen, einen Diagnoseplan interpretieren und eine spezifische Therapie einleiten können.
- Die verschiedenen Ausprägungen von Mikro- und Makrohämaturie unterscheiden, um Rückschlüsse auf die Ursache ziehen zu können.
- Begleitsymptome einer Hämaturie erheben und interpretieren können.
- Ursachen des oberen und des unteren Harntrakts durch systematisches Überlegen unterscheiden können.
- Auf Basis aller Informationen die Art der Hämaturie, die Begleitsymptome und die Lokalisierung zu einer Verdachtsdiagnose synthetisieren können.
- Folgende der Hämaturie klinisch relevanten Krankheitsbilder zuordnen können: Nephro-/Urolithiasis, Zystitis oder Pyelonephritis, Urothelkarzinom, Trauma der ableitenden Harnwege, Glomerulonephritis, benigne Prostatahyperplasie

Definition

Die sachgemäße Präanalytik spielt eine zentrale Rolle. Sie umfasst die Gewinnung eines sauberen Mittelstrahlurins und dessen Verarbeitung innerhalb von maximal 2 Stunden. Die Urindiagnostik besteht aus Inspektion (Farbe, Transparenz), Teststreifenuntersuchung und mikroskopischer Beurteilung des Urinsediments.

Klinik

Anamnestisch sollte erhoben werden:

- Symptomen eines Nierenversagens, einschließlich Beinschwellung, Gewichtsveränderungen
- Symptomen für Bindegewebserkrankungen (Arthralgien, Hautausschläge)
- Begleiterkrankungen: arterielle Hypertonie, Diabetes mellitus, Herzinsuffizienz...
- Medikamentenanamnese: NSAR, ACE-Hemmer, Diuretika (Schleifendiuretika), Antibiotika (insb. Penicillamin, Aminoglykoside)
- Familienanamnese (um familiäre Nieren- und Bindegewebserkrankungen auszuschließen)

Bei der körperlichen Untersuchung (Inspektion) sollte auf Ödeme, Muskelschwund, Hautausschläge, Bauchprellungen und Splitterblutungen geachtet werden (7).

Untersucht wird der Mittelstrahlurin, d. h. die Urinprobe, die aus dem laufenden Harnstrahl gewonnen wird, wobei die erste Urinprobe für die Diagnostik nicht verwendet wird. Analysiert wird in drei Schritten: Inspektion, in Einzelfällen auch Geruch, dann die Teststreifen-Untersuchung und schließlich die mikroskopische Analyse. Bei diskrepanten Befunden ist eine Wiederholung erforderlich.

Inspektion (makroskopische Untersuchung): Beurteilt werden Urinfarbe und Urintransparenz. Die normale **Urinfarbe** reicht von hellem bis dunklem Gelbton. Einer Abweichung der Urinfarbe von der Norm können sowohl harmlose als auch pathologische Ursachen zugrunde liegen. (2,3)

- wasserheller Urin: Diabetes Mellitus (hohes spezifisches Gewicht durch Glukosurie), hohe Flüssigkeitszufuhr (geringes spezifisches Gewicht und niedrige Osmolalität)
- dunkel-bernsteinfarbener Urin: Dehydratation
- dunkelgelb bis braungelb: Hämoglobin und Hämoglobinabbauprodukte (Bilirubin, Porphyrine)
- Milchig-trüb: Leukozyturie, Salze, Kristalle
- Rot bis rotbraun: Erythrozyten, Myoglobin, Urate, rote Rüben
- Dunkelbraun bis schwarz: Erythrozyten, massive Hämolyse (2)
- Verfärbung des Urins durch Arzneimittel: z. B. Amitriptylin, Triamteren (grün bis blau), L-Dopa, Methyldopa, Metamizol (rötlich)

Urintransparenz: Der frische Urin ist physiologisch klar. Da eine Trübung durch verschiedene Prozesse hervorgerufen werden kann, sollte die Ursache durch Analyse der festen Urinbestandteilen, wie in der Urinsedimentanalyse, festgestellt werden. (2)

- Milchig-weißlich: Bakteriurie, Pyurie, Phosphaturie, Vaginalsekret
- Rötlich bei Abkühlung: Uraturie
- Rot bis rotbraun: Makrohämaturie
- Fettschicht auf der Oberfläche: Lipidurie bei nephrotischem Syndrom, Salben, Zäpfchen
- Schaumbildung: Proteine im Urin

Teststreifen-Untersuchung: Der **Urinteststreifen** ermöglicht eine semiquantitative Untersuchung der Urinprobe. Er umfasst folgende Harnparameter: pH-Wert, spezifisches Gewicht, Protein, Leukozyten, Erythrozyten, Nitrit, Bilirubin/Urobilinogen, Ketonkörper, Glukose. (1)

Hämaturie

Definition

Mit **Makrohämaturie** wird Blut im Urin bezeichnet, welches mit freiem Auge sichtbar ist. Ist das Blut nur mit einem Harnstreifen oder mikroskopisch (5 oder mehr Erythrozyten pro high-power field)nachweisbar, ist es eine **Mikrohämaturie.** Im Mikroskop kann anhand des Urinsediments identifiziert werden, ob die Erythrozyten eu- oder dysmorph sind – letztere nennt man auch **Akanthozyten,** die die bekannte Micky-Maus-Form aufweisen (ringförmige Erythrozyten mit Ausstülpungen).

Rötlich gefärbter Urin ist häufig, aber nicht immer durch eine Hämaturie bedingt. Andere Ursachen sind die **Myoglobinurie** und eine Verfärbung nach dem Essen intensiv rot gefärbten **Gemüses.**

Etymologie: aus griech. haima, Gen. haimatos, „Blut" und griech. ouron „Urin"

Public Health

5–10 % alle in eine urologische Praxis überwiesenen Patienten haben eine Hämaturie.

Klinik

Anamnestisch

- sind nicht behandlungswürdige Ursachen auszuschließen: vorangegangene Harnwegsinfekte, Regelblutung, ärztliche Eingriffe am Harntrakt.
- ist anhand des Harnbefundes eine glomeruläre Ursache unwahrscheinlich, so sind als
- Begleitsymptome Infektzeichen, kolikartige Schmerzen oder Schmerzfreiheit, vorangegangenes Trauma sowie Beschwerden beim Urinieren (Dysurie, Tröpfeln, Pollakisurie, schwacher Strahl) relevant für die Differenzialdiagnostik.
- Risikofaktoren wie **Tabakrauchen, hohes Alter, männliches Geschlecht,** wiederholte Mikrohämaturie oder chronische Harnwegsinfekte erhöhen die Dringlichkeit einer erweiterten Diagnostik.

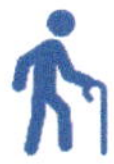

Klinisch wird die Druckdolenz der Nierenlager geprüft. Zur Abklärung einer glomerulären Ursache wird der Blutdruck gemessen, der Harn auf Albumin untersucht: **Proteinurie** deutet auf eine Schädigung der Glomeruli), und die Nierenfunktion bestimmt.

Imaging

Eine sonografische Untersuchung der Niere und Blase kann Stauungszeichen der Niere oder Veränderungen in der Blase (Koagel, Tumore) sichtbar machen. Im oberen Harntrakt können Tumore in der CT-Urografie entdeckt werden; auch eine Steinerkrankung kann damit, oder mit einem Nativ-CT („Steinsuch-CT") abgeklärt werden.

Labor

Blutbild und Nierenfunktion sollten stets begleitend zur Anamnese durchgeführt werden; damit lässt sich feststellen, ob die Niere von der aktuellen Problematik bereits geschädigt wurde. In jedem Fall sollte das **Harnsediment** untersucht werden, da damit eine glomeruläre von einer nicht-glomerulären Hämaturie unterschieden werden kann. Dabei wird das Sediment mikroskopiert, um die Erythrozytenform zu beurteilen (sind die Glomeruli beschädigt, werden Erythrozyten hindurchgepresst und verformt).

Differenzialdiagnose

Eine Hämaturie wird ab 1 ml Blut auf einen Liter Urin als **Makrohämaturie** sichtbar. Die **Mikrohämaturie** ist, wenn sie nicht von Beschwerden begleitet ist, ein Zufallsbefund.

- Glomeruläre Erkrankung: IgA-Nephropathie und weniger häufige Glomerulonephritis
- Tumor (Urothelkarzinom d. Blase oder des Ureters)
- Infektionen (Zystitis, Pyelonephritis)

- Urolithiasis
- Artefakte: Regelblutung, Nebenwirkung oraler Antikoagulanzien, Harnleiterschienung in situ, vorangegangene OPs am Harntrakt, Medikamente z. B. Rifampicin, Nitrofurantoin, Ibuprofen)
- Divertikel
- Trauma
- Benigne Prostatahyperplasie
- Myoglobinurie

Ziel ist die Blutungsquelle zu lokalisieren. Eine **Harnblasentamponade** ist ein urologischer Notfall. Weist die Diagnostik auf eine glomeruläre Ursache hin, d. h. mindestens einer der folgenden Befunde in Kombination mit glomerulärer Hämaturie: erhöhter Blutdruck, Proteinurie und/oder gestörte Nierenfunktion, wird die Diagnostik eventuell um eine Nierenbiopsie erweitert, wenn die PatientInnen mehrere Risikofaktoren wie Niereninsuffizienz, Proteinurie oder systemische Autoimmunerkrankungen aufweisen.

Patienten-managment

Es wurde nachgewiesen, dass beim Zufallsbefund einer Hämaturie ohne Begleitsymptome nur in 10 % innerhalb mehrerer Jahre eine Proteinurie auftrat.

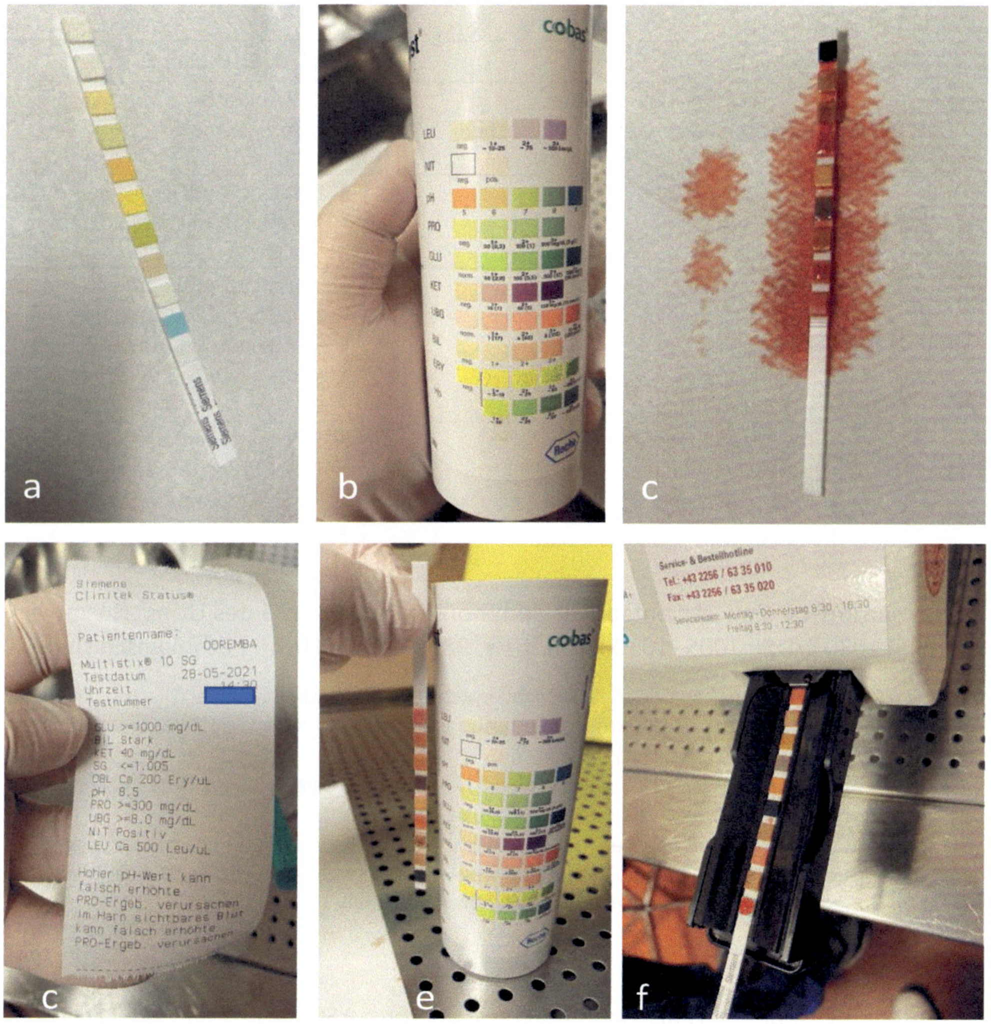

Abb. 1. Durchführung eines Harnstreifentests bei einem Patienten mit Makrohämaturie. Patient ist 73 Jahre alt und lebt in einem Pflegeheim. Er wurde mit einem akuten Nierenversagen, sowie Harnverhalt vorstellig. Ein Dauerkatheter wurde bei der Aufnahme gesetzt. Aufgrund von Demenz hat sich der Patient den Katheter selber gezogen. Dies führte zu einer Makrohämaturie, die nicht unüblich bei solchem Vorgehen ist. Abbildung A–C zeigt die Durchführung eines Harnstreifentests (Harnstix). A – Teststreifen. B – Box mit Legende zur Befundung. C – Teststreifen nach einsetzten in die Harnprobe. Abbildung D-F zeigt die Befundung durch ein Gerät (D, E), sowie Selbstbefundung durch Legende auf der Teststreifenbox.

Falls dies nicht gegeben ist, dann Verlaufskontrollen alle 6–12 Monate. Ist eine glomeruläre Ursache ausgeschlossen und bestehen Risikofaktoren wie höheres Lebensalter, Exposition gegenüber Noxen und männlichem Geschlecht, muss an eine Tumorerkrankung gedacht werden. Bei Uretersteinen kann sonographisch eine Stauung des Nierenbeckens gesehen werden. Eine Urethrozystoskopie (Blasenspiegelung) kann zur Abklärung des unteren Harntraktes herangezogen werden. Falls durch begleitende Beschwerden wie Dysurie und Pollakisurie ein Harnwegsinfekt zu vermuten ist, so sollen und eine Harnkultur mit Antibiogramm und anschl. eine Breitbandantibiotika-Therapie begonnen angelegt werden.

pH-Wert und spezifisches Gewicht

Der normale pH-Wert liegt zwischen 4,6-8,0. Saurer pH-Wert kann bei Dehydratation, Diarrhö, Diabetes Mellitus, Azidose, Konsum fleischreicher Kost aber auch Alkoholgenuss auftreten. Alkalischer pH-Wert kann Folge von Erbrechen, Nierenerkrankungen, Harnwegsinfekten mit ammoniakbildenden Keimen (z.B. Proteus), Alkalose, Konsum vegetarischer Kost, sekundär bei langer Lagerung einer Urinprobe sein.

Tab. 2. Hämaturie nicht-glomerulären Ursprungs

Differenzialdiagnose	Leitsymptome	Erste Maßnahmen
Urothel-Karzinom	• plötzliche Makrohämaturie • Keine Schmerzen oder Infektzeichen • hohes Alter, Anamnese für Noxen	• CT-Urografie • Urozystoskopie
Zystitis	• Dysurie • Pollakisurie • Unterbauch: Druckschmerz	• Empirische AB-Therapie • Harnkultur mit Antibiogramm
Pyelonephritis	• Fieber • Übelkeit/Erbrechen • Dysurie • Pollakisurie • Nierenlager klopfdolent	• stationäre Aufnahme • empirische i. v.-Antibiose • Harnkultur mit Antibiogramm • Katheter setzen
Nephrolithiasis	• Nierenlager klopfdolent • Übelkeit/Erbrechen • Koliken, wellenartige Schmerzattacken • Hydronephrose	• Stationäre Aufnahme • i. v. Schmerztherapie • Nativ-CT („Steinsuche") • nüchtern lassen

Das spezifische Gewicht entspricht dem Konzentrationsgrad des Urins, Normwert ist 1005–1030 g/l, SI: 1005–1030 kg/m^3 bzw. 9859–10104 N/m^3. Pathologisch sind:

- Hypersthenurie (hohes spezifisches Gewicht) entsteht bei Flüssigkeitsmangel (Diarrhö, Erbrechen, starkes Schwitzen, geringe Trinkmenge) oder hohen Konzentrationen von Protein und Zucker im Urin (z. B. bei Diabetes Mellitus).
- Hyposthenurie (niedriges spezifisches Gewicht) kann in der Folge zu hoher Flüssigkeitszufuhr, Nierenerkrankungen oder Therapie mit Diuretika entstehen.
- Isosthenurischer Urin hat ein spezifisches Gewicht von 1,015 g/ml. Dieser Wert kann bei gestörten Dilutionsvorgängen dauerhaft auftreten und weist typischerweise darauf hin, dass die Nierentubuli den Harn nicht mehr konzentrieren oder verdünnen können. (2, 3)

Proteinurie

Definition

Proteinurie ist definiert als eine Ausscheidung von > 150 mg Protein/24h (1). Mit dem Teststreifen lässt sich fast nur Albumin nachweisen, wobei andere Proteine wie Immunglobulinleichtketten bei Plasmozytom oder Bence-Jones-Proteinurie nicht erfasst werden. Ein weiterer Nachteil stellt die Nachweisgrenze für Proteine dar, die bei den herkömmlichen Teststreifen im Bereich > 200 mg/l liegt (1,3). Mit der Biuret-Reaktion lassen sich alle Harnproteine nachweisen (6). Eine Mikroalbuminurie kann z. B durch Tests auf immunologischer Basis nachgewiesen werden. (1)

Eine Proteinurie kann als Ergebnis folgender Pathomechanismen entstehen (7):

- Glomeruläre Dysfunktion
- Tubulointerstitielle Erkrankung
- Überlaufproteinurie

Tab. 3. Formen und damit zusammenhängende Ursachen einer Proteinurie

Proteinurie	Proteintyp	Vorkommen
30–300 mg/d 20–200 mg/l	Mikroalbuminurie	Frühphasen der diabetischen und der hypertensiven Nephropathie
bis 1,5 g/d	kleinmolekular: Großmolekular:	Tubulopathien geringe Glomerulopathien
1,5–3,0 g/d	klein- und großmolekular:	chronische Glomerulonephritis, Transplantatniere, Nephrosklerose
> 3,0 g/d	großmolekulare Proteine	Nephrotisches Syndrom

Tab. 4. Klassifikation Proteinurie

Transiente Proteinurie	Persistierende Proteinurie	
	Primär	Sekundär
• Infektion der Harnwege • Orthostatische Proteinurie • Fieber • intensive körperliche Aktivität • Vaginalsekret • Schwangerschaft	• glomerular • tubulär	• Diabetes Mellitus • Erkrankungen des Bindegewebes • Vaskulitis • Amyloidose • Myelom • Herzinsuffizienz, arterielle Hypertonie

Tab. 5. Pathomechanismen einer Proteinurie

Glomeruläre Dysfunktion	• Folge einer beschädigten glomerulären Filtrationsbarriere oder • eines erhöhten hydrostatischen Drucks führt zu einer Proteinausscheidung im Urin von > 2 g/24h	• Diabetische Nephropathie • Medikamenteninduzierte Nephropathie (NSAIDs, Lithium, Schwermetalle, Heroin) • Primäre Glomerulonephropathien • Aktivierung des Renin-Angiotensin-Systems • Lymphome, Malignome • Infektionen (HIV, Hepatitis B und C) • Amyloidose, Bindegewebserkrankungen wie SLE
Tubointestinale Erkrankung	Folge einer Dysfunktion des proximalen Tubulus, wodurch die Aufnahme von gefilterten Proteinen beeinträchtigt ist, führt zu einer weniger schweren Proteinurie mit einem Proteinspiegel im Urin von < 2 g/24h	• Hypertensive Nephrosklerose • NSAR-induzierte Nephropathie • Nephrotoxine • Chronische tubulointerstitielle Erkrankungen
Überlaufproteinurie	die tubulären Rückresorptionsmechanismen werden durch eine erhöhte Proteinproduktion überschritten, was zu Proteinurie führt	• Multiples Myelom • Myoglobinurie • Amyloidose

Das Ausmaß der Proteinurie im Teststreifen wird mit 1 + , 2 + , 3 + , 4 + angegeben (3). Abklärungsbedürftige Befunde sind persistierende Proteinurie und ein Testergebnis von 3 + bzw. 4 + bei Erstuntersuchung. In dem Fall wird routinemäßig der Quotient aus Urineiweiß und Urinkreatinin (U Prot/Krea) oder Urinalbumin und Urinkreatinin (U Alb/Krea) bestimmt. Ein Quotient < 100 mg/g Kreatinin für Gesamteiweis und < 20 mg/g Kreatinin für Albumin gilt als normal (3). Einem positiven Proteinbefund können auch harmlose Ursachen zugrunde liegen wie Fieber, Schwangerschaft, intensive körperliche Aktivität, Dehydration, emotionaler Stress, orthostatische Proteinurie.

Differenzialdiagnose

Differentialdiagnostisch lassen sich folgende Diagnosen bei Patienten mit Proteinurie in Betracht ziehen:

- Diabetische Nephropathie
- Nephrotoxine, medikamenteninduzierte Nephropathie (NSAIDs, Lithium, Schwermetalle, Heroin)
- Infektionen (Harnwegsinfektion, HIV, Hepatitis B und C)
- Primäre Glomerulonephropathien, chronische tubulointerstitielle Erkrankungen
- Amyloidose
- Nierentransplantation
- Präeklampsie
- Dyslipidämie
- Vaskulitis
- Erkrankungen des Bindegewebes
- Hämaturie
- Malignome (Myelom, Lymphom)
- Hypertonie
- Herzinsuffizienz
- Benigne Ursachen (Dehydration, alkalischer Urin pH > 8, Fieber, Sport/intensive körperliche Aktivität, emotionaler Stress, orthostatische Proteinurie)

Patientenmanagement

Die Behandlungsmodalitäten zielen darauf, die zugrundeliegende Ursache zu behandeln und den Grad der Proteinurie insbesondere der Albuminurie zu reduzieren. Sie umfassen Medikamente, die auf das Renin-Angiotensin- Aldosteron-System wirken. Die 2013 Kidney Disease Improving Global Outcomes (KDIGO)-Leitlinie empfiehlt die Anwendung von ACE-Hemmern oder Angiotensin-Rezeptor-Antagonisten bei Erwachsenen mit persistierender Proteinurie von mehr als 300 mg/24h. Eine Therapie mit diesen Medikamentengruppen erfordert eine genaue Kontrolle des Kreatinin- sowie des Kaliumspiegels (7).

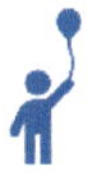

Bei Kindern soll, um eine exakte Proteinurie-Beurteilung ohne Fehleinschätzung vornehmen zu können, eine 24h-Urinsammlung erfolgen. Da bei Kindern insbesondere bei Säuglingen die Gewinnung von Sammelurinproben oft schwierig ist, eignet sich für die Diagnostik auch die Bestimmung von Protein-Kreatinin- bzw. Albumin-Kreatinin-Quotient im Spontanurin. Eine Proteinurie kann reversibel bei Fieber, körperlicher Anstrengung, emotionalem Stress, kardialer Insuffizienz, Krampfanfällen und Hyperthyreose auftreten, bedarf aber trotzdem eine Abklärung. (6, 7)

Leukozyturie

Definition

Leukozyturie liegt bei einem Wert > 10 Leukozyten/µl. Die Nachweisgrenze bei Teststreifen für Leukozyten liegt im Bereich bei 20 Leukozyten/µl. Der Teststreifen weist eine geringe Spezifität bei Frauen, da Ergebnisse durch Fluor vorgetäuscht werden können (falsch positiv) (1, 3). Da die Leukozytenesterase-Reaktion des Urinstreifentest die mikroskopische Untersuchung des Harns nicht vollständig ersetzen kann, ist die Mikroskopie des Urins empfohlen (6). Sterile Leukozyturie ist Leukozyturie ohne begleitende Bakteriurie.

Tab. 7. Mögliche Ursachen einer Leukozyturie

Mögliche Ursachen einer Leukozyturie	
• Harnwegsinfektionen und Infektionen der Niere • Harnabflussstörungen • Prostataentzündungen • langjährige Einnahme von Schmerzmitteln • Vergiftungen • Tumoren	**Sterile Leukozyturie** • urogenitale Tuberkulose (wiederholt sterile Leukozyturie) • Schwangerschaft • anbehandelte Harnwegsinfekte • Gonorrhö • nicht gonorrhöische und postgonorrhösche Uretritis • reaktive Arthritis (Reiter-Syndrom) • Analgetikanephropathie

Eine Leukozyturie ist oft ein Hinweis auf eine entzündliche Erkrankung (bakteriell, viral, parasitär) des Harnapparates (5, 8).

Tab. 8. Mögliche Leukozyturie bei Kindern. [Boris, Utsch., Günter Klaus. Urinanalyse im Kindes- und Jugendalter, Deutsches Ärtzeblatt 2014. 111:37]

Leukozyten	Spontanurin	Mittelstrahl- oder Katheterurin		Blasenpunktionsurin
		Mädchen/Jungen < 3 Jahren	Jungen > 3 Jahren	
physiologisch	< 20	< 15	< 5	< 5
verdächtig	20–50	15–50	5–10	5- 10
pathologisch	> 50	> 50	> 10	> 10

Tab 9. Differenzialdiagnosen einer sterilen Leukozyturie im Kindesalter

Differenzialdiagnosen einer sterilen Leukozyturie im Kindesalter
• Urolithiasis • renal-tubuläre Azidose • interstitielle Nephritis • zystische Nierenerkrankungen • Glomerulonephritiden • fieberhafte Erkrankungen • Tuberkulose • Appendizitis, Vaginitis • Dehydratation

Bei Säuglingen und Kleinkindern ist ein „clean-catch"-Urin, ein Katheterurin oder eine Blasenpunktion erforderlich, um mögliche Kontamination zu vermeiden (6). Ein mikroskopischer Nachweis von Leukozytenzylindern im Urinsediment ist mit einer Bakteriurie pathognomonisch für eine Pyelonephritis.

Nitrit

Nitrit kann normalerweise im Urin einer gesunden Person nicht nachgewiesen werden. Da Nitrat durch die uropathogenen Keime zu Nitrit reduziert wird (Ausnahme Enterokokken), weist ein positiver Befund möglicherweise auf eine bakterielle Infektion hin (3, 6). Bei zusätzlichen Hinweisen auf einen Harnwegsinfekt (Leukozyturie, klinisches Bild) sollte eine Urinkultur angelegt und die Infektion nach Antibiogramm behandelt werden (6).

Bilirubin und Urobilinogen

Die Gallenstoffe kommen im Urin einer gesunden Person nicht oder in sehr geringen Konzentrationen vor. Ein positiver Befund kann ein Zeichen für akute oder chronische Lebererkrankungen sein (z. B. Gallensteine, Hepatitis, Leberzirrhose, Tumoren) (3, 5). Der Nachweis von Bilirubin bzw. Urobilinogen im Urin kann die Blutuntersuchungen in der Diagnostik der Lebererkrankungen nicht ersetzen (5).

Tab 10. Differenzialdiagnosen der Ketonurie

Mögliche Ursachen einer Ketonurie
• Zustand des Hungers • Diabetes mellitus (dekompensiert; dann ist auch Glukose ↑) • Stoffwechselstörungen mit verstärkter Bildung von Acetyl-CoA durch erhöhte Lipolyse (Diabetes mellitus, Alkoholismus) • starke Diarrhö oder starkes Erbrechen • Nahrungskarenz > 18 h (Fasten, Essstörungen) • extreme körperliche Belastung • Herzinfarkt • ketogene Diät

Ketonkörper

Ketonkörper kommen im Urin einer gesunden Person nicht vor. Geringe Konzentrationen von Ketonkörper können physiologisch in Schwangerschaft auftreten (3). Ketonurie kann sowohl ein Warnhinweis einer Stoffwechselentgleisung oder ein Zeichen des Erfolgs einer ketogenen Diät sein (3, 5).

Glukose

Eine erhöhte Glukosekonzentration im Urin findet sich, wenn die Nierenschwelle für Glukose überschritten wird. Die Nierenschwelle für Glukose im Nüchternurin liegt bei < 15 mg/dl und postprandial bei < 30 mg/dl, während sie bei Diabetes mellitus von 160–180 mg/dl beträgt.

Tab 11. Differenzialdiagnosen der Glukosurie

Mögliche Ursachen einer Glukosurie
• Diabetes mellitus (schlecht eingestellt) • tubulointerstitielle Nierenerkrankunen (-> gestörte Glukoserückresorption im proximalen Tubulus-> mögliches Auftreten einer Glukosurie auch im Rahmen einer Normoglykämie) • Nebennierenerkrankungen (Hyperkortisolismus) • Lebererkrankungen • ZNS- Verletzungen • Schwangerschaft

Mikroskopische Harnbefunde

Tab 12. Urinmikroskopie

Erythrozyten		Leukozyten		Epithelzellen (Urothelzellen)		Lymphozyten	
isomorph	dysmorph	Neutrophile Granulozyten	Eosinophile Granulozyten	aus oberflächlichen Schichten des Harntraktes	aus tieferen Schichten des Harntraktes	aus Harnkanälchen	
Blutungen im Harntrakt bei Tumoren, Harnsteinen	Glomerulonephritis	Harnwegsinfekte Sekretbeimengungen dem Genitalbereich	immunologische Erkrankungen	Harnwegsinfekte	Harnsteine Stauniere Blasenkrebs	akutes Nierenversagen	können frühes Zeichen eines akuten Nierenversagens sein

Mikroskopisch wird das Urinsediment untersucht. Dazu wird der Harn zentrifugiert, so dass sich das Sediment (der feste Bestandteil des Urins) bildet, das schließlich auf Zellen, Zylinder, Kristalle und Krankheitserreger untersucht wird. Für diese Untersuchungsmethode sollte der erste Morgenurin (da Zellen über Nacht platzen können), sowie die langstehende Urinprobe (mögliche Vermehrung der Krankheitserreger) nicht verwendet werden. Bezogen auf einen Millimeter der Ausgangsmaterial, gelten folgende Normwerte für das Harnsediment:

- max. 5 Erythrozyten
- max. 10 Leukozyten
- keine Zylinder (Ausnahme: körperliche Anstrengung)
- keine Krankheitserreger

Die Urinmikroskopie ist v.a. indiziert, wenn mit dem Teststreifen wiederholt eine Hämaturie bzw. Proteinurie nachgewiesen wird.

Indikation

Zu falschen Ergebnissen kann es infolge eines alkalischen pH-Wertes sowie eines niedrigen spezifischen Gewichtes des Urins kommen, da Zellen unter solchen Bedingungen platzen bzw. zerfallen (5).

Interpretation

Zylinder sind zylinderförmige Ausgüsse der Nierentubuli und weisen oft auf eine renale Herkunft der krankhaften Zustände hin. Sie können sowohl bei Nierenerkrankungen (z.B. bei Nierenbeckenentzündung) als auch bei nicht pathologischen Vorgängen in der Niere (z.B. nach körperlicher Anstrengung) auftreten (1, 3, 5).

- Hyaline Zylinder –ohne Krankheitswert; kann z.B. nach körperlicher Anstrengung, in konzentriertem Urin oder nach Therapie mit Diuretika auftreten
- Zelluläre Zylinder
- Erythrozytenzylinder – Hinweis auf Glomerulonephritiden (pathognomonisch für Glomerulonephritis) oder Vaskulitiden
- Leukozytenzylinder – tubulointerstitielle Erkrankungen, renale Entzündung, in > 80 % der Fälle findet sich bei chronischer Pyelonephritis
- Epithelzylinder – Hinweis auf Tubulusschaden z. B. bei akuter Tubulusnekrose; kann auch nach akuter Anurie, nephrotischem Syndrom oder Schrumpniere auftreten
- fetthaltig-glomeruläre Erkrankungen mit moderater/schwerer Proteinurie
- wächsern – fortgeschrittene Niereninsuffizienz

Bei einer Hämaturie ist es wichtig, eine mikroskopische Sedimentuntersuchung durchzuführen, da mit dem Streifentest nicht möglich ist, eine Hämaturie, Hämoglobinurie und Myoglobinurie zu unterscheiden. Mit dem Streifentest wird nur peroxidatische Wirkung von Hämoglobin bzw. Myoglobin nachgewiesen (1).

Ein mikroskopischer Nachweis von Leukozytenzylindern im Urinsediment ist mit einer Bakteriurie pathognomonisch für eine Pyelonephritis im Kindesalter (6).

Tab 13. Bakteriurie im Kindesalter
[Boris, Utsch., Günter Klaus. Urinanalyse im Kindes- und Jugendalter. Deutsches Ärtzeblatt 2014. 111:37]

	Spontanurin	Mittelstrahl- oder Katheterurin		Blasenpunktionsurin
		Mädchen/Jungen < 3 Jahren	Jungen > 3 Jahren	
Bakteriurie				
physiologisch	< 104	< 103	< 103	steril
verdächtig	104	103 bis 5x104	103 bis 5x103	steril
pathologisch	> 105	> 5x104	> 5x103	jeder Nachweis von Bakterien

Kristalle entstehen, in Abhängigkeit von pH-Wert und Inhaltsstoffen, durch Ausfällungen in einem hochkonzentrierten Urin. In einem sauren Urin werden Calciumoxalat- und Harnsäurekristallen gebildet, während ein alkalischer Urin die Bildung von Phosphat-Kristallen begünstigt. Sie können Aufschlüsse über Zusammensetzung von Harnsteinen geben und sofern sie keine großen Gebilde formen, werden Harnsäure-, Oxalat- und Phosphat-Kristalle als harmlos gewertet (5).

Bakteriurie

Definition

Eine Bakteriurie wird bei einer Keimzahl von > 10^5/ml diagnostiziert. Vor Gewinnung einer Urinprobe ist es wichtig, Periurethralregion zu reinigen, um mögliche Kontaminationen zu vermeiden. Bei fraglichen Befunden aus Mittelstrahlurin sollte eine suprapubische Punktion durchgeführt werden. Jeder Keimnachweis im Punktionsurin wird, unabhängig von Keimzahl, als pathologisch gewertet. Wird die suprapubische Punktion nicht möglich, kann eine Urinprobe über einen Blasenkatheter gewonnen werden.

Ein alleiniger mikroskopischer Nachweis von Mikroorganismen (Bakterien, Pilze), ohne Nachweis einer entzündlichen Reaktion (Leukozyten) und begleitenden Symptomen einer Harnwegsinfektion (Dysurie, Pollakisurie), spricht gegen eine Harnwegsinfektion und eher für eine Kontamination der Urinprobe (1, 4, 8).

Im Kindesalter wird eine Bakteriurie bei einer Keimzahl von > 105/ml diagnostiziert. Für die Diagnose einer Bakteriurie ist die Art der Gewinnung einer Urinprobe entscheidend. Bei einem Katheterurin werden niedrigere Zahlen (Tabelle) als pathologisch gewertet bzw. bei einem Blasenpunktionsurin ist jeder Keimnachweis pathologisch.

Der Keim, der am häufigsten an einer Harnwegsinfektion bei beiden Geschlechtern in jedem Alter beteiligt ist, ist E. coli, gefolgt von Proteus-Arten bei Jungen im Alter > 1 Jahr bzw. Staphylokokken-Arten bei Mädchen im Alter vom 10.–16. Lebensjahren (6).

Mögliche Hinweise auf eine Kontamination sind (6):

- eine niedrige Keimzahl (Ausnahme Punktionsurin)
- Mischkultur mit mind. 2 verschiedenen Erregern
- unterschiedliche Keime in seriellen Untersuchungen
- Keime, die nicht typisch für eine Harnwegsinfektion sind

Differential-diagnosen

Differentialdiagnostisch lassen sich folgende Ursachen für eine Bakteriurie im Kindesalter in Betracht ziehen (9):

Asymptomatische Bakteriurie liegt vor, wenn:

- eine Urinkultur positiv ist
- die Leukozytenzahl im Normbereich liegt
- keine Symptome vorhanden sind, die auf eine Harnwegsinfektion hindeuten. (9)

Tab 14. Bakteriurie: Differenzialdiagnose.

Differentialdiagnosen einer Bakteriuria
• Asymptomatische Bakteriuria • Virusinfektion • Nachimpfung • Fieber • Harnsteine • vaginaler Fremdkörper • Orchitis • Urethritis als Folge einer sexuell übertragbaren Krankheit • Kawasaki-Krankheit • Blinddarmentzündung

Patienten-management

Sorgfältige Genitalhygiene und ausreichende Flüssigkeitszufuhr sollte gefördert werden. Zugrundeliegende Erkrankungen wie Verstopfung, dysfunktionale Blasenentleerung sollten behandelt werden.

Symptomatische Harnwegsinfektionen basierend auf klinischen Befunden und positiver Urinanalyse werden antibiotisch behandelt, während asymptomatische Bakteriurie meist keine Behandlung erfordert.

Literatur, Links

1. Hematuria: Practice Essentials, Background, Pathophysiology. 2019 Apr 15 [cited 2019 Sep 22]; Available from: https://emedicine.medscape.com/article/981898-overview#a7.
2. Ärzteblatt DÄG Redaktion Deutsches. Abklärung der Hämaturie [Internet]. Deutsches Ärzteblatt. 2018 [cited 2019 Sep 22]. Available from: https://www.aerzteblatt.de/archiv/203278/Abklaerung-der-Haematurie.
3. https://www.uptodate.com/contents/etiology-and-evaluation-of-hematuria-in-adults.
4. Gerd, Herold (2020). Innere Medizin 2020. Köln: Gerd Herold.
5. Josefine Neuendorf. (2019). Das Urinsediment. 3. Aufl. Wiesloch, Deutschland: Springer.
6. Arastéh, Keikawus (VerfasserIn), Baenkler, Hanns-Wolf, 1940, Bieber, Christiane (2018). Duale Reihe Innere Medizin. 4. Aufl. Stuttgart: Georg Thieme Verlag: New York.
7. Richard Hautmann (2010). Urologie. 4. Aufl. Heidelberg: Springer.
8. Ilona Kühlmann (2020). Urin- Eine Entdeckungsreise durch Niere, Blase und Co. Baden- Württemberg, Deutschland: Springer.
9. Boris, Utsch., Günter Klaus. Urinanalyse im Kindes- und Jugendalter. Deutsches Ärtzeblatt 2014. 111:37.
10. Mobeen, Z. Haider, Ahsan Aslam. Proteinuria. StatPearls Publishing; 2021.
11. Wolf, Gunter, Busch, Martin, Pfeil, Alexander (2020). ELSEVIER ESSENTIALS Nephrologie: das Wichtigste für Ärzte aller Fachrichtungen. 1.Auflage. München: Elsevier.
12. Alexander K.C. Leung, Alex H.C. Wong, Amy A.M. Leung and Kam L. Hon. Urinary Tract Infection in Children. Recent Pat Inflamm Allergy Drug Discov. 2019;13(1):2-18.

Schmerzen – Prinzipien

Johannes Lanzerstorfer, Franz Kainberger

Lernziele und Zusammenfassung

- Basierend auf der Anatomie und Physiologie, vor allem der Nozizeption und der Informationsverarbeitung in der Schmerzbahn und dem telencephalen Cortex, die klinische Diagnostik die Differenzialdiagnose ableiten können. Die physiologische Rolle des Schmerzes bei der Vermeidung bzw. Reparatur von Gewebeschäden verstehen.
- Die Entstehung des somatischen, somatoformen und des neuropathischen Schmerzes für die klinische Diagnostik anwenden können, ebenso die Entstehung der Schmerzsensibilisierung.
- Die psychischen Aspekte des Schmerzes inklusive des Plazebo- und Nocebo-Effektes einschätzen können und Strategien für das Patientenmanagement ableiten können.
- Die klinische Schmerzanamnese durchführen und die Möglichkeiten der Algesimetrie anwenden können, auch des Schmerztagebuchs inklusive des Red-Flag-Konzepts.
- Die Differenzialdiagnose von Schmerzen hinsichtlich Lokalisation, d. h. umschrieben, an multiplen Lokalisationen wie bei Fibromyalgie, oder generalisiert erheben können.
- Die Risikofaktoren der Chronifizierung des Schmerzes (maladaptiver Schmerz) erkennen können und die Relevanz sekundärer Faktoren Vermeidungs- gegenüber Durchhaltestrategien; Schonverhalten; sekundärer Krankheitsgewinn wie einschätzen können.
- Therapiekonzepte und exemplarische Behandlungspläne für die klassischen klinischen Szenarien wie postoperativer Schmerz, Tumorschmerz, chronischer Schmerz, somatoforme Störung, generalisierter Schmerz und das palliativmedizinische Total-Pain-Konzept entwickeln können.

Definition

Die "International Association for the Study of Pain" (IASP) definiert Schmerz als ein unangenehmes Sinnes- und Gefühlserlebnis, das mit tatsächlicher oder potenzieller Gewebeschädigung einhergeht oder mit synonymen Begriffen beschrieben wird. Die Nozizeption umfasst die anatomischen Gegebenheiten und die physiologischen Prozesse hinter dem stets subjektiven Schmerzempfinden. Als dauerhaften **chronischen Schmerz** oder chronisches Schmerzsyndrom bezeichnet man nicht tumorbedingte Schmerzen mit einer Dauer von mehr als 3 Monaten (wobei diese Zeitangabe für einzelne Schmerzformen wie dem Rückenschmerz variieren kann. Neben verschiedenen lokalen Schmerzen gibt es den **generalisierten Schmerz**, oft als **akuter Ganzkörperschmerz,** und den Schmerz an multiplen Lokalisationen wie sie beim **Entzugssyndrom** auftreten können. Die **somatoforme Störung** ist eine Form der Somatisierungsstörung, man bezeichnet man Schmerzen ohne organisches Korrelat. Eine typische Form der vielfältigen Genese eines Schmerzes ist das **komplexe regionale Schmerzsyndrom (CRPS, M. Sudeck).**

Physiologie

Die physiologische Aufgabe des Schmerzsinnes besteht in der Vermeidung oder Reparatur von Gewebeschädigungen (Noxen). Diese lebenswichtige Funktion wird auch dadurch unterstützt, dass der Schmerz als unangenehmes (also zu vermeidendes) Ereignis empfunden wird. Schmerz löst unterschiedliche Reaktionen aus, die **Schmerzkomponenten:**

- **Sensorisch:** Analyse des noxischen Reizes (Intensität, Ort, Dauer, Art)
- **Affektiv:** unlustbetonte Emotion, Störung des Wohlbefindens
- **Vegetativ:** Reaktion des Sympathikus, Schweißausbruch, Blutdruckabfall und Übelkeit
- **Motorisch:** Schutzreflex und Schonhaltung
- **Kognitiv:** Vergleich mit früheren Schmerzerfahrungen, Einstufung nach Bedeutung, Auslösen von Schmerzäußerung (Wehklagen, Stöhnen, Mimik, ...)

Mit **Nozizeption** wird die Aktivität von Nervenzellen bezeichnet, welche noxische Reize aufnehmen und verarbeiten. Das Resultat dieses Prozesses kann die bewusste Sinnesempfindung Schmerz im Gehirn sein (no brain – no pain). Der Schmerzsinn ist eine **Sinnesmodalität,** für die zur Gefahrenabwehr spezifische Rezeptoren und Nervenbahnen vorhanden sind.

Nozizeptive Reize können mechanischer, thermischer oder chemischer Natur sein. Das nozizeptive System besteht aus Nozizeptoren, die als primär afferente Neurone noxische Reize aus der Peripherie aufnehmen, die synaptisch an das zentralnervöse nozizeptive System weitergeleitet werden.

Gegenüber der früheren Annahme, dass Schmerz eine reine Überreaktion von Mechano-, Chemo- oder Thermorezeptoren sei, ist heute allgemein anerkannt, dass das nozizeptive System eine eigene Sinnesmodalität darstellt.

Die primärafferenten Nervenfasern des Nozizeptiven Systems werden Nozizeptoren genannt. Ihre nicht-korpuskulären, sensorischen Endigungen sind dünn und unmyelinisiert und durchziehen das Gewebe. Noxische Reize werden in der Peripherie (Haut, Muskulatur, Gelenke, Viszera usw.) durch spezialisierte Sensoren detektiert und die resultierende Erregung über afferente Fasern ins Hinterhorn des Rückenmarks geleitet.

Die Erregungsweiterleitung an den Axonen wird durch spannungsabhängige Natriumkanäle ermöglicht (Blockade durch Lokalanästhetika!). Nozizeptive Axone liegen einerseits myelinisiert (A-delta-Fasern, Leitungsgeschwindigkeit 2,5–30 m/s), andererseits unmyelinisiert (C-Fasern, Leitungsgeschwindigkeit < 2,5 m/s) vor.

Anhand dessen lassen sich drei verschiedene Nozizeptoren unterscheiden:

- Hochschwellige Nozizeptoren: A-deta-Fasern, Aktivierung durch starke mechanische Reize, schnelle Reizweiterleitung → stechend scharfer Schmerz bei Verletzungen ("erster Schmerz"), Schutzreflexe
- Polymodale Nozizeptoren: Reaktion auf verschiedene nozizeptive Modalitäten (mechanisch, thermisch, chemisch), C-Fasern, zahlenmäßig größte Gruppe, langsame Adaption, längere dauerhafte Schmerzereignissen ("stechend, bohrend", "zweiter Schmerz")
- Schlafende Nozizeptoren: werden bei "normalen" Schmerzreaktionen nicht angesprochen und dienen als eine Art Reserve, die bei Bedarf (z. B. bei Entzündungen durch entsprechende Mediatoren) rekrutiert werden kann und zu einer erhöhten peripheren Sensibilisierung führt

Peripheres nozizeptives System

Transduktion: Die Weiterleitung ins ZNS bedingt die vorherige Umwandlung jedweder noxischen Reize in zelluläre Potentiale. Unterschiedliche Membranproteine (meist Ionenkanäle) werden dabei aktiviert und führen zu einer Depolarisation.

- Mechanische Reize: Mechanorezeptive Endigungen sind vermutlich mit dehnungsempfindlichen Ionenkanälen ausgestattet die sich bei einem noxischen mechanischen Reiz öffnen. Dieser Kanal konnte jedoch noch nicht identifiziert werden.
- Thermische Reize: Für die Transduktion von Hitzereizen sind wahrscheinlich Rezeptoren der TRP-Familie (transient receptor potential) verantwortlich. Hierbei konnte der TRPV1-Kanal als Hauptakteur identifiziert werden. Dabei handelt es sich um einen Kationenkanal, der sich bei 43 °C öffnet. Auch die Capsaicin (Pfeffer), kann diesen Kanal öffnen („Brennen").
  Der TRPA1-Kanal hingegen ist empfindlich gegenüber Kältereizen, er öffnet sich bei Temperaturen unter 15 °C.
  TRP-Kanäle reagieren ebenfalls auf Alkohol (Schmerzen bei Kontakt zu offenen Wunden).
- Chemische Reize: Die Chemosensibilität von polymodalen Nozizeptoren kommt durch spezifische Membranrezetoren zustande, die entweder selbst Ionenkanäle sind (ionotrop, z. B.: 5-HT-Rezeptor) oder G-Protein gekoppelt intrazelluläre Prozesse steuern (metabotrop, z. B: Prostaglandinrezeptor, Bradykininrezeptor).
  ACID-Kanäle (acid sensing ion channel) reagieren auf einen erniedrigten pH-Wert.

Dazu gibt es Reize durch Entzündungsmediatoren: Verletzungen oder Entzündungen lösen in der Regel akuten Schmerz aus. Zahlreiche der dabei freigesetzten Substanzen erregen oder sensibilisieren Nozizeptoren. Beschädigte Zellen setzen ATP und K-Ionen frei, die Nozizeptoren bei hoher Konzentration direkt aktivieren können. Bradykinin entsteht in verletztem Gewebe und Gefäßen und wirkt einerseits direkt (G-Protein gekoppelter Rezeptor) stimulierend auf Nozizeptoren, regt aber andererseits auch die Aktivierung der Phospholipase A2 an. Diese führt über Cyclooxygenase zu Prostaglandin E2, das über einen Gs-gekoppelten Rezeptor eine Sensibilisierung der Nozizeptoren bewirkt. Thrombin (Gerinnungskaskade), Serotonin (Blutplättchenaktivierung), Histamin (Mastzellen) und Zytokine (Makrophagen) führen ebenfalls zu einer erhöhten Prostaglandinproduktion und somit zu einer Hyperalgesie.

Zentrales Nozizeptives System

Die Schmerzverarbeitung im Gehirn ist multizentrisch, die daran beteiligten Hirnareale werden unter dem Begriff Schmerzmatrix, zusammengefasst:

- Thalamus, Primärer somatosensorischer Kortex
- Limbische Strukturen (z. B. Amygdala, Anteriorer cingulärer Kortex)
- Hypothalamus, Hirnstamm, Rückenmark
- Rückenmark, Hirnstamm
- Präfrontaler Kortex

Auf die periphere Nozizeptorerregung und die Transduktion folgt die synaptische Reizübertragung auf die aufsteigende Vorderseitenstrangbahn (Glutamat). Diese kreuzt im Rückenmark auf die Gegenseite, so ist die gekreuzte Sensibilitätsstörung verständlich. Somit führt eine Verletzung dieser Bahn zu einer Störung der Schmerz- und Temperaturempfindung auf der kontralateralen Seite unterhalb der Läsion.

Die Vorderseitenstrangbahn leitet die Information an das thalamokortikale System weiter, wo die bewusste Schmerzempfindung entsteht.

Endogenes antinozizeptives System: Von den Kerngebieten im Hirnstamm gehen wiederum deszendierende Leitungsbahnen aus. Darüber nimmt das Gehirn Einfluss auf die nozizepziven Vorgänge im Rückenmark. Entsprechende Zellen können gehemmt werden. Weiters finden sich inhibitorische Interneurone im Hinterhorn des Rückenmarks, die über eine Freisetzung von GABA und endogenen Opioiden zu einer Hemmung der glutamatergen Schmerzweiterleitung führen. Zusammen mit den hemmenden deszendierenden Leitungsbahnen bilden sie das endogene antinozizeptive System. Neben absteigenden hemmenden gibt es auch absteigende erregende Bahnen. Diese wiederum verstärken die Antwort auf noxische Reize.

Anatomie

Entsprechend dem Verlauf der peripheren Nerven kann Schmerz vom Gehirn falsch lokalisiert werden, man spricht von übertragenem Schmerz, Referred Pain. Eine Form sind die Head'schen Zonen, das sind Hautareale, die eine nervale Beziehung zu bestimmten inneren Organen haben, sodass Erkrankung des betreffenden Organs zu Schmerzen im korrespondierenden Hautgebiet.

Medizinische Psychologie

Schmerz ist psychisch stark belastend und bei psychischen Abwehrmechanismen wird die Schmerzwahrnehmung wird auch von psychosozialen Faktoren wie früheren Lebensereignissen beeinflusst. Mit dem Begriff Schmerzgedächtnis bezeichnet man die Veränderungen im zentralen Nervensystem bei der Entwicklung eines chronischen Schmerzes, die durch wiederholte Schmerzerfahrungen entstehen. Psycho-soziale Interventionen, dazu gehören körperliche und soziale Aktivität, aufmerksamkeitslenkende Strategien oder Verhaltenstherapie o. Ä.) können positiv wirken.

Patho-physiologie

Schmerzen können sich in ihrer Entstehung unterscheiden:

- Physiologischer nozizeptiver Schmerz: Noxe trifft auf gesundes Gewebe, Schmerz löst Reflex aus und hat somit eine Schutzfunktion (z. B. Hand auf heißer Herdplatte, wir ziehen Hand zurück).
- Pathophysiologischer nozizeptiver Schmerz: Im Rahmen pathophysiologischer Organveränderung (z. B. ein bereits entfernter Splitter im Finger löst eine Entzündung aus), Schmerz löst ein Vermeidungsverhalten (Ruhigstellung) aus, das eine Heilung begünstigt.
- Neuropathischer Schmerz: Schaden am Nervensystem, abnormal, da er nicht der Gefahrenerkennung oder der Heilung dient

Klinik

Eine einfache Gradierung kann in verbaler Form erfolgen, um Auskunft zu bekommen zu Hyper-, Hypo- oder Analgesie oder andererseits der Allodynie, d. h. der gesteigerten Schmerzempfindlichkeit: kein Schmerz – leichter – mäßiger – starker – stärkster vorstellbarer Schmerz. Präziser ist die visuelle-analog-Skala (VAS). Für die Beschreibung der Schmerzcharakteristik ist das Vorgehen nach dem OPQRST hilfreich: O – Onset, P – Provocation, Q – Quality, R – Radiation, S – Severity, T – Time. Bei komplizierten Symptomen und schwierigen Fällen können noch weitere Anamnese-Tools verwendet werden wie das Schreiben eines Schmerztagebuchs oder das McGill-Pain-Questionnaire.

Tab. 1. Schmerzanamnese

• Lokalisation – z. B: Brustschmerzen, Bauchschmerzen
• Art des Auftretens – z. B: innerhalb von Minuten auftretender starker Schmerz, über Monate/Jahre langsam aufbauender Schmerz
• Verlauf – z. B: Koliken: wellenförmige Zu- und Abnahme
• Ausstrahlung – z. B: akuter Myokardinfarkt in den linken Arm, Rücken, Unterkiefer
• Zusätzliche Symptome – z. B: Erbrechen, Stuhlverhalt, Peritonitis bei Ileus
• Stärke – z. B: Visuelle Analogskala (Cave: rein subjek tive Warhnehmung)
• Art/Qualität – z. B: stechend, drückend, brennend
• Dauer – z. B: Gesamtdauer, schmerzfreie Episoden
• Lindernde oder agGravierende Faktoren – z. B: Gallenkolik nach fettreicher Ernährung
• Eigene Interpreation des Patienten

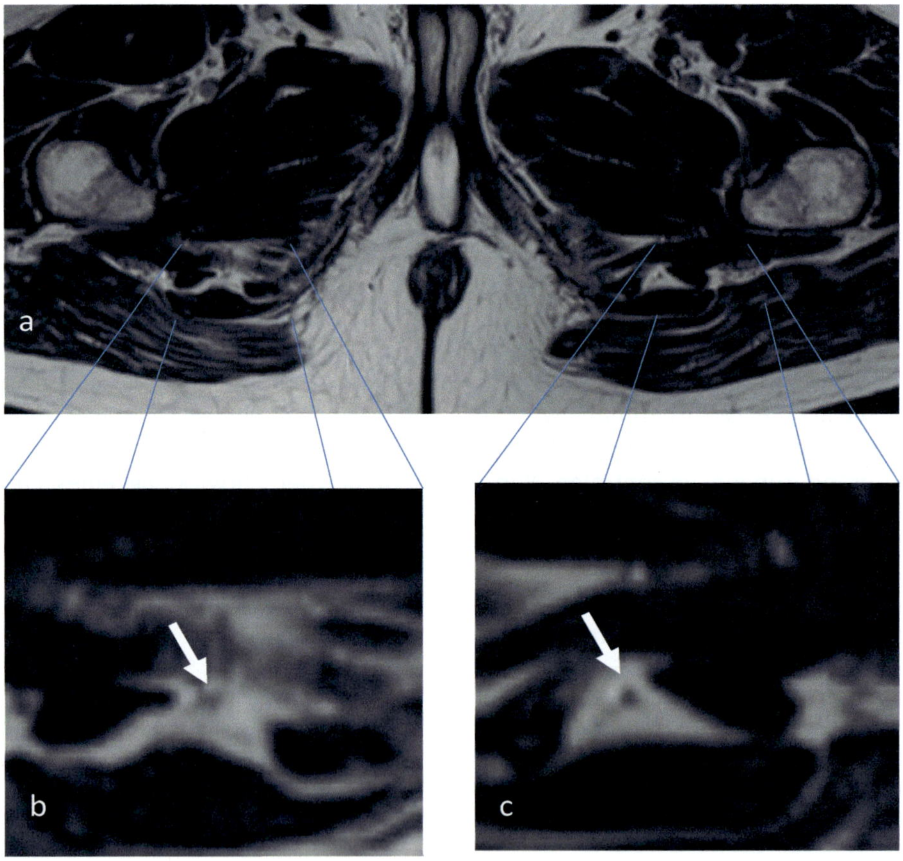

Abb. 1. 42-j. Jogger, der sein Training intensiviert hat und nun so starke Schmerzen in seinem rechten Gesäß, ausstrahlend in die Kniekehle hat, dass er nur mehr in seinem sitzenden Beruf arbeiten kann, wenn er auf einem Schwimmreifen sitzt. (a) MRT des Beckens. (b) Rechts ist der N. cutaneus femoris posterior entzündlich verdickt, gering hyperintens durch ein Ödem und unscharf begrenzt infolge eines Impingements zwischen der hier entspringenden, durch das exzessive Joggen überlasteten dorsalen Oberschenkelmuskulatur. (c) Links normale anatomische Verhältnisse.

Entscheidend ist, abwendbar gefährliche Verläufe anhand von Red Flags zu erkennen. Bei der klinischen Untersuchung sind spezielle Formen, die vor allem durch die Palpation feststellbar sind, der Druckschmerz, der Klopfschmerz und im Abdomen der Loslassschmerz.

Da Kindern oft die sprachliche Kompetenz fehlt (altersbedingt/noch fehlendes Schmerzkonzept) wurden eine Reihe an Anamnese-Tools zur Quantifizierung entwickelt. Dazu gehören der CHEOPS (Children's Hospital of Eastern Ontario Pain Scale) und der CHIPPS (Children's and infants Postoperative Pain Scale).

Die Ausprägung von Schmerzen lässt oft im Alter nach, sie werden teilweise erst später wahrgenommen. Depression und Einsamkeit können die Schmerzwahrnehmung stark beeinflussen. Auch können ältere Menschen dissimulieren aus Angst, die Selbstständigkeit zu verlieren.

Imaging

Neben der kausalen Schmerzdiagnostik hat vor allem die Neurografie der peripheren Nerven mit Ultraschall und MRT in den letzten Jahren enorm an Bedeutung gewonnen.

Differenzialdiagnose

Neben der Diagnose der Schmerzursache ist auch die Früherkennung psychischer (Depression, Schlafstörungen, somatoforme Störungen) und physischer Komorbiditäten von Relevanz.

Patientenmanagement

Für spezielle Szenarien wie postoperative Schmerzen, Wundschmerz, Tumorschmerz, Schmerzen bei Leber- oder Niereninsuffizienz, medikamenteninduzierter Schmerz, meist Kopfschmerz, chronische Schmerzen oder eine somatoforme Störung ist ein adäquates Schmerzmanagement nötig. Als Total-Pain-Konzept bezeichnet man in der Palliativmedizin das Modell, nach dem Schmerz nicht nur als ein Ursache-Wirkungsphänomen verstanden wird, sondern als das komplexe Erleben eines individuellen Menschen in einer Grenzsituation.

Behandlungsziele sind die kausale Therapie und neben der Reduktion der Schmerzintensität auch die Ausrichtung der Therapie auf die Lebensqualität. Therapieprinzipien sind:

Medikamentös, wobei bei chronischen Schmerzen auf eine individuelle Dosistitration zu achten und:

- Nozizeptiv das WHO-Stufenschema (einfache Analgetika, NSAR, schwache Opioide, starke Opioide) heranzuziehen sind,
- Neuropathisch: Antikonvulsiva, ggf. Antidepressiva, lang wirksame Opioide, ggf. Lidocain- oder Capsaicin-Pflaster
- funktionell: ggf. Antidepressiva, keine Opioide

Durchführen einer Regionalanästhesie und Methoden der invasiven und interventionellen Schmerztherapie.

Medizinpsychologische Maßnahmen:

- vor allem das ärztliche Gespräch mit Information zu aktiven Bewältigungsstrategien und der Bedeutung psycho-sozialer Faktoren, Entlastungsgespräche
- gegebenenfalls Psychotherapie wie Verhaltenstherapie oder Traumatherapie, auch Entspannungsverfahren
- Selbsthilfegruppen

Physikalisch-medizinische Maßnahmen mit dem breiten Spektrum von Anwendungsmöglichkeiten.

Medizintheorie: Die Schmerztherapie ist ein unverzichtbares interdisziplinäres Gebiet der Medizin.

Interkulturelle Medizin: Diversity- und Gender-Aspekte spielen bei der Wahrnehmung und Kommunikation eine große Rolle.

Literatur, Links

1. Pape, H-C. Kurtz, A. Silbernagl, S. (2019). Physiologie (9.Auflage). Thieme.
2. Schmid, R. Lang, F. Heckmann, M. (2010). Physiologie des Menschen mit Pathophysiologie (31.Auflage). Springer.
3. Manworren RC, Stinson J. Pediatric Pain Measurement, Assessment, and Evaluation. Semin Pediatr Neurol. 2016 Aug; 23(3):189–200. doi: 10.1016/j.spen.2016.10.001. Epub 2016 Oct 17. PMID: 27989326; PMCID: PMC5261830.
4. Kim YS, Park JM, Moon YS, Han SH. Assessment of pain in the elderly: A literature review. Natl Med J India. 2017 Jul-Aug;30(4):203–207. doi: 10.4103/0970-258X.218673. PMID: 29162753.
5. Schmerznachrichten der österreichischen Schmerzgesellschaft: https://www.pains.at/schmerznachrichten/sn-4-20/.

Akutes Abdomen und unspezifischer Bauchschmerz

Omar Keritam, Mohamed El-Mahrouk

Lernziele und Zusammenfassung

- Eine klinische Arbeitshypothese auf der Basis der Differenzierung möglicher zugrunde liegender Krankheitsbilder erstellen, einen Diagnoseplan umsetzen, die Untersuchungsergebnisse interpretieren, einen Behandlungsplan einleiten und somit klinisches Denken trainieren.
- Das akute Abdomen von unspezifischen Bauchschmerzen differenzieren können.

Definitionen

Das **„akutes Abdomen"** ist ein Syndrom mit plötzlich auftretenden, intensiven und potenziell lebensbedrohlichen Schmerzen im Bauch. Der Schmerz kann von weiteren Symptomen begleitet sein wie Defense, Übelkeit und Erbrechen, gestörte Verdauung (Meläna, hellblutiger Stuhl, acholischer Stuhl, Koprostase, Obstipation, Meteorismus etc.), kardiovaskulären Veränderungen bis zum Schock und Fieber. Eine **Defense** oder **Abwehrspannung** ist eine unwillkürliche, in der Regel stark ausgeprägte schmerzhafte Anspannung der Bauchwandmuskulatur bei der Palpation und spezifisches Zeichen einer **Peritonitis.** Die klinischen Zeichen des akuten Abdomens sind in ihrer Konstellation und auf Basis größtmöglicher klinischer Erfahrung ganzheitlich zu erfassen, um eine erste Differenzialdiagnose zu erstellen.

Bei alten Patientinnen und Patienten, Kindern, Adipösen, durch Medikamente (wie Analgetika, Muskelrelaxantien, Benzodiazepine) und bei einer Reihe von Grunderkrankungen wie **Diabetes mellitus** können diese Beschwerdebilder, vor allem die Abwehrspannung **atypisch** sein und die Akutsituation verschleiern.

Als **unspezifischen Bauchschmerz** (engl. präziser definiert als **Non-specific-abdominal-Pain (NSAP)**) bezeichnet man akute Bauchschmerzen ohne Dringlichkeitscharakter infolge Colon irritabile (Reizdarmsyndrom), nicht-ulzeröse Dyspepsie, Koprostase bei chronischer Obstipation, gynäkologische Erkrankungen wie **Pelvic inflammatory disease** (PID), **Pelvic Congestion** (Ovarialvenenkrampfadern), **Endometriose, ektope Schwangerschaft** u. a. Diese Erkrankungen können, wenngleich eine sofortige Therapie nicht nötig ist, aufgrund späterer Komplikationen gezielt abzuklären und zu behandeln.

Epidemiologie

Bei etwa einem Fünftel der akut auftretenden Bauchschmerzen wird tatsächlich von einem „akuten Abdomen" gesprochen. Bei etwa einem Drittel sind diese Beschwerden ein unspezifischer NSAP.

Anatomie

Das Zwerchfell ist für die Weiterleitung des Schmerzes keine Barriere. So können Schmerzen vom rechten Oberbauch bei Gallensteinen nicht nur in die Thoraxwand ausstrahlen, sondern epigastrische Schmerzen sind bei einem **Hinterwandinfarkt** geradezu typisch – da die Hinterwand des Herzens dem Zwerchfell auch breit aufsitzt.

Klinik

Nach der Schmerzcharakteristik unterscheidet man:

- **Kolik:** Wellenförmige starke Krämpfe, ausgelöst durch die starke Darmperistaltik, der Patient spürt das krampfartige Zusammenziehen der Darmwand, um ein Hindernis wie eine tumorbedingte Stenose zu überwinden. Ähnlich, aber davon abzugrenzen, weil nicht so intensiv, sind **Tenesmen,** wie sie bei Obstipation und Diarrhoen inklusive **Chronisch-entzündlichen Darmerkrankungen** oder einem **Briden-Ileus** vorkommen. Neben der **Darmkolik** gibt es eine **Gallenblasenkolik** und eine **Nierenkolik.**
- **Viszeraler Schmerz:** plötzlich, eher gut lokalisierbar und krampfhaft, dann übergehend in einen dumpfen, brennenden, schwer lokalisierbaren Schmerz, manchmal auch mit einem schmerzarmen oder schmerzfreien Intervall. Klassisches Beispiel ist die Perforation eines Hohlorgans wie die **Ulkusperforation** – daher auch **Perforationsschmerz** genannt –, bei der sich nach dem Perforationsgeschehen eine regionale Peritonitis entwickelt.
- **Somatischer Schmerz:** schneidend und bei Bewegung stark verschlimmernder Schmerz, der Patient liegt ruhig und ev. gekrümmt. Typisch für Entzündungen wie Pankreatitis.
- **Peritonitischer Schmerz**: diffuse Schmerzausbreitung, um Bewegung zu vermeiden, liegen die Patienten ruhig, ev. gekrümmt und versuchen flach zu atmen.

Zusätzlich zur Schmerzlokalisation kann auch die Schmerzausstrahlung typisch sein:

- epigastrische Schmerzen: fortgeleiteter Schmerz bei Hinterwandinfarkt, Dysphagie und gastroösophageale Refluxkrankheit
- Schmerzen im rechten Oberbauch: Gallenwegserkrankungen mit typischem Ausstrahlen nach kraniolateral (Eiselsberg'sches Phänomen), Nierenkolik mit Flankenschmerz und typischem Ausstrahlen nach kaudal in Richtung Leiste
- Schmerzen im linken Oberbauch: Pankreatitis und hier typisch nach dorsal in den Rücken ausstrahlend, Nierenkolik mit Flankenschmerz und typischem Ausstrahlen nach kaudal in Richtung Leiste
- Schmerzen im rechten Unterbauch: Appendizitis und Meckel-Divertikel, die im Epigastrium beginnen können, Erkrankungen des terminalen Ileums wie M. Crohn, Extrauteringravidität und andere tubo-ovarielle Schmerzen
- Schmerzen im linken Unterbauch: Divertikulitis, Dickdarmobstruktion, Extrauteringravidität und andere tubo-ovarielle Schmerzen

Tab. 1. Projektion abdomineller Schmerzen

Rechter Oberbauch	**Oberes Epigastrium**	**Linker Oberbauch**
• Gallenblasenkolik, -perforation, akute Cholangitis/ Cholezystitis • Hochgeschlagene Appendizitis • Ulcus duodeni • Akute Hepatitis, Leberabszess • Akute Pfortaderthrombose	• Hinterwandinfarkt des Herzens, fortgeleiteter Schmerz • Gastritis, Duodenitis, Ulcus ventriculi, Ulcus duodeni • Akute/chronische Pankreatitis • Mesenterialinfarkt • Akuter Herzinfarkt • Gastroösophagealer Reflux • Intoxikation • Funktionelle Dyspepsie	• Ulcus ventriculi • Pankreasschwanzaffektionen • Splenomegalie, Milzinfarkt, -abszess, -ruptur
Rechter Unterbauch	**Unteres Epigastrium, Mittelbauch, nicht umschrieben oder diffus**	**Linker Unterbauch**
• Appendizitis • Appendagitis epiploica • Erkrankungen des terminalen Ileums • Dickdarmileus mit Zökumdilatation Urologisch, nephrologisch: • Urolithiasis, Harnwegsinfekt, andere Nieren-, Uretererkrankungen Gynäkologisch: • Beckenschmerzen	• Appendizitis-Frühsymptom, Meckel-Divertikel • Gastroenteritis, Malabsorption oder Malassimilation • Ileus • Volvulus, Invagination • Mesenterialinfarkt, Mesenterialvenenthrombose, Angina abdominalis (M. Ortner) • NET (neuroendokrine Tumoren) • Inkarzerierte Hernien an Nabel oder als innere Hernien • Rheumatische Erkrankungen: Serositis, M. Behcet, Mesenteriitis, retroperitoneale Fibrose • Addison-Krise • Intestinale Pseudobstruktion (M. Ogilvie), chronische Obstipation • Toxisches Megakolon • Peritonitis, Peritonealkarzinose	• Divertikulitis • Appendagitis epiploica Urologisch, nephrologisch: • Urolithiasis, Harnwegsinfekt, andere Nieren-, Uretererkrankungen Gynäkologisch: • Beckenschmerzen

Bei der Medikamentenanamnese sind die Fragen nach NSAR im Hinblick auf eine Ulzeration der Magen- oder Duodenalschleimhaut und nach Opiaten bezüglich ihrer atonischen Wirkung auf den Darm wichtig.

Ein Alkoholexzess kann eine Pankreatitis zur Folge haben.

Bei Frauen im gebärfähigen Alter ist eine mögliche Schwangerschaft auszuschließen, besonders bei Appendizitis-ähnlichen Symptomen, auch im Sinne einer extrauterinen Schwangerschaft.

Bei der Inspektion ist das Hautkolorit in Bezug auf Ikterus und Schockzeichen zu beachten.

Seltene, subkutane Nekrosen als Folge freigesetzter Pankreasenzyme bei schwerer akuter Pankreatitis sind das Cullen-Zeichen in Form periumbilikaler bläulich bis grün-bräunlicher Hautverfärbungen durch eine sog. Nekrosestraße über die Ligg. hepatoduodenalia und teres hepatis sowie das Grey-Turner-Zeichen über retroperitoneale Fettgewebsnekrosen bis in die Flanke.

Bei der Palpation können charakteristische Befunde erhoben werden. Einer davon ist die **Resistenz,** d. h. eine tastbare raumfordernde Struktur, die auf einen soliden Tumor oder einen entzündlichen Pseudotumor schließen lässt. Eine Sonderform ist die **„Walze“,** eine klinische Bezeichnung für eine längliche derbe Struktur, über die die palpierenden Hände oder der Ultraschallkopf beim Tasten darüber rollen, typisch für einen Tumor oder einen entzündlich verdickten Darmabschnitt. Das **„brettharte Abdomen“** bei der Defense ist ein Hinweis auf eine diffuse **Peritonitis.** Lässt sich hingegen die Bauchwand tief eindrücken ohne Schmerzverstärkung, ist dies ein Hinweis auf einen eher harmlosen Krankheitsverlauf. Entsprechende Druckpunkte, wie **Murphy-Zeichen, Lanz-** und **McBurney-Punkte,** sind palpatorisch auf Schmerzhaftigkeit zu testen.

Im Auskultationsbefund können hohe Darmgeräusche auf eine Darmobstruktion (mechanischer Ileus) hinweisen, fehlende Darmgeräusche auf einen paralytischen Ileus. Laute Geräusche entstehen bei Diarrhoe wie im Rahmen einer Enteritis, besonders stark bei **Neuroendokrinen Tumoren** durch die Serotoninproduktion im Rahmen des **Karzinoid-Syndroms.**

Beim Perkussionsbefund ist der ist der Klopfschall im Falle eines **Aszites** gedämpft, bei Meteorismus **hypersonor.**

Auf eine digital-rektale Untersuchung sollte nur in Ausnahmefällen verzichtet werden.

Labor

- Blutbild: Anämie bei Blutungen, Leukozytose bei Infektionen
- Gerinnungsbestimmung, insbesondere zur Einschätzung für eine OP oder bei beginnender DIC
- Entzündungsparameter: CRP/Leukozytose bei Infektionen,
- Leberwerte: AST-/ALT-Erhöhung bei Hepathopathien; Erhöhung von Bilirubin, Gamma-GT, AP bei Cholestase
- Laktaterhöhung bei Infarkt
- Lipase (und Alpha-Amylase, auf die aus Kostengründen verzichtet werden kann) bei Pankreatitis
- Schwangerschaftstest (beta-HCG) immer bei Frauen im gebärfähigen Alter
- Harnbefund bei Hinweis auf eine Genese im Urogenitalbereich

Imaging

Die Bildgebung ist essenziell für die Diagnostik des akuten Abdomens. Die **Sonografie** inklusive Darstellung des Darms ist primäre Untersuchung, bei Hinweis auf Darmobstruktion oder -paralyse (Ileus) ergänzt durch **Abdomenübersichtsaufnahmen** (im Stehen und im Liegen) mit **Thoraxröntgen.** Vor allem bei Akutsituationen ist weiterführend die **CT** des Abdomens, ev. mit Einbeziehung des Thorax das Verfahren der Wahl.

Es konnte gezeigt werden, dass sich nach einer CT die Therapieentscheidungen in bis zu 65 % änderten und dass die richtige Diagnose bei 25 % aller PatientenInnen erst durch eine CT gestellt werden konnte. Ein Röntgen kann bei spezifischen Fragestellungen, wie beispielsweise freie Luft, Fremdkörper oder Obstipationen hilfreich sein. Die MRT kann aufgrund der fehlenden Strahlenexpositoin vor allem bei Kindern und Schwangeren berechtigten Einsatz finden, allerdings hat sie durch längere Untersuchungszeiten, schlechteren Verfügbarkeiten und hohen Kosten keinen hohen Stellenwert in der Akutdiagnostik.

Differenzialdiagnose

Differentialdiagnosen sind vielfältig, vor allem zu denken ist an:

- funktionelle Beschwerden wie nicht-ulzeröse Dyspepsie, Colon irritabile (Reizdarmsyndrom)
- Persönlichkeitsstörungen
- Bei Kindern der idiopathische Bauchschmerz

Patientenmanagement

Erstmaßnahmen sind die Stabilisierung der Vitalparameter und die Behandlung der Schmerzen, bei Koliken mit Spasmolytika und Analgetika inklusive Opioiden. Supportive Maßnahmen wie das Legen einer **Magensonde** sind hilfreich. Je nach Verfügbarkeit und klinischen Zustand kann eine **Bedside-Abdomensonografie** durchgeführt werden. Bei

Kreislaufstabilität, d. h. systolischer Blutdruck > 100mm Hg und Normokardie, wird eine Labordiagnostik und eine radiologische Untersuchung durchgeführt. Abhängig von der Diagnose kann eine ambulante Behandlung, eine stationäre Beobachtung oder eine Akutoperation indiziert sein.

Akute Operationsindikationen sind vor allem:

- Ileus
- Perforationen
- Darmischämie
- Intraabdominelle Blutung
- Aneurysmaruptur
- Akute Appendizitis
- Akute Cholezystitis

Falls in der Akutdiagnostik keine nachweisbare Ursache gefunden werden kann, dann wird die Diagnose „Unspezifische Abdominalbeschwerden (Non-specific abdominal Pain = NSAP)“ als Ausschlussdiagnose gestellt, wenn die bestehenden Beschwerden mindestens sechs Stunden bis maximal eine Woche anhalten.

Kommunikation: Im teilweise hektischen Akutsetting darf – sofern möglich – nicht auf entsprechende Aufklärungen, sowie die Evaluation einer etwaigen Dauermedikation (Antikoagulanzien, orale Antidiabetika absetzen etc.) vergessen werden

Literatur, Links

1. Kulinna-Cosentini et al.: Akutes Abdomen – ein praktischer Zugang. In: Der Radiologe. Band: 59, Nummer: 2, 2019, doi: 10.1007/s00117-019-0490-0, p. 106–113.
2. Hauser et al.: Akutes Abdomen: Diagnose - Differenzialdiagnose - Erstversorgung - Therapie. 1. Auflage Springer 2016, ISBN: 978-3-709-11473-5.
3. Lankisch et al.: Das akute Abdomen aus internistischer Sicht. In: Deutsches Ärzteblatt. 2009.

Dyspnoe

Anna Nechay, Omar Keritam, Paul Watzl

Lernziele und Zusammenfassung

Bei Atemstörungen, insbesondere bei Hinweis auf Pneumothorax und Pulmonalembolie

- Differenzialdiagnosen der Kurzatmigkeit beim erwachsenen Patienten kennen.
- Wichtigsten Schritte der diagnostischen Abklärung der nicht-traumatischen Dyspnoe einleiten können.
- Notfallsituationen erkennen sowie notfall- und erste allgemeinmedizinische Maßnahmen einleiten können.
- Folgende klinisch relevanten Differentialdiagnosen zuordnen können: akutes Koronarsyndrom (STEMI, NSTEMI, instabile Angina pectoris), Lungenembolie, Pneumothorax und Aortendissektion.
- Schmerzqualität der einzelnen Differentialdiagnosen unterscheiden können.
- Gezielte Diagnose des akuten Koronarsyndroms mittels relevanter Untersuchungsmethoden stellen, auf mögliche Komplikationen achten, sowie die Notfalltherapie und Heimtherapie einleiten können.
- Differenzialdiagnosen der Kurzatmigkeit beim erwachsenen Patienten kennen.
- Wichtigsten Schritte der diagnostischen Abklärung der nicht-traumatischen Dyspnoe einleiten können.

Definition

Dyspnoe oder Kurzatmigkeit ist ein häufig berichtetes Symptom in der Akutversorgung und im ambulanten Bereich. Die American Thoracic Society definiert es als "eine subjektive Erfahrung von Atembeschwerden, die aus qualitativ unterschiedlichen Empfindungen mit unterschiedlicher Intensität besteht" und empfiehlt, die Dyspnoe anhand der Intensität des damit verbundenen Leidens und ihrer Auswirkung über Aktivitäten des täglichen Lebens zu bewerten.

Tab. 1. Dyspnoe-Skala der American Thoracic Society (ATS)

Dyspnoe-Skala	Schweregrad	Beschreibung
0	keine Dyspnoe	Keine Beschwerden bei schnellem Gehen in der Ebene oder leichtem Anstieg
1	mild	Kurzatmigkeit bei raschem Gehen in der Ebene oder leichtem Anstieg
2	mäßig	Aufgrund von Kurzatmigkeit langsameres Gehen in der Ebene als Altersgenossen oder bei eigenem Gehtempo Pausen zum Luftholen nötig
3	schwer	Nach einigen Minuten oder 100m Gehen im Schritttempo Pausen erforderlich
4	sehr schwer	Aufgrund von Kurzatmigkeit kann das Haus nicht verlassen werden; Luftnot bereits beim An- und Ausziehen

Belastungsdyspnoe kann physiologischer Weise auftreten, solange sie nicht bereits bei einem Aktivitätsniveau auftritt, das in der Regel unproblematisch sein sollte. Dyspnoe sollte von Tachypnoe, Hyperventilation und Hyperpnoe unterschieden werden, die sich auf respiratorische Variationen unabhängig von den subjektiven Empfindungen des Patienten beziehen. Tachypnoe ist ein Anstieg der Atemfrequenz über den Normalwert; Hyperventilation ist ein erhöhtes Atemminutenvolumen im Verhältnis zum Stoffwechselbedarf und Hyperpnoe ist ein überproportionaler Anstieg des Atemminutenvolumens im Verhältnis zu einem Anstieg des Stoffwechsels. Diese Zustände sind möglicherweise nicht immer mit Dyspnoe verbunden.

Orthopnoe bedeutet eine Atemnot, die durch Lageänderung in aufrechtes Sitzen oder Stehen gelindert wird, während Platypnoe das Gegenteil ist, nämlich Atemnot bei aufrechter Körperhaltung, die durch Einnehmen einer Rückenlage gelindert wird. Trepopnoe ist Dyspnoe, die in linker oder rechter seitlicher Dekubitusposition im Gegensatz zur anderen Seite auftritt. Paroxysmale nächtliche Dyspnoe (PND) ist ein Gefühl von Kurzatmigkeit, das den Patienten oft nach einer oder zwei Stunden Schlaf weckt und normalerweise in aufrechter Position gelindert wird.

Man unterscheidet auch weitere Bezeichnungen der pathologischen Atmung. Diabetische Ketoazidose verursacht selten Dyspnoe, führt jedoch häufig zu langsamen, tiefen, pausenlosen Atemzügen, die als Kußmaul-Atmung bezeichnet werden. Hirnläsionen oder intrakranielle Blutungen können mit intensiver Hyperventilation oder unregelmäßig periodischer Atmung, der **Biot-Atmung,** verbunden sein. Eine zerebrale Minderdurchblutung jeglicher Ursache kann auch zu abwechselnden Perioden von Hyperventilation und Apnoe der **Cheyne-Stokes-Atmung,** führen, obwohl der Patient möglicherweise keine Atembeschwerden wahrnimmt.

Die **Schnappatmung,** lange Atempausen und kurze „schnappende" Atemzüge, ist eine terminale Dyspnoe als Folge einer zentralen Atemstörung.

Die **Seufzeratmung** ist psychisch bedingt, oft anfallsweise als das Gefühl, zwanghaft Durchatmen zu müssen. Sie kann Hinweis auf ein Hyperventilationssyndrom sein.

Das **Obesitas-Hypoventilationssyndrom** (Pickwick-Syndrom, OHS) tritt bei meist sehr adipösen Patientinnen und Patienten auf. Durch den konstitutionell bedingten und einem durch das Bauchvolumen verursachten Zwerchfellhochstand sowie durch das Gewicht der Thoraxwand wird die Atemanstrengung zu groß, die Lungen können sich nicht mehr ausreichend entfalten. Die Folgen sind Kurzatmigkeit, übermäßige Tagesschläfrigkeit, morgendliche Kopfschmerzen und Depressionen.

Schnarchen ist, wenn leise und regelmäßig, nicht behandlungsbedürftig. Die **Schlafapnoe** ist hingegen durch eine Verengung der oberen Atemwege bedingt und geht typischerweise mit enorm lautem unregelmäßigem Schnarchen („Presslufthammer"), unterbrochen von Atempausen mit anschießendem heftigem Luftschnappen. Die Schlafapnoe betrifft vorwiegend Männer, Frauen wegen einer anderen anatomischen Situation viel seltener und meist erst nach der Menopause.

Tab. 2. Symptome, die mit Dyspnoe einhergehen, und die Differentialdiagnosen. COPD (chronic obstructive pulmonary disease) – chronisch obstruktive Lungenerkrankung, ADHF (acute decompensated heart failure) – akut dekompensierten Herzschwäche, ARDS (acute respiratory distress syndrome) – akutes Lungenversagen, Als Roemheld-Syndrom beschreibt man reflektorische kardiovaskuläre Symptome, die durch gastrointestinale Veränderungen stimuliert werden (Gasansammlungen).

Symptome	Differenzialdiagnostische Überlegungen
Verminderte oder fehlende Atemgeräusche	COPD, schweres Asthma, (Spannungs-)Pneumothorax, Pleuraerguss, Hämatothorax
Halsvenenstauung • mit Rasselgeräusche in der Lunge • bei normalem Auskultationsbefund	 • ADHF, ARDS • Perikardtamponade, akute Pulmonalembolie
Schwindel, Synkope	Kardiales Vitium (z. B. Aortenklappenstenose), hypertrophe oder dilatative Kardiomyopathie, ausgeprägte Anämie, Angststörung, Hyperventilation
Hämodynamische Dysfunktion • hypertensiv • hypotensiv	 • hypertensive Krise, Panikattacke, akutes Koronarsyndrom • kardiales Vorwärtsversagen, Stoffwechselstörungen, Sepsis, Pulmonalembolie
Hämoptysen	Lungenkrebs, Pulmonalembolie, Bronchiektasen, chronische Bronchitis, TB
Hyperventilation	Azidose, Sepsis, Salicylatvergiftung, psychogen
Bewusstseinsstörung	Psychogene Hyperventilation, zerebrale, metabolische Störung, Pneumonie
Orthopnoe	Akute kongestive Herzinsuffizienz, toxisches Lungenödem
Schmerzen • bei der Atmung • unabhängig von der Atmung	 • Pneumothorax, Pleuritis, Pleuropneumonie, Lungenembolie • Myokardinfarkt, Aortenaneurysma, Roemheld-Syndrom, Nieren- oder Gallenkolik, akute Gastritis
Blässe	Ausgeprägte Anämie
Pulsus paradoxus	Rechtsherzinsuffizienz, Asthma bronchiale, Pulmonalembolie, kardiogener Schock, Perikardtamponade
Periphere Ödeme	Kongestive Herzinsuffizienz
Rasselgeräusche	ADHF, ARDS, Lungenentzündung
Einsatz von Atemhilfsmuskulatur	ARDS, schwere COPD, schweres Asthma
Giemen	Exazerbation von Asthma bronchiale, COPD, ADHF, Fremdkörperaspiration

Zu den Formen dysfunktionaler Atmung, die man zu den Somatisierungsstörungen zählen kann, gehören das akute Hyperventilation und chronische Hyperventilation (nervöses Atmungssyndrom). Ein akutes Hyperventilationssyndrom ist ein häufiges, nicht bedrohliches Phänomen, es kann von den Symptomen Tachypnoe, innere Unruhe, Parästhesien, Schwindel, Pfötchenstellung begleitet sein. Sowohl die psychische Komponente als auch die respiratorische Alkalose, die durch die Hyperventilation ausgelöst und metabolisch kompensiert wird, spielen eine Rolle.

Eine Fehlfunktion der Stimmbänder, Vocal-Cord-Dysfunction (VCD), ist vor allem mit inspiratorischer Engstellung im Larynx verbunden. Sie kann eine Notfallsituation mit plötzlicher Dyspnoe und Stridor sein, hält jedoch nur wenige Minuten an, geht nicht mit Entsättigung einher und stellt in der Regel keine vitale Bedrohung dar. Dys-/ Aphonie, Hyperventilation und Husten treten begleitend auf.

Physiologie

Die Spontanatmung wird durch neuronale und chemische Mechanismen gesteuert. In Ruhe atmet eine durchschnittlich 70 kg schwere Person 12- bis 15-mal pro Minute mit einem Atemzugvolumen von etwa 600 ml. Ein normaler Mensch ist sich seiner Atemanstrengung erst bewusst, wenn die Atemarbeit verdoppelt wird.

Pathogenese

Atemnot tritt auf, wenn die Atemarbeit verdreifacht wird mit einer für die Inspiration und Exspiration ungewöhnlich hohen Muskelanstrengung. Die Dyspnoe ist eine subjektive Erfahrung ist und korreliert sie nicht immer mit dem Grad der physiologischen Veränderung. Einige Patienten klagen über schwere Atemnot mit eher geringen physiologischen Veränderungen, andere verneinen Atemnot selbst bei ausgeprägter kardiopulmonaler Verschlechterung. Typische Entstehungswege der Dyspnoe:

- erhöhter Atembedarf wie bei Anstrengung, fieberhafter Erkrankung, hypoxischem Zustand, schwerer Anämie oder metabolischer Azidose
- verminderte Atmungskapazität wie bei Pleuraerguss, Pneumothorax, intrathorakaler Raumforderung, Rippenverletzung oder Muskelschwäche
- erhöhter Atemwegswiderstand wie bei Asthma oder COPD
- verminderte Lungencompliance, wie bei interstitieller Fibrose oder Lungenödem

Klinik

Anhand zusätzlicher Charakteristika kann man die Dyspnoe spezifizieren:

- Thorakales Engegefühl: akutes Koronarsyndrom, Asthma Bronchiale
- Flache Atmung: neuromuskuläre Erkrankungen
- Erschwerte Atemarbeit: pulmonale Erkrankungen (vor allem Obstruktion)
- Schnelle Atmung: pulmonale Erkrankung

Auch begleitende Symptome sind für die Charakterisierung relevant:

- Husten: bronchopulmonale Infekte, COPD, Herzinsuffizienz, Asthma bronchiale
- Infektzeichen: Pneumonie
- thorakale Schmerzen: Pneumothorax, Lungenembolie, akutes Koronarsyndrom, fortgeschrittene maligne Geschehen
- Periphere Ödeme: Herzinsuffizienz
- Systemische Symptome wie Gewichtsverlust, Nachtschweiß: malignes Geschehen, Sarkoidose, Tuberkulose

Charakteristische Befunde bei der Auskultation und Perkussion der Lunge:

- Feinblasige Rasselgeräusche: Pneumonie
- Grobblasige Rasselgeräusche: alveoläres Lungenödem
- Einseitig fehlendes/abgeschwächtes Atemgeräusch: Atelektasen, Pneumothorax, Pleuraerguss
- Giemen und Brummen: obstruktiven Erkrankungen
- Inspiratorischer Stridor: Verengungen der oberen Atemwege (z. B. Fremdkörperaspiration, Tracheomalazie)
- Normaler Auskultationsbefund: Anämie, neurologischen Erkrankungen, psychogene Dyspnoe
- Verhältnis Inspiration: Exspiration: verlängerte Exspiration bei obstruktiven Erkrankungen

Hinweisend bei der Inspektion sind Hypoxiezeichen, in Akutsituationen die Zyanose und bei chronischer Dyspnoe die selten gewordenen Uhrglasnägel und Trommelschlägelfinger.

Pulmologische Untersuchungen

- Pulsoxymetrie: Schweregrad der Dyspnoe
- BGA: Auswirkungen der Dyspnoe auf Gashaushalt, metabolische Ursache?
- Lungenfunktionstests (Spirometrie)

EKG

Bei Rechtsherzbelastung sind im EKG sind neben der häufigen Sinustachykardie und den Extrasystolen auch typische Zeichen einer Rechtsherzbelastung zu finden (S_IQ_{III}, (überdrehter) Rechtstyp, Rechtsschenkelblock, P-Pulmonale etc.).

Labor

Entzündungszeichen, Herzenzyme, D-Dimer, BNP, Blutbild.

Imaging

- Thoraxröntgen: Pneumonie, Pneumothorax, kardiale Stauung, Rundherd
- CT: CT-Angio bei Pulmonalembolie, weiterführende Bildgebung nach Röntgen
- Echokardiografie: Perikarderguss, Rechtsherzbelastung, Pulmonalembolie, Myokardinfarkt

Differenzialdiagnose

Tab. 3. Dyspnoe: Differenzialdiagnose

Krankheitsgruppe	Beschreibung
pulmonal	Asthma bronchiale, Atelektasen, Lungenkarzinom, COPD, Cor pulmonale, Pulmonalembolie, Lungenfibrose, Sarkoidose, Mukoviszidose, Pneumonie, Lungenödem, Fremdkörperaspiration, allergische Reaktionen wie Anaphylaxie, alveoläre Blutung, Vergiftung
pleural	Pneumothorax, Lymphangiosis carcinomatosa, Pleuraerguss, Pleuramesotheliom
tracheobronchial	Trachealstenose (Struma ist selten geworden), Glottisödem, Aspiration
kardial	Herzinsuffizienz, Vitien
metabolisch, medikamenteninduziert	Azidose inklusive diabetische Ketoazidose, Anämie Amiodaron, das in weiterer Folge zur Lungenfibrose führen kann
muskuloskeletal	Rippenfraktur, Rippenprellung und andere Formen des Thoraxwandtraumas, schwere Kyphoskoliose
neuromuskulär	Myasthenia gravis, amyotrophe Lateralsklerose
psychogen	Depression, psychischer Stress, Angststörungen, Hyperventilation
allgemein	Tumorkachexie, Adipositas, starke Schmerzen

Patientenmanagement

Eine **akute Dyspnoe** kann eine Manifestation eines lebensbedrohlichen Zustands sein und erfordert daher eine schnelle diagnostische Abklärung. Die Messung der Vitalparameter (Herzfrequenz, Blutdruck, Sauerstoffsättigung des Blutes) ist für das weitere Vorgehen obligatorisch. Erst nach Ausschluss lebensbedrohlicher Ursachen, sollte eine weitere Differenzialdiagnostik durchgeführt werden.

Bei der akuten Dyspnoe sind folgende Schritte zu empfehlen:

- ABCDE-Score
- Venöser Zugang, Herz- und Pulsoxymetrie Überwachung
- Sauerstoff (nach Bedarf) - Beatmungsunterstützung und Atemwegsmanagement
- Stabilisierung der Herz-Kreislauf-Funktion (z. B. Flüssigkeitszufuhr)
- Wenn lebensbedrohliche Ursachen ausgeschlossen sind:
  Durchführung der ausführlichen Anamnese und klinischer Untersuchung
  Durchführung der weiteren diagnostischen Tests (z. B. Lungenfunktion).
- Behandlung der zugrunde liegenden Ursache

Die **Hypoxämie** wird nach Bedarf mit zusätzlichem Sauerstoff behandelt, um eine Sauerstoffsättigung > 88 % oder einen PaO_2 > 55 mmHg (> 7,3 kPa) aufrechtzuerhalten. Werte darunter befinden sich im steilen Abschnitt der **Sauerstoffbindungskurve**, wo selbst ein kleiner Abfall der arteriellen Sauerstoffpartialdruck zu einem starken Abfall der Sauerstoffsättigung des Hämoglobins führt.

Die **Atemphysiotherapie** wird unterstützend bei der Behandlung insbesondere chronischer Atemwegs- und Lungenerkrankungen (Asthma, COPD, Mukoviszidose u.a.) eingesetzt. Nicht selten haben Menschen, oft kombiniert mit einem sedentären Lebensstil, das richtige Atmen verlernt.

Tab. 4. Häufige Ursachen, Befunde und Akutmanagement der akuten Dyspnoe. $AaDO_2$ – Alveolo-arterielle Sauerstoffdruckdifferenz, P/F-Ratio (PaO_2/FiO_2 Ratio) – Horovitz-Index, Oxygenierungsindex

Ursache	Diagnostischer Ansatz und Befunde	Akutmanagement
Pulmonale Ursachen		
Asthma bronchiale, Bronchospasmus oder reaktive Lungenerkrankung	• BGA: $\downarrow$ pH, $\uparrow$ $PaCO_2$, $\downarrow$ PaO_2 (respiratorische Azidose) • Spitzenexspirationsflow (PEF): verringert von vorhergesagter oder persönlicher Bestleistung	Akute Asthmatherapie entsprechend dem Schweregrad (inhalierte SABA ± orale/i. v. Kortikosteroide ± inhalierte SAMA ± i. v. Magnesiumsulfat
COPD-Exazerbation	• BGA: $\downarrow$ pH, $\uparrow$ $PaCO_2$, $\downarrow$ PaO2 (respiratorische Azidose) • Röntgen-Thorax: überblähte Lunge; Anzeichen von Pneumonie, Pneumothorax und/oder Pleuraerguss	inhalierte SABA ± orale/i. v. Kortikosteroide ± inhalierte SAMA ± inhalierte LAMA ± orale/i. v. Antibiotika
ARDS	BGA: $\downarrow$ PaO_2, $\uparrow$ $AaDO_2$, P/F-Ratio < 300 mmHg • Röntgen-Thorax: bilaterale fleckige diffuse oder homogene Lungeninfiltrate • TTE: normale systolische Funktion	Kausale Therapie, inhalatives Prostacyclin, β2-Mimetika, Surfactant, Beatmungstherapie
Fremdkörperaspiration	• Röntgen-Thorax: Transparenzminderung in der Luftröhre/Bronchien, Atelektase • CT-Thorax: direkte Identifizierung des Fremdkörpers • Bronchoskopie: Visualisierung des Fremdkörpers	Kardiopulmonale Reanimation, Husten auslösen, Sauerstoff, Laryngoskopie/Nasenendoskopie/ Bronchoskopie zur Entfernung des Fremdkörpers
Pneumothorax Kann nach Verletzungen oder spontan auftreten (bei großen schlanken Patienten und Patienten mit COPD)	• Perkussion: fällt ein tympanitischer Klopfschall • Auskultation: Atemgeräusch abgeschwächt/ aufgehoben • Röntgen-Thorax: fehlende Lungenmarkierungen, Trachealdeviation, Pneumomediastinum, subkutanes Emphysem • Ultraschall: fehlendes Lungengleiten	Sauerstoff, vermeiden der Überdruckbeatmung, Thoraxdrainage Nadeldekompression
Pulmonalembolie Risiko Faktoren: Immobilisierung, tiefe Venenthrombose, Schwangerschaft, östrogenhaltige Medikamente, Operationen, positive Familienanamnese, Krebs	• Labor: $\uparrow$ D-Dimer, $\uparrow$ Troponin, $\uparrow$ BNP • EKG: normaler Sinusrhythmus (am häufigsten), Sinustachykardie, Anzeichen einer rechtsventrikulären Belastung • CT-Thorax: Füllungsdefekt der Pulmonalarterien • TTE: Hypokinese des rechten Ventrikels mit normaler apikaler Bewegung • Wells-Score für Pulmonalembolie	Sauerstoff, Schmerzmittel, Antikoagulation, Cavafilter, Embolektomie
Kardiale Ursachen		
Akute Myokardischämie oder -infarkt	• EKG: unspezifische Veränderungen, ST-Strecken-Hebung/-Senkung, T-Wellen-Inversionen, Q-Wellen • Labor: $\uparrow$/normales Troponin T (CK-MB, Myoglobin, Gesamt-CK, AST, ALT, LDH) • TTE: Hypokinese, regionale Wandbewegungsstörungen • GRACE-Score	Sauerstoff, Morphine, Antikoagulation, Statine, Nitroglycerin, Betablocker, ACE-Hemmer (CAVE: Kontraindikationen!)
Herzbeuteltamponade	• EKG: Niedervoltage, elektrische Alterans • Röntgen-Thorax: global verbreiterte Herzsilhouette • TTE: Ergussnachweis, kollabierte Kammern, hohe EF, dilatierte V. cava inferior. Bei Inspiration: Ventrikel- und Vorhofsepten bewegen sich stark nach links. Bei Exspiration: Ventrikel- und Vorhofsepten bewegen sich stark nach rechts.	Perikardpunktion, operative Versorgung Medikamentöse Therapie nach zugrundeliegender Ursache: • Antibiotika (bakteriell) • Immunsuppressiva (Autoimmunerkrankung) • Onkologische Therapie (Malignom)
Andere Ursachen		
Angststörungen	Anamnese, Blutgasanalyse (normal)	Benzodiazepine
Diabetische Ketoazidose	Hyperglykämie, metabolische Azidose mit hoher Anionenlücke, Ketonurie/Ketonämie	Flüssigkeitszufuhr 0,9 % NaCl, Insulin i. v. (CAVE: Hypokaliämie)

Pneumothorax

Ein Pneumothorax ist ein akutes, potenziell lebensbedrohliches Geschehen, bei dem Luft in den Pleuraspalt gelangt, also zwischen der inneren Pleura visceralis und der äußeren Pleura parietalis, wodurch der Unterdruck im Pleuraspalt verschwindet und die Lunge aufgrund ihrer Gewebselastizität kollabiert.

Das Wort „Pneumothorax" bedeutet wörtlich „Luftbrust". Es kommt aus dem Altgriechischen und setzt sich aus den Wörtern „pneuma" (πνεῦμα) und „thorax" (θώραξ) zusammen. MedizinerInnen verwenden oft das Synonym „Pneu" in der klinischen „Alltagssprache".

Pathogenese

Der **Spontanpneumothorax** entsteht zu 85 % primär meist bei gesunden, vor allem großgewachsenen jungen Männern um das 25. Lebensjahr ohne erkennbare Ursache oder bei genetischer Disposition wie einem **Marfan-Syndrom** auf, seltener sekundär bei Rauchern oder einer bekannten Lungenerkrankung wie dem Alpha-1-Antitrypsinmangel. Dazu gehört auch der bei Frauen in zeitlichem Zusammenhang mit der Menstruation meist rechtsseitig auftretende **katameniale Pneumothorax.**

Traumatisch entsteht ein Pneumothorax durch Unfälle, indem ein frakturiertes Rippenfragment mit seinen zackig geformten Frakturenden die Pleura visceralis lädiert, oder **iatrogen** wie durch eine Pleurapunktion oder Lungenbiopsie, vor allem bei kachetischen Patienten auch als Komplikation beim Anlegen eines **ZVK.**

Anatomisch kann ein Mantelpneumothorax oder Spitzenpneumothorax beschrieben werden und, wenn eine Verbindung nach außen besteht, ein offener Pneumothorax. Ist ein Pneumothorax mit einem Erguss kombiniert, spricht man von **Seropneumothorax,** wenn die Flüssigkeit Blut ist, vom **Hämatopneumothorax.**

Strömt durch einen Ventilmechanismus des pleuralen Defekts Luft in den Pleuraraum ein, aber nicht mehr hinaus, steigt der Druck auf die Lunge und das Mediastinum, so dass sich das Herz mit dem übrigen Mediastinum nach kontralateral verschiebt und das ipsilaterale Zwerchfell nach kaudal gedrückt wird. Dieser **Spannungspneumothorax** führt, wenn nicht rasch behandelt, zu Rhythmusstörungen des unter Druck stehenden Herzens, zu einer Durchblutungsstörung der mediastinalen Gefäße und kann tödlich enden. Bei der **präklinischen Versorgung** in Rettungsflugzeugen sind diese intrathorakalen Druckveränderungen in großer Höhe speziell zu berücksichtigen. Demnach sollen nach Rückbildung eines Pneus **Flugreisen** und **Tauchsport** für zumindest einige Wochen verboten werden.

Klinik

Typisch ist die akute Dyspnoe, in schweren Fällen kann man die kollabierte Lunge bei der Atemexkursion „nachhinken" sehen.

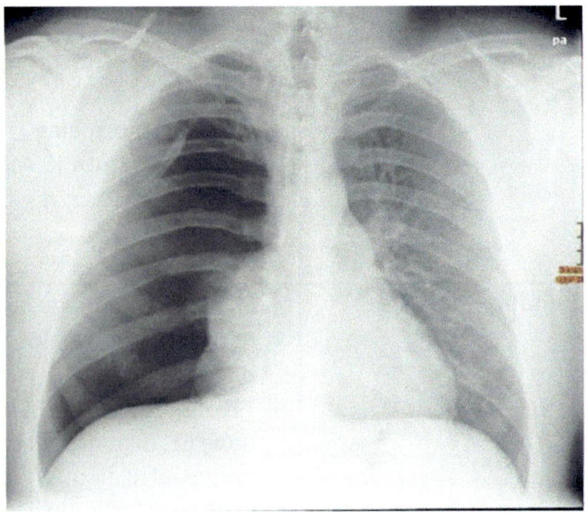

Abb. 1. Pneumothorax rechts mit komplett kollabierter rechter Lunge und Mittellinienshift als Zeichen eines Spannungspneumothorax.

Auf der betroffenen Seite beim Abhören und Abklopfen ein tympanitischer oder **hypersonorer Klopfschall** und ein **abgeschwächtes Atemgeräusch** feststellen.

Auf Zeichen des **Rechtsherzversagens** beim Spannungspneumothorax ist zu achten.

Imaging

Am Thoraxröntgen sind die relevantesten Zeichen, dass die **Lungengefäßzeichnung** nicht bis in die Lungenperipherie nach lateral zu sehen ist (normal bis ca. 2 cm an die Pleura reichend) und beim Spannungspneumothorax die Wölbung des Mediastinums zur kontralateralen Thoraxhälfte, kombiniert mit einem

Zwerchfelltiefstand. Eventuell sieht man die zarte Kontur der Pleura visceralis an der Oberfläche der kollabierten Lunge – nicht zu verwechseln mit Hautfalten des Rückens, die sich darüber projizieren können – und in der Thoraxwand ein Weichteilemphysem.

Mit dem Lungenultraschall kann die fehlende Bewegung der Lunge unter den Rippen als sensitives Zeichen zur Diagnose herangezogen werden, vor allem bei liegenden Patientinnen und Patienten, bei denen sich die pleurale Luft ventral ansammelt und daher auf Röntgenbildern erst bei großer Ausprägung sichtbar wird.

Die CT ist das sensitivste Verfahren zum Nachweis eines Pneumothorax.

Patientenmanagement

Initialtherapie: Sauerstoffgabe und Oberkörper möglichst hoch lagern.

Bei einem symptomlosen bzw. -armen und geringgradigen primären Pneumothorax (< 3 cm am Röntgenbild) ist ein Spontanverschluss wahrscheinlich. Ansonsten ist das Anlegen eines Pleuradrains indiziert. Zusätzlich Behandlung der Ursache, v. a. bei Verletzungen.

Prävention

Dass ein Spontanpneumothorax in etwa der Hälfte der Fälle rezidivieren kann, soll den betroffenen Patientinnen und Patienten mitgeteilt werden, um ihre Lebensplanung entsprechend anzupassen (von Freeclimbing, Reisen in entlegene Gebiete o. Ä. ist abzuraten).

Pulmonalembolie

Definitionen

Als Pulmonalembolie (PE) ist der Verschluss von Lungenarterien definiert.

Pathogenese

Die häufigste Ursache einer PE ist das Ablösen eines Embolus von einem tiefen Beinvenenthrombose (DVT, Phlebothrombose). Eine andere, oft unterschätzte Quelle für Emboli, ist die Beckenvenenthrombose. Neben Thromben kann es zu einer Luftembolie oder einer Fettembolie, bei Schwangeren zu einer Fruchtwasserembolie kommen.

Durch die Okklusion der Gefäße entsteht je nach Schweregrad

- eine Minderperfusion des betroffenen Lungenareals mit Dyspnoe und eventuell einem Lungeninfarkt mit Pleuritis, Thoraxschmerz und Hämoptysen,
- durch den Rückstau des Blutes eine Erhöhung des pulmonalarteriellen Drucks mit Rechtsherzbelastung,
- durch den verringerten Blutrückfluss über die Lungenvenen ein systemischer Blutdruckabfall.

Klinik

Eine Pulmonalembolie kann asymptomatisch sein, unspezifische Dyspnoe und ev. auch Thoraxschmerzen auslösen und im äußersten Fall einen kardiogenen Schock mit plötzlichem Eintritt des Todes bedeuten. Charakteristisch ist die einseitige Beinschwellung.

Anhand des Wells-Score für Pulmonalembolie kann klinisch das Risiko abgeschätzt und die Indikation zur Bildgebung spezifiziert werden. Für die Abschätzung des Vorliegens einer tiefen Beinvenenthrombose gibt es einen Wells-Score für TVT.

Labor

Die Bestimmung des D-Dimer ist hochsensitiv und kann zum Ausschluss einer PE dienen, jedoch nicht spezifisch, daher nicht zum positiven Nachweis geeignet.

Imaging

- Am besten ist die CT des Thorax mit Kontrastmittelgabe. Die Emboli können in ihrer Größe und Lage semiquantitativ erfasst werden, ebenso das Ausmaß der pulmonalen Minderbelüftung und eine grobe Einschätzung, ob die Veränderungen rezent oder eher chronisch sind.
- Das Thoraxröntgen ist als orientierende Übersicht geeignet, um die klinischen Befunde zu spezifizieren, denn für die Zeichen einer PE – wichtig sind der neu aufgetretene einseitige Zwerchfellhochstand und später Pleuraergüsse sowie umschriebene pulmonale Verdichtungsareale – gibt es viel Ursachen.
- Nuklearmedizinische Untersuchungen, die Perfusions- und Ventilationsszintigrafie, sind aufwändiger und werden im Falle einer Kontraindikation zur CT-Kontrastmittelgabe wie bei Niereninsuffizienz seltener durchgeführt.

Das in der Literatur noch heute erwähnte Westermark-Zeichen als Hinweis auf eine PE am Thoraxröntgen – ein Abbruch eines zentralen Pulmonalgefäßes – ist umstritten und in der klinischen Praxis allenfalls von geringer Relevanz.

Tab. 5. Wells-Score für Pulmonalembolie: unter 2 Punkte bedeutet geringe Wahrscheinlichkeit einer PE, 2–7 Punkte mittlere Wahrscheinlichkeit, über 7 Punkte hohe Wahrscheinlichkeit

Punkte	Kriterien
3	Klinische Zeichen einer tiefen Beinvenenthrombose (TVT)
3	Lungenembolie wahrscheinlicher als andere Diagnose
1,5	Frühere Lungenembolie/TVT
1,5	Tachykardie (Herzfrequenz >100/min)
1,5	Operation oder Immobilisierung innerhalb des letzten Monats
1	Hämoptysen
1	Malignom (unter Therapie, Palliativtherapie oder Diagnose kürzer als 6 Monate)

Patientenmanagement

Erstmaßnahmen sind bei instabilen Vitalparametern Sauerstoff (6 l/min) und eine Antikoagulation mit niedermolekularem Heparin (NMH), unfraktioniertem Heparin, Fondaparinux oder direkte orale Antikoagulantien (DOAK), wie Rivaroxaban.

Patienten ohne Lebensgefahr werden ambulant betreut und für 3–6 Monaten antikoaguliert. Bei Patienten, die reanimationspflichtig werden bzw. die vital instabil sind, ist eine Thrombolyse, bzw. bei Kontraindikation einer Thrombolyse eine OP, indiziert. Dabei ist zu beachten, dass bei Reanimationspflichtigkeit immer eine Lysetherapie indiziert ist, um der Rechtsherzbelastung schnellstmöglich entgegenzuwirken! Auch bei instabilen Patienten wird dann die Antikuagulation für min. 3 Monate erhalten (DOAKs, Kumarin, NMH).

Medizingeschichte: Sigmund Freud (1856-1939) beschrieb unter den Symptomen der Angstneurose die „nervöse Dyspnoe", die zu den Hyperventilationssyndromen gehört: „diese Anfälle sind nicht immer von kenntlicher Angst begleitet". Darauf aufbauend entstand aus psychologischer und psychiatrischer Perspektive eine große Anzahl an wissenschaftlichen Arbeiten.

Science and Arts: Die Bezeichnung Pickwick-Syndrom für das Obesitas-Hyperventilationssyndrom stammt aus dem Roman von Charles Dickens (1812–1870) „Die Pickwickier" und nimmt Bezug auf die Figur des schläfrigen Kutschers Little Fat Joe.

Literatur, Links

1. Berliner D, Schneider N et al.: The Differential Diagnosis of Dyspnea. Dtsch Arztebl Int. 2016;113(49):834–845.
2. Walker HK, Hall WD, Hurst JW: Clinical Methods: The History, Physical, and Laboratory Examinations. 3rd edition. Boston: Butterworths; 1990. Chapter 11: 78–80.
3. Boulding R, Stacey R, Niven R, Fowler SJ. Dysfunctional breathing: a review of the literature and proposal for classification. Eur Respir Rev. 2016; 25(141):287–94.
4. Parshall MB, Schwartzstein RM, Adams L et al. An official American Thoracic Society statement: update on the mechanisms, assessment, and management of dyspnea. Am J Respir Crit Care Med. 2012; 185:435–452.
5. Frese T, Sobeck C, Herrmann K, Sandholzer H. Dyspnea as the reason for encounter in general practice. J Clin Med Res. 2011; 3:239–246.
6. Khurana S, Bush A, Holguin F. Management of severe asthma: summary of the European Respiratory Society/American Thoracic Society task force report. Breathe (Sheff). 2020 Jun; 16(2):200058.
7. Nici L, Mammen MJ, Charbek E et al.: Pharmacologic Management of Chronic Obstructive Pulmonary Disease. An Official American Thoracic Society Clinical Practice Guideline. Am J Respir Crit Care Med. 2020; 202(6):910.
8. Lanken PN, Terry PB, DeLisser HM et al.: ATS End-of-Life Care Task Force. An official American Thoracic Society clinical policy statement: palliative care for patients with respiratory diseases and critical illnesses. Am J Respir Crit Care Med. 2008; 177:912–927.
9. Bailey CD, Wagland R, Dabbour R et al.: An integrative review of systematic reviews related to the management of breathlessness in respiratory illnesses. BMC Pulm Med. 2010; 10:63.
10. Kane B, Decalmer S, O'Driscoll BR. Emergency oxygen therapy: from guideline to implementation. Breathe. 2013; 9:246–253.
11. Graham BL, Steenbruggen I, Miller MR et al.: Standardization of Spirometry 2019 Update. An Official American Thoracic Society and European Respiratory Society Technical Statement. Am J Respir Crit Care Med. 2019; 15; 200(8):e70-e88.
12. Wells PS, Ginsberg JS, Anderson DR, Kearon C, Gent M, Turpie AG, Bormanis J, Weitz J, Chamberlain M, Bowie D, Barnes D, Hirsh J: Use of a clinical model for safe management of patients with suspected pulmonary embolism. In: Annals of internal medicine. Band: 129, Nummer: 12, 1998, p. 997–1005.

13. Stoelben et al.: S3-Leitlinie: Diagnostik und Therapie von Spontanpneumothorax und postinterventionellem Pneumothorax. Deutsche Gesellschaft für Thoraxchirurgie (DGT). Stand: 2018.
14. S3-Leitlinien der Deutschen Gesellschaft für die Thoraxchirurgie findet man Algorithmen zur Diagnostik und Behandlung von Pneumothorax (https://www.awmf.org/leitlinien/detail/ll/010-007.html).
15. Schwab et al.: Notfälle in der Allgemein- und Viszeralchirurgie. 1. Aufl. Springer 2019, ISBN: 978-3-662-53556-1.
16. Xiaowen Hu et al.: Air Travel and Pneumothorax. In: Chest. Band 145, Nr. 4, 2014, S. 688–694; doi:10.1378/chest.13-2363.

Dysphagie, Sodbrennen, Dyspepsie

Matthias J. Lembacher

Lernziele
- eine Differenzierung möglicher zugrunde liegender Krankheitsbilder ermöglichen,
- mögliche diagnostische Verfahren sowie kausale und symptomorientierte Therapieoptionen einleiten können.

Definition

Unter Dysphagie versteht man jegliche subjektiven und objektiven Formen des gestörten Schluckvorgangs. Spezielle Formen sind:

- **Globusgefühl,**
- **Druckgefühl** in der Mitte der Brust,
- **Regurgitation,** d. h. Zurückfließen von Speisen bzw. Speiseresten,
- Schluckschmerzen retrosternal oder epigastrisch, die **Odynophagie,** und Würgereiz oder **Würgen,**
- Überschlucken, Beschwerden beim Leerschlucken.

Eine Schluckstörung ist oft eine die Betroffenen sehr belastende Situation mit einer Reihe möglicher Folgeerscheinungen, vor allem der **Aspirationspneumonie,** durch die gestörte Nahrungsaufnahme.

Epidemiologie

Dysphagie ist vor allem ein Symptom des Alters.

Ungefähr 45 % aller Personen über 75 Jahren leiden unter einer Form der Dysphagie. In Pflegeheimen steigt dieser Anteil auf über 50 % der dort lebenden Patienten an. In Akutspitälern klagen ca. 15–20 % aller Patienten über Dysphagie.

Klinik

Die Basisdiagnostik beinhaltet neben der allgemeinen Anamnese das gezielte und einfühlsame Fragen, ob **Unterschiede beim Schlucken von festen und flüssigen Speisen** bestehen, und in welcher Höhe des oberen Gastrointestinaltrakts die Beschwerden lokalisiert werden können.

Begleitsymptome durch gestörte Speichelproduktion bei **Xerostomie** und eventuell durch Aspiration:

- **Husten** während einer Mahlzeit oder als **nächtliche Hustenanfälle** durch Larynxpenetration und als Hinweis auf eine **Aspiration.**
- Kein Schlucken von Speichel oder Pseudohypersalivation.

Folgen der Dysphagie:

- **Mangelernährung, Dehydration** mit allen daraus resultierenden Erkrankungen,
- Nahrungsverweigerung, soziale Isolation, **Angstattacken,**
- Den Patienten ist das Essen und Trinken peinlich, da es zu Nahrungsaustritt aus Nase und Mund oder auch zu ständigem Verschlucken kommen kann.

Imaging

In Abhängigkeit von der ersten klinischen Differenzialdiagnose ist das gesamte Spektrum der Bildgebung je nach Bedarf heranzuziehen. Besondere Relevanz hat die **Videocinematografie** („Schluckröntgen“) des Schluckakts mit detaillierter radiologischer Analyse der gesamten Schluckbewegung.

Differenzialdiagnose

Die weitere Diagnostik dient zur möglichst exakten Differenzierung der Ursachen mit HNO-Konsil (Endoskopie, Prüfung der oropharyngealen Motorik und Sensibilität sowie eine Funktionsprüfung der Hirnnerven IX, X und XII durchgeführt werden) oder gastroenterologischer Abklärung mit Endoskopie. Mit der **Ösophagusmanometrie** können ein Ösophagospasmus, Kollagenosen, eine Achalasie oder neuropathische Erkrankungen zu spezifizieren.

Patientenmanagement

Eine mögliche Folge der Dysphagie, die Aspiration und damit die **Aspirationspneumonie,** ist eine der häufigsten Todesursachen bei Patienten über 65 Jahren.

Die Diagnostik und Therapie der Dysphagie erfordert interdisziplinäre Kooperation.

Oft ist ein logopädisches Schlucktraining zu verschreiben, auch im Rahmen der Schluckrehabilitation zur Verhinderung von Aspirationen und der Sicherstellung der Ernährung.

Tab. 1. Dysphagie: Differenzialdiagnose

Fehlbildungen	• Ösophagusatrseien • Arterie lusoria (Dysphagia lusoria) • Aganglionosen
Ösophageale Erkrankungen	• **Ösophagitis** • Ösophagusspasmen • **Ösophagusdivertikel** • **Ösophagusvarizzen** • Ösophagusstenosen • Ösophagusstrikturen • Ösophagusatresien • **Ösophaguskarzinome** • **Achalasie** • Schatzki-Ring • **Reflux**
Neurologische Erkrankungen	• **Schlaganfall**, Apoplex • Hirnblutung • Morbus Parkinson • Morbus Alzheimer • Chorea Huntington • Amyotrophe Lateralsklerose (ALS) • Neurovegetative Dystonie • Guillain-Barré-Syndrom • Myotone Dystonie • Myasthenia gravis • Morbus Hirschsprung
Systemerkrankungen **Infektionen**	• Tollwut • CREST-Syndrom • Plummer-Vinson-Syndrom • M. Sjögren
Traumatische Ursachen	• Mittelgesichtsfraktur – mit Mandibula/Maxilla-Beteiligung • Zungenverletzungen • Schleimhautverätzungen • Frakturen des Os hyoideum • Kehlkopffrakturen • **Verschluckter Fremdkörper**
Erkrankungen **Mund-Rachen-Raum** **Hypopharynx** **Larynx**	• **Zungen-Karzinom** • Tonsillitis (auch postoperativ) • **Peritonsillarabszess** • **Epiglottitis** • **Fremdkörper** • Hyperplaise des M. constrictor pharyngis • Pharyngitis • Exsikkose • **Zenker-Divertikel** • Morbus Forestier • **Hypopharynx-Karzinom** • **Larynx-Karzinom** • Eagle-Syndrom

Literatur, Links

1. Thurnher D, Grasl M, Erovic B, Lercher P. HNO-Heilkunde Ein symptomorientiertes Lehrbuch. 1. Auflage. Springer Verlag Wien. 2011
2. Arnold W, Ganzer U. Checkliste Hals-Nasen-Ohrenheilkunde. 5. Auflage. Georg Thieme Verlag. 2011
3. Reiß M. Facharztwissen HNO-Heilkunde Differenzierte Diagnostik und Therapie. 1. Auflage. Springer-Verlag Berlin Heidelberg. 2009

Gelenkschwellung, Weichteilschwellung, Weichteilödem

Klaus Bobacz, Franz Kainberger

Lernziele

- Schwellungen der Extremitäten und der Rumpfwand in Zusammenhang mit orthopädisch-traumatologischen sowie rheumatologischen Erkrankungen und damit auch im Kontext mit anderen Bindegewebserkrankungen zielsicher differenzieren und Erstmaßnahmen einleiten können.

Gelenkschwellung

Definitionen

Eine **Gelenkschwellung** ist eine Volumenzunahme meist durch einen Gelenkerguss und bzw. oder eine Schwellung der periartikulären Weichteile. Das periartikuläre Gewebe kann

- im Rahmen der Gelenkerkrankung geschwollen sein, typisch bei der infektiösen Arthritis in Form eines umgebenden Ödems, oder
- isoliert ohne Veränderungen im Gelenk geschwollen sein, typisch bei einem subkutanen Hämatom, einer gelenknahen Bursitis oder Tendovaginitis sowie einer seltenen zystischen oder soliden Raumforderung wie: Varixknoten, vergrößerter Lymphknoten oder ein von den vorbeiziehenden Nerven ausgehender Tumor.

Klinik

Die **infektiöse** oder **septische Arthritis** ist durch die Kardinalzeichen der Entzündung charakterisiert, wobei die Schwellung eher ödematös ist und die Bewegung in allen Bewegungsrichtungen schmerzhaft eingeschränkt ist.

Selten ist eine scheinbare Gelenkinfektion mit Rötung und starken Schmerzen, aber nur geringer Schwellung beim Familiären Mittelmeerfieber, vor allem an den Sprunggelenken von Menschen, die oder deren Familien aus dem östlichen Mittelmeerraum stammen.

Bei rheumatischen Erkrankungen sind Schwellungen vor allem an den Fingern und Zehen zu differenzieren. Nach der Lokalisation, ob eine **Monarthritis, Oligoarthritis** oder **Polyarthritis** und ob symmetrisch oder nicht, andererseits nach Art der Schwellung:

- knotig umschrieben und hart: **Arthrose**
- fusiform und ödematös, artikulär und periartikulär: **Arthritis**
- diffus den gesamten Finger oder die Zehe betreffend: **Daktylitis** (Wurstfinger od. -zehe) im Rahmen einer Psoriasis und oft, aber nicht immer, mit anderen krankheits-typischen kutanen Veränderungen.
- Unterschiedliche Formen der Schwellung bei der **Gicht** und anderen **Kristallarthropathien.**

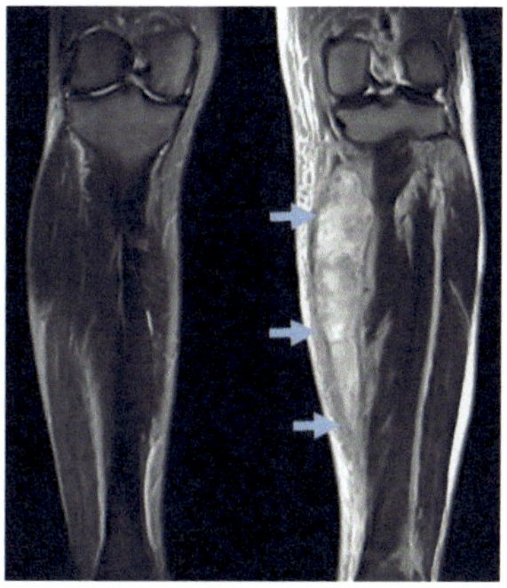

Abb. 1. 70-j. Patient mit Wadenschwellung links. Ursache ist eine Bakerzyste, ausgehend vom Kniegelenk medial der Fossa poplitea (hier nicht abgebildet), die weit nach distal bis in Wadenmitte reicht (Pfeile). Zusätzlich hyperintenses subkutanes Lymphödem.

Differenzialdiagnose

Die Ursache kann ein Gelenktrauma sein als Folge einer **Kontusion, Distorsion, Luxation** oder einer **Fraktur** mit Einblutung ins Gelenkkavum. Als Folge kann sich eine **posttraumatische Synovitis** entwickeln (durch den Reiz der Blutabbauprodukte auf die Synovialis, durch Instabilität oder die sich selbst durch immunologische Prozesse erhaltende Entzündung) oder eine **sekundäre Arthrose.**

Nichttraumatische Gelenkschwellungen sind meist bedingt durch eine **Arthrose** oder eine der verschiedenen Formen von **Gelenkentzündungen,** nur selten durch einen artikulären Tumor wie der tenosynovialer Riesenzelltumor (pigmentierte villonoduläre Synovitis).

Weichteilschwellung

Definition

Die **Weichteilschwellung** der Extremitäten oder der Rumpfwand im engeren Sinn ist extraartikulär und mehr umschrieben. Häufige Formen sind die popliteale Schwellung und die Wadenschwellung.

Eine besondere Form nach Traumen und ev. anschließendem operativem Eingriff ist das **Kompartment-Syndrom,** das meist infragenual lokalisiert ist: Akute, heftige, rasch zunehmende Schmerzen, typisch bei Muskeldehnung, palpatorisch hart und mit Zunahme des Umfangs des Unterschenkels sowie neuromuskuläre Defizite (Muskelschwäche, Parästhesien und Hypästhesien der in der entsprechenden Loge verlaufenden Nerven).

Klinik und Differenzialdiagnose

- Bei einem **Hämatom** ist formal immer neben einer traumatischen Genese an eine Koagulopathie und an einen eingebluteten Tumor zu denken. Hämatome mit oder ohne offene Wunde sind ein indirektes Frakturzeichen.
- Entzündliche Weichteilschwellungen können eher kutan und subkutan, eher subkutan und subfaszial oder eher tief-muskulär oder ossär lokalisiert sein. Schwellungen mit kutanen Symptomen sind typisch für das **Erysipel** oder die Borreliose nach einem Insektenstich oder -biss. Beim **Erythema nodosum** ist eine rheumatische Grunderkrankung obligat abzuklären.
  Die Schwellung durch eine **Phlegmone,** eine extraartikuläre vorwiegend subkutane Infektion der Weichteile, ist vor allem schmerzhaft durch den erhöhten Gewebedruck im betroffenen Kompartment. Die Übergänge von der Phlegmone zum **Weichteilabszess** sind fließend. Infektionen haben oft ihre Eintrittspforte an der Hand oder dem Fuß und können in Abhängigkeit vom auslösenden Kontakt, vor allem mit Tieren (Seeigel und andere Meerestiere, Griff ins Aquarium oder den Vogelkäfig usw.) ungewöhnliche Erreger – dazu gehört die **Katzenkratzkrankheit** – als Ursache haben und dementsprechend nicht immer die typischen Entzündungszeichen aufweisen. Daran ist bei unklaren Tendovaginitiden, Lymphadenopathien o. ä. zu denken. Nichtinfektiöse subkutane Schwellungen sind meist Folge einer überlastungsbedingten, seltener einer rheumatischen Tendovaginitis, Bursitis oder um die Achillessehne einer Peritendinitis.

Eine seltene rheumatische Erkrankung des subkutanen Gewebes ist das bei Älteren auftretende RS3PE-Syndrom (Remitting Seronegative Symmetric Synovitis with Pitting Edema).

- Tiefe Infektionen sind die **nekrotisierende Fasziitis** mit Beteiligung der Muskulatur, oft durch anaerobe Erreger und typisch bei Diabetikern und anderen Ursachen einer Sepsis. Auch die **akute Osteomyelitis** ist oft mit einer Weichteilschwellung verbunden.
- Lymphknotenschwellungen können entzündlicher oder neoplastischer Genese sein.
- Raumfordernde Schwellungen sind meist **Lipome,** die wenn subkutan gelegen, typisch teigig-weich sind. **Fibromatöse Tumoren** sind derb. **Maligne Weichteiltumoren** sind derb und schlecht verschieblich, meist – aber nicht immer! – subfaszial gelegen, oft ist auch ein Größenwachstum feststellbar. Palpable Schwellungen können weiters durch **Pseudotumoren** verursacht sein. Dies ist eine heterogene Gruppe von meist entzündlichen oder posttraumatischen Veränderungen mit raumforderndem Charakter, zu denen Fremdkörpergranulome, alte Hämatome, der thrombosierte Varixknoten und das Neurom gehören.

Spezielle Formen von Pseudotumoren sind die Morel-Lavallée-Läsion, ein chronisches Hämatom meist am lateralen Oberschenkel als Folge einer ausgedehnten Zerreißung des subfaszial unter dem Tractus iliotibialis gelegenen Gewebes nach einer Verletzung, weiters die Myositis ossificans (mit traumatischer oder nicht-traumatischer Genese), idiopathische entzündliche Pseudotumoren sowie vaskuläre Veränderungen; zu ihnen gehört neben dem Varixknoten das das heute selten gewordene und meist inguinal gelegene iatrogene Pseudoaneurysma.

Weichteilödem

Definition

Im Gegensatz zur Weichteilschwellung ist das Weichteilödem diffuser, unscharf begrenzt und ausgedehnter. Eine spezielle Form ist die **einseitige Beinschwellung,** die zum Formenkreis dermatologischer Erkrankungen gehört, im Gegensatz zur **beidseitigen Beinschwellung** mit systemischen Ursachen, vor allem kardial und als Folge einer Nierenerkrankung. Eine Sonderform, bei vielen dieser Erkrankungen eine Frühform, sind die **Knöchelödeme.**

Als Komplikation kann es bei Weichteilödemen zur **Superinfektion** kommen.

Klinik und Differenzialdiagnose

Venös bedingte Weichteilödeme können Folge einer Venenthrombose im ausgeprägten Stadium oder eines postthrombotischen Syndroms sein. Seltene Ursachen einer vaskulär bedingten Beinschwellung ist die Angiodysplasie im Rahmen eines Klippel-Trenaunay-Syndroms und die Phlegmasia coerulea dolens, ein dramatisches mit zum Teil erheblicher Beinschwellung einhergehendes Krankheitsbild, bei dem alle Venen thrombotisch verschlossen sind so eine stark schmerzhafte Blaufärbung entsteht, später auch sensorische und motorische Symptome.

Eine neurogen bedingte Schwellung durch eine Störung des autonomen Nervensystems ist beim diabetischen Fuß zu beobachten oder im Stadium 1 und 2 des komplex-regionalen-Schmerzsyndroms (CRPS, M. Sudeck).

Seltene und meist nur radiologisch, besonders mit der MRT nachweisbare Muskelödeme können neurogen (wie beim Parsonage-Turner-Syndrom), rheumatisch im Rahmen einer Vaskulitis bedingt sein oder im Rahmen von soliden Tumoren oder Pseudotumoren wie des Frühstadiums der Myositis ossificans.

Das Lymphödem ist eine Abflussstörung durch eine Erkrankung der Lymphgefäße und Lymphknoten. Die Ursache ist meist sekundär posttraumatisch (Verletzung, Verbrennung, postoperativ oder nach Strahlentherapie, eine Abflussstörung kann auch in der Schwangerschaft, bei morbider Adipositas oder durch Medikamente ausgelöst vorkommen. Ist der Lymphabfluss umschrieben besonders stark gestört – dies tritt meist postoperativ im Retroperitoneum und am proximalen Oberschenkel auf, kann die zurückgestaute Lymphe zu einer Lymphozele konfluieren, die sich meist von selbst zurückbildet, auch wenn dies immer wieder länger dauern kann.

Selten ist es angeboren und vor allem bei Frauen in Form des Nonne-Milroy-Meige-Syndroms mit Beginn in der Pubertät oder des in späteren Jahren manifest werdenden Lymphödema tardum. Ebenso selten ist eine infektiöse Filariasis (Elephantiasis).

Das Lipödem ist ein eigenes Krankheitsbild, tritt beidseitig auf und wird vielfach als Sonderform des Lymphödems angesehen. Eine Sonderform ist die Lipomatosis dolorosa (Morbus Derkum).

Arterielle Hypertonie

Julian Maier

Lernziele

Bei arterieller Hypertonie sowie damit einhergehenden Symptomen, Beschwerden und Folgeerkrankungen sollen:

- eine klinische Arbeitshypothese auf der Basis der Differenzierung möglicher zugrundeliegender Krankheitsbilder erstellt werden können.
- eine strukturierte Anamnese sowie eine fokussierte Diagnostik zielgerichtet eingesetzt werden können.
- ein medikamentöser und nicht-medikamentöser Therapieplan erstellt werden können.
- eine klare, empathische Form der Gesprächsführung, um eine erhöhte Therapieadhärenz zu erzielen, eingesetzt werden können.
- Aspekte aus Epidemiologie und Public Health in einen größeren Kontext eingebettet und im klinischen Setting gezielt eingebracht werden können.

Definition

Arterielle Hypertonie ist definiert als das Vorliegen von systolischen Blutdruckwerten ≥ 140 mmHg und/oder diastolischen Blutdruckwerten ≥ 90 mmHg bei mehreren unabhängigen Messungen zu unterschiedlichen Zeitpunkten.

Die **Weißkittelhypertonie** bezeichnet das isolierte Auftreten erhöhter Blutdruckwerte beim Arzt-/Ärztinnenbesuch auf Grund von, teils unbewussten, Ängsten und Befürchtungen. Als Gegenstück dazu gibt es das Phänomen der **maskierten Hypertonie,** das isolierte Auftreten von normalen Blutdruckwerten beim Arzt-/Ärztinnenbesuch. Um beide Phänomene zu demaskieren ist eine genaue Anamnese, eine empathische Gesprächsführung sowie, bei Verdacht, die Durchführung einer Langzeitblutdruckmessung zur Objektivierung der Blutdruckwerte indiziert.

Werte an der Grenze zur Hypertonie, bei systolischen Blutdruckwerten (SBP) von 130–139 mmHg und/oder diastolischen Blutdruckwerten (DBP) zwischen 85–89 mmHg, bezeichnet man als hochnormal. *Hypertonie Grad 1* besteht bei SBP 140–159 mmHg und/oder DBP 90–99 mmHg. Bei Werten von SBP 160–179 mmHg und/oder DBP 100–109 mmHg spricht man von einer *Hypertonie Grad 2.* Schließlich liegt eine Grad 3 Hypertonie bei SBP ≥ 180 mmHg und/oder DBP ≥ 110 mmHg vor.

Da ein eindeutiger Zusammenhang zwischen langfristig erhöhtem Blutdruck und Endorganschäden, u. a. Insult, Myokardinfarkt, Herzinsuffizienz, plötzlicher Herztod, PAVK, Niereninsuffizienz, Retinopathie, über beschleunigte Atherosklerose und Arteriosklerose, besteht, soll die möglichst frühzeitige Behandlung von PatientInnen nach Risikostratifizierung bezüglich des individuellen kardiovaskulären Risikos erfolgen. Hierfür eignet sich beispielsweise das SCORE-Schema (http://www.heartscore.org).

Epidemiologie

Das Risiko an arterieller Hypertonie zu erkranken steigt mit dem Lebensalter rapide an (über 60 % Prävalenz bei Menschen über 60). Betroffen sind jedoch nicht nur westliche, „high income" Länder, sondern die Erkrankung ist weltweit, unabhängig von Regionen, Ländergrenzen und Einkommen ähnlich prävalent. Arterielle Hypertonie ist eine der häufigsten Erkrankungen weltweit mit über einer Milliarde (ca. 12 % der Weltbevölkerung) Betroffenen. Nur bezogen auf die erwachsene Weltbevölkerung leiden zwischen 30–45 % an arterieller Hypertonie.

Dementsprechend wäre es korrekter nicht von der Volkskrankheit, sondern von der Weltkrankheit „arterielle Hypertonie" zu sprechen.

Damit einher geht ein dementsprechend hoher global burden of disease (GBD), wobei in großen epidemiologischen Analysen gezeigt werden konnte, dass arterielle Hypertonie, neben Alkohol- und Tabakkonsum sowie falscher Ernährung (und hohem BMI), zu den größten Risikofaktoren für Krankheit und frühzeitigen Tod zählt.

Weltweit führte arterielle Hypertonie beispielsweise im Jahr 2015 zu 10 Millionen Todesfällen und über 200 Millionen disability-adjusted life years (DALY= durch frühzeitigen Tod verlorene Jahre + Jahre, die man mit der Erkrankung lebt).

Klinik

Arterielle Hypertonie ist, zumindest in Frühstadien und mäßig starker Ausprägung, häufig **asymptomatisch** und wird informell als „silent killer" bezeichnet (vgl. Tab. 1).

Der zentrale Parameter zur Diagnosestellung ist der **mehrmals gemessene Blutdruck** in einem ärztlichen Setting. Hierbei gilt es zu beachten, dass vor einer Messung die PatientInnen mindestens 5 Minuten ruhig sitzen sollen. Die erste Blutdruckmessung soll sequenziell an beiden Armen erfolgen. Danach wird im Abstand von 1–2 Minuten weitere zwei Mal der Blutdruck an dem Arm, der bei der ersten Messung den höheren Blutdruck aufwies, gemessen. Die erste Messung wird verworfen und der Blutdruck aus den weiteren zwei Messungen gemittelt. Die Diagnose „arterielle Hypertonie" soll jedoch erst nach über die Norm erhöhten Messungen in zumindest zwei Arzt-/Ärztinnenbesuchen gestellt werden. Die Anzahl der notwendigen Messtage zur eindeutigen Diagnosefindung richtet sich nach der Höhe der Messung. Dementsprechend kann beispielsweise die Diagnose bei *Hypertonie Grad 3* entsprechenden Werten mit offensichtlichen Endorganschädigungen bereits nach einem Messtag gestellt werden, wohingegen Werte entsprechend einer *Hypertonie Grad 1* längerfristig und häufiger kontrolliert werden sollen (und zusätzlich Heimblutdruckmessungen erfolgen können), bevor eine abschließende Diagnose gestellt wird. Zu beachten ist, dass die Blutdruckgrenzwerte für Heimblutdruck- und 24 h-Blutdruckmessungen niedriger sind (135/85 mmHg bzw. 130/80 mmHg) als die im ärztlichen Setting gemessenen Werte.

Wesentlich ist auch die Feststellung von bestehenden Risikofaktoren hinsichtlich des Lebensstils (Ernährung, Alkohol, Nikotin, Drogen, Sport, Schlaf, Stress), spezifischer kardiovaskulärer Risiken (Diabetes mellitus, Hyperlipidämie) und familiärer (genetischer) Vorbelastung.

Tab. 1. Mögliche Symptome arterieller Hypertonie und deren Differentialdiagnosen

Symptom	Differentialdiagnosen
Schwindel	**Periphere** Genese (benigner paroxysmaler Lagerungsschwindel, Neuritis vestibularis, M. Meniere etc.), **zentrale** Genese (Vestibuläre Migräne, Hirnstamm-, Cerebellumsläsion, TIA etc.), zervikogene Genese, **kardiale** Genese (Hypotonie, Rhythmusstörung, Aortenstenose, Subclavian-steal Syndrom, Karotissinussyndrom, ...), Polyneuropathie, Angst-/Panikattacke
Dyspnoe	**Kardial** (akutes Koronarsyndrom, pulmonale Hypertonie, pulmonales Ödem, dekompensierte Herzinsuffizienz, Perikarditis, Perikardtamponade, Herzrhythmusstörung, Aortenstenose, Mitralinsuffizienz), **pulmonal** (COPD, Asthma, interstitielle Lungenerkrankung, Pulmonalembolie, Pneumothorax, ARDS, Pneumonie, Pleuraerguss), Insult, Sepsis, diabetische Ketoazidose, Anämie, Anaphylaxie, Vergiftung (Salizylate, CO, ...), Hyperventilation, Infekte der oberen Atemwege, Zwerchfellparese, Adipositas per magna
Angina pectoris (Thoraxschmerz)	**Kardial** (akutes Koronarsyndrom, Perimyokarditis, Tako-Tsubo, Aortendissektion), **pulmonal** (Pulmonalembolie, Pneumothorax, Pneumonie, Pleuritis), **gastrointestinal** (GERD, Gastritis, Ulcus, Akute Pankreatitis, Boerhaave Syndrom), Intercostalneuralgie, BWS-Syndrom, somatoforme Störung, Panikstörung
Palpitationen	**Kardial** (Tachykardien, Arrhythmien – VHF, VHFlattern, ..., Extrasystolien, Bradykardien, WPW, Orthostasereaktion, Perimyokarditis, Herzinsuffizienz, Kardiomyopathie, Aorteninsuffizienz/-stenose, Mitralklappenprolaps, ASD, VSD), Panik-/Angststörung, Drogen (Stimulantien, Coffein etc.), Medikamente, Hyperthyreose, Hypovolämie, Elektrolytentgleisung, Anämie, Fieber/Infekt, Pulmonalembolie, Hyperventilation
Cephalea	**häufig morgens; Lokalisation occipital** Migräne, Spannungskopfschmerz, Insult, Subarachnoidalblutung, Bruxismus, Schlafapnoe-Syndrom, Zervikal-Syndrom, Okzipitalneuralgie, Discusprolaps HWS, MS
Müdigkeit	**Abgeschlagenheit/leichte Ermüdbarkeit/Schlafstörung** Schlafapnoe-Syndrom, Insomnie/Hypersomnie, Depression, somatoforme Störung, Medikamente, virale Erkrankung, Infektionserkrankung, KHK, Herzinsuffizienz, Anämie, Mangel (Vitamin/Spurenelemente), Elektrolytentgleisung, Hypothyreose, Neoplasie, Niereninsuffizienz, COPD, Asthma, chronic fatigue syndrome
Epistaxis	Mechanische/chemische Reizung, Trauma, Infektionen, Hämorrhagische Diathesen (Thrombozytopathien, Thrombozytopenien, Koagulopathien, vaskuläre hämorrhagische Diathesen – BSP: Hämophilie, vWS, Morbus Rendu-Osler, Vaskulitiden), Leukämie, Carotisaneurysma, lokale Neoplasien, Medikamente (Gerinnungshemmer, Thrombozytenaggregationshemmer), Herzinsuffizienz

gerötetes Gesicht	Rosacea, Akne vulgaris, seborrhoische/periorale Dermatitis, Kontaktdermatitis, Photodermatose, Polycythaemia vera, Urticaria, Dermatomyositis, Lupus erythematodes, Karzinoid-Syndrom, Hyperthyreose, Menopause
Nervosität/ Angst	Psych. Erkrankungen (bspw. Depression, Zwangsstörung, Panikstörung, Angststörung, ...), Elektrolytentgleisungen, Hypo-/Hyperthyreose, Herzinsuffizienz, Arrhythmien, ACS, Pulmonalembolie, COPD, Asthma, Chorea Huntington, M. Parkinson, Demenz, Stress etc.
Nausea	ACS, Insult, Aneurysmaruptur, Gastroenteritis, Gastritis, GERD, Akutes Abdomen, Appendizitis, Unverträglichkeit, Diabetes mellitus, Ketoazidose, Hypo-/Hyperthyreose, oberer Atemwegsinfekt, Neuritis vestibularis, Pyelonephritis, Schwangerschaft, Medikamente, Intoxikationen, psych. Erkrankung, Stress etc.
Seh-störungen	Augenerkrankungen, Mangel (B1, B12, Folsäure, Hypoglykämie), Diabetische Retinopathie, Insult, Arteriitis temporalis, MS, TIA, Migräne, intrakranielle Hypertonie, Tumore, Medikamente etc.

Diagnostik

Ein vollständiger und ausführlicher internistischer Status, ein EKG sowie ein Basislabor (bestehend aus: Blutbild, Nüchternblutzucker, HbA1c, Serumlipide, Serumkreatinin, eGFR, Serumelektrolyte, Harnsäure, Leberfunktionsparameter und Protein, Glucose und Albumin/Kreatinin Ratio aus Urin) fungieren als zielführende Indikatoren für mögliche sekundäre Ursachen, Risikofaktoren und bereits bestehende Endorganschädigungen.

Differenzialdiagnose

Arterielle Hypertonie kann in die mit etwa 90 % deutlich häufigere primäre (essenzielle) und sekundäre Hypertonie eingeteilt werden. Neben den genannten Symptomen und Untersuchungsergebnissen muss an eine **sekundäre Hypertonie** gedacht werden bei

- sehr jungem Manifestationsalter,
- plötzlichem Beginn,
- sehr schweren Formen (hypertensive Krise und Notfall) und
- therapieresistenter Hypertonie.

Tab. 2a. Mögliche Auslöser einer sekundären Hypertonie

Ursache	**Klinische Symptome (zusätzlich zur Hypertonie)**	**Untersuchung**	**Behandlung**
renal			
Nierenparenchymerkrankung (z. B. Nephritis)	Hämaturie, Proteinurie, Oligurie, Anämie	Plasma: Kreatinin, E-lyte, eGFR; Urin: Blut, Proteine; Nieren-USl; SLE-Serologie	je nach Grunderkrankung
Atherosklerotische renovaskuläre Erkrankung	(Pulmonale) Ödeme; abdominelles Strömungsgeräusch; bestehende KHK/PAVK, Diabetes	Plasma: Kreatinin, E-lyte, eGFR; Urin: Blut, Proteine; Nierenarterienultraschall; CT/MRT-Angiografie	Med. RAAS Hemmung, perkutane renale Angioplastie (mit Stent), OP
Fibromuskuläre Dysplasie	abdominelles Strömungsgeräusch; jüngere Frauen	Nierenarterienultraschall; CT/MRT-Angiografie	Med. RAAS-Hemmung, perkutane renale Angioplastie (mit Stent), OP
endokrin			
Primärer Aldosteronismus (Conn-Syndrom)	unspezifisch; jüngere PatientInnen; Hypokaliämie und metabolische Alkalose	Plasma: Aldosteron ↑, Renin ↓, Aldosteron-Renin-Quotient ↑, Elektrolyte – Hyperkaliämie	Mineralkortikoid-Rezeptor Antagonist (Spironolacton), Glukokortikoide, Adrenalektomie bei Adenom
Phäochromozytome & Paragangliome	Episodische Symptome (5Ps: paroxysmal hypertension, pounding headache, perspiration, palpitations, pallor [Blässe])	Plama & Urin (24 h): Metanephrine; CT/MRT; MIBG Szintigrafie	α- und β-Blocker (nach α-Blockade additiv), OP mit Tumorentfernung
Cushing Syndrom	Facies lunata, Stammfettsucht, Stiernacken, Hautatrophie, Akne, Hirsutismus, Osteoporose, sex. Einschränkung, diabetische Stoffwechsellage, Infektanfälligkeit, psy. Veränderung	Anamnese (iatrogenes Cushing Syndrom); 24 h-Urin: freies Cortisol; Dexamethason Suppressionstest, Plasma: ACTH Spiegel; MRT/CT (Nebenniere, Hypophyse)	exogene Ursache: Ausschleichen, wenn möglich endogene Ursache: OP, falls Indikation; Metyrapone (11β-hydroxylase Hemmer); Ketoconazol

Akromegalie	Akromegalie, Hypersomie, Viszeromegalie, sex. Einschränkungen, Diabetes, Schlaf-Apnoe-Syndrom, bds. Karpaltunnelsyndrom	Plasma: IGF-1; MRT/CT (Hypophyse)	OP, Pegvisomant (Somatotropin Rezeptor Antagonist); Octreotide, Lanreotide (Somatostatin Analoga)
Hypothyreose und Hyperthyreose	siehe Schilddrüsenerkrankungen		
Primärer Hyperparathyroidismus	Hyperkalzämie, Osteoporose, Frakturen, Nierensteine, Nierenversagen	Plasma: Kalzium ↑, Parathormon ↑, Phosphat ↓, Alkalische Phosphatase ↑	Konservativ (milde Formen), operativ (Parathyroidektomie)
andere			
Aortenisthmusstenose	Zyanotische untere Extremitäten, Atemschwierigkeiten, Gedeihdefizit, erhöhter Blutdruck isoliert in oberer Extremität, Turner Syndrom	große Blutdruckdifferenz an den Meßorten; Echokardiogramm, Systolikum Scapula, CT/MRT	OP, Ballondilatation bzw. Stentimplantation, konservativ bei leichten Fällen
Obstruktives Schlafapnoe-Syndrom	Schnarchen, Durchschlafstörungen, Erwachen mit trockenem Mund, Schwindel oder Kopfschmerzen, Tagesmüdigkeit, Konzentrationsstörung	PartnerInnenanamnese, Polygrafie, Polysomnografie	Konservativ (Ursachenbeseitigung), CPAP, Unterkieferprotrusionsschiene, OP
Medikamente, Substanzen, Drogen	Orale Kontrazeptiva, Hormonpräparate, Steroide, „Diätpillen", Stimulanzien (bspw. Amphetaminderivate, Cocain), Alkohol, Lakritze, Immunsuppressiva, NSAID, Antineoplastische Substanzen, Erythropoietin, Heilkräuter (bspw. Ephedra – Ma Huang), Antidepressiva – für eine genaue Übersicht welche Präparate dieser Übergruppen Hypertonie auslösen können		

Tab. 2b. Genetische Ursachen sekundärer arterieller Hypertonie

Ursache	Klinische Symptome (zusätzlich zur Hypertonie)	Untersuchung	Behandlung
Pseudoaldosteronismus (Liddle-Syndrom)	ähnlich PA; Familienanamnese (autosomal dominante Erkrankung)	Plasma: Aldosteron ↓, Renin ↓,; genetisches Screening der β und γ ENaC Untereinheit-kodierenden Gene	Natriumrestriktion, ENaC Antagonist (Amilorid)
Kongenitale adrenale Hyperplasie (11-β-Hydroxylase (CYP11B1) oder 17-α-Hydroxylase (CYP17) Mangel)	Virilisierung, Pubertas praecox bei CYP11B1 Mangel Sex. Infantilismus, ausbleibende Pubertät bei CYP17 Mangel Hypernatriämie, hypokaliämische Alkalose	Plasma: Aldosteron ↓, Renin ↓; 11-deoxycortisol & 11-deoxycorticosterone ↑ Beweisend: genetisches Screening (autosomal rezessive Mutationen)	Glukokortikoide, u. U. Sexualhormongabe und Genital OP
Apparentes Mineralocorticoid-Exzess-Syndrom (AME)	Polyurie; Polydipsie; Hypokaliämie; metabolische Alkalose; sehr früh auffällige PatientInnen	Plasma: Aldosteron ↓, Renin ↓; DD: Liddle Syndrom! genetisches Screening: 11-β-Hydroxysteroid-Dehydrogenase Gen (autosomal rezessiv)	Mineralkortikoid-Rezeptor Antagonisten, Thiaziddiuretika, Dexamethason
Pseudohypoaldosteronismus Typ II (Gordon-Syndrom)	Hyperkaliämisch-hyperchlorämische metabolische Azidose, junge PatientInnen, Wachstumseinschränkung	Plasma: Aldosteron ↑, Renin ↓, Elektrolyte Genetische Analyse der kodierenden Gene des Na+/Cl-Co-transporters	Natriumrestriktion, Thiaziddiuretika
Geller-Syndrom	Hypokaliämische Alkalose und Hypertonieneuauftreten während Schwangerschaft	Plasma: Aldosteron ↓, Renin ↓, Elektrolyte Genetische Analyse der kodierenden Gene des Mineralkortikoidrezeptors	Natriumrestriktion, Amilorid

Prävention und Therapie

Laut aktuellen Leitlinien ist bei *Bluthochdruck Grad 2 und 3* die sofortige medikamentöse Behandlung einzuleiten, zusätzlich zu einer empfohlenen Lebensstilmodifikation. Bei *Grad 1 HypertonikerInnen* mit niedrigen oder moderaten zusätzlichen Risikofaktoren kann der Versuch einer Lebensstilveränderung ausreichen, um die Werte zu normalisieren, wobei diese in 3–6 Monaten kontrolliert werden sollten. Bei Vorliegen mehrerer Risikofaktoren (Nikotinabusus, Adipositas, Hypercholesterinämie, pos. Familienanamnese, hohe SCORE Risikowerte etc.) oder einer kardiovaskulären Erkrankung, höhergradigen chronischen Nierenerkrankung, Diabetes mellitus oder Endorganschäden sollte eine sofortige medikamentöse Therapie gestartet werden. Bei HochrisikopatientInnen (mit beispielsweise vorbestehender KHK) mit hochnormalem Blutdruck sollte gleichermaßen eine medikamentöse Behandlung eingeleitet werden. Die Zielwerte sind von den Komorbiditäten und dem Alter abhängig, allgemein ist das primäre Ziel, den Blutdruck auf < 140/90 mmHg – bei diabetischer Nephropathie niedriger – zu reduzieren und, bei guter Toleranz, weiter in Richtung 130/80 mmHg abzusenken.

Nichtmedikamentöse Lebensstilmodifikationen sind eine wichtige Säule in der Prävention und Therapie, unabhängig von der Schwere der Erkrankung. Hierbei sind u. a. Natrium- und Kochsalzrestriktion, Gewichtsreduktion, die **DASH-Diät** (Dietary Approaches to Stop Hypertension), regelmäßige körperliche Aktivität, reduzierter Alkohol- und kein Nikotinkonsum zu nennen.

Als die wichtigsten fünf Medikamentenklassen haben sich in der Hypertoniebehandlung folgende herauskristallisiert: ACE (Angiotensin Converting Enzyme)-Hemmer, ARB (Angiotensin Rezeptor Blocker), Thiazid-(ähnliche) Diuretika, Kalziumkanalblocker (CCB) und **Betablocker.** Studien haben gezeigt, dass eine duale Kombinationstherapie (ACE/ARB + Thiazid/CCB) nebenwirkungsärmer und effektiver als eine hochdosierte Monotherapie ist. Falls diese nicht ausreicht, kann auf eine Triple Therapie (ACE/ARB + Thiazid + CCB (+ Spironolacton)) erweitert werden. Bei gebrechlichen, älteren Menschen oder Niedrig-Risiko-PatientInnen mit *Grad 1 Hypertonie* kann eine Monotherapie erwogen werden.

Bei entsprechender Indikation, z. B. Herzinsuffizienz, Angina pectoris, VHF, nach Herzinfarkt, kann auch bei jeder Stufe ein Betablocker ein anderes Präparat ersetzen. Bei resistenter Hypertonie kann auf Alphablocker (Prazosin, Doxazosin, Urapidil), zentral wirksame Antihypertensiva (wie Clonidin, Moxonidin, Methyldopa, Reserpin etc.), Schleifendiuretika oder Minoxidil zurückgegriffen werden - und an eine sekundäre Genese der arteriellen Hypertonie gedacht werden.

Bei vorliegender KHK, besonders nach einem Herzinfarkt, wird man einen Betablocker bereits ab der ersten Stufe einsetzen. Bei eingeschränkter Nierenfunktion (eGFR < 30 mL/min/1,72m^2) würde man das Thiaziddiuretikum durch ein Schleifendiuretikum ersetzen. Herzinsuffizienz kombiniert mit hohem Blutdruck wird beginnend mit einer Dreierkombination von ACE/ARB+Diuretikum+Betablocker therapiert.

Zu beachten sind die jeweiligen **Kontraindikationen** der Substanzgruppen. ACE-Hemmer und ARBs sind bei Unverträglichkeit, Schwangerschaft, Hyperkaliämie und bilateraler Nierenarterienstenose kontraindiziert, Thiazide bei Gicht und CCBs (je nach Typ) bei höhergradigen AV-Blöcken und Bradykardie – ähnlich wie Betablocker.

Kommunikation: Auf Grund der häufig bei Feststellung der Erkrankung bestehenden Symptomfreiheit ist das Thema **Therapieadhärenz** in der PatientInnenkommunikation wichtig zu thematisieren („Warum sollte ich ein Medikament nehmen/mein Leben ändern, wenn es mir so gut geht?"). Dementsprechend sollte verdeutlicht werden, dass eine behandlungswürdige Erkrankung besteht und bei längerfristiger Nicht-Reduktion des Blutdruckes Endorganschäden drohen (Beispiele geben, sodass dies greifbar wird, ohne Angst zu machen). Ebenso sollte die **Selbstverantwortung** (z. B. die konsequente Heimblutdruckmessung und die Lebensstilmodifikation) und **Handlungsfähigkeit** der PatientInnen thematisiert und gestärkt werden und konkrete Ziele bezüglich der Lebensstilmodifikation vereinbart werden. Entscheidend für den Erfolg antihypertensiver Therapie ist, wie Studien zeigen, zu einem hohen Maß die Adhärenz der PatientInnen, welche mit der Anzahl der einzunehmenden Tabletten korreliert. Dementsprechend gibt es Single-Pill Kombinationen von zwei oder drei Einzelsubstanzen, welche nur einmal täglich eingenommen werden müssen. Diese pharmazeutische Erleichterung sowie eine empathische, motivierende und das Verständnis der Erkrankung fördernde Gesprächsführung der behandelnden ÄrztInnen kann die Adhärenz und den Erfolg der Therapie stark verbessern.

Literatur und Links

1. 2018 ESC/ESH Guidelines for the management of arterial hypertension (https://academic.oup.com/eurheartj/article/39/33/3021/5079119).
2. Österreichischer Blutdruckkonsens 2019 (https://link.springer.com/article/10.1007/s00508-019-01565-0#Sec50).
3. Leitlinien für das Management arterieller Hypertonie (https://www.hochdruckliga.de/).
4. Drug induced hypertension – an unappreciated cause of secondary hypertension (https://www.sciencedirect.com/science/article/abs/pii/S0014299915300893?via%3Dihub).
5. A comparative risk assessment of burden of disease and injury attributable to 67 risk factors and risk factor clusters in 21 regions, 1990–2010: a systematic analysis for the Global Burden of Disease Study 2010 (https://www.thelancet.com/journals/lancet/article/PIIS0140-6736(12)61766-8/fulltext).

B-Symptomatik

Merjem Begic

Lernziele (Entrustable Professional Activities, EPAs)
- Bei vorhandenen B-Symptomen eine klinische Arbeitshypothese auf der Basis der Differenzierung möglicher zugrundeliegender Krankheitsbilder erstellen, einen Diagnoseplan umsetzen, die Untersuchungsergebnisse interpretieren, einen Behandlungsplan einleiten und somit klinisches Denken trainieren.
- B-Symptomatik und deren Ursachen richtig und rechtzeitig erkennen können.

Definitionen

Unter dem Begriff B-Symptomatik versteht man die Trias:
- Fieber > 38 °C. Eine Sonderform ist die sogenannte Pel-Ebstein Fieber spezifisch für Hodgkin-Lymphom. In diesem Fall variiert die Fieber stark in ihrer Ausprägung (Eine Woche Fieber, zweite Woche unauffällige Temperatur).
- Nachtschweiß kommt vor während dem Schlaf und sollte so stark ausgeprägt sein, dass ein Kleidungswechsel notwendig ist.
- Ungewollter Gewichtsverlust von mehr als 10 % des Körpergewichts innerhalb von 6 Monaten.

Ist nur 1 Symptom aus der Trias vorhanden, spricht man schon von B-Symptomatik. Die Symptome sind ernst zu nehmen als Hinweis auf schwere konsumierende Erkrankungen mit ungünstiger Prognose. Das sind den Organismus schwer beeinträchtigende Erkrankungen, die mit allgemeiner Schwäche, oft schwerem Krankheitsgefühl und einem durch Muskel- und Fettabbau verursachten Gewichtsverlust durch massiven Einfluss der Krankheitsprozesse in die Energiereserven einhergehen. Daraus erklärt sich möglicherweise das Symptom des Nachtschweißes, nämlich, dass auch in der Nacht der Stoffwechsel, statt wie bei Gesunden gedrosselt zu sein, hochaktiv ist. Nach der Genesung dauert es Monate, um etwa beim Sport das gleiche Fitness-Niveau zu erreichen wie vorher.

Der Buchstabe „B" in dem Begriff stammt aus der Ann-Arbor-Klassifikation für maligne Lymphome: bei A-Symptomatik ist diese Trias nicht vorhanden, bei B-Symptomatik schon.

Pathogenese

Subjektiv unbemerkter nächtlicher Flüssigkeitsverlust von etwa 1 l kann als normal angesehen werden. Nächtliches Schwitzen, d. h. eine Hyperhidrose, indem einem heiß ist, ist nicht Nachtschweiß, bei dem das Gewand oder das Bettzeug wirklich durchnässt sind. Nächtliches Schwitzen kann bedingt sein durch:
- zu hohe Zimmertemparatur oder falsche Bettdecke
- falsche abendliche Ernährung wie zu viel Alkohol, scharfes Essen, hoch konzentrierter Ingwertee,
- psychischer Stress
- Medikamente wie Antidepressiva und Antidiabetika

Epidemiologie

40 % der PatientInnen mit Hodgkin-Lymphom zeigen B-Symptomatik. In diesem Fall korreliert die Symptomatik mit einer schlechten Prognose und spielt eine Rolle in der Auswahl der Therapie.

Klinik

Entscheidend ist die detaillierte Anamnese.

Differenzialdiagnose

infektiöse Erkrankungen: speziell ist an eine Sepsis, die Tuberkulose und HIV-Infektionen zu denken
- Lymphome, Leukämien und nicht ganz so typisch andere maligne Erkrankungen
- Schwere Autoimmunerkrankungen, vor allem aus dem rheumatischen Formenkreis
- Medikamentös, selten sind endokrine oder metabolische Erkrankungen wie typisch bei der Akromegalie.

Patientenmanagement

Eine B-Symptomatik gehört forciert diagnostisch abgeklärt, bei Verdacht auf Sepsis sind Blutkulturen nicht zu vergessen. Als Ersttherapie:
- symptomatisch vor allem mit pflegerischen Maßnahmen zur Linderung des Leidensdrucks,
- kausale Therapie

Telemedizin: die Erstdiagnose einer B-Symptomatik lässt sich auch telephonisch oder telemedizinisch erheben, sofern die Betroffenen bereit sind, detailliert Auskunft zu geben, denn oft sind kleine, vom Patienten wenig beachtete Details wichtige Hinweise.

Literatur, Links

1. https://www.aerzteblatt.de/int/archive/article/199288.
2. R Kurzrock, J Redman, F Cabanillas, D Jones, J Rothberg, Serum Interleukin 6 Levels Are Elevated in Lymphoma Patients and Correlate With Survival in Advanced Hodgkin's Disease and With B Symptoms, Cancer Research 1993 May 1; 53(9): 2118–22.
3. Rômulo Hermeto Bueno do Vale et al, Bone Marrow Uptake of 18 F-fluorodeoxyglucose in Hodgkin Lymphoma Without Bone Involvement: Comparison Between Patients With and Without B Symptoms, Radiologia brasileira Mar–Apr 2018; 51(2): 76–80.
4. Helmut J. Wieler, PET in Clinical Oncology, 2000

Fieber, Fever of Unknown Origin (FUO)

Maximilian Lichtenberger, Ye-Rin Park

Lernziele (Entrustable Professional Activities, EPAs):

- Fieber, Hyperthermie, FUO, Fieberarten definieren können.
- Bei Fieber Notfallsituationen erkennen und somit in der ärztlichen Primärversorgung aktiv mitwirken können.
- Bei Fieber eine evidenzbasierte Patientenvorstellung und personalisierte Umsetzung einleiten und somit wissenschaftsbasiert ärztlich tätig sein können.

Definitionen

Über die Temperaturhöhe, ab der man von Fieber spricht, gibt es Uneinigkeiten in der Literatur. Nach einer gängigen Definition liegt Fieber, rektal gemessen ab einem Wert von 38,3 °C vor. Darunter spricht man ab 37,5 °C von subfebriler Temperatur. Bei der Fiebermessung ist zudem der Ort der Messung zu berücksichtigen. Die rektal gemessene Temperatur ist beispielsweise etwa 0,6 °C höher als die oral gemessene Temperatur. Ebenfalls zu berücksichtigen sind physiologische Veränderungen wie tageszeitliche Schwankungen der normalen Körpertemperatur mit einem Minimum in der Früh und einem Maximum bei 18 Uhr, sowie hormonelle Einflüsse, beispielsweise die progesteronbedingte Temperaturerhöhung bei der Frau in der Lutealphase.

Hyperthermie ist eine Erhöhung der Körperkerntemperatur ohne eine Sollwerterhöhung im Hypothalamus, bedingt durch exogene (Sauna) oder endogene (Muskelarbeit) Wärmezufuhr.

Status febrilis ist ein länger andauernder Fieberzustand mit nicht einheitlicher Definition in der Literatur.

FUO (Fever of Unknown Origin) ist definiert als Status febrilis ≥ 38,3 °C (wiederholt gemessen) von mindestens 3 Wochen Dauer und einer umfassenden ambulanten oder stationären Abklärung. Es gibt 4 Typen: das klassische, das HIV-assoziierte, das neutropenische und das nosokomiale FUO.

Tab. 1. Einteilung des Fiebers nach Verlauf und Höhe als grobe Richtlinie zur Differenzialdiagnose

Typ	Klassische Beispiele
Kontinua Fieber: die Morgen- und Abendtemperaturen schwanken nur unbeträchtlich (nicht mehr als dem zirkadianen Rhythmus von 1 °C entsprechend)	Typhus, Pneumokokken-Pneumonie, Fleckfieber
Intermittierendes Fieber: großer Unterschied zwischen Morgen- und Abendtemperaturen (> 2 °C), z. T. sinkt die Körpertemperatur unter 37 °C	Malaria, Sepsis
Remittierendes Fieber: beträchtlicher Unterschied zwischen Morgen- und Abendtemperaturen (~ 2 °C), die Körpertemperatur sinkt selten < 37 °C	Abszesse, Bronchopneumonien, Sepsis, Pyelonephritis, Viruserkrankungen, Kollagenosen, Tumorfieber
Undulierendes Fieber	Pel-Ebstein-Fieber bei M. Hodgkin, Brucellose (M. Bang)
Regelmäßig periodisches Fieber	Malaria, zyklische Neutropenie
periodisches Fieber mit unregelmäßigen Intervallen	Familiäres Mittelmeerfieber

Public Health

Basierend auf Studienergebnissen gilt die Faustregel, dass etwa ein Drittel der FUO-Fälle sich später als infektiös herausstellen, ein Drittel als Autoimmunerkrankungen und ein Drittel als maligne Erkrankungen. In einigen Fällen kann die Ursache nicht eruiert werden.

Pathophysiologie

Fieber ist eine Erhöhung der Körperkerntemperatur durch eine Verschiebung des Sollwerts im Hypothalamus, reguliert durch die **Freisetzung von exogenen und endogenen Pyrogenen.** Exogene Pyrogene (z. B. LPS) induzieren in Makrophagen die Bildung von endogenen Pyrogenen (z. B. Il6, Il1, TNF alpha). Endogene und exogene Pyrogene wirken im Hypothalamus über eine Produktion von PGE2 zu einer Sollwerterhöhung.

Fieber ist sinnvoll zur Bekämpfung von Infektionen, da es einen Teil der natürlichen Abwehr darstellt. Es führt im Körper zu einer verbesserten Phagozytosekapazität von Granulozyten, zu einer beschleunigten Chemotaxis von

Tab. 2. Differenzialdiagnosen FUO

FUO durch ...	Differentialdiagnosen
Neoplasien	Lymphome, Leukämien, Hepatom, Bronchuskarzinom etc.
Infektionen	TBC, Abszesse, HIV, Fremdkörper assoziierte Infektionen, M. Whipple, Endokarditis, Leptospirose, Histoplasmose, Melioidose
Autoimmunerkrankungen	Vaskulitiden, M. Still, SLE, Polymyositis
FUO factitia (bis 10 %)	v. a. Frauen aus dem medizinischen Berufsfeld. Es handelt sich hierbei um selbst induziertes Fieber als psychiatrische Erkrankung
Prädisponierende Erkrankungen	Neutropenie (z. B. systemische Candidiasis), nosokomial (z. B. Lungenembolie), HIV (z. B. Kryptosporidien)
endokrinologisch	z. B. Morbus Addison

Tab. 3. Begleitsymptome bei Fieber

Organsystem	Begleitsymptom	Schlüsselelemente des klinischen Status
allgemein	• Abgeschlagenheit, Müdigkeit, Gewichtsverlust	• Druckdolente Schilddrüse bei Autoimmunthyreoiditis
muskuloskelettal	• Gliederschmerz • Inflammatorischer Kreuzschmerz	
Haut		• Begleitexanthem bei Viruserkrankungen oder reumatischen Erkrankungen) • Purpura (z. B. Meningokokkensepsis) • Janeway Läsionen (schmerzlose Einblutungen an Handfläche/Fußsohlen) • Osler Knötchen (schmerzhafte Einblutungen an Finger, Zehen) • Splinter-Hämmorhagien (Einblutungen im Nagelbett) • Roseolen (Typhus) • Eintrittspforten für Erreger (Erysipel)
respiratorisch	• Thoraxschmerz	
urologisch	• Nykturie, Dysurie	
Kardiovaskulär, Lymphsystem	• B-Symptomatik als Hinweis auf Endokarditis (Drogenabusus)	• neu aufgetretenes Herzgeräusch • palpable Lymphknoten • Vitalparameter
Sinnesorgane	• Schnupfen • Visusstörungen und Claudicatio masticatoria als Verdacht auf Arteriitis temporalis mit Augenbeteiligung	• Augenhintergrund: Roth-Spots bei Endokarditis • verdickte und geschlängelte Temporalarterien • bei Sinusitis Schmerzverstärkung beim Bücken, selten Klopfdolenz, bei Sinusitis sphenoidalis nur Kopfschmerz und kein Schnupfen, da das Sekret in den Pharynx und nicht über die Nase drainiert wird
Nervensystem	• meningitische Symptome: Lichtschau, Nackensteife, Kopfschmerz • enzephalitische Symptome: Bewusstseinsstörung, fokal neurologische Zeichen	
Abdomen	• Schmerz im rechten Unterbauch durch Erkrankungen des terminalen Ileums	• Druckdolenz • Splenomegalie, Hepatomegalie

Immunzellen, Erhöhung der Zytotoxizität von T-Lymphozyten und hemmt die Virusreplikation. Obwohl daher ein Nutzen der Fiebersenkung für die meisten Patienten keinesfalls belegt ist, werden Antipyretika routinemäßig verordnet, um das Wohlbefinden zu verbessern. Das hat zur Folge, dass es zu einer Verschleierung des klinischen Verlaufs sowie zu einer negativen Beeinflussung des Krankheitsverlaufs kommen kann: Es konnte beispielsweise demonstriert werden, dass die Krankheitsdauer der Grippe durch Influenza A um drei Tage verkürzt werden kann, wenn auf eine antipyretische Therapie verzichtet wird.

Neben diesen positiven Effekten stellt Fieber durch Dehydratation (Verlust von Flüssigkeit durch vermehrte Atemtätigkeit), negative Inotropie und Tachykardie (erhöhtes Herzminutenvolumen) eine Belastung des kardiorespiratorischen Systems dar und kann so bei einem herzinsuffizienten Patienten zu einer Dekompensation führen. Zusätzlich wird der Sauerstoffbedarf gesteigert. Neben den Auswirkungen auf den Kreislauf bewirkt eine Temperaturerhöhung eine Verschlechterung der neuronalen Reizleitung und bewirkt somit eine Dysfunktion der zerebralen Leistungsfähigkeit, die sich vor allem negativ auf betagte PatientInnen auswirkt und auch zu einem **Fieberkrampf** führen kann.

Pharmakologie

Antipyretika wirken fiebersenkend, indem sie die PGE2- Synthese hemmen. Dadurch wird Hitze durch den Körper konserviert und produziert indem es

- zu einer Vasokonstriktion von Hautgefäßen kommt (Kältegefühl),
- rhythmische Muskelkontraktionen (Zittern durch den Kältereiz),
- Verhaltensänderung (z. B. Heizung aufdrehen, zwei Decken benutzen statt einer).

Klinik

Die Anamnese ist breit zu erfragen. Neben den auf die Art des Fiebers ausgerichteten Fragen sind relevante Informationen über seltenere, ungewöhnliche, auch in unserer Gesellschaft oft tabuisierte Ursachen einzuholen:

- Herkunft der Patientin oder des Patienten
- Auslandsaufenthalte (z. B. Malariaendemiegebiet)
- früheren Operationen (Fremdkörper, Abszesse)
- Beruf und Freizeitbeschäftigungen
- Kontakte mit Tieren (Papageienkrankheit, Brucellose, Tularämie)
- Kontakt mit Menschen mit bekannten Infektionskrankheiten
- i.-v. Drogenabusus mit erhöhtem Risiko einer Endokarditis
- Sexualkontakte und Kontrazeption
- Medikamente, insbesondere Zytostatika, die vor Auftreten des Fiebers eingenommen wurden

Anhand von Begleitsymptomen kann die Differenzialdiagnose spezifiziert werden.

Labor

Das Labor sollte beinhalten:

- Blutbild inkl. Differenzialblutbild (Leukozytose? Thrombozytopenie? Anämie?),
- Entzündungsparameter (Blutsenkungsgeschwindigkeit, CRP), „dicker Tropfen" bei positiver Reiseanamnese
- Leber- und Nierenwerte mit einer Harnuntersuchung (Harnstreifen, Sediment, Kultur), Schilddrüsenparameter
- früh im diagnostischen Prozess ist an Blutkulturen zu denken,
- weitere Parameter sind Serologien (diagnostisch: Leptospirose, Tularämie, EBV, CMV, Mykoplasmen, Amöben, Brucellose; oft nicht diagnostisch verwertbar: Borrelien, Chlamydien),
- Tumormarker und
- Immunologie (ANA, ANCA, Komplement, spezielle Autoantikörper).

Imaging

Bei FUO Radiologische Abklärung je nach Differenzialdiagnose, primär mit Ultraschall des Abdomens und Thoraxröntgen. Weiterführend können eine Echokardiografie, CT der Nasennebenhöhlen, des Thorax oder des Abdomens, MRT und PET-CT, eventuell eine Leukozytenszintigrafie indiziert sein.

Differenzialdiagnose

FUO ist ein klinisch relevantes Syndrom, da in etwa bei der Hälfte eine potenziell tödliche Erkrankung vorliegt. Weiterführend werden gegebenenfalls Gewebebiopsien und eine Liquorpunktion durchgeführt.

Patienten-management

Fiebersenkende Medikamente sind mit Berücksichtigung von Lebensalter, Komorbiditäten, Kontraindikationen und Allergien auszuwählen:

- NSAR (z. B. Ibuprofen-bei entsprechender Anamnese ggf. in Kombination mit Protonenpumpenhemmern) und Paracetamol
- Bei Unwirksamkeit dieser Medikamente kann auf Metamizol zurückgegriffen werden.

Weniger effektive temperatursenkende Maßnahmen sind **physikalisch-medizinische Maßnahmen:** Anwendung von Wadenwickel nur bei Temperaturabfall, da in dieser Phase die Hautgefäße der Extremitäten stark perfundiert werden und somit eine Effektive Wärmeableitung ermöglicht wird. Wenn Wickel zu kalt sind, kommt es in den Hautgefäßen zu einer reaktiven Vasokonstriktion, welche den gegenteiligen Effekt des gewünschten bewirkt, nämlich einen Wärmestau.

Der erhöhte Flüssigkeitsverbrauch (durch die gesteigerte **Perspiratio insensibilis)** erfordert eine ausreichende **Flüssigkeitszufuhr** von 1 l Wasser/Tag/1 °C Temperaturerhöhung.

Entwicklungsgeschichte: Fieber ist ein phylogenetisch hochkonservierter Mechanismus (ca. 600 Millionen Jahre alt) um sich vor Infektionen zu schützen.

Experimentell infizierte Eidechsen suchen sonnige Plätze auf, um Ihre Körpertemperatur zu erhöhen; werden sie daran gehindert, steigt ihr Risiko an der Infektion zu versterben.

Literatur, Links

1. Unger M, Karanikas G, Kerschbaumer A, et al. Fever of unknown origin (FUO) revised. Wien Klin Wochenschr 2016; 128: 796–801. doi: 10.1007/s00508-016-1083-9.
2. Altiok E, Bätge B, Böll B et al. Basislehrbuch Innere Medizin. 5. Auflage. München: S 1014–1017.
3. Vorlesungsunterlagen des StudyGuide m3e Block 27-Infektionen von Stefan Winkler.

Lymphknotenschwellung und -schmerzen

Paul Ettel

Lernziele

- Die klinisch üblichen Termini verstehen und selbst anwenden können.
- Eine zielgerichtete Anamnese, auch bei schwierigen Differenzialdiagnosen, und einen klinisch-physikalischen Lymphknoten-Status erheben können und darauf aufbauend eine zielgerichtete diagnostische Abklärung durchführen. Dies inkludiert neben größeren Krankeitsgruppen wie Leukämie, Lymphome, Metastasen, Tuberkulose und virale sowie bakterielle Infektionen auch das Kaposi-Sarkom, den M. Castleman, Bruzellose, Lymphogranuloma venerum, Katzenkratzkrankheit, Tularämie, HIV, Kawasaki-Syndrom sowie die Effekte medikamentöser Therapie.
- Differentialdiagnose der Lymphknotenschwellung (MIAMI-Regel) routiniert durchführen können.

Definitionen

Als pathologische Lymphknotenveränderungen, **Lymphadenopathie,** werden in Zahl (mindestens einer), in Größe (über 1 cm, von einzelnen Ausnahmen abgesehen), Form (normal ist ovalär oder nierenförmig), Struktur, und Begrenzung veränderte Lymphknoten (LK) beschrieben. Die Ausbreitung kann **lokal,** d. h. eine oder mehrere Lymphknotengruppen, oder **generalisiert** sein. **Reaktive Lymphadenopathie** ist ein klinischer Begriff, um gering vergrößerte und nicht weiter spezifisch veränderte Lymphknoten zu beschreiben, die nicht mehr als normal zu bezeichnen sind, an denen aber auch keine spezifischen Zeichen bestimmter Krankheitsbilder festgestellt werden können.

Public Health

Die jährliche Inzidenz unerklärter Lymphadenopathie wird mit 0,6 % beziffert, wobei davon nur 1,1 % durch maligne Erkrankungen bedingt sind. Bei Patienten über 40 Jahren sind 4 % aller Fälle unerklärter Lymphadenopathie mit dem Krebsleiden assoziiert (vs. 0,4 % bei Patienten unter 40 Jahren).

Zu beachten ist, dass ca. 50 % aller gesunden Kinder im Verlauf ihrer Kindheit vergrößerte, palpable LK haben (zumeist benigne bzw. infektiös bedingt).

Anatomie

Anatomisch sind zu differenzieren

- Am Kopf-Hals-Bereich die präaurikulären, submandibulären, nuchalen, zervikalen und supraklavikulären Regionen,
- die Axilla inkl. der infraklavikulären LK) sowie
- die Leistenregion (horizontale und vertikale inguinale LK).

Als **Sentinel-Lymphknoten** (Wächter-Lymphknoten) bezeichnet man in einem Lymphabflussgebiet eines Organs, z. B. der Mamma den ersten Lymphknoten. Ist er von Metastasen befallen, so ist die Wahrscheinlichkeit groß, dass weitere Lymphknoten befallen sind. Umgekehrt ist die Wahrscheinlichkeit eines Befalls anderer Lymphknoten gering, wenn der Wächterlymphknoten tumorfrei ist.

Tab. 1. MIAMI-Akronym (Malignancies, Infections, Autoimmune disorders, Miscellaneous and unusual conditions, and Iatrogenic causes) zur Differenzialdiagnose der Lymphadenopathie

Ätiologie	
maligne	Kaposi-Sarkom, Leukämie, Lymphom, Metastasen inkl. Haut-Neoplasien, Castleman-Erkrankung, Sinushistiozytose (Rosai-Dorfman-Erkrankung)
entzündlich-infektiös	Bakteriell purulent durch Haut-Infektionen (v. a. durch S. aureus), COVID-Infektion, Bruzellose, Lymphogranuloma venerum, Syphilis, Katzenkratzkrankhei,, Tuberkulose, Tularämie, granulomatös (Kryptokokkkose, Silikose), viral (Adenoviren, Hepatitis, Herpes zoster, HIV, infektiöse Mononukleose), Toxoplasmose, Lyme-Borreliose und Borrelienlymphozytom, Helminthen
autoimmunologisch und ähnliche Erkrankungen	Systemischer Lupus erythematodes, Sjögren-Syndrom, M. Still (Juvenile idiopathische Arthritis), Dermatomyositis Sarkoidose (Löfgren-Syndrom), Histiozytose, Kawasaki-Syndrom (mukokutanes Lymphknotensyndrom)
Medikamenten-nebenwirkung	Allopurinol, Atenolol, Carbamazepin, Penicillin, Phenytoin, Trimethoprim/Sulfamethoxazole), Serumkrankheit

Klinik

Obligate Teile der Anamnese sind Fragen nach Exposition inkl. Reiseanamnese, potenziell toxische Umwelteinflüsse, Tier- oder Insektenexposition, Sexualanamnese, weiters rezente Infektionen, rezente Impfungen, Medikamenteneinnahme, Familien- und Vegetativanamnese inklusive **B-Symptomatik.** Primär unerklärbare Lymphknotenvergrößerungen oder Tendovaginitiden an den Händen, Füßen oder übrigen Extremitäten sind oft durch, manchmal kleine, **Hautverletzungen** mit Eintritt seltener Erreger verursacht. Diesbezüglich ist ausgiebig zu explorieren.

Bei der physikalischen Untersuchung ist der **LK-Status** mit allen anatomisch zugänglichen Regionen zu erheben, inkludiert ist darin ist die Haut zu inspizieren sowie Leber und Milz zu palpieren. Nach der **Druckdolenz** und weiteren Kriterien des Palpationsbefunds ist zu differenzieren:

- harte, indolente, unregelmäßige geformte, immobile LK sind eher maligne,
- schmerzhafte oder weiche, vergrößerte LK sind eher unspezifisch und können sowohl von einer Infektion als auch durch Blutung in den LK oder Gewebsnekrose bedingt sein.

Imaging

Primär wird eine Sonografie des Abdomens inklusive Größenmessung von Milz und Leber sowie eine Darstellung der betroffenen Lymphknoten zervikal, axillär, inguinal etc.

Tab. 2. Typische Ursachen für Lymphknotenschwellungen in einzelnen Regionen

Region	Differenzialdiagnose
Kopf-Hals	• Infektionen, bei Kindern in der Regel akute, selbstlimitierende Viruserkrankungen. Typisch bei **Pfeiffer'schem Drüsenfieber** Starke Druckdolenz bei bakteriellen Infekten. Persistierende Lymphadenopathie bei **Tuberkulose** (hier Skrophulose genannt) und atypischen Mykobakterien. • selten **M. Kawasaki** • bei Erwachsenen mit entsprechenden Risikofaktoren kann eine **LK-Metastase** Erstmanifestation eines oropharyngealen Karzinoms oder eines Schilddrüsenkarzinoms sein
Suprakla-viularregion	• **Regionale Metastasen** von der Schilddrüse und zervikalem Ösophagus oder vom oberen Thorax wie Mamma und Lungenkarzinom • Links Fernmetastase von Magenkarzinom (früher „Virchow'sche Drüse genannt)
Axilla	• **Regionale Metastasen** von Mamma und Thorax • **Aszendierende Infektionen** durch Inokulation von Erregern an der Hand, meist purulente Bakterien, selten Tularämie – regelmäßige jährliche Einzelfälle gibt es heute noch in Österreich, vor allem im Bezirk Mistelbach – oder Katzenkratzkrankheit • selten gewordene reaktive Lymphadenopathie durch Silikonbrustimplantate
inguinal	• **regionale Lymphadenitis** durch sexuell übertragbare Krankheiten • **regionale Lymphknotenmetastasen** von den Genitalorganen • **aszendierende Infektionen** von der unteren Extremität
generalisiert	• selbstlimitierende Virusinfekte, daneben HIV-, CMV- oder Mykobakterien-Infektionen • Arzneimittel • Systemische Autoimmunerkrankungen, vor allem SLE und Vaskulitiden Melanom, Lymphome, weiters anaplastische Karzinome Kaposi-Sarkom und andere generalisiert metastasierende Tumorerkrankungen

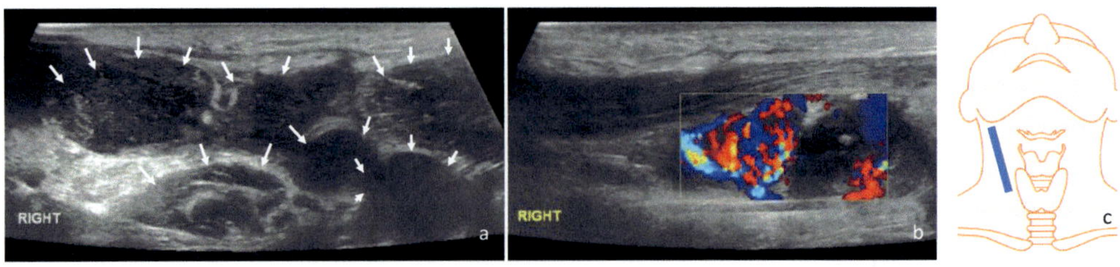

Abb. 1. 30-j. Patientin aus Indonesien mit zervikaler Schwellung rechts. Im US (a) multiple deutlich vergrößerte echoarme Lymphknoten, die (b) auf dem Farb-Doppler-US stark hypervaskularisiert sind. (c) US-Schnittführung (blau). Später bakteriologisch bewiesene Lymphknotentuberkulose.

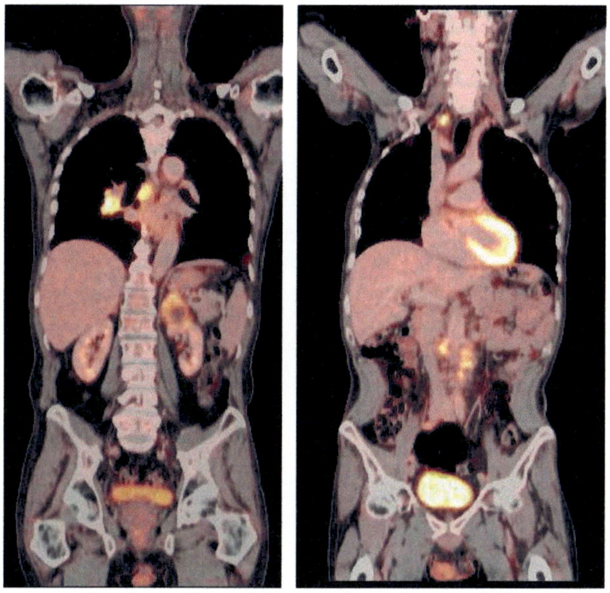

Abb. 2. 72-j. Patient, Nieraucher. Im PET-CT (Fusionsbild) Lungenkarzinom rechts parahilär und multiple tracer-anreichernde Lymphknotenmetastasen zervikal, mediastinal und retroperitoneal (physiologische Traceranreicherung im Myokard und der Harnblase).

durchgeführt, um den klinischen Befund zu objektivieren und zwischen reaktiver Lymphadenopathie oder spezifischeren Formen der Lymphknotenschwellung zu differenzieren. Ein Thoraxröntgen und in weiterer Folge je nach der differenzialdiagnostischen Richtung werden eine CT, MRT, PET-CT oder PET-MR durchgeführt, wobei hier gezielt die palpatorisch nicht zugänglichen Lymphknoten, v. a. mediastinal, retroperitoneal und mesenteriell zu befunden sind.

Verkalkte Lymphknoten können bei granulomatösen Erkrankungen wie Silikose oder Tuberkulose beobachtet werden. Bei unklarer Ätiologie der LK-Schwellung bzw. hochgradigem Verdacht eines malignen Geschehens (Risikofaktoren: männlich, über 40 Jahre, B-Symptomatik, generalisierte Lymphadenopathie, Dauer von mehr als 6 Wochen) ist eine Biopsie zur histologischen bzw. zytologischen Diagnostik entscheidend.

Differenzialdiagnose

Bei der ersten Differenzialdiagnose nach dem MIAMI-Akronym sprechen

- Arthralgien, Muskelschwäche und Ausschläge eher für Autoimmunerkrankungen,
- konstitutionelle Symptome wie Fieber, Schüttelfrost oder Müdigkeit für Infektionen und B-Symptomatik eher für eine maligne Ätiologie (in erster Linie Hodgkin- bzw. Non-Hodgkin-Lymphome).

Literatur, Links

1. Longo, D.L., Enlargement of Lymph Nodes and Spleen, in Harrison's Principles of Internal Medicine, J.L. Jameson et al., Editors. 2018, McGraw-Hill Education. p. 411–413.
2. Gaddey, H.L. and A.M. Riegel, Unexplained Lymphadenopathy: Evaluation and Differential Diagnosis. Am Fam Physician, 2016. 94 (11): p. 896–903.

Schlafstörungen

Tugce Baransü

Lernziele und Zusammenfassung

- Die Kenntnis der physiologischen Regulation von Wachheit, Schlaf, Vigilanz und zirkadianer Rhythmik zur Diagnose und Therapie von Schlafstörungen anwenden, vor allem im Zusammenhang mit Träumen, Jetlag und Schichtarbeit.
- Klassifikationen der Schlafstörungen in organische und nichtorganische Formen
- Quantifizierung mit schlafmedizinischen Skalen und Diagnoseverfahren mit dem Schlaflabor und Differenzierung der wichtigen Formen, insbesondere Insomnie, medikamentenassoziierte Formen, Angststörungen, Substanzabusus, Chronodisruption, Narkolepsie, Restless-Legs-Syndrom, Parasomnien, REM-Schlaf-Verhaltensstörung
- Differenzialdiagnostische Abgrenzung von schlafbezogenen Atmungsstörungen und Abgrenzung von ähnlichen Symptomen wie Müdigkeit, Abgeschlagenheit und Bewusstseinsstörungen und Narkose
- Richtiges Management verschiedener Arten von Schlafstörungen inklusive schlafmedizinische Screening- und Therapieverfahren

Definition

Schlafstörungen zählen zu den häufigsten, die Lebensqualität vermindernden Beschwerden. Sie können körperliche und/oder psychische Erkrankungen begleiten, können aber auch situativ-umgebungsbedingt auftreten. Unter Menschen, die an Schlafstörungen leiden, kommen psychische und somatische Erkrankungen häufiger vor, gleichzeitig ist das Risiko für Verkehrs- und Arbeitsunfälle deutlich erhöht. Schlafstörungen sind ein disziplinübergreifendes Problem und müssen entsprechend multiprofessionell abgeklärt und behandelt werden. Schlafspezialisten benutzen auch ICSD-3 (International Classification of Sleep Disorders).

Tab. 1. Arten von Schlafstörungen nach Diagnosetools

DSM-5 (Schlaf-Wach Störungen)	ICD-10: nicht organische Schlafstörungen (F51)	ICD-10: Schlafstörungen (G47), Sonstige extrapyramidale Krankheiten und Bewegungsstörungen (G25)
• Insomnie	• Insomnie	• Ein- und Durchschlafstörungen (G47)
• Hypersomnie	• Hypersomnie	• Krankhaft gesteigertes Schlafbedürfnis (G47)
• Narkolepsie	• Störungen des Schlaf-Wach Rhythmus	• Störungen des Schlaf-Wach-Rhythmus (G47)
• Atmungsbezogene Schlafstörungen	• Schlafwandeln	• Schlafapnoe (G47)
• Zirkadiane Schlaf-Wach-Rhythmus-Störungen	• Pavor nocturnus	• Narkolepsie und Kataplexie (G47)
• Non-REM-Parasomnien	• Albträume	• Andere/nicht näher bezeichnet
• REM-Schlaf-Verhaltensstörung	• Andere/nicht näher bezeichnet	• Periodische Beinbewegungen (G25)
• Restless-Legs-Syndrom		• Restless-Legs-Syndrom (G25)
• Substanz- oder medikamenten-induzierte Schlafstörung		

In ICSD-3 sind die Schlafstörungen in die folgenden Kategorien gegliedert:

- Insomnie
- Schlafbezogene Atmungsstörungen
- Hypersomnien zentralnervösen Ursprungs
- Zirkadiane Schlaf-Wach-Störungen
- Parasomnien
- Schlafbezogene Bewegungsstörungen

Tab. 2. Beispiele für Pathogenesen bei verschiedenen Schlafstörungen

Schlafstörung	Pathogenese/Anmerkungen
Narkolepsie	• Störungen des Hypokretinsystems im dorsolateralen Hypothalamus – erniedrigte Hypokretinproduktion • ungenügende Suppression des REM-Schlafes • Bestimmte HLA Antigene
Restless-Legs-Syndrom	• Primär: genetischer Faktor, Hypothese: Störungen des Dopaminsystems • Ein sekundäres RLS-Syndrom kommt vor allem bei Eisenmangel, Niereninsuffizienz (Dialysepatienten), Gravidität vor. • Häufiger bei psychiatrischen Patienten • psychopharmakainduziert (z. B. Mirtazapin)
REM-Schlaf-Verhaltensstörung	• Häufige Assoziation mit degenerativen Hirnerkrankungen wie Morbus Parkinson, Lewy Body Demenz
Schlafbezogene Atemstörungen	• Bei obstruktivem Schlafapnoe Syndrom (OSAS): Kollaps der oberen Atemwege während der Inspiration, bei Atonie der Zungen- und Pharynxmuskulatur, anatomische Einengung der oberen Atemwege bei Nasenseptumdeviation, Makroglossie etc. • Zentrale Schlafapnoesyndrom: Störungen der zentralen Atemregulation oder Schwäche der Atemmuskulatur bei Erkrankungen wie Myastenia gravis

Pathogenese

Die Ursachen für Schlafstörungen sind vielfältig und unterscheiden sich nach Altersgruppe. Während bei jungen Menschen oft psychische Belastungen im Vordergrund stehen, kommen bei der älteren Bevölkerung häufiger organische Ursachen wie Schmerzen, Atmungsstörungen, Schlafapnoe oder das Restless-Legs-Syndrom vor. Schlafstörungen können als Komorbidität psychiatrischer Erkrankungen wie Depression oder Demenz auftreten. Es können aber auch situative oder psychoreaktive Gründe wie Zeitverschiebungen, Verärgerung oder Angstzustände vorliegen.

Allgemein gilt: Schlafstörungen entfallen zu etwa einem Drittel auf psychische oder somatische Ursachen oder auf primäre Störungen.

Klinik

Insomnien sind die häufigsten Schlafstörungen, die sich als Einschlafstörungen, Durchschlafstörungen oder morgendliches Früherwachen äußern können. Diese Beschwerden können auch kombiniert auftreten. Nach ICD-10 müssen die Beschwerden mindestens seit mindestens einem Monat drei Mal pro Woche auftreten. Es entwickelt sich oftmals eine Fixierung auf das Schlafen.

Hypersomnie zeigt sich als exzessive Schläfrigkeit während des Tages mit Schlafanfällen, die sich nicht durch unzureichende Schlafdauer erklären lassen. Die prominenteste Form ist die Narkolepsie, die sich klinisch durch unwillkürliche Einschlafattacken, hypnagoge Halluzinationen, Schlafparalyse und Kataplexie äußert bzw. durch erhöhte Tagesschläfrigkeit beim MSLT (Multipler Schlaflatenztest) und vorzeitige REM-Perioden (mindestens 2 innerhalb von 10min nach Beginn von Schlafstadium 1) in der Polysomnografie. Außerdem liegen meist positive HLA-DR-15-Antigene vor. Standardisierte Fragebögen wie Epworth-Sleepiness-Score helfen zur Einordnung der Symptomatik.

Bei Störungen des Schlaf-Wach-Rhythmus besteht eine Hypersomnie in den Wachphasen, während in der Insomnie in der Schlafperiode vorliegt. Die Beschwerden müssen mindestens einen Monat bestehen. Schichtarbeitersyndrom und Jet-Lag zählen ebenfalls hierzu.

Schlafbezogene Atmungsstörungen: das Schlafapnoesyndrom lässt sich in eine zentrale und obstruktive Form unterscheiden. Lautes Schnarchen, nächtliche Atempausen (> 5 Atempausen von > 10 s Dauer pro Stunde Schlaf) und erhöhte Tagesschläfrigkeit zählen zu den häufigen Symptomen. Mittels Polysomnografie wird die Diagnose gestellt. Durch nächtliche Hypoxie, die über mehrere Jahre vorhanden ist, kann die Entstehung von pulmonaler Hypertension, Herzrhythmusstörungen, arterieller Hypertonie etc. begünstigen.

Unter Parasomnien versteht man schlafassoziierte auffällige Verhaltensweisen oder Wahrnehmungen. Zu Non-REM-assoziierten Pathologien zählen das Schlafwandeln (Somnambulismus) und der Pavor nocturnus, die beide mit einer Amnesie verbunden sind. Beispiele für die REM-Schlaf assoziierten Schlafstörungen sind die REM-Schlaf-Verhaltensstörung und Albträume. Bei Albträumen besteht keine Amnesie.

Das Restless-Legs-Syndrom ist die wichtigste Diagnose in der Kategorie der schlafbezogenen Bewegungsstörungen. Es äußert sich mit nächtlich auftretenden Missempfindungen der Beine, die zu einem Bewegungsdrang führen. In der Polysomnografie können ruckartige Beinbewegungen (periodic limb movements in sleep) festgestellt werden. Der L-Dopa Test ist positiv, während Ferritinspiegel häufig erniedrigt sind.

Differenzialdiagnose

Bei der Vielfalt an möglich Ursachen müssen zunächst organische Erkrankungen ausgeschlossen werden. Bei sekundären Insomnien müssen verschiedene Differenzialdiagnosen berücksichtigt werden. Einige sind unten in der Tabelle aufgelistet.

- Herz-Kreislauf-Erkrankungen
- Schlafbezogene Atmungsstörungen wie obstruktives Schlafapnoesyndrom
- Endokrine Ursachen wie Hyperthyreose, Diabetes mellitus
- Schmerzzustände, Pruritus, Inkontinenz
- Neurologische Ursachen wie Epilepsien und Demenz
- Restless-Legs-Syndrom
- psychische Störungen (vor allem generalisierte Angststörung und Depression)

Die Anamnese und schlafbezogene Exploration haben einen großen diagnostischen Stellenwert. Wichtige Punkte umfassen: Schlafgewohnheiten und -beeinflussende Umstände, Schlafumgebung, Art der Schlafstörung und mögliche Begleitsymptome, Dauer und Verlauf, Vorbehandlung bzw. Medikamentenanamnese sowie Tagesbefindlichkeiten. Das Führen eines Schlaftagebuches kann ebenfalls hilfreich sein. Bei Verdacht auf organisch bedingte Insomnien oder schwere Schlafstörungen ist die Vorstellung in einer Schlafambulanz ratsam.

Tab. 3. Kategorien der Schlafstörungen mit ihren Differenzialdiagnosen

Kategorie	Differenzialdiagnosen	Anmerkungen
Insomnie	• Primäre Insomnie, Insomnie aufgrund psychischer oder körperlicher Erkrankungen, Insomnie durch Medikamente, Drogen	Als psychische Störungen können bspw. generalisierte Angststörungen, affektive Störungen oder somatoforme Schmerzstörungen vorkommen.
Hypersomnie	• Narkolepsie/Katalepsie, Kleine-Lewin-Syndrom (selten), nicht organische Hypersomnie	DD: Schlafapnoesyndrom, auch Epilepsie, chronischer Gebrauch von sedierenden Substanzen, bzw. Entzug von Stimulanzien, bei Affektstörungen bzw. Anpassungsstörungen
Schlafbezogene Atmungsstörungen	• Zentrales/obstruktives Schlafapnoe Syndrome etc.	
Zirkadiane Schlaf Wach-Rhythmus-Störungen	• Schichtarbeitersyndrom, Jet-Lag, unregelmäßiges Schlaf-Wach-Muster	
Parasomnien	• Schlafwandeln, Pavor nocturnus, REM-Schlafverhaltensstörungen, rezividierende isolierte Schlafparalyse	
Schlafbezogene Bewegungsstörungen	• Restless-Legs-Syndrom, Periodic-Limb-Movement Disorder (PLM), Bruxismus	PLM bei Urämie oder andere metabolische Störungen, Nebenwirkung von trizyklischen Antidepressiva, auch bei Entzug

Medikamentenassoziierte Ursachen sollen auch in Betracht gezogen werden, dazu gehören Psychostimulanzien, Sympathomimetika, Antidementiva, Alkohol und Drogen, auch koffeinhaltige Getränke.

Patienten-management

Die Therapie erfolgt nach den vorliegenden Ursachen bzw. klinischen Subtypen. Bei der Therapie sollten die psychischen und die organischen Grunderkrankungen behandelt werden. Die Aufklärung über Schlaf und Beratung über **Schlafhygiene** ist von großer Bedeutung. Dazu gehören Regeln wie:

- Einhalten eines Schlafrituals
- Keine koffeinhaltigen Getränke, Alkohol, Nikotin am Abend
- Optimale Ernährung am Abend
- Schlafstörende Faktoren vermeiden (z. B. Lärm, Hitze, unbequemes Bett)
- Bett nur zum Schlafen: kein Lesen oder Arbeiten im Bett
- Entspannung, Stressreduktion vor dem Schlafengehen
- Ausreichende Aktivität + Wachbleiben am Tag (wichtig bei alten Menschen)

Verschiedene nicht medikamentöse Therapiemaßnahmen kommen in Anwendung. Dazu zählen Entspannungsverfahren und verschiedene verhaltenstherapeutische Ansätze wie paradoxe Intention, Schlafrestriktion und Gedankenstopp-Training.

Medikamentös werden **Hypnotika** wie Benzodiazepine bzw. Zopiclon und Zolpidem am häufigsten verordnet:

- Aufgrund der Gefahr für Gewöhnung sollte die Einnahme zeitlich begrenzt und nur bei Bedarf erfolgen
- Aufgrund der Kumulation können am Folgetag „hang-over"-Zustände mit psychomotorischen Beeinträchtigungen auftreten
- Entzugsinsomnie beim plötzlichen Absetzen

Bei leichten Insomnien können Baldrianextrakte gegeben werden, bei begleitenden depressiven Erkrankungen sind sedierende Antidepressiva wie Mirtazapin oder niedrigdosierte Antipsychotika wie Quetiapin angezeigt. Bei Jet-Lag kann Melatonin eingenommen werden, beim Schichtarbeitersyndrom empfiehlt es sich, für hohe Lichtintensität am Arbeitsplatz zu sorgen.

Die Behandlung der **Narkolepsie** besteht aus vigilanzsteigernden Medikamenten wie Modafinil und Natriumoxybat und mit REM-Schlaf supprimierenden Antidepressiva wie Clomipramin. Schlafhygienische Maßnahmen mit Schlafpausen und Selbsthilfegruppen sind auch ein Teil der Behandlung.

Bei **Parasomnien** kann Clonazepam eingesetzt werden, beim **Restless-Legs-Syndrom** ist die Therapie mit **Dopaminagonisten** (z. B. Pramipexol, Ropirinol) oder L-Dopa und bei Eisenmangel mit Eisensubstitution in Erwägung zu ziehen. Das **Schlafapnoe** wird durch spezielle Maßnahmenwie die kontinuierliche Überdruckbeatmung **(CPAP)** behandelt. Auch operative Maßnahmen können angedacht werden.

Literatur, Links

1. Masuhr K, Neumann M, Hrsg. Duale Reihe Neurologie. 7. Auflage. Stuttgart: Thieme; 2013.
2. Möller H, Laux G, Deister A, Schulte-Körne G, Braun-Scharm H, Hrsg. Duale Reihe Psychiatrie, Psychosomatik und Psychotherapie. 6. aktualisierte Auflage. Stuttgart: Thieme; 2015.
3. Sadock, B.J., Sadock V.A., Ruiz, Pedro, Kaplan&Sadock´s Synopsis of Psychiatry: Behavioral sciences/Clinical Psychiatry. 11th edition. Walters Kluwer, 2015.
4. Seidel, S. Der Schlaf, Manz-Verlag 2020.

Hyperhidrose

Cemre Cukaci

Lernziele

Beim Vorliegen einer Hyperhidrose
- zwischen primärer und sekundärer Hyperhidrose unterscheiden können,
- die Differentialdiagnosen beherrschen,
- die verschiedenen Formen leitliniengerecht behandeln können.

Definition

Hyperhidrose bezeichnet übermäßiges Schwitzen als Antwort auf Hitze, körperliche Belastung oder emotionalen Stress. Es wird unterschieden zwischen einer primären, idiopathischen, und sekundären Formen. Die **Bromhidrose** ist eine psychisch sehr belastende Form der übermäßigen Sekretion der Schweißdrüsen mit starkem Körpergeruch. Das Gegenteil der Hyperhidrose ist die **Anhidrose.** Hyperhidrose und **Nachtschweiß** sind grundverschiedene Symptome.

Epidemiologie

Die Prävalenz beträgt je nach Studie ca. 1–5 % der Bevölkerung. Frauen sind häufiger betroffen als Männer. Die Lebensqualität der PatientInnen ist häufig stark beeinträchtigt. Etwa die Hälfte der Patientinnen haben eine positive Familienanamnese.

Physiologie

Physiologisch kann postmenopausal eine Hyperhidrose bestehen.

Bei der primären Hyperhidrose wird eine genetische Prädisposition zur Überaktivität sympathischer Neurone angenommen, die die Schweißdrüsen innervieren.

Klinik

Die Diagnosekriterien umfassen übermäßiges Schwitzen seit mindestens 6 Monaten ohne ersichtlichen Grund sowie mindestens 4 der folgenden Kriterien:
- Betroffenheit der Achseln/Handinnenflächen/Fußsohlen/Stirn
- bilaterales und symmetrisches Auftreten
- kein nächtliches Schwitzen
- Beginn vor dem 25. Lebensjahr
- positive Familienanamnese
- Beeinträchtigung der täglichen Aktivitäten
- Häufigkeit mindestens einmal pro Woche

Tab. 1. Differenzialdiagnose der sekundären Hyperhidrose

	Häufige und klassische Entitäten
endokrin	• Diabetes mellitus (Hypoglykämie und Polyneuropathie autonomer Nerven) • Hyperthyreose • Hypogonadismus (bei Männern)
infektiös	• viele Infektionskrankheiten • Tuberkulose • Malaria • Endokarditis
psychogen	• Stress • Drogenentzug
neoplastisch	• Neuroendokrine Tumoren (Phäochromozytom, Insulinom) • Paraneoplastisches Syndrom • Lymphome
medikamenteninduziert	• SSRI (z. B. Fluoxetin, Sertralin) • SNRI (z. B. Venlafaxin) • Opiate (v. a. Methadon) • Cholinergika (Pilocarpin, Stigmine) • SERM (z. B. Tamoxifen) • Insulin, Sulfonylharnstoffe und Glitazone (aufgrund Hypoglykämie)

Für das Vorliegen einer sekundären Hyperhidrose sprechen:

- kürzlicher Beginn
- asymmetrisches/generalisiertes Schwitzen
- zusätzliche Symptome einer zugrundeliegenden Erkrankung

Selten kann sich eine sekundäre Hyperhidrose fokal manifestieren, z. B. als gustatorische Schwitzen (Frey-Syndrom) nach einem Hypothalamus-Infarkt.

Üblicherweise lässt sich die Symptomatik anhand der Anamnese weiter differenzieren. Vor allem auf das eventuelle Vorliegen einer B-Symptomatik ist zu achten.

Patientenmanagement

Wenn eine primäre Hyperhidrose angenommen wird, ist keine weitere Untersuchung notwendig. Wird eine sekundäre Form vermutet, aber keine Symptome einer Grunderkrankung vorhanden sind, ist ein Labor mit Blutbild, BSG, CRP, Leber- und Schilddrüsenwerten sowie ein Thoraxröntgen indiziert.

Die Therapie der primären Form beginnt üblicherweise topisch. Hierfür stehen Cremes mit 20 % Aluminiumchlorid oder 2 % Glycopyrroniumbromid zur Verfügung. Aluminiumchlorid verschließt die Ausführungsgänge der ekkrinen Drüsen. Glycopyrroniumbromid ist ein Anticholinergikum und verhindert die sympathische Innervation der Schweißdrüsen.

Bei Unverträglichkeit oder ausbleibendem Therapieerfolg bieten sich folgende Möglichkeiten an:

- intradermale Injektion mit Botulinumtoxin A (Achselhöhlen und Stirn)
- Leitungswasser-Iontophorese (Hand- und Fußinnenflächen)
- Radiofrequenz-, Mikrowellen- und Ultraschalltherapie (Achselhöhlen)
- orale Anticholinergika (nur temporär)

Sollten die genannten Methoden nicht ausreichend wirken, kommt eine subkutane Saugkürettage bzw. chirurgische Exzision in Frage. Die Ultima-Ratio-Therapie stellt die Sympathektomie dar. Hierbei wird der Grenzstrang und damit die sympathische Innervation ganzer Dermatome unterbrochen.

Literatur, Links

1. Aktualisierung der S1-Leitlinie zur Definition und Therapie der primären Hyperhidrose (https://doi.org/10.1111/ddg.13579_g)
2. Hyperhidrosis – an unknown widespread "silent" disorder (Rystedt et al. 2016, Journal of Neurology and Neuromedicine)

Pruritus

Elias Marquart

Lernziele und Zusammenfassung

- Die Ursachen dieses mit vielen Systemerkrankungen einhergehenden Symkptoms differenzieren können inklusive dermatologische Erkrankungen wie atopische Dermatitis, Photodermatosen, allergische Reaktionen, seniler Pruritus, psychogener Juckreiz, vulvovaginale Infektionen und Pruritus gravidarum, Pruritus und Prurigo, Pruritus ani, medikamentöse Ursachen. Weiters systemische Erkrankungen, vor allem Leberzirrhose; Hyperammonämie; Hyperbilirubinämie, urämischer Pruritus
- Awareness dieses belastenden Symptoms und daraus abzuleitende Therapieopitionen anwenden können.

Definition

Unter Juckreiz (von lat. prurire; dt. jucken) versteht man eine Missempfindung an der Haut, die ein Kratzen als Abwehrreaktion zur Folge hat. Juckreiz tritt meist als Reaktion auf eine zugrundeliegende Erkrankung oder einen äußeren Einfluss auf.

Anatomie

Man unterscheidet zwei Gruppen: mechanosensible und nicht-mechanosensible Nozizeptoren. Erstere reagieren eher auf Schmerzreize, währende Letztere auf durch Histamin ausgelöste Reize reagieren. Auch davon unabhängige Mechanismen können Pruritus bewirken. Beide Subtypen von Nozizeptoren sind in den oberen Schichten der Haut bzw. der Übergangszone zwischen Epidermis und Dermis lokalisiert. Dies zeigt sich auch im klinischen Bild bei PatientInnen, die unter Juckreiz leiden, da dieser meist an der Haut und nicht in tieferen Kompartimenten (z. B. Muskeln) verspürt wird. Werden diese Schichten bzw. deren Verband durch innere oder äußere Einflussfaktoren geschädigt, wird die Schutzfunktion der Hautbarriere herabgesetzt. Es entstehen Risse, Trockenheit und Juckreiz.

Pathogenese

Die Pathogenese ist multifaktoriell. Die Afferenzen des Juckreizes sind nicht myelinisierte C-Fasern, die auf externe Stimuli reagieren. Juckreiz entsteht auf dem Boden von trockener Haut bzw. einer geschädigten Hautbarriere als Folgeerscheinung von Grunderkrankungen wie z. B. Diabetes mellitus oder atopischer Dermatitis. Neben dem rezeptorvermittelten (histaminergen) Juckreiz gibt es auch andere Juckreizformen wie bei neurologischen Krankheitsbildern (z. B. Multiple Sklerose) oder psychiatrischen Krankheitsbildern (z. B. Zwangsstörungen). Auch kann er als Nebenwirkung einer **Pharmakotherapie** auftreten. Bei der Einnahme von Opioiden kommt es zu einer Disinhibiton von Neuronen im Hinterhorn, was wiederum zu Juckreiz führen kann. Dieser Effekt scheint durch μ-Opioidrezeptoren vermittelt zu sein. Auch bei der Einnahme von ACE-Hemmern wurde Juckreiz beobachtet, verursacht durch einen Anstieg von Bradykinin. Wenn keine veränderten Hautareale an den betroffenen Stellen zu finden sind, spricht man von **Pruritus sine marteria.**

Klinik

Eine gründliche Anamnese ist das Mittel der Wahl, um die Ursache zu finden. Spezielle Aspekte sind Allergien, Dauermedikation, Grunderkrankung, Hobbies, atopische Diathese, Sexualanamnese, Reiseanamnese, familiäre Erkrankungen, Hygiene, neue Nahrungsmittel, Waschmittel, Haustiere, Pflanzen und weitere Allergene.

Tab. 1. Quantifizierung des Pruritus mit der visuellen Analog-Skala

Grad	Beschreibung
0	kein Pruritus
0.1–2.9	gering oder mild
3.0–6.9	moderat, mittelschwer
7.0–8.9	schwer
9.0–10	sehr schwer

Der Juckreiz kann mithilfe der visuellen Analog-Skala quantifizieren werden.

Inspektion: Lokalisation und Effloreszenzen (Makulae, Papulae, Vesiculae, Bullae, Nodulae.

Cave: Primäreffloreszenzen werden direkt durch die Grunderkrankung hervorgerufen, d. h. man kann von **juckenden Effloreszenzen** oft auf die Grunderkrankung zurückschließen.

Labor

Weiters sollte eine laborchemische Untersuchung angeschlossen werden (Blutbild mit Differentialblutbild, Blutsenkungsgeschwindigkeit (BSG), Harnsäure, Harnstoff, Kreatinin, Transaminasen, Bilirubin, Schilddrüsenhormone, Eisenstatus, HIV-Diagnostik, Lues-Serologie (VDRL + TPHA), Laktatdehydrogenase (LDH). Auch können sich die Dermatoskopie, ein Hautabstrich oder eine Stanzbiopsie/Histologie, eine Allergieabklärung (Gesamt-IgE, Pricktest, Epikutantest, Prick-to-Prick Test), eine Stuhluntersuchung oder (bei Malignomverdacht) der Einsatz von Bildgebung als hilfreich bei der Diagnosefindung erweisen.

Differentialdiagnosen

Zu den häufigen Diagnosen, die mit Juckreiz einhergehen, zählen:

- **Dermatologisch:** atopisches Ekzem, Urtikaria, Skabies, Ekzeme, Arthropodenreaktion, Hautmykosen, Lichen planus, kutanes T-Zell-Lymphom, Arzneimittelexantheme, Psoriasis.
- **Medikamentös:** Opioide, ACE-Hemmer, Antibiotika, Zytostatika
- **Neurologisch:** Multiple Sklerose, Polyneuropathie
- **Parasitär:** Skabies (hier tritt der Juckreiz besonders in der Nacht auf), Wurmerkrankungen
- **Psychisch:** Zwangsstörungen, Halluzinationen, Wahn
- **Renal:** chronische Niereninsuffizienz
- **Stoffwechsel:** Diabetes mellitus, Hyperurikämie, Hämochromatose

Patientenmanagement

Da sich Juckreiz stark auf die Psyche – aber auch die **Schlafqualität** – auswirken kann,soll er rasch behandelt werden, in erster Linie kausal. Die Einnahme von **Antihistaminika,** die den H1-Rezeptor blockieren, hat sich als effektiv erwiesen. Antihistaminika können je nach Rezeptor-Selektivität in unterschiedliche Generationen eingeteilt werden. Bei Erstgenerations-Präparaten lassen sich sedierende Effekte/Müdigkeit beobachten, sodass bei der Einnahme auf diese Effekte und ggf. auf den Verzicht des Autofahrens nach Einnahme hingewiesen werden muss.

Therapeutisch lassen sich diese Effekte insbesondere bei Säuglingen und Kindern nutzen, die durch Juckreiz nicht einschlafen können. Hierbei eignet sich die Applikation von Dimetinden in Tropfenform. Antihistaminika der ersten Generation wurden im Laufe der Zeit weiterentwickelt, um die sedierenden Effekte zu minimieren, jedoch scheint die interindividuelle Schwankung diesbezüglich sehr groß zu sein. In der Schwangerschaft sollte sich die Verschreibung von Antihistaminika auf Ceterizin oder Loratadin beschränken. Bei Therapieresistenz oder hohem Leidensdruck, kommen **Glukokortikoide** in lokaler oder systemischer Applikation zur Anwendung. Diese ist jedoch aufgrund der dosis- und anwendungsdauer-abhängigen Nebenwirkungen begrenzt.

Tab. 2. Überblick der verschiedenen Generationen von H1-Antihistaminika

1. Generation	2. Generation	3. Generation
Diphenhydramin	Ceterizin	Levocetirizin
Dimetinden	Loratadin	Desloratadin
		Fexofenadin

Tab. 3. Überblick der verschiedenen Wirkstärken von topischen Glukokortikoiden

Schwach wirksam	Mittelstark Wirksam	Stark Wirksam	Sehr stark wirksam
Hydrocortison	Clobetasonbutyrat	Methylprednisolonaceponat	Diflucortolonvalerat
Prednisolon	Hydocortisonaceponat	Mometasonfuroat	Clobetasolpropionat
	Dexamethason	Betamethasonvalerat	
		Fluticasonpropionat	

Schmalband-UVB oder auch die **Psoralen-UVA Therapie (PUVA)** eignen sich als Therapieformen gegen Juckreiz bzw. der zugrundeliegenden Erkrankung (atopische Dermatitis, Psoriasis, Lichen planus u. a.).

Begleitend sollten **Pflegeprodukte** (Cremes, Lotionen) empfohlen werden, wodurch die Hautbarriere gestärkt wird. Zusätzlich können diesen Glukokortikoide oder Antihistaminika beigemengt werden.

Kinder tolerieren dünnflüssigere Dareichungsformen wie Pflegemilchen oft besser.

Zu heiße, lange Bäder sollen vermieden werden, da diese die Haut zusätzlich austrocknen und den Juckreiz dadurch verschlimmern können. Wenn möglich, sollte auch zu starkes Schwitzen oder sportliche Aktivitäten eingeschränkt werden.

Literatur, Links

1. Kar S, Krishnan A, Preetha K, Mohankar A. A review of antihistamines used during pregnancy. J Pharmacol Pharmacother. 2012; 3(2):105–8.
2. Fritsch, Peter, and Thomas Schwarz. Dermatologie Venerologie : Grundlagen. Klinik. Atlas. 3. vollständig überarbeitete Auflage., 2018.
3. https://www.altmeyers.org/de/allergologie/pruritus-3268 (zugegriffen am 20.07.2021).

Klimawandel: assoziierte Symptome und Syndrome

Margarete Schorscher

Lernziele und Zusammenfassung

- Die Auswirkungen des Klimawandels auf das Patientenmanagement und die Auswirkungen des hohen Energieverbrauchs von Gesundheitseinrichtungen reduzieren können gemäß dem Beschluss der American Medical Association, dass Medizinstudierenden und Ärzten ein Grundwissen über die wissenschaftlichen Erkenntnisse zum Klimawandel und ein Bewusstsein für die damit verbundenen Gesundheitsrisiken" vermittelt werden muss.
- Die Auswirkungen des Klimawandels auf die Ausbreitung von Infektionen bei der Differenzialdiagnose berücksichtigen können.
- Die Symptome der Hitzeerschöpfung und des Hitzschlags, differenziert bei disponierten Patientinnen und Patienten, für das Notfallmanagement erkennen können.

Definitionen

Die durch die Erderwärmung in den vergangenen Jahrzehnten nun spürbaren medizinischen Auswirkungen durch verstärkte

- Hitzewellen,
- chemischer Luftverunreinigung,
- Allergien und Infektionen,
- psychische Folgen mit erhöhter Suizidalität.

Etymologie: Anthropogen (griechisch anthropos = Mensch, genese = Erschaffung) bezeichnet alles vom Menschen Beeinflusste, Erschaffene, Verursachte.

Epidemiologie

Die medizinischen Aspekte des Klimawandels sind, gemeinsam mit denen durch die Migration, eine der Komponenten von **Global Health,** der weltweiten Betrachtungsweise von Public Health. Höhere Temperaturen erhöhen das Risiko für Herzkreislauf- und Atemwegserkrankungen, Infektionen und Wundheilungsstörungen.

Unter Einhaltung des 1,5 °C-Ziels können im Vergleich zu einem 3 °C-Szenario allein in Deutschland 1000 Herzinfarkte vermieden werden.

Laut WHO wird seit 2018 die Zahl vermeidbarer Todesfälle aufgrund von Luftverschmutzung auf etwa 8 Millionen geschätzt.

Von einem Hitzschlag häufiger betroffen sind in Europa und Teilen Nordamerikas Männer, Bewohner ländlicher Gebiete, Menschen älter als 65 Jahre und solche aus niedrigeren sozialen Schichten, während in heißen Zonen die Menschen die Anpassung, **Akklimatisierung,** gelernt haben.

Umweltmedizin

Das Erdklima steht in einer permanenten Veränderung. In den letzten Jahrzehnten ist die ihre Geschwindigkeit jedoch so rasant gestiegen, dass Natur und Mensch immer mehr mit der Anpassung an die gravierenden Auswirkungen zu kämpfen haben. Die globale Erwärmung ist aktuell einer der größten Bedrohungen für die menschliche Existenz. Aufgrund der eindeutigen wissenschaftlichen Evidenz ihrer **anthropogenen Genese** sehen sich immer mehr Menschen in der gesellschaftlichen Verpflichtung, auf den Klimawandel aufmerksam zu machen.

2019 schlossen sich mehr als 26.000 deutschsprachige WissenschaftlerInnen, ÄrztInnen und PsychotherapeutInnen den Forderungen der „Fridays-For-Future"-Bewegung an.

In den letzten 800.000 Jahren befand sich das Klima der Erde in einem stabilen thermisch-radiativen Gleichgewicht, erst durch den massiven Anstieg der Treibhausgase durch vor allem die Verbrennung fossiler Treibstoffe, Massentierhaltung, das Auftauen der Permafrostböden und einer nicht nachhaltigen Land- und Forstwirtschaft ist die Energiebilanz der Erde dramatisch aus der Balance geraten.

Medizinphysik

Die Erhöhung von anthropogenen Emissionen von **Kohlendioxid, Methan, Distickstoffmonoxid** und gasförmige **Fluorkohlenwasserstoffe** stehen in bewiesenem Zusammenhang mit der Erhöhung der mittleren globalen Erdtemperatur.

Diese ist bis 2015 im Vergleich zur vorindustriellen Zeit um etwa 1,1 °C angestiegen (4) und führte zu dem Pariser Übereinkommen, diesen Wert nicht über 1,5 °C ansteigen zu lassen (5).

Derzeitige Maßnahmen dürften eine Erwärmung bis 2100 um 2 °C nicht gewährleisten können. Ein Anstieg von 3 °C bis 2100 wird als „katastrophal" angesehen, wobei das worst-case-Szenario eine gleichzeitige Erschöpfung der Aufnahmekapazitäten für CO_2 von Meeren und Land mit folgender Erwärmung von 3 °C bis 2030 und 5 °C bis 2100 beschreibt (4).

Die Entwicklung des Klimas und dessen Folgen für uns Menschen sind nichtlinear. Unsere **natürliche Resilienz,** die Fähigkeit, belastenden Faktoren bzw. Störungen zu verkraften, sodass alle Systemfunktionen aufrechterhalten werden können, bietet Schutz und entschärft Veränderungen, jedoch nur bis zu einem gewissen Grad: den sogenannten **Kipp-Punkten** (tipping points), bei deren Überschreitung vorher geradlinige Entwicklungen durch bestimmte Rückkopplungen abrupt abbrechen oder deren Richtung ändern bzw. stark beschleunigt werden (3). Dabei unterscheidet man verschiedene Subsysteme: das „Eiskörpersystem", das „Strömungssystem" und das „Ökosystem". Teile von diesen werden bereits innerhalb der 2°C-Grenze massiv zerstört. Die Folgen aufgrund der unvorhersehbaren Wechselwirkungen zwischen den einzelnen Subsystemen werden sprunghafte Temperaturanstiege und andere (Selbst-)Zerstörungsprozesse auslösen (4). **Kippelemente** sind überregionale Bestandteile des globalen Klimasystems, die durch geringe äußere Einflüsse in einen neuen Zustand versetzt werden können. Diese können auch andere Subsysteme beeinflussen und Kaskadeneffekte auslösen. Dies sind beispielsweise das Abschmelzen der Polkappen bzw. des Grönlandeises, der Verlust des Amazonas-Regenwalds oder das Auftauen der Permafrostböden; diese werden bei Überschreitung einen Dominoeffekt auslösen und zu einer Klimaerwärmung führen, die nicht mehr zu beeinflussen ist (5).

Der erderwärmende Effekt der Treibhausegase beruht auf der Reflexion infraroter Wärmestrahlung zurück zur Erde. Es gibt drei wesentliche Einflussgrößen, die die Energiebilanz der Erde ausmachen: 1. Die Intensität der einfallenden Sonnenstrahlung, 2. Den Albedo-Effekt: Aerosole in der Atmosphäre und helle Eisflächen auf der Erdoberfläche führen zur direkten Reflexion von Sonnenstrahlen und 3. Infrarote Wärmestrahlung wird ins Weltall abgestrahlt. Letzterer Punkt ist der wichtigste Mechanismus zur Abkühlung der Erde. (5)

Der natürliche Treibhauseffekt ist erforderlich für ein stabiles Klimasystem, wie es sich in den letzten 800.000 Jahren auf der Erde befand, und ermöglichte (begonnen vor etwa 300.000 Jahren) die Entstehung des Homo sapiens. In dieser Zeit lag die CO_2 Konzentration zwischen 180 und 280 ppm (Parts per million). Im Vergleich dazu liegt sie heute (Stand: April 2020) bei 413 ppm und hat die derzeitige Erderwärmung von 1,1 °C zur Folge. Die anthropogenen Effekte führen zu Erhöhungen der Treibhausgase auf nie dagewesene Werte – aktuell 45% über normal für CO_2, 155% für CH_4 und 22% für N_2O. Wird das 1,5°C-Ziel des Pariser Übereinkommen nicht erreicht, besteht nur eine 66%-ige Chance, die Kipp-Punkte im Klimasystem nicht zu überschreiten (5).

Die Global Warming Potenz (GWP) gibt an, wie viel ein bestimmtes Treibhausgas zur Erderwärmung beiträgt. Als Bezugsgröße gilt die Angabe in CO_2. Abhängig ist diese von der atmosphärischen Lebensdauer des Treibhausgases, der Absorptionskraft über die gesamte Lebensdauer und der Wellenlänge, auf welcher das Gas absorbiert. Je weniger es in dem Infrarotspektrum der natürlichen Treibhausgase Wasserdampf und CO_2 absorbiert, desto potenter ist jenes Treibhausgas.

Medizinische Psychologie

Der **Value-action-gap,** die Diskrepanz zwischen Wissen und Handeln, ist ein zentrales Thema der Klimapsychologie. Es geht dabei um die Frage, warum wir uns der Realität der klimatischen Veränderungen bewusst sind, diese Erkenntnisse aber oft nicht zu tatsächlichen Handlungen führen. Psychodynamische Ansätze vermuten, dass Gefühle wie Ohnmacht, Schuld, Trauer oder Neid dazu führen, den Klimawandel und seine Konsequenzen und demnach konkrete Handlungserfordernisse auszublenden und stattdessen davon auszugehen, den Klimawandel mit Innovation und Technik bewältigen zu können (4).

Klinik

Entscheidend ist die **Awareness,** die komplexen Zusammenhänge des Klimawandels als Einflussfaktoren auf die individuelle Situation einer Patientin und eines Patienten mit obstruktiven Atemwegserkrankungen, Neurodermitis u. a. zu identifizieren.

Public Health-Programme

Die Prävention besteht in der Entwicklung einer **Klimaresilienz,** d. h. einer Anpassung der menschlichen Lebensweise durch **gesellschaftliche Transformation**. Das sind (1) Public-Health-Maßnahmen wie Katastrophenschutz und Vermeidung von Folgeschäden wie Schimmelbildung in überfluteten Gebäuden, Frühwarnsysteme, Begrünung und wasserspendende Einrichtungen, Attraktivität der Maßnahmen (Reduktion der Gefahren für Radfahrer, Preisreduktion für Lebensmittel) sowie (2) individuellen Maßnahmen, zusammengefasst (www.mein-fussabdruck.at):

- Sanfte Mobilität: Radfahren, zu Fuß gehen, einsparen von Autofahrten und Flügen
- Reduktion des Fleischkonsums und damit Reduktion des Methanausstoßes von Rindern
- Klimafreundliche Wohn- und Arbeitsverhältnisse (energiearm, kein Zweitwohnsitz). Patientinnen und Patienten mit COPD, die an verkehrsdichten Straßen wohnen, sollten eine Übersiedlung an den Stadtrand oder aufs Land erwägen
- Schutz vor Ozon bei erhöhten Werten durch Vermeiden anstrengender Tätigkeiten am frühen Nachmittag (dem Zeitraum der höchsten zirkadianen Ozonbelastung)

Speziell für das **Gesundheitswesen** sollen diese Regeln konkret adaptiert werden (das US-Gesundheitswesen gehört zu den größten Energieverbrauchern in den USA), z. B. Verwenden portabler energiesparender Ultraschallgeräte statt älterer, die Klimaanlagen von Spitälern enorm belastender Modelle. Dazu gehört auch, dass durch klinische Studien mit den vielen Verbrauchsmaterialien und der Verkehrsbelastung zum Anstieg der Treibhausgasemissionen beigetragen wird.

Im Oktober 2019 wurde der Klimanotstand durch den Weltärztebund ausgerufen und bis 2030 Klimaneutralität gefordert. In der Medizin steht keinesfalls eine Reduktion an Versorgungsqualität im Raum, es braucht evidenzbasierte und innovative Konzepte, die der Natur und Umwelt nicht schaden, sondern nutzen. Der Wandel dieses Systems ist kein Verzicht oder Rückschritt, sondern führt zu einem Gewinn an Lebensqualität und Gesundheit (1, 5).

Diverse Charakteristika der Krankenhäuser wie z. B. die 24/7 Öffnungszeiten und der damit hohe Energieverbrauch führen dazu, dass sie zwischen 3 und 10 % der landesweiten CO_2 Emissionen ausmachen (1). In einer Studie von McNeill et al. 2011 zeigte sich, dass die Emissionen vor allem auf den Energiesektor – Elektrizität, Heizung und Klimaanlage – und der Nutzung von inhalativen Anästhetika zurückzuführen waren (5). Der OP-Bereich benötigt das Drei- bis Sechs-Fache an Energie im Vergleich zu dem Rest eines Krankenhauses aufgrund der komplexen anästhesiologischen und operativen Ausstattung, den erforderlichen Sterilisationsprozessen und dem Abfallmaterial. Insgesamt liegt die Wachstumsrate bei 15 % pro Jahr und nur ein geringer Teil des Abfalls wird als recycelfähig eingestuft. Insbesondere kontaminierter Biomüll muss aufwändig und teuer entsorgt werden und bringt toxische Abgase wie Dioxin mit sich (1). Die Treibhausgase lassen sich zu über 50 % auf die energieintensivsten Bereiche (Intensivstationen und OPs) und etwa 35% auf inhalative Anästhetika zurückzuführen – dieser Zusammenhang ist nur wenigen Personen dieses Berufskreises bekannt, nur 10% der Anästhesist*innen einer Umfrage in Australien und Neuseeland gaben an, Umweltkriterien bei der Wahl eines Narkoseverfahrens zu beachten (5).

In der USA und Australien machen Krankenhäuser etwa 10% der CO_2-Emissionen aus, Deutschland etwa 5,2 %, Großbritannien und China etwa 3 %. International schätzt man diesen Wert auf 4,4 %, mit steigenden Tendenzen, indirekte Emissionen wie Rohstoffbeschaffung, Transport, Abfall- und Müllentsorgung sind in hier nicht inkludiert. (1, 4)

Die Verwendung von Energie aus Wasserkraftwerken reduzierte den CO_2-Fußabdruck des Vancouver General Hospitals um den Faktor 10 im Vergleich zu Kohle-Verwendung in USA und Großbritannien.

Lösungsansätze im Bereich des Gesundheitssystems sind sehr umfassend und decken sich zum Teil mit Ansätzen aus anderen Sektoren. Zentral erscheint die Reduktion des Energieverbrauchs bei gleichzeitiger Verwendung von nachhaltigen Energieressourcen wie z. B. der Installation von Photovoltaikanlagen, Müllvermeidung nach dem Konzept „reduce, reuse, recycle, rethink, research" und **klinikinternen „Green Teams",** die sich konkret mit Energiesparmaßnahmen und deren Umsetzung befassen. In der Anästhesie sollte auf Desfluran und Lachgas möglichst verzichtet, Sevofluran nur als low-flow Narkotikum eingesetzt und TIVA und Regionalanästhesien bevorzugt angewendet werden (5).

Die Müllvermeidung im Operationssaal beinhaltet eine Reduktion (reduce) von „unnötig" viel Abfall, ohne dabei die Patienlinnensicherheit zu gefährden. Dies beinhaltet z. B. das „überschüssige" Öffnen von sterilem Equipment, dass nach nicht-Verwenden aus hygienischen Gründen verworfen werden muss. Eine Umstellung von Propofol von 50 bzw. 100 ml-Ampullen auf 20 ml-Ampullen konnte den Verwurf um 90% reduzieren. „Reuse" soll zur Erwägung von Mehrwegprodukten von OP-Textilien, Larynxmasken und Medikamentenschalen anregen. Recyclingkonzepte für den OP sollen entwickelt und ökologische Forschungsprojekte durchgeführt werden. (5)

Halogenierte Kohlenwasserstoffe haben eine starke erderwärmende Potenz.

Daher wurde eine weltweite Reduktion (im Jahr 2005) bzw. ein Verzicht (im Jahr 2016) bis 2035 beschlossen. Da es sich bei volatilen Anästhetika um medizinisch notwendige Medikamente handelt, sind sie aus beiden Abkommen ausgenommen und sind daher die einzigen halogenierten Wasserstoffe, die weiterhin in der Atmosphäre ansteigen werden (5).

2014 haben volatile Anästhetika weltweit ein Co_2 Äquivalent von 3 Millionen Tonnen verursacht, 80 % durch Desfluran. Desfluran hat somit den maßgeblichsten Einfluss aller volatilen Anästhetika auf die Erderwärmung, unter anderem durch seine lange atmosphärische Lebensdauer und außerdem die hohe radiative Effektivität. Sein GWP_{20} ist 6810 – das bedeutet, dass sein Treibhausefekt 6810-mal höher ist als CO_2. Im Vergleich hat Sevofluran ein GWP_{20} von 440, Isofluran 1800.

Erforderlich sind im weiteren Sinne eine Befassung mit Verbesserungsmöglichkeiten des Transportwesens, umweltfreundlicher Transportmittel für PatientInnen und Angestellte sowie die Reduktion der Transportwege bei Versorgungs- und Lieferketten. Direkt umsetzbar wäre ein verbessertes und vollwertiges Angebot an attraktiven vegetarischen und bestenfalls veganen Essensangeboten, um Flächen für Nutztierhaltung einzusparen und weitere CO_2 und Methan-Emissionen zu reduzieren. (4)

Professionelles ärztliches Handeln: **Ärztinnen und Ärzte als Meinungsbildner haben einen hohen Stellenwert in der Wissensvermittlung und Motivation bei der Umsetzung der Maßnahmen zur gesellschaftlichen Transformation. Studien zufolge erkennen ÄrtzInnen die Wichtigkeit und die Konsequenzen ihres privaten Handels, jedoch kaum die Verantwortung als Vorbilder in ihrer ärztlichen Rolle. Dazu ist die Auseinandersetzung mit Lerninhalten zu den Konsequenzen des Klimawandels erforderlich (4).**

Das Pariser Übereinkommen ist eine Vereinbarung von 195 Vertragsparteien mit dem gemeinsamen Ziel, die anthropogene globale Erwärmung auf unter 1,5 °C gegenüber den vorindustriellen Werten zu begrenzen.

Public Health: **Um die öffentliche Meinung positiv zu beeinflussen, ist als Basis transparente und faire Kommunikation notwendig und darauf aufbauend das Vermitteln von für die einzelne Person attraktiven Zielen (Entwurf einer Modifikation des Lebensstils, der attraktiver ist als der bisherige). Als Informationskanäle sind neben öffentlichen Medien auch persönliche Kontakte über soziale Medien und soziale Organisationen zu nutzen.**

Bioethik: **Die gesellschaftlichen Normen sind anzupassen und ein Bewusstsein für den CO_2-Preis, der für die Emissionen von Kohlendioxid gezahlt werden muss, zu schaffen, der effektivsten Maßnahme gegen den Klimawandel.**

Interkulturelle Medizin: **Folgen der Klimamigration: sind Flucht- und Migrationsbewegungen und die damit zusammenhängenden physischen und psychischen Extremsitationen, die ein großer Schwerpunkt der interkulturellen Medizin werden.**

Aktuell befinden sich etwa 70,8 Millionen Menschen auf der Flucht, etwa 17,2 Millionen davon aufgrund von klimatischen Veränderungen. Bei unverändertem Emissionsverhalten wird die Zahl auf 140 Millionen weitere Menschen bis 2050 geschätzt, vorrangig in der Sub-Sahara-Region, Süd-Asien und Latein-Amerika [4].

Hitzewellen

Epidemiologie

Während Hitzewellen erhöht sich die durchschnittliche Mortalität um 8-12% mit einer besonderen Betroffenheit der älteren Menschen.

Pathogenese

Treibhausgas-Emissionen führen zu wärmerem Klima mit Hitzewellen und in Europa der Ausbreitung von Tier- und Pflanzenarten aus dem Mittelmeerraum in den Norden der Alpen sowie in größere Höhen.

Zu einem Anstieg von Unfällen kommt es durch Stürme, Überflutungen, Hochwasser, Starkregen und ähnliche Extremwetterereignisse.

Eine eingeschränkte Thermoregulation und eingeschränkte kognitive Fähigkeiten sind vor allem von Relevanz

- In der Geriatrie – hier ist vor allem auf allein Lebende zu achten,
- bei Säuglingen und Kleinkindern sowie bei Schwangeren,
- bei Niereninsuffizienz, Diabetes mellitus und kardiovaskulären mit eingeschränkter Makro- oder Mikrozirkulation,
- bei Neuropathien, u. a. durch verminderte Schweißproduktion,
- bei COPD durch die Hypovolämie, periphere Vasodilatation und eingeschränkten Abtransport von Wärme durch die Atemluft.

Es kommt zu

- Flüssigkeitsmangel und Störungen im Elektrolythaushalt, vor allem einer Hyponatriämie. In diesem Zusammenhang kann eine Dosisanpassung von Medikamenten nötig sein, u. a.:
  - Anticholinergika und Neuroleptika können die Thermoregulation beeinflussen und die Schweißproduktion hemmen,
  - Antihypertensiva und Diuretika können eine Dehydrierung beschleunigen,
  - Wirkstoffe mit engem therapeutischem Fenster sind exakt zu dosieren.
- Anstieg von Unfällen, u. a. durch Schwindel. Dazu gehört ein erhöhtes Risiko einer Kohlenmonoxidvergiftung durch gestörte Abzugverhältnisse bei Gaskombithermen und Gasdurchlauferhitzern.

Besonders unter dem Klimawandel leiden Patientinnen und Patienten mit Erkrankungen, die bei höheren Temperaturen sehr belastend sind, dazu gehört das Uhthoff-Phänomen bei Multipler Sklerose, auch bei Nierensteinen ist die Wahrscheinlichkeit symptomatischer Veränderungen höher. Umgekehrt leiden Patientinnen und Patienten mit systemischer Sklerose bei Kälte stärker unter ihrer Erkrankung.

Klinik

Aus der Hitzeerschöpfung, definiert als Fieber von 37–40 Grad kann sich in schweren Fällen das Hyperthermie-Syndrom, der Hitzschlag, entwickeln. Er ist eine lebensbedrohliche Erkrankung, wenn trotz exzessiver Vasodilatation nicht mehr genug Wärme und Schweiß abgegeben wird und der venöse Blutrückfluss zum Herzen zu gering ist, mit

- allgemeiner Erschöpfung (die von den Betroffenen unterschätzt wird),
- heißer und trockener Haut,
- Bewusstseinstrübung – beim alten Menschen sind kurzzeitige Verwirrtheitszustände ein Warnsignal – Hitzekollaps und in schweren Fällen dem akuten Delir infolge eines Hirnödems,
- muskulären Hitzekrämpfen durch die Elektrolytstörung,
- Kopfschmerzen,
- Erbrechen.

Es besteht Fieber um die 40 Grad, wobei die Gabe von Antipyretika sinnlos ist. Ein schwacher, tachykarder Puls ist Zeichen eines sich entwickelnden Schockzustands.

Der Sonnenstich entsteht durch übermäßige Sonnenbestrahlung des Kopfes mit Wärmestau und im Extremfall einer aseptischen Meningitis, so dass es zu Kopfschmerzen, Nackensteifigkeit, Übelkeit und Erbrechen, Schwindel und Unruhe kommen kann.

Patientenmanagement

Bei der Flüssigkeitssubstitution ist zu achten

- Die Flüssigkeitsmenge soll das eineinhalbfache des Flüssigkeitsverlustes durch Urin und Schweiß betragen,
- Patientinnen und Patienten sollen auch trinken, wenn sie kein Durstgefühl haben,
- Isotone Getränke, falls nicht vorhanden, leicht gesalzenes Wasser, auf keinen Fall reines Trinkwasser trinken wegen der Gefahr der Hyponatriämie,
- Alkohol, Drogen, koffeinhältige Getränke und Zucker sind zu meiden.

Chemische Luftverunreinigung

Pathogenese

Sie wird durch den Klimawandel nicht verursacht, aber verstärkt. Eine chemische Luftverunreinigung durch Hitzeeinwirkung, auch Sommersmog genannt, entsteht hauptsächlich durch **Ozon.** Es bildet sich aus photochemischen Reaktionen durch Oxidation von **Methan** und Kohlenmonoxid unter Einfluss der Sonnenstrahlung in der Troposphäre und kann zu Entzündungen der Atemwege führen.

Umweltverschmutzung führt zu erhöhtem Auftreten atopischer Krankheiten und ausgeprägteren Symptomen von Allergien, Asthma und anderen Atemwegserkrankungen. Somit sind Allergien als eines der häufigsten Krankheitsbilder im Kindes- und Erwachsenenalter besonders vom Klimawandel betroffen.

Klinik

Ozon und die zusätzlich mit Feinstaub angereicherte heiße Luft führen zu einer Reizung der Schleimhäute und damit zu **allergischer Rhinitis** und **Asthma.** Bei **COPD** und anderen Lungenerkrankungen kommt es zur Exazerbation.

Allergische Reaktionen im Klimawandel

Definition

Asthma und Allergien werden zu den **NCDs, den Non-communicable Diseases,** gezählt.

Pathogenese

Der Anstieg von Kohlendioxid begünstigt das Pflanzenwachstum. Pollen werden früher und in höheren Konzentrationen freigesetzt. Bei einem Gewitter können die Pollen aufbrechen und Fragmente bis tief in die Bronchien gelangen (sog. Gewitterasthma, weil Blitze möglicherweise mehr Ozon produzieren), so dass schwere Asthmaanfälle die Folge sein können. Eine andere Pflanzenart als Ursache für allergische Reaktionen ist **Ragweed** (Ambrosie). Bei Tieren kann sich unter anderem die **Hausstaubmilbe** in höhere Lagen ausbreiten, so dass die Empfehlung für Allergiker, sich in Höhenlagen aufzuhalten, nicht mehr hilfreich ist. Der Prozessionsspinner ist eine Schmetterlingsart mit stark allergisch wirkenden Gifthaaren.

Haut und Atemwege sind maßgeblich an der Schutzfunktion des Körpers gegenüber zahlreichen Umwelteinflüssen beteiligt und demnach auch oft der Manifestationsort von Krankheiten, die durch Umweltreize getriggert werden; dies führt zu Pathologien wie Neurodermitis, allergischer Rhinitis, Konjunktivitis oder Asthma.

Public Health-Programme

Die WHO hat NCDs als die Erkrankungsgruppe eingestuft, die in den nächsten Jahren die größte medizinische Herausforderung darstellen wird.

Infektionskrankheiten im Klimawandel

Definition

Unter **Emerging infectious diseases** versteht man einerseits durch neu entdeckte Erreger verursachte Infektionskrankheiten und andererseits auch jene, die neu in einer Region auftreten, stark an Häufigkeit zunehmen und/oder neue Wirte befallen.

Pathogenese

Als ursächlich werden unter anderem Mutationen, besonders an der Oberfläche von RNA-Viren und neuartige Pathogenitätsfaktoren spezieller Virenspezies beschrieben. Die enorme Ausbreitungsgeschwindigkeit epi- und pandemischer Geschehen wird besonders durch den steigenden **Flugverkehr** ermöglicht. (2)

Zwischen 1950 und 2008 ist der Flugverkehr von 25 Millionen auf 924 Millionen Touristen weltweit pro Jahr gestiegen. Dies entspricht einer 37-fachen Zunahme und ermöglicht logischerweise eine (schnellere) Verbreitung seltener und nicht-heimischer Infektionserreger. Ein weiterer begünstigender Faktor ist der weltweite Warentransport. (2)

Bei **Zoonosen** hat die Erwärmung des Klimas eine Veränderung der **Wirte, Zwischenwirte** und **Überträger** von Viren zur Folge, beispielhaft an der Zeckenpopulation in milden Wintern.

- Bei Zecken gibt es eine starke Zunahme der Ausbreitung und damit eine Zunahme der von ihnen übertragenen Erkrankungen, wobei die damit assoziierte FSME in Österreich, bedingt durch die Impfung, abnimmt. Zecken benötigen für ihre Aktivität eine hohe Luftfeuchtigkeit, d. h., falls es bei einer weiteren Erderwärmung zu mehr Trockenheit kommen sollte, wäre mit einem Rückgang zu rechnen.
- Stechmücken können neben Plasmodien auch Viren übertragen, die meist von Zugvögeln oder Fernreisenden nach Mitteleuropa gebracht werden und sich durch den Klimawandel hier etablieren können. Dazu gehören das West-Nil-Virus, das Usutu-Virus und das Chikungunya-Virus.
- Durch die Zunahme von Cholera- und Nicht-Cholera-Vibrionen in wärmeren Gewässern steigt die Zahl der Darm- und Wundinfektionen.
- Die Entwicklung zahlreicher neuer Fledermausarten in der Provinz Wuhan in China durch die geänderte Vegetation infolge des Klimawandels hat neueren Studien zufolge zur Entstehung des COVID-Sars2-Virus beigetragen.

Infektionskrankheiten verlaufen oft unterschiedlich stark, oft harmlos, aber auch gelegentlich mit schweren Komplikationen mit abszedierenden oder phlegmonösen Entzündungen, bei der FSME oder dem West-Nil-Virus mit einer Meningoenzephalitis. Klinik

Psychische Klimafolgen

Psychische Folgen des Klimawandels: Extreme Wetterereignisse können bei von den direkten Folgen Betroffenen zu Angstzuständen und posttraumatischen Belastungsstörungen führen. Auch bei nicht unmittelbar Betroffenen kann Ökoangst (Eco-Anxiety) bestehen, ein nicht-evidenzbasiertes Krankheitsbild ähnlich einer Angststörung bzw. Depression aufgrund von Sorge in Bezug auf den Klimawandel und Umweltveränderungen, die durch die apokalyptische Behandlung des Themas in Filmen und anderen Medien verstärkt wird. Der Zusammenhang von Wetterlagen, Klimawandel und verstärkter Suizidalität ist belegt. Pathogenese

Der Begriff „eco-anxiety" etablierte sich bereits ohne evidenzbasierte Daten für Menschen, die aus Sorge um die Klimakrise Symptome aus dem Spektrum der Depression oder Angst bzw. Stress aufweisen und professionelle therapeutische Hilfe aufsuchen (4).

Die unmittelbarste Manifestation tritt als Belastungsstörung bei Menschen auf, die direkt von einem Extremereignis (und damit einhergehender physischer Verletzung, Verlust materieller Güter, Zwang zur Lebensstiländerung) betroffen sind. Man geht davon aus, dass bei bis zu 70 % eine posttraumatische Belastungsstörung sowie depressive Störungen, Angsterkrankungen und Anpassungsstörungen auftreten können. Klinik

Literatur, Links

1. Wirtz DC, Stöckle U. Klimawandel: Was hat die Medizin damit zu tun? Z Orthop Unfall. 2021 Apr;159(2):142–143.
2. Panknin HT. Die Nähe zu Tieren birgt auch ein Risiko: Armut, Klimawandel und mangelnde Gesundheitsversorgung begÜnstigen Pandemien. Procare. 2020;25(10):8–11.
3. Traidl-Hoffmann C. Klimawandel und Gesundheit – wird die Tsunami-Welle allergischer Erkrankungen in Zukunft noch höher? Drug Res (Stuttg). 2020 Nov;70(S 01): S. 27–S. 28.
4. Nikendei C, Bugaj TJ, Nikendei F, Kühl SJ, Kühl M. Klimawandel: Ursachen, Folgen, Lösungsansätze und Implikationen für das Gesundheitswesen [Climate change: Causes, consequences, solutions and public health care implications]. Z Evid Fortbild Qual Gesundhwes. 2020 Nov;156-157:59–67.
5. Koch S, Pecher S. Neue Herausforderungen für die Anästhesie durch den Klimawandel [New challenges for anesthesia due to the climate change]. Anaesthesist. 2020 Jul;69(7):453–462. Erratum in: Anaesthesist. 2020 Jul 3.
6. Website des österreichischen Umweltbundesamtes: https://www.umweltbundesamt.at/klima.
7. WHO-Europe. Public health advice on preventing health effects of heat. New and updated information for different audiences. https://www.euro.who.int/en/health-topics/environment-and-health/Climate-change/publications/2011/public-health-advice-on-preventing-health-effects-of-heat.-new-and-updated-information-for-different-audiences.
8. Hutter HP, Mooshammer H, Wallner P (Hrsg.) Klimawandel und Gesundheit. Manz-Verlag, Wien, 2017.
9. Dumont C, Haase E, Dolber T, Lewis J, Coverdale J: Climate Change and Risk of Completed Suicide. J Nerv Ment Dis 2020; 208: 559–65

Exanthem

Ye-Rin Park, Maximilian Lichtenberger

Lernziele (Entrustable Professional Activities, EPAs)

Beim Vorliegen eines Exanthems

- eine klinische Arbeitshypothese auf der Basis der Differenzierung möglicher zugrundeliegender Krankheitsbilder erstellen, einen Diagnoseplan umsetzen, die Untersuchungsergebnisse interpretieren, einen Behandlungsplan einleiten und somit klinisches Denken trainieren.
- Notfallsituationen erkennen, notfall- sowie erste allgemeinmedizinische Maßnahmen einleiten, rechtzeitig dermatologische Abklärung einholen und somit in der ärztlichen Primärversorgung aktiv mitwirken können.

Definitionen

Unter **Exanthemen** versteht man eine Gruppe von unterschiedlichen **entzündlichen** Hautveränderungen. Die Sonderbezeichnung **Enanthem** bezieht sich auf entzündliche Veränderungen („Ausschläge") im Bereich der Schleimhaut.

Tab. 1. Exanthem: Charakteristika

Exantheme sind ...
• ein zeitlich befristeter, dynamischer Prozess • meist gleichartig (monomorph), selten polymorph oder asymmetrisch verteilt • stets großflächig/ generalisiert • entzündlich

Epidemiologie

Arzneimittelexanthem > Enteroviren (Sommergrippe) > Urtikaria > Pityriasis lichenoides > Pityriasis rosea

Ätiologie

Die Ursachen von Exanthemen lassen sich in **infektiös und nichtinfektiös** unterteilen, deren Unterscheidung im klinischen Alltag oftmals eine Herausforderung darstellt, z. B. **Masern-exanthem** versus **Arzneimittelexanthem.**

- Exantheme durch **Enteroviren** sind, vor allem im Kindesalter, am häufigsten. Überhaupt treten infektiöse Exantheme vor allem im Rahmen von **„Kinderkrankheiten"** auf.
- Viele Exantheme sind auf eine **Arzneimittelreaktion** zurückzuführen, immerhin kann fast jedes verschriebene Medikament ein Arzneimittelexanthem (AZME) auslösen und bei mehr als jeder dritten kutanen Nebenwirkung handelt es sich um ein AZME.

Klinik

Aufgrund der breiten Definition des Exanthems, können sich die Ausschläge in unterschiedlichster Form klinisch äußern. Ein Arzneimittelexanthem kann sich unterschiedlich manifestieren, angefangen von asymptomatischen, milden und selbstlimitierenden

Tab. 2. Anamnestische Schlüsselfragen bei Exanthemen

	wegweisende Fragen
Aktuelle Anamnese, Leitsymptom	• Dauer des Ausschlages • Morphologie, Lokalisation des ersten Auftretens der Effloreszenzen, z. B. Schleimhautbeteiligung, lokalisiert/generalisiert, a/symmetrisch • Verteilungsmuster, z. B. vom Kopf nach kaudal – **Masern, Röteln,** perianal – **Kawasaki,** intertriginös – **Scharlach** • Dermatologische/ allgemeine Symptome: Juckreiz (z. B. internistische Erkrankungen, AZME), Photophobie (z. B. Masern), Schmerz, Lymphknotenschwellungen/ Fieber, z. B. infektiöses Geschehen, AZ
Eigenanamnese	• Medikamenteneinnahme (Arzneimittelexanthem) • Vorerkrankungen: dermatologisch, internistisch, Kinderkrankheiten • Allergien, z. B. **Insektenstiche** • **Impfungen**
Sozialanamnese	• Kontaktanamnese, Sexualanamnese (virale Exantheme, Syphilis) • Reiseanamnese
Familienanamnese	• Familiäre Dispositionen, z.B. **Psoriasis vulgaris,** andere Autoimmunerkrankungen, Allergien

Verläufen, bis hin zu lebensbedrohlichen Zustandsbildern (z. B. toxisch epidermale Nekrolyse). Die meisten mit Infektionen assoziierten Exantheme gehen mit unspezifischen Prodromi wie Fieber, Krankheitsgefühl, Kopfschmerzen etc. einher und präsentieren sich anschließend mit einem charakteristischen Exanthem in makulöser, makulo-papulöser oder vesikulöser Form.

Die dermatologische Untersuchung umfasst

- Schritt 1: Bestimmung der dominierenden Effloreszenz
- Schritt 2: Beschreibung der Läsion nach Verteilung (symmetrisch oder asymmetrisch, diffus oder gruppiert, ein- oder beidseitig), Größe und Form (rund, anulär, oval), Farbe und Oberflächenbeschaffenheit (schuppend u. a.)
- Schritt 3: Manuelle Untersuchung mit Palpation (Beurteilung von Konsistenz, Dicke, Tiefe von Effloreszenz, z. B. samtartig – Scharlach) und Prüfung des Nikolski-Phänomens (Blasenbildung durch Schiebedruck auf klinisch gesunder Haut: positiv bei Pemphigus-Erkrankungen, Steven Johnson Syndrom, Staphylococcal scaled skin syndrom, Verbrühungen

Pseudo-Nikolski-Phänomen: Verschiebbarkeit einer bereits bestehenden Blase (geringe diagnostische Wertigkeit da es sehr unspezifisch ist und bei nahezu jeder bullösen Dermatose positiv ist).

Differenzial-diagnose

Für die Abklärung von Exanthemen sind Biopsien nicht sinnvoll; Laborwerte sind nicht sehr spezifisch, gelegentlich findet man jedoch eine **Eosinophilie** und eine **positive Serologie** bei Vorliegen einer Infektion.

Tab. 3. Exanthem: Differentialdiagnosen

Exanthemform	Wegweisende Befunde/Symptome
Arzneimittel-exanthem	• meist makulopapulös • keine Prodromi, keine Photophobie • Juckreiz
Virusexantheme	• Masern: makulös/makulopapulös, groß, konfluierend, Wangenschleimhaut mit Koplick-Flecken, katarrhalische Prodromi, Photophobie, kein Juckreiz • Röteln: makulös, klein, nichtkonfluierend, wenig Krankheitsgefühl • Varizellen: erythemato-vesikulös, polymorph („Sternenhimmel")
Bakterielle Infektion	• Scharlach: punktförmig makulös (Aussparung des Munddreiecks), Enanthem, Schuppung, Himbeerzunge • Lues II: vielfältige Morphologien möglich, kann andere Exantheme imitieren: „Chamäleon der Dermatologie"
Exanthemischer Lichen ruber	• erythematopapulös, hexagonale Papeln • z. T. Wickham-Streifung, v. a. Schleimhaut
Pityriasis rosea	• erythematomakulös, teils auch pityriasiform schuppend • oft entlang der Hautspaltlinien; v. a. Stamm, Hals
Pityriasis lichenoides et varioliformis	• erythematomakulös, teils auch pityriasiform schuppend • kein Pruritus, kein Fieber, Allgemeinbefinden meist ohne Befund (DD zu Varizellen)

Konkrete differenzialdiagnostische Aspekte können sein:

Problematik bei **Erythrodermie:** hoher Flüssigkeitsverlust, Proteindefizit, kardiovaskuläre Belastung, Wärmeentzug). Die Körperoberfläche kann nach der Oberflächenregel nach Wallace berechnet werden („9er Regel").

Purpura: Es handelt sich um Einblutungen in die Haut, dadurch gekennzeichnet, dass sie sich durch Glasspatel nicht wegdrücken lassen. Wichtige Hinweise bei der körperlichen Untersuchung sind: (a) Fieber, Meningismus, Bewusstseinstrübung: Hinweis auf **Meningokokkensepsis,** die eine **meldepflichtige Erkrankung** ist. Bedarf einer kalkulierten i.-v Antibiose, Volumenersatztherapie, Katecholamine und eventuell Amputationen von Gliedmaßen bei schweren Nekrosen. (b) Fieber, Herzklappenprothese und neu aufgetretenes Herzgeräusch: Hinweis auf **Endokarditis.** Risikofaktoren für eine Endokarditis sind: Herzklappenprothesee, i.-v. Drogenabusus und eine bereits stattgefundene Endokarditis. (c) Anamnestisch Nasenbluten, Menorrhagien, gastrointestinale Blutungen etc.: Hinweis auf **Gerinnungsstörungen.** Wenn keine eindeutige Ursache wie z. B. eine chronische Lebererkrankung, Überdosierung von Antikoagulantien besteht, sollte ein Hämatologe konsultiert werden. Diagnostisch sollten Blutgerinnungsparameter bestimmt werden. Im Falle einer Thrombopenie sollte eine thrombotische Mikroangiopathie ausgeschlossen werden. Wegweisend sind hier LDH, im Ausstrich Fragmentozyten, eine hämolytische Anämie und die neurologische Symptomatik. (d) Unauffällige Befunde bei Gerinnungsanamnese sowie Blutgerinnungslabor: Ausschluss von Kollage nosen, Vaskulitiden, Arzneimittelexanthem, Cholesterinembolien.

Pusteln: Es erfolgt in allen Fällen eine stationäre Aufnahme, unabhängig von der Ursache, um eine weitere dermatologische Abklärung durchzuführen.

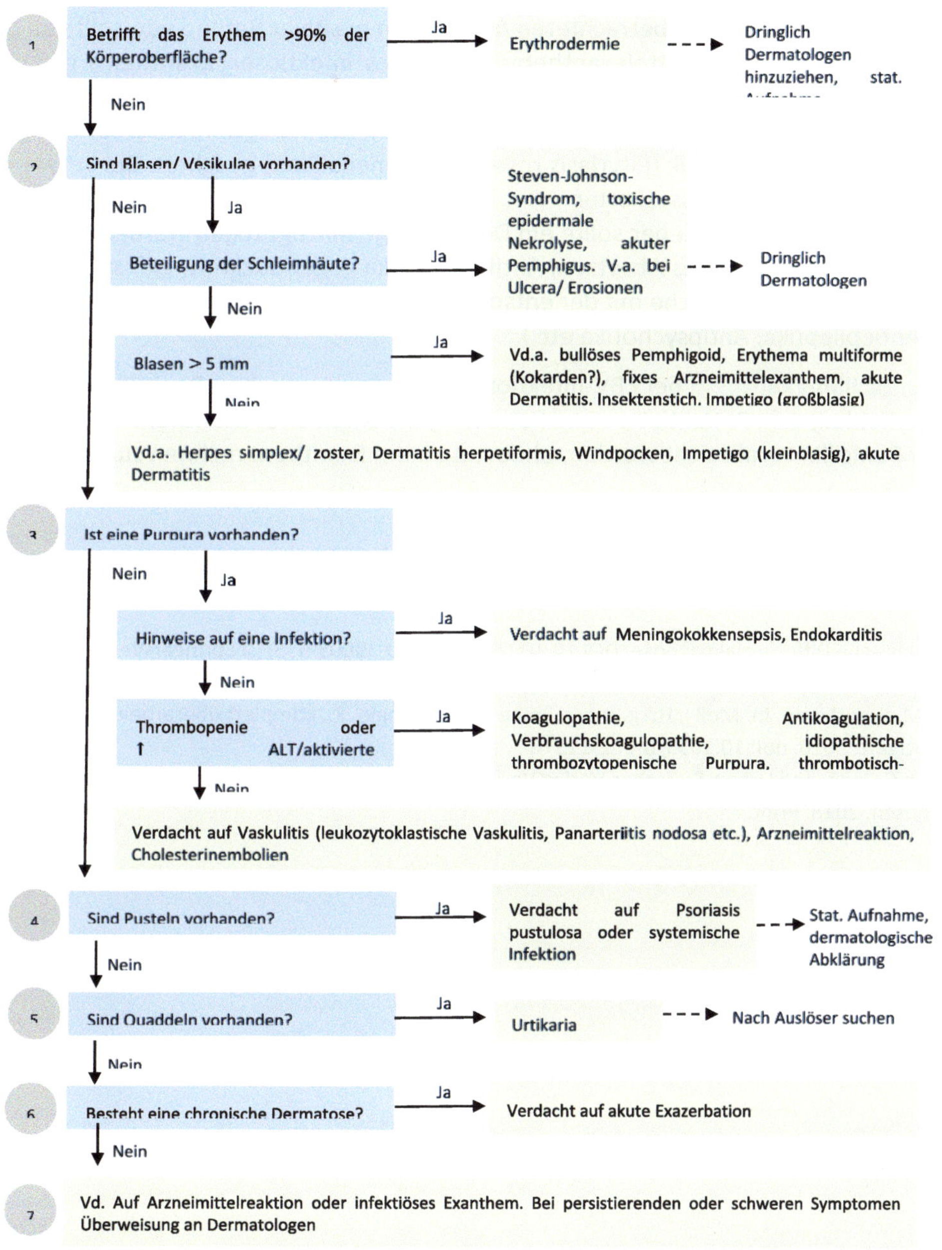

Abb. 1. Patientenmanagement bei akutem Exanthem. [modifizert aus Robertson, Colin, Alan G. Japp, and Urban-&-Fischer-Verlag VerlegerIn. Macleods Klinische Diagnose: Leitsymptome – Flowcharts – Diagnosen. 2018. Print.}

Urtikaria: Liegen flüchtige (< 24 Std. bestehende), juckende Erhabenheiten vor, sollte an Urtikaria gedacht werden. Nahrungsmittel- und Medikamentenanamnese sollten zur Abklärung des Auslösers erfolgen. In einigen Fällen können Urtikaria jedoch idiopathisch sein. Therapeutisch werden die entsprechenden Auslöser gemieden und Antihistaminika verabreicht. Es sollte auch unbedingt nach Zeichen eines begleitenden Angioödems gesucht werden (z. B. Lippenschwellung).

Chronische Dermatose: Wurden möglicherweise Medikamente bei der Anamnese nicht genannt? Handelt es sich um ein Flare Up des Exanthems?

Liegen keine für die bislang betrachteten Aspekte ein positiver Befund vor, sollte an die Möglichkeit eines Arzneimittelexanthems oder eines infektiösen Exanthems gedacht werden. Dabei sollte auf Medikamentenanamnese (Auslassversuch), Auslandsaufenthalte (Dengue etc.), Sexualanamnese (HIV, Lues, etc.), Atemwegsinfekte (Psoriasis guttata), Ausbreitungsdynamik (Pityriasis rosea-Primärmedaillion) geachtet. Bei **schweren Allgemeinsymptomen,** assoziierter **Lymphadenopathie,** Schleimhautbeteiligung und **Auslandsaufenthalt** mit Fieber sollte ein Dermatologe hinzugezogen werden. Management des AZME: Sofortiges Absetzen, Antihistaminika gegen Juckreiz, ggf. systemische Steroide. Ggf. in Rücksprache mit der entsprechenden Disziplin bei essentieller Medikation (Antiepileptika, Antipsychotika etc.).

Das **Ampicillin-Exanthem** bei EBV-Infektion ist von der klassischen Penicillinallergie zu unterscheiden, d. h. Patientinnen und Patienten, die ein solches Exanthem hatten, kann später Penicillin verabreicht werden, ohne mit einem Exanthem rechnen zu müssen.

Literatur und Links (forschungsgeleitete Lehre)

1. Schmolle, Mader: Beratungsproblem Haut: Diagnostik, Therapie und Pflege im Praxisalltag. Springer 2013, ISBN: 978-3-662-21663-7.
2. Altmeyer P, Dermatologische Differenzialdiagnose, DOI 10.1007/978-3-540-39003-9_5, © Springer-Verlag Berlin Heidelberg 2007
3. Radtke M, Augustin M. Exantheme. In: Moll I, Hrsg. Duale Reihe Dermatologie. 7., komplett überarbeitete und erweiterte Auflage. Stuttgart: 2010. doi: 10.1055/b-002-11376
4. Robertson, Colin, Alan G. Japp, and Urban-&-Fischer-Verlag VerlegerIn. Macleods Klinische Diagnose: Leitsymptome – Flowcharts – Diagnosen. 2018. Print.

Thermische, elektrische, chemische und aktinische Verletzungen

Paul Supper

Lernziele

- Bei thermischen Verletzungen eine klinische Arbeitshypothese auf der Basis der Differenzierung möglicher zugrundeliegender Krankheitsbilder erstellen, einen Diagnoseplan umsetzen, die Untersuchungsergebnisse interpretieren und einen Behandlungsplan einleiten können.
- Bei thermischen Verletzungen Notfallsituationen erkennen sowie notfall- und erste allgemeinmedizinische Maßnahmen einleiten können.
- Bei thermischen Verletzungen die Patienten personalisiert führen (inklusive Einverständnis zu diagnostischen und therapeutischen Maßnahmen) und empathisch betreuen können.
- Bei thermischen Verletzungen eine evidenzbasierte Patientenvorstellung und personalisierte Umsetzung einleiten können.

Thermische Verletzungen

Definitionen

Thermische Verletzungen sind Gewebsschädigungen durch Einwirkung von Hitze oder Kälte sowie elektrischen, chemischen oder ionisierenden Noxen. Das Ausmaß der Verletzung wird durch die Verbrennungstiefe und in Prozent der Körperoberfläche (KOF) angeben.

Patho-physiologie

Bei der thermischen Verletzung kommt es aufgrund unterschiedlicher Noxen zur Schädigung der Hautstruktur. Damit verliert diese ihre physikalische und immunologische Barrierefunktion mit resultierendem Temperatur- und Flüssigkeitsverlust, sowie fehlender Keimbarriere. Selbst in den darauffolgenden Tagen kann es zu einer Nachschädigung des Gewebes kommen. Ist die Schädigung großflächiger, kann es zur Verbrennungserkrankung mit systemischer Entzündungsreaktion und kardiovaskulärer Dysregulation kommen, welche zu Schock, Proteolyse, Sepsis bis hin zum Multiorganversagen führen kann.

Tab. 1. Verhältnis Temperatur & Expositionsdauer des Wassers

Temperatur	1. Grades	2. & 3. Grades
47 °C	35 Minuten	45 Minuten
50 °C	1 Minute	5 Minuten
55 °C	5 Sekunden	25 Sekunden
60 °C	2 Sekunden	5 Sekunden
65 °C	1 Sekunde	2 Sekunden
68 °C	0 Sekunden	1 Sekunde

Armstrong P. 1978 U.S. Government Memorandum

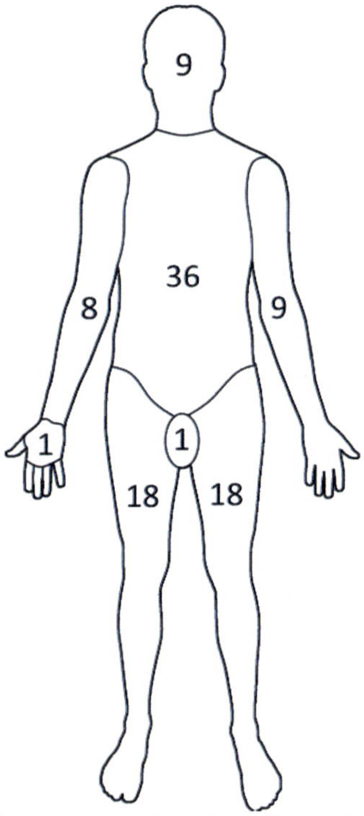

Abb. 1. 9er Regel nach Wallace: Diese dient zur Abschätzung der verletzten Körperoberfläche beim Erwachsenen. Der Kopf, die oberen Extremitäten, sowie die Vorderseiten der jeweiligen unteren Extremitäten umfassen jeweils 9 %, die Vorderseite und Rückseite des Rumpfes umfassen je 18% der Körperoberfläche. Die Handfläche und das Genital messen je 1 %. Die Größe der Handfläche kann eingesetzt werden, um kleinflächige Verletzungen einzuschätzen. Für Kinder gibt es eine Anpassung aufgrund der unterschiedlichen Proportionen. [Supper 2021, Erstellt anhand Leitlinie #044-001 & human body shilloute Wikimedia Commons]

Sofern möglich, soll die Anamnese als Eigen- und Fremdanamnese erhoben werden, um den Verletzungsmechanismus, die Expositionsdauer, sowie den Grund (Unfall, Suizidversuch, Fremdeinwirkung, Synkope etc.) zu erfahren.

Symmetrische beidseitige Verbrennungen sowie Verbrühungen bei Kindern sind häufig ein Indiz für eine **Fremdeinwirkung.**

MIST-Schema
- **M – Mechanism**: Was ist wie passiert?
- **I – Injury**: Welche Verletzungen bestehen?
- **S – Signs**: Welche Symptome bestehen?
- **T – Therapy**: Was wurde bisher gemacht?

Abb. 2. MIST-Schema

Klinik

Die Untersuchung beinhaltet neben den Sofortmaßnahmen nach dem ABCDE-Schema die Einschätzung und Fotodokumentation der verletzten KOF nach **9er Regel nach Wallace.** Ein Verbrennungsausmaß über 10 % KOF bei zweit- und drittgradiger Verbrennung, ist eine Indikation zur Verlegung in ein Verbrennungszentrum.

Tab. 2. Pathophysiologische Mechanismen

Verletzungsmechanismus	Pathomechanismus
Thermische Verletzung	
Combustio – Verbrennung	Koagulation, Denaturierung, Vasokonstriktion, Ödem, Thrombose
Ambustio – Verbrühung	
Congelatio – Erfrierung	Bildung von intra-/extrazellulären Eiskristallen, Dehydrierung, osmotischer Shift
Elektrische Verletzung	
Wärmeentwicklung, Membranschädigung, Elektroporation, Elektrodenaturierung	
Hochspannungsverletzung	Tiefe Verletzung, Wegstoßung, Arrhythmie, Rhabdomyolyse
Niederspannungsverletzung	Oberflächliche Verletzung, Erstarrungsphänomen, selten Arrhythmien
Chemische Verletzung	
Cauterisatio -Verätzung	Koagulationsnekrose, selbstlimitierend
Laugenverletzung	Kolloquationsnekrose, Denaturierung
Aktinische Verletzung	
Deterministische Strahlenschäden	Dosisabhängige DNA Cluster-Schädigung
Stochastische Strahlenschäden	Dosisunabhängige Schädigung mit Latenzzeit

Patienten-management

Das Patientenmanagement erfolgt primär anhand des Trauma-Checks (traumatologische ABCDE-Regel). Nach Ausschluss der Eigengefährdung sollen etwaige bestehende **Noxen eliminiert** werden, beispielsweise durch das Abspülen von heißem Fett oder Säure oder das Herausheben von unselbstständigen PatientInnen aus heißen Badewannen. Die klinische Einschätzung der Verbrennungstiefe ist für die Behandlungskonsequenz von höchster Bedeutung. Die Differenzierung von Grad 2b zu 2a erfolgt anhand des blassen Wundgrunds, schwacher Rekapillarisation, reduziertem Schmerz, leichten Entfernbarkeit der Haare und stellt eine Operationsindikation dar.

Tab. 3. Klassifikation der Verbrennungstiefe

Grad	Tiefe	Wundgrund			Schmerz	Operations-Indikation
		Colorit	Blasen	Rekapillarisation		
1	Epidermis		-	+	+	-
2a	Superfizielle Dermis		+	+	+	-
2b	Dermis inklusiven Adnexen		+	-	-	+
3	Komplette Dermis		-	-	-	+
4	Subcutis & tiefe Strukturen		-	-	-	+

Die zu erwartende Überlebensrate in Prozent kann anhand des Abbreviated Burn Severity Index, kurz ABSI ermittelt werden. Die Parameter beinhalten die verbrannte

Körperoberfläche, das Alter, Geschlecht, ob ein Inhalationstrauma oder eine drittgradige Verbrennung stattgefunden hat und ob Komorbiditäten bestehen. Die Gewichtung der Paramater wurde empirisch ermittelt.

Klinik

Präklinische Erstmaßnahmen: Insbesondere großflächige Verbrennungen führen zu einer **Hypothermie,** die die Morbidität und Mortalität wesentlich beeinflusst. Neben der Temperaturmessung ist eine **Hypothermieprophylaxe** durch Verabreichung erwärmter Infusionen, Anlage von sterilen Verbänden und passiven Wärmefolien (Rettungsdecken) sowie raschem Transport indiziert. Intravenöse **Schmerztherapie** sowie sterile Verbände sind Bestandteil des Analgesie-Managements bei Schwerbrandverletzten. Die **Volumstherapie** erfolgt bei Erwachsenen mit 1.000 ml balancierter kristalloiden Lösungen über periphervenöse Zugänge in gesunder Haut.

Tab. 4. Indikationen zur Verlegung in ein Verbrennungszentrum

Verletzungsmechanismus
• 2° Verbrennungen über 10 % KOF
• 3° Verbrennungen
• Verbrennung von Gesicht, Händen oder Genital
• Inhalationstrauma
• Elektrische Verbrennungen, Blitzschlag
• Chemische Verletzung
• Erschwerende Begleiterkrankungen, -Verletzungen
• Spezielle psychologische, psychiatrische oder physische Betreuung erforderlich

Patienten-management

Allgemeinmaßnahmen: Nach Übergabe und Reevaluation soll nach Monitoring, Atemwegssicherung und adäquaten Analgosedierung der Patient vollständig entkleidet werden, die Wunden begutachtet und gereinigt werden. Ab 10 % KOV muss eine gezielte Volumstherapie erfolgen. Mithilfe der Parkland-Formel nach Baxter (4 x kg Körpergewicht x % KOF= ml Vollelektrolytlösung) kann der Infusionsbedarf während der Schockphase ermittelt werden. Sollte diese nicht ausreichen, so ist eine Katecholamin-Therapie indiziert.

Wundtherapie: Ziel ist eine schmerzarme Behandlung mit zeitgerechter und narbenarmer Wundheilung.

- **Grad 1:** Die erstgradige Verbrennung wird konservativ mit Salben und bei Bedarf mit Analgetika versorgt. Es ist höchstens ein Schutzverband zur Reduktion der Reibung indiziert. Bei großflächigen Verbrennungen ersten Grades können bei erhöhter Körpertemperatur Antipyretika verabreicht werden.
- **Grad 2a:** Bei oberflächlichen zweitgradigen Verbrennungen erfolgt eine aseptische Wundreinigung, das Debridement von Blasen und Wunddebris zur Verbesserung der Wundheiligung und ein okklusiver Verband.
- **Grad 2b:** Bei tiefer zweitgradiger Verbrennung ist die tangentiale **Nekrosektomie** mit anschließender Spalthauttransplantation indiziert, um nekrotisches Gewebe unter Schutz des vitalen Wundgrundes zu entfernen.
- **Grad 3–4:** Bei Verbrennung aller Hautschichten ist in Abhängigkeit der Lokalisation und Größe die zeitnahe tangentiale oder epifasziale **Nekrosektomie** indiziert. Der Hautdefekt soll frühzeitig bei gut durchblutetem, infektfreier Wundgrund mit Hauttransplantation gedeckt werden.

Spezifische Maßnahmen: Bei tiefen **zirkulären Verbrennungen** von zumindest ⅔ des Umfangs ist aufgrund der fehlenden Hautausdehnung bei zugleich anschwellendem tiefem Gewebe eine Escharotomie, eine Spaltung der Haut, indiziert. Bei Bestehen eines **Kompartmentsyndroms** ist zusätzlich eine **Fasziotomie** durchzuführen. Ein **Inhalationstrauma** ist bei Exposition gegenüber Rauch, offenen Flammen, heißen Gasen und Dampf zu vermuten. Hinweise sind Verbrennungen des Gesichtes, versengte Gesichts- und Nasenbehaarung und Zeichen einer Atemwegsobstruktion. Es wird ein toxisches Inhalationstrauma durch giftige Dämpfe von dem thermischen Inhalationstrauma durch Hitzeeinwirkung differenziert.

Die Diagnose wird mittels HNO-Status, Bronchoskopie, der Bestimmung des CO- und Met-Hb in der arteriellen Blutgasanalyse sowie einem Thoraxröntgen zur Verlaufskontrolle ermittelt. Die Therapie erfolgt mittels Atemwegssicherung, Oxygenierung und inhalativen Bronchodilatatoren.

Tab. 5. Abbreviated Burn Severity Index

Verbrannte Körperoberfläche	Punkte	Parameter	Punkte
1 – 10 %	1	< 20 Jahren	1
11 – 20 %	2	< 40 Jahren	2
21 – 30 %	3	< 60 Jahren	3
31 – 40 %	4	< 80 Jahren	4
41 – 50 %	5	> 80 Jahren	5
51 – 60 %	6	Mann	0
61 – 70 %	7	Frau	1
71 – 80 %	8	Inhalationstrauma	1
81 – 90 %	9	3° Verbrennung	1
91 – 100%	10	Je Komorbidität	1
Gesamtpunktezahl		**Überlebensrate**	
2 – 3		99 %	
4 – 5		90 – 99 %	
6 – 7		80 – 90 %	
8 – 9		50 – 70 %	
10 – 11		20 – 40 %	
12 – 13		< 10 %	
> 13		< 1 %	

Rehabilitation: Die funktionelle und ästhetische Regeneration ist neben der interdisziplinären Akut- und Langzeitversorgung wesentlich von den Rehabilitationsmaßnahmen abhängig. Dazu gehören neben der sozialen Reintegration, psychologischen Betreuung, Schmerzbekämpfung und diätologischen Maßnahmen die Haut- und Narbenpflege. Bei 2.- und 3.-gradigen Verbrennungen sind selbst an der abgeheilten Haut Sonnenkarenz, Kompressionsbehandlung, physikalische Narbenbehandlung, Schienentherapie und ggf. sekundäre plastisch-chirurgische Eingriffe indiziert, um den PatientInnen eine größtmögliche Körperfunktion, Selbstständigkeit und Lebensqualität zu ermöglichen.

Medizinische Psychologie: Schwerbrandverletzte haben ein erhöhtes Risiko für die Entwicklung längerfristiger psychischer Störungen wie posttraumatische Belastungsstörungen, Angststörungen und unipolaren Depressionen. Neben dem belastenden Unfallereignis und dem damit verbundenen intensivmedizinischen Aufenthalt, können auch die Verletzungsfolgen, wie die Einschränkung der Körperfunktion und Lebensqualität traumatisierend sein. Neben frühzeitiger Diagnostik und akuter psychologischer Betreuung sind Maßnahmen zur sozialen Reintegration und Rehabilitation essenziell.

Elektrische Verletzungen

Pathogenese

Beim **Blitzschlag** kommt es durch die Hochspannung zu

- Verbrennungen und einer
- gestörten Reizleitungsübertragung an Nerven, Herz und Muskulatur, in schwerster Ausprägung mit Lähmungen, Bewusstlosigkeit und Atem-Kreislauf -Stillstand.

Klinik

Bei **Stromverletzungen** sind neben der Anamnese des Unfallherganges der **Bewusstseins-, Atem- und Kreislaufzustandes** inklusive 24h EKG-Monitoring zu erfassen. Häufig kommt es zu **Ein- und Austrittsmarken**, welche ein Hinweis für tiefliegende Verletzungen sind, welche mit eine **Kompartmentsyndrom** einhergehen können.

Tab. 6. Symptomatik des Inhalationstraumas

Prozent CO-Hb	Symptomatik
< 10 %	Normalbereich
15–20 %	Verwirrung, Kopfschmerz
21–40 %	Müdigkeit, Übelkeit, Sehstörung
40–60 %	Halluzination, Schock, Koma
> 60 %	Mortalität etwa 50 %
> 70 %	Mortalität etwa 100 %

Patienten-management

Die Therapie umfasst neben der Wundversorgung und der neurovaskulären Dekompression bei Kompartmentsyndrom, die Sicherung des Herzkreislaufsystems und neurologischen Maßnahmen.

Präventionsmaßnahmen sind:

- Wettervorhersage beachten, auch unter Nutzung geeigneter Handy-Apps und Messung der Zeit zwischen Blitz und Donner zur Bestimmung des Abstands vom Gewitterzentrum
- Schutz am besten in Fahrzeugen, die als Faraday'scher Käfig fungieren oder unter Hochspannungsleitungen (deren Masten mir ihren Erdseilen wie Blitzableiter sind), Nahe an Felswänden oder Gebäudemauern und im Innern eines Waldes, nicht auf Hügeln oder unter Bäumen und Waldrändern, zwischen den Personen Abstand halten
- Hockstellung einnehmen oder auf einen Rucksack setzen mit eng aneinandergestellten Beinen und angelegten Armen zur Verringerung der Schrittspannung (je breibeiniger, desto höher ist sie zwischen den Punkten, an denen der Mensch den Boden berührt)
- Weglegen metallischer Gegenstände, Wanderstöcke o. Ä.

Erfrierungen

Pathogenese

Sie sind häufig bei PatientInnen mit Intoxikationen, Sensibilitätsstörungen, mentaler Retardierung, Obdachlosigkeit oder Kälteexposition aufgrund schlechter Ausrüstung.

Patienten-management

Diese Verletzungen sind mit langsamem Erwärmen durch lauwarme Wasserbäder, entsprechender Analgesie und anschließender Wundbehandlung (parallel zur thermischen Verletzung durch Hitzeeinwirkung) zu behandeln.

Tab. 7. Klassifikation von Erfrierungen

Grad	Tiefe	Colorit	Blasenbildung	Rekapillarisation	Ödem	Schmerz
1	Epidermis		-	++	-	+
2	Dermis		Klar	+	Lokal	+
3	Komplette Dermis		hämorrhagisch	-	ausbreitend	+
4	Tiefe Strukturen		-	-	-	-

Chemische Verletzungen

Patienten-management

Es müssen alle Kleidungsstücke, welche in Kontakt getreten sind, entfernt werden. Die in Kontakt getretenen Stellen (mit wenigen Ausnahmen) abgespült und dekontaminiert werden. Bei bekannter Substanz kann die Vergiftungsinformationszentrale Auskunft über spezifische Maßnahmen geben.

Aktinische Verletzungen

Definition

Strahlenschäden der Haut sind deterministische Strahlenfolgen durch ionisierende Strahlen (UV-Licht, Röntgen-, Gamma- o. a. niedrigwellige elektromagnetische Wellen), d. h. dosisabhängige Veränderungen mit prinzipiell gleichartiger Entzündungsreaktion und später Nekrose wie an den Augen oder inneren Organen.

Die laienhafte Bezeichnung „Verbrennung" entspricht nicht den hier ablaufenden pathophysiologischen Vorgängen.

Pathogenese

Sie können durch natürliche Strahlenexposition als Sonnenbrand, durch medizinische Exposition bei radioonkologischer oder komplexen interventionell-radiologischen Eingriffen, oder nach einem Strahlenunfall auftreten. Das Akutstadium, bei UV-Exposition als **Sonnenbrand** bezeichnet, ist das **Strahlenerythem:** erst mit einfacher Hautrötung, dann Blasenbildungen und schließlich Nekrose. Chronische Strahlenschäden der Haut treten nach Monaten auf und reichen von der Epilation über Telangiektasien, Atrophie bis zum schlecht heilenden **Strahlenulkus,** Ausdruck einer Nekrose. Hohe

Dosiswerte führen zu einer systematischen Strahlenkrankheit mit insbesondere hämatopoetischer, gastrointestinaler und neurologischer Schädigung. Die Therapie erfolgt abhängig der geschädigten Organsysteme und bedarf in schweren Fällen intensivmedizinische Betreuung.

Danksagung

Dank an Univ.-Prof. Dr. Christine Radtke MBA FEBOPRAS sowie Ao.Univ.-Prof. Dr. Franz Kainberger für die fachliche Begutachtung der Inhalte.

Literatur und Links

1. Leitlinie S2k: Behandlung thermischer Verletzungen des Erwachsenen (Stand 2021-02; https://www.awmf.org/uploads/tx_szleitlinien/044-001l_S2k_Behandlung-thermischer-Verletzungen-des-Erwachsenen_2021-07.pdf).
2. Brown, D. L., Borschel, G. H. & Levi, B. (2014). Michigan Manual of Plastic Surgery (2nd Ed.); Chapter 54, Thermal Injury: Acute Care and Grafting. Lippincott Williams & Wilkins (LWW).

Ekzem

Sophia Wirth

Lernziele und Zusammenfassung

- Ekzeme sind nichtinfektiöse entzündliche Hauterkrankungen, die sich unter anderem altersabhängig in unterschiedlichen Variationen manifestieren können.
- Eine genetische Prädisposition und/oder die Umwelt können eine wesentliche Rolle zur Entstehung beitragen.
- Differentialdiagnostisch manchmal schwer untereinander und von Psoriasis abzugrenzen.
- Die meisten Ekzeme sind mit entsprechender Pflege und Glukokortikoiden zu behandeln.
- Vorsicht vor Komplikationen wie Superinfektionen.

Definition

Ein **Ekzem,** auch **Dermatitis** genannt, ist eine nicht kontagiöse und nicht infektiöse entzündliche Hauterkrankung und gehört zur Gruppe der allergischen und immunmediierten Hauterkrankungen. Das klinische Erkrankungsbild äußert sich in vielfältigen Symptomen. Histopathologisch sind Akanthose, Parakanthose und herdförmige Spongiosa zu finden. Eine klare Klassifikation der unterschiedlichen Erscheinungsformen des Ekzems ist schwierig, dennoch können sie grob unterteilt werden.

Epidemiologie

Mit einer Prävalenz von etwa 20 %, gehören Ekzeme zu den häufigsten Dermatosen.

Klinik

Die typischen Zeichen sind Rubor, Pruritus, Papeln und Bläschen, Nässen, **Schuppenbildung,** Krusten und in chronischen Stadien die Lichenifikation.

Kontaktekzem

Definition

Die **Kontaktekzeme** sind eine große Gruppe von Ekzemen. Dabei kommt es durch einen exogenen Reiz zu einer allergischen oder toxischen Reaktion, besonders an Stellen, wo Kontakt mit **Schmuck** und **Kleidung** besteht. Je nach Reiz kann zwischen unterschiedlichen Subformen des Kontaktekzems unterschieden werden.

Differenzialdiagnose

Vor allem bei der **Windeldermatitis** muss an unterschiedliche Differenzialdiagnosen gedacht werden. Im Vordergrund stehen hierbei die primäre Candida Infektion, Impetigo oder die infantile Psoriasis.

Vor allem die subtoxisch-kumulative Form kann von arbeitsmedizinischer Relevanz sein, wird auch **arbeitsbedingtes Ekzem** genannt.

Atopische Dermatitis

Definition

Die atopische Dermatitis ist im Volksmund eher unter ihrem Synonym **Neurodermatitis** bekannt. Dabei handelt es sich um eine chronisch(-rezidivierende), nicht kontagiöse Dermatose, die abhängig vom Alter ein charakteristisches Erscheinungsbild an bestimmten Körperregionen aufweist. Die Bezeichnung **Atopie** bedeutet eine genetische Bereitschaft zur Ausbildung von atopischer Dermatitis in Verbindung mit erhöhter IgE-Bildung und einer möglichen erhöhten unspezifischen Reaktivität. Entwickelt sich die Erkrankung ohne einen Nachweis von erhöhtem IgE (20 % der Fälle), wird von einer **intrinsischen atopischen Dermatitis** gesprochen.

Atopischer Formenkreis = allergisches Asthma, allergische Rhinitis und atopische Dermatitis

Epidemiologie

Die Prävalenz nimmt stetig zu. Betroffen sind aktuell 10–15 % der europäischen Kinder, die bis ins Volksschulalter zumindest einen Fall der atopischen Dermatitis vorweisen. Im Vergleich sind Erwachsene mit einer Prävalenz von 1,5–3 % deutlich seltener betroffen.

Pathogenese

Die atopische Dermatitis wird **polygen** vererbt. Sind beide Eltern von derselben atopischen Erkrankung betroffen, ist das Risiko des Kindes an einer Form des atopischen Formenkreis zu erkranken am höchsten (60–80 %).

Tab. 1. Kontaktekzeme: Differenzialdiagnose

Subform	Definition	Ätiologie	Klinik	Therapie
akut-toxisch	• durch eine obligatorisch hautschädigende Noxe • keine vorherige Sensibilisierung	• physikalische Noxen • chemische Noxen • phototoxische Noxen	• beschränkt sich auf Einwirkbereich • keine Streuung • Rötung • Ödem • Bläschen bis Erosionen und Blasen • Krusten und Schuppung • bis hin zu Nekrose und Narben	• Noxe beseitigen • lokale Glukokortikoide • Pflege
subtoxisch-kumulativ	• durch langfristigen, wiederholenden Kontakt einer schwachen Noxe, die bei einmaligem Reiz keine Reaktion auslöst	• entfettende, irritierende und austrocknende Substanzen • Handschuhe • Oft beruflich bedingt	• Schuppung • Lichenifikation • Rhagaden • Rötung, Schwellung, Bläschen möglich • meist Handrücken und Fingerzwischenräume	
Exsikkationsekzem (Austrocknungsekzem)	• leichtere Verlaufsform des subtoxisch-kumulativen Ekzems • besonders im höheren Alter und zu kalten Jahreszeiten		• zuerst Pruritus • dann runde/ovale, disseminiert verteilte Herde • Pityriasiforme Schuppung und Rötung • meist Gesicht und distale Extremitäten • Einrisse in Hornschicht (Eczema craquelé)	• rückfettende und hydratisierende Pflege • Vermeidung von Wasserkontakt • ggf. Kortison
Windeldermatitis	• irritativ-toxisch • bei Windelträgern (Neugeborene, Kleinkinder, Erwachsene mit Inkontinenz)	• zu seltener Windelwechsel → Reibung, Okklusion, Sekretstau • Superinfektionen (Candida albicans) • arzneimittelinduziert (Antibiotika)	• (fast) immer gluteal, Oberschenkel, genitaler Rubor und Schuppung • Entzündung mit Nässen, Bläschen, Krusten • weißliche Pusteln bei Candidainfektion	• regelmäßiger Windelwechsel • Antimykotika bei Candida • Antibiotika bei Superinfektion

Eine Entstehung der atopischen Dermatitis ist von unterschiedlichen Faktoren abhängig. Zu beachten ist, dass trotz einschlägiger Risikofaktoren die Manifestation ausbleiben oder durch präventive Maßnahmen hintangehalten werden kann.

Eine wichtige Prävention ist das volle **Stillen** für vier Monate bei einer genetischen Disposition mindestens eines Elternteils.

Tab. 2. Störungen bei atopischer Dermatitis

Immunologisch	Neurovegetativ	Umwelt und Barriere
• ↑ IgE – Spiegel • AK gegen mikrobielle Antigene der Haut und epidermales Protein • Ungleichgewicht der Th1- und Th2-Lymphozyten	• ↓ ß-adrenerge Reaktivität • ↑ α-adrenerge und cholinerge Reaktivität	• psychische Faktoren: Angst, Stress (verstärkend/abschwächend) • Infekte • Klima • trockene, irritierte Haut

Es gibt auch abgeschwächte Verlaufsformen und atopische Stigmata, die sich meist auf eine Körperregion beschränken. Neben dem meist rezidivierenden Verlauf ist eine Spontanheilung jederzeit möglich. Oft schwächt die Erkrankung bis zur Pubertät ab, kann jedoch im Alter zu vereinzelten Ekzemen führen. Eine Neumanifestation im Erwachsenenalter ist ebenfalls möglich. Jederzeit kann es zu Komplikationen kommen. Komplikationen können sein:

- Superinfektion durch Streptokokken, Staph. aureus
- Eczema herpeticatum durch Herpesviren
- Schwerwiegender Verlauf durch humane Papillomviren oder Molluscum-contagiosum-Virus
- Erythrodermie

Klinik

Der Phänotyp der atopischen Dermatitis ist vielfältig und altersabhängig. Während in jungen Jahren die Effloreszenzen eher nässend und exsudativ sind, werden sie im Verlauf immer trockener. Ein Pruritus begleitet (fast) alle Verlaufsformen und steht als subjektiv empfundenes Symptom im Vordergrund.

Tab. 3. Verlaufsformen der atopischen Dermatitis nach Lebensalter

Säugling	**Kind**	**Adoleszenz/Erwachsene**
• meist ab 3. Lebensmonat • Milchschorf (cradle cap) am Kopf • Ausbreitung an Extremitäten (Streckseite)	• ab 1. Lebensjahr • trockene Ekzeme: Papeln, Schuppung und Lichenifikation • Beugeseiten	• flächige, lichenifiziertes Ekzem • Gesicht, Oberkörper, Beugeseiten • unterschiedliche Effloreszenzen in verschiedenen Stadien nebeneinander

Differenzialdiagnose

Aufgrund des klinischen Erscheinungsbildes kann die Diagnose einer atopischen Dermatitis gestellt werden. Zur weiteren Abklärung kann ein Allergietest hilfreich sein.

Als Differentialdiagnose gelten vor allem andere Formen des Ekzems.

- Säugling: Seborrhoisches Ekzem
- Kinder: Skabies
- Erwachsenenalter: Allergisches Kontaktekzem

Patientenmanagement

Die Therapie ist abhängig vom jeweiligen Erscheinungsbild und Alter.

- Basistherapie: rückfettende Pflege
- Akut-Therapie: antiphlogistisch mit Glukokortikoiden (ggf. Tacrolimus, Pimecrolimus)
- Adjuvante Lichttherapie: UV-Licht
- Systemische Behandlung: Glukokortikoide, Cyclosporin A, Antihistaminika
- Vermeidung bekannter Allergene
- Klimatherapie: Meer, Gebirge
- Psychosomatische Therapie

Dyshidrotisches Ekzem

Definition

Ein Dyshidrotisches Ekzem ist durch rezidivierend auftretende kleine Bläschen an Händen und Füßen mit einhergehendem Pruritus gekennzeichnet. Es handelt sich um eine Ekzemreaktion der schweißdrüsenreichen Areale.

Pathogenese

Ursachen sind:

- Atopische Diathese
- Id-Reaktion
- Kontaktallergie
- Psychogen

Klinik

Das Vollbild des dyshidrotischen Ekzems zeigt sich meist während der warmen Sommermonate. Dabei bilden sich viele gruppierte, pralle, schimmernde und vor allem juckende Bläschen, die sich in schweren Fällen zu großen Blasen formieren können. Je nach Lage an den Händen oder Füßen wird dieses ausgeprägte Erscheinungsbild als Cheiropompholyx bzw. Podopompholyx bezeichnet. In der Abheilungsphase wird das Areal eher schuppend und erythematös. Bei einem langandauernden Schub können sich zusätzlich schmerzhafte Rhagaden bilden. In diesem Stadium ist eine zusätzliche Entwicklung eines allergischen Kotaktekzems an der betroffenen Region möglich.

Differenzialdiagnose

Obwohl das Erscheinungsbild charakteristisch ist, muss das dyshidrotische Ekzem von einer Psoriasis pustulosa palmoplantaris abgegrenzt werden. Zusätzlich können allergologische und atopiediagnostische Tests durchgeführt werden.

Patientenmanagement

Je nach Schwere der Verlaufsform gibt es unterschiedliche Möglichkeiten der Therapie.

- Pflege: austrocknende Maßnahmen
- Lokale Glukokortikoide
- Im trocknen Stadium: Rückfettende Pflege
- Schwerer Verlauf: orale Glukokortikoide
- Chronisch: PUVA-Therapie

Tab. 4. Differenzierung zwischen nummulärem und seborrhoischem Ekzem

	Nummuläres Ekzem	Seborrhoisches Ekzem
Definition	• Plaques: scharf begrenzt, rund entzündlich und gerötet • 50.–70. LJ • chronisch-rezidivierend	• in seborrhoischen Arealen: Kopf, Schweißrinne • Männer > Frauen • Säuglingsform • chronisch-rezidivierend
Ätiologie	• polyätiologisch • lokale und systemische allergische Reaktionen auf bakterielle Allergene	• unklar • Talgdrüsenüberfunktion • Hefepilz Pityrosporum ovale • Immunsuppression • Umweltfaktoren
Klinik	• beginnend an unterer Extremität • Plaques anfangs exsudativ • Später gelblich schuppend und verkrustet • Pruritus • untere und Obere Extremität, Rücken	• Erwachsene: - erymathöse Plaques mit fettender Schuppung bis hin zur Erythrodermie - Hinweis auf HIV-Infektion - mögliche Psoriasisentwicklung - Parkinsonpatienten können betroffen sein • Säuglinge: - während ersten 3 Lebensmonaten - fettende, gelbliche Schuppenkrusten mit Rhagaden auf Kopfhaut (=„Gneis“) - später Ausbreitung auf Gesicht möglich
Differentialdiagnose	• Psoriasis • Tinea • andere Ekzemvarianten	• Psoriasis capitis • Atopische Dermatitis • Periorale Dermatitis • Imetigo contagiosa • Pemphigus foliaceus
Therapie	• lokal antiseptisch • Sanierung bakterieller Foci • Topische Glukokortikoide • UV-Licht • schwerer Verlauf: Orale Glukokortikoide	• Erwachsene: - antiseborrhoische Pflege (ketoconazol- oder ciclopiroxhaltige Shampoos/Cremes) - lokale Glukokortikoide • Säuglinge: - Krusten aufweichen (Olivenöl) - schwache lokale Glukokortikoide - Pflege: Weiche Zinkpaste, fettende Pflege, Vermeidung von Hitzestau

Hyperkeratotisch-rhagadiformes Hand- und Fußekzem

Definition

Das hyperkeratotisch-rhagadiforme Hand- und Fußekzem bezeichnet ein chronisches Ekzem, dass durch schmerzhafte Rhagaden und starke Hyperkeratosen gekennzeichnet ist. Die Ätiologie ist unbekannt.

Klinik

Sowohl die Palmar-/Plantarseiten, als auch die Dorsalseiten von Händen und Füßen können mit hyperkeratotischen Plaques bedeckt sein. Die zusätzlichen tiefen Rhagaden sind sehr schmerzhaft. Teilweise bilden sich randständige Bläschen in Form eines dyshidrotischen Ekzems. Die Erkrankung muss von Psoriasis, dem allergisch Kontaktekzem und einer hyperkeratotischen Mykose unterschieden werden.

Patienten-management

Da es sich um ein chronisches Geschehen handelt, muss die Therapie je nach Erscheinungsbild angepasst werden.

- Keratolytische Maßnahmen: Salicylsäure
- Lokale Glukokortikoide
- Fettende Pflege, ggf. unter Folie
- Antipsoriatika
- PUVA-Therapie
- Orale Vitamin A Therapie

Nummuläres und seborrhoisches Ekzem

Definition

Beide sind durch die Bildung von Plaques und Schuppung sowie Verkrustung charakterisiert.

Literatur, Links

1. Moll I, Hrsg. Duale Reihe Dermatologie. 8. Vollständig überarbeitete Auflage. Stuttgart:2016.

Schmerzen der weiblichen Brust

Alina Achhorner

Lernziele

- Mastodynie und Mastalgie als zyklische/azyklische Brustschmerzhaftigkeit unter Berücksichtigung extramammärer Ursachen in Bezug auf Prävention, Therapie und Outcomes differenzieren können.
- Hinweise auf Malignität erkennen und gezielte Diagnostik einleiten können.

Definitionen

Schmerzen der weiblichen Brust lassen sich nach der Art der Beschwerden differenzieren: Der zyklusabhängige Brustschmerz wird als Mastodynie bezeichnet. Typisch sind prämenstruelle Schmerzen, die mit einem Spannungsgefühl und Schwellung der Mammae einhergehen. Diese sind es von der Mastalgie abzugrenzen, die unabhängig vom Zyklus auftritt.

Tab. 1. Differentialdiagnosen der schmerzhaften Brust

Mastodynie	Mastalgie	Extramammärer Schmerz
Zyklische Mastodynie (prämenstruelles Syndrom)	Idiopathisch/iatrogen	Brustwandbeschwerden durch muskuloskelettale Ursachen
Gelkörperschwäche Follikelpersistenz	Entzündung: Thelitis, Mastitis, Abszess	Interkostalneuralgie (z. B. Zoster)
Hyperprolaktinämie	Mammakarzinom	Viszeral (kardial, biliär, pulmonal, ösophageal)
Mastopathie	Morbus Mondor (Thrombophlebitis)	Tietze-Syndrom (chondrosternale Entzündung)
	Dehnung der Ligg.suspensoria mammaria	
	Spannungsgefühl der Mammae bei Gravidität	

Anatomie

Eine Dehnung der Ligg. suspensoria mammaria durch eine sehr große Brust, durch hormonelle Einflüsse während des Zyklus oder eine bestehende Gravidität kann sowohl zur Mastalgie als auch zur Mastodynie führen.

Mastodynie

Pathogenese

Die zyklusabhängigen Schmerzen der Brust sind durch Hormonschwankungen bedingt und treten oft beim sogenannten prämenstruellen Syndrom auf, das körperliche und auch psychische Beschwerden umfasst. Dabei kommt es etwa eine Woche vor der Menstruation zu Vergrößerung und Spannungsgefühl der Brust durch ein Ödem, Kopf- und Unterleibsschmerzen sowie zu depressiver Verstimmung.

Darüber hinaus kann die Mastodynie durch ein zyklusabhängiges hormonelles Ungleichgewicht von Östrogen und Progesteron zugunsten von Östrogen werden, wie es bei der Corpus-luteum-Insuffizienz der Fall ist. Dabei kommt es durch die Schwäche des Gelbkörpers zu einem relativen Progesteronmangel bei gleichzeitigem Östrogenüberschuss. Dieser Überschuss ist auch bei der Follikelpersistenz zu beobachten. Durch das Ausbleiben des Eisprungs, der Anovulation, bleibt der Follikel bestehen und kann mehrere Wochen lang Östrogen produzieren.

Weiters kann eine Hyperprolaktinämie Schmerzen der Mammae verursachen.

Die Mastopathie ist eine gutartige Brustdrüsenveränderung, die mit zyklischen Brustschmerzen einhergeht und oft beidseitig vorliegt. Einzelne Formen haben ein Malignitätsrisiko.

Sie tritt zwischen dem 30. und 50. Lebensjahr auf und repräsentiert mit einer Prävalenz von 50–60 % aller Frauen die häufigste Veränderung der Brustdrüse.

Ursache der Mastopathie ist vermutlich ebenfalls eine Östrogen-Gestagen-Dysbalance, die durch vermehrten Östrogenstimulus, Progesteronmangel, Hyperprolaktinämie oder Schilddrüsenhormonmangel entstehen kann. Dadurch kommt es zu einer pathognomonischen Proliferation des Brustdrüsenparenchyms als Adenose (Proliferation von Gangsegmenten und Drüsenendstücken), Hyalinose (Hyalinisierung des Drüsenkörpers), Epitheliose (Proliferation des Gangepithels) oder Papillomatose (intraduktale Wucherungen), Gangerweiterungen (Duktektasien) und Zystenbildung.

Die Mastopathie kann pathologisch-anatomisch in drei Grade eingeteilt werden (nach Prechtel): (1) Einfache Mastopathie (**Grad I**) als fibrozystische Form ohne Epithelproliferationen, (2) Einfache proliferierende Mastopathie (**Grad II**) als reguläre Epithelproliferationen, aber ohne Zellatypien, (3) Atypisch proliferierende Mastopathie (**Grad III**) als atypische Epithelproliferationen – aber ohne „Carcinoma-in-situ-Veränderungen".

Die klinische Symptomatik besteht aus der Trias

- Knotenbildung (v. a. oberer äußerer Quadrant)
- Schmerzen in Form einer Mastodynie vor allem in der zweiten Zyklushälfte
- Mammillensekretion (eher selten)

Anamnestisch sollten neben der Familien- und Medikamentenanamnese das Augenmerk auf die Einnahme von Hormonpräparaten, die Zyklusabhängigkeit und Lateralisation des Schmerzes (ein- oder beidseitig) erhoben werden. Bei der Inspektion und Palpation ist auf Knoten und malignitätsverdächtige Veränderungen zu achten.

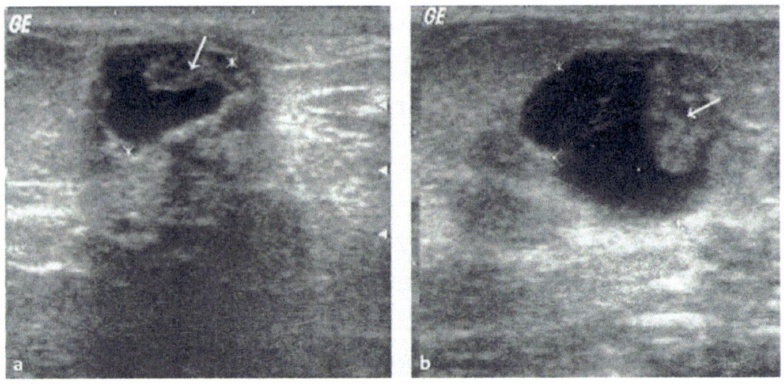

Abb. 1. Mammasonografie mit intrazystischer Proliferation (Pfeil).

Bei der Bildgebung entscheidend ist, präkanzeröse Veränderungen rechtzeitig zu erkennen, da im Speziellen die Mastopathie II und III mit einem erhöhten Entartungsrisiko einhergehen. Die Sonografie ist vor allem bei der zystischen Mastopathie das Primärverfahren. Die diagnostische Punktion von asymptomatischen Zysten ist mittlerweile obsolet. Zusätzlich wird eine Mammographie durchgeführt. Bei sonografischem oder mammografischem Hinweis auf Malignität oder, wenn eine solche nicht ausgeschlossen werden kann, ist eine ultraschallgezielte Biopsie indiziert.

Durch Vermeidung von Methylxanthinen (Kaffee, Tee, Schokolade) oder Einnahme von Phytotherapeutika wie Mönchspfeffer kann in vielen Fällen eine Symptomlinderung erzielt werden. Bei stärkerer Symptomatik kann die Gabe von Gestagenen in Form lokaler Progesteronapplikation (Gel) oder gestagenbetonter Ovulationshemmer indiziert sein. Bei einem Mastopathie III Befund sind engmaschige sonografische Kontrollen und jährliche Mammografien zu empfehlen.

Mastalgie

Der zyklusunabhängige Schmerz der Brust kann iatrogen durch die Einnahme von oralen Kontrazeptiva oder einer menopausalen Östrogen-Gestagen-Hormonersatztherapie ausgelöst werden. In Abhängigkeit der Intensität der Schmerzen sollte das Absetzen des Präparates besprochen werden. Als Thelitis wird eine Entzündung der Mamillen bezeichnet. Sie entsteht bei stillenden Müttern durch Gewebsläsionen, die mechanisch durch das Saugen des Kindes hervorgerufen werden und eine Eintrittspforte für Krankheitserreger darstellen. In weiterer Folge kann sich eine Mastitis puerperalis entwickeln. Neben symptomatischer Kühlung werden bei schwereren Verläufen Antibiotika und Antiphlogistika gegeben.

Pathogenese

Die Mastitis puerperalis ist eine der häufigsten Komplikationen des Wochenbettes und tritt in der Regel am fünften oder sechsten postpartalen Tag auf (möglicherweise aber auch erst nach Wochen), meist auf eine Brust beschränkt.

Die Mastitis non-puerperalis (MNP) ist eine Erkrankung außerhalb der Schwangerschaft und des Wochenbettes. Ihre Inzidenz hat in den letzten Jahren aus noch unbekannten Gründen deutlich zugenommen. Prädisponierende Faktoren sind diverse benigne Mammaerkrankungen wie:

- Hyperprolaktinämie mit Mastodynie
- Galaktorrhoe (Sekretabsonderung aus der Brustwarze)
- Mastopathie
- Makromastie (vergrößerte Brustdrüse)
- Hohlwarzen
- Extramammäre Risikofaktoren: abgelaufene Stillperioden, Mammaverletzungen, Nikotinabusus

Die Mastitis puerperalis wird zu 90 % durch Staphylococcus aureus ausgelöst, der beim Stillen aus dem Rachen des Neugeborenen über feine Hautrisse an den Mamillen (Rhagaden) in das Brustparenchym gelangt. Bei der bakteriellen MNP ist der Staphylococcus epidermidis die Ursache. Bei der abakteriellen MNP ist eine hormonelle, medikamentöse oder stressbedingte Hyperprolaktinämie für eine vermehrte Sekretion aus den Drüsenendstücken verantwortlich. Dies führt zu einem Milchstau, in weiterer Folge reaktiv zu einer Gangerweiterung und schließlich zum Austritt der Milch ins periduktale Gewebe, das sich entzündet.

Klinik

Die beiden Formen der Mastitis unterscheiden sich in ihrer Symptomatik nur geringfügig. Neben den klassischen Entzündungszeichen findet sich oft eine ipsilaterale Lymphknotenschwellung der Axilla. Eine Erhöhung der Körpertemperatur findet sich in der Regel nur bei der Mastitis puerperalis. In ca. 40 % der Fälle kommt es zur Abzessbildung.

> **Fallbeispiel 1.**
>
> Eine 23-jährige Frau stellt sich bei Ihnen in der Ambulanz mit einer Rötung und Schwellung der rechten Mamma vor. Anamnestisch können keine Angaben hinsichtlich eines Traumas, einer rezenten Entbindung oder eines Diabetes mellitus erhoben werden. Bei der klinischen Untersuchung imponiert die Brust vergrößert, überwärmt und druckdolent. Im unteren äußeren Quadranten lässt sich eine Fluktuation nachweisen.
>
> Es muss am ehesten an einen Abszess bei Mastitis non-puereralis gedacht werden. Eine Mammografie sollte bei der Patientin nach Behandlung durch Inzision zum Ausschluss eines inflammatorischen Mammakarzinoms durchgeführt werden.

Imaging

Bei der Mastitis non-puerperalis muss nach Abklingen der Entzündungserscheinungen eine Mammografie zum Ausschluss eines Malignoms durchgeführt werden. Eine Abszedierung kann mammasonografisch gut dargestellt werden.

Differenzialdiagnose

Die wichtigste Differentialdiagnose der MNP stellt das inflammatorische Mammakarzinom dar. Falls sich trotz Therapie keine Besserung der Symptomatik zeigt, sind eine Mammografie und eine eventuelle histologische Diagnostik indiziert.

Der **Morbus Mondor** ist eine akute, stark schmerzende Entzündung der oberflächlichen Venen im Brust- und Armbereich. Neben einer vorangegangenen Bestrahlung oder hämatologischen Erkrankungen kann ein Mammakarzinom zur Thrombophlebitis führen und muss somit unbedingt ausgeschlossen werden.

Patienten-management

Die initiale Therapie der Mastitis puerperalis beschränkt sich meist auf kühlende Umschläge oder Ausmassieren der Brust wobei weiter gestillt werden kann (und soll!). Antibiotika sind nur im phlegmonösen Stadium sinnvoll. Im fortgeschrittenen Stadium wird das Abpumpen der Milch und eine Hemmung der Milchproduktion durch **Prolaktinhemmer,** z. B. Bromocriptin als Dopaminagonist empfohlen. Im Falle einer Abszedierung erfolgt eine Abszessspaltung mit Drainage-Einlage. Die bakterielle MNP wird mit Antibiotika behandelt (Oxacillin, Cephalosporine). Bei der abakteriellen MNP kommen Prolaktinhemmer (Bromocriptin) zum Einsatz, wodurch die Patientinnen in der Regel binnen zwei bis vier Tage nach der Einnahme beschwerdefrei sind. Ein **Abszess** wird lokal mit Rotlicht behandelt. Sobald es sich abgekapselt hat, erfolgen Inzision und Drainage. Zur Prävention eines Rezidivs können begleitend Prolaktinhemmer über 3–6 Wochen eingenommen werden.

Bei Mastalgie muss immer an ein Mammakarzinom gedacht werden – insbesondere an das **inflammatorische Mammakarzinom** und der **M. Paget der Mamille,** intraduktales Adenokarzinom mit ekzemähnlichen Veränderungen der Brustwarze. Wie bei der Mastitis liegen lokale Entzündungszeichen mit oder ohne **axillärer Lymphknotenschwellung** vor. Es handelt sich dabei um eine seltene, jedoch äußerst aggressive Form mit schlechter Prognose. Sowohl klinisch als auch morphologisch lässt es sich nur schwer von einer Mastitis non-puerperalis unterscheiden, wodurch eine Biopsie zur histologischen Abklärung indiziert ist.

Die Mastalgie als Erstsymptom ist bei den übrigen Formen des Mammakarzinoms sehr selten. Umso wichtiger ist es, auf Hinweise auf eine Malignität der Brust zu achten:

- Neu aufgetretene **Asymmetrie der Mammae**
- Einziehungen der Haut (Jackson-Phänomen)
- **Retraktion** oder **serös-blutige Sekretion** der Mamille
- **Peau d'orange** (Orangenhaut)
- **Tastbare Knoten:** hart, indolent, wenig verschieblich
- **Tastbare Lymphknoten:** axillär und supraklavikulär

Extramammärer Schmerz

Definition

Brustschmerzhaftigkeit kann als Quelle auch Rumpfwandbeschwerden haben.

Epidemiologie

Einige Studien, die in Primärversorgungszentren und Brustkliniken durchgeführt wurden, zeigten, dass häufiger extramammäre Ursachen für Brustschmerzen vorliegen, als eine echte Mastalgie.

Pathogenese

- Die Schmerzen können **muskuloskelettal** sein (Brustwand, Wirbelsäulenerkrankungen, Traumata oder Narbenbildung aus vorherigen Biopsien). Darüber hinaus kann eine Interkostalneuralgie vorliegen, die von den Ästen der Interkostalnerven T3–T5 ausgehen und auf Boden von Infektionskrankheiten wie Herpes Zoster entstehen kann.
- Erkrankungen vom **Herz** oder dem oberen Gastrointestinaltrakt inklusive des **Ösophagus** und der **Gallenwege**
- Das **Tietze-Syndrom** als seltene idiopathische Chondropathie der Rippenknorpel zu verstehen ist und zu Schmerzen und Schwellung des ventralen Thorax führt.

Klinik

Zur Differenzierung von Brustwandbeschwerden eignet sich eine Untersuchung in Seitenlage, da sich die Brust in dieser Position von der Brustwand verlagert und ein direkter Zugang zum Abtasten der darunter befindlichen Muskeln und Rippen wird ermöglicht. Die Schmerzen sind in der Regel scharf/schneidend, von der Patientin gut lokalisierbar und sind abhängig von Atmung und Bewegung.

Literatur, Links

1. UpToDate „Breast pain“ (https://www.uptodate.com/contents/breast-pain) [abgerufen am 22.07.2021].
2. Weyerstahl. Duale Reihe Gynäkologie und Geburtshilfe. Georg Thieme Verlag 4.Auflage 2013: 342–348.
3. Goerke, Valet. Kurzlehrbuch Gynäkologie und Geburtshilfe. Urban & Fischer Verlag 7.Auflage 2014: 219/252,307ff.
4. Abb1. „Intrazystische Proliferation“: Weyerstahl. Duale Reihe Gynäkologie und Geburtshilfe. Georg Thieme Verlag 4.Auflage 2013: 342–348.

Beckenschmerzen und genitale Schmerzen oder Schwellung bei der Frau

Christina Haberl

Lernziele und Zusammenfassung

- Awareness für das klinische Bild des Beckenschmerzes bei der Frau und die damit zusammenhängenden Begleitsymptome entwickeln.
- Anamnese und physikalische Untersuchung bei Beckenschmerzen zielgerichtet und empathisch durchführen können, vor allem in Hinblick auf vulvovaginale Infektionen, Dyspareunie, Endometriose, Beckenbodenschmerz, dies auch im Kontext mit Zyklusunregelmäßigkeiten.
- Erhöhung der Adhärenz durch empathische Gesprächsführung bei häufig scham- oder angstbesetzten Symptom, Dyspareunie und vaginalem Ausfluss, Vulvakarzinom, Labiensynechien, akut schmerzende Schwellung der Vulva, Vaginismus, Fremdkörper.
- Patientinnenmanagement bei akutem Unterbauchschmerz infolge Ovarialtorsion, Extrauteringravidität und bei anderen Unterbauchschmerzen inklusive Adnexitis, Salpingitis, Tuboovarialabszess, Tumoren, und Endometriose.

Definition

Beckenschmerz ist ein Sammelbegriff für alle Schmerzen im kleinen Becken, der Genitalregion, der suprapubischen Region, der Leistenregion, des Anus, des muskulären Beckenbodens und der kaudalen Wirbelsäule.

Der Beckenschmerz lässt sich in eine akute und eine chronische Form, das **Chronic-pelvic-pain-syndrome, CPPS** der Frau (es gibt auch ein analog heißendes Syndrom beim Mann) sowie die für die Endometriose typischen zyklusabhängigen Schmerzen einteilen. Das CPPS ist ein pelvines Schmerzsyndrom ohne vorliegende Infektion oder akute Traumen mit mindestens 6 Monaten Dauer.

Anatomie

Der Beckenboden mit seiner Muskulatur, die sich aus verschiedener Ursache verspannen kann, spielt bei Schmerzen im kleinen Becken eine wichtige Rolle. Gemäß dem Konzept der Core-Muscles, der **Rumpfwandmuskulatur,** die als eine funktionelle Einheit verstanden werden, können zahlreiche Beschwerden mit solchen des Beckenbodens assoziiert sein. Klassisch ist der Harnverlust durch starkes Husten bei Inkontinenz oder die Tatsache, dass kieferorthopädische Probleme wie **Bruxismus** mit Beckenschmerzen assoziiert sein können.

Medizinische Psychologie

Biologische und psychosoziale Faktoren spielen eine wichtige Rolle in der Prädisposition, Entstehung und Chronifizierung des CPPS. Armut, Gewalterfahrungen und ein ungünstiges psychosoziales Umfeld sind bedeutende Risikofaktoren.

Es wird davon ausgegangen, dass 60–80 % aller Patientinnen mit chronischem Beckenschmerz die Diagnosekriterien nach ICD10 für eine somatoforme Schmerzstörung erfüllen. Diese ist definiert als „ein andauernder, schwerer, quälender Schmerz, der durch einen physiologischen Prozess oder eine körperliche Störung nicht vollständig erklärt werden kann und tritt in Verbindung mit emotionalen Konflikten oder psychosozialen Belastungen auf".

Pathogenese

Die Entstehung wird in organische, psychosomatische oder zentral-biochemische Formen eingeteilt. Vor allem die Genese des CPPS ist multifaktoriell, wobei eine Beeinflussung des Nervensystems durch chemische und entzündliche Mediatoren sowie Hormone angenommen wird.

Klinik

Der Beckenschmerz ist sehr vielfältig. Typisch sind Beschwerden, oft auch aggraviert, beim Sitzen, während oder nach dem Stuhlgang, häufiger Harndrang, Brennen beim Urinieren oder Schmerzen während oder nach dem Geschlechtsverkehr, die **Dyspareunie.** Die Dyspareunie kann

- organisch bedingt sein, typisch ist eine zugrundeliegender Endometriose und Infektionen, oder
- nichtorganisch und dann oft mit starkem psychosozialem Stress assoziiert.

In etwa 12 % der Fälle ist ein CPPS mit Dyspareunie assoziiert und wird nicht selten von der Patientin erst nach empathisch durchgeführter Anamnese mitgeteilt, denn chronische Schmerzpatientinnen fühlen sich oft nicht verstanden oder ernst genommen.

Die Symptome des CPPS sind auch nicht immer eindeutig, es kann zu Missempfindungen, Druck-, Krampf- oder Verspannungsgefühlen kommen. Die Beschwerden können konstant, intermittierend oder anlassbezogen sein wie beim Harnlassen oder während und nach dem Geschlechtsverkehr, wobei jedes der folgenden Symptome wieder ein breites differenzialdiagnostisches Spektrum haben kann.

- Dyspareunie
- Vaginismus
- Anismus
- Vulvodynie
- Beckenringschmerzen
- Kokzygodynie oder ein tiefsitzender Kreuzschmerz
- Anorektale Schmerzen

Besonders der chronische Beckenschmerz ist mit einem großen Leidensdruck der Patientinnen und eingeschränkter Lebensqualität mit Auswirkungen auf die Partnerschaft, Beruf und Freizeit verbunden, dem sie sich hilflos ausgeliefert fühlen und als Folge eine Depression auftritt. Kriterien der Anamnese sind:

- Schmerzlokalisation, -intensität, -dauer und -qualität
- Zeitpunkt des Auftretens (Beginn, Verlauf, Rhythmik)
- Lebenszeitkurve des Schmerzes
- Zusätzliche Beschwerden (gastrointestinal, urologisch, ...)
- Auslösende Faktoren
- Lindernde oder verschlimmernde Faktoren
- Zusammenhang der Schmerzen mit der Menstruation, der sexuellen Aktivität, dem Harnlassen oder der Defäkation

Bei chronischem Beckenschmerz zusätzlich:

- Vorangegangene Therapien
- Auswirkung auf die Lebensqualität (Partnerschaft, Sexualität, Arbeit, Freizeit)
- Vorerkrankungen/Voroperationen/Umfeld der Patientinnen
- Gewalterfahrungen
- Zeichen einer depressiven Erkrankung
- Subjektive Krankheitstheorie

Im Rahmen der Anamnese und Untersuchung ist auf folgende Red Flags zu achten, da diese Hinweise auf eine mögliche maligne Systemerkrankung sein können:

- Postkoitale Blutungen
- Postmenopausale Blutungen oder Beckenschmerzen
- Hämaturie
- Raumforderungen der Adnexregion

Die physikalische Untersuchung – mit Vorsicht durchgeführt, um Schmerzen zu vermeiden – sollte immer eine Beurteilung des äußeren Genitales, eine Tastuntersuchung (abdominal und vaginal) und eine Spekulumuntersuchung beinhalten.

Bei der klinischen Untersuchung kann mit Hilfe von einfachen Tests zwischen viszeralem und parietalem Schmerz unterschieden werden. Einer dieser Tests ist der sogenannte „Carnett-Test". Hierbei wird der Schmerzpunkt der liegenden Patientin mit dem Finger des Untersuchers/der Untersucherin an der Bauchwand komprimiert und der Schmerz ausgelöst. Die Patientin wird dazu aufgefordert die Bauchdecke anzuspannen, entweder durch Heben der gestreckten Beine oder durch Anheben des Oberkörpers. Nehmen die Schmerzen durch dieses Manöver ab handelt es sich um viszerale Schmerzen (Carnett-Test negativ), bleiben die Schmerzen jedoch konstant ist von einem parietalen Schmerz auszugehen (Carnett-Test positiv).

Labor

Bei Frauen im gebärfähigen Alter ist immer ein Schwangerschaftstest durchzuführen. Bei Unterbauchschmerzen mit sekundärer Amenorrhö ist bis zum Ausschluss einer Schwangerschaft immer an eine Extrauteringravidität zu denken. Sie stellt durch das damit verbundene Ruptur- und Blutungsrisiko das häufigste lebensbedrohliche Bild in der Frühschwangerschaft dar.

Ergänzende Laboruntersuchungen dienen zum Nachweis einer entzündlichen oder infektiösen Genese. Bei chronischen Beckenschmerzen hat eine Laboruntersuchung eher eine geringe Aussagekraft.

Imaging

Mit der vaginalen Ultraschalluntersuchung können mögliche Raumforderungen und andere pathologische Prozesse dargestellt werden.

Patientinnen mit sehr starken oder therapieresistenten chronischen Beckenschmerzen kann eine diagnostische Laparoskopie angeboten werden. Bei 40 % der Patientinnen kann jedoch auch dadurch keine endgültige Diagnose gestellt werden.

Differenzialdiagnose

Akuter Beckenschmerz kann auftreten bei Infektionen (Vulvitis, Kolpitis/Vaginitis, Adnexitis, Endometritis), extrauterinen Schwangerschaften, Dislokation von IUDs (intra uterine devices) oder dem Asherman-Syndrom.

Bei Infektionen der Vagina kommt es, zusätzlich zu Beckenschmerzen, häufig zu charakteristischem vaginalem Ausfluss (Fluor vaginalis). Infektionen des Uterus oder der Adnexen sind zusätzlich durch systemische Entzündungszeichen wie Fieber und charakteristische Schmerzen (Uteruskantenschmerz bei Entzündung des Uterus oder Portiolüftungsschmerz bei einer vorliegenden Adnexitis) gekennzeichnet. Ursächlich für Infektionen der weiblichen Geschlechtsorgane sind häufig bakterielle Erreger (Chlamydia trachomatis, Neisseria gonorrhoeae, Gardnerella vaginalis, Trichomonas vaginalis oder Pilze (Candida albicans).

Tab. 1. Wichtige klinische Befunde: Mögliche Infektionen der Vagina und anderen weiblichen Geschlechtsorganen bei Beckenschmerzen. Die ersten 4 Kriterien bei bakterieller Vagnose werden als Amsel-Kriterien bezeichnet.

Erreger	**Charakteristische Befunde**
Gardnerella vaginalis (bakterielle Vaginose)	• schaumiger, grau-weißlicher vaginaler Ausfluss • fischartiger Geruch • "Clue Cells" im Nativabstrich oder Grampräparat • vaginaler pH > 4,5 • Dyspareunie • Dysurie
Neisseria gonorrhoeae (Gonorrhoe)	• Dysurie • Verstärkter Fluor • Zwischenblutungen
Chlamydia trachomatis	• Endocervicale Blutungen • Endocervicaler Fluor • „erdbeerfarbene" Entzündung der Portio (mukopurulente Cervicitis) • häufig Adnexitis bzw. Urethritis beim Mann
Trichomonas vaginalis (Trichomoniasis)	• Dünnflüssiger, gelblich-grünlicher, schaumiger, übelriechender Fluor
Candida albicans (vulvovaginale Candidose)	• Weißlicher, geruchsarmer, bröckeliger Fluor • Pruritus • Dyspareunie • Dysurie

Der chronische oder chronisch-rezidivierende Beckenschmerz kann bedingt sein durch das Vorhandensein

- von Adhäsionen im Becken oder Bauchraum (ca. 36% aller Patientinnen mit chronischem Beckenschmerz), oft auch mit narbig fixierten Dünndarmschliengen, dem Briden-(Sub-)Ileus,
- eines Pelvic-Congestion-Syndroms, d. h. eine pelvine Varikositas, ca. 30 % aller Patientinnen mit chronischem Beckenschmerz, und als weitere venöse Gefäßerkrankung die Beckenvenenthrombose, die nicht nur bei Schwangeren, sondern auch aus gleicher Ursache wie die Beinvenenthrombose, auch mit ihr kombiniert, auftreten kann,
- eines Beckenorganprolapses,
- eines Bladder-Pain-Syndroms, das ist ein Blasenschmerzsyndrom unbekannter Ätiologie oder
- einer psychosomatischen Störung. Hier müssen als mögliche Ursache auch Traumen in Betracht gezogen werden. Mögliche Beckenschmerz-auslösende Traumen können zum Beispiel Geburtstraumen oder ein sexuelles Trauma darstellen.

Zum zyklischen Beckenschmerz gehören die primäre und sekundäre Dysmenorrhoe sowie der Mittelschmerz (Schmerzen beim Platzen des Follikels in der Mitte des Zyklus). Während der primären Dysmenorrhoe und dem Mittelschmerz kein pathologischer Befund zugrunde liegt, ist bei der sekundären Dysmenorrhoe vor allem an die Endometriose zu denken, die sich klinisch häufig durch eine stark ausgeprägte Dysmenorrhoe präsentiert.

Neben gynäkologischen Ursachen müssen auch mögliche Pathologien aus anderen Fachrichtungen beachtet werden. Häufige Differenzialdiagnosen sind gastrointestinale, urogenitale, neurologische, muskuloskelettale sowie psychiatrische Erkrankungen.

Tab. 2. Häufige Differentialdiagnosen anderer Fachrichtungen außerhalb der Gynäkologie

Region	Differentialdiagnosen
Gastrointestinale Erkrankungen	• Diverticulitis • Entzündliche Darmerkrankungen • Reizdarmsyndrom • Hernien
Zahnmedizinische Probleme	• Bruxismus (Zähneknirschen)
Urogenitale Erkrankungen	• Rezidivierende Zystitis • Urethradivertikel • Ureterobstruktion • Beckenniere • Bladder Pain Syndrome (früher interstitielle Zystitis) • Genitalprolaps
Neurologische Erkrankungen	• Neurinom • Nervenkompressionssyndrom, vor allem die Pudendusneuralgie
Muskuloskelettale Erkrankungen	• Wirbelsäulen-Fehlstellungen wie Skoliose • Spondylolyse • Osteoporose • Fibromyalgie-Syndrom
Psychiatrische Erkrankungen	• Essstörungen • Somatoforme Schmerzstörung • Somatisierungsstörung • Posttraumatische Belastungsstörung • Chronische Schmerzstörung
Andere Erkrankungen	• Lymphom • Neurofibromatose

Patientinnen-management

Die Therapie des Beckenschmerzes besteht aus der Behandlung der zugrundeliegenden Pathologie. Besonders bei chronischem Beckenschmerz gestaltet sich dies oft schwierig, da zum einen in vielen Fällen kein Auslöser gefunden werden kann oder keine kausale Therapie existiert. Ziel ist es, die Lebensqualität und Gesamtfunktion der Betroffenen zu verbessern oder zu erhalten. Dies erfordert einen multidisziplinären Ansatz, der physikalische, psychologische und sexuelle Faktoren inkludiert.

Auftretende Schwierigkeiten der Arzt-Patientin-Beziehung kann zu dem sogenannten „Doctor-Shopping“ führen, gerade weil Beschwerden beim CPPS typische Tabu-Themen sind und die wiederum eine wichtige Ursache der Non-Adhärenz in der Arzt-Patientin-Beziehung darstellen.

Endometriose

Definition

Endometriose ist definiert als das Vorkommen von endometriumartigem Gewebe außerhalb des Cavum uteri. Man unterscheidet anhand der Lokalisation zwischen peritonealer, ovarieller und tiefinfiltrierender Endometriose (Läsionen wachsen > 5mm tief in das betroffene Gewebe ein und infiltrieren umliegende Organe, wie Darm oder Harnblase).

Epidemiologie

Etwa jede zehnte Frau ist von Endometriose betroffen, wobei auf Grund der schwierigen Diagnostik und des heterogenen klinischen Bildes eine hohe Dunkelziffer anzunehmen ist.

Klinik

Typische Symptome sind **zyklusabhängig** Dysmenorrhoe, Dyspareunie, Dysurie (bei Einwachsen von Läsionen in die Blase oder den Ureter), Dyschezie (bei Einwachsen von Läsionen in den Darm). Oft vorhanden ist ein unerfüllter Kinderwunsch, die Endometriose ist eine wichtige organische Ursache der weiblichen **Infertilität.**

Das klinische Bild kann jedoch stark variieren. Neben sehr starken Endometriose-assoziierten Schmerzen, zeigen ca. 50 % der Betroffenen einen asymptomatischen Verlauf.

Ausführliche Anamnese: Seit wann bestehen die Probleme? Schmerzqualität? Schmerzintensität? Dauer der Beeinträchtigung pro Monat? Einschränkung der Lebensqualität?

Klinische Untersuchung: Palpation, Spiegeluntersuchung und transvaginaler Ultraschall (besteht Verdacht auf Vorliegen einer tiefinfiltrierenden Endometriose, muss zusätzlich eine Sonografie der Nieren und Harnwege, eventuell auch eine MRT zur Beurteilung der umliegenden Organe durchgeführt werden).

Diagnostik

Diagnostische **Laparoskopie:** mit anschließender histologischer Sicherung der Endometrioseherde, stellt den Goldstandard in der Diagnostik der Endometriose dar. Ovarialzysten mit Endometrioseherden werden wegen der dunkelbraunen Blutabbauprodukte pathologisch-anatomisch als **Schokoladezysten** bezeichnet. Endometrioseherde an der peritonealen Oberfläche werden im Englischen, weil einer Verbrennung durch Schießpulver ähnlich, Powder Burns genannt.

Patientinnen-management

Statistisch gesehen dauert es für betroffene Frauen ca. 10 Jahre bis zur Diagnosestellung.

Die Therapie muss individuell an das klinische Bild und die Beschwerden der Patientin angepasst werden. Sie ist abhängig von dem Schweregrad der Symptomatik, dem Alter und Kinderwunsch der Patientin. Eine wichtige Rolle in der medikamentösen Therapie spielen nichtsteroidale Antirheumatika und orale Kontrazeptiva. Bei Patientinnen mit Kinderwunsch oder bei nicht-Ansprechen auf die medikamentöse Therapie können Endometrioseherde laparoskopisch entfernt werden. Ziel ist es, alle Läsionen zu entfernen und die normale Anatomie wiederherzustellen. Diese therapeutische Option unterliegt jedoch einer hohen Rezidivrate. Medikamentöse Therapieoptionen sind Gestagene, um eine Atrophie der Endometrioseherde zu erreichen.

Literatur, Links

1. Dadak, Christian, and Leo Auerbach. Frauenheilkunde: MCW-Tertial. 4., überarbeitete Auflage., 2019.
2. AWMF-Leitlinie Chronischer Unterbauchschmerz der Frau (Stand 20.Juli 2021; https://www.dggg.de/fileadmin/documents/leitlinien/archiviert/beteiligt/016001_Chronischer_Unterbauchschmerz_der_Frau/016001_2016.pdf)
3. Kuhn, Annette. "Chronischer Beckenschmerz" [Chronic pelvic pain]. Therapeutische Umschau. Revue therapeutique vol. 73,9 (2019): 573-575. doi:10.1024/0040-5930/a001039
4. Speer, Linda M et al. "Chronic Pelvic Pain in Women." American family physician vol. 93,5 (2016): 380-7.

Präeklampsie und Eklampsie

Selina Schmidtke

Lernziele und Zusammenfassung

- Klassifikation der hypertensiven Erkrankungen in der Schwangerschaft exemplarisch anwenden können.
- Präeklampsie anhand der Klinik diagnostizieren und Prodromi einer Eklampsie rechtzeitig erkennen.
- Patientenmanagement: Stationäre Aufnahme, Überwachung, RR-Kontrolle ab 150–160/100–110 mmHg, Eklampsie-Prophylaxe praktisch umsetzen können.

Definitionen

Die **Präeklampsie** (EPH-Syndrom) ist eine Form der **hypertensiven Schwangerschaftserkrankungen,** konkret das Auftreten einer **Hypertonie** während der Schwangerschaft mit Hypertonie und mindestens einer weiteren Organmanifestation, meist einer **Proteinurie**. Die Präeklampsie ist eine Vorstufe der **Eklampsie,** d. h. tonisch-klonische Krampfanfälle während der Schwangerschaft ohne spezifische Ursache.

Etymologie: Die Präeklampsie wurde früher auch als Schwangerschaftsvergiftung, EPH-Gestose und Spätgestose bezeichnet.

Die **Eklampsie (tonisch-klonischer Krampfanfall)** tritt in 2–3 % als Komplikation einer schweren Präeklampsie und in 0,6 % ohne Frühwarnsymptome auf. Prodromalsymptome können eine **Hypertonie**, **Kopfschmerzen** oder **Sehstörungen** sein, müssen einer Eklampsie jedoch nicht vorausgehen. Häufig sinkt die fetale Herzfrequenz während bzw. nach einem Anfall. Erholt sich diese nicht, sollte an eine vorzeitige Plazentalösung gedacht werden. Die Diagnose erfolgt anhand der Klinik, andere neurologische Ursachen, wie eine Epilepsie, müssen dabei ausgeschlossen werden.

Epidemiologie

Hypertensive Schwangerschaftserkrankungen treten meistens erst im **3. Trimester** auf und stellen eine der häufigsten Komplikationen in der Schwangerschaft (6–8 % der Schwangeren) dar. Das perinatale Mortalitätsrisiko liegt bei ca. 20 %. Jedoch verläuft die Präeklampsie in 75 % der Fälle mild. Ein schwerer Verlauf tritt vor allem vor der 34. SSW auf.

Tab. 1. Risikofaktoren (RF) der Präeklampsie
IVF – In-vitro-Fertilisation

anamnestische RF	schwangerschafts-assoziierte RF
Z. n. Schwangerschafts-assoziierter Hypertonie	erhöhter RI der Aa. uterinae >24. SSW
BMI > 30	bilaterales Notching
Diabetes mellitus	Mehrlingsschwanger-schaften
familiäre Präeklampsie-belastung	Z. n. IVF/Eizellspende
vorbestehende Nierenerkrankung	Gestationsdiabetes
Nulliparität	Hydrops fetalis
Alter > 40 J.	Trisomien
chron. Hypertonie	Blasenmole
Antiphospholipid-syndrom/weitere Auto-immunerkrankungen	
ethnische Herkunft (afroamerikanisch)	

Bei einer vorangegangenen Schwangerschaftsinduzierten Hypertonie (SIH) ist das Risiko in einer Folgeschwangerschaft für eine weitere leichte SIH bis zu 20 % und für eine schwere Form bis zu 25 % erhöht.

Pathogenese

Es besteht die Annahme, dass eine gestörte **Plazentation** eine wesentliche Rolle spielt. In der normalen Schwangerschaft wandern Zytotrophoblasten aus den Chorionzotten aus und dringen bis in das innere Myometrium ein. Anschließend ersetzen die Trophoblastzellen die maternale Endothelzellschicht der Spiralarterien, sodass diese die physiologischen Eigenschaften für eine adäquate Perfusion der Plazenta erhalten. Bei der Präeklampsie (PE) ist jene Invasion der Trophoblastzellen sehr flach und unvollständig. Folglich kommt es zu einer **inadäquaten Adaption der Gefäße** an den erhöhten Durchblutungsbedarf des Uterus und damit zu einer plazentaren Hypoxie mit anschließender Plazentainsuffizienz.

Ebenso spielen in der Präeklampsiegenese angiogene Faktoren, wie sFlt-1 (ein lösliches Fragment des VEGF-Rezeptors) und PIGF eine Rolle. Zwischen diesen Faktoren herrscht im Rahmen einer PE ein Ungleichgewicht vor.

Das kardiovaskuläre System ist im Sinne eines verminderten Cardiac Outputs und erhöhten systemischen Gefäßwiderstandes betroffen. Langfristig können sich Komplikationen, wie eine linksventrikuläre diastolische Dysfunktion, ergeben.

Klinik

Die Symptome sind unterschiedlich und relativ unspezifisch. Wichtigstes Tool der Diagnostik ist die Blutdruckmessung. Allerdings zählt ein einmalig erhöhter RR nicht als Hypertonie, sondern es sollten ≥ 7 von 30 Messungen über dem Grenzwert (140/90 mmHg) erhöht sein.

Tab. 2. Klinische Symptome der Präeklampsie

- Erhöhter Blutdruck
- Kopfschmerzen
- Übelkeit, Erbrechen
- Bauchschmerzen
- Ödeme
- Augenflimmern

Labor

Zusätzlich erfolgt der Nachweis einer Proteinurie mit einem Urin-Streifentest oder 24 h-Sammelharn. Ebenso sollten in einem Labor Hämoglobin, Hämatokrit, Thrombozyten, Leberfunktionsparameter, Harnsäure, Kreatinin, Haptoglobin und der sFlt-1/PGIF Quotient bestimmt werden.

Bei stationärer Aufnahme sollte täglich ein Reflexstatus erhoben werden. Zudem sollte das Kind mit einem CTG überwacht und eine US-Untersuchung durchgeführt werden.

Tab. 3. Diagnostikkriterien der Präeklampsie

Organsystem	Kriterien
Blutdruck	• ≥140/90mmHg gemessener Blutdruck an 2 verschiedenen Zeitpunkten im Abstand von mind. 4 h • ≥ 160/110 mmHg gemessener Blutdruck
und mind. 1 Organmanifestation	
Renal	• Proteinurie ≥ 300 mg/d • Protein/Kreatinin-Quotient ≥ 30 mg/mmol • Oligurie < 500 ml/d • Serum Kreatinin >1,1 mg/dl • Verdopplung des Serum Kreatinins ohne vorbestehender Nierenerkrankung
Thrombozyten	• Thrombozytopenie < 100.000/µl
Hepatisch	• erhöhte Lebertransaminasen (2-fach) • Oberbauchschmerzen
Pulmonal	• Lungenödem
Zerebral, visuell	• Kopfschmerzen, Sehstörungen, Hyperreflexie

Differenzialdiagnose

Bei der Differenzialdiagnose hypertensiver Erkrankungen in der Schwangerschaft ist zu denken an:

- Chronische Hypertonie: Hypertonie, die bereits präkonzeptionell oder im 1. Trimester diagnostiziert wurde
- Gestationshypertonie: RR-Anstieg auf ≥140/90mmHg während einer Schwangerschaft bei zuvor unauffälligen RR-Werten, aber ohne Proteinurie bzw. weiteren Kriterien für eine Präeklampsie
- Gestationsproteinurie: in der Schwangerschaft neu aufgetretene Proteinurie ≥ 300 mg/d oder Protein/Kreatinin-Quotient ≥ 30 mg/mmol
- Präeklampsie: RR-Werte ≥ 140/90 mmHg mit mind. einer neu aufgetretenen Organmanifestation
- HELLP-Syndrom: Trias aus Hämolyse, Thrombozytopenie und Transaminasenanstieg
- Eklampsie: tonisch-klonische Krampfanfälle, die keiner anderen neurologischen Erkrankung (z. B.: Epilepsie) zugeordnet werden können (oft assoziiert mit Präeklampsie)

Patientenmanagement

Bei der Diagnose einer Präeklampsie erfolgt die stationäre Aufnahme mit enger Überwachung der Schwangerschaft. Sollte das Risiko einer vorzeitigen Entbindung vorliegen, muss rechtzeitig mit der Lungenreifung (Betamethason 12 mg 2x1/48 h) begonnen werden.

Tab. 4. Differenzialdiagnose der Präeklampsie und Eklampsie

Krankheiten	Zeichen	ergänzende Kommentare
• HELLP Syndrom	• Trias aus Hämolyse, erhöhte Leberenzyme, Thrombozytopenie	• ähnliche weitere Symptome wie bei Präeklampsie (Proteinurie, Hypertonie etc.)
• Thrombotisch-Thrombozytopenische Purpura (TTP)	• Thrombozytopenie, Hämolyse, ADAMTS-13 Mangel	• neurologische Manifestation ist obligat
• atypisches hämolytisch-urämisches Syndrom (aHUS)	• Thrombozytopenie, Hämolyse, ADAMTS-13 Aktivität normal	• Niereninsuffizienz lenkt Verdacht auf aHUS
Zentrale Ursachen: • Tumor • Intrakranielle Blutung • Schlaganfall	• persistierende neurologische Defizite • Tumor eher schleichende Progression • Insult/ICB plötzliche Symptome	• wenn Krampfanfall < 20. SSW ist eine Eklampsie eher unwahrscheinlich
Metabolisch • Hypoglykämie	• Unruhe, Schwitzen, Tremor • blasse Haut • Tachykardie • Heißhunger • Konvulsionen	• DD: Diabetes, Insulinüberdosierung

Kriterien zur Stationären Aufnahme sind:

- klinisch gesicherte Präeklampsie
- RR ≥ 140/90 mmHg + weitere RF (Maternale Erkrankung, Mehrlingsschwangerschaft, frühes Gestationsalter etc.)
- RR ≥ 160/100 mmHg
- Verdacht auf HELLP-Syndrom
- persistierende Oberbauchschmerzen
- Eklampsie bzw. Präeklampsie mit neurologischen Prodromalsymptomen (Augenflimmern, Kopfschmerzen)
- hypertensive Krise mit vitaler Bedrohung
- fetale Indikationen (IUGR, suspektes CTG, pathol. Doppler, Oligohydramnion)

Ab einem Blutdruck von 150–160/100–110 mmHg wird eine antihypertensive Therapie gestartet. Grund ist die Prävention maternaler zerebro-/kardiovaskulärer Komplikationen. Mittel der 1. Wahl ist die orale Gabe von Alpha-Methyldopa. Ebenso geeignet sind Labetalol und Nifedipin. Kontraindiziert ist die Verabreichung von AT1-Antagonisten, ACE-Hemmer und Diuretika.

Es gibt derzeit keine Hinweise eines Vorteils der antihypertensiven Therapie für die fetale Entwicklung, weswegen bei einer milden Hypertonie keine medikamentöse Einstellung erfolgt.

Bei einer schweren Hypertonie, die sich oral nicht einstellen lässt, werden die Antihypertensiva Urapidil, Nifedipin, Labetolol und Dihydralazin intravenös verabreicht. Vor allem im hypertensiven Notfall (akute schwere Hypertonie über 15 min. und Organschäden) muss eine unverzügliche Blutdrucksenkung erfolgen.

Zur Prophylaxe und Therapie der Eklampsie wird Magnesiumsulfat i.-v. gegeben.

Die einzige kausale Therapie der Präeklampsie ist die Beendigung der Schwangerschaft. Eine Einleitung der Geburt ist ab der SSW. 37 indiziert. Bei schweren Verlaufsformen ist auch eine frühere Entbindung indiziert.

Literatur, Links

1. AWMF-Leitlinie Hypertensive Schwangerschaftserkrankungen: Diagnostik und Therapie (Stand 01.05.2019; https://www.awmf.org/leitlinien/detail/ll/015-018.html [zugegriffen am 13.07.2021]).
2. Dadak C. Frauenheilkunde MCW-Tertial. Facultas. 2019.
3. Fisher SJ. Why is placentation abnormal in preeclampsia? Am J Obstet Gynecol. 2015.

4. Hypertension in pregnancy. Report of the American College of Obstetricians and Gynecologists' Task Force on Hypertension in Pregnancy. Obstet Gynecol. 2013
5. Goerke K., Steller J., Valet A. Klinikleitfaden Gynäkologie Geburtshilfe. Elsevier. 2018

Wochenbettbetreuung

Verena Nairz

Lernziele und Zusammenfassung

- Differentialdiagnostische Abklärung von Blutungen und Infektionen in der Nachgeburtsperiode sowie im Wochenbett durchführen und eine adäquate Therapie einleiten können.
- Zu den bei der Wochenbettvisite möglichen Fragen fundiert an der interprofessionellen Diskussion teilnehmen können: Infektion, Anämie, Rückbildungsstörung, Stillen, Handhabung und häufige Probleme, Laktation, Physiologie, Involution und Subinvolution des Uterus im Wochenbett, Brüste im Wochenbett (Inspektion, Laktation), rissige Brustwarze, Bestimmung des Blutverlustes nach der Entbindung, Sheehan-Syndrom, Entzündung des Beckens postpartal und im Wochenbett (einschließlich Endomyometritis, Salpingitis, Pelveoperitonitis, Perimetritis), Komplikationen im Wochenbett (Infektion, Anämie, Rückbildungsstörung, vor allem die Awareness für psychische Störungen.

Definition

Unter Wochenbett (Puerperium) ist die Zeit nach der Geburt eines Kindes gemeint, die Dauer ist vom Gesundheitszustand der Mutter abhängig.

Epidemiologie

Die **Müttersterblichkeit** ist laut WHO definiert als „Tod einer Frau während der gesamten Schwangerschaft oder innerhalb von 42 Tagen nach der Entbindung, wenn die Todesursache in Verbindung zur Schwangerschaft oder deren Behandlung steht". In Österreich liegt die Müttersterblichkeitsrate bei ungefähr 5 pro 100.000 Lebendgeburten. Gründe für die Senkung der Müttersterblichkeit in der zweiten Hälfte des 20. Jahrhunderts waren die Implementierung der Schwangerenvorsorge, der Übergang von Haus- zur stationären Geburt, flächendeckende Errichtung geburtshilflich-gynäkologischer Fachabteilungen, die Einführung der Antibiotika und der allgemeine medizinische Fortschritt. Haupttodesursachen sind

- thromboembolische Erkrankungen inklusive Fruchtwasserembolie,
- Hämorrhagien,
- hypertensive Erkrankungen und
- Genitalsepsis.

Tab. 1. Differentialdiagnostik der postpartalen Hämorrhagie (PPH). Als fünftes „T" kann man die Transabdominelle Sonografie hinzufügen inklusive Farbdoppler zum etwaigen Nachweis von Plazentaresten, Uterusschädigungen, freier Flüssigkeit, Hämatombildung

Die „4 Ts"	Ursachen
Tone Beurteilung des Kontraktionszustandes des Uterus durch Palpation und Kontrolle des Fundusstandes	• Uterusüberdehnung (Multiparität, Polyhydramnion, Makrosomie) • Tokolytika • Protrahierte Geburt • Prolongierte Oxytocingabe • Chorioamnionitis • Myome
Tissue Untersuchung der Plazenta auf Vollständigkeit	• Retinierte Plazenta • Abnormale Plazentainsertion • Plazentareste
Trauma Inspektion des äußeren und inneren Genitales mittels Spekulumuntersuchung	• Vulvovaginale Verletzungen • Zervixriss • Episiotomie/Dammriss • Uterusruptur • Inversio uteri
Thrombin Laboruntersuchung (Hb, Thrombozytenanzahl, Gerinnungsparameter)	• Schwangerschaftsinduziert (HELLP-Syndrom, DIC, Fruchtwasserembolie) • Von-Willebrand-Syndrom • Koagulopathien • Gerinnungsfaktormangel

Postpartale Hämorrhagie (PPH)

Definition

Blutverlust > 500 ml nach vaginaler Geburt bzw. > 1.000 ml nach Sectio innerhalb von 24 Stunden nach der Geburt („Primäre postpartale Blutung"). Etwa ⅔ aller lebensbedrohlichen Blutungen treten innerhalb der ersten vier Stunden nach Entbindung auf.

Klinik

Die klinische Untersuchung ist an den „5 Ts" orientiert. Bei der Untersuchung ist der Fundusstand zu prüfen.

Tab. 2. Fundusstand im postpartalen Verlauf

Zeitpunkt	Höhe des Uterusfundus
Direkt nach der Geburt	Zwischen Nabel und Symphyse
Nach ca. 12 Stunden	Nabelhöhe
3. Tag	3-Querfinger unter dem Nabel (Absinken um einen Querfinger/Tag)
Ab dem 12.–14. Tag	Symphyse (nicht mehr palpabel)

Tab. 3. Differentialdiagnose nach Blutungsbeginn

Blutungsbeginn	Differentialdiagnose
Unmittelbar nach Entwicklung des Kindes	Verletzungen des Geburtsweges
Blutungsfreies Intervall zwischen Entwicklung des Kindes und Blutungsbeginn	Lösungsstörung der Plazenta
Nach der Geburt der Plazenta	• Uterusatonie • Gerinnungsstörung

Nach dem Blutungsbeginn lässt sich eine erste Einschätzung treffen. Für die Differenzialdiagnose gibt es folgende klassische Szenarien:

Plazentaretention: Die Plazenta wird in der normalen Nachgeburtsperiode innerhalb von 30 Minuten geboren und geht mit einem Blutverlust von maximal 500 ml einher. Nach 30 Minuten ist eine spontane Geburt der Plazenta unwahrscheinlich und es sollte aktiv gehandelt werden, da von einer insuffizienten Plazentalösung ausgegangen werden muss.

Ursachen können eine Plazenta incarcerata, die durch eine Striktur des Uterus eingeschlossen ist, oder eine volle Harnblase sein. Ein Spasmolytikum bzw. das Leeren der Harnblase können in diesen Fällen weiterhelfen. Ebenso ursächlich können ein protrahierter Geburtsverlauf und die damit verminderte kontraktile Kraft des Uterus zur Lösung der Plazenta sowie vorangegangene Schädigungen des Endometriums (z. B. durch Operationen und Entzündungen) und damit einhergehenden Plazentaimplantationsstörungen sein. Mit Zunahme der Sectiones steigt die Anzahl an Plazentaimplantationsstörungen, wodurch die Indikation zur Sectio nicht leichtfertig gestellt werden sollte.

Um festzustellen ob sich die Plazenta gelöst hat, übt man mit der Handkante knapp hinter der Symphyse Druck auf das untere Uterinsegment nach dorsal aus. Wenn die Nabelschnur in das Cavum uteri schnurrt, ist die Plazenta noch nicht gelöst.

Das Patientinnenmanagement besteht in:

- Entleerung der Harnblase
- Uterotonika (Oxytocin i.v.) CAVE: nicht bei Plazenta incarcerata!
- Credé-Handgriff, Fundus in kaudaler Richtung exprimieren, dosierter Zug an der Nabelschnur
- Lässt sich die Plazenta trotzdem nicht lösen oder setzt eine starke Blutung ein, muss die Plazenta manuell oder instrumentell unter Narkose gelöst werden

Uterusatonie: Der Uterus kontrahiert sich aufgrund einer Überdehnung der Uteruswand (z. B. durch Makrosomie des Kindes, Polyhydramnion, nach Mehrlingsschwangerschaften oder protrahierter Geburt) nach Plazentaausstoßung nur mangelhaft, wodurch es zu einem massiven Blutverlust kommen kann.

Der Uterus ist palpatorisch groß, weich, aufsteigend und eventuell druckdolent. Die vaginale Blutung ist schubweise und bei Druck auf den Fundus uteri teils wasserfallartig.

Patientinnen-management

Patientinnenmanagement:

- Nach Ausschluss von blutenden Scheiden- oder Zervixrissen wird zunächst die Blase entleert
- Eine Eisblase wird zur Förderung der uterinen Gefäßkontraktion auf das untere Abdomen gelegt
- Gleichzeitig werden Kontraktionsmittel (1. Wahl Oxytocin) sowie bei Erfolglosigkeit Prostaglandine (z. B. Sulproston) verabreicht
- Der Uterus kann auch von außen mittels Credé –Handgriff komprimiert werden

Tab. 3. Geburtsverletzungen der Mutter

Lokalisation	Risikofaktoren	Therapie
Zervixrisse	• Vaginaloperative Eingriffe • Pressen vor vollständiger Muttermundsöffnung • Narben im Bereich der Zervix • Überstürzte Geburt	Chirurgische Nahtversorgung bei stark blutenden Zervixrissen
Scheidenrisse	• Überdehnung der Vaginalwand • Vaginaloperative Eingriffe	Stets chirurgische Nahtversorgung
Dammrisse	• Unkontrolliertes Durchtreten des vorangehenden Kindsteils • Unzureichender Dammschutz • Weiterreißen eines zu klein angelegten Dammschnitts	Nahtversorgung je nach Gradeinteilung

Dammrisse: Nach der Geburt sollten mittels Spekulumuntersuchung Verletzungen des inneren und äußeren Genitales ausgeschlossen werden. Dabei werden Zervix, Scheide, Labien und Damm inspiziert sowie eine Rektumverletzung durch eine digital-rektale Untersuchung ausgeschlossen. Bei Dammrissen I. und II. Grades erfolgt bei der Nahtversorgung eine Adaption der Scheidenhaut, senkrechtes Einstechen zu den Wundrändern und Vermeidung einer Taschenbildung. Dammrisse III. und IV. Grades müssen operativ versorgt werden. In den ersten 14 Tagen nach Nahtversorgung sind leichte Kost und milde Laxanzien empfehlenswert.

Tab. 4. Einteilung des Dammrisses

Grad	Anatomische Beteiligung
1.	Einriss von Kutis und Subkutis, ohne Verletzung der Dammmuskulatur
2.	Riss der Dammmuskulatur bis maximal an den M. sphincter ani externus
3.	Riss des M. sphincter ani externus
4.	Mitbeteiligung der Rektumschleimhaut

Uterusruptur: Die Uterusruptur ist mit einer hohen Morbidität und Mortalität für Mutter und Kind verbunden und somit eine der schwersten geburtshilflichen Komplikationen. Sie kann durch Narbenruptur nach Operation (Sectio, Myomenukleation etc.), traumatisch oder durch Überdehnung bei z. B. Multiparität oder Überdosierung von Wehenmitteln entstehen.

Zeichen einer drohenden Uterusruptur sind eine verstärkte Wehentätigkeit, Schmerz und Druckempfindlichkeit des unteren Uterinsegments und Hochsteigen der Bandl-Furche (Kontraktionsring zwischen sich kontrahierenden und ruhenden Uterussegmenten).

Symptomatisch äußert sich die Uterusruptur durch Druckschmerzhaftigkeit des Uterus (besonders im unteren Uterinsegments), Kreislaufverschlechterung bis Schock, plötzlichen Wehenstopp nach Ruptur mit Abweichen des Kopfes aus der Führungslinie und akutem Abdomen.

Das Patientinnenmanagement besteht bei Verdacht auf eine Uterusruptur in einer sofortige Tokolyse, Schockprophylaxe sowie Sectio notwendig im Rahmen derer meist eine Naht zur Versorgung ausreicht. Bei unbeherrschbaren Blutungen kann eine Hysterektomie notwendig werden.

Inversio uteri puerperalis: Sehr selten kann es durch starke Überdehnung der Gebärmutter, forcierten Zug an der Nabelschnur, starke abdominelle Druckausübung oder Placenta adhaerens zur Umstülpung des Fundus bzw. zum völligen Prolabieren des Uterus in die Scheide kommen.

Klinisch äußert sich dies symptomatisch durch starke Schmerzen, postpartale Blutung und Schock.

Der Uterus kann kann häufig unter ausreichender Analgesie, Tokolyse und Schockprophylaxe vaginal mit dem „Kegelkugel-Handgriff" repositioniert werden.

Sheehan-Syndrom: Dies ist eine seltene, durch einen hypovolämischen Schock während der Entbindung ausgelösten Ischämie und Nekrose der während der Schwangerschaft graduell an Größe zunehmenden Hypophyse.

Klinisch dominiert ein Hypopituitarismus, wobei das erste Zeichen eine fehlende Laktation sein kann.

Die Therapie besteht im Hormonersatz.

Patientinnen-management

Generell in Bezug auf postpartale Blutungen ist die Nachgeburtsperiode die für die Mutter gefährlichste Phase.

Kommt es zu schweren Blutungen nach der Geburt sind rasches Handeln und enge Zusammenarbeit mit Anästhesisten/Intensivmedizinern gefordert. Neben Volumengabe und regelmäßigem Kreislaufmonitoring wird eine Oxytozin-Infusion gegeben. Blut und FFP werden bereitgestellt und mögliche Ursachen exploriert. Gegebenenfalls kann eine uterine Tamponade oder ein Ballonkatheter, eine Laparotomie mit Gefäßligaturen, eine arterielle Katheterembolisation, Uteruskompressionsnähte („Hosenträgernaht") und als Ultima ratio eine Hysterektomie erforderlich werden.

Unabhängig von der Ursache der postpartalen Blutung sind ab einem Blutverlust von ca. 1.000 ml folgende **Basismaßnahmen** unverzüglich einzuleiten:

- Hilfe holen (Anästhesie/Intensivmediziner/Hebamme)
- Zwei großlumige venöse Zugänge legen
- Notfalllabor inkl. Blutgruppe und Kreuzblut
- Blutgasanalyse
- Überwachung der Menge des Blutverlusts
- Überwachung der Vitalparameter
- Volumenersatztherapie
- Wärmeerhalt

Fruchtwasserembolie

Definition

Sehr seltene Komplikation, die aus anderen puerperalen Komplikationen entstehen kann und mit einer sehr hohen mütterlichen Letalität (60–80 %) einhergeht.

Pathogenese

Bei einer Fruchtwasserembolie kommt es über eröffnete Venen des Uterus zur Einschwemmung von Fruchtwasser in den mütterlichen Kreislauf. Ursachen sind: Sectio caesarea, Uterusruptur, Zervixriss, hohen Scheidenriss, starke Wehentätigkeit nach Blasensprung oder vorzeitige bzw. manuelle Plazentalösung.

Symptomatisch äußert sich die Fruchtwasserembolie durch Dyspnoe, Husten, Zyanose, Thoraxschmerzen und akute Rechtsherzinsuffizienz. Klinik

Wurde eine Fruchtwasserembolie diagnostiziert sollte der Oberkörper hoch gelagert und Sauerstoff gegeben werden, ev. mit Intensivüberwachung sowie Therapie der Rechtsherzinsuffizienz (z. B. mit Digitalis) und ggfs. DIC (wie Antifibrinolytika).

Infektionen im Wochenbett

Der erste Hinweis ist meist Fieber im Wochenbett (Temperaturerhöhung über 38,0 °C rektal). Damit einher gehen meist Wundinfektionen, Lochialstau oder physiologisch der Milcheinschuss 3–4 Tage nach der Geburt. Klinik

- Anamnese und klinisches Erscheinungsbild (Fieber, Schmerzen?)
- Inspektion der Vorlagen (Farbe, Menge und Geruch des Lochialflusses?)
- Fundusstand/Uterus-Palpation: Uteruskantenschmerz? Höhenstand zeitgerecht? Konsistenz?
- Spekulumuntersuchung (vaginale Blutung? Lochialstau? Geburtsverletzung? Infektion?)
- Transabdominelle Sonografie (Plazentarest? Größe und Lage des Uterus? Freie Flüssigkeit?)
- Labor (CRP, Leukozyten, Hb)
- Harndiagnostik (Urinstix: Erythrozyten, Leukozyten, Nitrit)

Die Wahrscheinlichkeit für eine Wundinfektion steigt mit der Dauer zwischen Blasensprung und Geburt, höherer Anzahl an vaginalen Untersuchungen, dem Ausmaß intrauteriner Manipulationen und der Zahl an Lazerationen im Bereich von Vulva, Damm und Scheide, Episiotomien sowie die Haftstelle der Plazenta (bieten post partum einen idealen Boden für eine Keiminvasion).

Wichtige nicht-gynäkologische Infektionsursachen im Wochenbett: Differenzialdiagnose

- Harnwegsinfekte
- Wundinfektion
- Pneumonie
- Thrombophlebitis

Tab. 6. Häufige Komplikationen im Wochenbett

Komplikation	Definition	Klinik	Patientinnenmanagement
Endometritis	Infektion des Endometriums an der Plazentahaftstellte	• übelriechender, häufig vermehrtem Wochenfluss • hochstehender Fundus • Uteruskantenschmerz • Fieber • (Stirn-)Kopfschmerzen	• Bettruhe • Kühlung • Oxytocin • Antiphlogistika • Ggfs. Antibiotika
Mastitis puerperalis	Infektion der Brust, meist durch Staphylokokkus aureus	• plötzliches hohes Fieber • Entzündungszeichen der Brust	• Weiterstillen • ggfs. Abpumpen • Brust vor Entleerung wärmen/nach Entleerung kühlen • ggfs. Antibiose und Analgetika
Lochialstau	Stauung des Wochenflusses aufgrund von Verlegung oder unzureichender Muttermundsöffnung	• schmerzhafter, vergrößerter und weicher Uterus • stark reduzierter bis fehlender Wochenfluss • reduzierter Allgemeinzustand	• Mobilisation • Rückbildungsgymnastik • Anlegen des Kindes • Uterusmassage • Kontraktiva (Oxytocin) evtl. in Kombination mit Spasmolytika
Uterusinvolutionsstörung (Subinvolutio uteri)	Fehlende Rückbildung des Uterus (< 1 Querfinger/Tag)	• hoher Fundusstand • weicher Uterus • subjektiv fehlende Kontraktion des Uterus beim Anlegen des Kindes • Lochien verstärkt und blutig	• Rückbildungsgymnastik • Bewegung • Kontraktiva (Oxytocin)

Thromboebolische Erkrankungen

Wie bei der Thrombophlebitis und tiefen Beinvenenthrombose sowie Pulmonalembolien sollten im Wochenbett stets bedacht und gegebenenfalls durch Kompressionsstrümpfe oder medikamentös vorgebeugt werden.

Psychische Störungen im Wochenbett

Differenzialdiagnose

Der Post-partum-blues tritt bei 50-80% der Wöchnerinnen noch während des stationären Aufenthaltes, auf jeden Fall aber in den ersten zehn Tagen nach Entbindung, auf und ist nach ungefähr 2 Wochen wieder abgeklungen.

Symptomatisch äußert er sich durch häufiges Weinen, Erschöpfung, Gefühl der Überforderung, Ängstlichkeit, Stimmungslabilität, Schlaf- und Appetitstörungen.

Meist besteht kein Behandlungsbedarf, es sollte jedoch soziale/familiäre Unterstützung organisiert werden.

Die postpartale Depression tritt meist in den ersten drei Wochen nach der stationären Entlassung auf und hält bis zu mehreren Monaten an.

Klinisch geht sie mit einer Störung von Antrieb, Mimik, Gestik und des Affekts einher. Die Patientin weint häufig, berichtet von einem Unfähigkeitsgefühl, steht dem Kind emotional ambivalent gegenüber und ist ängstlich. Häufiger tritt die postpartale Depression nach komplikationsreicher Schwangerschaft, Risikogeburt, Schwangerschaftskonflikt, komplizierter Entbindung oder Komplikationen beim Säugling auf. Auch Trennungen, Partnerschaftsprobleme, Geldsorgen, beengte Wohnverhältnisse und unzureichende Unterstützung durch den Partner tragen zum Auftreten bei.

Meist profitiert die Patientin von einer verständnisvollen Zuwendung, Psychotherapie, Unterstützung zu Hause und einer Therapie mit einem Antidepressivum.

Die Wochenbettpsychose tritt meist zwischen 3 Tagen und 3 Wochen post partum auf und kann über mehrere Monate anhalten.

Die vier möglichen Verlaufsformen sind:

- Depressive Wochenbettpsychose (teilnahmslos, antriebsarm, Angstzustände, Schuldgefühle)
- Schizophrenie (Halluzinationen, Katatonie, Wahn)
- Manie (gehobene Stimmung, psychomotorische Unruhe)
- Delir (Desorientierung, Unruhe, Verwirrtheit)

Aufgrund der **Selbst- und Fremdgefährdung** (Infantizid!) müssen Wochenbettpsychosen in einer psychiatrischen Klinik mit „Rooming-in-System" behandelt werden.

Patientinnenmanagement

Psychosomatische Forderungen während des Wochenbetts:

- Möglichkeit zum „Rooming-in" und „Self-demand-feeding"
- Individuelle Betreuung zur Prävention von Schuldgefühlen und depressiven Reaktionen
- Ermutigende Unterstützung der sich entwickelnden Mutter-Kind-Beziehung (Hautkontakt, Stillen, Bonding)
- Möglichkeit der frühzeitigen Entlassung aus der Klinik

Sicherheitskultur: Aus forensischen Gründen sollte die Versorgung von Sphinkterdefekten ein Facharzt oder Assistenzarzt mit Facharztniveau vornehmen. Bei komplizierten Dammrissen sollte ein erfahrener Chirurg hinzugezogen werden.

Literatur, Links

1. AWMF-Leitlinie Peripartale Blutungen Diagnostik und Therapie (Stand 01.04.2016; https://www.awmf.org/leitlinien/detail/ll/015-063.html).
2. Diedrich et al.: Gynäkologie und Geburtshilfe. 2. Auflage Springer 2007, ISBN: 3-540-32867-X.
3. Strauss et al.: Klinikmanual Gynäkologie und Geburtshilfe. 1. Springer 2009, ISBN: 978-3-540-78374-9.
4. Stauber, Weyerstahl: Duale Reihe Gynäkologie und Geburtshilfe. 2. Thieme 2005, ISBN: 3-13-125342-8.
5. Uhl, Bernhard: Gynäkologie und Geburtshilfe compact. 5. Thieme 2013, ISBN: 978-3-13-107345-7.

Blut im Stuhl

Kerstin Widmann

Lernziele und Zusammenfassung

- Die verschiedenen Formen klinisch, laborchemisch und radiologisch differenzieren können bezüglich oberer und unterer gastrointestinaler Blutung, vor allem im Hinblick auf rektale Blutung und Teerstuhl, kolorektales Karzinom, Divertikulose, Hämorrhoiden, chronisch entzündliche Darmerkrankung, Angiodysplasie, gastrointestinales Ulkus, tief infiltrierende Endometriose
- Einen Behandlungsplan einleiten

Definitionen

Blut im Stuhl ist immer ein Indiz für eine Blutung im Gastrointestinaltrakt, welche in drei verschiedenen Formen auftreten kann:

- Meläna (Teerstuhl)
- Hämatochezie, der Blutstuhl mit hellroten Auflagerungen
- Okkulte Blutung (makroskopisch nicht sichtbar)

Anatomie

Ein wichtiger Orientierungspunkt ist das Treitz'sche Band, das Ligamentum suspensorium duodeni, enthält den Musculus suspensorius duodeni, Aufhängung des Duodenums, zieht auf Höhe der A. mesenterica superior von der Aorta abdominalis zur Flexura duodenojejunalis (Übergang Duodenum-Jejunum).

Pathogenese

Als Meläna wird die Entleerung von schwarzem, teerartigen Stuhl mit typischem Geruch bezeichnet, der vor allem bei Blutungen aus dem oberen Gastrointestinaltrakt charakteristisch ist. Die Schwarzfärbung entsteht durch Hämatin, das beim Zusammentreffen von mind. 100 ml Blut und Magensäure zustande kommt. Durch bakteriellen Abbau des Hämoglobins kann Meläna durchaus auch bei Blutungen des mittleren und unteren GIT auftreten. Zwischen Blutungsbeginn und Auftreten von Teerstuhl liegen durchschnittlich 8–10 Stunden, wobei dieser noch bis zu 5 Tage nach Sistieren der Blutung bestehen kann.

Davon abzugrenzen ist die Hämatochezie, (ein im Deutschen im Gegensatz zum Englischen eher nicht gebräuchlicher Begriff), bei der es sich um sichtbare Blutbeimengungen auf dem Stuhl handelt. Diese ist typisch für mittlere und untere gastrointestinale Blutungen, seltener auch bei massiver oberer Blutung, bei letzterer ist vor allem das Bluterbrechen (Hämatemesis) maßgebend. Besteht eine Verletzung/Läsion in Rektum oder Analkanal, ist meist hellrotes Blut aufgelagert. Blutungen aus dem Colon sind dem Stuhl oft dunkelrot beigemischt oder zeigen sich anhand von geleeartigen Blutspuren.

Tab. 1. Relative Häufigkeiten der Lokalisation gastrointestinaler Blutungen

Lokalisation Gastrointestinaler Blutungen (GIB)		**Inzidenz**
obere GIB (80–90 %)	proximal des Treitz'schen Bandes im Ösophagus, Magen, Duodenum	100/100.000/a m:w = 2:1
mittlere GIB (3–5 %)	zwischen Treitz'schem Band und Ileozökalklappe	selten
untere GIB (10–15 %)	distal des Treitz'schen Bandes, lokalisiert im Kolon und Rektum	20/100.000/a (ohne Hämorrhoidalblutungen)

Die Blutung ist dunkler, je länger die Passagezeit des Stuhls ist und desto kranialer sich die Blutungsquelle befindet.

Labor

- Erythrozyten, Hämoglobin (Hb), Hämatokrit sind relative Werte, daher ändern sich diese am Anfang einer Blutung nicht. Diese ändern sich erst nach plasmatischer Volumenkompensation. Folge eines Blutverlustes kann die chronische (Eisenmängel-)Anämie sein. Merke: bei Männern gilt jede Eisenmangelanämie bis zum Beweis des Gegenteils als Gastrointestinalblutungs-Anämie.
- Eisenstatus (Eisen, Ferritin, Transferrin)
- Leber- und Nierenparameter
- Gerinnung
- BSG, CRP
- CED: Calprotectin, Autoantikörper (p-ANCA, BAK)
- Stuhltest auf okkultes Blut bei chronischer Anämie, der iFOBT: immunologischer fäkaler okkulter Bluttest zur Früherkennung von Kolonkarzinomen, spezielle Antikörper binden an das Hb im Blut

Der iFOBT ist sensitiver als der früher verwendete **gFOBT** (Guajakharz-basierter fäkaler okkulter Bluttest: Haemoccult®), da das Ergebnis des gFOBT falsch positiv durch Verzehr von rotem Fleisch oder peroxidasehaltigem Gemüse (z. B. Blumenkohl) sein kann.

Differenzialdiagnose

Eine Verfärbung des Stuhls kann auch bei Verzehr von verschiedenen Nahrungsmitteln oder Medikamenteneinnahme auftreten. Eine Schwarzfärbung entsteht dabei zum Beispiel durch Einnahme von Eisenpräparaten, Heidelbeeren, Lakritze, Kohle etc. Ein Grund für hellrote Färbung kann – analog wie bei rotem Urin – das Essen von Roten Rüben sein.

Als weitere Differenzialdiagnose zu gastroenterologischen Ursachen bei unterer GIB ist bei Frauen eine Endometriose, bei der auch selten peranale Blutungen vorkommen können, in Erwägung zu ziehen. Weiters sollte auch an verschlucktes Blut aus dem Nasen-Rachen-Raum (Tumore im HNO-Bereich) gedacht werden.

Tab. 2. Obere gastrointestinale Blutung (GIB): Differenzialdiagnose

Obere GIB	Symptomatik/Anamnese
• Ulcera duodeni/ventriculi	• Epigastrischer Bauchschmerz • Nüchternschmerz bei Ulcus duodeni • Schmerz unabhängig oder unmittelbar nach Essen bei Ulcus ventriculi • NSAR-Einnahme • Stresssituationen
• Gastritis, Schleimhauterosionen	• Appetitlosigkeit • Übelkeit
• Ösophagusvarizen	• Leberzirrhose • Aszites • Leberhautzeichen (Spider Naevi, Palmar- u. Plantarerythem etc.) • Ikterus
• Refluxösophagitis	• Dysphagie • Sodbrennen
• Mallory-Weiss-Syndrom	• Alkoholabusus • Übelkeit • Erbrechen
• Ösophaguskarzinom/ Magenkarzinom	• B-Symptomatik
• Angiodysplasien	• Hämangiom • Teleangiektasien

Tab. 3. Mittlere gastrointestinale Blutung (GIB): Differenzialdiagnose

Mittlere GIB	Symptomatik/Anamnese
• Angiodysplasien	• Hämangiom • Teleangiektasien
• Divertikulose	• asymptomatisch

Tab. 4. Untere gastrointestinale Blutung (GIB): Differenzialdiagnose

Untere GIB	Symptomatik/Anamnese
• Hämorrhoiden	• Schmerzen bei Defäkation • Juckreiz
• Proktitis	• Juckreiz • Tenesmen • blutig-eitrige Sekretion
• Kolonpolyp	• meist asymptomatisch • bei ausgeprägter Größe Komplikationen wie Blutungen, Ileus
• Chronisch-entzündliche Darmerkrankungen (M. Crohn/Colitis Ulcerosa)	• Bauchschmerz • Gewichtsverlust • Durchfälle
• Divertikulose	• Asymptomatisch • Stuhlunregelmäßigkeiten
• Kolonkarzinom	• Verändertes Stuhlverhalten • B-Symptomatik
• Angiodysplasien	• Hämangiom • Teleangiektasien
• Infektiöse Kolitis (z. B. pseudomembranöse Kolitiden durch Clostridium difficile)	• Wässrige Diarrhoe • Unterbauchschmerz • Fieber

Das Testen auf okkultes Blut im Stuhl ist eine der klassischen Präventionsmaßnahmen.

Patientenmanagement

Okkulte Blutungen, deren Ursache im Alter häufig Kolorektalkarzinome sind, können präventiv vorgebeugt werden durch regelmäßige Koloskopien ab 50 Jahren, bei der Vorstufen wie Adenome abgetragen werden können.

Um eine Blutung, vor allem im oberen GIT primär vorzubeugen, können PatientInnen bei Einnahmen von oralen Antikoagulanzien prophylaktisch PPI einnehmen. Therapieziel ist Lokalisation der Blutungsquelle und Stoppen bei akuter Blutung, bei chronischer Blutung steht die Diagnostik und Behandlung der Grunderkrankung im Vordergrund. Die digital-rektale Untersuchung gibt als erste Auskunft über möglicher Blutungsquelle, pathologischen Resistenzen und Schmerzhaftigkeit. Wichtig ist die Einschätzung, ob es sich bei der Blutung um einen Notfall handelt. Anzeichen für einen massiven Blutverlust sind beschleunigter Puls und sinkender Blutdruck (Schocksymptomatik! Kreislaufstabilisierung im Vordergrund, Volumensubstitution mit kristalloiden Lösungen). Bei chronischen Blutungen präsentiert sich der Patient schwach und blass. Erythrozytensubstitution bei chronischer Blutung ist ab einem Hb von unter 7 g/dl empfohlen, bei einer akuten Blutung sollte dies früher erfolgen, da der Hb erst später sinkt.

Besteht Verdacht auf eine obere GIB, so ist der nächste Schritt eine Ösophagogastroduodenoskopie (ÖGD). Diese sollte bei allen kreislaufwirksamen Blutungen innerhalb von 12 Stunden erfolgen. Bei Verdacht auf Blutung aus dem unteren Gastrointestinaltrakt wird eine Koloskopie und Rektosigmoidoskopie durchgeführt. Während der Endoskopie können mittels verschiedener Verfahren die Blutung gestoppt und bei Raumforderungen Biopsien vorgenommen werden. Da Blutungen im mittleren Gastrointestinaltrakt mit dem Endoskop nicht erreichbar sind, sollte hierbei zeitnah eine Kapselendoskopie (Minikamera wird verschluckt), Doppelballon-Enteroskopie („Push and pull Endoskopie") erfolgen. Dabei wird ein Endoskop mit einem Übertubus benutzt, an deren beiden Enden jeweils ein aufblasbarer Ballon hängt. Durch das Aufblasen und Entleeren des Ballons kann der Schlauch des Endoskops durch den Dünndarm vorgeschoben werden. Sollte die Blutung nicht sistieren, ist eine angiograpische

Lokalisation und eine Embolisation oder eine Vasopressin-Therapie indiziert. Als Ultima Ratio ist chirurgisch zu therapieren.

Prognose: Da die Ursachen für gastrointestinale Blutungen sehr vielfältig sind, ist die Prognose abhängig von Art und Stärke der Blutung. Bis zu 80 % der GIB enden spontan, bis zu 30 % bluten erneut nach Sistieren. Die Letalität von oberen GIB beträgt ca. 5–10 %, hervorzuheben sind dabei **Ösophagusvarizenblutungen** deren Letalität mit 30 % vielfach höher ist.

Literatur, Links

1. S2k-Leitlinie Gastrointestinale Blutung. (Stand: 31.05.2017. Abgerufen am: 24.07.2021, https://www.awmf.org/uploads/tx_szleitlinien/021-028l_S2k_Gastrointestinale_Blutung_2017-07.pdf).
2. Herold G. (2021), Innere Medizin: Gastrointestinale Blutung S. 454 ff.
3. Koop I. (2009), Gastroenterologie compact: Peranaler Blutabgang: Hämatochezie, Meläna, okkulte Blutung S.11 ff.

Anale Beschwerden und Veränderungen

Magdalena Steiner

Lernziele und Zusammenfassung

- Die beim Inspizieren und Palpieren der (peri)analen Region möglichen Beschwerden, morphologischen und funktionellen Veränderungen sowie damit einhergehende Empfindungen der Patientin und des Patienten interpretieren können: Pruritus ani, Schmerzen, Blutungen und Hämorrhoiden, Abszesse in ihren verschiedenen Formen und andere Entzündungen, Hautveränderungen inklusive Analfissur, Analfistel, Ulzerationen, Pilonodalsinus sowie Lichen sclerosus, Zeichen von Tumoren, insbes. des Analkarzinoms, Analvenenthrombose
- Kennen verschiedener Therapieoptionen und Argumentieren und Reflektieren prophylaktischer, konservativer und operativer Maßnahmen.

Beschwerden der Analregion betreffen die Defäkation und spezielle dort lokalisierte Haut- und andere Gewebeveränderungen. Definition

Tab. 1. Muskulatur und damit assoziierte anatomische anale Strukturen

Kontinenzapparat	Beschreibung	Innervierung
• M. sphincter ani internus	Dauertonus durch unwillkürliche Muskulatur	Plexus hypogastricus inferior
• M. sphincter ani externus	Willkürliche Muskulatur	N. pudendus – Plexus sacralis
• Beckenboden	Puborektalschlinge und M. levator ani	Rami musculares, N. pudendus – Plexus sacralis
• Schleimhautpölster	Corpus cavernosum recti mit dem Plexus haemorrhoidalis	

Tab. 2. Beschwerden in der Anal- und Perianalregion mit ihren Ursachen

Symptom	Ursache
Schmerzen	• Analvenenthrombose: akut mit Knotenbildung • Analabszess: akut mit klassischen Entzündungszeichen • Analfissur: reißende, brennende Defäkationsschmerzen mit spürbaren Darmbewegungen beim Stuhlgang, die Patienten können panische Angst vor dem Stuhlgang haben. Die Fissur ist meist in der Mittellinie posterior lokalisiert seltener anales Karzinom, Kondylome, Trauma, Levator-Spasmen, Proctalgia fugax
Blutung	Helles Blut deutet auf eine distale Lokalisation hin, während dunkles Blut mit Stuhl vermengt auf eine proximale Lokalisation schließen lässt • Hämorrhoiden: bluten typischerweise, wenn intern, jucken, wenn sie zu prolabieren beginnen und schmerzen, wenn extern. • Entzündungen: Analfissur, Proktitis, Analfistel, Ulzerationen/Infektionen • Analkarzinom • Analprolaps
Raumforderung	• Schleimhautausstülpung durch die Vorpostenfalte • Analvenenthrombose • Hautverdickung, Fibrosierung bei Analfissur weitere Ursachen: Abszesse, Kondylome, Hämorrhoiden, Karzinome
Ausfluss	• Analprolaps • Analfistel • Stuhlinkontinenz weitere Ursachen: Proktitis, Analkarzinome, Warzen
Juckreiz	• Entzündungen: Analfistel, Analfissur • Hämorrhoiden • Marisken • Analprolaps

Der Anus ist Teil des Dammes, der Perinealregion, und ist die Ausscheidungsöffnung des Darms. Die Funktionen des Anus sind der gas-, flüssigkeits- und feststoffdichte Verschluss des Afters und die Kontrolle der Defäkation. Um dies zu bewerkstelligen Anatomie sind folgende Strukturen essenziell: M. sphincter ani externus und internus, der Beckenboden und die Schleimhautpölster oberhalb der Linea dentata.

Der Plexus hämorrhoidalis internus liegt oberhalb der Linea dentata und ist am Verschlussmechanismus des Analkanals und damit an der Kontinenzerhaltung beteiligt. Dieser wird arteriell von der A. rectalis superior gespeist. Überfüllung dieser arteriovenösen Gefäßpolster und mangelnder Abfluss, führen zur Aussackung in den Analkanal. Diese Vorwölbungen bezeichnet man als Hämorrhoiden. Man kann zwischen inneren und äußeren Hämorrhoiden unterscheiden. Die inneren Hämorrhoiden, auch „echte" Hämorrhoiden genannt, entwickeln sich aus dem Plexus hämorrhoidalis internus. Als Hauptsymptom gilt die schmerzlose Blutung. Von äußeren Hämorrhoiden spricht man bei einer Lage unterhalb der Linea dentata, diese sind venösen Ursprungs. Es gibt drei Prädilektionsstellen, die entsprechend dem Verlauf der A. rectalis superior verteilt sind: Steinschnittlage 3, 7, 11 Uhr.

Pathogenese

Die häufigsten analen Beschwerden sind Blutungen und eine Kombination von entzündlichen Prozessen mit erhöhter Druckeinwirkung und Einwirkung von Stuhl während der Defäkation.

Klinik

Bei besonders starken Schmerzen sind die Palpation und weitere diagnostische Maßnahmen unter Anästhesie durchzuführen. Ergänzend zur klinischen Untersuchung werden die Proktoskopie und die Rektoskopie zusätzlich durchgeführt. Spezielle Untersuchungen die Sphinktermanometrie (Inkontinenz) und, für hoch lokalisierte Abszesse und Karzinome, die Rektumsonografie.

Differenzialdiagnose

Ein maligner Tumor muss immer in die Differenzialdiagnose einbezogen werden und durch die klinische Untersuchung, und eine Endoskopie ausgeschlossen werden. Die verschiedenen entzündlichen Veränderungen können mit Fisteln in Zusammenhang mit einem M. Crohn assoziiert sein.

Hämorrhoiden, eine der häufigsten Veränderungen in der Analregion, können lange symptomlos sein. Werden sie symptomatisch, spricht man von einem Hämorrhoidalleiden. Bei leichtem Hämorrhoidalleiden steht zunächst eine Lebensstilmodifikation im Vordergrund. Weiteres kann mit Medikamenten konservativ behandelt werden. Bei Scheitern der konservativen Therapie bei den Graden 1 und 2 kommen operative Methoden zum Einsatz. Grade 3 und 4 stellen meist eine OP-Indikation dar.

Tab. 3. Einteilung der Hämorrhoiden in 4 Grade

Gradeinteilung	**Befunde**	**Die am häufigsten angewandten Behandlungen**
Grad 1	• Aussackung oberhalb der Linea dentata	• Lebensstilmodifikation, ballaststoffreiche Ernährung, Lokalanästhetika, Laxantien, Flavonoide, Phlebotonika, Bandligatur, Sklerotherapie, Infrarot-Koagulation
Grad 2	• Prolaps, spontane Reposition möglich.	
Grad 3	• Prolaps, manuelle Reposition möglich	• Hämorrhoidektomie • Hämorrhoidalarterienligatur-Rektoanaler Repair (HAL-RAR)
Grad 4	• Prolaps, keine manuelle Reposition mehr möglich	• Hämorrhoidektomie • Hämorrhoidalarterienligatur-Rektoanaler Repair (HAL-RAR)

Tab. 4. Differenzialdiagnose typischer analer und perianaler Krankheitsbilder

Krankheitsbilder	**Pathogenese**	**Therapie**
Analfissur	• Längsriss des Anoderms durch Druckeinwirkung • zu 90 % Lokalisation bei 6 Uhr SSL	• Antiphlogistika, Laxantien, Botulinus-injektion • bei chron. Fissur Exzision
Analabszess (ischiorektaler Abszess)	• meist durch Entzündung der Proktodealdrüsen • chronische Form = Fistel • v. a. bei schlecht eingestellten Diabetikern kann es zu ausgedehnten Nekrosen kommen bis zur lebensbedrohlichen Fournier'schen Gangrän in den Faszien des Perinäums	• Inzision/Drainieren des Abszesses • Fistelsuche
Analprolaps	• Hervortreten der Mukosa aus dem proximalen Analkanal • mangelnde Fixierung des Anoderms am Schließ-muskel • Komplikation bei Hämorrhoiden, „Hämorrhoiden 4. Grades" • Analprolaps – radiäre Falten Rektumprolaps – zirkuläre Falten	• Konservative Behandlung – Abschwellung der Mukosa • Hämorrhoidektomie als fortgeschrittene Therapie
Perianal-venenthrombose	• schmerzhafter livider Knoten bei der Anokutan-linie lokalisiert • „äußere Hämorrhoiden" • entsteht durch erhöhte Druckausübung (Defäkation, Geburt)	• Thrombosen heilen nach Wochen von selbst aus • Exzision (meist bei frischen Thrombosen) • Konservative Behandlung – Stuhlregulation, Antiphlogistika
Sinus pilonidalis	• Höhlenbildung zwischen dem Steißbein und dem Analrand • chron. Entzündung durch Einwachsen eines Haares oder der Epidermis • „Rekrutenabszess" • meist bei stark behaarten jungen Männern • Sinus = Höhle, Ausbuchtung pilus = Haar nidus= Nest	• Exzision - Lappenplastik (Limberg-Plastik, OP nach Karydakis) - pit picking - offene Wundversorgung
Analfisteln	• Chron.e Form des Analabszesses • Einteilung - Lage zur Sphinktermuskulatur nach Parks (meist intersphinktär oder transsphinktär gelegen) - komplette (2 Ostien) vs. inkomplette (1 Ostium) Fistel - innere (vom Darm ausgehend) vs. äußere (von der Haut ausgehend) Fistel • äußeres Ostium liegt meist bei 6 Uhr SSL • oberhalb der Linea dentata v. a. Morbus Crohn	• Fistulektomie nach Parks • Spaltung
Analkarzinom	• Analkanalkarzinome (75 %) – oberhalb der Linea dentata vs. Analrandkarzinome (25 %) – unter-halb der Linea dentata • RF: HSV, HPV, entzündliche Prozesse	• Exzision • Radiochemotherapie • abdominoperineale Rektum-exstirpation
Stuhlinkontinenz	• Ursachen: Störung der Impulsverarbeitung und -weiterleitung, psychische Störungen, sensori-sche und muskuläre Störungen (z. B. durch OP, Prolaps, Geburt, Obstipation)	• Therapie der Grunderkrankung • Sphinkter- und Beckenbodentraining • sakrale Nervenstimulation • Biofeedback-Verfahren • Sphinkterersatzplastik • Stoma
Marisken	• Analfalte	• OP-Indikation nur bei Beschwerden

Literatur

1. Gerard, D. (2015) Current Diagnosis and Treatment Surgery 14e (2015). CURRENT Series, LANGE Series
2. Grace, P. (2008) Essential Surgery: Problems, Diagnosis and Management. 4th Edn. HG Burkitt, CRG Quick and JB Reed (eds). 218 × 276 mm. Pp. 784. Illustrated. 2007. Churchill Livingstone Elsevier: Oxford. Oxford University Press
3. Klingensmith, M. E. (2008) The Washington manual of surgery, Lippincott Williams & Wilkins
4. McLatchie, G., Borley, N., and Chikwe, J. (2013) Oxford handbook of clinical surgery, OUP Oxford
5. Schiergens, T. (2018) Basics Chirurgie, Elsevier Health Sciences

Meteorismus und Völlegefühl

Anil Baskan

Lernziele
- Die Begriffe Meteorismus und Völlegefühl definieren können.
- Differenzierung möglicher zugrundeliegender Ursachen von Meteorismus
- Differenzialdiagnostisches Vorgehen anhand der Begleitsymptome
- Symptombezogene Therapieoptionen von Meteorismus kennen.

Definition

Es existiert keine einheitliche Definition für **Meteorismus.** Unter dem Begriff werden grundsätzlich **Blähung** und **abdominelle Distension** verstanden, wobei ersteres auf der subjektiven Empfindung eines geblähten Abdomens beruht und von PatienInnen als **Völlegefühl** wahrgenommen wird und letzteres sich durch verschiedene Methoden (z. B. Messung des Bauchumfangs, sonographische Darstellung der luftgefüllten Darmschlingen) objektivieren lässt. Hierbei ist der Begriff **Flatulenz** abzugrenzen, ein Symptom, das häufig mit Meteorismus zusammen auftritt, sich jedoch eher auf einen vermehrten peranalen Luftabgang bezieht.

Epidemiologie

Etwa jeder fünfte Erwachsene ist von Meteorismus betroffen, Frauen dabei doppelt so häufig wie Männer.

Physiologie

Das Gas im Gastrointestinaltrakt stammt größtenteils aus dem Schlucken von Luft, wird aber in geringerem Maße auch im Darm gebildet. Beim Gesunden diffundieren die meisten Darmgase über die intestinale Blutschranke, der Rest wird in Richtung Anus transportiert und als Flatus ausgeschieden.

Pathogenese

Zur Entstehung des Meteorismus gibt es unterschiedliche Pathomechanismen:
- Wahrnehmungsstörungen:
  Gesteigerte Wahrnehmung des Füllungszustands des GI-Trakts, z. B. beim Reizdarmsyndrom
  Hypersensibilität der Bauchwand: Fehldeutung sensorischer Signale wie nach Unfällen oder postoperativ)
- Gesteigerte Gasaufnahme:
  Aerophagie (Luftschlucken) durch hastiges Essen und Trinken oder psychogen
- Gesteigerte Gasbildung im Darm:
  Malassimilation (z. B. Störungen der Fettverdauung)
  Überangebot an fermentierbaren Substanzen (z. B. bei Kohlenhydratmalabsorbtion, ballaststoffreiche Ernährung) und die daraus resultierende gesteigerte Gasbildung durch die Darmflora
  Intestinale Infektion (z. B. Helicobacter pylori, Giardia lamblia)
  Alterationen in der Darmflora
- Verminderte Gasausscheidung:
  Motilitätsstörungen
  Passagestörungen

Klinik

Allgemein ist das diagnostische Vorgehen ähnlich wie bei funktionellen gastrointestinalen Störungen. Häufigste Begleitsymptome sind Flatulenz, Bauchknurren, Aufstoßen, Druck- oder Schmerzgefühl im Bauch. Wenn Durchfall als Begleitsymptom vorliegt und/oder die Ernährungsanamnese Hinweise über eine Unverträglichkeit gegenüber Kohlenhydraten liefert, muss eine Kohlenhydratmalabsorbtion ausgeschlossen werden. In der Anamnese müssen insbesondere folgende Punkte erwähnt werden:
- Ernährung (z. B. Konsum von Zuckeraustauschstoffe; Zeichen von Fruktose-, Laktose-, Sorbitunverträglichkeit)
- Malabsorbtionssymptome wie Gewichtsverlust, Diarrhö, Steatorrhö
- Alterationen der Dünndarmmikrobiota (z. B. nach Antibiotikagabe, GI-Infekte)
- Hinweise auf Darmentzündung
- Medikamente
- Operationen
- Diabetes Mellitus

Bei der klinischen Untersuchung müssen Aszites und Lymphome ausgeschlossen werden. Digital-rektale Untersuchung und ggf. eine gynäkologische Untersuchung sollten ebenfalls durchgeführt werden.

Labor

In der Laboruntersuchung wird insbesondere auf großes Blutbild, Blutzucker, Pankreas- und Leberwerte, CRP, Elektrolyte (ggf. auch Calprotectin im Stuhl und Transglutaminaseantikörper) Wert gelegt.

Weitere diagnostische Methoden sind:

- Stuhlkultur bei Verdacht auf Infektion
- Ösophago-Gastro-Duodenoskopie (ÖGD) mit Biopsien
- Koloskopie mit Biopsie (bei chronischen entzündlichen Darmerkrankungen)
- Glukose-H2-Atemtest zur Diagnose einer bakteriellen Fehlbesiedlung
- Laktose/Sorbit/Fruktose-H2-Atemtests zur Diagnose der Kohlenhydratmalabsorbtion
- ^{13}C-Triglyzerid-Atemtest (bei Pankreasinsuffizienz)

Bildgebende Verfahren:

- Abdomensonografie, bei Frauen ggf. transvaginale Sonografie
- Röntgen (Abdomen-Übersicht, vor allem bei Verdacht auf Stenose)
- CT und MRT bei Darmentzündungen und Darmpassagestörungen

Differenzialdiagnosen

Bei zwei Drittel der PatientInnen mit Meteorismus liegt eine funktionelle gastrointestinale Störung zugrunde. Eine andere häufige Ursache von Meteorismus ist Kohlenhydratmalabsorbtion. Dabei werden im Dünndarm nicht resorbierte Kohlenhydrate durch die Bakterien der Darmflora abgebaut, wodurch vermehrt Gase produziert werden. Eine ballaststoffreiche Ernährung, gashaltige Getränke und Trockenobst sollten in der Differenzialdiagnose berücksichtigt werden, weil sie ebenfalls zur übermäßigen Gasbildung im Darm führen können.

Eine mechanische **intestinale Obstruktion** geht mit den Begleitbeschwerden wie Stuhl- und Windverhalt, Schmerzen, Übelkeit und Erbrechen einher.

Abdominelle Raumforderungen können durch ihren Druckeffekt auf den Darm ein Völlegefühl auslösen und dürfen nicht bagatellisiert werden.

Patientenmanagement

Die Therapie soll kausal gerichtet sein. Ein **medikamenteninduzierter Meteorismus** muss zunächst ausgeschlossen werden. Die symptomatische Behandlung ist schwierig und nicht sehr erfolgversprechend. Allgemeine Therapiemaßnahmen:

- Körperliche Bewegung begünstigt den Gastransit, der M. psoas „massiert" den Darm
- Ernährungsumstellung: Meidung bestimmter Kohlenhydrate bei Unverträglichkeit, Enzymsubstitution bei Malabsorbtionsstörungen, Ballaststoffärmere Ernährung, Vermeidung von gashaltigen Getränken und Lebensmittel, Konsum von Fenchel, Kümmel, Ingwer
- Beschleunigung der Stuhlentleerung bei Obstipation, Steigerung der Darmmotilität bei Dyspepsie

Medikamentöse Therapie:

- Prokinetika (z. B. Prucaloprid)
- Spasmolytika (z. B. Butylscopolamin, Mebeverin)
- Entschäumer (z. B. Simeticon)
- Probiotika (z. B. Bifidobakterien)
- Phytotherapeutika (z. B. Pfefferminzöl, Menthacarin, STW5)
- Intraluminales Antibiotikum (z. B. Rifaximin)

Tab. 1. Differenzialdiagnosen

Ursachen	Beispiele
Malabsorptionsstörungen	• Laktoseintoleranz • Fruktose-/Sorbitol-Malabsorbtion • Pankreasinsuffizienz • Zöliakie • Tropische Sprue
Funktionelle Störungen	• Reizdarmsyndrom • funktionelle Dyspepsie
Aerophagie	• Angststörung • Somatisierungsstörung • vegetative Störungen
Mechanische Obstruktion	• Tumoren, vor allem Ovarialtumoren • Verwachsungen • Strikturen
Motilitätsstörungen	• autonome Neuropathie bei Diabetes mellitus • Schilddrüsenfunktionsstörungen • intestinale Pseudoobstruktion • Hypophosphatämie • Hypokaliämie • Kollagenosen (v.a. Sklerodermie) • Amyloidose
Medikamente	• Metformin • osmotisch wirksame Laxanzien • Anticholinergika
Chronisch-entzündliche Darmerkrankungen	• Morbus Crohn • Colitis ulcerosa
Infektionen	• Lambliasis, Helicobacter pylori
Diffusionsstörungen	• Darmischämie • portale Hypertension • rechtskardiale Einflussstauung

Literatur, Links

1. Harder H et al. Meteorismus – Ursachen und gezielte Therapieansätze. Dtsch Ärztebl 2005; 102: A3264–3270
2. Messmann, Helmut. Klinische Gastroenterologie. 2., vollständig überarbeitete Auflage., 2021.
3. Riemann, et al. Referenz Gastroenterologie. 2019.
4. Layer, et al. Facharztwissen Gastroenterologie. 1. Auflage., 2017.
5. Koop, Irmtraut. Gastroenterologie compact : alles für Klinik und Praxis. Mit Beiträgen von K. Beckh ... 3., vollst. überarb. u. aktualis. Aufl., 2013.

Diarrhö

Jagoda Pokryszka

Lernziele und Zusammenfassung

- Kenntnis der wichtigsten Ursachen akuter und chronischer Diarrhö
- Management akuter Diarrhö
- Kenntnis der wichtigsten Diagnoseschritte bei der Abklärung einer chronischen Diarrhö

Definitionen

Als **Diarrhö** oder Durchfall wird die Erhöhung der Stuhlmenge (> 250 g/d), Stuhlfrequenz (> 3x/d) oder die Verminderung der Stuhlkonsistenz (> 75 % Wasseranteil) bezeichnet.

Physiologie

Das Jejunum transportiert täglich etwa 6–8 L intestinaler Flüssigkeit. Lediglich ein Viertel davon stammt aus der Nahrung, der Rest besteht aus biliären, pankreatischen und gastrischen Sekreten. Während der Dünndarm 75 % der durchfließenden Flüssigkeit absorbieren kann, ist das Absorbtionspotential des Colons deutlich größer (90 %). Dysfunktionen des Dickdarmes wirken sich folglich schwerwiegender aus und sind eher mit Diarrhö assoziiert.

Pathogenese

Es gibt drei Hauptmechanismen, die zu Diarrhö führen.

- **Osmotische und sekretorische Diarrhö:** Die Resorption von Wasser und Elektrolyten aus dem Lumen kann beeinträchtigt sein. Da der Darm nicht imstande ist, den osmotischen Gradienten aufrechtzuerhalten, wird die intraluminale Flüssigkeit nicht resorbiert. Die Absorptionsfähigkeit des Darms ist bei der Schädigung der Enterozyten infolge einer Entzündung oder Ischämie ebenfalls verringert.
- Änderung des Stuhlinhalts: Die Stuhlkonsistenz ist bedingt durch den Anteil von Wasser und die Fähigkeit der nicht löslichen Moleküle, dieses Wasser zu binden. Ist die Konzentration dieser wasserbindenden Stoffe reduziert wie im Fall von **Steatorrhö,** kann es zu Diarrhö kommen.
- **Abnorme Darmmotilität:** Erhöhte **Transitzeit** (z. B. bei PatientInnen mit Amyloidose, Reizdarmsyndrom, Diabetes mellitus) macht die Absorption von Elektrolyten unmöglich, auch bei intakter Mukosa. Auf der anderen Seite verursacht längere Transitzeit abnormes Bakterienwachstum, was den Elektrolyttransport negativ beeinflussen kann.
- **Funktionelle Diarrhö:** psychosomatisch.

Die Diarrhö ist eine der wichtigsten Ursachen einer **Hypokaliämie.**

Klinik

Anamnestisch ist eine erste wichtige Differenzierung möglich:

- **wässrige Durchfälle** ohne Fieber – häufig durch Salmonellen, Vibrio cholerae, toxinbildende E. coli, Noro- oder Rotaviren bedingt
- **Antibiotikaeinnahme** in den letzten 12 Wochen – eine Infektion mit **Clostridoides difficile** möglich, sog. **Pseudomembranöse Colitis**
- **fettglänzende Stühle** – ein Hinweis auf eine Malabsorption oder Maldigestion
- **Reisediarrhö** (Traveler's diarrhea) – typisch durch **enterotoxigenem E. coli (ETEC)**, in Endemiegebieten **Amöbiasis** durch Infektion mit Entamoeba histolytica möglich
- **blutige Durchfälle** – eher durch **Campylobacter** oder **Yersinien** ausgelöst, auch bei **hämolytisch-urämischem Syndrom**

Kriterien der klinischen Untersuchung:

- Allgemeinzustand: Exsikkose, Kachexie, Ödeme,
- Klinische Untersuchung: Darmgeräusche, Druckschmerz, Abwehrspannung
- Rektale Untersuchung: sichtbares Blut, Hämorrhoiden, Analfissur, Perianale Fisteln, Abszesse
- Stuhl: Nachweis von (okkultem) Blut
- Andere Symptome: Übelkeit? Erbrechen? Bauchschmerzen?

Differenzialdiagnose

Akute Diarrhö:

- **Akut-infektiöse (Gastro)Enteritis:** meistens viral (Rota-, Noro-, Adenoviren) oder bakteriell (z. B. E. coli, Salmonellen, Campylobacter jejuni, Yersinia enterocolica) bedingt;
- **Lebensmittelvergiftungen;**
- **Antibiotika-assoziiert;** auch als Nebenwirkung von Chemo- und Radiotherapie; ischämisch.

Chronische Diarrhö (> 3 Wochen):

- Inflammatorisch: Morbus Crohn, Colitis ulcerosa
- Osmotisch (häufig durch Malabsorption bedingt): Zöliakie, Pankreasinsuffizienz, Laktoseintoleranz, Kurzdarmsyndrom, Fruktose-, Glukose-Galaktose-Malabsorption
- Sekretorisch: durch Medikamente bedingt (Antibiotika, Diuretika, Prokinetika, ACE-Hemmer)
- Neoplastisch: kolorektales Karzinom, neuroendokrine Tumoren, medulläres Schilddrüsenkarzinom,
- Funktionell: Reizdarmsyndrom

Tab. 1. Differenzialdiagnose der chronischen Diarrhö

Krankheitsgruppe	Beispielserkrankungen	Anamnestische Hinweise
• autoimmunologisch	• Morbus Crohn • Colitis ulcerosa	• Rezidivierende Diarrhö-Episoden, Bauchschmerzen • Chronisch entzündliche Darmerkrankungen in der Familie • Extraintestinale Manifestationen, z. B. axiale Spondyloarthritis, Pyoderma gangraenosum
• osmotisch	• Zöliakie • Pankreasinsuffizienz	• Zöliakie: Verstärkung der Diarrhöen nach glutenhaltigen Speisen, Völlegefühl, Müdigkeit • Pankreasinsuffizienz: bei Kindern häufig als Folge der zystischen Fibrose; im Erwachsenenalter als Ausdruck einer chron. Pankreatitis → Alkoholabhängigkeit in der Anamnese
• sekretorisch	• Laxanzien • Toxine	• Medikamentenanamnese
• neoplastisch	• kolorektales Karzinom • neuroendokrine Tumoren (NET)	• Kolorektales Karzinom: Familienanamnese, Frage nach der letzten Vorsorgekoloskopie, B-Symptomatik • als Karzinoid-Syndrom, wenn fortgeschritten mit Gesichtsrötung, Schweißausbrüche, Tachykardie, VIPom
• funktionell	• Reizdarmsyndrom	• Abdominalschmerzen sind ein obligates Kriterium bei der Diagnosefeststellung • Rom IV-Kriterien

Patienten-management

Die meisten akuten Diarrhöen sind selbstlimitierend und bedürfen keiner stationären Aufnahme. Das wichtigste Therapieprinzip ist die Flüssigkeitssubstitution. Die PatientInnen sollten min. 2 l/d trinken. Die Weltgesundheitsorganisation empfiehlt die sog. orale Rehydratationslösung, die vor allem bei Cholera in den tropischen Ländern Anwendung findet. Bei klinischen Zeichen einer Exsikkose (trockene Schleimhäute, stehende Hautfalten, bei schwergradiger Dehydratation auch Tachykardie und Hypotonie möglich) kann die Flüssigkeit auch intravenös substituiert werden. In der Klinik werden vor allem isotone Lösungen, z. B. Elomel ®, verwendet.

Erregerdiagnostik ist bei einem schweren Krankheitsverlauf (inkl. blutige Stühle), einer positiven Antibiotikanamnese in den letzten 12 Wochen und bei Immunsupprimierten indiziert. In der Regel werden zwei Stuhlproben abgenommen – eine wird auf Salmonellen, Shigellen, Campylobacter und Yersinien untersucht, die andere auf die von Clostridoides difficile bildenden Toxine. Antibiotische Therapie bei ausgewählten Erregern:

- Salmonellen: indiziert beim schweren Verlauf, Ciprofloxacin 500 mg 2x/d über 7–10 Tage
- Shigellen: Ciprofloxacin 500 mg 2x/d über 3 Tage
- Campylobacter: indiziert bei schwerem Verlauf, Azithromycin 500 mg 1x/d über 3 Tage
- Clostridoides difficile: Vancomycin 125–500 mg 4x/d 10 Tage
- Giardia intestinalis: Paromomycin oder Metronidazol

Auch bei chronischer Diarrhö sollte zuerst eine Infektion ausgeschlossen werden. Die häufigsten Ursachen und hilfreiche anamnestische Hinweise sind in Tab. 1 aufgelistet. Die weitere Diagnostik richtet sich nach der Verdachtsdiagnose:

- Morbus Crohn, Colitis ulcerosa: Coloskopie, Calprotectin im Stuhl
- Zöliakie: EMA IgA – endomysiale Antikörper, tTG IgA – Transglutaminase-Antikörper, auch multiple Biopsien aus dem Duodenum (Goldstandard)
- Laktoseintoleranz: H2-Laktose-Atemtest
- Lebensmittelallergie: genaue Anamnese, allergologische Austestung
- Pankreasinsuffizienz: Zeichen einer chronischen Pankreatitis in der Computertomografie, Messung der Elastasekonzentration im Stuhl
- Kolorektales Karzinom: Hämoccult-Test (Nachteil: unspezifisch, positiv auch im Fall einer oberen gastrointestinalen Blutung), Coloskopie, auch eine CT-Colonografie möglich (Nachteil: keine Probengewinnung möglich)

Tipps für die Praxis: Loperamid wird häufig als ein wirksames Mittel bei akuter Diarrhö bezeichnet. Allerdings darf es nur nach dem Ausschluss einer bakteriellen Infektion mit Salmonellen, Shigella und Campylobacter zum Einsatz kommen. Nach jedem ungeformten Stuhl wird eine Tablette (2 mg) verabreicht, die maximale Tagesdosis sollte 12 mg nicht überschreiten. Wenn Loperamid nach zwei Tagen keine Wirkung zeigt, sollte es abgesetzt werden und die möglichen Ursachen des Durchfalls sollten reevaluiert werden.

Tipps für die Praxis: die Koloskopie wird sehr häufig zur Abklärung der chronischen Diarrhö angewendet. Allerdings ist sie mit manchen Risiken behaftet. Es ist meistens die Aufgabe der ÄrztInnen in der Basisausbildung bzw. der TurnusärztInnen, die PatientInnen darüber aufzuklären. Die schwerwiegendste Komplikation ist eine mögliche Perforation der Darmwand. Die Perforation wird in den meisten Fällen schon während der Coloskopie erkannt und mit Clips versorgt. Der Patient sollte in diesem Fall auch antibiotisch abgeschirmt werden. Sollte die Perforation nicht erkannt werden, kann sie zu einer Peritonitis führen, die eine Notfalloperation verlangt.

Die Anwendung von **Probiotika** ist umstritten.

Literatur, Links

1. Field M. Intestinal ion transport and the pathophysiology of diarrhea. J Clin Invest. 2003 Apr;111(7):931-43. doi: 10.1172/JCI18326. PMID: 12671039; PMCID: PMC152597.
2. Arasaradnam RP, Brown S, Forbes A, et alGuidelines for the investigation of chronic diarrhoea in adults: British Society of Gastroenterology, 3rd edition Gut 2018;67:1380–1399.
3. https://infektiologie.co.at/wp-content/uploads/2017/08/cs-cdi.pdf.
4. Feldman M, Friedman LS, Brandt LJ, Chung R, Rubin D, Wilcox CM et al. Sleisenger and Fordtran's Gastrointestinal and Liver Diseases. Pathophysiology, Diagnosis, Management. 11th Edition. Elsevier 2020.
5. COCHRANE REVIEW: https://www.cochrane.org/CD003048/INFECTN_do-probiotics-help-treat-acute-infectious-diarrhoea.

Leben mit Stoma

Barbara Hennlich

Lernziele und Zusammenfassung

- Ein Stoma ist heutzutage ein Routineeingriff und ermöglicht die Ausscheidung von Stuhl über eine Öffnung in der Bauchdecke, wenn dies auf natürlichem Wege nicht mehr möglich ist.
- Grundsätzlich bleibt die normale Verdauungsfunktion des Darmes erhalten, sie kann teilweise allerdings auch etwas eingeschränkt sein (z. B. bei Resektion des terminalen Ileums).
- Verschiedene Indikationen erfordern unterschiedliche Arten eines künstlichen Darmausganges, die wiederum eigene Versorgungsansprüche stellen.
- Der Patient steht im Mittelpunkt der involvierten medizinischen und pflegerischen Disziplinen, die ihn vor, während und nach der Stomaanlage umfassend betreuen. Seine Sorgen und Ängste zu Themen wie Alltag, Beruf, Sexualität sind ernst zu nehmen und für eine optimale Versorgungsqualität sollte gesorgt werden, um Komplikationen vorzubeugen.

Definitionen

Unter einem **Stoma** versteht man eine chirurgisch geschaffene Verbindung, die von einem Hohlorgan (Darm, Magen, Ureter) zur äußeren Hautebene führt. Auf diesem Wege kann Harn oder Stuhl ausgeleitet (Darm-, Urostoma) sowie im Falle einer Gastrostomie den PatientInnen auch Nahrung zugeführt werden.

Etymologie: Stoma bzw. Stomie, Pl. Stomata [griech.] = Mund oder Öffnung; Anus praeter naturalis (lat.) = „am natürlichen Anus vorbei" (künstlicher Darmausgang, Seitenausgang); StomaträgerIn = Selbstbezeichnung von Personen, die mit einem Darmstoma leben

Anatomie

Die längs- und ringförmige Muskulatur des GI-Traktes ermöglicht die charakteristische Peristaltik des Darmes (Weitertransport und Vermischung des Nahrungsbreis). Der Verdauungsprozess im Dünndarm dauert zwischen 7 und 9 Stunden, im Kolon durchschnittlich 30 bis 36 Stunden, wobei hier neben der Zusammensetzung der Nahrung auch vegetative Faktoren eine große Rolle spielen und die Zeitspanne auf 5 bis 90 Stunden ausweiten können. Täglich durchläuft auch etwa 9 Liter Flüssigkeit den Dünndarm, wovon allerdings knapp 8 Liter wieder rückresorbiert werden und somit „nur" etwa 1,1 Liter Flüssigkeit in den Dickdarm gelangen. Das Kolon resorbiert erneut den Großteil dieser Menge, die restlichen etwa 100 Milliliter Flüssigkeit werden mit dem Stuhl ausgeschieden.

Tab. 1. Überblick über die allgemeinen Gründe zur Anlage eines künstlichen Darmausganges

Indikationen für Darmstomata	Definition
Deviationsstoma	• z. B. bei chronisch entzündlichen Darmerkrankungen (Morbus Crohn, Colitis Ulcerosa) • bestimmte Darmanschnitte sollen temporär stillgelegt werden • Stuhl wird über ein Stoma, das VOR dem betroffenen Darmabschnitt angelegt wird, über die Bauchdecke ausgeleitet • Ileo- und Kolostoma möglich
Protektions- oder Schutzstoma	• nach einer Operation mit Anastomose (neue Verbindung zwischen zwei Darmabschnitten) oder bei Fistelbildung (insbesondere im Analbereich) • Stoma als Schutz dieser Bereiche vor der Nahrungs-/Stuhlpassage
Stoma nach Entfernung ganzer Darmabschnitte	• z. B. bei Colitis Ulcerosa nach Kolektomie • endständiges Stoma • Rückverlagerung nur möglich, wenn Schließmuskel funktionstüchtig

Physiologie

Die **enterale Resorption** und damit die Verdauung ist in der Regel auch mit Stoma kein Problem. Wird das terminale Ileum jedoch ebenfalls reseziert, kann die Aufnahme von Vitamin B12 sowie die Wiederaufnahme von Gallensäuren gestört sein. Ein Vitamin B12-Mangel führt im schlimmsten Fall zu einer perniziösen Anämie und die PatientInnen präsentieren sich mit Müdigkeit, einem verminderten Antrieb und einem blassgelblichen Hautkolorit (Blutbild + Schilling-Test, Substitution notwendig). Gallensäuren werden im terminalen Ileum im Zuge des enterohepatischen Kreislaufes wieder aufgenommen und zur Leber zurücktransportiert. Wird dieser Prozess gestört, kann eine unzureichende Fettverdauung resultieren.

Flüssigkeits- und Elektrolythaushalt bei Ileostoma: Da der Dickdarm meist vollständig entfernt wird, kann es vermehrt zu Flüssigkeits- und Elektrolytverlusten kommen. Insbesondere in den ersten zwei bis drei Monaten nach der operativen Stomaanlage sollten die PatientInnen dazu angehalten werden, vermehrt Flüssigkeit zu sich zu nehmen. Die Dünndarmschleimhaut ist in der Lage, zu adaptieren und mehr Flüssigkeit und Elektrolyte zu resorbieren und den Dickdarm in dieser Hinsicht zu kompensieren.

Flüssigkeits- und Elektrolythaushalt bei Kolostoma: Es werden nur Teile des Dickdarms entfernt, sodass keine wesentlichen Flüssigkeits- und Elektrolytverlusten zu erwarten sind. Mehr zu achten ist auf eine geeignete Ernährung und evtl. Medikamenteneinnahme der PatientInnen zu legen, da bestimmte Lebensmittel und Substanzen aufgrund der verkleinerten Schleimhautfläche bei Kolostoma verstärkt Diarrhoen auslösen können (Kraut, frische Backwaren, Antibiotika, Magnesium, Zytostatika etc.).

Indikationen

Sobald eine physiologische Passage und somit Ausscheidung des Stuhls nicht mehr gewährleistet ist oder ein bestimmter Abschnitt des GI-Traktes temporär, etwa zur Abheilung einer Anastomose nach einer Operation, stillgelegt werden soll, ist die Anlage eines Kolo- oder Ileostomas indiziert.

Tab. 2. Indikationen für Ileo- und Kolostoma

Indikationen: Ileostomie (Dünndarmstoma)	Indikationen: Kolostomie (Dickdarmstoma)
Temporäre Anlage: • Protektion neu angelegter Anastomosen (Proktokolektomie mit ileoanalem Pouch bei Colitis ulcerosa oder familiärer adenomatöser Polyposis; tiefe anteriore Rektumresektion) • Notfall-Kolektomie im Zuge einer fulminanten Colitis ulcerosa oder eines toxischen Megakolon • persistierende, komplexe Fistelbildung bei Morbus Crohn	**Raumforderungen:** • distales Rektumkarzinom (Rektumresektion) • persistierendes Analkarzinom nach Radiochemotherapie • Peritonealkarzinose, Beteiligung des Kolons • inoperabler Tumor des kleinen Beckens
Endständige Anlage: • Proktokolektomie ohne Möglichkeit der Anlage eines ileoanalen Pouches bzw. bei Insuffizienz des Schließmuskels • Strahlenkolitis	**Entzündungen:** • Darmperforation und Sepsis in Folge einer Divertikulitis • Strahlenkolitis
Verletzungen/Trauma des Dickdarms **Stuhlinkontinenz** **Analatresie (angeborene Fehlbildung des Darmes)**	

Klinik

Bei der Anlage eines künstlichen Darmausganges wird je nach Stoma-Art, Lokalisation und Grunderkrankung ein kleines Stück des Dünn- oder des Dickdarms vor die Bauchdecke ausgeleitet. Dabei ähnelt das Erscheinungsbild des Stomas einem runden oder oval-geformtem „Nippel" und hat eine rosa Färbung, ähnlich der Mundschleimhaut. Da in diesem Darmabschnitt die Nervenendigungen fehlen, ist das Stoma nicht schmerzempfindlich, bei zu festem Kontakt kann es eventuell leicht zu bluten beginnen. Die Stuhlausscheidung über das Stoma erfolgt unwillkürlich, weswegen die optimale Stoma-Versorgung sehr wichtig ist. Zum Schutz der peristomalen Haut vor dem teilweise sehr aggressiven Stuhl, wird eine Hautschutzplatte mit zentraler Aussparung für das Stoma aufgeklebt. Je nach System befindet sich der Beutel, der den Stuhl dann auffängt, direkt daran angebracht und hat eine Öffnung, um den Stuhl tagsüber auch öfter entleeren zu können, oder es ist ein zweiteiliger Beutel mit einem Klick-Mechanismus. So muss entweder das gesamte System samt Hautschutzplatte täglich getauscht werden oder auch nur der Beutel.

Das Ileostoma wird gewöhnlich im rechten Unterbauch zur Hautoberfläche ausgeleitet. Dabei gilt es zu beachten, dass der Dünndarm-Stuhl durch die enthaltenen Verdauungsenzyme sehr aggressiv ist und die Haut rund um das Stoma in Mitleidenschaft ziehen kann und daher ein Ileostoma zwischen 1,5 und 3 Zentimeter, also durchaus prominent, aus der Haut herausragen sollte. Die Hautschutzplatte wird passend des Stoma-Durchmessers ausgeschnitten, liegt somit eng an der Darmschleimhaut an und die peristomale Haut wird geschont. Während die Stuhlentleerungsfrequenz beim Ileostoma nicht beeinflusst werden kann, besteht die Möglichkeit, zumindest die Stuhlkonsistenz durch Lebensmittel in gewissem Ausmaße zu regulieren (stopfende Nahrung, um den Stuhl einzudicken). Je flüssiger die Ausscheidungen, desto öfter müssen die PatientInnen einen Beutelwechsel vornehmen oder diesen entleeren. In den meisten Fällen besteht ein Ileostoma temporär und dient dazu, eine koloanale Anastomose oder einen ileoanalen Pouch abheilen zu lassen oder ein stark entzündetes Darmsegment im Rahmen einer chronisch entzündlichen Darmerkrankung ruhig zu stellen (= Protektionsstoma), immer mit der Option einer Rückverlegung. Ein endständiges Ileostoma ist indiziert, wenn nach einer Proktokolektomie bei familiärer adenomatöser Polyposis (FAP) oder Colitis Ulcerosa keine Rückoperation mehr durchführbar ist, etwa aufgrund einer Sphinkterinsuffizienz. Die PatientInnen, die ein (temporäres) Ileostomata benötigen, sind vermehrt jüngere Personen, die an einer CED leiden oder die eine Dickdarmresektion zur Darmkrebsvorsorge bei FAP benötigen.

Ein Kolostoma befindet sich, je nach zugrundeliegender Indikation, an verschiedenen Stellen der Bauchdecke und so werden hier vier Arten des künstlichen Dickdarmausganges definiert, die sich durch ihre Lokalisation auch in der Konsistenz des ausgeschiedenen Stuhls unterscheiden:

- Colon ascendens: breiig, dünnflüssiger Stuhl, hautreizend (ähnlich dem Stuhl bei Ileostoma)
- Colon transversum: Stuhl eher breiig, etwas mehr eingedickt, weniger aggressiv bei Hautkontakt
- Colon descendens: geformter bis fester Stuhl
- Colon sigmoideum: geformter und fester Stuhl, wie vor der Operation

Wie beim Ileostoma wird ein Kolostoma ebenfalls entweder vorübergehend angelegt, um einen bestimmten Darmabschnitt für einen geringen Zeitraum stillzulegen, oder aber als endständiges und dauerhaftes Kolostoma mit einer einlumigen Öffnung, ohne die Option einer Rückverlegung.

Präoperative Stoma-Markierung: Im Anschluss an ein ausführliches Aufklärungsgespräch muss in jedem Fall bei geplanten Stomaanlagen eine präoperative Markierung der Stoma-Austrittsstelle durch den Chirurgen und/oder den Stomatherapeuten erfolgen, denn nur durch die optimale Lokalisation des künstlichen Darmausganges können postoperativ eine suffiziente Versorgung gewährleistet und Komplikationen minimiert werden, was wiederum die Lebensqualität der PatientInnen enorm steigert. Mit einem desinfektionsmittelfesten Stift wird jene Stelle markiert, die sowohl mit der Art des Stomas als auch mit den individuellen Gegebenheiten der Bauchdecke des Betroffenen vereinbar ist. Das Stoma sollte keinesfalls in einer Bauchfalte, zu nahe am Rippenbogen oder an der Leiste angelegt werden oder etwa so, dass der Patient das Stoma selbst gar nicht einsehen kann. Eine optimale Abstimmung zwischen Chirurgen und Stomatherapeut sowie ein „über die Operation hinausdenken" ist in diesem präoperativen Prozess unerlässlich.

Sofern es möglich ist, wird die Anlage eines Stomas minimal-invasiv mittels laparoskopischer Technik durchgeführt.

Patientenmanagement

Der Patient befindet sich während des gesamten Prozesses, also prä-, peri- und postoperativ im Zentrum eines multi-professionellen Teams, welches neben den behandelnden Ärzten und Pflegekräften vor allem die Chirurgen und Stomatherapeuten beinhalten sollte. Zwischen der Aufklärung und der Stomaanlage sollte adäquate Bedenkzeit liegen. Es ist günstig, wenn Vertrauens-/Bezugspersonen in den Prozess eingebunden werden können. Ebenso ist das Setting, in dem die Aufklärung stattfindet wichtig (ungestört, genügend Zeit, Vertrauensbasis etc.). Patienten fürchten häufig um die uneingeschränkte Ausübung von Alltagstätigkeiten: Ausscheidung, Ernährung, Reisen, Sport, Beruf, Sexualität. Postoperativ ist mit dem Stomatherapeuten die ideale weitere Versorgung festzulegen (jedes Stoma ist anders!). Berücksichtigt werden müssen die Art des Stomas, die Hautbeschaffenheit, das Ausscheidungsverhalten sowie das Vorhandensein zahlreicher (Assistenz-)Systeme. Heutzutage sind verschiedenste Versorgungssysteme verfügbar, ein- oder zweiteilig, flache oder gewölbte hydrokolloide Hautschutzplatten, Puder und Pasten für einen sicheren und festen Halt auf der Haut, Platten die erst nach 2–3 Tagen gewechselt werden müssen, Ausstreifbeutel insbesondere für Ileostomata, Gürtel für einen besseren Halt oder bei parastomalen Hernien und unterschiedlichste Hautpflegeprodukte. Bei der Entlassung sollte der Patient oder bei multimorbiden Patienten ein Angehöriger in der Lage sein, den Versorgungswechsel selbstständig durchzuführen. Im Zuge der Wundheilung verändert sich das Stoma noch, nach etwa drei Monaten sollte es die endgültige Größe und Form angenommen haben. Deshalb – und aufgrund wiederaufgenommener Alltagstätigkeiten und damit anderer Ansprüche an die Stomaversorgung kann eine Reevaluation mit den betreuenden Stomatherapeuten nötig sein.

Viele Fragen drehen sich rund um das Thema Ernährung, jedoch gibt es keine einheitliche Diät- und Kostempfehlung für Stomaträger, alles was davor als gesund galt, ist es auch nach der Operation. Zu Beginn kann ein Ernährungstagebuch geführt werden, in dem festgehalten wird, welche Lebensmittel gut vertragen werden und wodurch die Stuhlkonsistenz wie beeinflusst wird. Zudem werden mehrere kleinere Mahlzeiten über den Tag hinweg empfohlen, langsames Essen sowie gründliches Kauen, die Vermeidung geruchserzeugender Nahrungsmittel, eine ausreichende Flüssigkeitszufuhr und Mahlzeiten an etwaige Aktivitäten anzupassen.

Patientenmanagement

Etwa 45 % aller Stomaträger kehren nach der Anlage nicht wieder in das Berufsleben zurück, was allerdings damit zusammenhängt, dass sich die Mehrzahl der Stomapatienten bereits vor der Operation in einem höheren Alter befindet. Bei einer Wiederaufnahme der beruflichen Tätigkeit ist auf die körperliche Belastung, die infrastrukturelle Versorgung sowie das soziale Umfeld zu achten.

Es spricht nichts gegen ein (fast) normales Ausleben von Freizeitaktivitäten. Es existieren zahlreiche Selbsthilfegruppen mithilfe derer es eventuell leichter fällt, wieder an Unternehmungen teilzunehmen. Beim Sport sollte darauf geachtet werden, die Bauchmuskulatur nicht zu sehr beansprucht wird (Gewichtheben, Sit-Ups, und Stöße, wie beim Boxen). Die Belastung beim Heben sollte nicht mehr als 5–10 Kilogramm betragen, Vorsicht ist auch im Haushalt geboten (hierbei kann man gut mit plakativen Beispielen arbeiten, eine Getränkekiste wiegt beispielsweise 8–12 Kilogramm). Eine vorherige Absprache mit dem Arzt und Stomatherapeuten kann über mögliche Komplikationen und spezielle Versorgungsmöglichkeiten aufklären. Sind Reisen in exotische Länder geplant, empfiehlt es sich, vorab die Versorgungssituation zu klären und an genügend Beutel, Platten und andere Hilfsmittel, auch im Handgepäck bei Flugreisen, zu denken. Ein eigenes Stoma Travel Certificate, wie man es von Stoma-Vereinen bekommt, in verschiedenen Sprachen kann ebenfalls mehr Sicherheit bieten.

Ein künstlicher Darmausgang bedeutet eine körperliche Veränderung, Ausscheidungen stellen ein Tabuthema dar und so kann die Selbstwahrnehmung und -akzeptanz in der ersten Zeit nach der Operation eingeschränkt sein. Viele Patienten fragen sich in diesem Zusammenhang, ob sie jemals wieder einen Partner finden werden oder ob die aktuelle Beziehung trotz Stoma halten wird. So sind Sexualstörungen bei Stomaträgern keine Seltenheit. Diese können sowohl physisch als auch psychisch bedingt sein und müssen aber in jedem Fall ernst genommen und abgeklärt werden. Hier sind Einzel- und Paartherapien hilfreich, wichtig ist, dass die Betroffenen sich selbst und ihren Partnern die nötige Zeit geben, um sich selbst mit dem Stoma annehmen zu können. Eine Schwangerschaft ist mit künstlichem Darmausgang möglich, dabei sollte die Grunderkrankung, die zum Stoma geführt hat, immer mitbedacht und mitbetreut werden.

Kommunikation: No-Gos im Umgang mit der Stomaversorgung, insbesondere in Bezug auf den Geruch:

- Nase hochziehen.
- Sofort das Fenster öffnen.
- Ansprechen des Geruchs.

Medizingeschichte: Die Stomaanlage, insbesondere im Darmbereich, wird bereits seit etwa 350 v. Christus vollzogen, wobei damals Situationen wie inkarzerierte Hernien, Traumata oder Darmverschlüsse die häufigsten Indikationen darstellten und diese Operationen als Ultima Ratio galten. Der Fortschritt der jüngeren chirurgischen Geschichte ließ die Stoma-Anlage zu einem Routineeingriff werden. Ebenso kontinuierlich hat sich die Versorgungssituation verändert: retteten Stomata auch Leben, sorgten sie anfangs dennoch für gesellschaftliche Isolation (fehlende Geruchsneutralität, Dichtheit, Hautschonung). Erst die Entwicklung besserer Materialien (angestoßen durch die dänische Krankenschwester Elise Sörensen in den 50er-Jahren) und das Aufkommen spezieller StomatherapeutInnen und Selbsthilfegruppen halfen, die Stigmatisierung abzubauen.

Literatur, Links

1. Gruber G (Hrsg.) Ganzheitliche Pflege bei Patienten mit Stoma. Praxis und Beratung – stationär und ambulant. 1. Auflage. Berlin: Springer 2017.
2. Stoll-Salzer E, Wiesinger G (Hrsg.) Stoma- und Kontinenzberatung – Grundlagen und Praxis. 2., aktualisierte und erweiterte Auflage. Stuttgart: Thieme 2012.
3. Informationen des österreichischen Vereins Kontinenz-Stoma-Beratung, KSB (Stand 20.07.2021; https://www.kontinenz-stoma.at/stoma/).

Sepsis

Louise Riegler

Lernziele und Zusammenfassung

- Differenzierung zwischen Sepsis, septischer Schock & SIRS
- Symptome & Diagnostik
- SOFA-Score & qSOFA-Score
- Sepsis im Intensivmedizinischen Management

Definition

Eine **Sepsis** ist eine akut lebensbedrohliche Organdysfunktion, hervorgerufen durch eine fehlgeleitete Immunantwort im Rahmen einer Infektion. Sie gilt als eine der häufigsten und kostenintensivsten Erkrankungen im stationären Sektor. **Jede Sepsis ist als medizinsicher Notfall zu betrachten.** Der **septische Schock** stellt die Maximalvariante einer Sepsis dar.

Etymologie: aus dem Altgriechischen σῆψις sēpsis „Fäulnis" oder „Gärung"
CAVE: Die Begriffe Septikämie, Bakteriämie oder Blutvergiftung werden häufig noch im Alltag synonym zur Bezeichnung einer Sepsis verwendet, sind aber nicht akkurat und als veraltet zu betrachten.

Das **SIRS** (Systemisches inflammatorisches Response-Syndrom) ist ein der Sepsis ähnliches Krankheitsbild, allerdings ohne dass eine Infektion nachgewiesen wird, sondern Verletzungen, Verbrennungen, eine schwere Pankreatitis, eine Anaphylaxie oder schwere Blutungen die Ursache sind. SIRS-Kriterien können bei einer Sepsis zwar vorliegen, sind aber zur Diagnosestellung einer Sepsis nicht mehr obligat. Bei vorhandenen SIRS-Kriterien zusätzlich zur klassischen Sepsis-Symptomatik, erhöht sich lediglich die Wahrscheinlichkeit, dass man mit der Vermutungsdiagnose richtig liegt.
SIRS = bei Vorliegen von mindestens zwei Kriterien:

- Atemfrequenz: > 20/min oder eine mittels BGA-Analyse bestätigte Hyperventilation mit einer Hypokapnie von pCO_2 < 33 mmHg
- Körpertemperatur: > 38 °C oder < 36 °C
- Herzfrequenz: > 90/min
- Blutbild: Leukozyten > 12.000/µl oder < 4.000/µl oder > 10 % unreife neutrophile Granulozyten

Bei fehlenden SIRS-Kriterien kann dennoch eine Sepsis vorliegen! SIRS-Kriterien sind unspezifisch und können auch durch nicht-infektiöse Ursachen ausgelöst werden. Grundsätzlich gilt: Ein SIRS kann nicht-infektiöse Ursachen haben, eine Sepsis hat immer eine infektiöse Ursache!

Pathogenese

Neugeborene, ältere Menschen, **Immunsupprimierte** bzw. Menschen mit chronischen Erkrankungen wie **Diabetes mellitus,** HIV, oder Malignome, **Alkohol- und Drogenabhängige** sowie **Schwangere** haben ein erhöhtes Risiko an einer Sepsis zu erkranken. Bei diesen Personengruppen kann die Sepsis auch ohne klassische (Früh-)Symptome auftreten und dadurch das Behandlungsfenster für ein frühzeitiges Eingreifen verpasst werden. Bezüglich der Ursache gibt es charakteristische Formen der Sepsis:

- Urosepsis, meist durch E. coli, bei Harnabflussstörungen oder von einem Harnwegsinfekt ausgehend
- Puerperalsepsis (Kindebettfieber) durch eine Infektion während der Geburt
- Neugeborenensepsis, da das Immunsystem noch nicht entwickelt ist und der Immunschutz durch Plazenta und Muttermilch nicht ausreicht
- Sepsis bei MRSA-Infektionen
- Candida-Sepsis
- Virale Sepsis
- Landouzy (Sepsis tuberculosa acutissima)

Die überschießende Abwehrreaktion schädigt Gewebe und Organe. Wird die Sepsis nicht rechtzeitig erkannt und behandelt, kann es zu einem **Multiorganversagen** und einem **septischen Schock** mit Todesfolge kommen.

Eine Sepsis entsteht durch Eindringen pathogener Erreger (Bakterien, Pilze, Viren oder Parasiten), auch septische Emboli genannt, und deren Toxinen in den Blutkreislauf. Aufgrund einer gestörten Immunabwehr, einer hohen Erregerzahl oder gesteigerten Pathogenität der Erreger sowie einer möglichen Infektion schlecht abgrenzbarer Körperregionen (z. B. im Abdomen) bleibt eine adäquate Immunreaktion aus.

Erregerbestandteile (PAMP – Pathogen Associated Molecular Patterns) aktivieren spezifische Rezeptoren des Immunsystems (besonders Toll-Like-Rezeptoren) wodurch proinflammatorische Zytokine wie IL-1, TNF-α freigesetzt werden. Über eine Aktivierungskaskade weiterer Signalwege kommt es zur Aktivierung des Komplementsystems und der Freisetzung der Zytokine IL-6, IL-12, IL-15 und MIF.

Es folgt eine Störung der **Endothelzellfunktion** und der **Blutgerinnung.** Durch die generalisierte Endothelaktivierung kommt es bei NO-Freisetzung zu einer **Vasodilatation** und einem Untergang von Endothelzellen mit einer **Kapillarschädigung** bzw. dem Verlust der Barrierefunktion. Dabei gehen Flüssigkeit und andere Blutbestandteile wie Albumin aus dem Blutgefäßsystem verloren. Es kommt zu einer generalisierten fortschreitenden **Ödembildung.** Durch vermehrte Bildung von Gewebefaktor (= Tissue Factor) auf den Entdothelzellen und Monozyten wird vermehrt Thrombin gebildet, was zu einer Störung der Fibrinolyse und des Protein-C-Protein-S-Systems führt. Durch das Überwiegen prokoagulatorischer Tendenzen steigt die Gefahr einer **disseminierten intravasalen Gerinnung** (DIC = Verbrauchskoagulopathie). In der initialen Phase liegt bei einer unbehandelten Sepsis ein "kalter Schock" vor mit Hypotonie, niedrigem Herzzeitvolumen (HZV) und einem erhöhten Gefäßwiderstand. Entzündungsmediatoren führen anschließend zu einem hyperdynamen Schockstadium mit Vasodilatation, Reduktion des systemischen Widerstands und intravasalem Volumenmangel. Durch die erhöhte Gefäßpermeabilität wir der Volumenmangel verstärkt. In dieser Phase ist ein kompensatorisch gesteigertes Herzzeitvolumen typisch. Durch einen gesteigerten Katecholaminspiegel, eine gestörte myokardiale Mikrozirkulation sowie eine verminderte Empfindlichkeit der kardialen β-Rezeptoren erfolgt eine akute septische Kardiomyopathie mit relativer Herzinsuffizienz. Teilweise kommt es zur Dekompensation in eine hypodyname Schockphase, das HZV sinkt und der Gefäßwiderstand steigt an. Unbehandelt führt die Gewebshypoxie infolge der Mikrozirkulationsstörung zum Multiorganversagen (besonders der Lunge, Niere und Leber) und einer Nekrose der Akren.

Klinik

Die Sepsis hat kein Leitsymptom, daher sind klinische Parameter und diagnostische Marker gemeinsam zu betrachten. Ein **reduzierter Allgemeinzustand,** für den sich sonst keine alternative Ursache finden lässt, kann jedoch meist beobachtet werden. Typisch ist auch eine, meist leichte, **Verwirrtheit,** die auch das erste Symptom sein kann.

Präklinisch und außerhalb der Intensivstation wird der **qSOFA-Score** (= quick SOFA-Score), ein vereinfachter SOFA-Score, zur Beurteilung verwendet.

- Atemfrequenz: > 22/min
- Systolischer Blutdruck: < 100mmHG
- ZNS: Vigilanzminderung bzw. veränderter mentaler Status

Ab $\geq$ 2 positiven Kriterien ist eine septische Organdysfunktion mit schlechter Prognose wahrscheinlich. Weitere mögliche klinische Hinweise:

- Fieber (intermittierend) oder Hypothermie (selten, eher bei Immunsupprimierten)
- Schüttelfrost
- Zentralisation: anfangs warme Akren in der hyperdynamen Phase, im Verlauf Zeichen einer Kreislaufzentralisation mit kalten Akren und marmorierter, kühler Haut

- Tachykardie
- Kaltschweißigkeit in der hypodynamen Phase
- Ödembildung bei zunehmendem Kapillarleck
- Petechien bei Thrombopenie (Waterhouse-Friderichsen-Syndrom)
- GI: Diarrhoe, Nausea, Erbrechen

Je nach Fokus des Infektionsherdes können außerdem folgende Symptome auftreten:

- Dyspnoe / Tachypnoe und Husten bei Pneumonie
- Dysurie, Algurie, Flankenschmerz oder Pollakisurie bei Urosepsis bzw. Pyelonephritis
- Meningismus und Eintrübung bei Meningitis
- Entzündungszeichen an der Einstichstelle bei einer Katheter- oder Fremdkörperinfektion
- Akutes Abdomen bei abdominellem Entzündungsfokus
- Zeichen der Tonsillitis

Die Diagnostik einer Sepsis basiert auf drei Säulen:

- Mikrobiologische Diagnostik zum Erregernachweis
- Fokussuche und gegebenenfalls Durchführung einer spezifischen bildgebenden Diagnostik
- Labordiagnostik – Erfassung der Organfunktion und Bestimmung der Entzündungszeichen

Tab. 1. Sequential-Organ-Failure-Assessment- (SOFA) Score

Organ	Parameter	1 Pkt.	2 Pkt.	3 Pkt.	4 Pkt.
ZNS	Glasgow-Coma-Scale	13–14	10–12	6–9	< 6
Kreislauffunktion	Mittlerer arterieller Druck (MAP) oder: Einsatz von Vasopressoren	MAP < 70 mmHg	Dopamin ≤ 5 µg/kg/min oder Dobutamin (jede Dosis)	Dopamin > 10 g/kg/min oder Adrenalin ≤ 0,1 µg/kg/min oder Noradrenalin ≤ 0,1 µg/kg/min	Dopamin > 15 µg/kg/min oder Adrenalin > 0,1 µg/kg/min oder Noradrenalin > 0,1 µg/kg/min
Blutbild	Thrombozyten x $10^3/\mu l$	< 150	< 100	< 50	< 20
Lungenfunktion	PaO_2/FiO_2 (mmHg)	< 400	< 300	< 200 und Beatmung	< 100 und Beatmung
Nierenfunktion	Kreatinin (mg/dl)	1,2–1,9 mg/dl	2,0–3,4 mg/dl	3,5–4,9 mg/dl	> 5 mg/dl
Leberfunktion	Bilirubin (mg/dl)	1,2–1,9 mg/dl	2,0–5,9 mg/dl	6,0–11,9 mg/dl	> 12 mg/dl

Mikrobiologische Diagnostik: Sterile Abnahme von mindesten zwei Blutkulturen (aerob und anaerob) zum Erregernachweis. Der Nachweis einer Infektion ist für die Diagnosestellung allerdings nicht zwingend, bereits die Vermutung ist ausreichend.
Jedes Material, das zum Erregernachweis dienen kann, sollte eingesendet werden:

- Wundabstriche
- Drainagesekret
- Trachealsekret
- Liquor cerebrospinalis
- Urin
- Fremdmaterialien, beispielsweise Katheter

Alle Blutkulturen und Materialien sind zügig und möglichst vor Einleitung einer antibiotischen Therapie zu sichern. Ein alleiniger Erregernachweise in Blutkulturen wird als Bakteriämie bezeichnet. Auch wenn sonst keine weiteren Kriterien vorliegen, muss hierbei eine mögliche Sepsis in Betracht gezogen werden. Häufigste Erreger:

- Staphylococcus aureus
- Escherichia coli
- Bakterien der Gattung Klebsiella, Enterobater, Serratia
- Pseudomonas species
- Streptococcus viridans/faecalis/pneumoniae

Bei immunsupprimierten Patienten ist das mögliche Erregerspektrum größer, da hierbei Mikroorganismen pathogen wirken können, die bei immunkompetenten Personen allgemein ungefährlich sind.

Weitere Labordiagnostik:

- Laktat als Marker für Organdysfunktion (Folge der gestörten Mikrozirkulation bei Sepsis)
- Kleines Blutbild: Anämie möglich
- Leukozytose/Leukopenie
- Thrombozytopenie: gilt als Frühzeihen eines septischen Schocks
- Procalcitoninanstieg: gilt als Hinweis für eine systemische bakterielle Infektion/Sepsis; sensitiver Marker zur Diagnose und Verlaufskontrolle der Sepsis
- CRP
- Verbrauchskoagulopathie: Abfall von Antithrombin III, Anstieg von D-Dimer im Verlauf

Imaging

Die Bildgebung dient zur Suche des Infektionsherdes, denn eine erfolgreiche Therapie kann nur durch Sanierung des auslösenden Infektionsherdes erfolgen, weshalb eine umgehende Fokussuche einzuleiten ist.

Grundsätzlich kommt jeder Infektionsfokus in Frage:

- Atemwege: Thorax-Röntgen/CT zum Nachweis entzündlicher Infiltrate
- Urogenitaltrakt: Sonografie, Urindiagnostik (eventuell ist mit freiem Auge eine Trübung oder Eiter erkennbar), Fremdmaterialien wie Harnkatheter
- Fremdmaterial wie ZVK oder Portkatheter: Inspizieren der Einstichstelle; im Zweifel Entfernung und Neuanlage

Patienten-management

Fokussanierung:

- Entfernung des infektiösen Materials
- Chirurgische Behandlung von Abszessen und Wunden
- Chirurgische Behandlung des Abdomens beispielsweise bei Ileus, Peritonitis oder Anastomoseninsuffizienz

Durch ein frühzeitiges Erkennen und Einleiten der Behandlung in den ersten Stunden nach Symptombeginn können schwerwiegende Folgen abgeschwächt oder sogar verhindert werden.

Zur Prävention einer Sepsis werden eine jährliche Impfung gegen Influenza und ein aufrechter allgemeiner Impfstatus sowie die Einhaltung von Hygienevorschriften empfohlen.

Therapie: Liegt eine Sepsis vor, so ist eine frühe antibiotische Therapie binnen einer Stunde nach Diagnosestellung für das Überleben des Patienten entscheidend. Die Diagnostik vor Einleitung der antibiotischen Therapie muss daher fokussiert und so rasch wie möglich erfolgen!

Checkliste:

- Laktatmessen: wiederholt kontrollieren bis Laktat < 2 mmol/L
- Blutkulturdiagnostik vor Antibiose
- Kalkulierte Antibiotikatherapie: frühzeitige Gabe eines Breitbandantibiotikums
- Rasche Volumensubstitution: kristalloide Infusionen (mindestens 30 ml/kgKG) innerhalb 3 h
- Katecholamingabe bei MAP <65 mmHg trotz ausreichender Volumensubstitution

Empirisch werden Breitspektrumantibiotika i.-v. und/oder Antimykotika bzw. Virostatika verabreicht.

Antibiose:

- Meistens Piperacillin/Tazobactam, Ceftazidim/Carbapeneme
- Gabe innerhalb der ersten Stunde nach Diagnose und Abnahme der Blutkulturen
- Linezolid oder Vancomycin bei Verdacht auf MRSA-Infektion
- Berücksichtigung des lokalen Fokus und der Resistenzlage
- Therapiedauer meist 7–10 Tage (richtet sich nach der Klinik)
- Mindestens 14 Tage Therapie bei Staphylococcus-aureus-Bakteriämie
- Alle 48–72 h Reevaluation der antibiotischen Therapie anhand der Klinik und diagnostischen Parameter; bei Nachweis eines Erregers Umstellung auf gezielte Antibiotikatherapie

- Bei einer klinischen Verbesserung nach 72h ist eine Deeskalation der kalkulierten Kombinationstherapie und Umstellung auf eine Monotherapie auch ohne Erregernachweis möglich

Vasopressoren:

- Noradrenalin bei fortschreitender Kreislaufinsuffizienz trotz Volumengabe
- Dobutamin bei eingeschränkter kardialer Pumpfunktion
- Dopamin und Levosimendan werden nicht mehr empfohlen

Weitere Therapiemaßnahmen zur Überbrückung der kritischen Phasen:

- Transfusion von Erythrozytenkonzentraten bei Hb < 7 g/dL (7,0–9,0 g/dL angestrebt)
- Sauerstoffgabe über Maske oder Nasensonde (Zielbereich > 90 % SpO_2)
- Beatmungstherapie
- Nierenersatztherapie: Hämodialyse oder Hämofiltration bei akutem Nierenversagen
- Thromboseprophylaxe mit niedermolekularem Heparin (nur wenn keine aktive Blutung oder HIT vorliegen) oder mit unfraktioniertem Heparin (bei hochgradiger Niereninsuffizienz)
- Kreislauftherapie
- Stressulkusprophylaxe bei Risikofaktoren für eine GI-Blutung mit Protonenpumpenhemmern
- Glucocorticoide: nur bei therapierefraktären septischen Schock empfohlen
- Bikarbonatsubstitution
- Ernährung: innerhalb von 48h nach der Sepsis vorsichtig orale oder enterale Ernährung beginnen (~ 500 kcal/ Tag); falls eine Steigerung der enteralen Ernährung nicht möglich ist, kann eine Kombination mit parenteraler Ernährung in den ersten 7 Tagen durchgeführt werden
- Adäquate Analgesie
- Blutzuckerkontrolle

Bei Sepsis-induziertem **ARDS** ist eine Beatmung notwendig:

- Tidalvolumen von 6 ml/kgKG (IDEALES Körpergewicht); oberes Druckniveau unter 30 cm H_2O bei Erwachsenen; erhöhter PEEP zur Vermeidung von Atelektasen
- Leichte Hyperkapnie wird toleriert
- Lagerungstherapie: Bauchlage bei Oxygenierungsindex unter 150 mmHg
- Bei maschineller Beatmung 30 bis 40 Grad Hochlagerung des Oberkörpers zur Vermeidung einer Aspiration oder Ventilator-assoziierter Pneumonie

Beim septischen Schock ist eine Katecholamintherapie erforderlich bei Hypotonie mit MAP < 65 mmHg trotz adäquater Volumengabe und Serumlaktat > 2 mmMol/L.

Eine weitere Komplikation stellt die **Critical-Illness-Polyneuropathie (CIP)** dar, deren Häufigkeit unterschätzt wird. Hierbei kommt es zu einer axonalen Schädigung der motorischen Neurone. Sie kommt gehäuft bei beatmeten Intensivpatienten vor. Klinisch äußert sie sich in einer distal betonten, symmetrische Muskelschwäche der Extremitäten (Muskeleigenreflexe sind abgeschwächt) bis hin zur ausgeprägten Tetraparese. Das Zwerchfell kann in schweren Fällen mitbetroffen sein, was sich klinisch in einer verlängerten Entwöhnung von der Beatmung zeigt. In der Regel kommt es zu einer langsamen Spontanremission unter adäquater Sepsistherapie. Wichtig sind eine Ernährungsoptimierung, Frühmobilisation und Beatmungsentwöhnung (Weaning).

Die **Prognose** einer Sepsis ist schlecht mit einer Mortalität von 10 und 60 %.

Medizingeschichte: Der Pathologe Jakob Kolletschka (1803–1847) starb an einer Schnittverletzung mit dem Skalpell während einer Obduktion, die ihm von einem ungeschickt hantierenden Medizinstudenten zugefügt worden war, an „Leichengift“, d. h. an einer Sepsis, eine nicht so seltene Todesursache bei Pathologen in dieser Zeit. Anhand seiner gleichen Symptome wie bei der Puerperalsepsis von Patientinnen nach der Geburt an der Frauenklinik erkannte sein Freund Ignaz Semmelweis (1818–1865) die Zusammenhänge zwischen Obduktion und Kindbettfieber, ausgelöst durch die Hände der Ärzte als Infektionsquelle.

Literatur, Links

1. AWMF-Leitlinie Sepsis – Prävention, Diagnose, Therapie, Nachsorge (Stand 25.7.2021; https://www.awmf.org/leitlinien/detail/ll/079-001.html).
2. Rudd KE, Johnson SC, Agesa KM, Shackelford KA, Tsoi D, Kievlan DR, et al. Global, regional, and national sepsis incidence and mortality, 1990-2017: analysis for the Global Burden of Disease Study. Lancet (London, England). 2020;395 (10219):200-11.
3. World Health Organization. WHO Report on the burden of endemic health care-associated infection worldwide. 2017-11-21 15:11:22 2011.
4. Storr J, Twyman A, Zingg W, et al. Core components for effective infection prevention and control programmes: new WHO evidence-based recommendations. Antimicrob Resist Infect Control. 2017;Jan 10;6:6. doi: 10.1186/s13756-016-0149-9.
5. WHO: Sepsis (Stand 25.7.2021; https://www.who.int/health-topics/sepsis#tab=tab_1).

Multiresistente Erreger im Krankenhaus wie MRSA

Philippe Klein

Lernziele und Zusammenfassung

- Bei Hochrisikopatientinnen und Patienten mit prädisponierenden Faktoren wie Zystische Fibrose die Exposition gegenüber den Erregern MRSA, VRE, ESBL einschätzen können.
- Präventive Maßnahmen auf der Basis der Konzepte der Multiresistenz anwenden und empfehlen können.
- Erste Therapiemaßnahmen initiieren können.

Definition

Der **Methicillin-resistente Staphylococcus aureus (MRSA)** und **andere multiresistente Erreger (MRE)** charakterisieren sich durch ihre Resistenzen gegenüber Antibiotika (und Virostatika z.B. im Sonderfall HIV). Ihre immer größer werdende Gefahr für die menschliche Gesundheit veranlasste die ECDC, sie als größte Krankheitsbedrohung in Europa zu klassifizieren ("The most important disease threat in Europe is from microorganisms that have become resistant to antibiotics.").

Epidemiologie

In der EU erkranken jährlich ungefähr 3 Mio. Menschen an nosokomialen Infektionen, von denen 50.000 sterben. Die Resistenzbreite schwankt innerhalb der EU stark und betrifft besonders Süd- und Südosteuropa.

Hygiene

Es werden zwei Resistenzarten unterschieden:

- **Primäre (natürliche) Resistenz:** alle Vertreter einer Gattung besitzen diese Resistenz und geben sie nicht weiter (Ampicillin-Resistenz bei Pseudomonas, Cephalosporin-Resistenz bei Enterokokken).
- **Sekundäre (erworbene) Resistenz:** Ehemals empfindliche Erreger entwickeln Resistenzen und sind fähig, diese weiterzugeben (MRSA, VRE, MRGN).

Problemstämme sind:

- **MRSA (Methicillin-resistenter Staphylococcus aureus):** Bei MRSA wird zwischen HCA-MRSA (health care associated MRSA), CA-MRSA (community associated MRSA) und LA-MRSA (livestock associated) unterschieden.
- **VRE (Vancomycin-resistenter Enterokokken):** Erreger ist fast ausschließlich E. faecium, häufigste Erkrankungen sind daher gastrointestinale Infekte.
  Zweithäufigste Erreger von nosokomialen Infektionen der Blutbahn,
  hospital-assoziierte Stämme der Enterokokken weisen eine erhöhte Ausbreitungsfähigkeit und Antibiotikaresistenzrate auf als die intestinalen Besiedlungsstämme bei Menschen und Tieren, erworbene Resistenzen gegen Penicilline (Ampicillin), Aminoglykoside (Gentamicin, Streptomycin) und dem namensgebenden Glykopeptid Vancomycin (oft auch gegen Teicoplanin).
- **MRGN (Multiresistente gramnegative Stäbchen):** als Erreger sind alle gramnegativen Stäbchen möglich. Häufigste Erkrankungen sind urogenitale Infekte durch E. coli oder K. pneumonie, weiters Pneumonie, Wundinfekte, Otitis externa oder Keratitis. Beim MRGN sind wichtige Resistenzmechanismen u. a. Beta-Lactamasen und Carbapenemasen, ESBL (Extended Spectrum Beta Lactamase): eher E. coli und K. pneumoniae.

Beim MRSA kodiert das mecA-Gen für eine Veränderung des Penicillin-Bindungsproteins (PBP2a), welche zu einer Resistenz gegen nahezu alle Beta-Lactame führt (Ausnahme: Cephalosporine der 5. Generation Ceftarolin, Ceftobiprol). Bei der Diagnostik von MRSA werden neben dem Nachweis des zuständigen Gens für Multiresistenzen (mecA-Gen) auch die genauen Resistenzen durch ein Antibiogramm bestimmt. Bei CA-MRSA besteht oft nur eine Beta-Lactamresistenz, während sich diese bei der HCA-MRSA auch auf andere Antibiotika-Gruppen (Aminoglykoside, Makrolide, Lincosamide, Chinolone) ausdehnt. Bei CA-MRSA finden sich zusätzliche Pathogenitätsfaktoren wie PVL (Panton-Valentine-Leukozidin), wodurch CA-MRSA nicht nur vorwiegend immunsupprimierte Patient*innen, sondern auch gesunde Menschen betrifft und bei ihnen die typischen Haut-/Weichteilinfektionen (Abszess, Furunkel, Karbunkel, Nekrose) auslöst.

Beim MRGN können ESBL prinzipiell auch von grampositiven Bakterien gebildet werden). Dabei bezeichnet ESBL einen Resistenzmechanismus, MRGN einen Resistenzstatus. Nicht alle MRGN produzieren ESBL, aber die meisten ESBL-Keime sind MRGN! Im Gegensatz zu den grampositiven Bakterien sind viele verschiedene Gene für die Resistenzen der MRGN ursächlich, weswegen man zur Vereinfachung der Definition hier den Fokus nicht auf die Resistenzmechanismen, sondern auf die phänotypischen Resistenzen gegen die vier klinisch bedeutsamsten Antibiotikagruppen (Acylureidopenicilline, Cephalosporine 3./4. Gen., Carbapeneme, Fluorchinolone) legt. So entsteht die Unterteilung zwischen 3-MRGN und 4-MRGN: 3-MRGN: Resistenz gegen 3 der 4 Leitsubstanzen, 4-MRGN: Resistenz gegen alle 4 Leitsubstanzen oder Nachweis jeglicher Carbapenemase.

Pathogenese

Ursachen für multiresistente Erreger:

- Mangelnde Adhärenz der Patient*innen bei der Medikamenteneinnahme (z. B. frühzeitiger Abbruch)
- Fehlerhafter Einsatz von Antibiotika (z. B. bei viralen Infekten)
- Indikationsungerechte Verwendung von Antibiotika (z. B. Breitbandantibiotika)
- Antibiotika-Einsatz in der Lebensmittelindustrie (z. B. Entstehung von LA-MRSA)

Tab. 1. Risikogruppen, Übertragungswege und Erkrankungen bei MRE

	HCA-MRSA	CA-MRSA	LA-MRSA
Definition	**Innerhalb** des Krankenhauses erworben	**außerhalb** des Krankenhauses erworben	Besiedelung der landwirtschaftlichen Nutztiere
Risikogruppen	ältere, geschwächte, chronisch kranke Menschen	primär gesunde Menschen mit viel und wechselndem Menschenkontakt (Kinder, Sportler*innen, Gefängnisinsass*innen)	Tierhalter*innen und Familienangehörige
Übertragung	meist indirekt: Hände, Instrumente, Kleidung, Verbandsmaterial, Arbeitsflächen aerogen: Atemwege, große Wunden, schuppende Hautläsionen	direkt: Intimkontakt, Rasur, Hand-zu-Hand-Kontakt indirekt: Kleidung, Sportgeräte, Bettwäsche	direkt: Tierkontakt indirekt: aerogen, Kleidung, landwirtschaftliche Ausrüstung Hinweise auf Infektion nach Verzehr kontaminierter Lebensmittel nicht vorhanden
Häufigste Erkrankungen	• Postoperative Wunden, • Ulzera • Katheter-assoziierte Infektionen • Bakteriämie • Nosokomiale Pneumonie	• Haut- und Weichteilinfektionen (USA: > 70% der Haut- und Weichteilinfekte durch MRSA sind CA) • schwere invasive Infektionen	siehe CA-MRSA

Die klinischen Risiken für eine MRE-Infektion sind:

- Hospitalisierung über 4 Tage
- Invasive Beatmung über 4–6 Tage
- Aufenthalt auf der Intensivstation
- Antimikrobielle Therapie in den letzten 3 Monaten
- Tracheostoma

Labor

Indikation zur Testung eines Patienten oder einer Patientin auf MRE:

- Bekannte MRE-Anamnese in der Vergangenheit
- Verlegung aus Regionen mit hoher MRE-Prävalenz
- Patient*in mit Kontakt zu MRE-Träger*innen
- Patient*in mit mind. 2 der folgenden Faktoren:
- chronische Pflegebedürftigkeit, liegender Katheter (insbes. Harn), Dialysepflicht, Weichteilinfektionen (Gangrän, Hautulkus, chronische Wunden), Brandverletzung

Patientenmanagement

Präventive Maßnahmen für eine optimale Eindämmung der Progression von multiresistenten Keimen empfiehlt die Kommission für Krankenhaushygiene und Infektionsprävention (KRINKO):

- Basishygiene:
  5 Momente der Händedesinfektion,
  Handschuhe bei Kontakt mit Körperflüssigkeiten,
  Tragen von Mund-Nasen-Schutz und Schutzbrille bei Wahrscheinlichkeit von Verspritzen oder Tröpfchenbildung und Tragen einer Schürze bei Eingriffen,
  sachgemäße Reinigung oder Entsorgung von Medizinprodukten, Oberflächen und Einrichtungen.
- Risikoanalyse und schriftliche Festlegung der Maßnahmen im Hygieneplan:
  Bestimmung der Reproduktionsrate
  Klinische Manifestationsrate
  (Wie viele Patient*innen erleiden während des KH-Aufenthaltes eine Infektion?)
  Bestimmung der Mortalitätsrate
- Verbesserung der Adhärenz der Mitarbeiter*innen (z. B. Schulungen)
- Surveillance der Multiresistenzen: Es gibt viele laufende Surveillance-Systeme zur epidemiologischen Überwachung (z. B. ARS, SARI, KISS, ...), die den Stand der MRE-Raten aktuell halten.
- Antibiotikamanagement:
  sachgemäße Antibiotikaverschreibung auf Ärzt*innenseite,
  zuverlässige Antibiotikaeinnahme auf Patient*innenseite

Hygienemaßnahmen bei MRSA-Nachweis:

- Isolierungsmaßnahmen: sofortige stationäre Isolierung, ggf. können MRSA-Träger*innen mit demselben Stamm gemeinsam isoliert werden
- Hygienemaßnahmen (siehe oben: Basishygiene)
- → Abschlussdesinfektion des Zimmers nach Entlassung
- Dekolonisationsmaßnahmen:
  Nasale Besiedelung: Mupirocin-Salbe,
  Oropharyngeale Besiedelung: Mundspülung und Gurgeln mit Schleimhautantiseptika,
  Hautbesiedelung: Ganzkörperwaschung mit antiseptischen Waschlösungen.

Erfolgskontrolle: Drei negative Abstriche an verschiedenen Tagen an allen bekannten Besiedelungsorten von MRSA notwendig (Abstriche erst nach abgeschlossener MRSA-Therapie verwertbar).

Bei frustraner Dekolonisation: Wiederholung der Dekolonisation mit paralleler Beseitigung bzw. Behandlung aller Risikofaktoren (Dauerkatheter, Wunden), erneute Infektionsquellen bedenken (Kontaktpersonen, Haustiere) und ggf. auch testen!

Medizingeschichte: MRSA wurde in den 1960ern erstmals durch den breiten Antibiotikagebrauch entdeckt. Heutzutage wird die Multiresistenz nicht mehr mit dem obsoleten Methicillin, sondern mit Cefoxitin getestet, dessen positives Resistenzergebnis zusammen mit der molekulargenetischen Untersuchung des MRSA-verantwortlichen mecA-Gens als offizieller Nachweis gilt.

Literatur, Links

1. Robert Koch-Institut (RKI): Hygienemaßnahmen bei Infektionen oder Besiedlung mit multiresistenten gramnegativen Stäbchen. Empfehlung der Kommission für Krankenhaushygiene und Infektionsprävention (KRINKO) beim Robert Koch-Institut (RKI). Bundesgesundheitsbl 2012.
2. Robert Koch-Institut (RKI): EUCAST definiert die Kategorie „I“ im Rahmen der Antibiotika-Resistenzbestimmung neu. Epidemiologisches Bulletin 9/2019. 28. Februar 2019, S. 81–88.
3. Das Problem der nosokomialen Infektionen und Antibiotikaresistenz. In: Webseite des Robert Koch-Instituts (RKI). 10. März 2011, abgerufen am 18. Juli 2021.
4. Ruscher: Empfehlungen zur Prävention und Kontrolle von Methicillin-resistenten Staphylococcus aureus-Stämmen (MRSA) in medizinischen und pflegerischen Einrichtungen. Bundesgesundheitsblatt - Gesundheitsforschung – Gesundheitsschutz. Band: 57, Nummer: 6, 2014.

Herzinsuffizienz

Juliane Hennenberg, Emilie Han, Gerit Schernthaner

Lernziele (Entrustable Professional Activities, EPAs):

- Bei Herzinsuffizienz eine klinische Arbeitshypothese auf der Basis der Differenzierung möglicher zugrunde liegender Krankheitsbilder inklusive Endokarditis, Myokardischämie und Perikarderguss sowie der Graduierung nach der NYHA- und AHA/ACC-Klassifikation und der Einteilung nach der Auswurffraktion LVEF erstellen, einen Diagnoseplan auf der Basis der Differenzialdiagnose umsetzen, die Untersuchungsergebnisse interpretieren, einen Behandlungsplan einleiten und somit klinisches Denken trainieren.
- Bei Herzinsuffizienz Notfallsituationen inklusive akutes Koronarsyndrom, dekompensierte Herzinsuffizienz, gefährliche Herzrhythmusstörungen und Herzbeuteltamponade erkennen, notfall- sowie erste allgemeinmedizinische Maßnahmen einleiten und somit in der ärztlichen Primärversorgung aktiv mitwirken können.
- Bei Herzinsuffizienz die Patienten personalisiert führen (inklusive Einverständnisses zu diagnostischen und therapeutischen Maßnahmen), empathisch betreuen können und somit kritisches Reflektieren des ärztlichen Tuns beherrschen.
- Bei Herzinsuffizienz Anforderungen zu den notwendigen Untersuchungen formulieren, eine evidenzbasierte Patientenvorstellung und personalisierte Umsetzung einleiten und somit wissenschaftsbasiert ärztlich tätig sein können.

Definitionen

Die **Herzinsuffizienz (HI)** ist nach WHO als verminderte körperliche Belastbarkeit aufgrund einer ventrikulären Funktionsstörung definiert und hämodynamisch dadurch zu erklären, dass es zu einer Auswurfreduktion des Herzens und/oder zu einem erhöhten Füllungsdruck in Ruhe oder bei Belastung kommt.

Eine **akute Herzinsuffizienz** wird entweder als Erstmanifestation einer neu aufgetretenen Herzinsuffizienz (de novo Herzinsuffizienz) oder eine rasche Verschlechterung einer bereits diagnostizierten chronischen Herzinsuffizienz definiert. Im zweiten Fall nennt man es auch eine **kardiale Dekompensation.** Die akute Herzinsuffizienz ist lebensbedrohlich und muss so rasch wie möglich behandelt werden, um Endorganschäden zu vermeiden.

Epidemiologie

Das Vorkommen der Herzinsuffizienz ist **altersabhängig,** mit 45 bis 55 Jahren erkranken rund ein Prozent daran, während im Alter von 60 bis 75 Jahren bereits 2 bis 5 % und ab 80 Jahren sogar fast 25% herzinsuffizient sind. Männer sind ungefähr 1,1-fach häufiger betroffen als Frauen im selben Alter. Patienten mit einem Diabetes mellitus haben ein deutlich erhöhtes Risiko sowohl für Inzidenz, Prävalenz und Mortalität. Herzinsuffizienz ist die **häufigste Hospitalisierungsursache im Erwachsenenalter.** Aufgrund der zunehmend höheren Lebenserwartung ist die Inzidenz steigend.

Als Todesursache steht die Herzinsuffizienz in Deutschland laut des Statistischen Bundesamts bei Männern an dritter Stelle, bei Frauen sogar an zweiter.

Pathophysiologie

Der Pumpvorgang des Herzens unterteilt sich in zwei Phasen, Systole und Diastole. Der **Frank-Starling-Mechanismus** ist ein kompensatorischer autonomer Regelkreis, der bei Druck- und Volumenschwankungen automatisch einspringt.

Dieser Zusammenhang zwischen Füllung und Auswurfleistung ist nach dem deutschen Physiologen Otto Frank (1865–1944) und dem Engländer Ernest Starling (1866–1927) benannt, ersterer ist daher nicht in englischer Weise, sondern als deutscher Name auszusprechen.

Die **Vorlast** ist die Kraft, die am enddiastolisch zur Dehnung der kontraktilen Muskelfasern des Herzventrikels führt. Sie entspricht unter physiologischen Bedingungen der erzeugten Vorspannung des Myokards. Die **Nachlast** ist die Kraft, die dem Blutauswurf aus den Ventrikeln in den Blutkreislauf entgegenwirkt. Es ist die Myokardwandanspannung, die erbracht werden muss, um die Auswurfphase einzuleiten. Man unterteilt die Herzinsuffizienz nach verschiedenen Faktoren:

• nach der linksventrikulären **Auswurffunktion** (Left Ventricular **Ejection Fraction LVEF)**
LVEF = $\frac{SV}{EDV} \times 100$, wobei *SV* für das Schlagvolumen, und *EDV* für das enddiastolische Ventrikelvolumen steht. Bei der Kontraktion des Herzmuskels wird nicht das gesamte Blutvolumen aus der Kammer gepumpt, daher können je nach Anteil Rückschlüsse auf den Zustand des Herz- und Kreislaufsystems gezogen werden. Normale LVEF: über **50 %.**

- **HF-pEF** (Heart Failure with Preserved Ejection Fraction), Herinsuffizienz mit erhaltener Auswurffraktion, LVEF weiterhin ≥ 50 %.
- Zu dieser Art der Herzinsuffizienz kommt es durch eine diastolische Störung des Ventrikels bei erhaltener systolischer Pumpfunktion und normaler Ventrikelgröße
- (diastolische Herzinsuffizienz)
- Von einer **HF-rEF** (Heart Failure with Reduced Ejection Fraction), systolische Herzinsuffizienz, spricht man bei einer LVEF unter 40 %. Sie ist Folge einer Kontraktionsstörung des Myokards (systolische Herzinsuffizienz)
- Bei einer HF-REF flacht sich das Arbeitsdiagramm (die Frank-Starling-Kurve)
- **HF-mrEF** (Heart Failure with midrange Ejection Fraction), ist eine Herzinsuffizienz mit einer LVEF zwischen 40 % und 50 %.

HFmrEF wurde als Klassifikationsgruppe dazwischen eingeführt hauptsächlich für wissenschaftliche Zwecke, um die Forschung zu ermutigen Studienprotokolle zu erstellen, wo auch Patienten mit einer mittelgradigen EF berücksichtigt werden.

• Einteilung nach der Lokalisation: Links-, Rechts- und Globalherzinsuffizienz, meist kommt es im Verlauf einer Linksherzinsuffizienz zur Rückstauung ins rechte Herz und somit langfristig auch zu einer Rechtsherzinsuffizienz. Eine primäre Rechtsherzinsuffizienz spräche beispielsweise für eine **arteriell-pulmonale Hypertonie (PH), Lungenembolie, Rechtsherzinfarkt** oder **Cor pulmonale.**

• zeitliche Einteilung: akute und chronische Herzinsuffizienz:

- **akute HI:** rasche Progredienz, potentiell lebensbedrohlich, Verschlechterung einer chronischen HI (akute Dekompensation), stationäre Aufnahme. Mögliche Ursachen: Hypertensive Krise, Infektionen (insb. Pneumonie bei älteren Patienten), Anämie, Verschlechterung einer Niereninsuffizienz, Therapie mit NSAR oder COX-Hemmer, Therapie mit Glucocorticoiden, Exzessiver Alkoholkonsum, Chirurgischer Eingriff, nicht ausreichend kontrollierte chronische Herzrhythmusstörungen, Hyperthyreose und Hypothyreose, hoher Salzkonsum und somit eine renale Wasserretention, Progredienz der Herzinsuffizienz oder unzureichender Medikation.
- **chronische HI:** Symptomverschlechterung, pathogenetische Sequenz Hypertonie -> KHK (→ Herzinfarkt) → Herzinsuffizienz

Pathogenese

• **Rückwärtsversagen (Lungenstauung)** mit

- Dyspnoe: anfangs unter Belastung, dann auch in Ruhe
- Tachypnoe
- Orthopnoe: durch die Atemhilfsmuskulatur ist das Atmen im Liegen leichter als im Sitzen
- Asthma cardiale: nächtliches Husten und Orthopnoe
- pulmonale Stauung oder Lungenödem mit Orthopnoe, Rasseln bei Thoraxauskultation
- Zyanose

Vorwärtsversagen (low-output)

- kardiorenales Syndrom
- zerebrale Minderperfusion
- Fatigue, Leistungsminderung

Rechtsherzinsuffizienz mit Rückstauung in den kleinen Kreislauf, dadurch erhöhter hydrostatischer Druck in den Kapillaren und Flüssigkeitsaustritt in das Interstitium.

- Sichtbarer Venenstau der Vena jugularis externa
- Ödeme und dadurch Gewichtszunahme: beginnende Schwellungen an den Füßen, bei Drücken auf die Schwellung bleibt eine Delle des Fingerabdrucks mehrere Sekunden lang sichtbar
- oftmals Gewichtszunahme von mehreren Kilogramm pro Woche ohne Ernährungsveränderungen, da Flüssigkeit dafür verantwortlich ist.
- Hepatomegalie (Stauungsleber), Appetitverlust (Stauungsgastritis), Proteinurie (Stauungsnieren)

Linksherzinsuffizienz

Tab. 1. Einteilung der Herzinsuffizienz nach NYHA*-Klassifikation sowie AHA/ACC**-Klassifikation

NYHA und AHA/ACC	Symptome
AHA/ACC A	• Beschwerdefreiheit, keine Schäden nachweisbar, dennoch Risikogefährdung durch Hypertonie, KHK, toxische Medikamente
NYHA I AHA/ACC B	• Herzinsuffizienz ohne körperliche Symptome bei Ruhe oder Belastung unter Therapie
NYHA II AHA/ACC C	• leichte Einschränkung im Alltag bei starker körperlicher Belastung, keine Symptomatik in Ruhe • Beschwerden äußern sich bei Aktivität in Angina pectoris, Dyspnoe, Erschöpfung, Herzrhythmusstörungen • grob gesagt mehr als ein Stockwerk erklimmbar ohne die oben genannten Symptome
NYHA III AHA/ACC C	• bereits bei normaler körperlicher Belastung hohe Einschränkungen wie Angina pectoris, Dyspnoe, Erschöpfung und Herzrhythmusstörungen • grob gesagt kein Stockwerk mehr ohne Pause erklimmbar
NYHA IV AHA/ACC D	• hohe Einschränkungen in Ruhe + oben genannten Symptomen • Patienten meist immobil, bettlägrig, auf Hilfe angewiesen

*NYHA = New York Heart Association, hat anhand beobachtbarer Symptome eine Klassifikation erstellt, seit 2005 ist die oben angeführte in Gebrauch

Gemeinsame Folgen und Symptome bei Links- und Rechtsherzinsuffizienz

- Nykturie
- Tachykardie, evtl. Herzrhythmusstörungen
- Pleuraerguss (durch Stauung, eher rechts als links, da der intrapleurale Druck rechts negativer ist als links)
- kardiale Kachexie

Tab. 2. Herzinsuffizienz: Differenzialdiagnose

Ätiologie	Symptome
kardial (vorwiegend)	• Myokardinfarkt
	• Kardiogener Schock
	• Perikardtamponade
	• Sarkoidose
pulmonal, thorakal	• Pulmonalembolie
	• Pneumonie
	• COPD
	• Trichterbrust, Kyphoskoliose
systemisch	• Schwangerschaft
	• Hypovolämie
	• Anämie
	• Sepsis
anderes Organversagen	• Leberzirrhose
	• Niereninsuffizienz
	• Varikositas

Bei der koronaren Herzkrankheit kommt es zur „Verkalkung" der Herzkranzgefäße, es kommt durch die somit verengten Gefäße zu einer Unterversorgung des Myokards. Die Hypertonie ist auf lange Zeit aufgrund der dauerhaft erhöhten Leistungserbringung des Herzens für dessen Pumpleistung schädlich.

Nicht nur die oben erwähnten Herzrhythmusstörungen, sondern auch Defekte des Septums sowie Herzvitien können zu einer Herzschwäche führen, als auch ein Perikarderguss.

Seltener kommt es zu einer Herzinsuffizienz aufgrund von systemischen Erkrankungen wie Diabetes mellitus oder Thyreotoxikose, sowie Elektrolytentgleisungen, renokardialen Symptomen, Anämien oder Medikamentennebenwirkungen. Auch Herzinfarkt, Lungenembolie, Herzklappenfehler sowie genetische Erkrankungen wie beispielsweise ein angeborener Herzfehler können zu einer Herzinsuffizienz führen. Weiters begünstigen Risikofaktoren wie Nikotin- und Alkoholabusus und mangelnde Bewegung die Entstehung einer Herzinsuffizienz, da sie vorerst zu einer Kardiomyopathie führen, die sich dann als HI manifestieren kann.

Besonders zu erwähnen ist die Stress-Kardiomyopathie, auch bekannt als Broken-Heart-Syndrom oder Tako-Tsubo-Kardiomyopathie, bei der es nach einem traumatischen

Ereignis akut zu einer lebensbedrohlichen Herzschwäche kommen kann, die sich nach Normalisierung in keiner bleibende Herzinsuffizienz manifestiert oder die Lebenserwartung beeinflusst.

Eine Herzinsuffizienz kann **kompensiert** oder **dekompensiert** sein. Im Falle einer kardialen Dekompensation spricht man auch von einer akuten Herzinsuffizienz.

Klinik

Allgemeine Anamnese mit besonderem Wert auf Rauch- und alkoholisches Trinkverhalten, Symptome wie Gewichtszunahme, Beinödeme, Nykturie, Dyspnoe (NYHA-Klassifikation) und Zyanose. Wie aus der Menge an Differenzialdiagnosen ersichtlich ist es nicht möglich, bloß anhand von Symptomen eine Herzinsuffizienzdiagnose zu stellen.

EKG

Herzfrequenzänderungen, Herzrhythmusstörungen. hoher negativ Prädiktiver Wert → wenn das EKG komplett unauffällig ist, kann man eine HI so gut wie ausschließen.

Echokardiografie

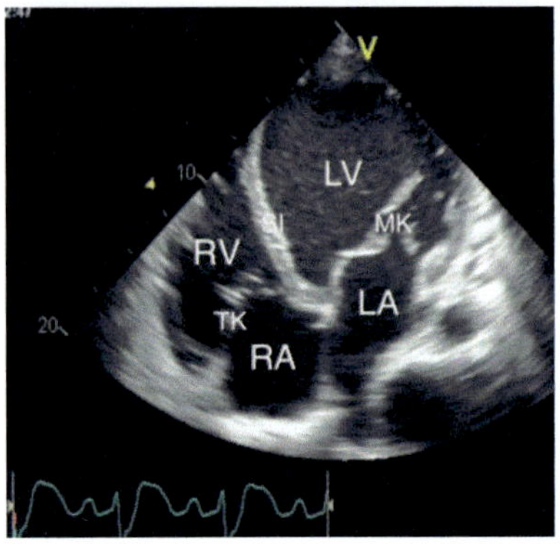

Abb. 1. 55-j. Patient, beim Sport in letzter Zeit häufiger Dyspnoe (NYHA II), klagt aktuell über ödematöse Beine und zunehmende Nykturie. Status: beim Auskultieren leichte Rasselgeräusche links, sonst unauffällig. Familienanamnese: Vater Herzinfarkt mit 50 Jahren. Verdacht auf dilatierte Kardiomyopathie, Herzinsuffizienz. LV – linker Ventrikel, LA – linkes Atrium, RV – rechter Ventrikel, RA - rechtes Atrium, MK – Mitralklappe, TK – Trikuspidalklappe, AK – Aortenklappe.

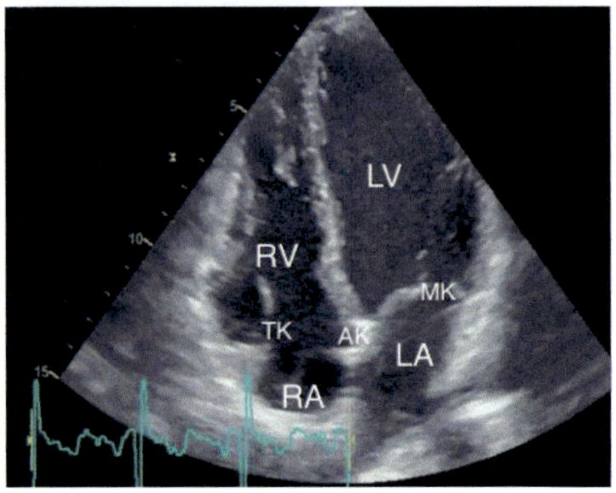

Abb. 2. 55-j. Patient, Gesundenuntersuchung, keine Vorerkrankungen, keine Symptomatik, normale LVEF, unauffälliges Herzecho. LV - linker Ventrikel, LA - linkes Atrium, RV – rechter Ventrikel, RA – rechtes Atrium, MK – Mitralklappe, TK – Trikuspidalklappe, AK – Aortenklappe.

Echokardiografie zur Beurteilung der LVEF.

- HF-pEF mit LVEF ≥ 50 %
- HF-rEF mit LVEF < 40 %
- HF-mrEF mit LVEF zwischen 40 bis 50 %

Die transthorakale Echokardiografie (TTE) ermöglicht bei vorhandener klinischer Symptomatik die Diagnosestellung einer Herzinsuffizienz.

Labor

Natriuretische Peptide: Gemäß aktualisierten Leitlinien spielen die Natriuretischen Peptide (NP) für die Diagnostik eine besondere Rolle. NP sollen als initial geltender Wert zur Diagnose eine Herzinsuffizienz gelten, wenn gerade beispielsweise kein Echo verfügbar ist. Cutoff-Werte, für NT-proBNP < 125 ng/l, schließen somit eine Herzinsuffizienz aus. Erhöhte NP-Werte verlangen weitere echokardiographische Abklärung. Andere Biomarker sind nicht zu verwenden. Erhöhtes natriuretische Peptide:

- erniedrigte Werte bei adipösen Patienten
- positiv prädiktiver Wert gering, heißt leicht erhöhte Werte stellen keine Diagnose, jedoch
- Werte unterhalb der Grenze schließen eine HI sicher aus

Hinweise auf eine strukturelle Herzerkrankung (Hypertrophie, diastolische Dysfunktion). Erhöhte natriuretische Peptide bedeuten nicht immer gleich eine Herzinsuffizienz, da es auch andere Ursachen dafür gibt.

Imaging

Thoraxröntgen zum Ausschluss pulmonaler Ursachen sowie Mitbeteiligung und allgemeine Einschätzung der Situation:

- bei Linksherzinsuffizienz: z. B. Lungenstauung (dichte gestaute Hilusgefäße, Pleuraerguss)
- bei Rechtsherzinsuffizienz: Verbreiterung der V. azygos und/oder der V. cava superior sowie des rechten Atriums
- Kardiomegalie: Herz darf nicht mehr als die Hälfte des Abstands der beiden Thoraxwände zueinander betragen

Invasive Diagnostik nur bei Verdacht auf KHK bei bestehender HI.

Differenzialdiagnose

Die **Dyspnoe** kann kardial, pulmonal und aus verschiedenen anderen Ursachen entstehen, ebenso die Ödeme, die Nykturie und andere Symptome.

Patientenmanagement

Erstversorgung bei akuter Herzinsuffizienz:

- Bettruhe, Patient mit dem Oberkörper hochlagern, O2 über die Nasensonde (initial 4l/min)
- Puls und Blutdruck messen: Feststellen ob ein Schock, hypertensiver Notfall oder eine Rhythmusstörung vorliegt
- Auskultation: Feuchte Rasselgeräusche deuten auf ein Lungenödem, verursacht durch Stauung. Giemen, verlängertes Exspirium (bei einem Asthmaanfall), nur einseitiges Atemgeräusch beim Pneumothorax
- Venösen Zugang legen und Blut abnehmen
- Blutgasanalyse
- Thoraxröntgen
- Ruhe-EKG

Ziel der Therapie ist eine Verlangsamung der Progression und möglichst hohe Lebensqualität. Beta-Blocker, ACE-Hemmer und MRAs verbessern die Prognose der Herzinsuffizienz, während Diuretika und Digitalisglykoside die Symptome einer akuten Exazerbation lindern.

Reduktion der eventuell vorhandenen kardiovaskulären Risikofaktoren (Patientenschulung in den Bereichen Nikotin- und Alkoholabusus, toxische Medikamente, mangelnde Bewegung)

- kontrolliertes sporttherapeutisches Ausdauertraining. **Adipositas-Paradoxon:** adipöse Patienten haben teilweise besseres Outcome bei HI
- medikamentöse Therapie der Hypertonie, Revaskularisation der KHK, der Herzrhythmusstörung oder des Vitiums

Die medikamentöse Stufentherapie ist evidenzbasiert für HFrEF, wobei man mit einer niedrigen Dosierung startet und innerhalb Wochen bis Monaten die zugelassenen Medikamente anhand der Leitlinien auf die Maximaldosis hinauftritiert.

Medikamente zur Behandlung einer Herzinsuffizienz:

1. Wahl (in dieser Reihenfolge):

- Angiotensin-Rezeptor-Neprilysin-Inhibitoren
- Beta-(Rezeptor-)Blocker
- Mineralokortikoid-Rezeptor-Antagonisten
- SGLT2-Inhibitoren

2. Wahl (in dieser Reihenfolge):

- ACE-Hemmer: Mittel der Wahl ab NYHA I, EF <40%
- Angiotensin-II-Rezeptor-Antagonisten, Angiotensin-1-Antagonisten, Sartane (bei ACE-Hemmer-unverträglichkeit)
- If-Kanal-Hemmer Ivabradin
- Nitrate, primär bei Akuter Dekompensation und Lungenödem
- Diuretika, primär bei Akuter Dekompensation
- Herzglykoside (wird gemacht, wobei neuere Evidenz fehlt)

Therapie für HFrEF, chronische kompensierte Herzinsuffizienz: ACE-Hemmer (Ramipril, Lisinopril, Enalapril) und Betablocker (Carvedilol, Nebivolol, Bisoprolol). Alle 2 Wochen Dosiserhöhung (bei ACE-Hemmer langsam, bei Beteblocker Verdopplung). Falls die Patientin/der Patient noch immer Symptome hat und die EF < 35 %, wird ein Mineralokortikoid-Rezeptor-Antagonist (MRA) zur Therapie hinzugefügt (Sprionolacton, Eplerenon)

Falls die Patientin/der Patient noch immer Symptome hat und die EF < 35 %, stehen folgende Therapiemöglichkeiten zur Verfügung, die ggf. auch miteinander kombiniert werden können: ARNI, ICD, Ivabradin reduziert über Blockade an den I_f-Kanälen die Herzfrequenz.

Implantierbarer Kardioverter/Defibrillator (ICD/Cardiac resynchronisation therapy, CRT).

Im **NYHA Stadium IV, der terminalen Herzinsuffizienz,** beträgt die EF < 20 %. In diesen Fällen ist eine **Herztransplantation** notwendig, die Grunderkrankung bei diesen Patienten sind meistens Kardiomyopathien, Koronare Herzerkrankung oder Herzklappenerkrankungen.

Literatur, Links

1. Luger A, Preusser M, Anvari-Pirsch A (Hg.) Innere Medizin – Symptome und klinische Probleme. Facultas-Verlag, Wien, 2018.

Schock

Martin Zbiral

Lernziele (Entrustable Professional Activities, EPA)

- Kritisch kranke oder verletzte PatientInnen mit drohendem Kreislaufversagen anhand klinischer Warnsymptome erkennen können
- Erstmaßnahmen der Versorgung von PatientInnen im Kreislaufversagen kennen
- Verschiedene Schockformen klinisch auf Basis einer fokussierten Anamnese, klinischer Befunde und mittels *clinical reasoning* unterscheiden können und auf Basis eines pathophysiologischen Verständnisses eine zielgerichtete Therapie durchführen können
- Die Bedeutung von *human factors* in der Notfall- und Intensivmedizin kennen und durch Kenntnis und Umsetzung von Grundlagen des Crew Resource Management zu größtmöglicher Sicherheit für PatientInnen beitragen können

Definitionen

Schock ist der Überbegriff für klinische Manifestationen des **Kreislaufversagens.** Dabei entsteht auf zellulärer Ebene ein gravierendes Missverhältnis zwischen **O_2-Angebot und O_2-Bedarf.** Man unterscheidet

- **Hypovolämischer Schock:** Allen Fällen ist gemeinsam, dass es durch einen Mangel oder akuten Verlust von intravasalem Volumen zu einer **Störung der Mikro- und Makrozirkulation** und **Vorlastmangel** und damit zu einer reduzierten Gewebeperfusion kommt. Die Gewebehypoxie induziert Mediatorenfreisetzung, systemische Inflammation und durch Aktivierung des Gerinnungssystems (Mikrothromben im Kapillarbett durch Stase und Endotheldysfunktion) eine Koagulopathie. Durch Azidose kommt es zur Vasoplegie. Die Endstrecke besteht unbehandelt aus **Multiorganversagen** und Tod.
- **Distributiver Schock** mit den Subformen septischer Schock, anaphylaktischer Schock und neurogener Schock: Pathophysiologisch liegt eine relative Hypovolämie vor, die durch eine Umverteilung („Redistribution") des intravasalen Volumens zustande kommt. Diese kann bedingt sein durch Störungen der Vasomotorik (z. B. durch generalisierte Vasodilatation) und der Gefäßpermeabilität (z. B. capillary leak).
- **Kardiogener Schock**: systolische oder diastolische Funktionsstörung des Myokards, die zu einem kritischen Abfall der Auswurfleistung des Herzen führt; Ausschluss anderer Schockformen.
- **Obstruktiver Schock**

Epidemiologie

Die häufigste Schockform in Mitteleuropa ist der **distributive Schock** mit einer relativen Häufigkeit von um 60 – 70 %, wobei die **Sepsis** mit Abstand der häufigste Auslöser ist. Besonders gefährdet sind PatientInnen > 65 Jahre sowie immunkompromittierte PatientInnen.

Die relativen Häufigkeiten der anderen Schock-Ursachen werden folgendermaßen geschätzt: hypovolämischer Schock 16–27 %; kardiogener Schock 11–16 %; und obstruktiver Schock 1–2 %.

Klinik, Erstmaßnahmen

Alle kritischen PatientInnen werden initial fokussiert nach **(c)ABCDE-Schema** (<c> – criical bleeding, A – Airway; B – Breathing; C – Circulation; D – Disability; E – Exposure) untersucht und lebensbedrohliche Zustände unmittelbar behoben. Bei „E" können bei entsprechender Ressourcenlage im Rahmen einer fokussierten Notfallsonografie der Volumenstatus, die Kontraktilität und der Auswurf des Herzens, die großen Gefäße und Blutungsräume beurteilt werden.

Eine Notfall-Anamnese nach dem **SAMPLE-Schema** (S – symptoms; A – allergies; M – medication; P – patient history; L – last oral intake; E – event) sollte – sofern noch möglich – durchgeführt werden: einerseits, um Hinweise auf die ursächliche Problematik zu erhalten und andererseits, um vital wichtige Informationen (e. g. Allergien gegen Medikamente!) nicht zu verlieren.

Allgemeine, leicht erhebbare, jedoch unspezifische Zeichen für einen Schockzustand: **Agitation** oder **Bewusstseinsstörung** können Symptome einer zerebralen Minderversorgung mit O_2 sein. **Tachypnoe** und **Hyperventilation** aufgrund erhöhten O_2-Bedarfs sowie vermehrter Anfall saurer Valenzen (Laktat) im hypoperfundierten Gewebe. Blässe (nicht obligat bei distributiven Schockformen), Zyanose; **Kaltschweißigkeit** durch endogene Katecholamin-Ausschüttung; verlängerte Rekapillarisierungszeit aufgrund verschlechterter Mikrozirkulation, Tachykardie zur Aufrechterhaltung des Herzminutenvolumens, reduzierte Pulsqualität (flach, ev. peripher nicht palpabel).

Vitalparameter: Blutdruck (BP) → Hypotonie, ev. Schockindex (Puls/sysBP) > 1

Sauerstoffsättigung und gegebenenfalls CO_2

Herzrhythmusstörungen

Labor

Blutgasanalyse (BGA): meist Azidose, Lactat ↑ (↑); Hb und Hämatokrit bei hämorrhagischem Schock gegebenenfalls↓ (Je nach erfolgter Verdünnung durch i.-v. Flüssigkeit). Troponin T, proBNP, CK, CK-MB, LDH ↑ (kardiogener Schock); C-reaktives Protein, Procalcitonin, Interleukin 6 ↑ (Infektion/Sepsis – es gibt noch *keinen* etablierten Sepsis-spezifischen Biomarker); Tryptase ↑ (anaphylaktischen Schock); Gerinnung.

Imaging

Akutsonografie, z. B. nach eFAST und RUSH-Protokoll. Thoraxröntgen und vor allem zur Abklärung einer Sepsis CT.

Therapie, Erstmaßnahmen

Bei Kreislaufstillstand: Kardiopulmonale Reanimation nach aktuellen Leitlinien (https://cprguidelines.eu/ abgerufen am 25.7.2019).: Eine umfassende Diskussion der Crew.

Professionelles Handeln

Kernpunkte des Ressourcen-Managements:

- Adäquate Kommunikation, Entscheidungsfindung (Vorausplanen) und Teamarbeit („übernimm die Führungsrolle oder sei ein gutes Teammitglied", Ressourcen nutzen;) zur Fehlervermeidung auf Basis von „human factors" essenziell.
- Mehr als 70 % aller medizinischen Zwischenfälle sind auf Defizite in diesem Bereich und nicht etwa mangelnde medizinische Fachkenntnis zurückzuführen.
- Flache Hierarchien, Team-time-out (10-for-10) und closed loop communication können zur Vermeidung von Fehlern in der Kommunikation beitragen; cave: Fixierungsfehler; „always double check".
- Spritzen und Lines immer beschriften; 5R-Regel zur Medikamentenverabreichung → „right drug, right patient, right dose, right time, right route, correctly recorded".
- Einfache Möglichkeiten des aktiven Trainings in CRM sind supervidierte Team-Simulationstrainings mit Briefing und Debfiefing. Hier können non-technical-skills wie Teamleitung, closed loop communication, 10-for-10-Prinzip und eine Sicherheitskultur aktiv trainiert und reflektiert werden

Hypovolämischer Schock

Pathophysiologie

Das Präfix „traumatisch-" impliziert, dass aufgrund eines ausgedehnten Gewebeschadens zusätzlich zum Volumenmangel oder zu der Blutung noch eine inflammatorische Reaktion und metabolische Entgleisung des Körpers vorliegt und den Schockzustand mitbeeinflusst.

Tab. 1. Arten des hypovolämischen Schocks und typische Ursachen

Subtyp	Ursachen
Hämorrhagisch	Gastrointestinale Blutung, spontane Gefäßruptur, perioperative Blutungen, peripartale Blutungen
Traumatisch-hämorrhagisch	Polytrauma (schwere Verkehrsunfälle, Sturz aus großer Höhe)
Hypovolämisch (im engeren Sinn)	Dehydratation, Diarrhoe, exzessives Schwitzen, Diabetes insipidus, Entgleisungen eines Diabetes mellitus, Diuretika
Traumatisch hypovolämisch	Schwere Verbrennungen und chemische Wunden, Exkoriationen → i. d. R. verzögert!

Kompensation: Die Ausprägung der Kompensationsmechanismen bei Volumenverlust ist individuell sehr unterschiedlich. Alter und Trainingszustand beeinflussen, wie viel Volumenmangel innerhalb wie kurzer Zeit toleriert wird. Weiters spielen auch Vorerkrankungen und Medikamenteneinnahme eine Rolle (unter Beta-Blocker Therapie könnten beispielsweise sympatho-adrenerge Symptome wie Tachykardie trotz relevanten Volumenmangels fehlen, was den Schockindex verfälschen könnte). Somit kann ein

„tolerierbarer Blutverlust", der die Grenze der Kompensationsmechanismen darstellt, pauschal nur sehr unscharf festgelegt werden. Das Blutvolumen eines gesunden Erwachsenen kann mit etwa 70 ml/kg Idealgewicht abgeschätzt werden. Bei einem Verlust von mehr als 30 % ist in der Regel die physiologische Kompensation erschöpft.

Allgemeine Schocksymptome (s. o.) und gegebenenfalls Anamnese/Unfallhergang, ggf. **Blutung.** Hypotonie, Oligurie, Durst. Schockindex > 1 (Puls/sysBP, eher ungenau, s. u.). Abdominelle Abwehrspannung, Hämatome. Hinweise auf Frakturen langer Röhrenknochen oder instabiles Becken.

Zeichen der Hypovolämie: Hautturgor, Bulbi, Schleimhäute; Lactat, Base-Excess, Hämatokrit und die zentralvenöse Sauerstoffsättigung ($scvO_2$); Versuch der Autotransfusion (Trendelenburg-Lagerung) zur Testung der Volumenreagibilität; sonografische Befunde, vor allem Echokardiografie. Klinik

Präklinisches Patientenmanagement und im Trauma-Setting: Patientenmanagement

- kurzer **Überblick** der Situation („primary survey") → Gefahrenzone? Ggf. **absichern.**
- c: kritische äußere **Blutungen sofort stillen** mittels Druck, Kompressionsverband, ggf. Hämostyptika und Tourniquet; bei kritischem A-, B- oder C-Problem sofortige Tourniquet-Anlage, um Zeitverlust zu vermeiden, **treat first, what kills first;** auch an innere Blutungen denken (4 „B"s: Brustkorb, Bauch, Becken, Bein), bei instabilem Becken zügige Anlage eines Beckengurtes.
- A: Atemwegssicherung falls indiziert (vom **Esmarch-Handgriff** bis hin zur Intubation, je nach Situation, Ressourcen und Können).
- B: Gabe von **100 % Sauerstoff**, um Anteil des physikalisch gelösten O_2 im Blut zu maximieren; bei mechanischer Beatmung PEEP < 5 mbar, um Vorlast zu verbessern.
- C: großlumige venöse Zugänge (wenn Punktionsversuche frustran: zügig intraossären Zugang anlegen), **Flüssigkeitssubstitution** mit balancierten Elektrolytlösungen; Kolloide (nur sehr zurückhaltend!) mangels Alternativen in der Präklinik; Hämodilution vermeiden, wegen potentieller Verschlechterung einer Koagulopathie durch Hämodilution und Hypothermie; ev. Eskalation mit **Vasopressoren** (Noradrenalin; im Extremfall auch Adrenalin); Autotransfusion durch anheben der Beine (=„Schocklagerung", kaum Evidenz für Wirksamkeit), sofern kein Schädel-Hirn-Trauma vorliegt; permissive Hypotension mit sysBP 80–90 mmHg (cave: Kontraindikation Schädel-Hirn-Trauma); Gerinnungsmanagement mit 1 g Tranexamsäure und Normothermie.
- Rascher Transport in eine geeignete Klinik.

Innerklinisches Patientenmanagement:

- Neben kontinuierlicher Reevaluation und Therapie nach ABCDE-Schema.
- Transfusion von **Erythrozytenkonzentraten (EK),** bei kontrollierbarer Blutung je nach Hb-Zielwert, sonst unabhängig vom Hb EK gemeinsam mit fresh frozen plasma, Thrombozytenkonzentraten, Gerinnungsfaktoren.
- Chirurgische Blutungskontrolle, „damage control surgery".

Die Prinzipien der Therapie beim hypovolämischen Schock im engeren Sinn sind ähnlich (da keine O_2-Träger verloren gehen, erübrigt sich unter Umständen die Gabe von EKs). Hinzu kommt dafür ev. die Therapie von Elektrolytentgleisungen.

Septischer Schock

Verdachtsdiagnose „Sepsis" bei Infektionsverdacht im Akutsetting mittels qSOFA Score → je 1 Punkt für Bewusstseinsstörung, sysBP < 90 mmHg, Atemfrequenz > 22/min. Klinik

Septischer Schock: Sepsis + **Lactat > 2 mmol/l + Hypotonie** mit mittlerem arteriellem Druck (MAP) >65 mmHg.

BB mit Diff., BGA (Lactat!), **2(–3) Blutkultursets,** CRP, PCT, IL-6, Leber- und Nierenfunktionsparameter, Gerinnung, Glukose u. a. Labor

Notfallprotokolle der Sonografie (Evaluation Volumenstatus und Therapiesteuerung Computertomografie und Radiografie jeweils für Fokussuche und ev. gezielte Punktion, in bestimmten Fällen auch MRT. Imaging

Patienten-management

- Volumen: initial 30 ml/kg balancierte Vollelektrolytlösungen über die ersten 3 Stunden, danach regelmäßige Reevaluation des Volumenstatus. Erweitertes Monitoring. Albumin nur bei erheblichem Flüssigkeitsbedarf.
- Vasopressoren bei Hypotension trotz adäquater Volumentherapie: Noradrenalin first line, Adrenalin und Vasopressin second line.
- Glukokortikoide: bei unzureichender Kreislaufstabilisierung durch Volumen und Vasopressoren.

Kausale Therapie: Antibiose (Kombinationstherapie im septischen Schock), Fokussanierung.

„Keine Diagnose durch die Hose“: **Marmorierung** (engl.: Mottling) ist der Begriff für eine fleckige Hautentfärbung, die als klassisches Symptom einer **Mikrozirkulationsstörung** im Schock gilt. Sie ist ein wertvolles Tool zur raschen Blickdiagnose kritischer PatientInnen. Im Zusammenhang mit der Sepsis wurde rezent ein „Mottling-Score“ (Mottling = Marmorierung) publiziert, in dem die Marmorierung an der unteren Extremität beurteilt wird. Bei einer französischen Kohorte von Patienten im septischen Schock war der Mottling Score (einfach zu erheben, 0-5, je nach Fläche der marmorierten Haut) der stärkste Prädiktor für Mortalität. Er ist leicht zu erlernen, bei Interesse: Ait-Oufella, H., S. Lemoinne, P. Y. Boelle, A. Galbois, J. L. Baudel, J. Lemant, J. Joffre, u. a. „Mottling Score Predicts Survival in Septic Shock“. Intensive Care Medicine 37, Nr. 5 (Mai 2011): 801–7. https://doi.org/10.1007/s00134-011-2163-y.

„Vernachlässigte Vitalparameter“: Es hat sie gezeigt, dass die Atemfrequenz (1) ein sehr sensibler Prädiktor zum „herausfischen“ kritischer PatientInnen ist und (2) jener Vitalparameter, der bei der klinischen Untersuchung am häufigsten „ausgelassen“ wird. Die Atemfrequenz/das Atemminutenvolumen wird zentral gesteuert und an den $paCO_2$ und den paO_2 angepasst. Sie steigt auch bei Zuständen, die eine metabolische Azidose verursachen (im Sinne einer respiratorischen Kompensation, Abatmung von CO_2 an), wie z. B. bei Sepsis, Nierenversagen und allgemein in Schockzuständen. Eine Veränderung der Atemfrequenz kann somit ein wertvoller Hinweis eine grobe Entgleisung eines physiologischen Systems sein. Schon in den 1990er Jahren konnte gezeigt werden, dass eine Atemfrequenz von > 27/min der wichtigste Prädiktor für einen in-hospital cardiac arrest war. Die Atemfrequenz zeichnet oft, bevor andere Vitalparameter – insbesondere Herzfrequenz, Blutdruck, O_2-Sättigung – pathologisch verändert sind. Nicht ohne Grund ist sie eine Komponente prominenter Risiko-Scores (SOFA, C(U)RB 65, MEWS u. a.).

Anaphylaktischer Schock

Definition

lebensbedrohliche, systemische/generalisierte Überempfindlichkeitsreaktion; häufigster Auslöser bei Kindern sind Lebensmittel, bei Erwachsenen Medikamente (häufig Antibiotika, NSAR, Muskelrelaxantien).

„Anaphylaktoider Schock“: Ähnliche klinische Präsentation, jedoch IgE-unabhängige Mediatorfreisetzung aus Mastzellen und basophilen Granulozyten, d. h. keine Antigen-Antikörper Reaktion mit vorheriger Sensibilisierung; Beispiele: Reaktionen auf Röntgenkontrastmittel; da die Therapie des anaphylaktischen und des anaphylaktoiden Schocks die gleiche ist, ist die Unterscheidung im Akutsetting nicht relevant.

Klinik

Akute respiratorische Insuffizienz mit Dyspnoe, Stridor, Bronchospasmus, reduziertem peak exspiratory flow oder Kreislaufinsuffizienz mit Hypotonie (sysBP < 90 mmHg bei Erwachsenen oder Abfall um > 30 %, < 70 mmHg + 2x Alter bei Kindern), Kollaps oder unkontrollierter Harnabgang aus völliger Gesundheit, in der Regel in Kombination mit (Schleim-)Hautsymptomen wie Quaddeln, Rötung, Pruritus, Schleimhautschwellung, eventuell auch gastrointestinale Symptome mit Krämpfen, Übelkeit und Erbrechen, Defäkation; anamnestisch Kontakt mit Trigger.

Labor

Mastzelltryptase im Serum ↑ (Spitzenwerte etwa 1–2 h nach Symptombeginn).

- Untersuchung und Therapie nach ABCDE-Schema (frühzeitige Atemwegssicherung!) und Monitoring;
- Trigger entfernen, sofern möglich; Lagerung mit erhöhtem Oberkörper bei Atemnot, sonst flach mit hochgelagerten Beinen;
- Adrenalin intramuskulär in den M. vastus lateralis; bei fehlendem Ansprechen wiederholte Gabe in 5-minütigen Intervallen;
- bei i.-v. Gabe von Adrenalin Titration nach Effekt (Monitoring obligat);
- O_2 mit hohem Flow
- i.-v. Flüssigkeit: fluid challenge mit 500–1.000 ml kristalloiden Infusionen
- Antihistaminika und Glukokortikoide: H1 und H2 Antihistaminika nach den initialen lebensrettenden Maßnahmen; Glukokortikoide ev. hilfreich bei protrahierten und verspäteten Reaktionen sowie bei vorbestehendem Asthma bronchiale

Patienten-management

Neurogener Schock

Vasodilatation mit relativer Hypovolämie aufgrund gestörter vegetativer Regulation des Gefäßtonus und des kardialen Auswurfs; Patho-physiologie

Plötzlicher Abfall des auf sysBP < 100 mmHg und des HF < 60/min; ev. Verlust spinaler Reflexe, rasche Bewusstseinstrübung bei Hirnstammschädigung. Klinik

Hirnstammtrauma oder -Ischämie (Basilaristhrombose), Rückenmarkstrauma (hohes Querschnittssyndrom etc. häufigste Ursache), Dysregulation des medullären Kreislaufzentrums (z. B. durch GBS, Subarachnoidalblutungen, Meningitis/Enzephalitis u. v. m.) Differenzial-diagnose

Ursache behandeln, Volumen und Noradrenalin supportiv nach Erfolg, ev. Mineralokortikoide. Patienten-management

Kardiogener Schock

Pumpversagen (ACS, Myokarditis, Kardiomyopathien...), Arrhythmien, akute valvuläre Insuffizienz, dekompensierte Klappenstenose; Häufigste Ursache ist der **akute Myokardinfarkt,** in Rahmen dessen sich in 5–10 % d. F. ein kardiogener Schock entwickelt. Patho-physiologie

Allgemeine Symptome des Schocks (s. o.); neu aufgetretenes Herzgeräusch; ev. feuchte Rasselgeräusche über der Lunge; **Orthopnoe; sysBP < 90 mmHg oder MAP-Abfall um 30 mmHg;** fakultativ: Herzindex (CI) von < 1,8 L/min/cm^2 oder 2 L/min/cm^2 ohne bzw. mit Pharmakotherapie (Angaben in Literatur variierend) und PCWP > 15 mmHg; Klinik

Herzenzyme, BGA (Oxygenierung, Elektrolyte u.a.), Medikamentenspiegel, Drogentest (z. B. Kokain als Ursache eines Myokardinfarktes bei jungen Patienten) u. a. Labor

Thoraxröntgen, Echokardiografie, ev. Koronarangiografie u. a. Imaging

Kausal, z. B. durch leitliniengerechte Medikation eine **perkutane Koronarintervention PCI)** im Rahmen eines akuten Myokardinfarktes, **Kardioversion** bei Tachyarrhythmien, **Schrittmacher** bei Bradyarrhythmien, chirurgische oder interventionelle Therapie bei valvulärer Ursache; supportiv **Antiarrhythmika** bei Arrhythmien. Patienten-management

Symptomatische Therapie durch:

- **Inotropika** und **Vasopressoren:** Dobutamin, Noradrenalin, Adrenalin, Levosimendan (Ca_2^+-Sensitizer; geringerer Effekt auf myokardialen O_2-Verbrauch), Milrinon (PDE-3-Inhibitor); Ziel der Therapie mit Vasopressoren ist ein **MAP > 65 mmHg;** bei den meisten gelisteten Medikamenten ist ein **invasives Monitoring** notwendig, um Therapie effektiv steuern zu können;
- **Vorlastsenkung:** Glyceroltrinitrat
- **Nachlastsenkung:** Nitroprussid-Natrium
- **Oxygenierung:** O_2-Therapie bei spO_2 < 90 % oder Atemfrequenz > 25/min; bei respiratorischer Insuffizienz NIV oder kontrollierte Beatmung; Furosemid i.v. bei kardialem Lungenödem;
- **Ventricular assist devices** und **ECMO;** intraarotale Ballongegenpulsation

Obstruktiver Schock

Pathophysiologie

Mechanische Behinderung des normalen Blutkreislaufs durch **Obstruktion des Herzens oder großer Gefäße.**

Klinik

Allgemeine Schocksymptome sowie **Halsvenenstauung** und bei Obstruktion im kleinen Kreislauf ein **Pulsus paradoxus.** Bei **Spannungspneumothorax** fehlende Atemgeräusche über der betroffenen Lunge und hypersonorer Klopfschall. Dyspnoe. Bei Aortendissektion reißender Schmerz im Brustkorb/Bauch/Rücken, ev. **Blutdruckdifferenz** links-rechts bzw. Arm-Bein.

Imaging

Echokardiografie (Evaluierung der Rechtsherzfunktion), Thoraxröntgen, **CT-Angiografie der Pulmonalgefäße** („PE-Spirale") oder, wenn kontraindiziert wegen Kontrastmittel eine Ventilations-Perfusions-Szintigrafie.

Differentialdiagnose

Pulmonalembolie, Luft- und Fettembolie; Spannungspneumothorax; V. cava Kompressionssyndrom; Aortendissektion

Patientenmanagement

Kausale Therapie. Zusätzlich Lagerungstherapie bei V. cava Kompressionssyndrom, Entlastung eines Spannungspneumothorax, Antikoagulation oder in schweren Fällen Thrombolyse bei Pulmonalembolie, Entlastung einer Perikardtamponade.

Literatur, Links

1. Standl T et al. The nomenclature, definition and distinction of types of shock. Dtsch Arztebl Int 2018; 115: 757–68. DOI: 10.3238/arztebl.2018.0757.
2. Wunderl M, et al. „Die vier Schockformen – Teil 1: hypovolämisch-hämorrhagischer Schock". Notarzt 2019; 35: 224–235.
3. AWMF-Leitlinie „Intravasale Volumentherapie beim Erwachsenen" (Stand 21.09.2019 https://www.awmf.org/leitlinien/detail/ll/001-020.html).
4. ERC Leitlinien für BLS, ALS und Reanimation unter besonderen Bedingungen (Stand 25.7.2019 https://cprguidelines.eu/).
5. Rahmel, T. „Behandlung der Sepsis und des septischen Schocks – die neuen Leitlinien". AINS – Anästhesiologie Intensivmedizin Notfallmedizin Schmerztherapie 53, Nr. 02 (Februar 2018): 142–48.
6. Vahdatpour C et al. „Cardiogenic Shock". Journal of the American Heart Association 8, Nr. 8 (16. April 2019): e011991..
7. Rall, M., und Lackner CK. „Crisis Resource Management (CRM): Der Faktor Mensch in der Akutmedizin". Notfall + Rettungsmedizin 13, Nr. 5 (August 2010): 349–56.

Thoraxschmerz, Angina pectoris

Emilie Han

Lernziele

Bei Schmerzen und Druckgefühl in der Brust

- Notfallsituationen erkennen sowie notfall- und erste allgemeinmedizinische Maßnahmen einleiten können.
- Folgende klinisch relevanten Differentialdiagnosen zuordnen können: akutes Koronarsyndrom (STEMI, NSTEMI, instabile Angina pectoris), Lungenembolie, Pneumothorax und Aortendissektion.
- Schmerzqualität der einzelnen Differentialdiagnosen unterscheiden können.
- Gezielte Diagnose des akuten Koronarsyndroms mittels relevanter Untersuchungsmethoden stellen, auf mögliche Komplikationen achten, sowie die Notfalltherapie und Heimtherapie einleiten können.

Definitionen

Thoraxschmerz, unabhängig von seinen vielen möglichen Ursachen, beschreibt Schmerzempfindungen im Bereich des Brustkorbes. Diese können akut auftreten oder chronisch und mit oder ohne Ausstrahlung sein. Thoraxschmerz tritt am häufigsten als Leitsymptom für ischämische Herzerkrankungen auf. Es gibt auch nichtkardiale Ursachen.

Tab. 1. CCS-Klassifikation

Stadium	Symptom
0	Keine Beschwerden, stumme Ischämie
I	AP nur bei schwerer körperlicher Belastung
II	Geringe Beeinträchtigung durch AP bei normaler körperlicher Belastung
III	Erhebliche Beeinträchtigung durch AP bei normaler körperlicher Belastung
IV	AP bereits bei geringer körperlicher Belastung oder in Ruhe (dann gilt sie als instabile AP)

Beim kardialen Thoraxschmerz spricht man von der **Angina pectoris (AP,** „Brustenge"), die durch ungenügende Sauerstoffversorgung des Herzens entsteht. Diese unterliegt folgenden Kriterien:

- Retrosternale lokalisierte Schmerzen
- Ausgelöst durch körperliche oder psychische Belastung
- Rückgang der Beschwerden durch körperliche Ruhe und/oder nach Einnahme eines kurz wirksamen Nitrats.

Die **Angina pectoris** lässt sich in eine stabile und eine instabile Angina pectoris einteilen:

- Die **stabile Angina pectoris** ist die typische Belastungsangina. Die **CCS-Klassifikation** (entwickelt von der Canadian Cardiovascular Society) wird für den klinischen Schweregrad der Angina pectoris herangezogen.
- Jede erstauftretende Angina pectoris bezeichnet man als **primäre instabile Angina pectoris**. Eine sekundäre instabile Angina pectoris charakterisiert sich durch eine zunehmende Schwere, Dauer oder Häufigkeit der Schmerzen und zählt zum akuten Koronarsyndrom.

Epidemiologie

Die Ätiologie für Thoraxschmerzen ist vielfältig und weist Häufigkeitsunterschiede auf, je nachdem ob es Patienten im hausärztlichen Bereich oder in der Notaufnahme sind. In der allgemeinmedizinischen Praxis überwiegen muskuloskelettale Ursachen – präziser als Thoraxwandschmerzen zu bezeichnen –, während in der Notfallsituation zu 50 % Thoraxschmerzen aufgrund kardialer Ursachen auftreten.

Klinik

Ersteindruck und Anamnese:

- Größe, Gewicht, Allgemeinzustand
- Alter: Muskuloskelettale und pulmonale Krankheiten sind häufigere Ursachen bei Kindern und jungen Erwachsenen (< 30 Jahre). Ein Myokardinfarkt ist in dieser Altersgruppe möglich, aber selten, häufiger tritt die Myokardischämie bei älteren Patienten (≥ 65 Jahre) auf.
- **Notfallmedizinische Evaluation,** ob ein akutes Herz-Kreislaufversagen vorliegen könnte: Verwirrtheit, Synkope, Kaltschweißigkeit, Ruhedyspnoe, starke Angstgefühle

Physikalische Untersuchung:

- Vitalparameter: Puls, Blutdruck, Sauerstoffsättigung, Körpertemperatur, Rekap-Zeit
- Perkussion und Auskultation
- Inspektion (Emphysem, Trauma?)

- Schmerzzunahme durch Palpation?
- Atmungsabhängige Schmerzen?
- Beinödeme, gestaute Halsvenen?
- Abdomen, GI-Ursachen?

EKG

Ein EKG sollte innerhalb von 10 Minuten, nach Erstkontakt mit dem Patienten, geschrieben werden, also entweder bereits im Rettungswagen oder nach Eintreffen in der Notfallambulanz. Zeigt dieser einen **ST-Hebungs-Myokardinfarkt (STEMI),** wird der Patient sofort nach Leitlinienstandards dafür behandelt, um das bestmögliche Outcome zu erzielen. Bei sonstigem EKG-Erscheinungsbild und anhaltenden Schmerzen werden anhand der aktuellen Verdachtsdiagnose weitere diagnostische Schritte gesetzt.

Labor

Ein Anstieg von CK-MB ist spezifisch für Myokardschädigungen, wohingegen CK aufgrund der Schädigung jeglichen Muskelgewebes erhöht sein kann. Heute ist **Troponin** der Standardmarker von Herzmuskelverletzungen, sowohl das kardiale Troponin T als auch das kardiale Troponin I.

- GOT, LDH, CK, CK-MB, cTnT, cTnI
- D-Dimer (bei Verdacht auf Pulmonalembolie)
- Blutbild, CRP

Imaging

Primär **Thoraxröntgen** im Hinblick auf Infiltrat, Erguss, Breite des Mediastinums und Pneumothorax, **transthorakale Echokardiografie** zur Analyse von regionale Wandbewegungsstörungen, Aortenwurzel, Klappenmorphologie, Klappenfunktion, Linksventrikelfunktion und Perikarderguss.
Thorax-CT bei klinischen Hinweisen auf Aortendissektion, Lungenembolie, Infiltrat und Erguss.

Differenzialdiagnose

Generell ist das Erkennen der folgenden fünf Krankheitsbilder wichtig, da diese eine Notfallsituation darstellen und eine sofortige Therapie erfordern:

- **Akutes Koronarsyndrom**
- **Aortendissektion**
- **Lungenembolie**
- **Ösophagusruptur**
- **Spontanpneumothorax**
- **Perforiertes Ulcus ventriculi:** rasche OP-Indikation
- **Takotsubo-Kardiomyopathie,** auch **Broken-Heart-Syndrom,** anhand der Symptomatik verwechselbar mit einem ACS, aber ohne Infarktgefäß, oft nach einem emotionalen psychischen oder physischen Stressor

Akutes Koronarsyndrom

Definition

ST-Streckenhebungsinfarkt (STEMI): Anstieg von Troponin mit persistierender ST-Hebung (> 20 Minuten). **Nicht-ST-Streckenhebungsinfarkt (NSTEMI):** Anstieg von Troponin ohne persistierende ST-Hebung (> 20 Minuten).

Instabile Angina pectoris: ohne Troponin-Anstieg.

Für ein akutes Koronarsyndrom (ACS) sprechen:

- neu aufgetretene Beschwerdesymptomatik in Ruhe > 20 min
- Angina pectoris mit einer Verschlechterung der vorbestehenden Symptomatik in Dauer, Intensität und/oder Häufigkeit
- Patient ist blass und kaltschweißig
- Patient ist auffällig ruhig

Bei einer Stenose von 50–74 % des Gefäßdurchmessers wird es als **signifikante Stenose** bezeichnet. Ab einer Verminderung von 75 % des Durchmessers eines Koronargefäßes nennt man es eine **kritische Stenose.** Diese ist durch belastungsabhängige AP-Symptomatik begleitet, da es zu einer zu geringen Sauerstoffversorgung des Herzens kommt.

Epidemiologie

Patienten mit einer **koronaren Herzerkrankung (KHK)** haben ein besonders **hohes Risiko für ein akutes Koronarsyndrom.** Die Risikofaktoren einer KHK sind Diabetes, Familienanamnese, Hyperlipidämie, Hypertonie und Nikotinkonsum.

Tab. 2. Thoraxschmerzen: Differenzialdiagnose

Diagnose	Schmerzlokalisation und -ausstrahlung	Schmerzqualität	Schmerzdauer	Schmerzbeeinflussung und Zusätzliches
Akuter Myokardinfarkt	retrosternal, typische Ausstrahlung in den Arm (li), Schulter (li), Rücken, Unterkiefer, Epigastrium, Nacken	dumpfer Druck, beengend im Brustkorb, Brennen, Vernichtungsschmerz	plötzlicher Beginn, Dauer unterschiedlich, meist ca. 30 Minuten bis Stunden	keine Besserung durch Ruhe oder Nitroglyzerin, Kaltschweißigkeit und Übelkeit
Lungenembolie	substernal oder über dem betroffenen Abschnitt	stechend	plötzlicher Beginn, Minuten bis zu 1 h	atemabhängig verstärkt, Dyspnoe, Tachypnoe, Tachykardie, Halsvenenstauung, akute Rechtsherzinsuffizienz
Spontanpneumothorax	lokalisiert auf eine Thoraxhälfte	scharf, klar umschrieben	plötzlicher Beginn, über Stunden andauernd	atemabhängig, Dyspnoe, hypersonorer Klopfschall, abgeschwächtes Atemgeräusch
Aortendissektion	retrosternal (eher Typ A), Ausstrahlung in den Rücken (eher Typ B)	stechend, reißend, quälend	plötzlicher Beginn, Intensität beständig	Risikofaktoren: Hypertonie, Marfan-Syndrom, Ehlers-Danlos-Syndrom
Ösophagusruptur	retrosternal, epigastrisch	heftiger Vernichtungsschmerz	plötzlich auftretend nach Erbrechen	Hautemphysem, Dyspnoe, Tachypnoe, Schocksymptomatik
Perforiertes Ulcus ventriculi	epigastrisch, substernal	stark brennend, generelles Unwohlsein	plötzlicher Beginn, bis zu Stunden andauernd, Intensität kann zwischenzeitlich variieren	gespannte Bauchdecke, berührungs- und bewegungsempfindlich, Kaltschweißigkeit, Tachykardie, Erbrechen, Appetitlosigkeit
Takotsubo-Kardiomyopathie	wie bei einem Myokardinfarkt	wie bei einem Myokardinfarkt	plötzlicher Beginn oft durch einen emotionalen oder physischen Trigger	Dyspnoe, Synkope möglich, häufiger bei postmeno-pausalen Frauen, rasche Erholung innerhalb eines Monats
Perikarditis	retrosternal, oft Ausstrahlung in den Nacken oder linke Schulter, lokalisierter als beim Myokardinfarkt	scharf, stechend, schneidend	viele Stunden bis Tage, kann an- und abschwellen	verstärkt durch tiefes Einatmen, Drehbewegungen des Brustkorbs oder Rückenlage, Linderung durch Aufsetzen und Vorwärtslehnen
Pneumonie mit Pleuritis	über den betroffenen Lungenabschnitt	stechend	tagelang anhaltend	atemabhängig, durch Husten, Dyspnoe, Husten, Fieber, Schalldämpfung, Rasselgeräusche, Pleurareiben
Refluxösophagitis	substernal, epigastrisch	brennend	Minuten bis Stunden	Sodbrennen, Übelkeit, verstärkt durch liegende Position und nach großen Mahlzeiten, Antazida verbessern
Cholecystitis	epigastrisch, rechter Oberbauch	druckempfindlich, Unwohlsein	langanhaltend	ohne Auslöser oder nach (fettreichen) Mahlzeiten
Herpes zoster	auf ein Dermatom beschränkt	brennend bis stechend	keine	Bläschenbildung am betroffenen Areal
Psychogen/ Angstzustände	präkordial oder wechselnd	unterschiedlich, oft als beklemmend beschrieben	unterschiedlich	situationsabhängig, oft mit Hyperventilation, berührungsempfindliche Brustwand
Muskuloskelettale Ursache	unterschiedlich, aber lokalisiert	dumpf bis stechend	oft undulierend	Schonhaltung lindert, atem- und bewegungsabhängig, punktueller Druckschmerz begleitend, anamnestisch Muskelverletzung

Die AP ist zu 55 % das Symptom der Erstmanifestation einer KHK, 25 % äußern sich als ACS und 20 % sind als Erstmanifestation bereits der plötzliche Herztod. Die Inzidenz für einen Herzinfarkt beträgt in Österreich ca. 300/100.000 pro Jahr.

Labor

Troponin ist ein hochsensitiver Marker für **irreversible Herzmuskelschädigung;** je höher der Wert ist, desto größer die Ausmaße der Schädigung. Die **serielle Troponinkontrolle** ist wichtig. Der Biomarker soll 3–6 h nach Eintreffen des Patienten wiederholt werden, da er das Maximum nach ca. 10 h erreicht.

EKG

Mit dem EKG kann man das **Ausmaß,** die **Lokalisation** und das **Alter des Infarkts** eruieren. Das EKG kann in den ersten 24 h nach einem Infarkt keine Veränderungen aufweisen. Daher ist bei nicht ansteigenden TnT und TnI, sowei CK-MB Werten ein weiteres EKG nach 24 h zu schreiben. Falls vorhanden, ist es auch hilfreich das vorhandene EKG mit älteren zu vergleichen. Herzwandregionen, mit ihren entsprechenden EKG-Ableitungen: Vorderwand: I, aVL, V_1-V_4, Seitenwand: I, aVL, V_5, V_6, Unterwand: II, III, aVF, Hinterwand: V_7, V_8, V_9, spiegelbildliche Veränderungen in V_1, V_2, V_3.

Ein STEMI kann in **Infarktstadien** von 0 bis III eingeteilt werden. In **Stadium 0** sieht man ein überhöhtes T, **„Erstickungs-T". Stadium I** zeigt die klassische **ST-Hebung** und deutet auf einen frischen Myokardinfarkt. Im **Stadium II** ist die **T-Welle terminal negativ** und deutliche **Infarkt-Q-Zacken** sind vorhanden, welches auf einen älteren Infarkt nach der akuten Phase hinweist. Die EKG-Veränderungen des zweiten Stadiums können von Stunden bis zu Monaten bleiben. Erst wenn sich die **T-Wellen wiederaufgerichtet** haben, spricht man vom **Stadium III,** das Endstadium des Infarkts. Die pathologische Q-Zacke kann jedoch bleiben und ist somit ein Hinweis auf einen früher abgelaufenen Infarkt.

Imaging

Mittels **Echokardiografie** erkennt man **regionale Wandbewegungsstörungen** im betroffenen Infarktareal, diese scheinen zeitlich noch vor EKG-Veränderungen oder Enzymauslenkungen auf. Die **Koronarangiografie** mittels Linksherzkatheteruntersuchung ist der Goldstandard, um Stenosen oder Verschlüsse in den Koronargefäßen festzustellen.

Patientenmanagement

Die häufigsten **Frühkomplikationen** finden in den ersten 48h nach einem Myokardinfarkt statt, 40 % der Patienten überleben den ersten Tag post-Myokardinfarkt nicht. Diese Komplikationen sind **Kammerflimmern** und **Pumpversagen** des Herzens, welche sich entweder in einem akuten Linksherzversagen oder kardiogenem Schock äußern. Mögliche andere Komplikationen bei einem akuten Myokardinfarkt sind Bradykardie, ischämische Myokardruptur, freie Herzwand, Papillarmuskelabriss oder ein Ventrikelseptumdefekt.

Akute Therapie:

- Sauerstoffgabe falls Sauerstoffsättigung < 90 %; bei Dyspnoe den Oberkörper erhöht lagern
- Duale Antiplättchen-Therapie (DAPT): ASS 500 mg, Plättchenaggregationshemmer in einer initialen Loading dose: Ticagrelor, Prasugrel oder Clopidogrel (später in der Erhaltungsdosis fortführen)
- Nitroglyzerin, wenn RR syst. > 100 mmHg (KI: RR syst. < 90 mmHg, Einnahme von PDE-5-Inhibitoren)
- Morphin 5 mg i. v. bei starken Schmerzen; ggf. wiederholt (2 mg alle 5–15 Minuten) bis zur Schmerzfreiheit
- Antiemetika bei Übelkeit
- Heparin: Unfraktioniertes Heparin oder niedermolekulares Heparin
- bei Bradykardie < 45/min: Atropin 0,5 mg

Reperfusionstherapie: Das Ziel ist die Reperfusion innerhalb 90 Minuten nach Lysebeginn. Dies lässt sich durch Koronarangiografie direkt nachweisen. Zum indirekten Nachweis der erfolgreichen Reperfusion zählen das Abklingen der Schmerzen oder mögliche Rückbildung der ST-Hebung im EKG.

- **Primäre perkutane Intervention (PCI)** als Therapie der Wahl: STEMI, **Contact-to-balloon-time innerhalb 90 Minuten,** „time is muscle!"
- **Fibrinolyse:** mit Streptokinase, Alteplase, Reteplase oder Tenectoplase, wenn keine KI (z. B. Tiefe Venenthrombose) vorhanden sind oder keine Möglichkeit einer Akut-PCI innerhalb 120 Minuten nach dem medizinischen Erstkontakt besteht.

Zu 20–25 % kommt es nach gelungener i.-v. Lysetherapie zu Reokklusionen. Daher muss man das betroffene Gefäß 2–24 h später mittels Koronarangiografie kontrollieren und wenn nötig eine PCI durchführen oder eine Bypass-OP planen.

Heimmedikation nach stationärer Entlassung:

- Thrombo-ASS 100 mg/Tag lebenslang!
- Plättchenaggregationshemmer für mindestens 1 Jahr!
- Betablocker
- Statin (LDL- Zielwert < 55 mg/dL)
- ACE-Hemmer oder Angiotensin-Rezeptor-Blocker
- Pantoprazol

Aortendissektion

Definition

Bei der Aortendissektion kommt es durch Einblutung in die Gefäßwand zu einer Aufspaltung und **Störung der Wandintegrität** der Aorta und zur Bildung eines **falschen Lumens.** Durch die Ruptur kann es zu einer lebensbedrohlichen Situation kommen. Die **Stanford-Klassifikation** berücksichtigt die Lokalisation der Aortendissektion:

- **Typ A:** 70 %, proximal, Aorta ascendens und Aortenbogen
- **Typ B:** 30 %, distal des Abgangs der A. subclavia sinistra, Aorta descendens

Epidemiologie

Die Inzidenz der akuten Aortendissektion beträgt ca. 3/100.000 pro Jahr, meist im Alter über 50 Jahren. Männer leiden dreimal so häufig an einer akuten Aortendissektion als Frauen.

Klinik

Puls- und Blutdruckdifferenz zwischen beiden Armen, Diastolisches Herzgeräusch.

Labor

- **D-Dimer** positiv
- Troponin kann auch durch eine Aortendissektion erhöht sein.

Imaging

Im **Thoraxröntgen** stellt man oft bei der Aortendissektion ein verbreitertes **Mediastinum** fest. Auch mittels **Transösophageale Echokardiografie (TEE)** oder **Kontrastmittel-CT** kann die Aortendissektion diagnostiziert werden.

Differenzialdiagnose

Risikofaktoren: **Marfan-Syndrom** (hier erkranken die Patienten meist schon um das 30. Lebensjahr), Ehlers-Danlos-Syndrom, bikuspide Aortenklappe, **arterielle Hypertonie,** Diabetes mellitus, Hyperlipidämie, Drogenabusus (Amphetamin oder Kokain).

Patientenmanagement

Mögliche Komplikationen sind die Ruptur, die Verlegung der abgehenden Gefäße und daraus resultierende Ischämie zum versorgenden Gebiet oder ein intramurales Hämatom und Blutungsschock.

Therapie:

- Blutdruck senken, Zielwert: systolisch 100–110 mmHg
- Schmerztherapie
- Akut-Operation bei Typ A-Dissketion: Ascendensersatz durch Kunststoffprothese mit Aortenklappenersatz wenn nötig.
- Stenting mittels endovaskulärer Therapie bei Typ B-Dissektionen mit zu hohem Operationsrisiko

Literatur, Links

1. DGK: Kriterien für „Chest Pain Units" (2015).
2. ESC Guidelines for the management of acute myocardial infarction in patients presenting with ST-segment elevation (2017).

Schmerzen der unteren Extremitäten, Pulslosigkeit, weißes Bein

Ersilio Nishani

Lernziele

- Bei Schmerzen der unteren Extremitäten (sowohl akut als auch chronisch), weißem Bein und Pulslosigkeit im Rahmen einer Durchblutungsstörung:
- eine klinische Arbeitshypothese auf Basis der Differenzierung möglicher ihr zugrundeliegender Krankheitsbilder erstellen, einen Diagnoseplan umsetzen, die Untersuchungsergebnisse interpretieren und einen Behandlungsplan einleiten können.
- Notfallsituationen erkennen sowie Notfall- und erste allgemeinmedizinische Maßnahmen einleiten können.
- Patienten personalisiert führen (inklusive Einholung des Einverständnisses zu diagnostischen und therapeutischen Maßnahmen) und empathisch betreuen können.
- die folgende diesem Symptom, Syndrom oder anderem Anlassfall klinisch relevanten Krankheitsbilder zuordnen können: Periphere arterielle Verschlusskrankheit (pAVK), Akute Embolie der Extremitäten, Thrombose

Definitionen

Bei der peripheren arteriellen Verschlusskrankheit (pAVK) handelt es sich um eine chronische Erkrankung, bei der es zu einem Verschluss bzw. einer hochgradigen Einengung einer oder mehrerer peripherer Arterien kommt. Betroffene Extremitäten sind in ihrer Funktion je nach Schwere der Erkrankung eingeschränkt. Die unteren Extremitäten sind viel häufiger als die oberen Extremitäten davon betroffen. Die Beschwerden (Claudicatio intermittens) treten eine Etage distal der Arterienveränderung statt. Eine akute Ischämie ist jede plötzliche Einschränkung der Perfusion, welche eine mögliche Gefährdung der Extremität nach sich ziehen kann.

Tab. 1. Stadien der pAVK (nach Fontaine)

Stadium	Gehstrecke	Spaltenüberschrift 3	Therapie
I	unlimitiert	keine Beschwerden, meistens Zufallsbefund	• Allgemeinmaßmahmen • Lifestyle und Risikofaktoren optimieren • +/- Thrombozystenaggregationshemmer
IIa	> 200 m	Belastungsabhängige Schmerzen (nicht in Ruheposition!), die immer dieselbe Muskelgruppe betreffen	zusätzlich Antiplättchen-Therapie mittels Clopidogrel 75 mg 1 x täglich bzw. Acetylsalicylsäure 100 mg 1 x täglich relative Indikation zur Revaskularisation
IIb	< 200 m		
III	Ruheschmerzen	Akrale Schmerzen (Vorfuß, Ferse, Knöchel), die in Horizontallage ausgelöst werden bzw. zunehmen	zusätzlich Prostanoide z. B. Prostavasin® – 2 Amp. à 20 µg ad 250 ml NaCl oder 5 % Glucose 2 x tgl. über 2 Std. i.-v.
IV	trophische Störung	Akral lokalisierte Wunden mit einer verzögerten (> 3 Monate) oder fehlenden Heilung	ABSOLUTE Indikation zur Revaskularisation entweder endovaskulär (PTA) oder offen chirurgisch (Bypass, Thormbendarteriektomie mit Patchplastik, Amputation), Thrombozystenaggregationshemmer, Wundmanagement (lokale Pflege, evtl. Antibiotika)

Epidemiologie

Es sind 30,3 % der Menschen die älter als 75 Jahre sind von einer pAVK betroffen. Davon sind nur 7,3 % der über 75-jährigen symptomatisch. Akute Ischämien sind seltener.

Klinik

Zunehmende Schmerzen, die entweder bei Belastung (Gehstrecke in Meter befragen) oder in Ruhe auftreten. Befragen wegen Wundheilungsstörung (trophische Störung) bzw. offener Wunden. Nikotinabusus, Diabetes mellitus, Hyperlipidämie als Risikofaktoren befragen, KHK bzw. pAVK in der Anamnese.

Status:

- Temperaturunterschiede zwischen den Extremitäten – einseitige Kälte bei Strombahnhindernis bzw. beidseitige Kälte bei einer funktionellen Vasokonstriktion. Wärme spricht bei nicht Diabetikern gegen schwere Durchblutungsstörung (DD Erysipel)
- Puls: Pulspalpation je nach Lokalisation der Läsion in den Aa. femorales, Aa. popliteae, Aa. dorsales pedis, Aa. tibiales posteriors
- Pulsauskultation – Strömungsgeräusche der großen Gefäße
- Neurostatus um akrale Sensibilitäts- und ggf. Motorikstörung bei kritischer Ischämie zu überprüfen

Imaging, apparative Untersuchungen

Oszillografie: Querschnitt/Volumenpulsschwankungen über Manschettendruckveränderungen, Knöchel- und Zehendruckmessung (Bestimmung des Arm-Knöchel-Index), Belastungstest, Farbcodierte Duplexsonografie, CT-Angiografie (hier sollten Kreatinin und TSH berücksichtigt werden) bzw. MR-Angiografie. Zusätzliche Untersuchungen: Neurostatus; Wundabstrich, um Keimspektrum zu bestimmen bei Ulcera.

Labor

CRP, Leukozyten um Infekte im Rahmen von Nekrosen/Gangräne auszuschließen.

HbA1c (Ziel < 7 %) und LDL-C (Ziel ≤ 55 mg/dl), um Risikofaktoren zu quantifizieren und dementsprechend zu behandeln.

Differenzialdiagnose

- Polyneuropathie – im Rahmen von Diabetes, meistens brennende Schmerzen mit Sensibilitätsausfall) – NLG bei positiver Anamnese
- Wurzelkompression – induziert bei Sitzen/Stehen, entlang der Dermatome – MRT der Wirbelsäule
- Vertebrostenose – Besserung bei Flexion der WS – MRT der Wirbelsäule
- Venöse Ulcera – häufiger als arteriell – bekannte venöse Insuffizienz, Lokalisation prätibial bzw. perimalleolar.
- Tiefe Beinvenen Thrombose (TVT) – Rötung, Schwellung der betroffenen Extremitäten. Wells bzw. Geneva Score – Duplexsonografie zur Diagnose.

Patientenmanagement

Eine akute **komplette Ischämie** (mit beeinträchtigter Motorik) ist ein medizinischer Notfall und benötigt eine sofortige Patientenaufnahme und Handlung (endovaskuläre Intervention bzw. offen gefäßchirurgischer Eingriff).

Im Notfall (akute Ischämie)

- Zeitpunkt der Diagnosestellung– eine rasche Diagnose (ca. 6 Stunden bis zu irreversiblen Schäden) der Schwere der möglichen Ursachen ist notwendig: Pulslosigkeit, Temperatur- und Farbenunterschiede, Sensibilität und Motorik prüfen
- Labor: Myoglobin, Kreatinin, CK um ggf. den Muskelzerfall einzuschätzen.
- Sofortige Antikoagulation mittels Heparinperfusor
- Bolus 5.000 IE oder 100 IE/Kg + Perfusor 1.000 IE/h
- Verständigung vom interventionellen Angiologen bzw. Gefäßchirurgen

Literatur, Links

1. Innere Medizin, Gerd Herold und Mitarbeiter, Kapitel X. Angiologie.
2. ESC Guidelines on Peripheral Arterial Diseases (Diagnosis and Treatment of Guidelines), 2017.

Notfall-EKG: Checkliste

Robert Rus

Lernziele

- Ein EKG strukturiert befunden können,
- nach Befundung eines EKGs eine klinische Arbeitshypothese auf der Basis der Differenzierung möglicher zugrundeliegender Krankheitsbilder erstellen, einen Diagnoseplan umsetzen, die Untersuchungsergebnisse interpretieren, einen Behandlungsplan einleiten und somit klinisches Denken trainieren,
- häufige und relevante EKG-Veränderungen erkennen und darauf reagieren können,
- Notfallsituationen erkennen und notfall- sowie erste allgemeinmedizinische Maßnahmen einleiten und somit in der ärztlichen Primärversorgung aktiv mitwirken können,
- in Notfallsituationen die Patienten personalisiert führen (inklusive Einverständnis zu diagnostischen und therapeutischen Maßnahmen), empathisch betreuen können und somit kritisches Reflektieren des ärztlichen Tuns beherrschen.

Untersuchung und Datenerhebung

Bevor mit der Befundung begonnen wird, gilt es folgende Punkte abzuklären:

- Kennzeichnung des EKGs (Name + Datum)
- Warum wird ein EKG gemacht? Welche Beschwerden hat der oder die PatientIn?
- Gibt es Relevantes aus der Anamnese?
  z. B. Alter, Vorerkrankungen, implantierter Herzschrittmacher ...
- Papiervorschub (25 oder 50 mm/sek)
- Skalierung (meist: 1 mV = 10 mm)

Befundungsschema

Rhythmus: Der normale Rhythmus des Herzens ist ein Sinusrhythmus. Als ersten Schritt überprüft man, ob dieser vorliegt. Die Kriterien sind:

- Regelmäßige P-Wellen
- Jeder P-Welle folgt ein QRS-Komplex
- Konstantes PP-Intervall
- Konstante PQ-Zeit
- Positive P-Wellen in den Ableitungen I und II

Herzfrequenz: Es gibt zwei Arten die Herzfrequenz zu messen. Man verwendet entweder ein EKG-Lineal oder zählt die Kästchen. Misst man die Herzfrequenz mit einem EKG-Lineal, legt man das Lineal so auf, dass der markierte Pfeil auf die Spitze der R-Zacke des EKGs zeigt. Abhängig vom Linealtyp kann die Herzfrequenz an der danach folgenden zweiten oder dritten R-Zacke abgelesen werden. Zählt man die Kästchen, kann man mit folgenden Formeln, abhängig vom Vorschub, die Herzfrequenz errechnen:

- 300/(Anzahl der großen Kästchen zwischen zwei R-Zacken) → bei 25 mm/sek
- 600/(Anzahl der großen Kästchen zwischen zwei R-Zacken) → bei 50 mm/sek

Liegt die Herzfrequenz zwischen 60/min und 100/min spricht man von einer **Normofrequenz.** Bei einer Herzfrequenz < 60/min spricht man von einer **Bradykardie** und > 100/min von einer **Tachykardie.** Wenn die Länge der Zyklen variieren spricht man von einer **Arrhythmie.**

Lagetyp: Der Lagetyp wird durch den Hauptvektor des QRS-Komplexes bestimmt und gibt die Richtung an, in welche die elektrische Kraft in der Frontalebene weist.

P-Wellen: Die P-Welle stellt die Erregungsausbreitung in den Vorhöfen dar. Ihre Form ist halbrund, glatt und konvex positiv, mit den Ausnahmen in aVR (negativ) und V1 (konkav negativ). Die Dauer beträgt **50–100 msek** mit einer Amplitude von **< 0,25 mV.** Ist eine P-Welle zu hoch, spricht man von einem P-dextroatriale. Ist eine P-Welle zu niedrig, spricht man von einem P-sinistroatriale. Bei zu breiter und zu hoher P-Welle spricht man von einem P-biatriale.

PQ-Zeit: Die PQ-Zeit stellt die atrioventrikuläre Überleitung dar. Sie wird vom Beginn der P-Welle bis zum Beginn des QRS-Komplexes gemessen und ihre Dauer beträgt **120–200 msek.** Sie ist frequenzabhängig, d. h. wenn die Herzfrequenz zunimmt, nimmt die PQ-Zeit ab. Bei einer verlängerten PQ-Dauer (> 200 msek) spricht man von einem AV-

Block. Eine verkürzte PQ-Zeit (< 120 msek) kann beispielsweise durch ein abnormes Erregungsleitungsbündel oder ein Wolf-Parkinosn-White Syndrom, bei dem der AV-Knoten über ein akzessorisches muskuläres Leitungsbündel umgangen wird, auftreten.

QRS-Komplex: Der QRS-Komplex stellt die Erregungsausbreitung in den Kammern dar. Seine Form ist schlank über allen Ableitungen und ist nicht geknotet oder gespalten. Die Dauer beträgt **< 100 msek.**

Die Amplitude kann bei einer Ventrikelhypertrophie erhöht und bei einer Niedervoltage erniedrigt sein.

Der **Sokolow-Lyon-Index** ist eine Messgröße für Hypertrophie im EKG. Dieser wird als positiv für eine Linksherzhypertrophie gewertet, wenn die Summe aus der größten R-Zacke in V5 oder V6 und der größten S-Zacke in V1 oder V2 $\geq$ 3,5 mV beträgt. Als positiv für eine Rechtsherzhypertrophie wird er gewertet, wenn die Summe aus der größten R-Zacke in V1 oder V2 und der größten S-Zacke in V5 oder V6 $\geq$ 1,05 mV beträgt.

Die Amplitude der R-Zacke nimmt von V1 bis V6 kontinuierlich zu und die der S-Zacke kontinuierlich ab. Der Punkt, an dem die R-Zacke zum ersten Mal größer ist als die S-Zacke wird **R/S-Umschlag** bezeichnet (typischerweise zwischen V2 und V3 oder V3 und V4).

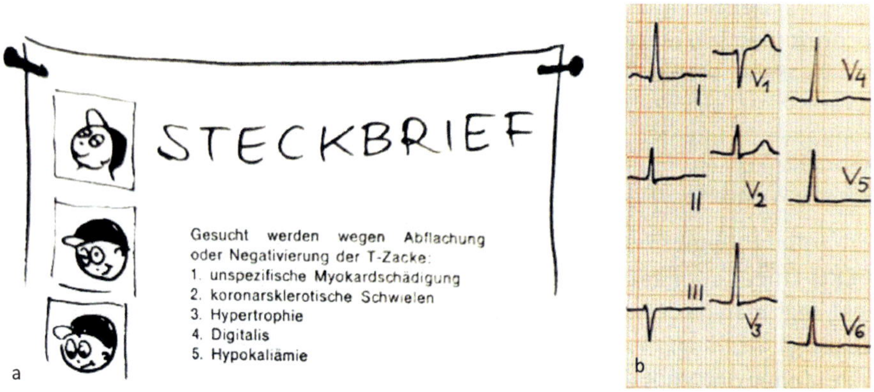
STECKBRIEF
Gesucht werden wegen Abflachung oder Negativierung der T-Zacke:
1. unspezifische Myokardschädigung
2. koronarsklerotische Schwielen
3. Hypertrophie
4. Digitalis
5. Hypokaliämie
a
I
II
III
V1
V2
V3
V4
V5
V6
b

Abb. 1. Senkung der ST-Strecke als Zeichen einer Innenschichtalteration: (a) Differenzialdiagnose, (b) Beispiel
[aus: Kaindl F, Kühn P. Elektro-Komiko-Graphie. Facultas-Maudrich, 9. Auflage, Wien, 2007].

ST-Strecke: Die ST-Strecke ist ein Ausdruck der Repolarisation (Erregungsrückbildung). Sie beginnt am J-Punkt des EKGs, der den Übergang der S-Zacke in die ST-Strecke bildet. Eine Hebung bzw. Senkung wird 80 ms nach dem J-Punkt beurteilt, wobei keine Hebung über 0,2 mV bestehen sollte.

TU-Veränderungen: Der T-Welle stellt die Erregungsrückbildung in den Kammern dar und ist eine halbrunde, in den Ableitungen I, II, avF und V2-V6, positive Welle. Die Amplitude steht in Relation zur R-Zacke und beträgt **⅙ bis ⅔ R.** Ursachen für negative T-Wellen:

Kardial

- akute Angina Pectoris, akuter Myokardinfarkt
- akute Pulmonalembolie
- Schenkelblock
- Peri- & Myokarditis
- Hypertrophie
- hypertrophe obstruktive Kardiomyopathie
- WPW

Extrakardial

- Akute Pankreatitis
- Magenulkus
- Hämodialyse
- Zerebrovaskuläre Erkrankungen
- Hypothyreose
- Kollagenosen

Die U-Welle ist eine zusätzliche positive Welle nach der T-Welle, für die es noch keine sichere physiologische Quelle gibt.

QT-Zeit: Die QT-Zeit stellt die gesamte intraventrikuläre Erregungsdauer dar und ist abhängig von der Herzfrequenz. Ihr Beginn ist am Abgang der ersten Zacke des QRS-Komplexes und sie endet am Ende der T-Welle. Normalwerte nach der Bazett-Formel betragen **für Männer 390 ms** (± 15 %) und **für Frauen 440 ms** (± 15 %). QT-Zeit-Verlängerungen können asymptomatisch sein aber auch mit Schwindel, Präsynkopen, Synkopen oder akutem Kreislaufstillstand einhergehen, welcher einer sofortigen Reanimation bedarf.

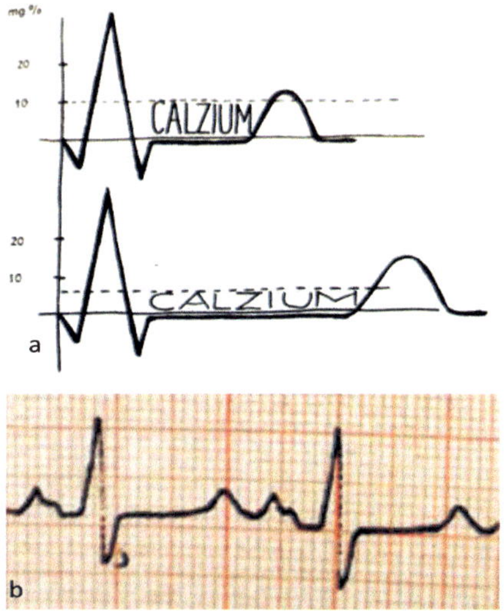

Abb. 2. QT-Zeit und (a) der Einfluss des Kalziums. (b) Beispiel einer schweren Hypokalzämie mit einer Verlängerung der QT-Zeit auf 0,60 sek, während sie bei der vorliegenden Frequenz von 70 Schlägen pro Minute zwischen 0,32 und 0,40 sek betragen sollte [aus: Kaindl F, Kühn P. Elektro-Komiko-Graphie. Facultas-Maudrich, 9. Auflage, Wien, 2007].

Weiters können QT-Verlängerungen angeboren sein oder erworben werden. Die häufigsten Ursachen von erworbenen QT-Zeit-Verlängerungen sind:

Pharmaka:

- Antiarrhythmika der Klasse I
- Antiarrhythmika der Klasse III
- Tri- und tetrazyklische Antidepressiva
- Antibiotika (Erythromycin, Cotrimoxazol)
- Phenothiazine
- Antihistaminika

Erkrankungen des ZNS:

- Subarachnoidalblutung
- Ventrikeleinbruch

Kardiale Erkrankungen:

- Myokardinfarkt
- Mitralklappenprolaps
- Rhythmusstörungen (Bradykardie, AV-Block II/III)

Elektrolytstörungen:

- Hypokaliämie
- Hypomagnesiämie
- Hypokalzämie
- Enzephalitis
- Schwere Hypothermie

Fehl- oder Mangelernährung:

- Anorexia nervosa
- Chronischer Alkoholabusus

Vorhofflattern: Beim Vorhofflattern findet eine kreisende Erregung im Bereich der Vorhöfe statt. Durch den ständigen Wechsel von Erregungsausbreitung und -rückbildung bilden sich Flatterwellen aus, die auch als **„Sägezahnmuster"** bezeichnet werden. Am deutlichsten kann man dieses Muster in den Ableitungen II, III und aVF erkennen. Differenzialdiagnose

Die mittlere Frequenz liegt in der Regel bei ca. 300/min. In der Regel wird nicht jede Vorhoferregung auf die Kammern übertragen, es besteht meist ein partieller AV-Überleitungsblock. Dadurch kommt es zu einer 2:1, 3:1 usw. Überleitung. Eine Grundrhythmik, im Gegensatz zum Vorhofflimmern, bleibt also erhalten.

Vorhofflimmern: Beim Vorhofflimmern sind keine klar abgrenzbaren P-Wellen im EKG erkennbar. Die Flimmerwellen ändern ständig Größe, Gestalt und Frequenz und können nicht regelmäßig auf die Kammer übergeleitet werden. Diese unkoordinierte Überleitung führt zu einer absoluten Arrhythmie der Kammern.

EKG Kriterien für Vorhofflimmern:

- Flimmerwellen (am besten erkennbar in den Ableitungen II und V1)
- Absolute Arrhythmie der Kammern (unterschiedliche RR-Abstände)

In ca. 15 % aller Fälle tritt Vorhofflimmern ohne zugrundeliegende Erkrankung, also idiopathisch, auf. Folgende Erkrankungen können jedoch auch ein Vorhofflimmern auslösen:

- Myokarditis
- Mitralstenose
- KHK
- Chronische Herzinsuffizienz
- Hyperthyreose
- Elektrolytstörungen (insb. Hyperkaliämien)

Therapiegrundsätze und Ziele sind:

- Thromboembolieprophylaxe
- Frequenzkontrolle
- Rhythmuskontrolle
- Behandlung zugrundeliegender Erkrankungen

Kammerflattern: Das Kammerflattern ist eine lebensbedrohliche Rhythmusstörung mit verbreitertem QRS-Komplex und einer Frequenz von > 250/min, welche häufig in ein Kammerflimmern übergeht.

Kammerflimmern: Beim Kammerflimmern liegen Frequenzen von > 320/min vor und man kann keine abgrenzbaren Kammerkomplexe mehr erkennen. Ursächlich sind meist organische Herzerkrankungen und Elektrolytstörungen.

Das Kammerflimmern ist eine Notfallsituation und erfordert eine sofortige Reanimation:

- Defibrillation
- Herzdruckmassage 2 min (30:2)
- Pulskontrolle (Wenn kein Puls, 1. + 2. wiederholen)
- Adrenalin i. v. alle 3–5 min
- Amiodaron 300 mg wenn initiale Reanimation erfolgslos

Zeitgleich zu den Reanimationsmaßnahmen sollen die 4 Hs und HITS geprüft und beseitigt werden.

Myokardinfarkt: Der Myokardinfarkt ist eine ischämische Veränderung von Teilen des Herzmuskels, die im EKG als STEMI („ST-Strecken-Elevations-Myokardinfarkt") oder NSTEMI („Non-ST-Strecken-Elevations-Myokardinfarkt") befundet wird.

Er verläuft in drei Stadien, dem akuten Stadium/Initialstadium, dem Folgestadium/Zwischenstadium und dem chronischen Stadium/Endstadium.

Durch ein erhöhtes Troponin ohne ST-Hebungen im EKG kann die Diagnose NSTEMI gestellt werden. Diese Infarktform kann sich im EKG durch signifikante horizontale oder deszendierende ST-Strecken-Senkungen oder T-Umkehrungen in mind. zwei benachbarten Ableitungen präsentieren, das EKG kann aber auch normal sein.

Die Diagnose STEMI kann mit einer Spezifität von 91 % gestellt werden, wenn in mind. zwei benachbarten Ableitungen signifikante ST-Hebungen vorliegen.

Die Therapie des Myokardinfarktes richtet sich unter anderem nach dem EKG-Befund. Beim STEMI steht die primäre perkutane Koronarintervention und beim NSTEMI die Koronarangiografie im Vordergrund.

Bei beiden Krankheitsbildern sind außerdem die Thrombozytenaggregationshemmung und Antikoagulation essenzielle Bestandteile der Therapie.

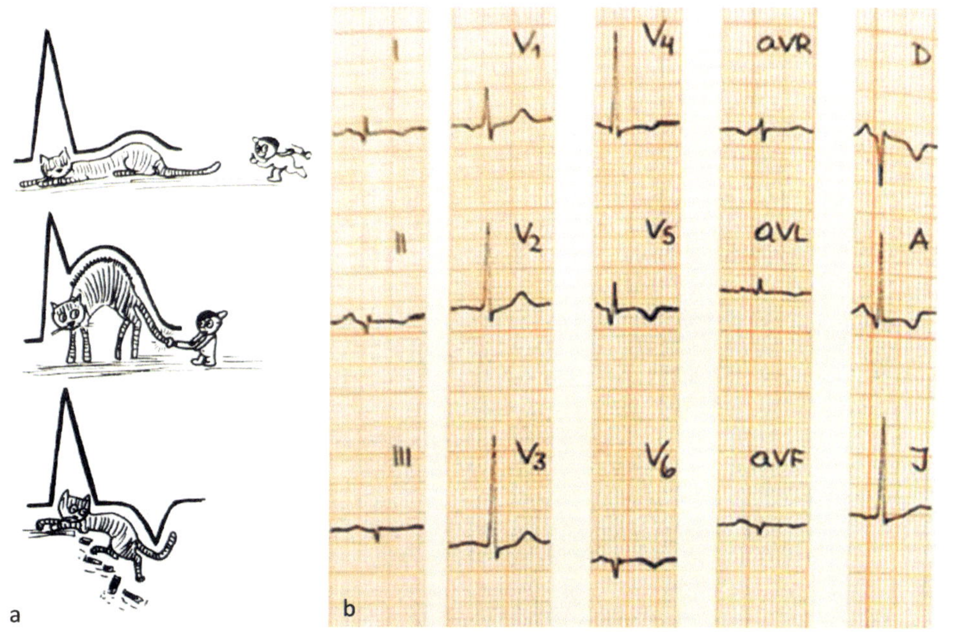

Abb. 3. [(a) Schema des „Katzenbuckels) und (b) Beispiel für infarktspezifische Q-Zacken in I, II, V5, V6, aVL, aVF, Nehb D und Nehb A. Das Fehlen des typischen Q in Abl. III spricht gegen den sogenannten Hinterwandinfarkt, also gegen eine Infarzierung der diaphragmalen Wand. Es ist vielmehr nur die wirklich dorsal gelegene Wand (Nehb D) und die laterale Wand (V5, V6, I, II, aVL, Nehb A) betroffen: posterolateraler Infarkt [aus: Kaindl F, Kühn P. Elektro-Komiko-Graphie. Facultas-Maudrich, 9. Auflage, Wien, 2007].

Literatur, Links

1. Schuster H-P, Trappe H-J. EKG-Kurs für Isabel: Lernprogramm zur EKG-Befundung. 5., überarb. und erw. Aufl. Stuttgart: Thieme; 2009. 312.
2. Kaindl F, Kühn P. Elektro-Komiko-Graphie. Facultas-Maudrich, 9. Auflage, Wien, 2007.

Auskultationsbefunde in der Kardiologie

David Mutschlechner

Lernziele und Zusammenfassung

- Auskultation und Beschreibung der Herztöne und -geräusche praktisch anwenden können.
- Unterscheidung organischer und nicht-organischer Herzgeräusche.
- Die vier häufigsten Klappenerkrankungen und ihre Auskultationsbefunde differenzieren können.

Physiologie

Herztöne entstehen aufgrund von Schwingungen der Herzwände und sind mit etwa 50 Hz Frequenz niederfrequent. Unterschieden werden Herzton **S1** bis **S4.**

- Der 1. Herzton (S1) entsteht durch den Bluteinstrom in die Ventrikel und den Schluss von Mitral- und Trikuspidalklappe. Ein gespaltener 1. Herzton ist physiologisch und entsteht durch den frühzeitigen Schluss der Mitral- vor der Trikuspidalklappe. Der 1. Herzton ist am besten über dem Herzapex zu hören.
- Der 2. Herzton (S2) entsteht durch den Schluss von Pulmonal- und Aortenklappe. Ein atemabhängig gespaltener 2. Herzton entsteht aufgrund eines verspäteten Schlusses der Pulmonalklappe bei Inspiration und ist physiologisch. Der 2. Herzton wird am besten an der Herzbasis auskultiert.
- Der 3. Herzton (S3) entsteht durch die frühdiastolische Füllung der Ventrikel. Er ist bei herzgesunden, sportlichen Patienten manchmal über dem Herzapex in Links-Seitenlage zu hören.
- Ein 4. Herzton entsteht durch die spätdiastolische Füllung des linken Ventrikels. Er kann über dem Herzapex in Links-Seitenlage gehört werden und ist als Korrelat einer Herzinsuffizienz immer als pathologisch zu werten.

Pathogenese

Herzgeräusche sind immer pathologisch. Man unterscheidet nicht-organische und organische Herzgeräusche. Erstere weisen keine zugrundeliegende strukturelle Pathologie des Herzens als Ursache auf. Akzidentelle Herzgeräusche können bei Kindern als Wachstumsgeräusche auftreten. Funktionelle Herzgeräusche sind Strömungsgeräusche aufgrund einer erhöhten Flussgeschwindigkeit wie im Rahmen von Infektionen oder bei einer Anämie. Organische Herzgeräusche haben ein strukturelles Korrelat (bspw. eine Klappenstenose oder -insuffizienz). Herzgeräusche werden beschrieben ihrer Lautstärke, Systolikum/ Diastolikum, Geräuschprofil, Punctum maximum, Fortleitung und Veränderung bei Lagewechsel beschrieben, die Lautstärke wird dabei in 6 Grade eingeteilt (siehe Tab. 1). Die Zuordnung zum Herzzyklus erfolgt anhand der Herztöne:

Systolikum zwischen 1. und 2. Herzton:

- systolisches Austreibungsgeräusche (Semilunarklappenstenose)
- systolisches Rückströmungsgeräusch (AV-Klappeninsuffizienz) oder
- Shuntströmungsgeräusch (Ventrikelseptumdefekt)

Diastolikum zwischen 2. und 1. Herzton:

- Rückströmungsgeräusch (Semilunarklappeninsuffizienz)
- Diastolisches Füllungsgeräusch (AV-Klappenstenose)

Tab. 1. Graduierung von Herzgeräuschen in 6 Grade

Lautstärke	Beschreibung
1/6	Nur für geübte Untersucher zu vernehmen
2/6	Leise
3/6	Bei angelegten Fingern am Punctum maximum über dem Handrücken des Untersuchers hörbar
4/6	Bei angelegten Fingern am Punctum maximum über dem Handgelenk des Untersuchers hörbar
5/6	Bei angelegten Fingern am Punctum maximum über dem Unterarm des Untersuchers hörbar
6/6	Ohne Stethoskop hörbar

Bei gleichzeitigem Vorliegen einer Semilunarklappeninsuffizienz und -stenose kann ein kombiniertes systolisch-diastolisches Ausströmungs- und Rückströmungsgeräusch gehört werden.

Phonokardiografisch werden Herzgeräusche als bandförmig oder spindelförmig bzw. crescendo oder decrescendo beschrieben.

Die Fortleitung kann Hinweise auf das organische Korrelat des Herzgeräusches geben:

- Fortleitung in die Carotiden – Aortenklappe
- Fortleitung in die Axilla – Mitralklappe
- Fortleitung zwischen die Schulterblätter – Aortenisthmus

Durch Lagewechsel ändert sich die Lautstärke von Herzgeräuschen. Vorneigen des Oberkörpers erhöht die Lautstärke einer Aortenklappeninsuffizienz, eine Linksseitenlage die einer Mitralklappeninsuffizienz. Ein Vornüberbeugen des Patienten kann ein akzidentielles Herzgeräusch deutlich vermindern.

Aortenklappenstenose

Definitionen

Die Aortenklappenstenose ist eine Verengung der Aortenklappe, mit einem konsekutiv verminderten kardialen Blutstrom in den Körperkreislauf. Die durch die Stenose bedingte Nachlasterhöhung führt zu einer kompensatorischen konzentrischen Ventrikelhypertrophie und im weiteren Verlauf zur Linksherzinsuffizienz.

Pathogenese

Bei den Formen der Aortenklappenstenose wird zwischen erworben und angeboren unterschieden. Die erworbene Aortenklappenstenose entsteht meist durch degenerative Prozesse mit Kalzifizierung der Klappe. Ursache dafür können eine chronische Entzündung oder eine systemisch-rheumatische Erkrankung sein. Angeborene Aortenklappenstenose ergeben sich durch kongenitale, zur Stenose prädisponierende bikuspide oder unikuspide Anlageformen. Die Entstehung einer kalzifizierenden Aortenklappenstenose, d. h. einer degenerativen Aortenklappenstenose, ähnelt im Ablauf den Prozessen von Atherosklerose in peripheren Gefäßen. Eine rheumatisch bedingte Stenose der Aortenklappe ist sehr häufig auch mit einer Insuffizienz und einer Erkrankung der Mitralklappe vergesellschaftet. Die angeborene Aortenklappenstenose manifestiert sich meist früh, sodass sie bereits im Kindesalter behoben wird. Die Symptomlatenz ist im Gegensatz zur degenerativen Aortenklappenstenose kurz.

Klinik

Sobald sich die Klappenöffnungsfläche auf < 1,0 cm^2 verringert hat, treten bei vielen Patienten Symptome auf. Die klassische Symptomtrias besteht aus: **Dyspnoe** (insbesondere unter Belastung, auf den erhöhten pulmonalen Druck zurückzuführen), **Angina pectoris** (relative Koronarinsuffizienz und verschlechtertes myokardiales Sauerstoffangebot) und **Synkope.** Zudem tritt verminderte Belastbarkeit und Müdigkeit auf. Eine unbehandelte symptomatische Aortenklappenstenose kann im Spätstadium zu pulmonaler Hypertension mit Rechtsherzinsuffizienz und dadurch bedingt zu venöser Drucksteigerung, Trikuspidalklappeninsuffizienz sowie Vorhofflimmern führen.

Die Aortenklappenstenose ist in der klinischen Untersuchung zu Beginn unauffällig. Oft liegt ein arterieller Hypertonus vor, der systolische Blutdruck fällt jedoch bei fortgeschrittener Erkrankung ab. Es kann ein Pulsus parvus et tardus erhoben werden. Über den Karotiden kann ein ankantrotes Zittern zu tasten sein, das allerdings bei älteren Patienten durch eine versteifte Gefäßwand maskiert sein kann. Der Herzspitzenstoß kann im Zuge der linksventrikulären Hypertrophie nach lateral verlagert sein, ebenso kann ein doppelter Herzspitzenstoß (v. a. in Linksseitenlage) auftreten. Bei vorgebeugter Körperhaltung kann in der Fossa jugularis ein systolisches Schwirren palpiert werden. Die Stärke des Carotispulses ist vermindert.

Bei der Auskultation kann man bei kongenitaler bikuspider Aortenklappe ein frühsystolisches Klicken hören. Mit Fortschreiten der Stenose verlängert sich die Systole zunehmend. Zunächst sind Aortenklappenschlusston und Pulmonalklappenschlusston nicht mehr zeitlich voneinander zu trennen, dann fällt der Aortenklappenschlusston hinter jenen der Pulmonalklappe. Dadurch ist ein gespaltener 2. Herzton zu vernehmen. Je beweglicher die Klappen, desto besser hörbar ist der Aortenklappenschlusston, dieser wird mit zunehmender Klazifizierung also leiser. Bei schwerer Aortenklappenstenose kann eventuell über der Herzspitze ein 4. Herzton auskultiert werden. Das typische Herzgeräusch bei der Aortenklappenstenose ist ein spindelförmiges Systolikum, ein niederfrequentes Geräusch mit Punctum maximum im 2. Interkostalraum rechts mit Fortleitung in die Carotiden. Typisch ist das crescendo-decrescendo Klangmuster, das mit zunehmender Stärke der Stenose lauter wird. Manchmal kann auch über der Herzspitze eine Fortleitung auskultiert werden, wobei Verwechslungsgefahr mit einem Systolikum bei Mitralklappeninsuffizienz besteht. Diese Fortleitung ist als Gallavardin-Phänomen bekannt und kann durch die fehlende Fortleitung in die Axilla vom Systolikum einer Mitralsklappeninsuffizienz differenziert werden.

Bei schwerer Aortenklappenstenose zeigt sich die Linksherzhypertrophie auch im EKG. Typisch dafür sind: Sokolow-Lyon-Index > 3,5 mV, (überdrehter) Linkstyp, deszendierende ST-Strecken-Senkungen, Linksverspätung im R/S-Umschlag und T-Negativierungen (präterminal und terminal).

Für die höhergradige symptomatische Aortenklappenstenose hat sich die Echokardiografie als diagnostischer Goldstandard etabliert. Mittels Dopplermessung kann die Flussgeschwindigkeit über der Aortenklappe bestimmt werden und damit der Druckgradient sowie die Klappenöffnungsfläche (KOF) berechnet werden. Die Aortenklappenstenose wird in leichtgradig, mittelgradig und höhergradig untergliedert. Zur Graduierung der Schwere der Stenose wird die Klappenöffnungsfläche, die maximale transvalvuläre Flussgeschwindigkeit sowie der mittlere transvalvuläre Druckgradient herangezogen.

Leichtgradig: KOF > 1,5 cm2 bzw. > 0,85 cm^2/m^2 Körperoberfläche, maximale transvalvuläre Flussgeschwindigkeit 2,6–2,9 m/s, mittlerer transvalvulärer Druckgradienten < 20 mmHg. Der Quotient aus maximaler Flussgeschwindigkeit im linksventrikulären Ausflusstrakt und maximaler transvalvulärer Flussgeschwindigkeit ist bei der leichten Aortenklappenstenose > 0,5.

Mittelgradige: KOF 1,0–1,5 cm^2 bzw. zwischen 0,6 und 0,85 cm^2/m^2 Körperoberfläche, maximale transvalvuläre Flussgeschwindigkeit 3,0–4,0 m/s, mittlerer transvalvulärer Druckgradienten 20–40 mmHg. Der Quotient aus maximaler Flussgeschwindigkeit im linksventrikulären Ausflusstrakt und maximaler transvalvulärer Flussgeschwindigkeit liegt bei der mittelgradigen Aortenklappenstenose zwischen 0,25–0,5.

Höhergradig: KOF < 1,0 cm^2 bzw. < 0,6 cm^2/m^2 Körperoberfläche, maximale transvalvuläre Flussgeschwindigkeit > 4,0 m/s, mittlerer transvalvulärer Druckgradienten > 40 mmHg. Der Quotient aus maximaler Flussgeschwindigkeit im linksventrikulären Ausflusstrakt und maximaler transvalvulärer Flussgeschwindigkeit ist bei der höhergradigen Aortenklappenstenose zwischen < 0,25.

Eine besondere Herausforderung in der Diagnostik stellen sogenannte Low-Flow-Low-Gradient-Aortenklappenstenosen dar, bei denen niedrige Klappenflussgeschwindigkeiten gemessen werden.

Zusätzlich wird in der Echokardiografie der Durchmesser an der Aortenwurzel und der Aorta ascendens gemessen. Da eine bikuspide Aortenklappe oft mit einem Aneurysma der Aorta ascendens vergesellschaftet ist, kommt hierbei der Echokardiografie besondere Bedeutung zu. Das Ascendens-Aneurysma wird dabei klassifiziert mit einem Diameter > 4,5 cm.

Patientenmanagement

Der Aortenklappenersatz ist die primäre Behandlung der Wahl bei höhergradiger symptomatischer Aortenklappenstenose. Konservative Therapien (Komorbiditäten, hochdosierte Statine) spielen lediglich eine Rolle, wenn ein Klappenersatz nicht in Frage kommt. Beim Klappenersatz gibt es chirurgische und interventionelle Vorgehen. Es können mechanische oder bioprothetische Klappen eingebracht werden. Welche Art des Klappenersatzes zum Einsatz kommt, hängt vom Alter des Patienten und v. a. vom OP-Risiko ab.

Aortenklappeninsuffizienz

Definitionen

Die Aortenklappeninsuffizienz ist eine Schlussunfähigkeit der Aortenklappe, die zu einem diastolischen Rückfluss in den linken Ventrikel führt. Die chronische Aortenklappeninsuffizienz führt zu einer zunehmenden Linksherzinsuffizienz mit exzentrischer Hypertrophie. Die akute AI kann führt zu einer kardialen Dekompensation mit resultierendem Lungenödem.

Pathogenese

Die Schlussunfähigkeit der Klappe führt zum diastolischen Rückstrom durch die Aortenklappe und damit zu einer Volumsbelastung des linken Ventrikels. Dadurch steigt die Vorlast, was über den Frank-Starling-Mechanismus zu einer verstärkten Kontraktion führt. Es kommt zu einem Angleichen des systolischen Drucks in der Aorta und im linken Ventrikel. Die Volumsbelastung führt zur exzentrischen Hypertrophie, d. h. der Ventrikel dilatiert. Die exzentrische Hypertrophie schreitet zur Linksherzinsuffizienz voran. Die akute Form der Aortenklappeninsuffizienz tritt im Rahmen einer Endokarditis, einer Aortendissektion, aber auch bei Traumen auf. Chronische Aortenklappeninsuffizienzen können auf Basis einer kongenitalen bikuspiden Klappe und damit oft vergesellschaftetem Aneurysma der Aorta ascendens entstehen. Ebenso sind das Marfan-Syndrom oder das Ehlers-Danlos-Syndrom Ursachen für eine kongenitale Aortenklappeninsuffizienz zu nennen.

Klinik

Bei der akuten Aortenklappeninsuffizienz zeigen die Patienten Symptome der kardialen Dekompensation, wie Dyspnoe, Tachypnoe, pulmonale Stauung und Pleuraergüsse, Zyanose und als Maximalvariante das kardiale Lungenödem. Die chronische Aortenklappeninsuffizienz bleibt lange symptomfrei. Patienten klagen über einen allgemeinen Leistungsknick, eventuell auch über Synkopen oder AP-Beschwerden. Eine hohe Blutdruckamplitude beruht auf der erhöhten Vorlast. Sie ist typisch für die Aortenklappeninsuffizienz und kann Kopfschmerzen und ein pulssynchrones Kopfnicken (Musset-Zeichen) auslösen. Im Zuge der Progredienz der Erkrankung und der zunehmenden Ventrikeldilatation kommt es zu Symptomen der Linksherzinsuffizienz.

Die Aortenklappeninsuffizienz präsentiert sich im Status durch die erhöhte Blutdruckamplitude als Pulsus celer et altus. Die hohe Blutdruckamplitude kann sich in der klinischen Inspektion auch als Quincke-Zeichen manifestieren (sichtbarer Kapillarpuls unter den Fingernägeln) oder als Corrigan-Zeichen (sichtbarer Carotispuls).

In der Auskultation ist ein Protodiastolikum mit Punctum maximum im 2. ICR rechts oder im 3. ICR links **(Erb-Punkt)** mit Decrescendo-Klangcharakteristik. Es kann auch ein sog. Austin-Flint-Geräusch auftreten, ein rumpelndes spätdiastolisches Geräusch, das durch ein Flattern des vorderen Mitralklappensegels verursacht wird (durch den Insuffizienz-Jet bedingt).

Bei schwerer Aortenklappeninsuffizienz spiegelt sich im EKG die Linksherzhypertrophie wieder (siehe Aortenklappenstenose).

Die Echokardiografie ist der diagnostische Goldstandard. Über die Dopplerfunktion kann der diastolische retrograde Fluss gemessen werden und auch die Flussgeschwindigkeit erhoben werden. Wesentlich für die Quantifizierung des Schweregrades ist die Bestimmung der Jetfläche und die Druckhalbwertszeit. Die Jetfläche wird im apikalen 5-Kammerblick über Color-Flow-Mapping bestimmt.

Die Druckhalbwertszeit wird über die Flusskurve durch die Aortenklappe ermittelt. Da mit zunehmender Insuffizienz der systolische Druck in der Aorta rasch abfällt und wieder im linken Ventrikel ansteigt, verkürzt sich die Druckhalbwertszeit über der Aortenklappe.

Patientenmanagement

Der Aortenklappenersatz ist die Behandlung der Wahl bei höhergradiger Aortenklappeninsuffizienz und bei Erweiterung der Aorta ascendens. Asymptomatische Patienten sollen bei einer Ejektionsfraktion < 50 % oder einem linksventrikulären enddiastolischen Durchmesser > 70 mm einen Klappenersatz erhalten. Konservative Therapien im Sinne der optimalen Blutdruckeinstellung, Statine und Behandlung von Komorbiditäten spielen bei Patienten mit hohem OP-Risiko eine große Rolle. Auch hier ist ein chirurgischer oder interventioneller Klappenersatz möglich.

Mitralklappenstenose

Die Mitralklappenstenose ist eine Verengung der Mitralklappe, die zu einer erschwerten diastolischen Füllung des linken Ventrikels führt. Der folgende Volumen-Rückstau bewirkt eine Vorhofdilatation und Stauung im Lungenkreislauf. Die Vorhofdilatation kann zu Vorhofflimmern führen, der pulmonale Rückstau kann ein Asthma cardiale mit Husten und Dyspnoe verursachen. Definitionen

Die häufigste Ursache der Mitralklappenstenose ist das **rheumatische Fieber.** Dabei kann es zu Verwachsungen, Verklebungen und Kalzifizierungen der Klappe sowie Schäden der Chordae tendinae kommen. Die Veränderungen treten langsam und progredient nach rheumatischem Fieber auf, sodass die Klappenveränderung erst Jahre später symptomatisch wird. Pathogenese

Die verschlechterte diastolische Füllung führt zu einer verminderten Vorlast und über den Frank-Starling-Mechanismus daher zu einem verminderten Schlagvolumen. Das hat ein kardiales Vorwärtsversagen zur Folge. Davon betroffen ist v. a. die Niere. Eine verschlechterte Nierendurchblutung führt in weiterer Folge zur Abnahme der GFR und als Maximalvariante zu einem **kardiorenalen Syndrom** mit Nierenversagen durch Tubulusnekrose. Der Rückstau in den Vorhof kann zu einer Drucksteigerung im Lungenkreislauf führen und damit zur pulmonalen Hypertonie. Diese wiederum führt zur Rechtsherzbelastung und progredienten Rechtsherzinsuffizienz.

Die Beschwerden der Patienten sind bedingt durch: ein mögliches Vorhofflimmern, Links- und Rechtsherzinsuffizienz. Das Vorhofflimmern kann zu Palpitationen oder Schwindelgefühlen führen. Der Rückstau in den Pulmonalkreislauf durch die Linksherzinsuffizienz kann zum Asthma cardiale mit Belastungsdyspnoe und Husten (v. a. nachts) führen. Klinik

Es kann im Rahmen der Linksherzinsuffizienz zur Zyanose kommen: eine rötliche Färbung der Wangen mit zyanotischen Lippen wird als Facies mitralis bezeichnet.

Die konsekutive Rechtsherzinsuffizienz führt zur venösen Stauung mit peripheren Ödemen.

In der klinischen Untersuchung können diese Zeichen feststellbar sein. In der Auskultation hört man ein Decrescendo-Diastolikum mit Punctum maximum im 5. ICR links medioklavikulär. Zusatzbefunde können ein deutlich paukender 1. Herzton und in präsystolisches Crescendo sein.

Goldstandard der Diagnostik ist wiederum die Echokardiografie. Die Mitralklappenstenose wird über die Klappenöffnungsfläche, den mittleren transvalvulären Druckgradienten und den mittleren Pulmonalisdruck unter Belastung in leicht, mittelgradig und schwer eingeteilt.

Im EKG können durch die Belastung des linken Vorhofs Vorhofflimmern oder ein **P-mitrale** sichtbar sein. Bei zunehmenden Rechtsherzbelastung können auch Zeichen der Rechtsherzhypertrophie auftreten: deszendierend ST-Streckensenkungen in den rechtspräkordialen Ableitungen, T-Negativierungen rechtspräkordial, Steil- oder Rechtstyp, Rechtsverspätung oder Rechtsschenkelblock, Sokolow-Lyon-Index ≥ 1,05 mV.

Die Behandlung richtet sich nach den Symptomen der Patienten. Konservativ kann die Linksherzinsuffizienz mit Diuretika behandelt werden. ACE-Hemmer und Beta-Blocker sind bei der Mitralklappenstenose kontraindiziert, da sie dich Nachlast senken. Eine Nachlastreduktion bei Vorhofflimmern kann zur kardialen Dekompensation führen. Patientenmanagement

Bei verschmolzenen Klappenanteilen oder Verklebungen der Klappe kann man mittels perkutaner Mitralkommisurotomie interventionell die Klappe sprengen.

Indiziert ist dieser Eingriff bei symptomatischen Patienten mit einer Klappenöffnungsfläche <1,5 cm^2 oder bei asymptomatischen Patienten mit Symptomen einer Thromboembolie. Bei Kontraindikation für eine Mitralkommisurotomie kann die Klappe chirurgisch durch eine Bioprothese ersetzt werden.

Mitralklappeninsuffizienz

Definitionen

Die Mitralklappeninsuffizienz ist eine Schlussunfähigkeit der Mitralklappe, die zu einem diastolischen Rückfluss in den linken Vorhof führt. Eine schwere Form der Mitralklappeninsuffizienz führt zu Volumsbelastung des linken Vorhofs, Rückstau in den pulmonalen Kreislauf und dadurch zur Dyspnoe.

Pathogenese

Die Mitralklappeninsuffizienz wird in eine primäre Form (= Fehlfunktion der Klappe) und eine sekundäre Form (= inkompletter Klappenschluss) unterteilt.

Die häufigste Ursache für die Mitralklappeninsuffizienz ist der degenerative Mitralklappenprolaps. Dazu kann es im Zuge eine Myokardnarbe nach Infarkt oder einer Endokarditis kommen. Bei Abriss eines Sehnenfadens kann es zu einem asymmetrischen Vorfall eines Segels kommen, was als „flail Leaflet“ bezeichnet wird. Die Mitralklappeninsuffizienz kann kongenital im Rahmen von Bindegewebserkrankungen wie dem Marfan- oder dem Ehlers-Danlos-Syndrom vorliegen. Akut kann sie bei Endokarditis und Abriss eines Sehnenfadens auftreten. Weitere Ursachen sind eine Ischämie-bedingte gestörte Papillarmuskelfunktion oder eine linksventrikuläre Dilatation im Rahmen einer Kardiomyopathie.

Die Mitralklappeninsuffizienz kann sowohl zur Links- als auch zur Rechtsherzinsuffizienz führen. Durch den systolischen Rückstrom in den linken Vorhof und die Lunge kommt es zur pulmonalen Hypertension, die zur Rechtsherzbelastung und -insuffizienz führt.

Klinik

Bei der chronischen Mitralklappeninsuffizienz kann Vorhofflimmern auftreten, was als Palpationen wahrgenommen werden kann. Weiters können Symptome der Links- sowie Rechtsherzinsuffizienz auftreten. Die akute Mitralklappeninsuffizienz durch einen Sehnenfadenabriss kann zu Lungenödem oder kardiogenem Schock führen.

Im Status lässt sich ein verstärkter Herzspitzenstoß feststellen. In der Auskultation hört man ein Holosystolikum mit Punctum maximum im 5. ICR links medioklavikulär. Mit fortschreitender Erkrankung kann durch die Volumsbelastung ein diastolisches Füllungsgeräusch als 3. Herzton wahrgenommen werden.

Goldstandard der Diagnostik ist die Echokardiografie. Mittels Farbdoppler kann die Insuffizienz der Klappe sichtbar gemacht werden. Ein kleiner Jet ist physiologisch. Bei ausgeprägtem Befund reicht der Jet bis ans Vorhofdach. Durch die Bestimmung der „Vena contracta“ kann der Schweregrad der Mitralklappeninsuffizienz quantifiziert werden. Die Vena contracta ist der Durchmesser vom Klappenrand im geöffneten Zustand zum Ursprung des Insuffizienzjets. Anhand der Jet-Fläche und der Vena contracta wird die Mitralklappeninsuffizienz eingeteilt in: leicht, mittelgradig und höhergradig.

Im EKG sind Zeichen der Linksherzhypertrophie erkennbar sowie Zeichen der Volumsbelastung des linken Vorhofs: P-mitrale, (überdrehter) Linkstyp, deszendierende ST-Strecken-Senkungen, T-Negativierungen in den linkspräkordialen Ableitungen, verspäteter R/S-Umschlag, Sokolow-Lyon-Index ≥ 3,50 mV.

Patientenmanagement

Die Behandlung der Mitralklappeninsuffizienz richtet sich in erster Linie nach den Symptomen der Patienten.

Bei asymptomatischen Patienten ist die Ejektionsfraktion (EF), als der Anteil des linksventrikulären Blutvolumens, das während der Systole ausgeworfen wird, das wesentliche Kriterium.

Liegt die EF > 60 % wird der Patienten im Sinne des „waitful watching" regelmäßig kontrolliert und eventuelle Komorbiditäten optimal eingestellt. Eine EF < 60 % oder ein linksventrikulärer enddiastolischer Diameter ≥ 45 mm oder ein systolischer Pulmonalarteriendruck > 50mmHg sprechen für eine zunehmende kardiale Dekompensation.

Asymptomatische Patienten mit beginnender kardialer Dekompensation sollten einem operativen Klappenersatz oder einer Klappenrekonstruktion unterzogen werden. Dies gilt auch für asymptomatische Patienten mit neu aufgetretenem Vorhofflimmern.

Bei symptomatischen Patienten erfolgt der Klappenersatz bei einer EF > 30 %. Bei zunehmender Dekompensation (EF < 30 % und/oder linksventrikulärer enddiastolischer Diameter > 55 mm) erfolgt eine medikamentöse Therapie der Herzinsuffizienz. Bei Nicht-Ansprechen und Symptompersistenz kann eine operative Sanierung angedacht werden. Bei Patienten mit einem hohem OP-Risiko ist der Mitral-Clip als interventionelle Methode über einen Rechtsherzkatheter eine Option.

Tab. 2. Checkliste für organische Herzgeräusche mit Beschreibung und Punctum maximum

Herzfehler	Herztöne und -geräusche	Punctum maximum	Erklärungen
Aortenklappenstenose	spindelförmiges Systolikum	2. ICR rechts, Fortleitung in die Carotiden	Systolisches Austreibungsgeräusch
Aortenklappen-insuffizienz	Diastolikum mit Decrescendo	3. ICR links 2. ICR rechts	Diastolisches Rückströmungsgeräusch
Mitralklappenstenose	Diastolikum mit Decrescendo	5. ICR links	Diastolisches Füllungsgeräusch
Mitralklappen-insuffizienz	Holosystolikum 3. Herzton	5. ICR links mit Fortleitung in die linke Axilla	Systolisches Rückströmungsgeräusch
Pulmonalklappen-stenose	Spindelförmiges Holosystolikum	2. ICR links mit Fortleitung in den Rücken	Systolisches Austreibungsgeräusch, evtl. gespaltener 2. Herzton
Pulmonalklappen-insuffizienz	Diastolikum mit Decrescendo	2. ICR links	Diastolisches Rückströmungsgeräusch, hochfrequent – sog. Graham-Steell-Geräusch
Aortenisthmusstenose	Raues Systolikum	Infraklavikulär links, interskapulär	Systolisches Strömungsgeräusch
Atriumseptumdefekt	Systolikum, fixiert gespaltener 2. Herzton	2. ICR links	Fixiert gespaltener 2. Herzton durch Volumsbelastung, Systolikum durch die relative Pulmonalklappenstenose
Ventrikelseptumdefekt	Systolikum	3. ICR links	Systolischer Druckausgleich durch den L-R-Shunt

Literatur, Links

1. Harrison TR. Harrisons Innere Medizin: Band 3: Kardiologie, Pneumologie, Intensivmedizin, Urologie/Nephrologie, Gastroenterologie, Immunlogie : Kapitel 252–368. 20. Auflage. ed. Kasper DL, Suttorp N, Königliches Charité-Krankenhaus B, editors: [New York]: Mc Graw Hill Education: Berlin : ABW Wissenschaftsverlag : [Stuttgart]: Thieme; 2020. XII Seiten, S. 2191–3286 p.
2. Salzer-Muhar et al. Kinder- und Jugendheilkunde: fachspezifisches Wissen Pädiatrie: MCW-Tertial. 1. Auflage., 2019.
3. Baumgartner H, Falk V, Bax JJ, De Bonis M, Hamm C, Holm PJ et al. 2017 ESC/EACTS Guidelines for the management of valvular heart disease. Eur Heart J. 2017; 38(36):2739–91.
4. https://medbee.org/folders/shr-0580953e-e907-d272-abd1-16e3c46af0ff/contents/shr-4aaebc03-95b8-c7ed-80d8-9069a6ea4246.
5. Tonbeispiele Dr. Schmiedts' Wiener Auskulationstrainer: https://m3e.meduniwien.ac.at/download/.

Miktionsbeschwerden

Ye-Rin Park, Maximilian Lichtenberger

Lernziele

Bei Harnabflussstörungen

- eine klinische Arbeitshypothese auf der Basis der Differenzierung möglicher zugrundeliegender Krankheitsbilder erstellen, einen Diagnoseplan umsetzen, die Untersuchungsergebnisse interpretieren, einen Behandlungsplan einleiten können und somit klinisches Denken trainieren.
- dies anhand pathophysiologischer, anatomischer und medizinpsychologischer holistischer Konzepte den Patienten erklären können.
- die Patienten und Patientinnen personalisiert führen (inklusive Einverständnis zu diagnostischen und therapeutischen Maßnahmen), empathisch betreuen können und somit kritisches Reflektieren des ärztlichen Tuns beherrschen.
- eine evidenzbasierte Patientenvorstellung und personalisierte Umsetzung einleiten und somit wissenschaftsbasiert ärztlich tätig sein können.

Definitionen

Harnabflussstörungen werden üblicherweise nach ihrer anatomischen Lokalisation bezogen auf die Harnblase in **obere (supravesikale)** und **untere (subvesikale) Abflussstörungen** unterteilt. Eine obere Harnabflussstörung ist am häufigsten durch Konkremente bedingt und kann andererseits selbst die Bildung von Konkrementen und die Entstehung von Harnwegsinfektionen begünstigen mit **Urosepsisgefahr.** Auf lange Sicht besteht die Gefahr der Ausbildung einer obstruktiven Nephropathie.

Als **Harnverhalt** bezeichnet man die fehlende Harnausscheidung bei normaler Urinproduktion. Man unterscheidet den akuten vom chronischen Harnverhalt. Ursachen des Harnverhaltes sind vor allem mechanisch (Benigne Prostatahyperplasie, Konkrement, Striktur) oder neurologisch (Multiple Sklerose, Diabetes mellitus, Rückenmarkskompression) bedingt. Der akute Harnverhalt ist ein **urologischer Notfall,** oft auf der Basis einer chronischen Blasenentleerungsstörung mit Symptomen wie abgeschwächter Harnstrahl, Pollakisurie und Restharngefühl, die durch Alkoholkonsum oder anticholinerge Medikamente zum akuten Harnverhalt führen.

Tab. 1

Differenzialdiagnosen des akuten Harnverhalt
Anurie → Hinweise für Anurie: < 100 ml Urin/24 h und leere Harnblase (in Sonografie oder Palpation ohne Befund), keine Unterbauchschmerzen
• Unterbauchtumor anderer Genese
• Zystitis
• Harnblasentamponade

Klinik

Mögliche Komplikationen sind eine bilaterale Die akute obere Abflussstörung zeigt sich meist durch Hämaturie, Flankenschmerzen oder Fieber im Falle einer Infektion. Die chronische obere Abflussstörung präsentiert sich meistens unauffällig und wird größtenteils als Zufallsbefund oder bei der Abklärung einer chronischen Niereninsuffizienz. Gezielt abzuklären sind Zeichen der Kolik, typisch mit Ausstrahlen der Schmerzen in die Leistenregion oder in den Genitalbereich, Harnbefund bezüglich Hämaturie oder vermehrte Leukozyten, bei Frauen auch eine vaginale Untersuchung im Hinblick auf eventuelle Raumforderungen Ureterkompression.

Hydronephrose bis hin zum postrenalen Nierenversagen. Bei der unteren Abflussstörung sind die Patienten nach Vorerkrankungen fragen. Interessant sind hierbei Prostatahyperplasie, Diabetes mellitus, Rückenmarkskompression, Multiple Sklerose, Harnröhrenstrikturen (z. B. nach Prostatitis, Urethritis, transurethrale Eingriffe). Mögliche Auslöser eines akuten Harnverhalts sind: Medikamente wie Opioide, Anticholinergika, Alkoholkonsum, Spinalanästhesie. Die Symptomatik ist Harndrang, ohne urinieren zu können, Harntröpfeln als Hinweis auf Überlaufinkontinenz, Dysurie und Fieber. Bei **Neuropathie** bedingtem akuten Harnverhalt kann die Schmerzempfindung fehlen. Bei der klinischen Untersuchung kann eine kugelig vorgewölbte Harnblase, die ev. auch druckschmerzhaft ist, festgestellt werden. Die Prostata kann vergrößert sein.

Labor

Blutbild mit Entzündungszeichen, Retentionsparameter (obstruktive Nephropathie).

Imaging

Ultraschall und in weiterer Folge gegebenenfalls CT (ohne Kontrastmittel im Hinblick auf Konkremente, bei Verdacht auf eitrige Infektion mit Kontrastmittel.

Differenzial-diagnose

Differenzialdiagnose des erweiterten Nierenbeckens:

- **Hydronephrose:** Erweiterung des Nierenbeckenkelchystems durch Abflussstörungen, gesteigerte Diurese und Reflux
- **Hydroureternephrose:** Erweiterung des Nierenbeckenkelchsystems und des Ureters.
- **Pyonephrose:** infizierte Hydronephrose
- **Sackniere:** Atrophes Nierengewebe durch Hydronephrose
- **Obstruktive Nephropathie:** Nierenfunktionsstörung durch eine Abflussbehinderung

Tab. 2. Differenzialdiagnosen der oberen Harnabflussstörung

DD: Hydronephrose	DD: kolikartige Schmerzen
• Normvariante des Nierenbeckens (ampulläres Nierenbecken)	• Fortgeleitete Schmerzen (Ursachen von akutem Abdomen jeglicher Ursache)
• Anlagebedingte Erweiterung des Kelchsystem (Megakalikosis)	• Gynäkologisch(Extrauterine Gravidität, Pelvic inflammatory disease)
• Parapelvine Zyste	

Akute Obere Harnabflussstörung: Ist die Ursache hierbei intraluminal bedingt (meistens durch Konkremente), so wird sich die Abflussstörung meistens symptomatisch äußern. Im Vordergrund der Symptomatik stehen vor allem Flankenschmerzen, Fieber und (Mikro)Hämaturie. Liegt eine extraluminale Ursache vor, wie z. B. in Folge einer versehentlichen iatrogenen Ureterligatur, dann ist auch oft ein asymptomatischer Verlauf denkbar.

Chronische obere Harnabflusstörung: auch die chronische obere Abflussstörung ist in den meisten Fällen durch Konkremente bedingt.

In Ländern, in denen Bilharzien und die Tuberkelbakterien endemisch und die Gesundheitsversorgung schlecht sind, spielen diese entzündlichen Prozesse in den harnableitenden Wegen noch eine Rolle für die Ausbildung von chronischen oberen Harnabflussstörungen.

Bei bis zu 90 % Prozent aller schwangeren Frauen eine asymptomatische Hydronephrose, da der wachsende Uterus den Harnleiter abdrückt (verschwindet nach einiger Zeit wieder).

Untere Harnabflusstörung: durch eine Obstruktion unterhalb der Harnblase (= subvesikal), durch Verlegung der Harnblase oder der Urethra. Dies führt zu einem Harnverhalt.

Patienten-management

Um eine weitere Nierenschädigung durch den Harnstau aufzuhalten, sollte eine Harnabflussmöglichkeit geschaffen werden (Perkutane Nephrostomie, Doppel J Katheter).

Perkutane Nephrostomie-Technik: In Lokalbetäubung/ Narkose wird mithilfe einer Bildgebung von außen ein Nierenkelch punktiert und ein Plastikschlauch in das Nierenbecken eingelegt. Der Plastikschlauch wird außerhalb des Körpers an ein Behältnis geschlossen, in welches der Urin abfließen kann.

Beim akuten Harnverhalt sollte eine sofortige Entlastung durch Anlage eines transurethralen/suprapubischen Katheter erfolgen. Weiteres therapeutisches Vorgehen umfasst die Behandlung der Grunderkrankung (z. B. TUR-P oder Operative Behandlung einer vorliegenden Harnröhrenstriktur) und evtl. Gabe von Medikamenten (z. B. alpha1 Rezeptor Blocker: entspannt Harnblasenboden und senkt somit den Widerstand des Harnabflusses).

Bei der Entlastung durch einen Harnblasenkatheter sind besonders **kreislaufinstabile Patienten** genauestens zu observieren!

Die Harnblasen von Patienten mit akutem Harnverhalt können mehrere Liter Urin enthalten. Beim Ablassen dieser großen Mengen kommt es zu einem Druckabfall im Abdomen.

Literatur, Links

1. https://www.urologielehrbuch.de/harnstau.html.
2. https://viamedici.thieme.de/lernmodule/urologie/akuter+und+chronischer+harnverhalt.

PSA-Anstieg

Theresa Sophie Häcker

Lernziele und Zusammenfassung

- PSA-Referenzbereiche für verschiedene Altersgruppen kennen.
- (Labor-)Diagnostische Möglichkeiten erklären und Ergebnisse interpretieren können, präanalytische und analytische Einflussgrößen und Störfaktoren benennen und ggf. vermeiden bzw. umgehen.
- Verschiedene Ursachen für erhöhte PSA-Werte kennen.
- Auf Basis aller anamnestischen Informationen (Alter, Vorbefunde, Untersuchungsergebnisse etc.) Verdachtsdiagnosen erheben und unwahrscheinliche Erkrankungen ausschließen können.

Definition

Beim **Prostata-spezifischen Antigen (PSA)** handelt es sich um ein Protein, das im Drüsenepithel der Prostata gebildet wird. In der Tumordiagnostik wird es als Marker für das Prostata-Karzinom eingesetzt. Allerdings handelt es sich beim PSA nicht um einen Tumormarker, sondern um einen organspezifischen Marker der Prostata. Ein erhöhter PSA-Wert weist somit darauf hin, dass womöglich ein pathologischer Prozess in der Prostata stattfindet, der weiterer Abklärung bedarf. Darüber hinaus lassen sich bei Vorliegen eines Prostata-Karzinoms durch die Bestimmung des PSA-Werts Aussagen über die Prognose und den Verlauf der Therapie machen.

Physiologie

Das PSA wird dem Ejakulat beigemengt und sorgt in seiner Wirkung als Serinprotease über die Spaltung des Proteins Semenogelin-1 für dessen Verflüssigung.

Da es mit steigendem Alter zu einer Zunahme des Prostata-Volumens (**Benigne Prostatahyperplasie**, BPH) kommt, steigt der PSA-Wert im Alter physiologischer Weise an.

Pathogenese

Die Pathogenese einer PSA-Erhöhung richtet sich nach der zugrundeliegenden Ursache.

Tab. 1. Pathogenese und typische Merkmale für verschiedene Ursachen des PSA-Anstiegs

Ursache	Grund für PSA-Anstieg	Klassische Merkmale
Benigne Prostatahyperplasie	Vermehrt vorliegendes Prostata-Gewebe	• langsam steigende PSA-Spiegel • ältere Männer • Miktionsstörungen und Nykturie
Prostata-Karzinom	Krebszellen produzieren ca. 10 Mal mehr PSA als gesunde Prostata-Zellen	• schnell steigende PSA-Spiegel • Miktionsstörungen und Nykturie • Hämatospermie und Hämaturie
Entzündungen (Prostatitis, HWI)	Bei Entzündungen generell vermehrte Proteinabgabe ans Blut, in diesem Fall PSA	• Entzündungsparameter und Fieber • Hämaturie und Algurie • Schmerzen in Leistengegend, beim Stuhlgang, nach der Ejakulation
Harnverhalt	Druck auf die Prostata	• Anurie, Oligurie mit Harndrang
Geschlechtsverkehr	Erhöhte Gleitfähigkeit der Spermien	• Einmalig erhöhte PSA-Spiegel
Fahrradfahren/DRU	Druck auf die Prostata	• Einmalig erhöhte PSA-Spiegel

Klinik

Bei der **digital-rektalen Untersuchung (DRU)** wird die Prostata mit dem Finger durch das Rektum abgetastet. Die Prostata lässt sich dadurch in Form, Größe, Konsistenz, Druckschmerz und Verhärtungen beschreiben. Daneben können der Analkanal und das Rektum, ggf. sogar die Samenblasen beurteilt werden. Druckschmerz tritt bei einer Prostatitis auf, während eine harte Prostata auf ein Karzinom hinweisen kann. Allerdings ist der Tastbefund nur bei jedem dritten Prostata-Karzinom auffällig. Die DRU sollte erst nach der Blutabnahme stattfinden, da der PSA-Wert palpationsbedingt steigen kann.

Labor

Der PSA-Test misst die Konzentration im Blut, wobei PSA entweder frei oder an Serumproteine gebunden vorliegt. Es gibt je nach Lebensalter unterschiedliche Referenzbereiche (nach Oesterling et al.):

- Unter 50 Jahren: < 2,5 ng/ml
- Zwischen 50 und 59 Jahren: < 3,5 ng/ml
- Zwischen 60 und 69 Jahren: < 4,5 ng/ml
- Zwischen 70 und 79 Jahren: < 6,5 ng/ml

Gerade im Hinblick auf das Prostata-Karzinom ist ein PSA-Basiswert („Baseline-PSA-Wert") wichtig. Studien legen nahe, ihn um das 45. Lebensjahr abzunehmen. Je nach Wert besteht z. B. ein erhöhtes oder geringeres Risiko, später an einem Prostata-Karzinom zu erkranken. Mit diesem Wissen lässt sich die weitere Vorsorge zielführender planen.

Bei erhöhten PSA-Spiegeln können rechnerisch weitere Werte bestimmt werden. Damit lassen sich einmalig erhöhte Werte relativieren und ein altersbedingter PSA-Anstieg von einem pathologischen besser abgrenzen.

Gemeinsam mit dem Baseline-PSA-Wert bzw. mit PSA-Befunden aus vorherigen Monaten lässt sich die PSA-Verdopplungszeit (PSA-VZ) berechnen. Es handelt sich dabei um eine komplexe Gleichung, für die es diverse Online-Rechner gibt, in die die erhobenen Werte nur eingetippt werden müssen.

Eine PSA-Verdopplungszeit von weniger als 12 Monaten spricht für ein erhöhtes Prostata-Karzinom-Risiko, sowie im Falle des bereits vorliegenden Karzinoms für ein aggressiveres Wachstum mit schlechterer Prognose und erhöhter Mortalität.

Tab. 2. Grenzwerte und Formeln für die Berechnung von PSA-Verdopplungszeit, PSA-Velocity, Prostatadichte und PSA-Quotient

	Grenzwert	Berechnung
PSA-VZ	12 Monate	PSA-VZ $\frac{ng}{ml*a} = \frac{0{,}69 * Zeitintervall}{(\ln(PSA_2)-\ln(PSA_1))}$ Zeitintervall in Monaten, Mindestabstand: 3 Monate
PSAV	0,75 ng/ml/ Jahr	PSAV = $\frac{1}{2} * \left(\frac{PSA_2-PSA_1}{t1[a]} + \frac{PSA_3-PSA_2}{t2[a]}\right)$ PSA_{1-3} = drei PSA-Bestimmungen t_{1-2} = zwei Zeiträume zwischen den PSA-Bestimmungen a = Jahre
PSAD	0,1	PSAD = $\frac{PSA\,[ng/ml]}{Prostata-Volumen\,[ml]}$
PSAQ	0,15–0,2 15–20 %	PSAQ = $\frac{fPSA}{tPSA}$

Daneben hat auch die PSA-Velocity (PSAV) diagnostische und prognostische Aussagekraft. Die Anstiegsgeschwindigkeit wird mithilfe von drei PSA-Werten berechnet. Dabei sollten der erste und der letzte PSA-Wert nicht mehr als zwei Jahre auseinander liegen, das Intervall zwischen den Befunden aber mindestens sechs Monate betragen. Die komplexe Gleichung wird auch hier am besten in einem Online-Rechner ausgefüllt. Werte von > 0,75 ng/ml/Jahr deuten auf eine bösartige Prostata-Vergrößerung hin.

Für die Berechnung von PSA-VZ und PSAV sollte beachtet werden, dass sämtliche Werte immer mit dem gleichen Testsystem bestimmt werden.

Ein weiterer diagnostischer Marker ist die Prostatadichte (PSAD), die als Quotient von PSA und dem Prostatavolumen berechnet wird (PSA/Vol). Das Prostatavolumen lässt sich z. B. rektalsonografisch bestimmen. Prostatakarzinome schütten bis zu zehn Mal mehr PSA aus als normales Gewebe. Der Cut-off-Wert liegt bei 0,1. Sehr kleine Karzinome können durch diesen Wert jedoch kaum entdeckt werden.

Auch das Verhältnis von freiem zu gebundenem PSA lässt Rückschlüsse zu, ob ein Prostata-Karzinom vorliegt. Beim gesunden Mann liegen 20 % als „freies PSA" (fPSA) vor, 80% hingegen an Serumproteine gebunden als „komplexiertes PSA" (cPSA). Beim Prostata-Karzinom verschiebt sich dieses Gleichgewicht in Richtung der komplexierten Form. Zur Bestimmung berechnet man den PSA-Quotienten (PSAQ oder PSA-Ratio) aus dem freien und dem gesamten PSA (tPSA). Werte zwischen 0,15 und 0,2 werfen den Verdacht eines Karzinoms auf, höhere Werte sprechen für eine andere Ursache der Erhöhung.

Neben den verschiedenen Möglichkeiten der PSA-Angabe sind (bei erhöhten PSA-Werten) auch die digital-rektale Untersuchung und die (transrektale) Sonografie von Bedeutung.

Imaging

Ergänzend zur DRU kann die Prostata über den transrektalen Ultraschall (TRUS) untersucht werden. Die Ultraschallsonde wird hierfür rektal eingeführt, um Veränderungen des Prostata-Gewebes darzustellen. Mithilfe des TRUS kann das Prostata-Volumen bestimmt werden. Sofern ein Karzinom vorhanden ist, kann es sonografisch in Größe, Ausmaß und Lage genauer beschrieben werden. Allerdings muss nicht bei jedem Karzinom eine sonografische Veränderung vorliegen.

Wenn die bisherigen Untersuchungen den PSA-Anstieg nicht erklären und die Anamnese ein Karzinom nicht ausschließt, kann weiterführend eine multiparametrische MRT-Untersuchung (mpMRT) veranlasst werden. Dabei werden mehrere Techniken verbunden (hochauflösende T2-Bildgebung, diffusionsgewichtete Bildgebung, Perfusionsbildgebung). Gewebeveränderungen, die anatomische Beschaffenheit der Prostata und ihrer Umgebungsstrukturen und die Gefäße können somit genau beurteilt werden. Bei Auffälligkeiten wird eine gezielte Prostata-Biopsie durchgeführt. Allerdings kann auch ein unauffälliger MRT-Befund das Vorliegen eines Karzinoms nicht sicher ausschließen. Alternativ zur gezielten Biopsie lässt sich das Prostata-Gewebe ganzheitlicher in Form einer systematischen Biopsie histologisch untersuchen.

Differenzialdiagnosen

Eine PSA-Erhöhung kann diverse Ursachen haben. Während bei älteren Männern langsam steigende PSA-Spiegel für eine BPH sprechen, ist bei einem 30-jährigen Patienten mit einmalig erhöhten Werten nach dem Sport eine Reizung wahrscheinlich. Zu bedenkende Differentialdiagnosen sind:

- Benigne Prostata-Hyperplasie (BPH)
- Prostata-Karzinom
- Entzündungen (Harnwegsinfekt, Prostatitis etc.)
- Harnverhalt
- Mechanische Beanspruchung des Beckens, z. B. durch Sport (v. a. Fahrradfahren), Geschlechtsverkehr, digital-rektale Untersuchung, Blasenkatheter

Patientenmanagement

Um gerade im Hinblick auf das Prostata-Karzinom eine Überdiagnostik und Übertherapie zu vermeiden, müssen erhöhte PSA-Spiegel in Abhängigkeit vom Alter, Vorerkrankungen, Vorbefunden und der Familienanamnese interpretiert werden. Da es keinen PSA-Wert gibt, ab dem man generell von Krebs spricht und keine diagnostische Methode, die alleine ein Karzinom sicher nachweisen kann, müssen Patienten ganzheitlich betrachtet und klinisch genau untersucht werden.

Literatur, Links

1. AWMF-Leitlinie Prostatakarzinom (Stand 14.07.2021; https://www.awmf.org/leitlinien/detail/ll/043-022OL.html).
2. Westhoff N., Von Hardenberg J., Michel M.-S. (2021). Intelligente Prostatakarzinomfrüherkennung 2021 – mehr Nutzen als Schaden. Der Urologe, 60(5), 602– 609. https://doi.org/10.1007/s00120-021-01519-3.
3. Hautmann R. (2010), Urologie (4. Auflage), Springer.
4. Manski D., Tumormarker PSA, Stand 23.07.2021; https://www.urologielehrbuch.de/tumormarker-psa.html.
5. Lilja, H., Ulmert, D., Björk, T., Becker, C., Serio, A. M., Nilsson, J. Å., ... Berglund, G. (2007). Long-term prediction of prostate cancer up to 25 years before diagnosis of prostate cancer using prostate kallikreins measured at age 44 to 50 years. Journal of Clinical Oncology, 25(4), 431–436. https://doi.org/10.1200/JCO.2006.06.9351.

6. Uchio, E., Aslan, M., Ko, J., Wells, C. K., Radhakrishnan, K., & Concato, J. (2016). Velocity and doubling time of proS-tate-specific antigen: Mathematics can matter. Journal of Investigative Medicine, 64(2), 400–404. https://doi.org/10.1136/jim-2015-000008.

Gynäkomastie

Helena Sophie Leitner

Lernziele und Zusammenfassung

- Differenzierung echte Gynäkomastie – Pseudogynäkomastie
- Verständnis der physiologischen und pathologischen Ursachen der Gynäkomastie
- Eine Gynäkomastie differenzialdiagnostisch prinzipiell abklären können
- Therapiemöglichkeiten mit Patientinnen und Patienten besprechen können

Definitionen

Als Gynäkomastie wird eine benigne, ein- oder beidseitige auftretende Vergrößerung der männlichen Brust bezeichnet. Sie ist ein vor allem endokrinologisches Symptom.

- **Echte Gynäkomastie:** Hypertrophie des Brustdrüsengewebes
- **Unechte Gynäkomastie, Lipomastie** (Pseudogynäkomastie): Vermehrung des Fettanteils bei adipösen Männern ohne vermehrtes Brustdrüsengewebe

Etymologie: aus griech. gynē „Frau“ und griech. mastos „Brust“

Epidemiologie

Die Gynäkomastie tritt in der erwachsenen Normalbevölkerung bei ca. 30–40 % der Männer auf.

Physiologie

Im Zuge physiologischer hormoneller Veränderungen kann es in bestimmten Lebensphasen zur Gynäkomastie kommen:

- **Neonatale Gynäkomastie:** Durch die fetoplazentare Übertragung von Östrogenen kommt es bei bis zu 90 % der Neugeborenen zur Gynäkomastie, die sich vollständig zurückbildet
- **Pubertätsgynäkomastie:** ist bedingt durch die erhöhte Östrogenbildung und bildet sich in der Regel spontan zurück. Dies kann jedoch bis mehrere Jahre nach Abschluss der Pubertät dauern
- **Altersgynäkomastie:** Im Alter kommt es zur verminderten Testosteronproduktion im Hoden und vermehrten Aromatisierung von Testosteron zu Östrogen

Pathophysiologie

Während Östrogene das Brustwachstum stimulieren, wirken Androgene antagonistisch, sodass es bei einem Ungleichgewicht dieser Hormone zur Ausbildung einer Gynäkomastie kommen kann. Mögliche Gründe sind:

- **Idiopathisch:** 50 %
- **Östrogenüberschus::** durch gesteigerte Östrogensynthese (direkt durch testikuläre oder adrenale Tumoren, indirekt durch hCG-produzierende Tumoren), gesteigerte Östrogenaufnahme (durch äußerliche Anwendung oder Exposition), Aromatisierung von Präkursoren (z. B. bei Adipositas durch Aromatisierung von Östrogenen im Fettgewebe, adrenale Neoplasien), verminderten Östrogenabbau (wie bei Leberzirrhose)
- **Androgenmangel:** gestörte Synthese (z. B. Hypogonadismus) oder erhöhter Verbrauch

Tab. 1. Hypogonadismus

Art	Testosteron	LH
Primärer Hypogonadismus (Störung auf Ebene der Keimdrüsen, Klinefelter-Syndrom)	↓	↑
Sekundärer Hypogonadismus (Störung auf Ebene der Hypophyse)	↓	↓
Androgenresistenz oder LH-sezernierender Tumor	↑	↑

Klinik

Anamnese mit Schwerpunkt auf Medikamente, Gewichtszunahme, Leberzirrhose, Hypogonadismus. Palpation der Brust (am besten in Rückenlage mit hinter dem Kopf verschränkten Armen) und des Hodens.

Labor

- **Hormonbestimmung:** Testosteron, Estradiol, LH, FSH, Prolaktin, SHBG, α-Fetoprotein, ß-hCG
- **Leber- und Nierenwerte**

bei Verdacht auf Klinefelter-Syndrom evtl. **Chromosomenanalyse**

- bei Verdacht auf Hyperthyreose Bestimmung von TSH, T3 und T4

Imaging

Bildgebende Basisdiagnostik mit **Sonografie der Brust** zur Differenzierung von einer Lipomastie und **Hodensonografie** zum Ausschluss testikulärer Tumore. Erweiterte Diagnostik:

- Mammografie nur bei Verdacht auf einen malignen Tumor oder sonographisch unklaren Befunden. Das Mammakarzinom zeigt sich als scharf begrenzte Raumforderung, ist jedoch bei Männern seltener als bei der Frau.
- Thoraxröntgen (v. a. Lungenkarzinom)
- Abdomensonografie oder CT bei Verdacht auf einen östrogenproduzierenden Nebennierentumor (Östrogen ↑, LH ↓, Hodenpalpation- und Sonografie unauffällig)
- MRT der Hypophyse bei Verdacht auf ein Adenom (Prolaktin ↑, LH und FSH ↓)

Tab. 2. Risikofaktoren und Ursachen für die Entwicklung von Gynäkomastie

Medikamente	• Östrogene, Antiandrogene, Anabolika, Digitalis, Spironolakton, 5α-Reduktasehemmer, β-Blocker, Kalziumantagonisten, Methotrexat, trizyklische Antidepressiva u. a. • Drogen wie Alkohol, Heroin und Marihuana
Allgemeinerkrankungen	• Leberzirrhose • Terminale Niereninsuffizienz • Hyperthyreose • Adipositas
Mechanische Einflüsse	• Druck, Anprall und Reibung kann zum Wachstum der Brustdrüse führen
Hormonproduzierende Tumore	• Hodentumor (Symptom-Trias bei Leydig-Zell-Tumor: Gynäkomastie, Libidoverlust und Hodentumor) • hCG-bildende Tumore • Karzinome mit paraneoplastischer Hormonproduktion (z. B. Kleinzelliges Bronchialkarzinom und Nebennierenrindenkarzinom)

Differentialdiagnose

Die wichtigsten Differentialdiagnosen bei einseitiger Gynäkomastie sind das **Fibroadenom** und das **Mammakarzinom.** Beim Mann tritt dies deutlich seltener auf als bei Frauen. Insbesondere bei asymmetrischen Befunden sollte ein Mammakarzinom durch eine Mammografie und ggf. histologische Diagnostik ausgeschlossen werden.

Tab. 3. Unterschiede in der Klinik von Gynäkomastie und Mammakarzinom

	Gynäkomastie	**Mammakarzinom**
Symmetrie	• meist beidseitig	• meist einseitig
Konsistenz	• weich, elastisch bis fest	• fest oder hart
Lokalisation	• meist konzentrisch zum Warzenhof	• meist dezentral zum Warzenhof
Symptome	• Vergrößerung der Brustwarze und des Warzenvorhofes mit zum Teil schmerzhaftem Drüsenkörper	• schmerzlos, evtl. Ausfluss, Blutung und Retraktion der Haut oder Brustwarze

Tab. 4. Therapiemöglichkeiten

	Therapie
Idiopathisch	• Beobachtung (Spontanremission häufig nach 3–18 Monaten) • Gewichtsreduktion bei Übergewicht • bei fehlender Remission Operation (subkutane Mastektomie) • bei schmerzhafter Gynäkomastie evtl. kurzfristiger Therapieversuch mit Tamoxifen
Physiologisch	• grundsätzlich keine Therapie • bei hohem Leidensdruck evtl. Operation
bekannte Pathologie	• Behandlung der Ursache
Symptome	• bei kurzem Bestehen schmerzhaft

Patientenmanagement

Grundsätzlich muss nicht jede Gynäkomastie behandelt werden. Bei der idiopathischen und der physiologischen Gynäkomastie wird aufgrund der häufigen Spontanremission Beobachtung empfohlen. Kommt es auch nach länger als einem Jahr zu keiner Spontanremission oder bei hohem Leidensdruck kann ein chirurgischer Eingriff in Erwägung gezogen werden.

Bei bekannter Pathologie liegt vor allem die Behandlung der kausalen Faktoren im Fokus z. B. Weglassen ursächlicher Medikamente, Vermeidung der Östrogenexposition, operative Entfernung von Tumoren, Substitutionstherapie bei Hypogonadismus, medikamentöse Hemmung der Östrogenproduktion oder Östrogenwirkung.

Literatur, Links

1. Janis, Essentials of Plastic Surgery, Gynecomastia, p. 573–579.
2. Schanz S, Schreiber G, Zitzmann M, Krapohl BD, Horch R, Köhn FM. S1-Leitlinie: Gynäkomastie im Erwachsenenalter. J Dtsch Dermatol Ges. 2017 Apr;15(4):465–472. doi: 10.1111/ddg.13080_g. PMID: 28378481.

Hodenschmerzen, akutes Skrotum

Omar Krdzalic

Lernziele und Zusammenfassung

- Bei der Symptomatik des akuten Skrotums als Notfall entsprechende Erstmaßnahmen setzen können.
- Diagnosesicherung vor allem auf der Basis der klinischen Untersuchung hinsichtlich Hodenkonsistenz und -volumen, auch bei Kindern.
- Abklärung von Differenzialdiagnosen der Hodenschwellung und -schmerzen, auch in Bezug auf Leistenhernie, Hydrozele, Hodentorsion, soliden Hodentumoren, Orchitis und Epididymitis.

Definitionen

Als ein „akutes Skrotum“ bezeichnet man einen urologischen Notfall, der mit einem akuten Schmerzen oder Schwellung der Hoden einhergehen. Da eine klassische Ursache, die **Hodentorsion**, nach etwa 6 Stunden zur Gewebenekrose führt, ist eine rasche Abklärung von großer Bedeutung.

Epidemiologie

Es ist eine typische Erkrankung des Kindes- und vor allem Jugendalters.

Pathogenese

Alle Erkrankungen, die mit einer Durchblutungsstörung oder mit Druckeffekten auf das Gewebe einhergehen, können zu Hodenschmerzen führen.

Dominierend ist der starke Schmerz im Hodensack und die Druckdolenz, Schwellung und eventuell eine Rötung sind meist auf eine Hälfte des Hodens begrenzt.

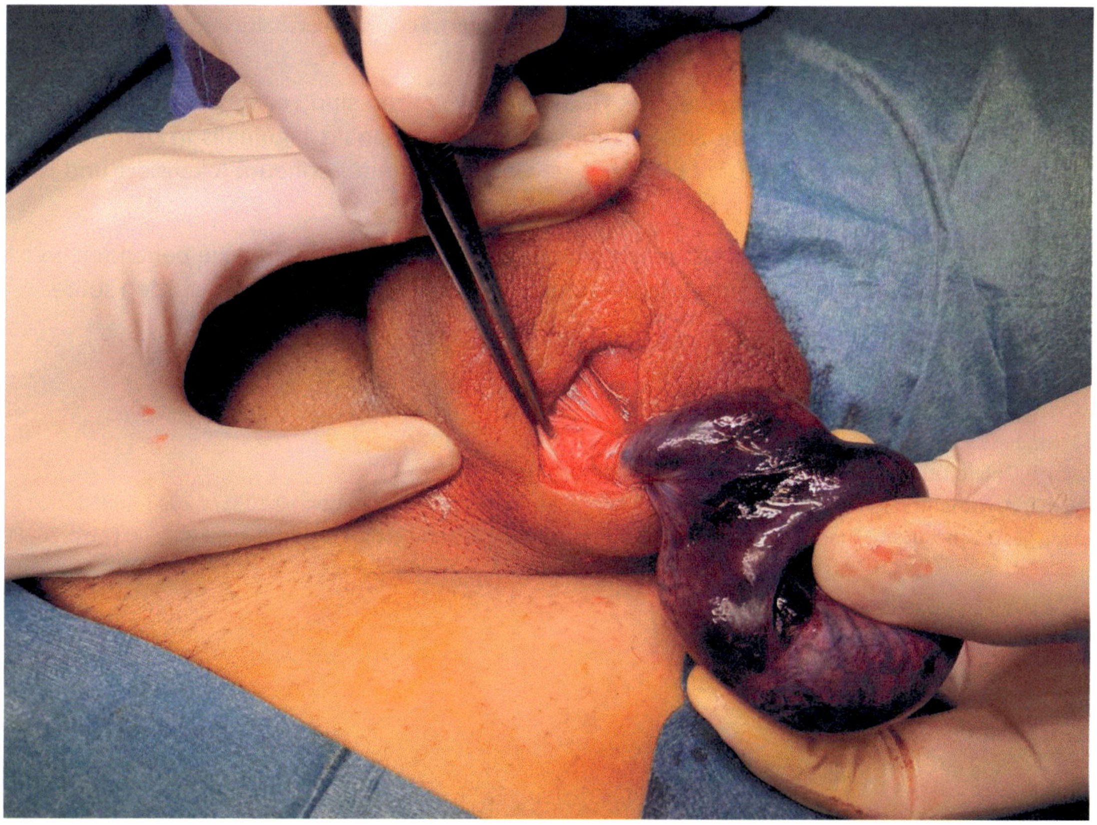

Abb. 1. Orchidopexie/Orchiektomie: nekrotischer Hoden eines jungen Mannes mit Hodenschmerzen seit zwei Tagen. Eine Hodentorsion wurde mittels Duplexsonografie gesichert, im Rahmen der Notoperation konnte nur noch ein ischämischer/nekrotischer Hoden vorgefunden werden, der im Rahmen einer Orchiektomie entfernt werden musste.

Begleitsymptome können Ausstrahlung der Schmerzen in den Unterbauch und ev. Übelkeit und Erbrechen sein.

Imaging

Die diagnostische Methode der Wahl ist die Sonografie mit Farbdoppler: bei der Hodentorsion im Seitenvergleich mit dem gesunden Hoden die arterielle und venöse Durchblutung vermindert oder fehlend. Initial kann der US-Befund auch normal sein, später können inhomogene Gewebenekrosen des betroffenen Hodens sichtbar sein.

Differenzialdiagnose

Die in Betracht zu ziehenden Ursachen sind:

- **Hodentorsion:** Eine Verdrehung von Hoden und Samenstrang im Skrotum, meist mit verspätetem oder inkomplettem Deszensus oder Pendelhoden assoziiert – daher auch im Leistenkanal möglich – mit konsekutiver, stark schmerzhafter Minderdurchblutung.
- **Epididymitis, Orchitis:** eher subakute Schmerzen und allgemeine Entzündungszeichen, im Kindesalter meist virale Infektionen im Rahmen typischer Kinderkrankheiten; oder bakteriell und hier typisch assoziiert und Folge von Harnwegsinfekten, daher ähnliches Bakterienspektrum, und wird auch wie diese diagnostiziert.
- **Hodentumore:** palpable Resistenz, meist schmerzlos und selten schmerzarm, sonografischer Tumornachweis.
- **Spermatozele:** bei größeren Läsionen eher ziehender Schmerz, meist asymptomatisch, mit US gut nachweisbar.
- **Hydrozele:** meist Zufallsbefunde in US oder MRT.
- **Varikozele:** asymptomatische, schmerzlose, sich allmählich im Jugendalter entwickelnde Varikositas des Plexus pampiniformis, die bei Valsalva-Manöver eine den Patienten irritierende Hodenschwellung verursachen kann.
- **Trauma:** meist stumpfes Trauma, selten penetrierend bei typischen Verletzungsmechanismen wie durch Fahrrad oder Hundebiss, führt zu einem Hämatom, ev. auch Hodentorsion
- **Idiopathisches Skrotalödem** und verschiedene dermatologische Veränderungen der Skrotalhaut: das idiopathische Skrotalödem ist ein stark druckdolentes Ödem der Skrotalhaut, das selbstlimitierend nach wenigen Tagen abklingt.
- **Purpura Schönlein-Henoch:** bei dieser Vaskulitis ist eine schmerzhafte Beteiligung des Hodens charakteristisch, meist nicht als Erstmanifestation.

Von direkten Schmerzen des Hodens abzugrenzen sind **Leistenschmerzen** oder vom Becken ausgehende Schmerzen, die über den Canalis inguinalis in den Hoden ausstrahlen können. Die **Fournier'sche Gangrän** ist am Perineum lokalisiert und ist eine schwere bakterielle Fasziitis.

Die Hodentorsion muss rasch urologisch durch eine Orchidopexie behandelt werden, wobei auch der kontralaterale Hoden in gleicher Weise versorgt werden sollte.

Patientenmanagement

Bakterielle Entzündungen werden antibiotisch behandelt.

Literatur, Links

1. Urologie Online Lehrbuch (https://www.urologielehrbuch.de).
2. Hausmann: Hodentorsion - Ein Drittel dreht nach lateral In: Aktuelle Urologie. doi: 10.1055/s-2003-45352.
3. Ludwig M. Diagnosis and therapy of acute prostatitis, epididymitis and orchitis. Andrologia. 2008; 40 (2): p.76–80.

Akute Nierenschädigung und chronische Niereninsuffizienz

Philippe Klein

Lernziele und Zusammenfassung

- Klassifikation und klinische Manifestation von AKI und CKD
- nephrologische Anamnese und fachgerechte Diagnoseverfahren für AKI und CKD
- Ätiologisch orientierte **Behandlung von Nierenfunktionsstörungen**

Akute Nierenschädigung

Definition

Die **akute Nierenschädigung** (AKI = acute kidney injury) ist eine meist auf reversiblen Ursachen basierende, neu einsetzende Abnahme der Nierenfunktion. Der Ausdruck **„Nierenversagen"** ist nur noch als Beschreibung des **Stadium 5 der chronischen Niereninsuffizienz** zu verwenden. Während es früher über 40 uneinheitliche Definitionen der AKI gab, wird heute die Einteilung nach KDIGO, vereint Merkmale aus AKIN-Stadien und RIFLE-Kriterien, unter Berücksichtigung der Parameter **Serumkreatinin** und **Urinausscheidung** verwendet.

Tab. 1. Akute Nierenschädigung: Differenzialdiagnose

Prärenal (60 %)	**Intrarenal (35 %)**	**Postrenal (5 %)**
RENALE MINDERPERFUSION	DIREKTE NEPHRONSCHÄDIGUNG	ABFLUSSBEHINDERUNG DES HARNS
Unzureichende Flüssigkeitszufuhr bzw. erhöhter -verlust: • Blutungen • Erbrechen • Durchfall • Akute Pankreatitis • Diuretika • Verbrennungen	Tubulär: • akute Tubulusnekrose (85 %) → ischämisch/medikamentös • tubulo-interstitielle Nephritis → medikamentös/toxisch • Pigment-Nephropathie • akute Uratnephropathie • Myelomniere	• Angeborene Fehlbildung: • autosomal-rezessive • polyzystische Nierenkrankheit • Duplikationsanomalien (z. B. Doppelniere) • Fusionsanomalien (z. B. Hufeisenniere) • Nierenagenesie • Nierendysplasie • Urethralklappe
	Makrovaskulär: • Nierenarterienstenose • Nierenvenenthrombose • Niereninfarkt • Aortendissektion	
Vermindertes, zirkulierendes Blutvolumen/Abfall des RR: • Herzinsuffizienz • Schock • Sepsis • Nephrotisches Syndrom • Leberzirrhose	Mikrovaskulär: • Cholesterinembolie-Syndrom • Disseminierte intravasale Gerinnung • Thrombotisch-thrombozyto penische Purpura • Hämolytisch-urämisches Syndrom • HELLP-Syndrom	Erworbene Abflussbehinderung: (nach Lokalisation) • Nierenbecken: Nierensteine, Papillennekrose • Ureter: Harnsteine, Tumore, retroperitoneale Fibrose • Harnblase: Tumore, Urethrastrikturen, benigne Prostatahyperplasie
	Glomerulär: Glomerulonephritiden • primär: z. B. Minimal-Change-G. • sekundär: z. B. Lupus-G.	
	Infektiös: • Pyelonephritis, Nierenabszess	

Pathogenese

Speziell zu beachten sind nephrotoxische Medikamente und die sog. **Kontrastmittelnephropathie,** eine akute Nierenschädigung nach intravasaler Kontrastmittelgabe, grundsätzlich auf der Basis einer bereits vorschädigten Niere. Um dies zu vermeiden, sind, wenn eine Kontrastmittelgabe dringlich notwendig ist,

- eine gute Hydrierung anzustreben,
- nephrotoxische Medikamente kurzfristig abzusetzen.

Eine medikamentöse Prophylaxe durch N-Acetylcystein-Gabe wird nicht mehr empfohlen.

Tab. 2. Nephrotoxische Medikamente

Nephrotoxische Medikamente:
- Amphotericin B
- Antibiotika (z.B. Aminoglykoside)
- Foscarnet
- NSAID
- Pentamidin
- Tenofovir
- Zoledronsäure
- Zytostatika (z.B. Cisplatin)
Bei AKI kontraindiziert:
- ACE-Hemmer
- AT1-Antagonisten (Sartane)
- Diuretika
- Kontrastmittel (relative KI)

Klinik

Die AKI hat generell keine spezifischen Symptome und ist oft ein **Zufallsbefund.** Asymptomatische Verläufe sind möglich, gegebenenfalls bestehen Symptome der Grunderkrankung, vor allem ein **Flankenschmerz** (postrenal) oder **Fieber.** Leitsymptom ist die **Oligurie** (< 400 ml/d) oder **Anurie** (< 100 ml/d) – allerdings nicht zwingend, auch polyurische Verläufe auch möglich (bessere Prognose).

Weitere klinische Zeichen können bedingt sein durch

- erhöhtes Infektionsrisiko (häufiger Grund für letalen Verlauf)
- erhöhtes Risiko für obere gastrointestinale Blutungen

Anamnesekriterien:

- Flüssigkeitsverlust oder Hypotonie? (Durchfall, Erbrechen, Infektion, OP, Blutungen)
- Medikamenteneinnahme?
- Vorbestehende Niereninsuffizienz?
- Weitere Diagnosen? (Leichtkettenerkrankungen, Rhabdomyolyse, Harnsteine)
- Andere Symptome wie (Fieber, Myalgie, Arthralgie, Uveitis/Konjunktivitis)

Klinische Untersuchung:

- Zeichen verminderten zirkulierenden Blutvolumens, z.B. art. Hypotonie, verminderte Halsvenenfüllung
- Zeichen von Überwässerung durch Abflussverminderung, z.B. art. Hypertonie, Ödeme, Halsvenenstauung)

Labor

Blutabnahme:

- Retentionsparameter:
  Kreatinin: günstig, aber störanfällig (Anstieg erst ab GFR < 50 %)
  Cystatin C: stabiler, aber umständlich/teuer zu bestimmen
- Blutbild: Thrombopenie? → Hämolyse, HUS, Sepsis
- Blutkultur: Sepsis?
- Venöse BGA: Hyperkaliämie? Metabolische Azidose?
- Kreatininkinase: Rhabdomyolyse?
- LDH: Hämolyse? Cholesterinembolie?
- Lipase, Amylase: Pankreatitis?

Harnbefund:

- Urinstix: Hämaturie? (Hinweis: intra- oder postrenal),
  Proteinurie? (Hinweis: tubulär oder glomerulär)
- Urinsediment: „aktives Sediment“ weist auf entzündliche glomeruläre Erkrankung (Akanthozyten, Erythrozyten- und Leukozytenzylinder)
- Labor: Kreatinin und Natrium (ggf. Bestimmung der fraktionellen Natriumexkretion zur Differenzierung zwischen prä- und intrarenaler Genese)

- Sonografie: primär zur Differenzierung zwischen prä-, intra- oder postrenaler Genese
- Mögliche Befunde: vergrößerte Niere mit verschwommener Mark-Rinden-Grenze; Hydronephrose; gestaute V. cava inferior; Pleuraergüsse; echoreicher Schallschatten und sekundäre Stauung bei Konkrementen
- Low-dose-CT: selten, nur bei V.a. makrovaskuläre Ursachen
- in der Regel: ohne Kontrastmittel
- bei Entzündungszeichen: mit Kontrastmittel
- MRT: bei chron. Harnabflussstörung oder wenn auf strahlenintensive Untersuchung verzichtet werden muss

Imaging

Ultraschallgesteuerte Nierenbiopsie

- Indikationen: rascher Kreatininanstieg, Flankenschmerzen, Hämoptysen, Abklärung einer Komplikation bei Transplantatniere
- Kontraindikation: Anatomische Hindernisse, Gerinnungsstörungen, unkontrollierte art. Hypertonie

Tab. 3. AKI-Staging nach Serumkreatinin und Urinausscheidung (KDIGO)

Stadium	Serumkreatinin	Urinausscheidung	RIFLE
1	Anstieg um ≥ 0,3 mg/dl innerhalb 48 h oder auf 1,5–1,9-faches innerhalb 7 Tage	< 0,5 ml/kg/h für 6–12 h	**Risk**
2	Anstieg auf 2–2,9-faches innerhalb 7 Tage	< 0,5 ml/kg/h für ≥ 12 h	**Injury**
3	1 der folgenden Kriterien: - Anstieg auf ≥ 3-faches innerhalb 7 Tage - Anstieg um ≥ 4 mg/dl - Beginn einer Nierenersatztherapie - < 18 J. und GFR < 35 ml/min/1,73 m²	< 0,3 ml/kg/h für ≥ 24 h oder Anurie für >12 h	**Failure**
-		Nierenschädigung für > 4 Wochen	**Loss**
-		Nierenschädigung für > 3 Monate	**End Stage Renal Disease**

Eine rasche ätiologische Differenzierung ist wichtig, um durch eine adäquate Therapie einen irreversiblen Funktionsverlust der Niere (und somit eine Dialyse- bzw. Transplantationspflichtigkeit) zu vermeiden.

Patienten-management

Allgemein klinisches Management:

- Absetzen nephrotoxischer Medikamente
- Kontrolle des Wasser-, pH- und Elektrolythaushalts
- Akutdialyse
- ggf. Intensivtherapie: ab KDIGO-Stadium 2 zu erwägen, Management von Volumenstatus, Aufrechterhaltung des Perfusionsdrucks, Blutzuckereinstellung (Zielwert von 100-149 mg/dl zur Vermeidung einer Stress-Hyperglykämie, ggf. Insulinperfusor)

Behandlung der Grunderkrankungen:

- Prärenal: Flüssigkeitssubstitution und Bilanzierung der Ein- und Ausfuhr
- Intrarenal:
  Glomerulonephritis: Immunsuppressive Therapie
  Ischämische Genese: ggf. Revaskularisation
  Toxische Genese: Ausreichende Hydrierung, ggf. Dialyse
  Cholesterin-Embolie: Absetzen von Antikoagulantien (begünstigt Ablösen thrombotischer Materialien), Gabe von Statinen (plaque-stabilisierende Eigenschaft)
  Tumorlyse-Syndrom: Gabe von Rasburicase
- Postrenal: Beseitigung der Obstruktion, ggf. künstliche Harnableitung durch perkutanes
- Nephrostoma

Tab. 4. Hämodialyse und Peritonealdialyse

	Hämodialyse	Peritonealdialyse
Indikation (Merksatz mit allen Vokalen)	- A: **Azidose** (metabolisch) - E: **Elektrolytentgleisung** (Hyperkaliämie) - I: **Intoxikation** (z. B. Lithium, Methanol) - O: **Overload** (therapierefraktäre Überwässerung) - U: **Urämie** (Peritonitis, Perikarditis, Enzephalopathie, Pruritus)	
Vorteile	Öfter ärztliche Kontrollen, weniger Infektionen, Behandlung durch Pflege	Billiger, bessere Lebensqualität, langsamerer Nierenrestfunktionsrückgang
Nachteile	Ortsgebunden (3x/Woche für 4 Stunden), größere Kreislaufbelastung (RR ↓)	Infektionsrate ↑ intraperitonealer Druck ↑ Dislokationen, Obstruktionen, enormer Aufwand im häuslichen Umfeld

Management des hypovolämischen Schocks

- Monitoring: Herzfrequenz, RR, Atmung, EKG, Urinproduktion, spO_2
- Schocklagerung (Hochlagerung der Beine): Anstieg RR bzw. Abfall HF spricht für Volumenbedarf – „passive leg raise“
- Großlumige venöse Zugänge (initial 500 ml Vollelektrolytlösung in < 15 min)
- Evaluation der Atmung und Sauerstoffgabe

Chronische Niereninsuffizienz

Definition

Die chronische Niereninsuffizienz (CKD = chronic kidney disease) geht mit einer irreversiblen Störung der exkretorischen (Regulation des Wasser-, pH- und Elektrolythaushaltes, Elimination harnpflichtiger und toxischer Substanzen) und inkretorischen (Bildung von Renin, EPO und Calcitriol) Nierenfunktionen einher. Sie entwickelt sich meist am Boden chronischer Erkrankungen wie Diabetes mellitus oder arterieller Hypertonie.

Tab. 5. CKD-Staging nach der GFR

Stadium	Glomeruläre Filtrationsrate
1	> 90 ml/min/1,73 m²
2	89–60 ml/min/1,73 m²
3	59–30 ml/min/1,73 m²
4	29–15 ml/min/1,73 m²
5	< 15 ml/min/1,73 m² (Nierenversagen)

Tab. 6. CKD-Staging nach Serumkreatinin und Klinik

Stadium	Bezeichnung	Merkmale
1	Kompensiertes Dauerstadium	GFR reduziert, Retentionswerte normal
2	NI mit kompensierter Retention	Asymptomatischer Kreatinin-Anstieg bis 6 mg/dl
3	NI mit dekompensierter Retention	Klinische Manifestation der NI, Kreatinin über 6 mg/dl
4	Nierenversagen	Dialysepflicht

Das Staging der CKD erfolgt entweder mittels der glomerulären Filtrationsrate (GFR) oder der Retentionswerten in Kombination mit der klinischen Manifestation:

- GFR: Referenzwerte = 95–145 ml/min/1,73 m² (Männer), 75–125 ml/min/1,73 m² (Frauen)
- Serumkreatinin: Referenzwerte ≤ 1,1 mg/dl (Männer), ≤ 0,9 mg/dl (Frauen)

Klinik

Exkretorisch:

- Überwässerung (NaCl-Retention und Stimulation von RAAS):
  Hypertonie
  periphere Ödeme
  interstitielles Lungenödem (keine Rasselgeräusche, da nicht im Alveolarraum!)
- Urämie (Ansammlung harnpflichtiger Substanzen):
  typische Zeichen: Foetor, Hautflecken (Cafe-au-lait-Farbe, schmutziges Kolorit), Pruritus
  Folgen: Pleuritis, Perikarditis, Enzephalopathie, Polyneuropathie

Inkretorisch:

- Renale Anämie: EPO-Mangel führt zu einer normochromen, normozytären Anämie
- Renale Osteopathie: Hyperphosphat- und Hypocalziämie führen zu einem Calcitriol-Mangel

Patienten-management

Allgemein klinisches Management (siehe AKI) + strenge RR-Einstellung (< 135/85 mmHg):

Während ACE-Hemmer (und AT1-Antagonisten) bei AKI kontraindiziert sind, haben sie im Rahmen einer CKD eine nephroprotektive Wirkung (Verlangsamung des Rückgangs der Nierenrestfunktion) etabliert und sollten bei der RR-Einstellung inkludiert und nicht abgesetzt werden.

Behandlung der Folgeerkrankungen

- Renale Anämie: Gabe von synthetischem EPO
- Sekundärer Hyperparathyreoidismus: Gabe von Phosphatbinder und Vitamin D
- Terminale dialysepflichtige Niereninsuffizienz:
  First-Line-Therapie: Nierentransplantation
  Überbrückung: Dauerdialyse bis zur Verfügbarkeit eines Transplantats

Literatur, Links

1. Kellumet al.: KDIGO Clinical Practice Guideline for Acute Kidney Injury. Official Journal of the Internatioal Society of Nephrology. Stand: 2012. (abgerufen am: 18.07.2021).
2. Newhouse et al.: Frequency of Serum Creatinine Changes in the Absence of Iodinated Contrast Material: Implications for Studies of Contrast Nephrotoxicity. In: American Journal of Roentgenology. Band: 191, Nummer: 2, 2008.
3. Heinzl, S: Progrediente Nierenerkrankung: ACE-Hemmer und ARB bei Verschlechterung der Nierenfunktion nicht absetzen. In: Dtsch Arztebl 2020; 117(24): A-1212 / B-1026.

Nierenersatztherapie

Simon Maximilian Schamilow

Lernziele und Zusammenfassung

- Verschiedene Formen der Nierenersatzverfahren (HD, HF, PD, HDF, intermittierend, kontinuierlich, hybrid) zur Therapie des akuten Nierenversagens kennen
- Mit Indikationen, klinischen Vor- und Nachteilen der jeweiligen Verfahren, Antikoagulation, Gefäßzugang, Komplikationen, Kontrolle und Beendigung des Verfahrens vertraut sein

Definition

Die „acute renal replacement therapy" (ARRT) ist indiziert bei lebensbedrohlichen Komplikationen eines akuten Nierenversagens.

Tab. 1. Indikationen für ein Nierenersatzverfahren bei akutem Nierenversagen

Absolute Indikationen	Relative Indikationen
• Lebensbedrohliche Elektrolytentgleisungen (v. a. Kalium: > 6,5 mmol/l mit EKG-Veränderungen)	• Metabolische Kontrolle von Elektrolyten, Säure-Basen-Haushalt, Harnstoff, Urämietoxine (Laktatazidose, Tumorlysesyndrom etc.)
• Schwere metabolische Azidose (pH < 7,1)	• Steuerung des Flüssigkeitshaushalts bei Oligo-/Anurie
• Diuretika-resistente Hyperhydratation (Lungenödem)	• Schwere Hypo- oder Hypernatriämie, Hyperkalziämie, Hyperphosphatämie
• Manifeste lebensbedrohliche Urämiesymptome	• Serumkreatinin > 2,5–5 mg/dl oder Harnstoff > 100–160 mg/dl
• Anhaltende Oligo-/Anurie	• Intoxikation mit dialysierbaren Substanzen (z. B. Lithium, Ethanol)

Durchführung

Arten der Nierenersatzverfahren: Grundsätzlich unterscheidet man die Hämodialyse (HD), bei der kleinmolekulare, wasserlösliche Stoffe (Solute) aus dem Blut des Patienten entlang eines Konzentrationsgradienten über eine semipermable Membran in eine Dialysatflüssigkeit diffundieren, und die Hämofiltration (HF), bei der die kleinmolekularen Solute durch Ultrafiltration konvektiv aus dem Blut entfernt werden. Bei der HF wird im Gegensatz zur HD eine konvektiv aktive Hämofiltrationsflüssigkeit intravenös infundiert und diese dann im Hämofilter durch Ultrafiltration mit den harnpflichtigen gebundenen Stoffen entfernt. Das mitentfernte Plasmawasser muss durch eine gepufferte Elektrolytlösung ersetzt werden. Die Kombination beider Verfahren wird Hämodiafiltration (HDF) genannt.

Durch HD werden insbesondere kleinmolekulare wasserlösliche Stoffe (bis zu 25 kDa) effektiv entfernt, mit HF und HDF kann man darüber hinaus auch mittelgroße bis große Moleküle (bis zu 30 kDa), wie z. B. Myoglobin, urämische Mittelmoleküle und Zytokine entfernen. Dies spielt in der Akutsituation jedoch eine untergeordnete Rolle und muss mit den speziell technischen Anforderungen der HF abgewogen werden.

Die Peritonealdialyse (PD) ist ein Spezialverfahren der HD, bei der das Peritoneum als semipermeable Membran dient. Als ARRT spielt dieses Verfahren eine untergeordnete Rolle, lediglich bei pädiatrischen Patienten wird diese verwendet. Die PD wird vor allem für die Langzeitdialyse von PatientInnen mit chronischem Nierenversagen verwendet.

Nutzen und Nachteile

Anwendung, Komplikationen Vor- und Nachteile der jeweiligen Verfahren:

Die ARRT kann intermittierend (IDH) (3–5 h alle 1–2 Tage) oder kontinuierlich (CRRT) (über mehrere Tage) durchgeführt werden. Weiters werden auch hybride verlängert-intermittierende Therapieprotokolle angewandt wie z. B. SLED (Sustained Low-Efficent Dialysis), SLEDD (Slow Extended Daily Dialysis) oder PIRRT (Prolonged Intermittent Renal Replacement Therapy).

Laut der aktuellen KDIGO-Leitlinie sind intermittierende und kontinuierliche Verfahren grundsätzlich gleichrangig zu bewerten, wobei kontinuierliche Verfahren bei kreislaufinstabilen bzw. PatientInnen mit akuter Hirnschädigung bevorzugt werden. Dies gilt vermutlich auch für hybride Verfahren, allerdings erlaubt die Datenlage hier noch keine sichere Bewertung.

Kontinuierliche Verfahren sind mit einer besseren Nierenerholung sowie weniger chronischer Niereninsuffizienz im Langzeitverlauf assoziiert.

Da das Blut mit körperfremden Oberflächen in Berührung kommt, ist eine systemische Antikoagulation notwendig. Hierfür wird überwiegend unfraktioniertes Heparin, alternativ niedermolekulares Heparin, verwendet. Die Blutungskomplikationen sind mit 10–50 % allerdings hoch. Die regionale (in das extrakorporale System) Antikoagulation mit Heparin ist nicht mehr Standard. Hier hat sich insbesondere für blutungsgefährdete IntensivpatientInnen, aber auch für nicht blutungsgefährdete Pat., die regionale Zitrat-Antikoagulation als Standard durchgesetzt.

Tab. 2. Vorteile (+) und Nachteile (-) der jeweiligen Verfahren

	Intermittierende Verfahren	kontinuierliche Verfahren	Hybride Verfahren
Hämodynamische Stabilität	-	++	++
Flüssigkeitsmanagement	-	++	++
Akutbehandlung einer Elektrolytstörung/Azidose	++	--	-
Schnellere Entgiftung	++	--	-
Risiko für Hirnödeme (Dysäquilibrium-Syndrom)	-	++	+
Regeneration der Nieren-funktion	-	++	+
Pat.-Mobilität, Flexibilität	++	--	+
Bedarf an Antikoagulation	+	--	-
Thrombozytenaktivierung/-verlust	+	--	-
Fiebersenkung	-	++	+
Hypothermiegefahr	+	--	-
Medikamentendosierung	+	-	-
Kosten	++	--	+

Weitere Komplikationen neben der Blutungsgefahr sind:

- Dysäquilibrium-Syndrom: zerebrales Ödem durch (schnelle) Entfernung von osmotisch wirksamen Substanzen
- Heparin-induzierte-Thrombozytopenie II (regelmäßige Thrombozytenkontrollen!)
- Hypotonie/Hypertonie
- Elektrolytstörungen, Über-/Unterwässerung
- Überempfindlichkeitsreaktionen gegen Dialysematerial etc. (selten)
- Dialyse-Shunt: Infektionen, Stenosen, Thrombosen, Aneurysma, Steal-phänomen, Herzinsuff. (untergeordnete Rolle bei ARRT, wichtig für chron. Dialyse)
- Bakt. Peritonitis und Infektionen (PD)

In der Akutsituation wird ein Gefäßzugang mit einem Blutfluss von mindestens 120–250 ml/min benötigt. Hierfür wird meistens ein doppellumiger, nicht getunnelter Dialysekatheter idealerweise ultraschallgezielt angelegt. Die KDIGO-Leitlinie priorisiert folgende Zugangswege: V. jugularis interna rechts, V. femoralis, V. jugularis interna links, V. subclavia. Die V. subclavia sollte aufgrund von möglichen iatrogen verursachten Thrombosen und Stenosen allerdings möglichst vermieden werden soll (Gefährdung eines eventuellen zukünftigen permanenten Dialyseshunt am Arm für eine chronische Dialyse. Für einen Dialyseshunt wird eine arteriovenöse Fistel zwischen A. radialis und Unterarmvene (z. B. Cimino-Brescia-Shunt) angelegt).

Patienten-management

Zur klinischen Beurteilung der Effektivität des Nierenersatzverfahren wird das klinische Erscheinungsbild mit allgemeinem Wohlbefinden, Serumkreatinin, Harnstoff, Gewichtsverlauf, Ernährungszustand, Blutdruck, Anämiegrad, Calcium-Phosphatprodukt, Parathormon sowie Zustand des Gefäßzugangs herangezogen. Weiters wird die „Behandlungsintensität" über die Ablaufrate (in ml/kg KG/h) definiert.

Für ein kontinuierliches Verfahren sollte diese zwischen 20–25 ml/kg KG/h sein, wobei kurzfristig höhere Abflussraten notwendig sind. Weiters kann man bei der HD kann man über die Bestimmung von K*t/V (Harnstoffclearance = K, Dialysedauer = t, Harnstoffverteilungsvolumen des Pat. = V) die Behandlungsintensität quantifizieren. Diese sollte > 1,2 betragen.

Eine Therapiebeendigung kann bei sinkenden Serumkreatinin sowie Harnstoff bei gleichbleibender Intensität des Nierenersatzverfahrens in Erwägung gezogen werden. Hierfür sollten keine absoluten Indikationen für ein Nierenersatzverfahren vorliegen. Weiters ist eine engmaschige Verlaufskontrolle indiziert.

Literatur, Links

1. Jörres A.: Akute Nierenersatztherapie, Anästh Intensivmed 2017; 58:602–614; Aktiv Druck & Verlag GmbH https://www.ai-online.info/images/ai-ausgabe/2017/11-2017/2017_11_602-614_Akute%20Nierenersatztherapie.pdf (zitiert am 20.07.2021).
2. Kidney Disease: Improving Global Outcomes (KDIGO) Acute Kidney Injury Work Group. KDIGO Clinical Practice Guideline for Acute Kidney Injury. Kidney inter., Suppl. 2012; 2: 1–138. https://kdigo.org/wp-content/uploads/2016/10/KDIGO-2012-AKI-Guideline-English.pdf (zitiert am 20.07.2021).

Genitale Schmerzen und genitaler Ausfluss bei der Frau

Elisabeth Haiböck

Lernziele

- Die häufigsten Ursachen für Vulvaschmerzen inkl. deren typische Klinik kennen.
- Awareness für das Krankheitsbild „Vulvodynie“ haben.
- Genitalen Fluor beschreiben können.
- Differentialdiagnosen des genitalen Fluors inkl. deren typischer Symptome und Therapie kennen.

Genitale Schmerzen

Definition

Als Vulvaschmerzen werden Schmerzen im Scheidenvorhof, der inneren und äußeren Schamlippen und der Klitoris bezeichnet: Es gibt zwei Gruppen:

- Schmerzen, die durch spezifische Krankheiten hervorgerufen werden, wie Infektionen, Hauterkrankungen oder Neoplasien.
- Vulvaschmerzen, die nach Ausschluss spezifischer Ursachen als Vulvodynie bezeichnet werden, d. h. starke Schmerzen bei gleichzeitigem Fehlen sichtbarer Veränderungen der Vulva.

Pathogenese

Neben der Art der Schmerzen, dem Zeitpunkt des Auftretens, sind zu erheben:

- Juckreiz,
- dermatologische Erkrankungen: Herpes genitalis neigt zu Rezidiven, Lichen sclerosus/planus, Psoriasis, M. Bowen
- Einnahme von Medikamenten: Antibiotika können Pilzerkrankungen begünstigen
- Verwendung von Cremen, Seifen etc. im Intimbereich
- Sexualanamnese

Bei der Entstehung einer Vulvodynie können viele Faktoren eine Rolle spielen wie Hyperinnervierung, lokale Vermehrung von Mastzellen, Fehlspannungen des Beckenbodens, psychosexuelle Faktoren.

Klinik

Oft reichen Anamnese und Klinik für die Diagnose. Bei Lichen planus/sclerosus oder bei Verdacht auf Karzinome sollte eine Vulvoskopie (ggf. mit Essigsäureprobe) mit Biopsie erfolgen. Bei allergischen Reaktionen ist ein Epikutantest sinnvoll. Bei Infektionen der Vulva wird oft die klinisch gestellte Diagnose mit einer Kultur bestätigt.

Differenzialdiagnose

Entzündungen, Vulvitis, mit Schmerzen im Genitalbereich können durch Herpes genitalis (meist HSV-2, selten HSV-1), der meist sexuell übertragen wird, entstehen. Vulvovaginale Pilzinfektion, meist durch Candida albicans, können zu Schmerzen, Juckreiz, Rötung und weißlich-bröckeligen Fluor führen. Infektionen mit HPV werden meist sexuell übertragen und können im Bereich der Vulva einerseits zu Condylomen (HPV 6 und 11) und andererseits auch zu Karzinomen (HPV 16 und 18) führen. Selten ist der Filzlausbefall, die Pediculosis pubis.

Vulvakarzinome können auch HPV-negativ sein – diese Plattenepithelkarzinome entstehen meist auf dem Boden lang bestehender, chronisch-entzündlicher Hauterkrankungen wie Lichen sclerosus oder Lichen planus oder M. Bowen. Weitere maligne Tumore im Bereich der Vulva können Karzinome der bartholinischen Drüsen (Adenokarzinom), ein sekundär entarteter M. Bowen oder ein genitaler Morbus Paget sein. Das Vaginalkarzinom ist üblicherweise ein Zufallsbefund bei der gynäkologischen Untersuchung, in Spätstadien kann es zu blutigem Ausfluss kommen.

Durch Kontakt mit Harn und Stuhl, aber auch durch intensive Waschprozeduren können toxisch-irritative Kontaktekzeme entstehen. Duft- und Konservierungsstoffe, Emulgatoren sowie diverse Arzneimittel können zu allergischen Ekzemen führen.

Auch die Psoriasis vulgaris kann an der Vulva auftreten. Diese auto-inflammatorische Systemkrankheit zeigt häufig eine genetische Prädisposition. Verschiedene Trigger wie Stress, Infektionen oder Medikamente können ein Schub auslösen.

Auch neurologische Erkrankungen wie Herpes Zoster, die Post-Zoster-Neuralgie und Spinalnervenkompressionen können zu Vulvaschmerzen führen.

Bei der Bartholinitis führen Bakterien wie Streptokokken, Staphylokokken, E. Coli und Anaerobier zur Entzündung des Ausführungsganges der bartholinischen Drüse. Dadurch wird der Ausführungsgang verlegt, es kommt zum Sekretstau mit Ausbildung eines Empyems, manchmal auch eines Abszesses.

Tab. 1. Häufige Differentialdiagnosen bei Vulvaschmerzen mit typischer Klinik, Diagnose und Therapie

Krankheitsbild	Klinik	Diagnose	Therapie
Herpes genitalis	• gruppierte, schmerzhafte Bläschen auf gerötetem und geschwollenem Grund • Lymphknotenschwellung • Dysurie • Fieber	Klinik	• Valaciclovir, Aciclovir oder Famciclovir oral • Analgetika
Candidiasis	• Juckreiz • Brennen • Erythem • Dyspareunie • Dysurie • weißlich-krümeliger Fluor	Klinik Kultur	• Clotrimazol lokal • Nystatin lokal
Lichen planus	• gruppierte, gerötete Papeln mit scharfer Begrenzung, an der Oberfläche weißliche Wickham-Streifung (können sich zu größeren, erosiven Arealen entwickeln) • Juckreiz • Schmerzen	Klinik Biopsie	• Kortison • Calcineurininhibitoren • Analgetika • evtl. OP
Lichen sclerosus	• weißliche, erhabene, verhärtete Papeln, die gut abgrenzbar sind • Rhagaden • Juckreiz • Schmerzen • Vulvadystrophie	Klinik Biopsie	• Kortison • Calcineurininhibitoren • Analgetika • evtl. OP
Toxisch-irritatives Kontaktekzem	• monomorph und scharf begrenzt • brennen	Klinik	• Auslösende Noxe meiden • Kortison
Allergisches Kontaktekzem	• Juckreiz • polymorphes Bild • unscharf begrenzt • Streuphänomen	Epikutan-test	• Auslösende Noxe meiden • Kortison
Vulva-karzinom	• Juckreiz • Schmerzen • Ulzerationen • Hyperpigmentierung • weißliche Verfärbung • papelartige, derbe Herde	Biopsie	• Operation • Chemotherapie • Radiotherapie
Bartholinitis	• einseitige Rötung und starke Schmerzen im hinteren Bereich der Labien • Schwellung	Klinik	• Kühlung • antiseptische Bäder • Analgetika • Antibiotika • Marsupialisation (= operative Eröffnung des Pseudoabszesses)
Herpes Zoster	• unilaterale Hautrötung mit Bläschen • Schmerzen • reduzierter AZ und Fieber	Klinik	• Aciclovir • Analgetika

Je nach Ursache der Schmerzen werden Virostatika, Antibiotika, Antimykotika, Cortison und Analgetika gegeben. In manchen Fällen kann eine Operation bzw. bei malignen Tumoren auch eine Chemo- und Radiotherapie notwendig sein.

Bei der Vulvodynie wird unter der Annahme einer multifaktoriellen Entstehung ein multimodales, multidisziplinäres, für jede Patientin individuelles Therapiekonzept empfohlen. Dies kann Lokalanästhetika, Analgetika, physikalische Maßnahmen, Sexualtherapie, Therapie der psychischen Komorbiditäten, Operationen u. a. beinhalten.

Genitaler Ausfluss

Definition

Genitaler Ausfluss, der **Fluor genitalis,** ist vermehrter Ausfluss aus dem Bereich der äußeren weiblichen Geschlechtsorgane. Physiologisch ist ein im Rahmen der Ovulation oder prämenstruell auftretender Fluor albus.

Es wird unterschieden zwischen

- Vaginalem Fluor
- Zervikalem Fluor
- Korporalem Fluor und
- Tubarem Fluor

Physiologie

Physiologische Ursachen für vermehrten genitalen Ausfluss sind sexuelle Erregung (Transsudationsfluor) und Schwangerschaft (Desquamationsfluor durch vermehrte Produktion von Östrogenen und Gestagenen).

Klinik

Die Anamnese ist zu fokussieren auf begleitende Schmerzen, Juckreiz, Menge, Farbe und Konsistenz des Ausflusses sowie eigenommene Medikamente – vor allem Antibiotika und Hormone. Bei der **Sexualanamnese** ist in Erfahrung zu bringen, ob auch beim **Sexualpartner** Symptome aufgetreten sind.

Zur gynäkologischen Untersuchung gehören ein Vaginalabstrich und die mikroskopische Untersuchung mit Kochsalzlösung oder Kaliumhydroxid.

Bei der vaginalen Spiegeluntersuchung können anatomische Veränderung der Portio wie Polypen oder Zervixrisse abgeklärt werden. Zum Ausschluss eines Zervixkarzinoms oder einer Präkanzerose sollte immer ein **PAP-Abstrich** abgenommen werden. Wird eine Infektion als Ursache angenommen, sollte mikroskopisch ein Nativpräparat untersucht werden. Wird in der Spiegeluntersuchung eine **Zervizitis** festgestellt, sollten spezielle Abstriche zum Nachweis einer Infektion mit Chlamydien oder Neisseria gonorrhoeae abgenommen werden. Ein **Portioschiebeschmerz** und Unterbauchdruckschmerz kann auf eine **Endometritis, Salpingitis** oder **Adnexitis** hinweisen.

Differenzialdiagnose

Genitaler Ausfluss ist ein Symptom und kann je nach Farbe, Konsistenz und Geruch verschiedene Krankheiten als Ursachen haben. Infrage kommen Infektionen (Bakterien, Viren, Pilze, Parasiten), Fremdkörper (v. a. bei Kindern), Östrogenmangel (v. a. bei postmenopausalen Patientinnen), Intimsprays, Polypen, Karzinome, psychosomatische und hormonell-funktionelle Ursachen.

Patientenmanagement

Je nach Ursache wird mit Antibiotika, Antimykotika, Hormonen oder operativ behandelt. Bei einer bakteriellen Vaginose ist es sinnvoll, im Anschluss an die antibiotische Therapie ein Laktobazilluspräparat anzuwenden, um die Wiederherstellung einer normalen Scheidenflora zu unterstützen und Rezidive zu verhindern.

Bei sexuell übertragbaren Krankheiten durch Chlamydien, Gonorrhö oder Trichomoniasis ist es wichtig, immer den Sexualpartner mitzubehandeln.

Tab. 2. Differentialdiagnosen von genitalem Fluor

	Ursache	Fluor	Symptome	Therapie	Besonderheiten
Vaginaler Fluor	Bakterielle Vaginose	grau-weißlich, dünnflüssig, fischartiger Geruch nach Kalilauge-Gabe	Brennen Juckreiz Dysurie	Metronidazol Clindamycin	Clue Cells im Mikroskop pH-Wert > 4,5
	Trichomoniasis (Trichomonas vaginalis)	übelriechend, grün-gelblich, schaumig	Brennen Entzündung der Vaginalhaut, petechiale Blutungen der oberen Vagina	Metronidazol Mitbehandlung des Partners	meist sexuell übertragen; im Mikroskop typische Bewegungen der birnenförmigen, geiseltragenden Trichomonaden
	Soorkolpitis (Candida albicans)	weißlich-krümelig	Juckreiz Brennen Erythem Dyspareunie Dysurie	Clotrimazol Nystatin	tritt v. a. während Schwangerschaft auf
	Östrogenmangelkolpitis (Kolpitis senilis)	blutig-serös	Juckreiz Trockenheit Dyspareunie	lokale östrogenhaltige Cremen	v. a. postmenopausal; Atrophie des vaginalen Plattenepithels
	Fremdkörperkolpitis	übelriechend	Blutung	Entfernung des Fremdkörpers	v. a. bei Kindern
Zervikaler Fluor	Gonorrhö (Neisseria gonorrhoeae)	gelblich-eitrig	muko-purulente Zervizitis Urethritis (Endometritis, Salpingitis, Adnexitis)	Ceftriaxon Mitbehandlung des Partners	sexuell übertragbar; meldepflichtig; Gefahr der Aszension und Sterilität
	Chlamydien-Infektion (Chlamydia trachomonatis)	mukopurulent-blutig	Erdbeerzervix	Doxycyclin Mitbehandlung des Partners	sexuell übertragbar; Gefahr der Aszension und Sterilität
	Malignome	fleischfarben, bräunlich oder blutig	Blutungen Schmerzen Miktions-, Defäkationsbeschwerden	Operation Chemotherapie Radiotherapie	Kolposkopie, Zytologie, PE notwendig
	Organische Zervixveränderungen: Ektopie, Riss, Polyp			kausal	
Korporaler Fluor	Neubildungen: Polyp, Myom, Korpuskarzinom			kausal	
	Endometritis	lymphozytenreich	Menorrhagie Metrorrhagie Spotting Fieber Unterbauchschmerzen Uteruskantenschmerz	Antibiotika evtl. hormonelle Abrasio bei isolierter Endometritis	meist durch aszendierende Chlamydien und Gonokokken oder postpartal (v. a. Sectio)
Tubarer Fluor	Tubenkarzinom	fleischwasserfarben periodische Entleerung	Schmerzen Blutung	OP	
	Adnexitis	übelriechend	Portio-schiebeschmerz, Fieber	Antibiotika	meist aszendierende Chlamydien, Gonokokken

Literatur, Links

1. http://www.vive.co.at/ (zugegriffen am 07.07.2021).
2. Weyerstahl T, Stauber M. Duale Reihe Gynäkologie und Geburtshilfe. 3. Auflage. Stuttgart: Thieme. 2007. ISBN 9783131942845.
3. Dadak C. Frauenheilkunde: MCW – Tertial. 4., überarbeitete Auflage. Wien: facultas. 2019. ISBN 9783991110316.

Krampfanfälle

Nina Müller

Lernziele

- Differentialdiagnosen generalisierter tonisch-klonischer Anfälle kennen.
- Ursachen für akut-symptomatische Krampfanfälle benennen können.

Epidemiologie

Etwa 5 % aller Menschen erleiden einmal in ihrem Leben Krampfanfälle, aber nur 0,5–1 % der Bevölkerung leidet an Epilepsie, d.h. an einer andauernden Prädisposition für epileptische Anfälle. Generalisierte tonisch-klonische Anfälle (GTKA) sind die häufigste Anfallsform, sowohl im Rahmen einer Epilepsie als auch unter den akut-symptomatischen Anfällen (ASA).

Diagnostik und Differentialdiagnostik

Tab. 1. Generalisierte Anfälle mit motorischen Entäußerungen und fehlender Ansprechbarkeit

	Motorische Äußerungen
Synkopen	Synkopen gehen oft mit kurzen, eher schwachen Zuckungen oder tonischen Kontraktionen der Extremitäten einher (konvulsive Synkopen). Die Myoklonien sind meist multifokal, asynchron und nicht rhythmisch.
Dissoziative Krampfanfälle	Dissoziative Anfälle können sich in unregelmäßigen, asynchronen und umfangreichen Bewegungen der Extremitäten äußern, mitunter sind sie bizarr und dramatisch anmutend (z. B. Arc de cercle, Hin- und Herrollen).
GTKA	Bilaterale, symmetrische Kontraktionen mit einer tonischen Phase und einer klonischen Phase. Die Klonien sind synchron, rhythmisch und deutlich heftiger als im Rahmen einer konvulsiven Synkope.
Kataplexie	Die Muskelatonie wird zu Beginn einer Kataplexie oft von phasischen Tonuserhöhungen unterbrochen, sodass repetitive kurze Zuckungen auftreten können.

Äußern Betroffene, An-/Zugehörige oder Umstehende den Verdacht auf einen abgelaufenen Krampfanfall, ist zunächst abzuklären, ob es sich tatsächlich um ein epileptisches Ereignis gehandelt hat. Man ist dabei meist auf Beschreibungen des Ereignisses durch die Betroffenen und Außenstehende angewiesen, da Anfallsgeschehen in der Regel von kurzer Dauer und beim Erstkontakt mit medizinischem Personal bereits beendet sind. Je nach geschilderter Symptomatik kommen unterschiedliche Differenzialdiagnosen in Betracht, darunter:

- Generalisierte Anfälle mit Sturz, fehlender Ansprechbarkeit und motorischen Entäußerungen: konvulsive Synkopen, dissoziative Krampfanfälle, GTKA, Kataplexie (Tab. 1)
- Generalisierte Anfälle mit Sturz, fehlender Ansprechbarkeit und Reglosigkeit: Synkope, Kataplexie, dissoziativer Bewusstseinsverlust, akinetische Anfälle
- „Drop Attacks" (plötzliche Stürze zu Boden mit sofortigem Wiedererlangen des aufrechten Stands): Atonische Anfälle, tonische Anfälle, myoklonische Anfälle, Kataplexie

Ein labordiagnostischer Parameter, der unterstützend zum Einsatz kommen kann, ist die Kreatininkinase (CK). Liegt diese 24–48 Stunden nach dem Ereignis über > 1.000 U/l, spricht das in Zusammenschau mit der entsprechenden Anamnese für einen abgelaufenen GTKA. Das klinische Korrelat dieser Laborveränderung sind massive Gliederschmerzen nach dem Anfall oder am Tag danach.

Fokaler Anfall: Aufgrund der Bandbreite der Symptome fokaler Anfälle kommt auch eine Vielzahl von Differentialdiagnosen in Betracht. Darunter z. B. Migräneanfälle mit Aura, Phänomene aus dem normalen Erlebebenspektrum (z.B. Déjà-vu-Erlebnisse), Halluzinationen im Rahmen psychiatrischen Erkrankungen, drogen-induzierte Halluzinationen, transiente Parästhesien bei peripherer Neuropathie, paroxysmale Bewegungsstörungen, nicht-epileptische Myokloni oder Einschlafzuckungen.

Diagnosesicherheit: Wird fälschlicherweise ein epileptischer Anfall diagnostiziert, kann das nicht nur eine unnötige antikonvulsive Therapie nach sich ziehen, es können auch potentiell lebensbedrohliche Erkrankungen unerkannt und unbehandelt bleiben (z. B. Kardiomyopathie). Eine Fehldiagnose hat außerdem soziale Auswirkungen: Bereits ein einmaliger epileptischer Anfall führt zu einem vorübergehenden Führerscheinentzug.

Tab. 2. Anamnese bei Verdacht auf einen generalisierten tonisch-klonischen Anfall (Auszug)

	Frage	Differentialdiagnostische Überlegungen
Eigenanamnese	Was hat der/die Betroffene direkt vor dem Anfall wahrgenommen? Hat es ein Auraerlebnis gegeben?	Dem GTKA kann ein fokaler Anfall vorausgehen, der sich je nach Lokalisation z. B. als Parästhesien, epigastrische Sensationen, Sehstörungen, Sprachstörungen oder Déjà-vu-Erlebnisse äußert („Aura"). Ist das nicht der Fall, tritt der epileptische Anfall aus völligem Wohlbefinden auf. Im Gegensatz dazu kündigen sich Synkopen oft an. Typisch sind die verschwommene Sicht und Schwarzwerden vor Augen (verminderte Blutzufuhr zur Retina), Schwindel- und Ohnmachtgefühle, Kälte-/Hitzempfindungen, Übelkeit, Palpitationen, Einknicken der Knie, (kalter) Schweiß und Tinnitusempfindungen bzw. abnehmende Hörwahrnehmung. Bei einer Kataplexie nehmen die Betroffenen die stufenartig zunehmende Muskelschwäche wahr und können sich oftmals noch rechtzeitig abstützen oder hinsetzen.
	Wie waren die Umstände, gab es auslösende Faktoren?	Mögliche Trigger epileptischer Anfälle sind z. B. Stroboskop-Licht, Schlafentzug, exzessive körperliche Verausgabung oder Alkoholentzug. Synkopen treten insbesondere bei sportlicher Betätigung, langem Stehen, Lagewechselns in warmer Umgebung oder spezifischen Situationen (z. B. Miktion) auf. Kataplexien werden emotional getriggert (z. B. Aufregung, Freude, Ärger). Dissoziative Krampfanfälle sind ebenfalls mit Stress/Aufregung assoziiert und treten oft vor Zeugen, nicht selten in Wartezimmern oder während einer Untersuchung auf.
	War der/die Betroffene bei Bewusstsein? Besteht eine Amnesie für das Erlebte?	Eine Synkope ist per Definition eine Bewusstseinlosigkeit, es besteht maximal eine kurze partielle Amnesie. Bei GTKA kommt es ebenfalls zum Bewusstseinsverlust und einer Amnesie für das Erlebte. Dissoziative Anfälle können mit qualitativen Bewusstseinsveränderungen i. S. e. Trance oder Stupors einhergehen. Unter Umständen wird im Anfall auf äußere Reize reagiert und werden diese nachher auch erinnert. Bei Kataplexien ist das Bewusstsein der Betroffenen voll erhalten, im Fall einer kompletten Atonie kann aber aufgrund fehlender Ansprechbarkeit für Außenstehende der Eindruck der Bewusstlosigkeit entstehen.
Fremdanamnese	Wie lange hat das Anfallsgeschehen gedauert? Wie ging es dem/der Betroffenen danach?	Die Einschätzung der Dauer durch Außenstehende ist schwierig, meist wird die Dauer überschätzt. Kataplexien und GTKA dauern üblicherweise Sekunden bis maximal 2 Minuten, während dissoziative Anfälle oft länger sind. Synkopen spielen sich im Sekundenbereich ab. Die postiktale Phase eines GTKA ist geprägt von minutenlanger Verwirrung, Schläfrigkeit und vorübergehenden Defiziten (z. B. Aphasie). Synkopen, dissoziative Anfälle und Kataplexien enden dagegen in einer raschen Besserung. Betroffene können sich zittrig und kraftlos (Synkope) fühlen oder lethargisch (dissoziative Anfälle), aber sie sind sofort ansprechbar und reorientiert. Nach schweren Kataplexien kann es zum Übergang in REM-Schlaf kommen.
	Wie haben die Augen im Anfall ausgesehen?	Im GTKA sind die Augen offen, sie wirken starr/leer oder sind oft seitlich verdreht. Während einer Synkope sind die Augen ebenfalls meist geöffnet, die Bulbi aber nach oben verdreht. Sind die Augen im Anfallsgeschehen geschlossen („wie schlafend") spricht das eher für einen dissoziativen Anfall. Auch bei einer Kataplexie können die Augen geschlossen sein, wenn die Atonie komplett ist. Sollte der Anfall vom behandelnden Personal selbst beobachtet werden, kann versucht werden, die Augen passiv zu öffnen und die Lichtreaktion der Pupillen zu prüfen. Beim Versuch, die Augen zu öffnen, werden die Lider im dissoziativen Anfall mitunter zugekniffen und die Pupillen sind lichtreagibel (im GTKA dagegen lichtstarr und weit).
	Weitere Symptome (Harnabgang, Zungenbisse etc.)?	Auch wenn Urinabgang und Zungenbisse häufiger bei GTKA vorkommen als bei Synkopen oder bei dissoziativen Anfällen, sind sie *kein* sicheres Differenzierungsmerkmal. Während der tonischen Phase des GTKA kann es durch tonische Kontraktion der Abdominalmuskulatur zu einem hohen, gepressten Schrei kommen („Initialschrei").

Im nächsten Schritt ist bei jedem neu aufgetretenen Krampfanfall zu klären, ob es eine behebbare Ursache gibt. Über 50 % der erstmaligen Anfälle sind akut-symptomatisch, d. h. sie entstehen durch vorübergehende Herabsetzung der Krampfschwelle im Rahmen einer akuten allgemeinen Krankheitssituation oder in engem zeitlichen Zusammenhang mit einer akuten Hirnschädigung. Als enger zeitlicher Zusammenhang wird dabei meist ein Zeitraum von einer Woche angenommen.

Tab. 3. Ursachen von Krampfanfällen (mögliche Auslöser akut-symptomatischer Anfälle **fett** dargestellt)

Ätiologie		**Ursachen**
V	Vaskulär	Nach **Insult, Hirnvenenthrombose, intrazerebrale Blutung,** arteriovenöse Malformation, Aneurysma, bei Schwangeren **Eklampsie**
I	Infektiös	**Intrakranielle Infektionen** (z. B. Abszess, Meningitis, Enzephalitis), bei Kindern **Fieberkrämpfe**
T	Traumatisch	**Schädel-Hirn-Trauma**
A	Autoimmun	**Paraneoplastische Syndrome/Autoimmunenzephalitiden,** Multiple Sklerose
M	Metabolisch	**Elektrolytentgleisungen** (Hyponatriämie, Hypokalzämie), **Hypoglykämie, Thyreotoxikose, hepatische Enzephalopathie, Urämie, Porphyrie**
I	Idiopathisch bzw. iatrogen	Genetische Epilepsie: z. B. Ionenkanal- oder Transmitterrezeptormutation, tuberöse Sklerose Iatrogen: **Psychopharmaka** (z. B. Amitriptylin), **rasches Absetzen** von Benzodiazepinen oder Antikonvulsiva nach langer Einnahme
N	Neoplastisch	Hirntumoren (z. B. Astrozytome, Oligodendrogliom), Tumormetastasen
C	Kongenital	Schwangerschaftseinflüsse (z. B. Infektionen), perinatale Hirnschädigung (meist Hypoxie), Fehlbildungen des Hirngewebes (kongenitale Dysplasien)
C	Konversion (psychogen)	Dissoziative Störungen (genau genommen handelt es sich hierbei um keinen Krampfanfall, sondern um eine Differentialdiagnose!)
D	Degenerativ	M. Alzheimer

Epilepsiediagnostik: Möglichst schnell nach dem Anfall sollte ein EEG abgeleitet werden, da spezifische EEG-Befunde postiktal am häufigsten zu finden sind. Zusätzlich ist immer auch ein MRT zur Suche nach strukturellen Veränderungen durchzuführen. Eine Lumbalpunktion gehört nicht nur Standarddiagnostik, sie ist nur bei Verdacht auf eine akute entzündliche Erkrankung sinnvoll. Dabei ist zu berücksichtigen, dass es nach einem GTKA zu einer vorübergehenden Pleozytose im Liquor von bis zu 40 Zellen/µl kommen kann.

Wenn neurologische (z. B. Kopfschmerz, Visusstörungen, Änderungen des Bewusstseins, fokal-neurologische Defizite) oder systemische Symptome feststellbar sind (z.B. Übelkeit, Erbrechen, Durchfall, Ausschlag, verminderter Hautturgor). Betroffen sind vor allem Kinder und Ältere, wobei die häufigsten Ursachen im Kindesalter Fieber/Infektionen, Hypoxie und Stoffwechselstörungen sind, im höheren Lebensalter dominieren dagegen zerebrovaskuläre Erkrankungen (siehe auch Tabelle 3). Zu beachten ist, dass manche Noxen (z. B. ein Schädel-Hirn-Trauma) sowohl unmittelbar akute Anfälle als auch eine symptomatische Epilepsie verursachen können, wenn strukturelle Veränderungen im Gehirn zurückbleiben.

Literatur, Links

1. Elger C. E., Berkenfeld R. et al. S1-Leitlinie Erster epileptischer Anfall und Epilepsien im Erwachsenenalter (2017). In: Deutsche Gesellschaft für Neurologie, Hrsg. Leitlinien für Diagnostik und Therapie in der Neurologie. Online: www.dgn.org/leitlinien [abgerufen am 15.11.2018].
2. Panayiotopoulos , C. P. (2010). A Clinical Guide to Epileptic Syndromes and their Treatment. London: Springer Verlag. Online: https://link.springer.com/book/10.1007%2F978-1-84628-644-5#toc [abgerufen am 20.11.2018].
3. Panayiotopoulos, C. P., Benbadis, S.R., Beran, R.G. et al. (Hrsg.) (2010). Atlas of Epilepsies. London: Springer Verlag. Online: https://link-springer-com.ez.srv.meduniwien.ac.at/referencework/10.1007/978-1-84882-128-6?page=1 [abgerufen am 20.11.2018].
4. Konvulsive Synkopen (Videos): "Inducing syncope: The fainting lark." Online: https://www.syncopedia.org/fainting-lark/ [abgerufen am 15.11.2018].
5. Übungsfälle zur Differenzierung der wichtigsten Differentialdiagnosen von Synkopen: „Educational cases". Online: https://www.syncopedia.org/educational-cases/ [abgerufen am 15.11.2018].

Bewusstseinsstörung, Koma

Tamara Lisy

Lernziele und Zusammenfassung

- Zwischen qualitativen und quantitativen Bewusstseinsstörungen differenzieren können, sie bewerten können und eine Differenzialdiagnose durchführen können, besonders im Hinblick auf Verwirrtheit, psychische Dekompensation, Vigilanzstörung, Delir, Demenz, Schädel-Hirn-Trauma, Intoxikation, Meningoenzephalitis, Exsikkose, Diabetes mellitus und Psychosen.
- Bewusstseinsstörungen im notfallmedizinischen Kontext inklusive der Überwachung vor und während des Patiententransportes einschätzen können.
- Apallisches Syndrom und Locked-in-Syndrom als Differenzialdiagnose des Komas kennen und unterscheiden können.

Definitionen

Prinzipiell unterscheidet man zwischen qualitativen und quantitativen **Bewusstseinsstörungen.** Zu den quantitativen Bewusstseinsstörungen gehören:

- **Benommenheit:** Person ist wach, aber Reaktionen verlangsamt
- **Somnolenz:** Person ist schläfrig oder schläft, ist aber leicht weckbar (öffnet auf Ansprache oder Berührung die Augen, kurzfristiger Kontakt möglich, einfache Aufforderungen können befolgt werden)
- **Sopor:** Person kann nur durch erhebliche (schmerzhafte) Reize geweckt werden, längere Kontaktaufnahme nicht möglich, verzögerte, aber gerichtete Reaktion auf Schmerzreize
- **Koma:** Person ist nicht weckbar

PatientInnen mit qualitativen Bewusstseinsstörungen sind nicht bewusstlos, aber ihr Bewusstsein ist verändert. Hierzu zählen:

- **Verwirrtheit:** ist **gekennzeichnet** durch fehlende Aufmerksamkeit und Denkstörung, inadäquates Verhalten in verschiedenen Situationen und Störung zeitlicher sowie örtlicher Orientierung
- **Delir:** exogen **organische** Psychose gekennzeichnet durch Unruhe, Übererregbarkeit, Desorientiertheit, Halluzinationen usw., häufig einhergehend mit vegetativen Zeichen

Das apallische Syndrom sowie das Locked-in-Syndrom sind Residualsyndrome nach schweren Schädigungen des zentralen Nervensystems. Sie werden zu den **Bewusstseinsstörungen,** genauer zu den **Dezerebrationen** gezählt (Abkopplungen des Hirnstamms vom Kortex) und sind daher wichtige Differenzialdiagnosen des Komas. Anders als beim Koma scheinen PatientInnen bei apallischen Syndrom oder Locked-in-Syndrom wach, jedoch ohne Möglichkeit der Kontaktaufnahme.

Pathogenese

Die **primäre Bewusstlosigkeit** wird verursacht durch Läsionen des Hirnstamms und des Zwischenhirns. **Sekundäre Bewusstlosigkeit** ist die Folge neurologischer oder nicht neurologischer Erkrankungen, welche zu einer Funktionsstörung des Hirnstamms führen.

Klinik

Als erstes erfolgt eine orientierende Untersuchung nach dem **Glasgow Coma Scale.** Anschließend erfolgt die Klärung der Ursache. Eine Fremdanamnese kann hierbei oft entscheidende Hinweise liefern. Wichtige Fragen sind:

- Dauer der Bewusstlosigkeit?
- Ort an dem die Person aufgefunden wurde?
- Zustand in dem die Person gefunden wurde?
- Wann wurde die Person zuletzt gesund gesehen?
- Auffälligkeiten direkt vor Eintreten der Bewusstseinsstörung?
- Verletzungen? Fremdverschulden?
- Vorerkrankungen? Medikamente? Drogen oder Alkohol?

Weiters erfolgt die Beurteilung der Vigilanz, d. h. hinsichtlich Benommenheit, Somnolenz, Sopor, Koma und eine genaue Inspektion (Hautkolorit, Hinweise auf äußere und innere Verletzungen, Einnässen, Zungenbiss, Allgemeinzustand).

Die neurologisch-internistische Untersuchung bewusstloser Personen umfasst:

- Meningismus
- Hirnstammreflexe (Lichtreaktion der Pupillen, Kornealreflex, Würgereflex, Hustenreflex)
- Atmung (bestimmte **Atemmuster** können Hinweise auf den Läsionsort geben)
- Okulomotorik (spontane Bulbusstellung, Blickdeviation und spontane Augenbewegungen)
- Reaktion auf Schmerzreize
- Reflexe (Muskeleigenreflexe sowie pathologische Reflexe wie z. B. der Babinski-Reflex)
- Muskeltonus/Paresen

Tab. 1. Glasgow Coma Scale

Augenöffnung	**Bewegung**	**verbale Reaktion**	**Punkte**	**Bewertung**
-	nach Aufforderung	-	6	• 13–15 P = keine bis leichte Bewusstseinseinschränkung • 9–12 P = mittelschwere Bewusstseinseinschränkung • 3–8 P = schwere Bewusstseinseinschränkung
-	gezielte Abwehr	orientiert	5	
spontan	ungezielte Abwehr	desorientiert	4	
nach Aufforderung	Beugesynergismen	inadäquat	3	
auf Schmerzreiz	Strecksynergismen	unverständliche Laute	2	
keine	keine	keine	1	

Labor

Basislabor, wobei der Blutzucker obligat kontrolliert werden muss.

Imaging

Bei Verdacht oder zum Ausschluss einer intrakraniellen Blutung CT, anschließend MRT.

Differenzial-diagnose

Weitere Diagnostik mit EEG sowie eventuell Liquordiagnostik.

CAVE bei erhöhtem Hirndruck: immer zuerst Bildgebung.

Tab. 2. Wichtige Differenzialdiagnosen nach zeitlicher Entwicklung des Komas

Verlauf	**Differenzialdiagnosen**
schlagartig	• Hirnblutung (hypertensive Massenblutung, intrazerebrales Hämatom, SAB) • Zerebrale Ischämie z.B. Basilaristhrombose, Luftembolie, embolischer Hirninfarkt, Hirnvenen-, Sinusvenenthrombose, venöser Infarkt • Epileptischer Anfall z. B. Grand Mal-Anfall, Temporallappenanfall • Kreislaufstörung • Hypoglykämie • Akute Intoxikation
subakut (Stunden)	• EDH, Kontusion, Hirninfarkt, Hydrocephalus occlusivus • Infektion z. B. Meningitis, Herpes-simplex-Enzephalitis • Sepsis • Metabolisch z. B. hyperosmolares oder ketoazidotisches Koma, Alkoholentzugsdelir • Toxisch: zentrale pontine Myelinolyse, Sedativa, CO, Drogen, Hypnotika
Protrahiert (Tage)	• Progredienter Insult, SDH • Infektion z. B. Enzephalitis, bakt. Meningitis • Metabolisch/endokrin: Elektrolytstörungen, Hypothyreose, Hypopituitarismus. • Kreislaufbedingt: Blutverluste, Anämie, Hypoventilation • Toxisch: Wernicke-Enzephalopathie, Sedativa, CO, Schwermetalle, Neuroleptika, Thymoleptika, Hypnotika • Psychiatrisch: Katatonie

Tab. 3. Häufige Ursachen der Bewusstlosigkeit mit typischen Symptomen

Ursache	Symptome
Postparoxysmal	Zungenbiss (blutiger Speichel), Einnässen, tiefe forcierte Atmung, motorische Unruhe, postparoxysmale Paresen, fortbestehende fokale Anfälle
Kreislaufversagen oder Hypoxämie	Akuter Beginn mit symmetrischen, meist schlaffen Lähmungen, Cheyne-Stokes- oder Kußmaul-Atmung, Myoklonien
Supratentorielle raumfordernde Läsionen (z. B. Trauma, Blutung)	Beginn mit halbseitigen neurologischen Ausfällen, subakuter bis akuter Komabeginn, typische Atemmuster
Infratentorielle Läsionen (z. B. Hirnstammblutung, Basilaristhrombose, Hirnstammkontusion	akuter Komabeginn mit fokalen Hirnstammfunktionsstörungen, überwiegend bilaterale Ausfälle, primäre Hirnnervenläsionen, spontane Strecksynergismen, bilaterale Myoklonien, ungewöhnliche Atemtypen und frühe Kreislaufregulationsstörungen
Metabolisch (z. B. Leberversagen, Diabetes mellitus)	vorangehende Verwirrtheit oder Apathie, langsame Entwicklung des Komas, bilaterale motorische Reiz- und Ausfallserscheinungen (Tremor, Myoklonien, ...), keine Hirnnervensymptome, kaltschweißig, Foetor, Ikterus, Caput medusae

Eine Bewusstseinsstörung stellt immer einen Notfall dar. Der erste Schritt ist die Kontrolle der Vitalparameter (Atmung, Herzfrequenz, Blutdruck) und Wiederherstellung der Vitalfunktionen. Daraufhin erfolgen die Untersuchung und schnellstmögliche Suche nach der Ursache der Bewusstseinsstörung.

Professionelles Handeln: **Es muss eine äußerst genaue und kontinuierliche Dokumentation der Untersuchungsergebnisse, klinischer Veränderungen sowie aller gesetzten Maßnahmen erfolgen. Die Dokumentation der Ausgangslage ist besonders vor Eingriffen wie z. B. Sedierung, Relaxation usw. wichtig, da sonst bestimmte Zeichen nicht mehr fassbar sind.**

Apallisches Syndrom

Definition

Als apallisches Syndrom (Coma vigile, „persistent vegetative state") bezeichnet man einen Zustand mit intakten vegetativen Funktionen aber fehlenden kognitiven Funktionen. Eine Kontaktaufnahme ist also nicht möglich.

Pathogenese

Entsprechend dem Dezerebrations-Charakter kommt es beim apallischen Syndrom zu einem Ausfall der zerebralen Funktionen bei erhaltener Funktion der **Formatio reticularis** (vegetative Funktionen). Dies ist eine Folge ausgeprägter bilateraler Schäden des Marklagers des Großhirns oder des Hirnstamms selbst aufgrund von (unter anderem) schwerer Schädel-Hirn-Trauma oder globaler zerebraler Hypoxie z. B. bei vorübergehendem Herzstillstand. Das apallische Syndrom kann aber auch im Terminalstadium fortschreitender Hirnerkrankungen auftreten (z. B. Creutzfeldt-Jakob-Krankheit).

Klinik

Das apallische Syndrom kann erst erkannt werden, sobald die Person aus dem Koma erwacht. PatientInnen öffnen zwar die Augen, der Blick geht aber ins Leere und eine Kontaktaufnahme bleibt aus. Teilweise bestehen **diskonjugierte Bewegungen** der Augen (die beiden Bulbi bewegen sich in unterschiedliche Richtungen).

ApallikerInnen zeigen keine bewusste Wahrnehmung der Umgebung und reagieren auf akustische, visuelle oder Schmerzreize nicht oder allenfalls mit Massenbewegungen. Ungerichtete Bewegungen sind jedoch möglich, Reflexantworten sind erhalten und nehmen im Verlauf oft zu.

Die Extremitäten befinden sich entweder in einer generalisierten Beugestellung oder die Arme sind gebeugt und die Beine überstreckt. Es besteht ein erhöhter Muskeltonus.

Die **vegetativen Funktionen** wie Spontanatmung, Herz-Kreislauf-Funktionen usw. sind prinzipiell erhalten, PatientInnen befindet sich dauerhaft in einer sympathikotonen Stresssituation. Jedoch kann es auch zu vegetativen Störungen und Krisen kommen. Die Hirnstammfunktionen sind weitgehend intakt und ein Schlaf-Wach-Rhythmus (jedoch entkoppelt vom tatsächlichen Tag-Nacht-Verlauf) ist vorhanden.

Die Diagnose wird vor allem klinisch gestellt. Es gibt keine spezifischen EEG-Befunde beim apallischen Syndrom, jedoch liegen häufig schwere EEG-Veränderungen vor. In der Bildgebung zeigen sich Zeichen der langanhaltenden Hypoxie.

Patienten-management

Eine spezifische Therapie des apallischen Syndroms gibt es nicht. Nach der akuten intensivmedizinischen Behandlung und bei stabilem Zustand, werden PatientInnen häufig zu Hause von Angehörigen oder in Pflegeeinrichtungen betreut. PatientInnen werden hochkalorisch ernährt und erhalten intensive Krankengymnastik. Auch die sensorische Stimulation und psychische Betreuung von PatientInnen ist von großer Bedeutung. Die medikamentöse Therapie umfasst Betablocker aufgrund des erhöhten Sympathikotonus sowie Muskelrelaxanzien (Benzodiazepine) wegen der Muskelspastik.

Die Betreuung von PatientInnen mit apallischem Syndrom richtet sich nach den Phasen der Neurorehabilitation (ÖGNR, DGNR). Hierbei stellt Phase A die Akut- bzw. Intensivbehandlung dar und bezieht sich auf die Zeit, in der sich PatientInnen noch im Koma befinden. Ziel ist die Minimierung der Gehirnschädigung und Beherrschen lebensbedrohlicher Komplikationen. Phase B (Frührehabilitation) beginnt, sobald das initiale Koma in ein apallisches Syndrom übergegangen ist. Dies erfolgt in spezialisierten Rehabilitationseinrichtungen, das Ziel ist vor allem die Besserung des Bewusstseinszustandes. Für den Fall einer Stagnation in dieser Phase, also das Fortbestehen des apallischen Syndroms, gibt es in Österreich kein allgemein akzeptiertes Versorgungsmodell. In Deutschland ist dafür eine eigene Phase (F) festgelegt.

Professionelles Handeln: Aussagen über die Prognose sind schwierig zu treffen und die Wahrscheinlichkeit einer Remission nimmt mit fortschreitender Dauer des Zustands ab. Dieses Thema ist von zentraler Rolle im Umgang mit Wachkomapatienten und insbesondere deren Angehörigen. Oft wird unter Remission eine vollständige Rückbildung aller Symptome verstanden, jedoch ist dies aufgrund der ausgeprägten Schädigung unrealistisch. Bei einer Dauer über mehrere Monate oder Jahre ist mit schweren Residualsymptomen zu rechnen. Daher muss jede Behandlung oder Nichtbehandlung von PatientInnen im Wachkoma gut überlegt und die Gesamtsituation stets neu beurteilt werden.

Medizingeschichte: Der österreichische Neurologie Franz Gerstenbrand (1924–2017) erkannte als erster, dass Apalliker nicht hirntot sind.

Locked-in-Syndrom

Definitionen

Das Locked-In-Syndrom beschreibt eine vollständige Lähmung aller Extremitäten (Tetraplegie) und Ausfall nahezu aller motorischer Hirnnerven bei erhaltenem Bewusstsein. Die Kontaktaufnahme ist teilweise über Augenbewegungen noch möglich.

Pathogenese

Ausgedehnte Läsionen des ventralen Hirnstamms führt zu einer Unterbrechung des pyramidal und extrapyramidalmotorischen Systems. Da jedoch das Mesenzephalon (dorsal) nicht betroffen ist, bleibt das Bewusstsein erhalten. Ursache für die Läsion können eine **Basilaristhrombose, Hirnstammblutungen** oder **Hirnstammkontusionen** sein.

Klinik

Bei PatientInnen mit Locked-In-Syndrom besteht eine **Tetraplegie** sowie ein Ausfall fast aller Hirnnerven, daher ist Sprechen oder Schlucken nicht möglich. Die Hirnstammreflexe sind ebenfalls nicht vorhanden. Bewusstsein sowie Sensibilität und Schmerzempfinden sind normal. Vertikalen Augen- und Lidbewegungen sind möglich. Die Atmung ist erhalten, aber häufig eingeschränkt. Die PatientInnen sind wach und bei klarem Bewusstsein.

Die erhaltende Wahrnehmung kann auch über elektrophysiologische Methoden nachgewiesen werden, durch Nachweis von somatisch und akustisch evozierten Potentialen (SEP, AEP). Ein normales reaktiven α-EEG kann nachgewiesen werden und ist zur Diagnosestellung entscheidend.

Literatur, Links

1. Neurologie. Gehlen W, Delank H, Eger K, Müller T, Zierz S, Hrsg. 12., vollständig überarbeitete Auflage. Stuttgart: Thieme; 2010.
2. AllEx – Alles fürs Examen. Ackermann H, Aden K, Aurich M, Becker G, Bley C, Centgraf M, Dettenkofer M, Dörges S, Ebner W et al., Hrsg. 2. überarbeitete und erweiterte Auflage.
3. Duale Reihe Neurologie. Masuhr K, Neumann M, Hrsg. 7. Auflage. Stuttgart: Thieme; 2013.
4. Neurologie. Hacke W, Hrsg. 14. Auflage. Berlin Heidelberg: Springer-Verlag; 2016.
5. Klinische Neurologie. Berlit, P, 2. aktualisierte Auflage. Heidelberg: Springer Medizin Verlag; 2006.
6. Langzeitbetreuung Wachkoma. Steinbach A, Donis J, 3. Auflag. Deutschland: Springer Verlag GmbH; 2019.
7. Klinikleitfaden Neurologie. Klingelhöfer, J Hrsg., 4. Auflage. München: Elsevier GmbH; 2009.
8. Klinisch-neurologische Untersuchungstechniken. Urban P, Hrsg. Stuttgart: Thieme; 2012.

Bewegungsstörungen, Lähmungen

Tamara Lisy

Lernziele und Zusammenfassung

- Bewegungsstörungen und Lähmungen erkennen und benennen können.
- Die häufigsten Ursachen, wichtige Syndrome und Krankheitsbilder kennen.
- Neurologische Untersuchungsmethoden der Motorik kennen.

Bewegungsstörungen

Definitionen

Bewegungsstörungen sind Störungen des Bewegungsablaufs und der Haltungsregulation mit Bezug zu neurologischen Erkrankungen (davon abzugrenzen sind solche durch orthopädisch-unfallchirurgische Probleme). Sie können sowohl die Initiation als auch die Durchführung willkürlicher und unwillkürlicher Bewegungen betreffen. Auch kann es zur Entstehung fehlerhafter oder zusätzlicher Bewegungen kommen.

Bewegungsstörungen lassen sich vereinfacht – in der Realität kann es vielfältige Kombinationen geben – in **Hyperkinesen** („zu viel“) und **Hypokinesen** („zu wenig“ Motorik) einteilen.

Ataxien, die Störungen der Bewegungskoordination und der Gleichgewichtsregulation darstellen, nehmen eine Sonderstellung ein, da sie keiner der beiden Gruppen eindeutig zuzuordnen sind.

Anatomie

Das motorische System lässt sich in ein **pyramidalmotorisches (PS)** und **extrapyramidalmotorisches System (EPS)** einteilen.

Hypo- und hyperkinetische Bewegungsstörungen entstehen im EPS, zu dem die **Basalganglien** (Nucleus caudatus + Putamen = Striatum, Nucleus accumbens, Globus pallidus, Nucleus subthalamicus und Substantia nigra) und ihre Bahnen zählen. Diese subkortikalen Kerne empfangen Signale aus dem Kortex und sind über komplexe Neuronenkreise verschaltet. Sie stehen auch in Verbindung mit weiteren wichtigen Zentren, wie dem **Kleinhirn,** den **Thalamuskernen,** der **Formatio reticularis** und den **Vestibulariskernen.** Auch diese Strukturen werden im weiteren Sinne zum EPS gezählt. Über Hemmung oder Verstärkung der Thalamuskerne, die wiederum in den motorischen Kortex projizieren, modulieren die Basalganglien die Aktivität der absteigenden motorischen Signale aus der Hirnrinde. Die Neurotransmitter des EPS sind Glutamat, GABA und Dopamin.

Zu den Aufgaben des EPS zählen das Ausführen automatischer Bewegungsabläufe und unwillkürlicher Bewegungen, die Steuerung des Tonus, die Halte- und Stützmotorik, Bewegungskoordination und Erlernen und vieles mehr. Läsion der Strukturen des EPS können daher je nach betroffener Komponente zu variablen Bewegungsstörungen führen.

Pathogenese

Hypokinetische Bewegungsstörungen sind vor allem Folge der Degeneration dopaminerger Neurone in der Substantia nigra (Pars compacta). Dies führt zu einer Disinhibition hemmender Neurone, während aktivierende Signale reduziert werden. Hyperkinetische Bewegungsstörungen wiederum entstehen unter anderem durch eine verminderte hemmende Aktivität des Striatum oder Nucl. subthalamicus. Die Ursachen für Ataxien sind meist Funktionsstörungen des Kleinhirns (zerebelläre Ataxie), seiner Bahnen oder Störungen der (Tiefen-)Sensibilität (spinale/„sensible“ Ataxie).

Klinik

Auch bei der neurologischen Untersuchung stellt die Anamnese den wichtigsten Teil und den ersten Schritt dar. Informationen wie Beginn, Dauer, Verlauf und Schwere der Symptome, Familienanamnese, Risikofaktoren, Medikamenteneinnahme und so weiter, sollten vor der körperlichen Untersuchung erhoben werden und können wichtige Wegweiser sein oder bereits eine Verdachtsdiagnose liefern. Auch eine Fremdanamnese kann nützlich sein, da z. B. PatientInnen mit Huntington-Chorea erste Bewegungsstörungen selbst nicht wahrnehmen. Weiters ist auf **Sprachmelodie** und **-tempo** zu achten (z. B. skandierende Sprache bei Kleinhirnfunktionsstörungen, monotone Sprache bei Morbus Parkinson).

Die Untersuchung der Bewegungsstörungen besteht weiter aus einer fokussierten Inspektion, um typische Bewegungsmuster und unwillkürliche Bewegungen zu erkennen. Bei der Inspektion ist außerdem auf die **Mimik, Körperhaltung, Gangbild** und **Trophik** der Muskulatur zu achten.

Bei der **Tonusprüfung** (passives Bewegen der Extremitäten über mehrere Gelenke) können ein Rigor oder eine Spastik erkannt werden. Zur Überprüfung **zerebellärer Störungen** dienen der Finger-Nase-Versuch, Knie-Hacke-Versuch sowie der Rebound-Versuch. Weitere Hinweise für eine Kleinhirnfunktionsstörungen oder Störung des EPS können eine verminderte **Feinmotorik** (kann z. B. geprüft werden, indem man PatientInnen „Klavierspielen" lässt) oder verlangsamte bzw. unkoordinierte **Diadochokinese** („Glühbirnen rein- und rausschrauben") sein. Ein Schwanken beim Romberg-Standversuch und sowie eine Drehtendenz beim **Unterberger-Tretversuch** können weiters Zeichen einer zerebellären oder vestibulären Störung sein.

Neurologische Untersuchungen

Pharmakologische Tests (z. B. L-Dopa- oder Apomorphintest bei Morbus Parkinson), genetische Tests (z. B. Huntington Chorea), Labortests oder neurophysiologische Untersuchungen notwendig sein, um die Verdachtsdiagnose zu bestätigen oder bestimmte Ursachen auszuschließen.

Imaging

Bildgebung des Gehirns vor allem mit MRT je nach vermuteter Ursache.

Differenzialdiagnose

Da die möglichen Ursachen von Bewegungsstörungen sehr vielfältig sind, sollen hier nur einige der wichtigsten Erkrankungen kurz beschrieben werden.

Parkinson-Syndrom (PS): Darunter versteht man das Auftreten von Hypo-/Bradykinese zusammen mit einem Ruhetremor, Rigor oder einer Haltungsinstabilität. Ursache ist ein Dopaminmangel durch Degeneration dopaminerger Neurone in der Substantia nigra. Sie können in mehrere Gruppen unterteilt werden:

- **Idiopathisches Parkinson-Syndrom (IPS, Morbus Parkinson):** macht 75 % aller PS aus und stellt die wichtigste Differentialdiagnose bei hypokinetischen Bewegungsstörungen dar. Je nach Verlaufsform lassen sich weitere Subtypen unterscheiden (Äquivalenztyp, akinetisch-rigider Typ, Tremordominanztyp)
- **Genetische Parkinson-Formen**
- **Atypische Parkinson-Syndrome:** treten im Rahmen anderer neurodegenerativer Erkrankungen auf z. B. Multisystematrophie, progressive supranukleäre Paralyse (PSP), Demenz
- **Symptomatische (sekundäre) Parkinson-Syndrome:** z. B. medikamenteninduziert

Huntington Chorea: Es handelt sich hierbei um eine autosomal-dominant vererbte, seltene, neurodegenerative Erkrankung. Sie ist wie der Name bereits sagt durch choreatische Bewegungsstörungen gekennzeichnet. Weiters treten psychiatrische Symptome wie Depressionen, Impulskontrollstörung, Reizbarkeit („Choreophrenie", meist erste Anzeichen der Erkrankung) und Gewichtsverlust auf. Im späteren Verlauf kommt es zu einer fortschreitenden Demenz und Abnahme der Hyperkinese bei gleichzeitiger Zunahme hypokinetischer Bewegungsstörungen.

Westphal-Variante: ist eine juvenile Form der Huntington Chorea (Beginn vor dem 20. Lebensjahr), bei der Hypokinesien schon anfangs im Vordergrund stehen

Essenzieller Tremor: Der essenzielle Tremor ist die zweithäufigste Form des Tremors (nach dem physiologischen Tremor) und die häufigste pathologische Form. Er ist gekennzeichnet durch eine Kombination aus Halte- und Aktionstremor und betrifft hauptsächlich die Hände, aber auch Kopf, Unterkiefer und Stimme.

Morbus Wilson: Morbus Wilson ist eine seltene, autosomal-rezessiv vererbte Erkrankung mit gestörter Kupferausscheidung, welche im Jugendalter auftritt. Es kommt durch Kupfereinlagerung in den Organen zu Schädigung vor allem der Leber, der Augen und des Gehirns. Die Erkrankung geht mit motorischen Störungen wie Rigor, Dystonie und (Aktions-)Tremor einher. Sie muss bei symptomatischen und asymptomatischen Patienten (homozygote Genträger) frühestmöglich behandelt werden und kann unbehandelt zum Tod führen (Leberversagen, Enzephalopathie).

Restless-Legs-Syndrom: Es ist eine sehr häufige Erkrankung und gekennzeichnet durch Bewegungsdrang der Beine (manchmal auch der Arme) begleitet von unangenehmen Empfindungen, welcher vor allem bei Inaktivität (deutliche Betonung der Beschwerden abends und nachts) auftritt und durch Bewegung gebessert werden kann.

Tourette-Syndrom: Beim Tourette-Syndrom kommt zu multiplen motorischen und vokalen Tics. Die Erkrankung beginnt bereits im Kindes- und Jugendalter, betrifft Jungen bis zu viermal häufiger als Mädchen und ihre Ursache ist nicht geklärt.

Friedreich-Ataxie (FRDA): häufigste erbliche Ataxie, die zwischen dem 8. und 15. Lebensjahr beginnt, zunächst mit einer ataktischen Gangstörung äußert. Später kommt es auch zu einer Rumpfataxie, Ataxie der oberen Extremitäten sowie Dysarthrie.

Tab. 1. Ataxien

Bewegungsstörung	Klinische Zeichen	Mögliche Ursachen und Differentialdiagnosen
Ataxie der Extremitäten	Dysmetrie: Falsche Abmessung von Zielbewegungen, überschießende (Hypermetire) oder zu kurze Bewegungen (Hypometrie) Dysdiadochokinesie: Störung der Fähigkeit, rasch aufeinanderfolgende Bewegungen auszuführen Dys-/Asynergie: Störung des Zusammenspiels verschiedener Muskelgruppen Dysarthrie: Sprechstörung	Zerebelläre Ataxie: • Symptomatisch (z. B. alkoholinduziert, entzündlich, paraneoplastisch) • Idiopathisch • Hereditär (z. B. Friedrich-Ataxie) Spinale Ataxie (z. B. Polyneuropathien, Guillain-Barré-Syndrom)
Gangataxie	Breitbeiniges Gangbild, Strichgang nicht möglich	
Standataxie	Schwanken im Stehen (bei leichter Ataxie nur durch Romberg-Standversuch erkennbar)	
Rumpfataxie	Fallneigung im Sitzen	

Tab. 2. Hypokinesen

Bewegungsstörung	Klinische Zeichen	Mögliche Ursachen und Differentialdiagnosen
Bradykinese	verlangsamte Bewegung	Parkinson-Syndrome
Hypokinese	verminderte Bewegungsamplitude	
Akinese	fehlende Bewegung (Endstadium der Bradykinese/ Hypokinese)	
Rigor	gesteigerter Muskeltonus, wächserner Widerstand bei passiver Bewegung (Zahnradphänomen)	
Freezing	kurzzeitige, akute Akinese	Fortgeschrittenes Parkinson-Syndrom

Patientenmanagement

Die Therapie ist stark abhängig von der zugrundeliegenden Erkrankung. So ist bei manchen Ursachen akuter Handlungsbedarf gegeben (z. B. Insult, intrazerebrale Blutung). Andere Erkrankungen verlaufen chronisch. Hier kann eine medikamentöse Therapie (z. B. Parkinson) erforderlich sein. Auch neuere neurochirurgische Behandlungen, wie die tiefe Hirnstimulation bei Tremor, stehen zur Verfügung und erzielen gute Ergebnisse.

Nicht außer Acht zu lassen ist auch die genetische Beratung von PatientInnen, deren Bewegungsstörung auf erblich bedingte Erkrankungen (z. B. Huntington Chorea) zurückzuführen ist.

Tab. 3. Hyperkinesen

Bewegungsstörung	Klinische Zeichen	Ursachen und Differentialdiagnosen
Tremor	Rhythmische, oszillierende, unwillkürliche Bewegung Ruhe-, Halte-, Aktions- und Intentionstremor	Häufigste Bewegungsstörung! Parkinson-Syndrome, essenzieller Tremor, zahlreiche weitere neurologische und internistischer Erkrankungen
Athetose	Langsame, schraubende, wurmartige Bewegungen vor allem der distalen Extremitäten	Perinataler Hirnschaden, intrazerebrale Blutung, Hypoxie, Insult
Ballismus (griech. ballein, werfen)	Abrupte, proximal betonte, schleudernde Bewegung der Extremitäten, treten praktisch nur einseitig auf (Hemiballismus), Grimassieren, pathologisches Lachen oder Weinen möglich	Infarkte oder (selten) Blutungen im kontralateralen Nucleus subthalamicus
Chorea (griech. choreia, Tanz)	Rasche, „zufällige" Kontraktion verschiedener Muskeln oder Muskelgruppe, ausgeprägter Bewegungseffekt, Verstärkung bei intendierter Bewegung, Grimassieren	Huntington-Chorea (genetisch, degenerativ), Chorea minor bei rheumatischem Fieber (autoimmun), Schwangerschaftschorea (autoimmun), verschiedene ZNS-Erkrankungen (ischämisch, toxisch, entzündlich)
Dystonie fokal vs generalisiert Tonisch vs. phasisch	Rasche (phasisch) oder langsame (tonisch) Muskelkontraktionen führen zu wiederholenden Bewegungen oder abnormen Haltungen in Extremitäten, Rumpf oder Kopf	Idiopathisch, perinatale Hirnschädigung, Morbus Wilson
Myoklonien	Nicht unterdrückbare, rasche Muskelzuckungen ohne oder mit nur geringem Bewegungseffekt	Leit- oder Nebensymptom bei vielen neurologischen Krankheiten (z. B. Epilepsie, Morbus Alzheimer, Creutzfeldt-Jacob-Krankheit, metabolisch, entzündlich), familiäre Hyperekplexie (Startle-Erkrankung) Physiologisch beim Einschlafen oder Schluckauf
Asterixis/negativer Myoklonus („flapping tremor")	Unregelmäßiges Zittern der Hände durch kurze Tonusverluste und darauffolgende Korrektur in den Unterarmstreckmuskeln	Metabolische Enzephalopathien (Nieren-, Leberversagen, Hyponatriämie), medikamentös (Antikonvulsiva)
Spasmus	Muskelkrampf, auf einen Muskel oder Muskelgruppe begrenzte schmerzhafte Anspannung, kann durch Dehnung beendet werden	Elektrolytstörungen, Stoffwechselerkrankungen, Entzug
Spastik	Krampfartige Erhöhung des Muskeltonus, federnder Widerstand bei passiver Bewegung, geht meist einher mit gesteigerten Muskeleigenreflexen	Zentralmotorische Läsionen (Trauma, Entzündung, Insult, intrazerebrale Blutung, ...)
Tics	Schnelle, wiederholende, arrhythmische Bewegungen oder Vokalisationen, können einfach oder komplex sein, können meist über eine kurze Zeit unterdrückt werden	Idiopathisch, Tourette-Syndrom
Akathisie	Innere Unruhe, Unfähigkeit ruhig zu sitzen, auf der Stelle treten, Gewichtverlagerung beim Sitzen und andere zwecklose Bewegungen (Stereotypien)	Nebenwirkung bei Neuroleptikatherapie

Lähmungen

Definition

Lähmung ist ein Überbegriff für die Unfähigkeit oder herabgesetzte Fähigkeit einen Muskel oder eine Muskelgruppe zu kontrahieren. **Paresen** sind unvollständige Lähmungen, **Plegien (= Paralysen)** sind vollständige Lähmungen (Kraftgrad 0).

- Monoparese/-plegie: betrifft eine Extremität
- Hemiparese/-plegie: betrifft eine Körperhälfte
- Paraparese/-plegie: betrifft zwei symmetrische Extremitäten (beide Beine)
- Tetraparese/-plegie: betrifft alle vier Extremitäten

Man unterscheidet weiters, je nach Läsionsort zwischen **zentralen, spastischen** und **peripheren, schlaffen** Lähmungen.

Anatomie

Das pyramidalmotorische System (PS) besteht aus den Pyramidenbahnen, die motorische Befehle aus dem Kortex zum Rückenmark und den motorischen Hirnnervenkernen leiten (erstes motorisches Neuron). Der motorische Kortex ist somatotrop gegliedert das bedeutet, dass benachbarte Felder auch benachbarten Muskelgruppen zugeordnet sind. Diese Gliederung spiegelt sich auch in den Pyramidenbahnen wider.

Pathogenese

Zentrale Lähmungen entstehen durch Schädigungen des ersten motorischen Neurons. Periphere Lähmungen entstehen durch Läsionen des zweiten, also peripheren motorischen Neurons, welches vom Vorderhorn des Rückenmarks bis zur motorischen Endplatte am Muskel verläuft.

Klinik

Zur Untersuchung einer Lähmung dienen die Inspektion (hier ist vor allem auf Atrophien und abnorme Haltungen zu achten), die Prüfung des Tonus, der Reflexe sowie Funktion und Kraft der Extremitäten. Bei der Kraftprüfung wird die grobe Kraft in sechs Graden (0–5) angegeben:

- Kraftgrad 0: keine Muskelaktivität
- Kraftgrad 1: Kontraktion des Muskels aber kein Bewegungseffekt
- Kraftgrad 2: Bewegungseffekt unter „Ausschaltung" der Schwerkraft
- Kraftgrad 3: Bewegung gegen die Schwerkraft
- Kraftgrad 4: Bewegung gegen mäßigen Widerstand
- Kraftgrad 5: Bewegung gegen erheblichen Widerstand, normale Muskelkraft

Halteversuche wie der Armhalteversuch und Beinhalteversuch (= Positionsversuch) dienen dazu, geringere Kraftdefizite (Paresen) aufzudecken. Positive Pyramidenbahnzeichen (Babinski-, Oppenheim-, Gordon-Reflex) deuten auf eine zentrale Läsion hin.

Das wichtigste Symptom bei zentralen Lähmungen ist eine ausgeprägte **Störung der Feinmotorik** und das Auftreten von **Massenbewegung.** Der Kraftverlust ist regional bis halb- oder beidseitig. Der Tonus ist anfangs schlaff, nach Tagen bis Wochen aber spastisch erhöht (an Armen Beuger und an den Beinen Strecker stärker betroffen). Es zeigt sich keine Atrophie der Muskeln, jedoch gesteigerte Eigenreflexe.

Bei einer peripheren Lähmung entspricht der Kraftverlust dem Versorgungsmuster peripherer Nerven(-wurzeln). Es kommt rasch zu einer Atrophie der betroffenen Muskeln und der Tonus ist herabgesetzt (Hypotonie). Die Eigenreflexe sind vermindert und Feinmotorik kann beeinträchtigt sein (erst bei höhergradigen Paresen).

Tab. 4. Unterscheidung von zentralen und peripheren Lähmungen

	Zentrale Lähmung	**Periphere Lähmung**
Schädigungsort	1. motorisches Neuron	2. motorisches Neuron
Tonus	Gesteigert (hyperton)	Vermindert (hypoton)
Eigenreflexe	gesteigert	vermindert, fehlend
Pyramidenzeichen	nein	nein
Atrophie	keine	ja

Die weiterführende Diagnostik ist abhängig von der Verdachtsdiagnose. Über bildgebende Verfahren können z. B. Tumore, intrazerebrale Blutungen, Bandscheibenvorfälle und viele weitere Ursachen erkannt werden. Mittels EMG kann die Muskelaktivität bestimmt werden und Liquorpunktion sowie Labortests können Aufschluss über das Vorliegen einer Infektion geben.

Differenzialdiagnose

Zentrale Lähmungen können im Rahmen verschiedener Erkrankungen auftreten, welche zu Läsionen im Bereich der Hemisphären, des Hirnstamms oder des Rückenmarks führen:

- Vaskulär z. B. Infarkt, intrazerebrale Blutungen, Sinusvenenthrombose
- Infektionen z. B. Herpesenzephalitis
- Autoimmunerkrankungen z. B. Multiple Sklerose, Vaskulitis
- Trauma z. B. Schädel-Hirn-Trauma
- Metabolisch
- Tumore
- Migräne
- Anfallsleiden (Postiktale Parese = Todd-Parese)
- Perinatale Hirnschädigung

Auch für periphere Lähmungen gibt es zahlreiche Ursachen. Gemeinsam haben diese, dass sie zu Schädigungen im Bereich des Vorderhorns des Rückenmarks, der Nervenwurzeln, der Nervenplexus oder der peripheren Nerven führen:

- Trauma/Kompression z. B. Bandscheibenvorfall
- Tumore z. B. Neurinom
- Infektionen z. B. Poliomyelitis, Neuroborreliose
- Entzündliche Erkrankungen z. B. Guillain-Barré-Syndrom
- Polyneuropathie

Literatur, Links

1. AllEx – Alles fürs Examen. Ackermann H, Aden K, Aurich M, Becker G, Bley C, Centgraf M, Dettenkofer M, Dörges S, Ebner W et al., Hrsg. 2. überarbeitete und erweiterte Auflage.
2. Checkliste Neurologie. Grehl H, Reinhardt F, Hrsg. 6. vollständig überarbeitete und aktualisierte Auflage. Stuttgart: Thieme; 2016.
3. Duale Reihe Neurologie. Masuhr K, Neumann M, Hrsg. 7. Auflage. Stuttgart: Thieme; 2013.
4. Duale Reihe Anamnese und Klinische Untersuchung. Füeßl H, Middeke M, Hrsg. 6., aktualisierte Auflage. Stuttgart: Thieme; 2018.
5. Neurologie. Hacke W, Hrsg. 14. Auflage. Berlin Heidelberg: Springer-Verlag; 2016.
6. Klinische Neurologie. Berlit, P, 2. aktualisierte Auflage. Heidelberg: Springer Medizin Verlag; 2006.

Gesichtsfeldausfälle

Tamara Lisy

Lernziele und Zusammenfassung

- Die verschiedenen Gesichtsfeldausfälle benennen und unterscheiden können.
- Die häufigsten Ursachen der Gesichtsfeldausfälle kennen.
- Anhand des Gesichtsfeldausfalls auf den wahrscheinlichsten Ort der Läsion schließen können.

Definitionen

Gesichtsfeldausfälle sind Defekte des Gesichtsfelds, die **relativ** (Wahrnehmung reduziert) oder **absolut** (keine Wahrnehmung) sein können. Weiters können Gesichtsfeldausfälle **einseitig/monokular** oder **beidseitig/binokular** auftreten. Kleinere umschriebene Ausfälle werden meist als **Skotome** und größere Ausfälle als **Anopsien** bezeichnet.

Umschriebene Skotome werden meist durch Erkrankungen des Auges verursacht. Je nach Lage des Skotoms innerhalb des Gesichtsfelds unterscheidet man:

- **Zentralskotome:** betreffen den Bereich des schärfsten Sehens (Fovea centralis) mit starker Beeinträchtigung der Sehschärfe. Betreffen vor allem den Ort der Fixation, d.h. PatientInnen sehen Gegenstände schärfer, wenn Sie diese nicht fixieren
- **Zentrozökalskotome:** betreffen den Bereich des blinden Flecks und der Makula (= gelber Fleck)
- **Parazentralskotom:** betreffen das zentrale Gesichtsfeld, liegen aber außerhalb der Makula
- **Periphere Skotome:** betreffen den peripheren Bereich des Gesichtsfeldes und schränken dieses ein

Weiters gibt es zahlreiche Sonderformen von Skotomen:

- **Flimmerskotom:** Gesichtsfeldausfall breitet sich rasch aus, ist zickzackförmig/unscharf begrenzt und geht visuellen Sensationen wie Flimmern/Blitzen einher
- **Ringskotom:** ringförmig
- **Konzentrische Einschränkung:** pathologische Einschränkung des Gesichtsfelds (im Alter ist eine gewisse Einschränkung des Gesichtsfelds physiologisch)
- **Seidel-Skotom:** Kommaförmige Verlängerung des Blinden Flecks
- **Bjerrum-Skotom:** Bogenförmiger Nervenfaserdefekt

Neurologische Erkrankungen, welche zu einer Schädigung der Sehbahn führen, verursachen meist periphere Ausfälle bzw. **Anopsien.** Je nach Muster des Gesichtsfeldausfalls unterscheidet man:

- **Amaurose:** Ausfall des gesamten Gesichtsfelds, Erblindung
- **Hemianopsien:** Ausfall einer Hälfte des Gesichtsfelds. Können weiters unterteilt werden in:
- **Homonyme (gleichseitige) Hemianopsien:** betreffen die gleiche Seite (links, rechts) des Gesichtsfelds in beiden Augen
- **Heteronyme (gekreuzte) Hemianopsien:** betreffen unterschiedliche Seiten (bitemporal, binasal) des Gesichtsfelds in beiden Augen
- **Quadrantenanopsien:** Ausfall eines Viertels des Gesichtsfelds. Je nachdem welcher Quadrant betroffen ist spricht man von oberer oder unterer Quadrantenanopsie. Sie lassen sich ebenfalls weiter unterteilen in:
- **Homonyme (gleichseitige) Quadrantenanopsien** (siehe oben)
- **Heteronyme (gekreuzte) Quadrantenanopsien** (siehe oben)

Anatomie

Das **Gesichtsfeld** stellt die Gesamtheit der optisch-sensorisch wahrgenommenen Reize der Außenwelt dar, die vom unbewegten Auge auf der Retina abgebildet und an die Sehzentren des Kortex weitergeleitet werden. Ein physiologisches absolutes Skotom stellt der sogenannte **blinde Fleck** am Ort des Eintritts des Nervus opticus in den Bulbus dar.

Pathogenese

Um die Pathogenese der verschiedenen Gesichtsfeldausfälle zu verstehen, ist ein Verständnis über die Anatomie der Sehbahn und somit über die Weiterleitung visueller Informationen von den beiden Augen an den visuellen Kortex notwendig. Dabei verlaufen die Axone der Ganglienzellen, welche die unterste Schicht der Retina bilden, gebündelt als Sehnerv (Nervus opticus) zum Chiasma opticum vor dem Hypophysenstiel. In diesem Bereich kommt es zu einer Überkreuzung der Axone, welche aus dem nasalen Bereich der Retina stammen, während Axone aus dem temporalen Bereich auf derselben Seite weiterlaufen. Die gekreuzten nasalen Anteile verlaufen daher nach dem Chiasma mit den ungekreuzten temporalen Anteilen der kontralateralen Seite im Tractus opticus. Im Corpus geniculatum laterale des Thalamus erfolgt die Umschaltung. Von hier aus ziehen die Axone der Nervenzellen fächerförmig als Radiatio optica (Sehstrahlung) zur primären Sehrinde.

Bei vielen Gesichtsfeldausfällen kann der Ort der Läsion anhand des Ausfallsmusters bestimmt werden. Monokulare Ausfälle werden durch Schädigungen vor dem Chiasma opticum, also im Bereich der Retina oder des Nervus opticus verursacht. Ist das Chiasma opticum betroffen zeigt sich eine bitemporale (oder selten auch binasale), also heteronyme, Hemianopsie. Homonyme Hemianopsien entstehen durch Läsionen nach der Sehnervenkreuzung, also im Tractus opticus, der Sehstrahlung oder der Sehrinde und betreffen die kontralateral der Läsion liegenden Seite.

Klinik

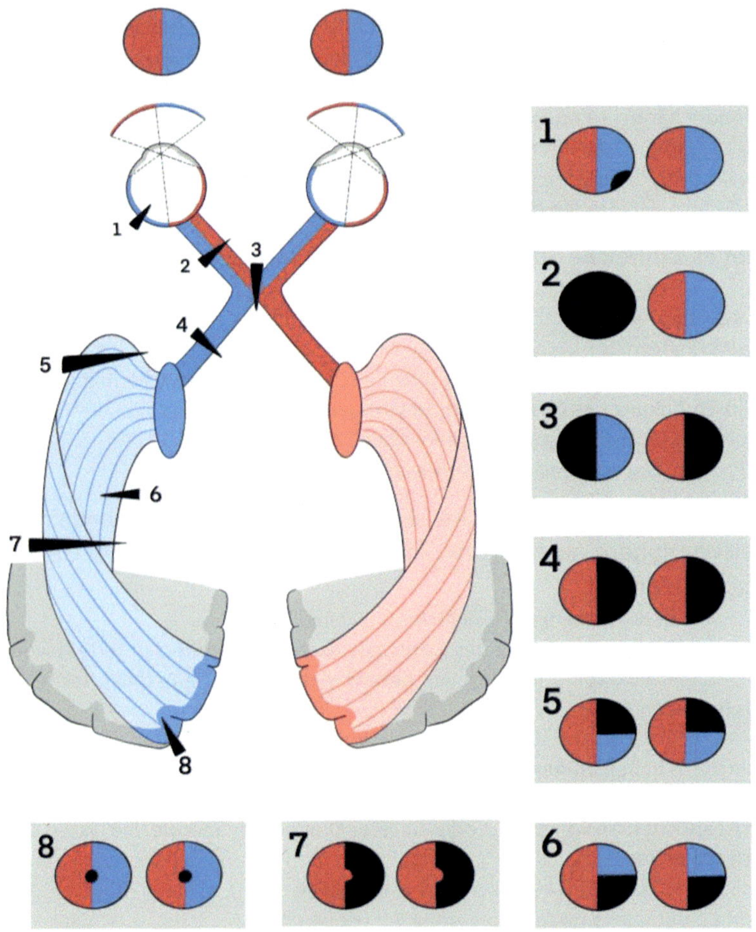

Abb. 1. Gesichtsfeldausfälle je nach Ort der Läsion:
(1) Retina → Skotom (2) N. opticus → einseitige Amaurose (3) Chiasma → heteronyme bitemporale Hemianopsie (4) linker Tractus opticus → rechtsseitige homonyme Hemianopsie (5) Sehstrahlung im linken vorderen Temporallappen (Meyer-Schlinge)→ rechtsseitiger Quadrantenausfall oben (6) innere Sehstrahlung im Bereich des linken Parietallappens → rechtsseitiger Quadrantenausfall unten (7) Sehstrahlung im Bereich des linken Okzipitallappens → rechtsseitige homonyme Hemianopsie mit Aussparung der Makula (8) Kortex im Bereich des Okzipitalpols → homonym-hemianoptisches Zentralskotom

Die Anamnese kann bereits Hinweise über das Vorliegen eines Gesichtsfeldausfalls geben, jedoch werden Skotome von PatientInnen meist aufgrund des Einfüllens („filling in“) dieser nicht wahrgenommen. Auch bei großen Defekten des Gesichtsfelds kann zu einem Einfüllphänomen und damit zu Pseudo-Halluzinationen kommen (Charles-Bonnet-Syndrom). Bei größeren Defekten kann es sein, dass PatientInnen häufiger gegen Gegenstände laufen (vor allem bei Hemianopsien) oder über Schwierigkeiten beim Lesen berichten.

Werden Gesichtsfeldausfälle vom Patienten selbst wahrgenommen, spricht man von positiven bzw. subjektiven Skotomen. Negative bzw. objektive Skotome werden nur durch eine ophthalmologische oder neurologische Untersuchung festgestellt, meist parazentrale und periphere Skotome, die die Sehschärfe nicht direkt beeinträchtigen.

Die Untersuchung des Gesichtsfelds erfolgt mittels **Perimetrie,** wobei jedes Auge einzeln untersucht wird. Es wichtig die Untersuchungsbedingungen möglichst konstant zu halten, die Perimetrie bleibt jedoch eine subjektive Untersuchungsmethode und Variabilität der Patientenantworten kann groß sein.

Ophthalmologie

Es gibt verschiedene Formen der Perimetrie bzw. Gesichtsfeldüberprüfung:

- **Kinetische Perimetrie:** wird meistens manuell mittels Hohlkugelperimeter durchgeführt. Es werden einzelne Lichtpunkte projiziert und bewegt. Die untersuchte Person gibt mittels eines Signalknopfes bekannt, sobald sie die Lichtmarken sieht.
- **Statische Perimetrie:** wird meistens automatisch, computergesteuert mittels Hohlkugelperimeter durchgeführt. Es werden einzelne unbewegte Lichtmarken in ihrer Helligkeit gesteigert. Die untersuchte Person gibt mittels eines Signalknopfes bekannt, sobald sie die Lichtmarken sieht.
- **Konfrontationsperimetrie/-test (Fingerperimetrie):** die Person, die die Perimetrie durchführt, sitzt gegenüber der untersuchten Person und bewegt den Finger oder einen Gegenstand von außen nach innen, um den Wahrnehmungszeitpunkt im Gesichtsfeld zu vergleichen.
- **Flickerperimetrie (Rauschfeldkampimetrie):** wird mittels eines Bildschirms durchgeführt, auf dem ein Flimmerbild gezeigt wird. So kann die untersuchte Person selbst das Skotom wahrnehmen. Dies dient vor allem der Untersuchung des zentralen Gesichtsfelds.
- **Amsler-Test:** wird zur Untersuchung des zentralen Gesichtsfelds verwendet und dient dem Nachweis kleiner Skotome oder Bildverzerrungen (Metamorphopsie). Anhand eines geraden Gitternetzes können Lücken oder Verzerrungen der Gitterlinien erkannt werden.

Die Perimetrie wird standardmäßig bei der ophthalmologischen und neurologischen Untersuchung durchgeführt. Bei pathologischen Befunden können weitere Untersuchungen, Aufschluss über die Ursache geben. Dazu zählen unter anderem:

- Sehschärfenbestimmung
- Spiegelung des Augenhintergrund
- Augeninnendruckmessung
- Neurologischer Status
- Schädel-MRT oder -CT
- Visuell evozierte Potentiale (VEP)

Tab. 1. Skotome

Gesichtsfeldausfall	Mögliche Ursachen (Auswahl)
Zentrales Skotom	Optikusatrophie- oder -neuritis, Makuladegeneration, Retrobulbärneuritis
Parazentrales Skotom	(Frühes) Glaukom, Papillenödem, Netzhaut-Aderhaut-Veränderung
Zentrozökalskotome	Toxische optische Neuropathien, Verschluss einer zilioretinalen Arterie, Leber'sche Optikusatrophie, toxische Amblyopie, Tumore des N. opticus
Ringskotom	Retinitis pigmentosa, Glaukom, Chloroquintherapie
Flimmerskotom	Migräne, Contusio cerebri
Bjerrum-Skotom	Glaukom, Drusenpapille
Konzentrische Gesichtsfeldeinengung	Kompression des N. opticus; Retinopathie; Simulation
Homonymes zentrales Skotom	Kleine Läsionen des Kortex am Okzipitallappenpol (repräsentiert die Makula)

Tab. 2. Anopsien

Gesichtsfeldausfall	Läsionsort	Mögliche Ursachen (Auswahl)
Amaurosis eines Auges	Vor dem Chiasma opticum	Vielfältig z. B. angeboren, Zentralarterienverschluss, Netzhautablösung (Amotio retinae), Verletzungen, Glaukom, Tumore
Bitemporale Hemianopsie (Scheuklappenphänomen)	Chiasma opticum (zentrale Schädigung)	Chiasmaläsionen und -tumore, Kraniopharyngeome, intrakraniale Aneurysmen, Hypophysenläsionen, -tumore
Binasale Hemianopsie (selten)	Chiasma opticum (doppelseitige Schädigung der lateralen Anteile) (symmetrische Läsionen in beiden temporalen Netzhauthälften)	Chiasmaverletzung, fusiforme Aneurysmen der A. carotis interna, Meningeome des kleinen Keilbeinflügels, schwere Ausblutung, Glaukom
Homonyme Hemianopsie	Kongruent Sehrinde (häufig Aussparung der Makula), evtl. Radiatio optica	Häufigste Ursache sind Blutungen, Gefäßinsulte oder Hirntumore
	Inkongruent Tractus opticus	
Quadrantenanopsie	Radiatio optica	
	Obere Quadrantenanopsie Sehstrahlung im vorderen Temporallappen (Meyer-Schlinge), quasi „unten“	
	Untere Quadrantenanopsie Innere Sehstrahlung im Bereich des Parietallappens, quasi „oben“	

Patientenmanagement

Die das weitere Vorgehen nach Diagnose eines Gesichtsfeldausfalls ist abhängig von der Ursache bzw. der zugrundeliegenden Erkrankung und kann sehr unterschiedlich aussehen. Je nach Ursache kann akuter Handlungsbedarf bestehen (Insult, Blutung, Vergiftung) und eine medikamentöse oder chirurgische Therapie notwendig sein.

Literatur, Links

1. Augenheilkunde. Grehn F, Berlin, Heidelberg: Springer; 2019.
2. Duale Reihe Physiologie. Behrends J, Bischofberger J, Deutzmann R, Ehmke H, Frings S, Grissmer S, Hoth M, Kurtz A, Leipziger J et al., Hrsg. 4., unveränderte Auflage. Stuttgart: Thieme; 2021.
3. Checkliste Augenheilkunde. Burk A, Burk R, Hrsg. 6., vollständig überarbeitete und erweiterte Auflage. Stuttgart: Thieme; 2018.
4. Basiswissen Augenheilkunde. Walter P, Plange N, Heidelberg: Springer-Verlag Berlin; 2017.
5. Funktionelle neurologische Störungen: Popkirov S, Deutschland: Springer-Verlag GmbH; 2020.
6. Checkliste Anamnese und klinische Untersuchung. Neurath M, Lohse A, Hrsg. 5., aktualisierte Auflage. Stuttgart: Thieme; 2018.

Hirntoddiagnostik

Martin Schmid

Lernziele und Zusammenfassung

- Indikation und Rechtsgrundlage für die Hirntoddiagnostik kennen.
- Klassische intensivmedizinische Szenarien und ihren Einfluss auf die Hirntoddiagnostik interpretieren können: Hypothermie, hypovolämischer Schock, endokrines oder metabolisches Koma sowie Intoxikationen.
- Den Glasgow-Coma-Scale und die Prinzipien der klinischen und apparativen Untersuchung in diesem Kontext interpretieren können.

Definitionen

Mit Hirntod, auch Hirntodsyndrom, bezeichnet man den irreversiblen Funktionsausfall von Großhirn, Kleinhirn und Hirnstamm. In der klinischen Praxis wird der Begriff vor allem dann verwendet, wenn der restliche Körper mittels Kreislaufunterstützung und Beatmung vital gehalten wird. Die Hirntoddiagnostik ist wiederum die standardisierte Feststellung dieses Zustandes, um eine Entscheidung zur Weiterführung oder Beendigung der intensivmedizinischen Behandlung zu treffen und gegebenenfalls geeignete Organe zur Organspende freizugeben.

Der Hirntod ist gemäß o.g. Empfehlung gleichzusetzen mit dem Individualtod eines Menschen.

Im Gegensatz dazu steht der Herztod oder Herzkreislaufstillstand, der bei optimaler Versorgung reversibel sein kann.

Medizinrecht

Rechtsgrundlage hierfür ist das Organtransplantationsgesetz. Die Feststellung des Hirntods soll nach aktuellem Stand der Wissenschaft erfolgen, jedoch gibt es zur Vereinheitlichung eine Empfehlung des Österreichischen Bundesinstitut für Gesundheitswesen (ÖBIG), welche durch den obersten Sanitätsrat veröffentlich wurde. Die Hirntoddiagnostik ist von einem Arzt oder einer Ärztin durchzuführen, welche/r zur selbständigen Berufsausübung befähigt ist und klinische Erfahrung mit schweren Hirnschädigungen nachweisen kann. Konkret kann das Fachärzte und Fachärztinnen für Neurologie, Neurochirurgie und Intensivmedizin (Anästhesiologie oder als Additivfach) umfassen. Um Interessenskonflikte zu vermeiden, sind hierbei Ärzte und Ärztinnen ausgeschlossen, die an der Organentnahme oder Transplantation beteiligt sind oder ein Verwandtschafts- oder Näheverhältnis zum Spender oder Empfänger haben.

Im Falle einer sekundären Hirnschädigung durch Kreislaufversagen gilt stattdessen gemäß Beschluss des Obersten Sanitätsrat die Empfehlung des Verbands der intensivmedizinischen Gesellschaften (FASIM) zur Durchführung der Todesfeststellung bei einer geplanten Organentnahme nach Hirntod durch Kreislaufstillstand.

Pathogenese

Der isolierte Hirntod tritt überwiegend bei Patienten auf, die schon intensivmedizinisch hospitalisiert sind und durch primäre Hirnschädigungen die Gesamtfunktion des Gehirns verlieren, während der restliche Körper künstlich am Leben gehalten wird.

Bei einer sekundären Hirnschädigung durch Kreislaufstillstand (bspw. Kammerflimmern während eines präklinischen Myokardinfarkts) kann bei frühzeitigem ROSC (return of spontaneous circulation) oder extrakorporalem Kreislaufersatz der Hirntod umgangen werden. Sollte dies nicht gelingen, entfällt wiederum die Notwendigkeit einer ausführliche Hirntoddiagnostik, da nach zehnminütiger Ischämie ein irreversibler Funktionsausfall anzunehmen ist.

Indikation

Ausschlusskriterien: Die Hirntoddiagnostik darf nur initiiert werden nach Ausschluss von unter Umständen noch reversiblen Ausfallserscheinungen:

- Hypothermie (< 34 °C),
- hypovolämischer Schock,
- endokrines/metabolisches Koma sowie Intoxikationen.

Intoxikationen umfassen jegliche zentral und peripher auf das Nervensystem wirksamen Substanzen sowie Muskelrelaxantien. Wenn der Patient mehr als zwei Lege-artis-Dosen von Benzodiazepinen, Barbituraten, Opioiden oder Propofol als Bolus oder kontinuierliche Therapie erhält, kann die Hirntoddiagnostik unter bestimmten Voraussetzungen durchgeführt werden.

Zunächst wird reevaluiert ob die betreffenden Substanzen noch medizinisch indiziert sind. Sollte dies nicht der Fall sein, wird die Behandlung beendet und nach einer Wartezeit von zwölf Stunden mit der Hirntoddiagnostik begonnen. Handelt es sich jedoch um Benzodiazepine, müssen diese zuerst antagonisiert werden, bevor unmittelbar danach mit der klinischen Untersuchung begonnen wird. Handelt es sich um Barbiturate, muss der Spiegel nachweislich unter 6 µg/mL liegen. Sollte dieser Wert überschritten werden, muss entweder die Spiegelbestimmung zu einem späteren Zeitpunkt wiederholt werden, oder zusätzlich zur Standard-Prozedur der zerebrale Zirkulationsstillstand festgestellt werden.

Durchführung

Der allgemeine Ablauf beinhaltet:

- klinische (neurologische) Untersuchung,
- eine (ggf. zwei) ergänzende apparative Untersuchung/en,
- Nachweis der Irreversibilität.

Klinische Untersuchung: Mittels Glasgow-Coma-Score wird zunächst ein Koma festgestellt: Punktewert 3 als Mindestpunktezahl. Konkret bedeutet das das Fehlen von Augenöffnungen (spontan oder auf externe Reize), Ausfall von motorischen Reaktionen auf externe Reize und fehlende Lautäußerungen. Unbedenklich sind unspezifische spinale Reaktionen wie zum Beispiel spontane Fingerbeugungen, undulierende Zehenbeugungen und spontane Ellenbogenflexionen („Lazarus-Zeichen").

Als nächstes wird der Ausfall von Hirnstammreflexen überprüft, sofern die Beurteilung nicht durch bestimmte Verletzungen o. Ä. beeinträchtigt ist:

- Die Pupillen sind mittelweit bis weit und reagieren nicht auf Licht. Keine Beurteilung möglich bei Mydriatika-Verwendung oder anatomischen Abnormalitäten der Iris.
- Ausfall der spontanen Augenbewegungen, des okulozephalen Reflex (nicht testbar bei Halswirbelsäulenverletzung), und vestiobulookulären Reflex (durch Kaltwasserspülung des Gehörgangs, nicht testbar bei Trommelfellruptur und Hämatotympanon).
- Ausfall des Ziliospinalreflexes (ipsilaterale Mydriasis bei Schmerzreiz an Schulter-/Nacken)
- Ausfall des Masseterreflexes (Adduktion des Kiefers bei Hammerschlag auf das Kinn)
- Ausfall des Kornealreflexes (Lidschluss bei Berührung der Kornea)
- Ausfall des Pharyngealreflexes (Würgereiz bei Rachenwandberührung)
- Ausfall des Trachealreflexes (Hustenreiz bei endotrachealem Absaugen)
- Kein Grimassieren nach Schmerzreizsetzung im Trigeminusgebiet (z. B. Druck auf die Bulbi oder Nervenaustrittspunkte)

In weiterer Folge wird eine schlaffe Tetraplegie bestätigt und ein Atropintest durchgeführt. Letzterer ist pathologisch, wenn die Herzfrequenz trotz 2 mg Atropinapplikation nach einer Latenz von mindestens zwei bis drei Minuten um maximal 15 % ansteigt. Zuletzt wird der Apnoetest durchgeführt, um den Ausfall der Spontanatmung zu bestätigen. Dabei wird der Patient zunächst mit einer inspiratorischen Sauerstofffraktion von 100 % für 15 bis 20 Minuten hyperoxygeniert. Der Zielwert des arteriellen Sauerstoffpartialdrucks in der Blutgasanalyse ist > 200 mmHg. Danach wird die Beatmungsmaschine diskonnektiert und durch eine tracheale Sauerstoffsonde ersetzt. Bei fehlender Spontanatmung steigt nun der CO_2-Partialdruck, während durch die Hyperoxygenierung und die Sauerstoffsonde eine ausreichende Sauerstoffsättigung gewährleistet ist. Der Apnoetest ist pathologisch, wenn in der Blutgasanalyse nach fünf bis zehn Minuten der CO_2-Partialdruck um mindestens 20 mmHg ansteigt, und absolut mindestens 60 mmHg beträgt. Sollte trotz Sauerstoffsonde in der obligatorischen Pulsoxymetrie ein Sättigungsabfall auf unter 85 % für über 30 Sekunden gemessen wird, muss die Untersuchung abgebrochen und mindestens zehn Minuten pausiert werden.

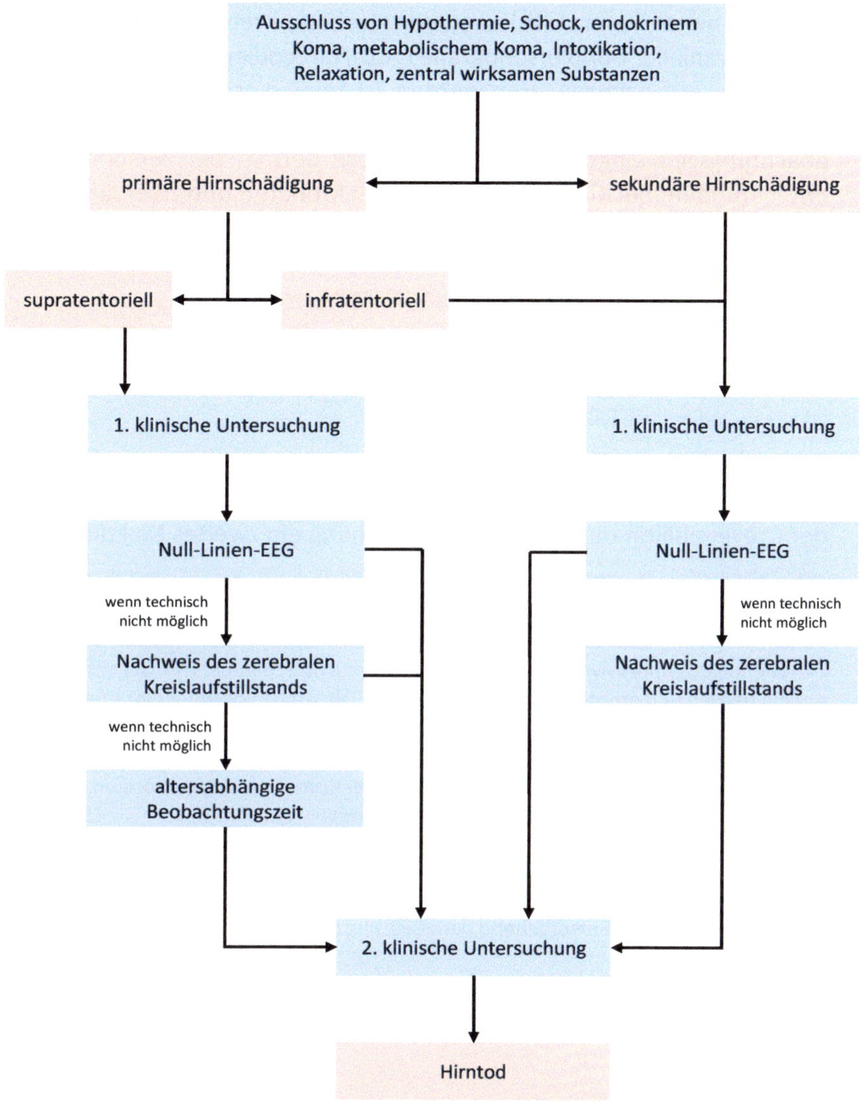

Abb. 1. Flowchart des konventionellen Ablaufs der Hirntoddiagnostik. Bei Verwendung hochdosierter Benzodiazepine, Barbiturate, Opioide und Propofol gelten andere Richtlinien. Angelehnt an die Empfehlung des Österreichischen Bundesinstitut für Gesundheitswesen. Die Hirntoddiagnostik hat nach aktuellem Stand der Wissenschaft zu erfolgen.

Bei schwerer Oxygenierungsstörung kann die Spontanatmung getestet werden, indem auf der Beatmungsmaschine eine permissive Hyperkapnie eingestellt wird und anschließend das Gerät auf Spontanatmungsmodus mit CPAP umgestellt wird.

Apparative Untersuchungen: Primär wird dafür die Elektroenzephalografie (EEG) verwendet, da hiermit non-invasiv und unkompliziert die Aktivität der Hirnrinde objektiviert werden kann. Durchführung: Für mindestens 30 Minuten bei einer Verstärkung von 2 µV/mm Ableitung des isoelektrischen EEG/Null-Linien-EEG („hirnelektrischen Stille"), wobei Artefakte klar als solche zu erkennen sein müssen. Die Interpretation und Befundung muss von einem erfahrenen Facharzt oder einer erfahrenen Fachärztin für Neurologie erfolgen.

Weitere Voraussetzungen: Es sind alle Elektroden zu verwenden und auch Ableitungen doppelter Elektrodenabstände aufzuzeichnen. Filtereinstellungen: Zeitkonstante 0,3 s (untere Grenzfrequenz 0,53 Hz), obere Grenzfrequenz 70 Hz, Verstärkung 2 µV/mm, Elektrodenübergangswiderstände sollten zwischen 1 und 10 kOhm und möglichst gleich niedrig liegen. Es sind mindestens 8 Kanäle und ein kontinuierliches EKG abzuleiten.

Sollte ein EEG nicht möglich sein, wenn es beispielsweise die Verletzungsart des Patienten verbietet, kann stattdessen der zerebrale Kreislaufstillstand mittels **Ultraschall** als transkranieller Dopplersonografie (TCD)/farbcodierter Duplex-Sonografie (FDS) oder **CT-Angiografie** nachgewiesen werden. Ist keine dieser ergänzenden Untersuchungen möglich, kann bei einer supratentoriellen Läsion stattdessen eine altersabhängige Beobachtungszeit eingehalten werden. Diese beträgt bei Personen über zwei Jahren zwölf Stunden, bei Kindern zwischen zwei Monaten und zwei Jahren 24 Stunden und bei Säuglingen unter zwei Monaten 72 Stunden. Bei infratentoriellen Läsionen ist eine ergänzende Untersuchung obligatorisch.

Zerebraler Kreislaufstillstand: In der TCD Pendelströmung mit Rückfluss während der Diastole, kleine systolische Spitzen ohne diastolischem Strömungssignal oder kein verwertbares Strömungssignal (Cave: kann durch ein unzureichendes Schallfenster bedingt sein), in der FDS fehlender Nachweis einer Perfusion. Zwei Untersuchungen in mindestens 30 Minuten Zeitabstand. In der CTA fehlende arterielle und venöse Füllung mit Kontrastmittel.

Nachweis der Irreversibilität: Nach der ersten klinischen Untersuchung und einer ergänzenden Untersuchung oder altersabhängiger Beobachtungszeit muss als Nachweis der Irreversibilität die klinische Untersuchung ein zweites Mal durchgeführt werden.

Patientensicherheit: Um den Ablauf zu standardisieren und keine Untersuchungen zu vergessen, werden in der Regel vorgefertigte Protokolle eingesetzt, welche nur noch abgehakt und mit den Personalien von Patienten und Untersucher beschriftet werden müssen. Bei der Hirntoddiagnostik zur Beendigung intensivmedizinischer Therapien und Freigabe von Organspenden handelt es sich um ein heikles und emotionalisierendes Thema. Die Angst vor einer Organentnahme bevor der irreversible Individualtod eingesetzt hat ist mit den heutigen Sicherheitsstandards zwar unbegründet, aber ernst zu nehmen. Nicht zuletzt haben manche Menschen aus religiösen oder spirituellen Gründen Sorgen während dieses Sterbeprozesses. Bei Kontakt mit Angehörigen bedarf es deshalb eines besonders sorgsamen und empathischen Umgangs.

Literatur, Links

1. Empfehlungen zur Durchführung der Hirntoddiagnostik bei einer geplanten Organentnahme des Österreichischen Bundesinstitut für Gesundheitswesen – Entsprechend dem Beschluss des Obersten Sanitätsrates vom 16. November 2013.

Gedächtnisstörungen und Vergesslichkeit, Konzentrations- und Merkfähigkeitsstörungen

Martin Schmid

Lernziele und Zusammenfassung

- Die molekularen und zellurlären Mechanismen der synptischen Plastizität inkl. Langzeitpotenzierung (LTP), Langzeitdepression (LTD) im Kontext mit Gedächtnisstörungen anwenden.
- Die Rolle des Hippocampus hinsichtlich seines anatomischen Aufbaus und dem Zusammenhang mit höheren zerebralen Zentren zur Entwicklung des Kurzzeit- und Langzeitgedächtnisses bei der Entwicklung des M. Alzheimer und einer Enzephalitis interpretieren.
- Die Komponenten Enkodierung, Speicherung und Abruf für das Kurz- und Langzeitgedächtnis mit seinen Formen (implizit explizit, episodisch, semantisch, prozedural, Gedächtnisspanne, Amnesien, Absencen, posttraumatische Belastungsstörung) inklusive ihrer neuronalen Korrelate im Kontext mit Gedächtnisverlust anwenden.
- Kognitive, emotionale, physiologische und externe Parameter auf die Gedächtnisfunktion im Zusammenhang mit Gedächtnisverlust erkennen können: Interferenzen; serielle Positionseffekte; Habits; Priming; Erwartungseffekte; Chunking; Schlaf, Schlafentzug, Postoperative Cognitive Dysfunktion - anamnestisches Interview, Durchgangssyndrom.
- Aufmerksamkeits- und Gedächtnisstörungen erkennen, beschreiben und dokumentieren.
- Behebbare Ursachen erkennen und von anderen differenzieren können: Vergesslichkeit, Demenz, Intoxikationen, Substanzabusus; Pseudodemenz bei Depression
- Die Prinzipien des Umgangs mit Patientinnen und Patienten mit Gedächtnisstörungen anwenden können.

Gedächtnisstörungen und Merkfähigkeitsstörungen

Definitionen

Gedächtnisstörungen sind Störungen der (anterograden) Abspeicherung oder des (retrograden) Abrufens von Informationen. Darunter fallen primär Erinnerungen in der eigenen Biografie (episodisches Gedächtnis) und Faktenwissen (semantisches Gedächtnis). Ausfälle des sogenannten impliziten Gedächtnisses, etwa Bewegungsabläufe, werden im Allgemeinen nicht als Gedächtnisstörung bezeichnet (sondern z. B.: Ataxie, Apraxie). **Amnesien** bezeichnen konkret den Ausfall des Gedächtnisses. Der Begriff Dysmnesie wird entweder synonym verwendet, oder bezeichnet, so wie der Begriff Paramnesie, Erinnerungstäuschungen wie etwa Déjà vu und Jamais vu.

Etymologie: Amnesie (altgr. mnémē, Gedächtnis, Erinnerung; mit Verneinungspräfix), Dysmnesie (gr. „dys", falsch, schlecht), Paramnesie (gr. „para", neben), Déjà vu (frz. schon gesehen), Jamais vu (frz. nie gesehen)

Medizinische Psychologie

Es gibt nicht nur „das Gedächtnis", sondern eine Vielzahl an neuropsychologischen Funktionen, welche sich in Funktionsweise und anatomischer Lage unterscheiden, aber dennoch gemeinsam unter den Begriff „Gedächtnis" fallen. Grob kann man unterscheiden zwischen dem sensorischen Gedächtnis, **Kurzzeitgedächtnis,** und **Langzeitgedächtnis.** Im sensorischen Gedächtnis werden wahrgenommene Sinnesreize für lediglich einen Bruchteil einer Sekunde gespeichert. Wird die Information dann verbal verarbeitet oder in einen Kontext gesetzt, kann sie im Kurzzeitgedächtnis für wenige

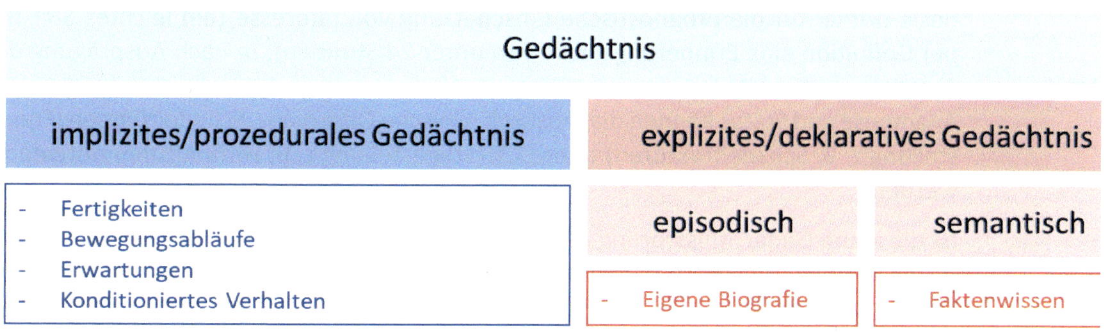

Abb. 1. Verschiedene Teilaspekte des Gedächtnisses und Beispiele

Sekunden gespeichert werden. Nun kann sie durch Wiederholung gefestigt werden und in das Langzeitgedächtnis gelangen. Ein Sonderfall bildet das Arbeitsgedächtnis: Hier sind Informationen zwar für wenige Minuten passiv gespeichert, können allerdings nicht aktiv wiederholt und erinnert werden.

In manchen Quellen werden Arbeitsgedächtnis und Kurzzeitgedächtnis auch synonym verwendet.

Beim Langzeitgedächtnis kann man wiederum unterscheiden zwischen:

- implizitem (oder prozeduralem) Gedächtnis, d. h. um erlernte Fertigkeiten (z. B. Gehen, gespeichert in den Basalganglien und dem Kleinhirn), Erwartungen (gespeichert im präfrontalen Kortex) und konditioniertes Verhalten, lokalisiert in Kleinhirn, Hippocampus und Kortex.
- explizitem (oder deklarativem) Gedächtnis, das sich in episodisches Wissen (z. B. Erinnerung an eine Geburtstagsfeier) und semantisches Wissen (Faktenwissen wie z. B. Hauptstädte), welches jeweils im Temporallappen kodiert ist, unterteilen lässt.

Je nach Ursache können unterschiedliche Aspekte und Teilbereiche des Gedächtnisses ausfallen. Während bei einer retrograden Amnesie das Abrufen bereits gespeicherter Informationen beeinträchtigt ist, ist bei einer anterograden Amnesie die Überführung ins Langzeitgedächtnis gestört. Das bedeutet also, dass auch bei letzterer Informationen über eine kurze Zeitspanne von etwa einer Minute im Kurzzeitgedächtnis behalten werden können. Meist ist hauptsächlich das episodische Gedächtnis betroffen.

Pathogenese

Die Pathogenese von Gedächtnisstörungen ist vielfältig und abhängig von der zugrundeliegenden Erkrankung. Beispielsweise kommt es bei Morbus Alzheimer zu extrazellulären Amyloid-Ablagerungen (Plaques) und intrazellulären Fibrillen aus Tau-Protein. Dabei korrelieren vor allem die Tau-Protein-Ablagerungen mit der klinischen Symptomatik. Die Abnahme der Synapsendichte betrifft vor allem den frontalen und temporoparietalen Assoziationskortex und den Hippocampus. Auch bei der frontotemporalen Demenz kommt es zur Atrophie von Stirn- und Schläfenlappen.

Bei mesialen Temporallappenanfällen (komplex fokale epileptische Anfälle) ist ebenfalls der Hippocampus betroffen: Es findet sich häufig eine Hippocampussklerose.

Allerdings liegt nicht immer eine klar definierbare Pathologie im Bereich des Hippocampus vor. Eine Gedächtnisstörung kann auch bei allgemeinen Hirnschäden und in Kombination mit Bewusstseinsstörungen auftreten, beispielsweise nach einem Schädel-Hirn-Trauma oder einer kardiopulmonalen Reanimation.

Klinik

Die Anamnese ist die erste und wichtigste Diagnostik bei Gedächtnisstörungen. Zunächst macht es Sinn, die Differentialdiagnosen in akute und chronische Ausfallserscheinungen und die weitere klinische und apparative Diagnostik danach zu richten.

In der Praxis ist die akute Amnesie meist Nebenbefund einer anderen Störung. Beispielsweise wird einem Patienten mit mittelgradigem Schädel-Hirn-Trauma (SHT) nach einem Fahrradunfall von Passanten eher wegen einer Bewusstseinsstörung und blutenden Rissquetschwunden oder Prellmarken geholfen. In diesem Fall ist die Amnesie primär für die prognostische Einschätzung von Interesse (ein leichtes SHT hat per Definition eine Erinnerungslücke von unter 24 Stunden). Je nach Ausprägung der Amnesie und weiterer neurologischer Auffälligkeiten (z. B. Halbseitenzeichen) in Anamnese und Status können diagnostisch klinische Observanz, Schädelröntgen (Fragestellung z. B. Schädelfrakturen) oder CCT (Fragestellung z. B. Hirnblutung) notwendig werden.

Ist die akute Gedächtnisstörung allerdings rezidivierend, kommen andere Krankheitsbilder in Frage. Hierbei ist eine gute Fremdanamnese sehr wertvoll. Kommt es zu Anfällen mit Bewusstseinseinschränkung, gilt es, einen allfälligen Krampfanfall so detailliert wie möglich zu ergründen und von einem dissoziativen Anfall abzugrenzen. Dabei ist es nicht wichtig, ein genaues Epilepsiesyndrom bzw. die korrekte Anfallsklassifikation ad hoc benennen zu können. Bei einer guten anamnestischen Beschreibung des

Vorfalls kann auch im Nachhinein noch ein Facharzt oder eine Fachärztin eine genauere Vermutungsdiagnose aufstellen. Ist man beispielsweise konfrontiert mit einem Patienten, der von Angehörigen beobachtet wurde, wie er plötzlich zu Boden fiel und zu Zucken begann, wird wohl jeder sofort an einen generalisierten tonisch-klonischen Anfall denken. Wichtiger ist aber nun, alle Umstände des Ereignisses zu dokumentieren und nicht einfach „Verdacht auf Krampfanfall“ zu notieren. Erfragt werden sollten typische Indizien für einen epileptischen Krampfanfall: Stigmata wie Enkopresis oder Enuresis, ein Initialschrei, Sturzverletzungen und der laterale Zungenbiss. Weiters sollte man nach möglichen Triggern (Schlafmangel, Alkohol, Lichtblitze) und vorangehende Auren fragen. Während dem Anfall sind die Augen meist geöffnet und zur Gegenseite gewandt (aufgrund einer Überaktivität der kontralateralen Gehirnhälfte). Nach dem Ereignis steht der Patient nicht unmittelbar auf, sondern verfällt in einen tiefen postiktalen Schlaf. Im Gegensatz dazu kommt es bei einem psychogenen Anfall oft trotz Sturz zu keinen ernsthaften Verletzungen. Die Augen sind eher geschlossen und die Anfälle treten gehäuft in Anwesenheit anderer Menschen oder nach bestimmten situativen Auslösern auf. Nicht zuletzt muss eine Synkope von internistischer Seite abgeklärt werden. Ein kreislaufbedingter Bewusstseinsverlust kündigt sich oft mit Schwindel, Blässe und Übelkeit an. Befürchtet man ein zugrundeliegendes kardiologisches Problem, kann beispielsweise ein Schellong-Test, EKG, Auskultation des Herzens, Blutdruckmessung, Echokardiografie und Labordiagnostik Abklärung verschaffen.

Es können jedoch nicht nur generalisierte Krampfanfälle, sondern auch fokale Anfälle mit Bewusstseinsstörungen und retrograder Amnesie einhergehen. Dabei kommt es nicht nur zu einem nicht-bewusst erlebten Anfall, sondern oft auch zu einer paramnestischen Aura in Form von Déjà-vu-Gefühl. Weiters kann sich der Anfall durch epigastrische oder olfaktorische Auren ankündigen. Unmittelbar danach beginnen Automatismen, der Patient schmatzt, schluckt und wirkt ängstlich. Der Patient stürzt zwar nicht bewusstlos zu Boden, ist aber auch nicht ansprechbar und kann sich nach dem Ereignis nicht daran erinnern. Diagnostisch ist bei Verdacht auf Epilepsie nach einer ausführlichen Eigen- und Fremdanamnese eine bildgebende Diagnostik (meist MRT) zum Ausschluss symptomatischer Läsionen und ein EEG zur Lokalisation der betroffenen Region und Zuordnung zu einem Epilepsiesyndrom notwendig.

Das Wernicke-Syndrom präsentiert sich ebenfalls akut. Dabei kommt es neben Gedächtnisstörungen aufgrund eines Vitamin-B1-Mangels zu Augenbewegungsstörungen (Nystagmus und Blickparesen) und Ataxie (Stand- und Gangunsicherheit). Oft geht es in das chronische Wernicke-Korsakow-Syndrom über, bei welchem es typischerweise zu Konfabulationen kommt, also das unbewusste Füllen von Gedächtnislücken mit frei erfundenen Inhalten.

Besteht die Gedächtnisstörung schon seit längerem eröffnen sich diverse Demenzerkrankungen in den differenzialdiagnostischen Überlegungen. Dabei kommt es per definitionem immer zu einer Kombination mit weiteren kognitiven Beeinträchtigungen, anhand derer man verschiedene Demenzerkrankungen unterscheiden kann. Besteht hingegen ein anderes neurologisches Symptom, wird meist eine andere degenerative Erkrankung diagnostiziert, bei welcher die kognitive Leistungsbeeinträchtigung einen Zusatzbefund darstellt. Die Alzheimer-Erkrankung tritt beispielsweise oft mit Aphasie, Apraxie und räumlichen Orientierungsstörungen auf. Während besonders das episodische Gedächtnis beeinträchtigt ist, bleibt die Persönlichkeit sehr lange erhalten. Jedoch können bei 70 % der Betroffenen auch Unruhe auftreten, bei 40 % Ängstlichkeit und bei 30 % Wahnideen oder aggressives Verhalten. Im Gegensatz zur schleichend verlaufenden Alzheimer-Demenz verlaufen die vaskulären Demenzen schubhaft. Beeinträchtigt ist hierbei oft das Neugedächtnis, während alte Ereignisse gut erinnerlich bleiben. Sie sind oft mit motorischen Symptomen wie Gangstörungen und zentralen Hemiparesen, Konzentrationsstörungen und Störungen der Exekutivfunktion (Planung, Zielsetzung und Kontrolle) vergesellschaftet. Die dritthäufigste Demenz, der

Pick-Komplex der frontotemporalen Demenzen, äußert sich meist als frontotemporale Demenz vom Verhaltenstyp (Pick-Syndrom). Dabei kommt es zu Wesensveränderungen, welche sich sowohl in Antriebsmangel als auch in Aggressivität und Triebverhalten äußern kann. Es kann zu Konfabulationen kommen. Da keine Krankheitseinsicht besteht, ist primär die Fremdanamnese von Bedeutung. Im späteren Verlauf sind im neurologischen Status Frontalhirnzeichen wie etwa Greif- und Saugreflexe auslösbar. Bei der Lewy-Body-Demenz treten neben Exekutivfunktionsstörungen visuelle Halluzinationen und ein rigides Parkinson-Syndrom auf. Gedächtnisstörungen sind weniger stark ausgeprägt. Beim Normaldruckhydrozephalus bildet die subkortikale Demenz (Verlangsamung und Antriebsmangel) mit einer Harninkontinenz und Gangstörung eine Symptomtrias. Wird bei imperativem Harndrang das Erreichen der Toilette zusätzlich durch eine breitbasige und kleinschrittige Gangstörung erschwert, sollte an dieses Krankheitsbild gedacht werden.

Primär degenerative Demenzen sind eine klinische Diagnose, allerdings verursachen auch viele metabolische, vaskuläre, infektiöse und raumfordernde Erkrankungen kognitive Beeinträchtigungen und sollten bei begründetem Verdacht ausgeschlossen werden. Weiters ist CCT oder kranielle MRT zur Darstellung von diffuser Atrophie, Hippocampus-Atrophie, Infarktnarben, usw. sinnvoll. Als Screening ist besonders der Mini-Mental-Status-Test (MMST) von Bedeutung, sowie das etwas ausführlichere Montreal Cognitive Assessment (MoCA), mit dem auch differenzialdiagnostische Einschätzungen gemacht werden können. Bei beiden ergibt sich ein Punktewert anhand verschiedener Fragen und Aufgabenstellungen an den Probanden.

Bei jeder Gedächtnisstörung sollte nicht zuletzt auch eine ausführliche **Medikamentenanamnese** erhoben werden. Beispielsweise können Benzodiazepine als Schlafmittel, Anxiolytikum oder Sedativum mnestische Ausfälle verursachen.

Differenzialdiagnose

Einige Ursachen akuter Gedächtnisstörungen können bei ausreichender Schwere oder Dauer auch chronische Schäden hinterlassen, etwa schwere Schädel-Hirn-Traumata und hypoxische Hirnschäden. Nicht zuletzt sollte bei hohem MMST Punktewert und psychosozialen Belastungen wie Todesfälle im sozialen Umfeld und steigende körperliche Beeinträchtigung durch chronische Erkrankungen des Alters an eine depressive Pseudodemenz gedacht werden.

Tab. 1. Auswahl klinisch besonders relevanter Differenzialdiagnosen

akute Störungen	rezidivierende Störungen	chronische Störungen
Bewusstseinsverlust unklarer Genese	Epilepsie	Alzheimer-Demenz
Schädel-Hirn-Trauma	psychogene Anfälle	vaskuläre Demenz
zerebrale Durchblutungsstörungen		Lewy-Body-Demenz
epileptischer Anfall		frontotemporale Demenz
dissoziative Amnesie		Normaldruckhydrozephalus
medikamentös bedingt		Korsakow-Syndrom
Wernicke-Syndrom		St. p. HSV-Enzephalitis

Bei vielen dieser Krankheitsursachen (z. B. Schädel-Hirn-Trauma) gibt es keine spezifische Behandlungsmöglichkeit gegen die mnestischen Ausfälle. In diesem Fall hilft eine Behandlung der Grunderkrankung und Vermeidung von Komplikationen. Epileptiker können mit Antiepileptika oder ggf. epilepsiechirurgischen Eingriffen Anfallsfreiheit erreichen. Psychogene Anfälle und dissoziative Amnesien werden mit Psychotherapie und Psychopharmakotherapie behandelt. Alzheimer-Demenzen und vaskuläre Demenzen können medikamentös mittels Azetylcholinesterase-Hemmern (Donepezil, Galantamin, Rivastigmin) oder Glutamatrezeptor-Antagonist Memantidin gemildert werden. Bei schweren Verlaufsformen können diese kombiniert werden. Auch nichtmedikamentöse Behandlungen wie etwa Biografiearbeit, Musiktherapie und Kunsttherapie können bei leichten und mittelschweren Stadien probiert werden. Bei der frontotemporalen Demenz gibt es keine kausale Therapie. Wernicke-Syndrom und Wernicke-Korsakow-Syndrom werden kausal mit Thiamin (Vitamin B1) intravenös behandelt.

Professionelles Handeln: **Besonders bei Demenzerkrankungen ist der zwischenmenschliche Umgang hervorzuheben. Ein interessanter Leitfaden für die Arbeit mit demenzerkrankten Menschen ist die Validation, eine Methode der Sozialarbeiterin Naomi Feil. Dabei stehen Wertschätzung und Akzeptanz im Vordergrund. Jeder Mensch sei einzigartig, wertvoll und habe valide Gründe für sein Verhalten.**

Konzentrations- und Aufmerksamkeitsstörungen

Definitionen

Die Aufmerksamkeit ist die Fähigkeit, das eigene Bewusstsein gezielt auf bestimmte Wahrnehmungsinhalte, Gedanken oder Handlungen zu lenken. Bei dem (Hemi-) Neglect handelt es sich um die Vernachlässigung einer Raumhälfte, die entweder unimodal (nur eine Sinnesmodalität) oder multimodal (mehrere Sinnesmodalitäten) betreffen kann. Mit Konzentrationsstörung wird meist jedoch eher eine ungerichtete Schwierigkeit in der Verteilung von Aufmerksamkeitsressourcen bezeichnet.

Etymologie: Hemineglect (altgr. hemi, halb; eng. Neglect, Vernachlässigung, bzw. lat. neglegere, vernachlässigen)

Pathogenese

Grund für einen **Hemineglect** sind üblicherweise Läsionen des posterioren Kortex der rechten Hemisphäre (bzw. der nicht-sprachdominanten Hemisphäre), beispielsweise durch ischämische Schlaganfälle des hinteren Mediastromgebiets.

Eine generelle Konzentrationsstörung kann beispielsweise durch unzureichenden Nachtschlaf verursacht werden. Psychiatrische Krankheitsbilder wie das Aufmerksamkeitsdefizit-Syndrom (ADS) und affektive Störungen wie Depression haben eine starke genetische Komponente, können aber auch durch soziale Faktoren begünstigt werden.

Klinik

80 % der Patienten mit einer akuten Hirnschädigung leiden unter Aufmerksamkeitsstörungen. Von neurologischer Seite ist vor allem der Neglect, die unbewusste Vernachlässigung einer Seite, zu nennen. Dieser kann unimodal oder multimodal Sensibilität, Motorik, Visus und Akustik betreffen. Das entscheidende Erkennungsmerkmal ist hierbei die Extinktion (Auslöschphänomen): Bei beidseitiger, gleichzeitiger Reizsetzung wird in der klinisch-neurologischen Untersuchung die pathologische Seite „ausgelöscht“ und nicht wahrgenommen. Testet man jedoch die betroffene Seite allein, funktioniert sie einwandfrei.

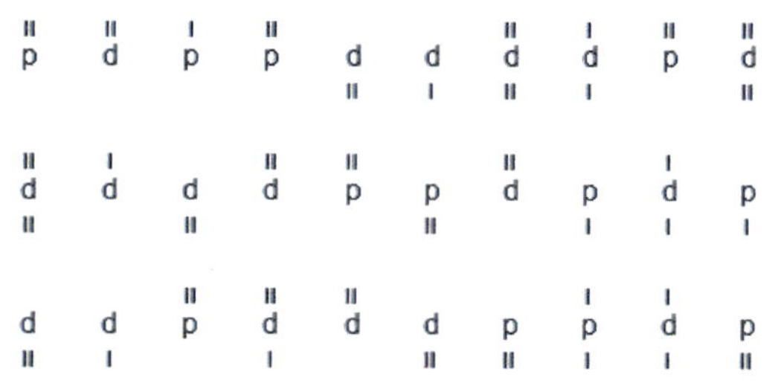

Abb. 2. d2-Konzentrationstest (verkürztes Beispiel): Dabei muss der Proband aus einer Buchstabenreihe jene „d“ markieren, welche mit zwei Strichen versehen sind. Als Distraktoren kommen zusätzlich die Buchstaben „p“, „b“ und „q“ mit jeweils ein bis vier Strichen vor.

Ungerichtete Konzentrationsstörungen, wie man sie etwa vom Aufmerksamkeitsdefizit-Syndrom (ADS) kennt, kann man mit dem d2-Konzentrationstest objektivieren.

Imaging

Vermutet man einen akuten Schlaganfall, sollte man sofort eine Bildgebung mittels CT oder (wenn verfügbar) MRT anfertigen. Zentral für die weitere Therapie ist auch das anamnestische Erfragen des Symptombeginns.

Differenzial-diagnose

Der einseitig gerichtete Neglect ist typischerweise Symptom eines **Schlaganfalls** des Mediastromgebiets der nicht-sprachdominanten Hirnhälfte.

Ungerichtete Konzentrationsstörungen als psychiatrische Diagnose treten auf bei

- **ADHS (Aufmerksamkeitsdefizit-Hyperaktivitätssyndrom),**
- Alkoholabusus,
- Angststörungen
- Depression
- Krankheitsbildern, die mit Schlafstörungen einhergehen, wie z. B. Narkolepsie und das obstruktive Schlafapnoe-Syndrom (OSAS) bei Adenoidenhyperplasie („Polypen") und Adipositas.

Patienten-management

Bei allgemeiner Konzentrationsstörung gilt es die Ursache zu eliminieren bzw. die Grunderkrankung zu behandeln (z. B. Adenotomie bei obstruktiver Schlafapnoe und daraus resultierender Tagesmüdigkeit, Antidepressiva und Psychotherapie bei depressiven Episoden usw.).

Literatur, Links

1. Physiologie des Menschen, Schmidt et.al., 31. Auflage (2010).
2. Klinische Neurologie I, Zeiler et.al., 2. Auflage (2006).
3. Klinische Neurologie II, Zeiler et.al., 2. Auflage (2007).
4. Neurologie, Hacke et.al., 14. Auflage (2015).
5. Akuttherapie des ischämischen Schlaganfalls, S2e-Leitlinie, Ringleb P., Köhrmann M., Jansen O., et al., (2021), in: Deutsche Gesellschaft für Neurologie (Hrsg.), Leitlinien für Diagnostik und Therapie in der Neurologie. Online: www.dgn.org/leitlinien (abgerufen am 03.07.2021).

Neuralgie

János Gellén

Lernziele und Zusammenfassung
- Erkennen von Neuralgien/neuropathischen Schmerzen
- Erstellen einer Arbeitshypothese auf Basis differenzialdiagnostischer Überlegungen sowie körperlich-neurologischen Untersuchungen, Auswählen von PatientInnen-orientierter (apparativer) Diagnostik
- Erstellen eines Therapieplans

Definitionen

Unter **Neuralgie** oder **neuropathischem Schmerz** versteht man das Empfinden von Schmerz in einem umschriebenen Versorgungsgebiet eines peripheren Nerven, Plexus oder einer Nervenwurzel, das durch eine Erkrankung des Nerven selbst und nicht durch einen nozizeptiven Reiz ausgelöst wird. Im engeren Sinn wird unter Neuralgie ein aus dieser Ursache starke Schmerzempfindung verstanden. Umgangssprachlich wird die adjektivische Form, „auf etwas neuralgisch zu sein“, eher im Sinne einer psychischen Überlastung verstanden.

- **Neuropathie:** übergeordneter Begriff für Läsionen des peripheren Nervensystems, mit multifaktorieller Entstehung und klinischer Präsentation
- **Neuritis:** (meist) akute Entzündungsreaktion eines oder mehrerer peripherer Nerven, die – je nach Faserqualität – zu unterschiedlichen klinischen Präsentationen führen kann

Die Neuralgie kann somit innerhalb des Symptomkomplexes einer **Neuropathie** auftreten, aber auch – wenn beispielsweise ein qualitativ rein sensibler Nerv betroffen ist – als alleiniges Symptom einer Funktionsstörung des Nervens auftreten. Die häufigsten Formen von Neuralgien:

- **Trigeminusneuralgie:** Schmerzen im Bereich eines oder mehrerer Trigeminusäste
- **Postherpetische Neuralgie (Zoster-Neuralgie):** Symptome oft charakteristisch auf ein Dermatom beschränkt
- **Occipitalis-Neuralgie:** Schmerzen im Hinterhauptsbereich
- **Morton-Neuralgie**: Schmerzen an den Vorfüßen in den Interdigitalräumen durch Kompression der hier endenden Nervenäste
- **Brachialgie** oder **Zervikobrachialgie**: des Plexus brachialis, meist durch Degeneration der Halswirbelsäule und gegebenenfalls als Teil des **Schulter-Arm-Syndroms**
- **Ischialgie** oder **Lumboischialgie**
- **Spermatikusneuralgie**
- **Meralgia paresthetica**

Im weiteren Sinn sind auch der **Phantomschmerz** und wohl auch das **komplexe regionale Schmerzsyndrom (CRPS, M. Sudeck)** hinzuzuzählen.

Pathogenese

Bei einer Neuralgie kommt es durch verschiedenste Erkrankungen zu einer Schädigung der Nervenfunktion. Prinzipiell kann ein Nerv allen möglichen Erkrankungen ausgesetzt sein wie Entzündungen, Degenerationen und **Kompressionssyndromen** – den „Tunnelsyndromen“ in osteofibrösen Kanälen wie dem Sulcus n. ulnaris, Verletzungen, metabolisch-endokrinen Erkrankungen und hier vor allem dem **Diabetes mellitus,** Durchblutungsstörungen und Tumoren. Alle Bestandteile einer Nervenzelle (Soma, Axone, Myelinscheiden) können durch degenerative Prozesse geschädigt werden. Da Axone und Myelinscheiden eine funktionelle Einheit bilden, führen Schädigungen der einen Komponente sekundär zu Funktionseinbußen der anderen, beispielsweise durch einen demyelinisierenden Prozess.

Bei den häufigsten Formen der Neuralgien spielt mechanischer Druck, bzw. Kompression an anatomischen Engstellen eine wichtige Rolle.

Durch chronischen Druck und Kompression durch benachbarte anatomische Strukturen kommt es zu einer Änderung der Mikrozirkulation im peripheren Nerven. Abhängig von der Dauer und Stärke des Drucks kommt es zu einer Verminderung der Durchblutung und des axonalen Transportes innerhalb des Nervens. Diese Veränderungen im lokalen Stoffwechsel bewirkt eine Behinderung des Reizleitungssystems, was die Entstehung von inadäquaten Reizen fördert. In diesem Kontext wird oft von der sog. Deafferenzierung gesprochen, bei der es durch die Unterbrechung der Afferenzen aus dem peripheren Nervensystem zu einer Spontanaktivität in den peripheren Nerven und den schmerzverarbeitenden Abschnitten des Rückenmarks kommen kann. Vorbestehende systemische Erkrankungen, wie beispielsweise Diabetes mellitus und eine durchgemachte Infektion mit dem Varicella-Zoster-Virus oder Mikroangiopathien können diesen Prozess beschleunigen. Dies resultiert in dem Empfinden von neuralgischen Schmerzen.

Neuralgien entstehen meist auf dem Boden einer Neuropathie, diese sind aber nicht pathognomonisch für die zugrundeliegende Pathologie.

Klinik

Zu Beginn wird eine genaue Anamnese erhoben. Die OPQRST-Checkliste ist sinnvoll, um die Eckdaten des neuralgischen Geschehens zu bestimmen.

Als diagnostische Ex-iuvantibus-Maßnahme kann man NSAR geben, falls sie wirkungslos sind, ist dies ein Hinweis auf eine Neuralgie.

Imaging

Es gibt eine große Zahl von Differenzialdiagnosen. Ein interdisziplinärer Zugang, sowie bildgebende Verfahren, die Neurosonografie, Radiografie der HWS, MRT, sind für eine rasche und genaue Diagnose entscheidend.

Differenzialdiagnose

- Immun-mediierte Neuropathien: akute inflammatorische demyelinisierende Polyneuropathie wie AIDP, Guillain-Barré-Syndrom, chronisch inflammatorische demyelinisierende Polyneuropathie
- (Sekundär-) Infektiöse Neuropathien, bakteriell/viral: Syphilis (Treponema pallidum), Lepra (Mycobacterium leprae), (Neuro-)Borreliose (Borrelia burgdorferi), HI-Virus, Herpesviren (besonders HSV Typ 2, Varicella-Zoster)
- Toxische Neuropathien: Medikamentennebenwirkungen (u. a.: Amiodaron, Disulfiram, Vincristin, Cisplatin), Schwermetalle (u. a.: Cadmium, Blei), industrielle Chemikalien (Organophosphate, Acrylamid)
- Bei suspizierten Medikamentennebenwirkungen ist das verursachende Medikament abzusetzen und gegebenenfalls durch alternative Wirkstoffe zu ersetzen.
- Sekundäre Neuropathien bei systemischen Erkrankungen: Diabetes mellitus, demyelinisierende Prozesse wie multiple Sklerose, Alkoholabusus, Vitaminmangelzustände, Erkrankungen der Schilddrüse
- Tumor-assoziierte Neuropathien: Kompression durch die Tumormasse, endoneurale Infiltration, paraneoplastische Polyneuropathien
- Engpasssyndrome: Karpaltunnelsyndrom, Sulcus-nervi-ulnaris-Syndrom, Thoracic-outlet-Syndrom, Meralgia paraesthetica

Cave: Bei dem Auftreten einer Trigeminusneuralgie vor dem 30. Lebensjahr ohne MRT-Nachweis eines Gefäß-Nerven-Konfliktes ist an eine andere Ursache zu denken wie Multiple Sklerose.

Patientenmanagement

Neuralgien sind in der Regel von einem hohen Leidensdruck begleitet und sprechen nicht oder schlecht auf „Heimmedikation" mit gängigen, rezeptfreien Analgetika an. Oft sind diese Symptome auch die ersten Warnzeichen ernstzunehmender neurologischer Erkrankungen. So gilt es, interdisziplinär durch zielgerichtete Anamnese, Untersuchung und apparative Diagnostik die optimale Therapie zu finden.

Trigeminusneuralgie

Epidemiologie

Die Trigeminusneuralgie ist eine Erkrankung der zweiten Lebenshälfte, Frauen sind zwei Mal so häufig betroffen wie Männer. Die jährliche Inzidenz beträgt 3–6/100.000. Die häufigsten betroffenen Äste sind **V2** und **V3**, einzeln oder zusammen. Die Neuralgie bildet sich häufiger auf der rechten als auf der linken Gesichtshälfte aus.

Pathogenese

Bei einer Trigeminusneuralgie besteht eine anatomisch enge Beziehung mit einem arteriellen Gefäß und dem fünften Hirnnerven, es kommt zu einem sogenannten „Gefäß-Nerven-Konflikt". In 80% der Fälle ist die A. cerebelli superior betroffen, die eine oder mehrere Trigeminuswurzeln komprimiert und so zu einer Läsion der Myelinscheide des Nerven führt. Der Wegfall der Isolierung zwischen den sensiblen und schmerzafferenten Fasern führt im weiteren Verlauf zu Kurzschlüssen (Ephapsen), was zu einem inadäquaten Schmerzreiz führt **(Allodynie).**

Klinik

Typisch für die Neuralgie sind plötzlich auftretenden, kurzen Schmerzattacken starker Intensität. Sie können spontan auftreten, aber auch durch Bewegung der betroffenen Region wie Kauen provoziert werden. Von den Betroffenen wird der Schmerz als Brennen, Stechen oder Stromschlag beschrieben. Die Dauer einer solchen Schmerzattacke ist kurz (< 2 Minuten) und die Betroffenen sind zwischen diesen Attacken schmerzfrei. Während einer Schmerzattacke kommt es bei einem Großteil der Betroffenen zu einem reflektorischen Kontrahieren der mimischen Muskulatur, welche tonisch oder klonisch sein kann. Die Schmerzausbreitung kann je nach Befall des einzelnen Trigeminus-Astes gut lokalisiert werden. Das Palpieren der Trigeminus-Austrittspunkte ist äußerst schmerzhaft und wird selten von den Betroffenen toleriert.

Ein anschauliches Synonym der Trigeminusneuralgie ist der **„tic douloreux"** (frz. „schmerzhaftes Zucken").

Bei eindeutigem klinischem Bild einer Trigeminusneuralgie kann mittels Magnetresonanztomografie eine Nervenkompression durch ein Gefäß dargestellt werden, was für die Therapieentscheidung essenziell ist.

Patienten-management

Die Therapie erfolgt zunächst konservativ. Da NSAR meist keine Wirkung zeigen, kommen membranstabilisierende Medikamente zum Einsatz:

- First Line – Carbamazepin (langsame Titrierung bis deutliche Schmerzlinderung einsetzt ODER Nebenwirkungen auftreten)
- Mittel der zweiten Wahl: Lamotrigin, Gabapentin, Pregabalin, Levetriacetam

Bei Therapieresistenz werden neurochirurgische Optionen evaluiert. Bei gesichertem Gefäß-Nerven-Konflikt in der MRT-Untersuchung kommt die mikrovaskuläre Dekompression **(Janetta-Operation)** zum Einsatz. Hier wird die Kompression der Trigeminuswurzel durch eine Kleinhirnarterie am Pons operativ gelöst und durch ein Polster aus Fremdmaterial (Teflon) oder das Gefäß durch einen Muskellappen dauerhaft vom Nerven ferngehalten. Der Therapieerfolg ist stark vom anatomischen Ausmaß des Gefäß-Nerven-Kontaktes abhängig. Die 10-Jahres-Schmerzfreiheit beträgt ca. 50%. Weitere Eingriffe sind Thermokoagulation des **Ganglion Gasseri** mit einer Erfolgsrate von 80%, oder die stereotaktische Bestrahlung des N. trigeminus am Eintritt in den Hirnstamm. Die Wahl der operativen Methode richtet sich stark nach der Beschwerdeausprägung der Betroffenen sowie der Genese der Trigeminusneuralgie.

Zoster-Neuralgie

Epidemiologie

Das allgemeine Risiko einer Ausbildung der Zoster-Neuralgie als Komplikation eines akuten Herpes zoster liegt bei 9–34 % und nimmt im Alter deutlich zu.

Pathogenese

Die Zoster-Neuralgie ist bei erwachsenen Patienten bedingt durch eine Reaktivierung des latenten VZV-Virus in den Hinterstrangneuronen des Rückenmarks, was in einer höheren Reizantwort (zentrale Sensitivierung) führt. Die Reaktivierung führt zu einer meist unilateralen thorakalen, auf ein Dermatom begrenzten Neuritis, welche mit einer Neuralgie einhergeht. Das befallene Segment ist auch durch Effloreszenzen in Form von gruppierten Vesikeln auf rotem Grund gekennzeichnet, im Volksmund auch „Gürtelrose" genannt. Der empfundene Schmerz kann im Fall einer Zoster-Neuralgie eindeutig einem Dermatom zugeordnet werden. Ein Sonderfall ist der **„Zoster sine herpete"**, wo es bei der Reaktivierung zu einer Neuritis ohne die sichtbaren Effloreszenzen kommt.

Die Reaktivierung der latenten VZV-Viren kann einerseits auf den neuerlichen Kontakt mit VZV-Viren (z. B. KindergärtnerInnen mit Kontakt zu Kindern mit einer aktiven Varicellen-Infektion) und einem eingeschränkten Immunstatus, andererseits auf psychische Belastung zurückgeführt werden. Eine genaue Unterscheidung der somatischen und psychischen Komponente der Reaktivierung ist klinisch oft schwer einzuschätzen.

Klinik

Die Zoster-Neuralgie äußert sich meist durch in ihrer Intensität zunehmende Dauerschmerzen. Schmerzspitzen von einem hellen, brennenden Charakter können durch leichte Berührung, wie dem Tragen von Kleidung verstärkt werden.

Da die Ausprägung der Symptome langsam zunimmt und diese sehr schlecht auf rezeptfreie Schmerzmedikation ansprechen, ist der Leidensdruck hoch.

Patientenmanagement

Die Therapie der Zoster-Neuralgie ist in erster Linie medikamentös:

- Topisches Lidocain (Applikation durch Pflaster)
- Trizyklische Antidepressiva wie Amitryptilin
- Antiepileptikum Gabapentin (CAVE: Dosisanpassung bei Niereninsuffizienz)

Bei einer akuten Herpes-zoster-Infektion ist eine antivirale Therapie mittels Aciclovir sinnvoll, jedoch kann eine postherpetische Neuralgie meist nicht verhindert werden.

Bei unzureichendem Therapieerfolg kann eine therapeutische Blockade der betroffenen peripheren Nerven, eine transkutane Nervenstimulation oder Biofeedback und andere kognitive Verhaltenstherapien in Betracht gezogen werden.

Occipitalis-Neuralgie

Epidemiologie

Die Occipitalis-Neuralgie ist eine häufige Ursache für die Vorstellung beim Arzt mit unspezifischen Kopfschmerzen. In den meisten Fällen kommt es zu einem einseitigen, selten auch einem beidseitigen Auftreten der charakteristischen Neuralgie im Versorgungsbereich der Nn. occipitales.

Pathogenese

Bei dieser Form der Neuralgie geht der inadäquate Schmerzreiz von einem oder mehreren Hinterhauptsnerven (Nn. Occipitales major, minor, tertius aus dem Segment C2) aus. Die Pathogenese durch eine fokale Läsion der Myelinscheide der genannten Nerven kann durch verschiedenste Faktoren hervorgerufen werden. Muskuloskelettale Veränderungen, wie Myogelosen, axiale Osteoarthritiden, aber auch systemische Erkrankungen wie Diabetes mellitus, Gicht und Vaskulitiden können sich in einer Neuralgie äußern. Bei einem Großteil der Betroffenen ist das Auftreten der Occipitalis-Neuralgie idiopathisch und die Diagnose wird anhand der klinischen Befunde gestellt.

Klinik

Am Hinterhaupt treten charakteristische Druckschmerzen an den Austrittspunkten der Nn. occipitales auf, im weiteren Nervenverlauf eine Parästhesie und Allodynie.

Patientenmanagement

Als effektiv hat sich die diagnostische sowie therapeutische ultraschallgezielte Blockade der Nn. occipitales an ihrem Austrittspunkt erwiesen. Hierbei wird zunächst ein Lokalanästhetikum verwendet, bei Therapieresistenz kann das Verfahren mit Corticosteroiden wiederholt werden.

Bei chronischen Muskelverspannungen und Kompressionen durch hypertrophe Muskeln im Bereich der Occipitalis-Austrittspunkte kann ebenso ultraschallgezielt eine Botulinumtoxin-Injektion in den betroffenen Muskel zum Therapieerfolg beitragen. Hier wird die Kompression der Nerven durch induzierte Atrophie des Muskels gelöst.

Literatur, Links

1. DGN-Leitlinie Trigeminusneuralgie 2012 (Stand 24.07.2021; https://dgn.org/leitlinien/ll-58-2012-trigeminusneuralgie).
2. Avi Ashkenazi (Jefferson Headache Center, Thomas Jefferson University Hospital, Philadelphia/USA), Morris Levin: Three common neuralgias. Postgraduate Medicine 2004; 116, No. 3: 16–32.
3. Hacke, W. (2016) Neurologie. 14., überarbeitete Auflage.

Schlaganfall

Thomas Adel

Lernziele und Zusammenfassung
- Akutdiagnostik und Therapie beim zerebralen Insult
- Unterschiedliche Formen des Schlaganfalls, sowie deren Ätiologie, Pathogenese und Therapie kennen

Definition

Als Schlaganfall (Stroke) bezeichnet man gefäßbedingte Erkrankungen des Gehirns, deren gemeinsames Merkmal eine plötzlich auftretende Schädigung von Hirngewebe aufgrund eines Gefäßverschlusses oder einer Hirnblutung ist [7]. Der Begriff ist eher als vaskuläres Syndrom, nicht ein eigenständiges Krankheitsbild. Die häufigere Form, der ischämische Schlaganfall, durch einen embolischen oder atherosklerotischen Verschluss unterschiedlicher zerebraler Gefäße entsteht, kommt es beim hämorrhagischen Insult zu einer Einblutung ins Hirnparenchym (Intrazerebrale Blutung = ICB) oder in den liquorgefüllten Subarachnoidalraum, der Subarachnoidalblutung (SAB).

Symptomatisch kommt es zu einer mehr oder minder ausgeprägten neurologischen Ausfallsymptomatik. Ist diese binnen 24h vollkommen reversibel, wird dies als transitorisch ischämische Attacke (TIA) bezeichnet. [1]

Anatomie

Wichtige Parameter für die Blutversorgung des Gehirns: [3]
- Perfusionsdruck der intrakraniellen Arterien
  vermindert durch: reduzierte Herzarbeit, Stenosen, erhöhten Hirndruck und O_2-Partialdruck [4]
  führt zu einer positiven Korrelation mit dem arteriellen Mitteldruck nach Ausfall der Autoregulation nach einem Schlaganfall
- Substratversorgung: Diese ist bei Hypoglykämie oder starker Anämie gefährdet
- Penumbra: Bereich um das Infarktareal, dessen Absterben durch die rechtzeitige Wiederherstellung der Durchblutung verhindert werden kann

Zerebrale Gefäßversorgung:
- Die Aa. carotides internae bilden das vordere Stromgebiet und versorgen die ventral liegenden Hirnstrukturen
- Die Aa. vertebrales bilden das hintere Stromgebiet und versorgen vor allem den Okzipitallappen, den Hirnstamm und das Kleinhirn
- Deren Anastomosen ergeben den Circulus arteriosus cerebri (Willisii)

Zerebrale Ischämie

Pathogenese

Zirka die Hälfte der PatientInnen erleiden einen embolischen Insult durch Vorhofflimmern. Bei jungen Patientinnen kann ein persistierendes Foramen ovale einen Schlaganfall verursachen. Weitere Ursachen inkludieren einen mikroangiopathischen Verschluss der kleinen Hirngefäße (lakunärer Infarkt) oder der großen, hirnzuführenden Gefäße (Makroangiopathischer Insult).

Tab. 1. Schlaganfall: Ursachen nach der TOAST-Klassifikation (modifiziert) [4]

Krankheitsgruppe	Ursachen
Arteriosklerose der großen Gefäße	• Bluthochdruck • Diabetes mellitus • Hyperlipidämie
Verschluss kleiner Gefäße	• Bluthochdruck • Hohes Alter
Kardiale Embolie	• Vorhofflimmern, Herzinfarkte, Herz-OPs, Herz-Entzündungen etc.
Sonstige Ätiologie	• Dissektionen, Gefäßentzündungen, Gerinnungsstörungen etc.
Kryptogene Ischämien	• unklar

Klinik

Die Leitsymptome des zerebralen Insults sind akut aufgetretene neurologische Defizite, klassisch ist das Symptom einer **kontralateralen Hemiparese.** Je nach betroffenem Hirnareal variiert die Symptomatik. Ein häufig betroffenes Gefäß bei embolischen Insulten ist die A. cerebri media. Das klinische Korrelat ist (aufgrund der betroffenen motorischen absteigenden Bahnen) die brachiofazial betonte Hemiparese. Bei proximalem Verschluss und schlechter Kollateralisierung kann es zum sogenannten „malignen Mediainfarkt" mit gefährlicher Hirndrucksteigerung kommen. [4]

Tab. 2. Symptome bei Ausfall folgender Versorgungsgebiete: [4]

Arterie	Hauptsymptome
Art. cerebri anterior	• Beinbetonte Hemiparesen • Blasenfunktionsstörungen
A. cerebri media	• Arm- und gesichtsbetonte Hemiparesen Aphasien, Apraxien, Hemianopsie, Neglect
A. cerebri posterior	• Hemianopsie
A. basilaris	• Hirnstamm- und Kleinhirnfunktionsstörungen • Wallenberg-Syndrom
A. cerebelli inferior	• Kleinhirnstörungen, Nausea, Gangstörungen, Sprachstörungen

Imaging

Aufgrund des zeitlichen Vorteils und besserer Verfügbarkeit erfolgt der Ausschluss einer Blutung obligat, am besten mit Nativ-CT-Bildgebung. Bei unklarem Symptom-Onset und Symptomen, die für eine Beteiligung des hinteren Stromgebietes sprechen, kann eine MRT-Untersuchung angedacht werden. Generell gilt: „Time is brain" [2] - Diagnostik und Therapie sollten zügig erfolgen. [2]

Patienten-management

Die Therapie gilt der Wiederherstellung der Durchblutung des Insultareals.

Die präklinische Versorgung fokussiert sich auf die Überwachung der Vitalparameter und des Verlaufs neurologischer Defizite. Um eine ausreichende zerebrale Perfusion gewährleisten zu können, werden Blutdruckspitzen erst ab 220/110 mmHg therapiert. Zur Reperfusion stehen mehrere Möglichkeiten zur Auswahl: Innerhalb von 4,5 Stunden nach Symptom-Onset kann eine systemische Thrombolyse mit rtPA durchgeführt werden. Für die Lysetherapie bestehen einige Kontraindikationen (akute Blutung, insuffiziente Gerinnung, rezent stattgehabte große Operationen).

Bei Verschlüssen der großen Hirngefäße ist eine interventionelle Therapie mittels mechanischer Thrombektomie bis 24 Stunden nach Symptombeginn möglich.

PatientInnen mit akutem Schlaganfall werden auf die sogenannte **Stroke-Unit** einer neurologischen Abteilung aufgenommen und überwacht.

Eine schwerwiegende Komplikation ist das **Hirnödem** mit Gefahr der **Einklemmung.** Hierbei kann mittels dekompressiver Kraniektomie eine Entlastung erfolgen.

Zur Rezidivprophylaxe nach zerebralem Insult werden internistische Grunderkrankungen wie arterielle Hypertonie, Hyperlipidämie und Diabetes mellitus bereits während des stationären Aufenthaltes anbehandelt. Beim Vorhofflimmern ist eine orale Antikoagulation obligat, während bei Makroangiopathie eine chirurgische Sanierung der Stenosen der großen Gefäße erwogen werden kann. [4]

Hämorrhagischer Schlaganfall

Pathogenese

Die häufigste der zahlreichen Ursachen der intrazerebralen Blutung ist arterielle Hypertonie. Ein weiterer Auslöser, vor allem bei jüngeren Patienten, sind Fehlbildungen der Gefäße wie Aneurysmen, Angiome oder Kavernome. Außerdem sind die Amyloidangiopathie und die Therapie mit Gerinnungshemmern oft ursächlich beteiligt.

Durch das austretende Blut kommt es aufgrund der Raumforderung zur mechanischen Schädigung des Gehirns und folglich zur Ausbildung eines Ödems mit Steigerung des intrakraniellen Drucks.

Der Subarachnoidalblutung (SAB) liegt meist ein Aneurysma im Bereich einer Arterien-Aufgabelung zugrunde. Ebenso sind arteriovenöse Gefäßanomalien und andere Gefäß- und Gerinnungsstörungen beteiligt. Hypertonie gilt ebenso also Hauptrisikofaktor. [4]

Klinik

Für die SAB ist ein plötzlich auftretender **„peitschenschlagartiger Vernichtungskopfschmerz"** typisch. Es können vegetative Symptome wie Übelkeit, Erbrechen und Schweißausbrüche auftreten. Weiters können sich **Vigilanzstörungen** und **Meningismus** ausbilden. Manchmal kündigt sich eine SAB durch eine sogenannte **prodromale Blutung** an. Deswegen sollten Patienten mit den charakteristischen Symptomen unbedingt diagnostisch abgeklärt werden. In manchen Fällen entwickelt sich eine SAB mit weniger starken Kopfschmerzen, weshalb in der Klinik jeder neu aufgetretene Kopfschmerz gründlich abgeklärt werden muss.

Symptome einer Intrazerebralblutung (ICB) sind mannigfaltig und stark von der Lokalisation abhängig. So könnte eine Blutung im Bereich des Temporallappen einem Mediainsult ähneln. Typisch für die ICB sind rasch progressiv neurologische Ausfälle. Kopfschmerzen treten häufiger auf als bei ischämischen Insulten. Bei größeren Blutungen kann es zum Koma kommen.

Diagnostik

Die Bildgebung ist obligat indiziert. Primär wird eine CT durchgeführt, in die eine CT-Angiografie inkludiert wird. Weiterführend erfolgt eine interventionell-radiologische Versorgung. Eine MRT wird bei differenzialdiagnostischen Fragen zur Abklärung des Kopfschmerzes hinsichtlich Sinusvenenthrombose, Meningitis oder anderen Ursachen durchgeführt. Durch die Verfügbarkeit der Bildgebung in Stroke-Units ist eine Liquorpunktion zum Nachweis von Blut (Dreigläserprobe) kaum mehr indiziert.

Patientenmanagement

Sollte sich der Verdacht einer SAB bestätigen, besteht die Möglichkeit einer Aneurysmaversorgung mittels neurochirurgischen Clipping oder endovaskulären Coiling mit einem Katheter im Zuge der DSA. Besonders wichtig ist die Vasospasmusprophylaxe mittels Nimodipin (Kalziumantagonist), da dieser eine gefürchtete Komplikation 3–5 Tage nach Symptombeginn darstellt. Weiters sollte je nach Ausprägung und Schweregrad eine intensivmedizinische Überwachung inkl. Hirndruckmanagement erwogen werden. Der Blutdruck sollte unter 140 mmHg systolisch gehalten werden. Wie bei der Ischämie müssen Vitalparameter gesichert und epileptische Anfälle vorbeugend behandelt werden. Im Verlauf kann ein Hydrocephalus malresorptivus entstehen.

Bei der Behandlung der ICB steht die Kontrolle der Vitalparameter, die Epilepsieprophylaxe und eine rasche Blutdrucksenkung unter 140 mmHg systolisch im Vordergrund. Eine operative Sanierung des Hämatoms oder eine Kraniektomie sollte gesondert evaluiert werden. Ebenso sollten bei den meisten Blutungen außer Amyloidangiopathien die Gerinnungshemmer über einige Wochen ausgesetzt werden. [4]

Literatur, Links

1. https://www.awmf.org/uploads/tx_szleitlinien/053-011l_S3_Schlaganfall_2021-03.pdf zugegriffen am [21.07.21].
2. Kraft P. Schlaganfall. Elsevier Essentials 2018, 1.
3. Zeiler K. Klinische Neurologie II. Facultas 2007, 2.
4. Mattle H, Fischer U. Kurzlehrbuch Neurologie. Thieme 2021, 5.
5. https://www.klinikum.uni-heidelberg.de/fileadmin/neurologie/pdf_downloads/Standard_Rekanalisationstherapie_2018-08.pdf zugegriffen am [23.07.21].
6. https://www.cdc.gov/stroke/types_of_stroke.htm zugegriffen am [25.07.21].
7. Schlaganfall, S3-Leitlinie, AWMF-Register 053-011, DEGAM-Leitlinie 08, 2020. https://www.awmf.org/uploads/tx_szleitlinien/053-011l_S3_Schlaganfall_2021-03.pdf.

Intrakranieller Druckanstieg

Stephanie Kreimel

Lernziele und Zusammenfassung

- Ursachen einer intrakraniellen Druckerhöhung
- Abklärung einer intrakraniellen Druckerhöhung mittels Klinik und Imaging
- Erstmaßnahmen der Versorgung von erhöhtem Hirndruck kennen.
- Differentialdiagnosen kennen und behandeln.

Definitionen

Der intrakranielle Druck (ICP) wir definiert als jener Druck, der vom Schädelinhalt auf die Durahülle ausgeübt wird und beträgt im Liegen in der Regel < 10 mmHg. Überschreitet er 20 mmHg, wird von einer pathologischen Erhöhung gesprochen. Prinzipiell unterliegt der ICP der „Monro-Kellie-Doktrin", nach der die Summe der drei intrakraniellen Volumenkomponenten (Hirngewebe, Liquor cerebrospinalis und Blut) gleichbleiben muss, um den Hirndruck konstant zu halten.

Physiologie

Bisher besteht keine Möglichkeit, den intrakraniellen Druck nicht-invasiv adäquat zu messen. Daher ist nach wie vor die direkte Manometrie im Seitenventrikel mittels eines Drainagekatheter mit internem Druckaufnehmer die gängigste Methode.

Pathogenese

Die Folge ist sich ein zytotoxisches Hirnödem. Bei Progression und Druckzunahme besteht die Gefahr der **Einklemmung,** was bei Persistenz mit einem schlechteren Outcome verbunden ist. Mögliche Ursachen und ihre Folgen:

- Subarachnoidalblutung, die den Fluss des Liquor cerebrospinalis behindert
- Meningitis, wie einen Hydrocephalus malresorptivus (= aresorptivus) bedingen kann
- Schädelhirntrauma
- Hirnödem wie durch Ammoniak, Natrium, Hypoxie/Ischämie
- Hydrocephalus hypersecretorius

Tab. 1. Mögliche Ursachen für erhöhten Hirndruck

Ätiologie	Ursachen	ergänzende Kommentare
Trauma	• Schädel-Hirn-Trauma (SHT) • Status epilepticus	Das SHT ist auch oft mit Blutungen vergesellschaftet
Vaskulär	• Intrazerebrale Blutung • Subarachnoidale Blutung • Subdurale Blutung • Vaskuläre Encephalopathie • Maligner Hirninfarkt	Beim malignen Mediainfarkt soll die Entlastungstrepanation frühzeitig (< 48 h) vorgenommen werden Die intrazerebralen Blutungen (ICB) werden in spontane und sekundäre ICBs (z. B. im Rahmen der arteriellen Hypertonie) eingeteilt
Intrakranielle Infektionen	• Abszess • Meningitis • Encephalitis	Abszesse und Meningitis können insbesondere im Rahmen einer Otitis media oder einer Mastoiditis vorkommen
metabolisch	• Hypernatriämie • Hepatische Enzephalopathie • Urämie • Porphyrie	Hier kommt es zu einer osmotischen Schwellung der Zelle durch WasserEinstrom. Dies kann zustande kommen durch Ammoniak, Harnstoff oder zu schneller Senkung der Hypernatriämie
Neoplastisch	• Hirntumore	z. B. Astrozytome, Glioblastome
iatrogen	• zu schneller Hyponatriämieausgleich	die zentrale pontine Myelinolyse, kann auch spontan sein, bei sachgerechtem Ausgleich von < 10 mmol/24h
Unbekannte Ursache	• benigne intrakranielle Hypertension, Pseudotumor cerebri	

Wichtig ist die Differenzierung, ob der Hirndruckanstieg akut oder chronisch verläuft. Abhängig davon sind chirurgische Interventionen (z. B. Trepanation oder Ventrikeldrainage) einzuleiten oder aber eine konservative Therapie indiziert. Des Weiteren ist es wichtig zu unterscheiden, ob es sich um ein **zyto-**

toxisches Hirnödem handelt, z. B. im Rahmen eines großen Infarkts oder einer hepatischen Enzephalopathie, ein vasogenes Hirnödem wie im Rahmen tumoröser Geschehen, oder ob es sich um ein Liquorflussproblem handelt, z. B. durch eine vetrikuläre Blutung oder einen Tumor.

Klinik

Die Klinik unterscheidet sich je nach Ausbildungsgeschwindigkeit, Ursache und Lokalisation. Häufig liegen ausgeprägter Kopfschmerz, Übelkeit und Nüchternerbrechen, Bewusstseinseintrübung bis hin zum Koma, Krampfanfälle und fokal neurologischen Defizite vor wie Hirnnervenstörungen, v. a. des N. abducens und N. oculomotorius. Des Weiteren sind eine Stauungspapille, Bradykardie (Vaguspuls), Atemstörung zu beobachten. Als Maximalvariante können eine Einklemmung oder Dezerebration auftreten.

Bei Säuglingen ist vor allem auf eine vorgewölbte Fontanelle und Zunahme des Kopfumfangs, muskuläre Hypotonie sowie epileptische Anfälle zu achten.

Mit der Messung des intrakraniellen Drucks lässt sich mit einer einfachen Formel der zerebrale Perfusionsdruck (cerebral perfusion pressure, CPP) errechnen: CPP = MAP – ICP.

Tab. 2. Indikationen, Kontraindikationen für weiterführende Diagnostik

Untersuchung	Indikation	Kontraindikation
cCT	• Schädel-Hirn-Trauma (SHT) • Schlaganfall (Blutungsausschluss) • Hirntumor • Abszess • Entzündliche Prozesse • Beurteilung Gefäßstrukturen (mittels CTA) • Sinusräume beurteilbar (Hirndruck-diagnostik) • Nasennebenhöhlenbeurteilung	• Schwangerschaft (vernachlässigbar bei einem cCT, insbesondere bei Gefahr in Verzug) Kontrastmitteleinsatz: • Allergie auf jodhaltige Kontrastmittel • Eingeschränkte Nierenfunktion • Schilddrüsenüberfunktion
cMRT	• kleine Läsionen in Gehirn oder Myelon • sehr frischer Infarkte (EPI-Sequenz) um Diffusionsstörungen nachzuweisen) • Beurteilung des Hirnstammes • Hirntumore	• hoher apparativer Aufwand (Akutdiagnostik daher eingeschränkt) • Klaustrophobie (ggf. Beruhigungsmittel im Einsatz) • Nicht MRT-geeignete Implantate/Herzschrittmacher, nicht entfernbare Metallteile z. B. Piercings • LVAD-Systeme • Ferromagnetische Metallclips • Metallsplitter • Gefäßstents jünger als 72 h • großflächige Tätowierungen aus metallhaltigen Farbstoffen
Lumbalpunktion	• Pseudotumor cerebri (therapeutisch!) • entzündlichen Erkrankungen (Encephalitis, Neuroborreliose, Polyradikulitis, Meningitis) • Nachweis einer Subarachnoidalblutung • Liquordruckmessung • neurodegenerativen Erkrankungen (z. B. Demenz) • Nachweis von Tumorzellen • therapeutischen Maßnahmen: Medikamenteninstillation, lumbale Drainage bei Liquorresorptionsstörung	• Entzündungen der Haut/Subcutis oder Muskulatur im Bereich der Punktionsstelle • Blutungsneigung (absolute Kontraindikation ab 20.000 Thrombozyten/µl bzw. INR >1,7) • Erhöhter Hirndruck Keine Kontraindikation sind Acetylsalicylsäure 100 mg oder niedermolekulare Heparine in low-dose

Imaging

Mittels cCT wird vor allem eine intrakranielle Blutung diagnostiziert, es kann auch ein demarkierter Infarkt oder ein Tumor, wenn stärker ausgeprägt, diagnostiziert werden. Ist eine CT nicht aussagekräftig genug, so kann ein cMRT mit und ohne Kontrastmittel angefertigt werden. Der hohe Weichteilkontrast ist besonders geeignet um eine Enzephalitis, Meningitis, Tumore, Abszesse und auch Infarkte zu diagnostizieren. Ein reduziertes Diffusionsverhalten in der DWI-Sequenz findet sich insbesondere beim Infarkt (hier routinemäßig eingesetzt) aber auch bei Abszessen, Tumoren und demyelinisierenden Erkrankungen, wie der Multiple Sklerose.

Differenzialdiagnose

Die weitere diagnostische Abklärung beinhaltet die ophthalmologische Untersuchung, eine Lumbalpunktion und andererseits das CT und MRT.

Patientenmanagement

Zunächst ist zu differenzieren, ob es sich um ein akutes oder chronisches Geschehen handelt. Anschließend wird nach dem Motto „treat first what kills first" behandelt.

Generelle Maßnahmen: Prinzipiell ist bei einem GCS unter 9 eine Intubation und Analgosedierung durchzuführen, sowie ist auf eine ausreichende/hochnormale Oxygenierung und die Einhaltung einer Normotension, Normovolämie, strikten Normokapnie (Ziel-PaCO_2: 35–45 mmHg), Normoglykämie sowie Normothermie zu achten, d. h. unbedingt an Fiebersenkung/-vermeidung denken! Generell sollte der ICP < 23 mmHg und der CPP > 60 mmHg gehalten werden. Nur bei einer SAB mit ausgeprägten Vasospasmen ist ein CPP von > 80 mmHg anzustreben, um die Perfusion zu gewährleisten.

Um den venösen Abstrom möglichst zu unterstützen, wird eine Oberkörperhochlagerung bei 15° laut Guidelines empfohlen. Eine externe Ventrikeldrainage sollte vor allem bei Verschlusshydrozephalus angelegt werden. Bei sämtlichen Raumforderungen und damit verbundener ICP-Erhöhung, sollte frühzeitig die operative Therapieoptionen erwogen werden. Bei einem schweren SHT mit therapierefraktärer ICP-Erhöhung kann eine Entlastungstrepanation das Outcome und die Mortalität verbessern.

Mannitol (Ziel: Serumosmolalität von 320 mOsmol/l), Glycerol (500 ml 10 %) und Hyper-HAES (= hypertone Kochsalzlösung, Ziel Serumnatrium von 145–155 mmol/l) können zusätzlich zum Basismanagement gegeben werden, jedoch keine kontinuierliche Mannitolgabe. In der Praxis wird eine Osmotherapie oft ohne ICP-Monitoring initiiert, obwohl dies laut Leitlinien eine Voraussetzung ist.

Im kontinuierlichen Management werden Hyperventilation (pCO_2 > 32 mmHg), Bolus-Gabe von Tris-Puffer oder Barbituraten nicht empfohlen, können aber eine sinnvolle Notfallmaßnahme bei drohender Herniation sein.

Zentrale pontine Myelinolyse/Elektrolytentgleisungen: Faustregel ist, dass der Ausgleich ähnlich schnell von statten gehen muss wie die Entstehung gedauert hat. Das heißt eine hochakute Entstehung erfordert einen schnellen Ausgleich.

(Maligner) Infarkt: kommt es zu einer Ischämie in einem großen Bereich z. B. des gesamten Mediagebiets oder im Rahmen einer Karotisdissektion, kann dies zu einem großflächigen zytotoxischen Hirnödem führen und durch Mittellinienverschiebung folglich zu einer Einklemmung im Foramen magnum. Um dem entgegenzuwirken, muss eine Kranektomie bzw. eine Trepanation durchgeführt werden, um dem Gehirn genug Platz zum Anschwellen zu geben.

Subarachnoidalblutung: als Hauptdiagnosekriterium gilt hier Kopfschmerz unbekannt starker Intensität, Meningismus (Nackensteifigkeit)und ein Nachweis von Erythrozyten, DD: postpunktionaler Liquorbefund! In der Liquordiagnostik. Die Diagnostik der Blutungsursache mittels CT-Angiografie ist obligat, die meistens ein rupturiertes Aneurysma der A. communicans anterior zeigt. Der akute, symptomatische Hydrozephalus ist eine Indikation für die Anlage einer externen Liquorableitung. Der symptomatische, chronische Hydrozephalus wird durch die Anlage eines ventrikuloperitonealen oder ventrikuloatrialen Shunts therapiert. Als Prophylaxe gegen Vasospasmen,

Hypovolämie oder verzögerte ischämische Defizite wird Nimodipin (Calciumkanalblocker) gegeben, jedoch unter engmaschigem Monitoring der Flüssigkeitsbilanz, des Blutdrucks und ZVD sowie der cerebralen Durchblutung mittels transkranieller Dopplersonografie.

Intrazerebrale Blutung und Schädel-Hirn-Trauma: da der größte Risikofaktor für eine ICB die arterielle Hypertonie darstellt wird laut Leitlinien eine Senkung des systolischen Blutdrucks auf unter 140 mmHg nur unter Vorbehalt und um Nachblutungskomplikationen zu vermindern empfohlen.

Bei Patienten mit Schädel-Hirn-Trauma wird ein ICP von 20 mm Hg als Schwellenwert für die Einleitung einer osmotischen Therapie mit Glycerol, Mannitol oder Hyper-HAES angesetzt.

Intrakranielle Infektionen: Obwohl laut Leitlinien zunächst eine Lumbalpunktion und eine Schädelbildgebung vorgegeben werden, wird in der Praxis allein beim Verdacht einer bakteriellen Meningitis oder eines Abszesses bereits Cortison und Ceftriaxon verabreicht, da es sehr rasch zur fulminanten Sepsis, Verbrauchskoagulopathie (Waterhouse-Friderichsen-Syndrom) und einem Hirnödem mit Todesfolge kommen kann. Bei Neugeborenen wird auch Ampicillin angewendet, um Listerien abzudecken. Handelt es sich um eine Enzephalopathie, kann die Lokalisation der Herde Rückschlüsse auf die Genese geben. Zum Beispiel ist eine limbische Encephalopathie als Paraneoplasie zu betrachten, während temporal-basale Herde für eine Herpesencephalitis sprechen (Therapie: Valaciclovir).

Hepatische Encephalopathie: Der steigende Ammoniakspiegel löst ein zytotoxisches Hirnödem aus. Folglich ist die Senkung des Ammoniakspiegels z. B. durch Hämodialyse und Verminderung der Ammoniakproduktion/-aufnahme mittels Lactulose und Neomycin indiziert. Die besprochenen allgemeinen Maßnahmen zur ICP-Senkung haben auch hier Gültigkeit.

Tab. 3. Indikationen, Kontraindikationen für Maßnahmen zur Hirndrucksenkung

Maßnahme	Indikation	Kontraindikation/Bemerkungen
Fiebersenkung	Bei erhöhtem ICP immer indiziert, um Outcome zu verbessern	
Osmotherapie	Kurzfristige Behandlung von ICP-Spitzen	CAVE: Rebound-Effekt, Nierenschädigung; daher unbedingt ausschleichen
Hyperventilation und kontrollierte Beatmung	Als Notfallmaßnahme, kurzfristiger Einsatz	Man nimmt dem Patienten zunehmend den Atemantrieb (pCO_2)
Cortison	Nach sorgfältiger Überlegung bei perifokalen Ödemen aufgrund von Tumoren	
Hypothermie	• Schwere therapieresistente ICP-Erhöhung, • St. p. CPR und Wiederauftreten von ROSC • schwere hepatische Encephalopathie	
Lumbalpunktion	• Diagnostisch: Meningitis u. a. • Therapeutisch: Medikamenteninstillation (z. B. Chemotherapeutikum zur Neuroprotektion bei Leukämie), lumbale Drainage bei Liquorresorptionsstörung, Pseudotumor cerebri	

Pseudotumor cerebri: Cave: eine Liquorpunktion ist kontraindiziert bei erhöhtem Hirndruck. Die einzige Ausnahme ist die benigne intrakranielle Hypertension. Hier ist die Liquorpunktion nicht nur differentialdiagnostisch wichtig, sondern gleichzeitig therapeutisch. Klinisch präsentieren sich die Patienten meist übergewichtig, jung, weiblich und meist mit Kopfschmerz, (einseitiger) Stauungspapille, Gesichtsfeldeinschränkungen und eventuell auch ein- oder beidseitigen Abduzensparesen. Differenzialdiagnostisch müssen ein Hirntumor und eine Sinusvenenthrombose ausgeschlossen werden. Die Therapie der Wahl ist hier die **Gewichtsreduktion, Acetazolamid** und wiederholte **Liquorpunktionen.** Bei Therapieresistenz sind auch neuroradiologische Interventionen mittels Stent bei Sinusstenose, mikrochirurgische Dekompression des N. opticus (Optikusscheidenfensterung) oder eine neurochirurgische Liquorableitung mittels LP- oder VP-Shunt indiziert.

Hirntumor: verursacht ein tumoröses Geschehen die Hirndrucksymptomatik so ist eine Glukokortikoidgabe zur Verminderung des vasogenen, perifokalen Ödems durchaus indiziert, allerdings nicht gänzlich unumstritten, da Glukokoritoide im Verdacht stehen, das Tumorwachstum voranzutreiben.

Literatur, Links

1. Huttner B et al. AWMF-Leitlinien für Diagnostik und Therapie in der Neurologie Intrakranieller Druck (ICP) (2017). In: Deutsche Gesellschaft für Neurologie, Hrsg. Leitlinien für Diagnostik und Therapie in der Neurologie. Online: https://www.awmf.org/leitlinien/detail/ll/030-105.html [abgerufen am 04.07.2021].
2. Petridis, Athanasios K.; Kamp, Marcel A.; Cornelius, Jan F.; Beez, Thomas; Beseoglu, Kerim; Turowski, Bernd; Steiger, Hans-Jakob, Aneurysmal subarachnoid hemorrhage—diagnosis and treatment, Dtsch Arztebl Int 2017; 114: 226–36; DOI: 10.3238/arztebl.2017.0226 [abgerufen am 07.07.2021].
3. Steinmetz H et al. AWMF- Leitlinien für Diagnostik und Therapie in der Neurologie Subarachnoidalblutung (SAB) (2012). In: Deutsche Gesellschaft für Neurologie, Hrsg. Deutsche Schlaganfall-Gesellschaft e.V. Online: https://www.dsg-info.de/leitlinien.html [abgerufen am 12.07.2021].
4. Steiner T et al. AWMF- Leitlinien für Diagnostik und Therapie in der Neurologie Intrazerebrale Blutungen (2012). In: Deutsche Gesellschaft für Neurologie, Hrsg. Deutsche Schlaganfall-Gesellschaft e.V. Online: https://www.dsg-info.de/leitlinien.html [abgerufen am 12.07.2021].
5. Wüllner et al. AWMF- Leitlinien für Diagnostik und Therapie in der Neurologie Idiopathische intrakranielle Hypertension (IIH; Pseudotumor cerebri) Hrsg. Deutsche Gesellschaft für Neurologie e.V. (DGN) Online: https://www.awmf.org/leitlinien/detail/ll/030-093.html [abgerufen am 13.07.2021].
6. Deutsche medizinische Wochenschrift: DMW. Stuttgart. Thieme. ISSN: 0012-0472.3.

Meningismus

Bardia Firouz, Can Tasgin

Lernziele und Zusammenfassung

- Nervendehnungszeichen (= Meningismuszeichen) kennen
- Erkennen der wichtigsten Differentialdiagnosen bei Meningismus
- Notfallsituationen erkennen und Komplikationen bedenken
- Nackensteifigkeit (z. B. Meningismus): Nahrungsunverträglichkeiten Ohrenschmerzen: Meningitis, Myogelosen Zöliakie, Lactoseintoleranz

Definition

Beim **Meningismus** handelt es sich um ein pathognomonisches Symptom für eine Reizung der Meningen aufgrund verschiedener zentralnervöser Erkrankungen und so zu Schmerzen und/oder Steife bei passiver Nackenbeugung führt. Als **meningitisches Syndrom** wird die Kombination mit Kopfschmerzen und/oder Fieber bezeichnet, bei dem an eine Meningitis zu denken ist.
Pseudomeningismus ist die Schmerzhaftigkeit der Bewegungen und Steifigkeit im Halsbereich nicht-meningealen Ursprungs sein. Bei einem solchen „Nackenbeugeschmerz" ist meist auch die seitliche Bewegung des Kopfes schmerzhaft, die beim Meningismus typischerweise nicht beeinträchtigt ist. Auch fehlen beim Pseudomeningismus in der Regel Beschwerden wie Übelkeit oder Licht- und Geräuschempfindlichkeit. Typisches Vorkommen ist bei degenerativen Diskopathien der HWS inklusive **Bandscheibenvorfällen** oder bei **Migräne.**

Pathogenese

Eine Reizung der schmerzempfindlichen Hirnhäute gibt es

- vor allem bei einer Meningitis, weiters
- eine Blutung in den liquorgefüllten Subarachnoidalraum.

Klinik

Durch Beugen des Kopfes werden die Meningen gedehnt, so dass die schmerzhafte Nackensteifigkeit durch reflektorische Anspannung der autochthonen Rückenmuskulatur ausgelöst wird. Sie kann bis zum **Opisthotonus,** der krampfhaften Überstreckung der Nacken- und Rückenmuskulatur, reichen.

Bei zunehmender Bewusstseinsstörung fällt der Meningismus aus, da es sich dabei um eine gerichtete Abwehrreaktion auf einen schmerzhaften meningealen Dehnungsreiz handelt.

Tab. 1. Typische Befunde und Funktionsprüfungen bei Überempfindlichkeit der Meningen

Nacken- & Nervendehnungszeichen	Pathologischer Befund
Meningismus (Reflektorische Nackensteifigkeit)	• Das passive Vorbeugen des Kopfes beim auf dem Rücken liegenden Patienten führt zur Dehnung der entzündlich gereizten Meningen bzw. Nervenwurzeln und dadurch zu Schmerzen sowie zu einem spürbaren Widerstand gegen die weitere Beugung. Bei schwerer Ausprägung ist keine Beugung möglich
Brudzinksi-Zeichen	• Bei der Prüfung auf Nackensteifigkeit kommt es zum reflexartigen Anziehen der Beine, um die schmerzhafte Spannung der Meningen zu reduzieren
Kernig-Zeichen	• Die aktive Kniestreckung löst bei gebeugtem Hüftgelenk Schmerzen aus
Lasègue-Zeichen	• Anheben des gestreckten Beines beim in Rückenlage befindlichen Patienten führt aufgrund der Dehnung des N. ischiadicus zu Schmerzen im Rücken, die in das Gesäß und in den dorsalen Oberschenkel ausstrahlen

Additiv gibt es neurologische Tests, vor allem das **Laségue-Zeichen.**

Liquoranalyse

Die Liquoranalyse dient vor allem zum Nachweis oder Ausschluss einer bakteriellen Meningitis.

Tab. 2. Übersicht typischer Liquorbefunde bei unterschiedlichen Formen von Meningitis

Unterformen	Erscheinung	Glucose	Proteingehalt	Zellart & -zahl
Referenzwert	klare Flüssigkeit	2,7–4,2 mmol/L	140–400 mg/L	Normales Zellbild: wenige Lymphozyten und Monozyten
Akut bakteriell	trübe, eitrige Flüssigkeit	erniedrigt	erhöht	granulozytär, häufig $> 300/mm^3$
Akut viral	klare Flüssigkeit	normal	normal oder erhöht	lymphozytär, $< 300/mm^3$
Tuberkulös	klare Flüssigkeit mit Spinnengewebsgerinnseln	erniedrigt	erhöht	„Buntes Bild" (v. a. lymphozytär aber auch granulozytär & monozytär

Verzögert sich die Lumbalpunktion, z.B. aufgrund notwendiger zerebraler Bildgebung, so soll bereits vor dieser eine kalkulierte antibiotische Therapie gestartet werden. Die antibiotische Therapie reduziert die Sensitivität der Nachweismethoden bakterieller Erreger. Daher sollen vor Antibiotikagabe immer Blutkulturen gewonnen werden.

Ophthalmologie

Eine ophthalmologische Untersuchung dient der Abklärung von Hirndruckzeichen.

Labor

Da klinische Kriterien allein keine Meningitis ausschließen, sind zur Bestätigung oder Ausschluss einer Meningitis sowie Erregerdifferenzierung folgende diagnostische Verfahren notwendig:

- Blutbefund: entzündungstypische Veränderungen (erhöhtes CRP, BSG, Leukozytenzahl)
- Blutkulturen: Gezielte Erregerdiagnostik

Imaging

Die kranielle CT ist indiziert bei klinischem Hinweis auf eine Subarachnoidalblutung. Die MRT dient bei bakteriellen Infektionen zum Nachweis der Meningitis oder anderer meningealer Erkrankungen, weiters zur Dokumentation von Hirndruckzeichen und ggf. einer Raumforderung.

Differenzialdiagnosen

Der Meningismus als isoliertes Symptom ist nicht spezifisch für eine bestimmte Erkrankung.

Tab. 3. Differenzialdiagnose nichtentzündlicher meningealer Erkrankungen mit Meningismus

Krankheitsgruppe	Pathogenese	Leitsymptome
Sinusvenenthrombose	• Hormonelle Faktoren • Thrombophilie • Malignome	• Chronische Kopfschmerzen • Sehstörungen • Epileptische Anfälle (40 %)
Subarachnoidalblutung	• Traumatisch • Aneurysmablutung, dissektion arterieller Gefäße	• plötzlicher Vernichtungskopfschmerz • Übelkeit/Erbrechen • Sehstörungen • Aphasie • Paresen
Meningeosis Neoplastica	durch Streuung des Primärtumors, vor allem bei Mamma- oder Lungenkarzinom, Melanom, Lymphom	• Kopfschmerzen • Übelkeit/Erbrechen • Hirnnervenausfälle (periphere Fazialisparese, Doppelbilder, Hörminderung) • Psychische Auffälligkeiten • Polyradikuläres Syndrom

Tab. 4. Typische entzündliche Erkrankungen bei Meningismus

Krankheitsgruppe	Ursachen	Wichtigste Symptome
Meningitis bzw. Meningoenzephalitis	• Bakterielle Infektion • Virale Infektion • Pilze • Parasiten	• Kopfschmerzen • Hohes Fieber • Übelkeit, Erbrechen • Lichtscheue • Vigilanzstörung • Meningokokken: makulopapulöses Exanthem
Rabies	• Insb. Bissverletzung durch Tiere	• Anfangs unspez. Symptome • Muskelkrämpfe • Paresen
FSME	• Zeckenstich	• Grippesymptome • Zeichen einer Meningitis
Spinalabszess	• Meist bakteriell • Iatrogen (bei Spinalanästhesie)	• Druckdolenz • Fieber • Rückenschmerzen

Patientenmanagement

Im Gegensatz zur viralen Meningitis ist die bakterielle Meningitis unbehandelt meist innerhalb von Stunden bis Tagen letal und muss schnellstmöglich **intensivmedizinisch** behandelt werden. Ein möglichst früher Beginn der Antibiotikatherapie darf nicht durch weitere Diagnostik verzögert werden (prognostisch ungünstig). Daher besteht das initiale Management von Patienten mit Verdacht auf bakterielle Meningitis aus einer kalkulierten Antibiotikatherapie und Dexamethason (empirische Antibiose direkt nach Blutkulturentnahme, noch bevor ein Antibiogramm vorliegt).

Folgeschäden treten bei bakteriellen Meningitiden in 10–40 % der Fälle auf (abhängig von rascher Behandlungsinitiierung). Spätfolgen sind das apallische Syndrom, motorische und sensible Ausfälle, sowie eine ausgeprägte retrograde Amnesie mit Verlust erlernter Fähigkeiten. Oft sind auch die Sinnesleistungen beeinträchtigt (Sehschwäche, Innenohrschwerhörigkeit). Die Folgeschäden können langandauernde Rehabilitationsmaßnahmen (z. B. Physio- und Ergotherapie) notwendig machen.

Die **Subarachnoidalblutung** hat potentiell letalen Komplikationen und muss dementsprechend schnell erkannt und behandelt werden. Wichtig ist die Stabilisierung des Patienten mit Bettruhe und ausreichender Analgosedierung. Durch die Blutung kann es zum **Hirnödem** kommen, weshalb die Patienten in Oberkörperhochlagerung gebracht werden. Zusätzlich wird ein potenzieller **Vasospasmus** durch Calciumantagonisten therapiert. Weiters werden neuroprotektive Maßnahmen wie eine Blutdrucksenkung auf 60-90 mmHg, Normovolämie, Normothermie sowie ein Ausgleich etwaiger Elektrolytstörungen angestrebt.

Um Rezidivblutungen zu vermeiden wird gegebenenfalls eine Aneurysmaversorgung mittels Clipping oder Coiling durchgeführt. Beim Clipping wird das Aneurysma chirurgisch durch einen Metallclip verschlossen. Durch das endovaskuläre Einbringen von platinhaltigen Coils kann das Aneurysma ebenfalls behandelt werden. Wichtig ist eine möglichst Zeitnahe Intervention (< 72 h nach Symptombeginn) um das Risiko von Komplikationen zu minimieren.

Literatur, Links

1. https://www.sciencedirect.com/topics/clinicalkey/now/de/kernig-zeichen.html AWMF-Leitlinie Rotatorenmanschette (Stand 31.07.2019).
2. Endspurt Klinik Neurologie, Thieme, 3. Auflage.
3. https://www.awmf.org/uploads/tx_szleitlinien/030-141l_S1_Lumbalpunktion_und_Liquordiagnostik_2020-01.pdf (06.2021).
4. W. Hacke, Neurologie, Springer, 14. Auflage.

Liquoranalyse

Julian Benedikt Reichelt

Lernziele und Zusammenfassung

- Indikationen inklusive Kontraindikationen vor einer Liquoranalyse abklären können.
- Einer Checkliste für das praktisches Vorgehen bei der Liquorpunktion folgen können.
- wichtige Befundkonstellationen erkennen und im klinischen Kontext interpretieren können.

Definition

Die Liquordiagnostik ist eine der wichtigsten laborchemischen Untersuchungen bei neurologischer Symptomatik zur Abklärung zentralnervöser Erkrankungen.

Anatomie

Der Liquor cerebrospinalis dient der Aufrechterhaltung der metabolischen Homöostase im zentralen Nervensystem (ZNS), dem mechanischen Schutz und dem Auftrieb des Gehirns in der knöchernen Schädelhöhle. Der Liquor wird hauptsächlich vom Plexus choroideus in den Ventrikeln produziert, erhält aber auch Zufluss aus der interstitiellen Flüssigkeit des gesamten ZNS. Er fließt anschließend pulsierend über das Ventrikelsystem in den spinalen und cerebralen Subarachnoidalraum, in dem er hauptsächlich durch Pacchioni´sche Granulationen resorbiert wird. Das zirkulierende Liquorvolumen beträgt dabei ca. 150 ml und wird viermal täglich komplett erneuert. Durch die Blut-Hirn-Schranke ist der Liquorkreislauf vom Blutkreislauf getrennt, so dass eine direkte Analyse nur mit einer Liqurpunktion möglich ist.

Indikationen

Die wichtigste Indikation der Liquoranalyse ist die Diagnostik von

- infektiöse ZNS-Entzündungen, d. h. Meningitis, Enzephalitis, Radikulitis,
- Autoimmunerkrankungen wie Encephalomyelitis disseminata
- Malignomen wie Meningeosis carcinomatosa,
- Subarachnoidalblutungen, sowie
- bei neurodegenerativen Erkrankungen wie der Demenz.

Der häufigste Anlass zur diagnostischen Liquorpunktion bei Kindern ist Fieber unklarer Genese (20 %) und bei Erwachsenen der Kopfschmerz (39 %).

Die Kontraindikationen sind ein erhöhter intrakranieller Druck, Blutungsneigung und Infektionen im Bereich der Punktionsstelle. Daher müssen vor der Durchführung der Punktion verschiedene Untersuchungsbefunde vorliegen, um diese Kontraindikationen ausschließen zu können.

Jede Liquorpunktion erfordert eine umfassende Aufklärung und schriftliche Einwilligung des Patienten.

Tab. 1. Kontraindikationen für die Liquoranalyse

Kontraindikationen	klinische Symptome	notwendige Befunde
erhöhter intrakranieller Druck	Hirndruckzeichen (z. B. Übelkeit, Erbrechen, Kopfschmerzen, fokale neurologische Ausfälle)	Fundoskopie • Stauungspapille • kann trotz erhöhtem Hirndruck fehlen, dann bei klinischer Symptomatik MRT
Blutungsneigung	z. B. Hämatome, Petechien, Suffusionen	Gerinnungsstatus • Thrombozyten: < 50.000/µl (relative KI) < 20.000/µl (absolute KI) • Quick: < 50 % • INR: > 1,8 • aPTT: stark erhöht
Lokale Infektion	Rötung, Schwellung, Schmerz, Überwärmung	

Untersuchung

Die Punktion wird unter sterilen Bedingungen beim liegenden oder sitzenden Patienten mit oder ohne Lokalanästhesie durchgeführt. Meist wird lumbal zwischen den Processus spinosi der Wirbelkörper L3/L4 oder L4/L5 punktiert. Bei akuter Indikation und bei Kontraindikation der lumbalen Punktion kann sie auch subokzipital, mit deutlich erhöhtem Risiko für Komplikationen durchgeführt werden. Dabei muss berücksichtigt werden, dass bei subokzipitaler Punktion andere Referenzbereiche gelten. Insgesamt sollten 10–15 ml abgenommen werden und auf drei Röhrchen mit jeweils ca. 10 Tropfen aufgeteilt werden.

Vor der eigentlichen Liquorentnahme kann beim liegenden Patienten zusätzlich der Liquordruck mit einem Steigröhrchen gemessen werden.

Tab. 2. Normaler Liquorbefund

Parameter	Befund
Farbe	klar, farblos
Leukozytenzahl	< 5/µl
Differentialzellbild	Lymphozyten : Monozyten = 2–3:1
Gesamt-Protein	< 500 mg/l
L-Laktat	0,9–2,7 mmol/l
Glukose	> 0,5 Liquor/Serum
Albumin	< 5–10 Liquor/Serum x 10– 3
intrathekale IgG-Synthese	negativ
Erregernachweis	negativ
Erreger-spezifische AK	negativ

Im Rahmen der Punktion kann es zu lokalem Schmerz an der Einstichstelle, vorübergehender Nervenwurzelreizung oder auch zum **postpunktionellen Syndrom** (lageabhängiger Kopfschmerz mit Übelkeit und Erbrechen) kommen. Schwerwiegende Komplikationen umfassen **Inokulationsinfektionen** oder potenziell letale **ZNS-Einklemmungen** bei Punktion trotz erhöhtem Hirndruck.

Befunde

Zunächst sollte die **Liquorfarbe** beurteilt werden. Durch die Aufteilung des Liquors in drei Röhrchen **(3 Gläser Probe)** kann bei einer Blutbeimengung direkt zwischen einer artifiziellen Blutung durch den Einstich (Blutbeimengung nimmt ab) und einer intrakraniellen Blutung (Blutbeimengung bleibt konstant) unterschieden werden. Zusätzlich ist der Liquorüberstand nach Zentrifugation bei artifizieller Blutbeimengung klar und bei einer intrakraniellen Blutung oft bereits xanthochrom (gelblich).

Tab. 3. Liquorfarbe

Farbe	Bedeutung
trüb	erhöhte Zellzahl erhöhtes Gesamtprotein
rot/blutig	akute Blutung
gelb/xanthochrom	ältere Blutung (> 6 h) Hyperbilirubinämie
weiß/eitrig	bakterielle Infektion

Anschließend können mikroskopisch die **Liquor-Zellzahl** und das Differentialzellbild (z. B. Tumorzellen) ermittelt werden. Laboranalytisch wird zusätzlich die Glukose-, Laktat- und Proteinkonzentration bestimmt. Durch zeitgleiche Blutabnahme ist es zudem möglich Liquor/Serum-Quotienten zu berechnen.

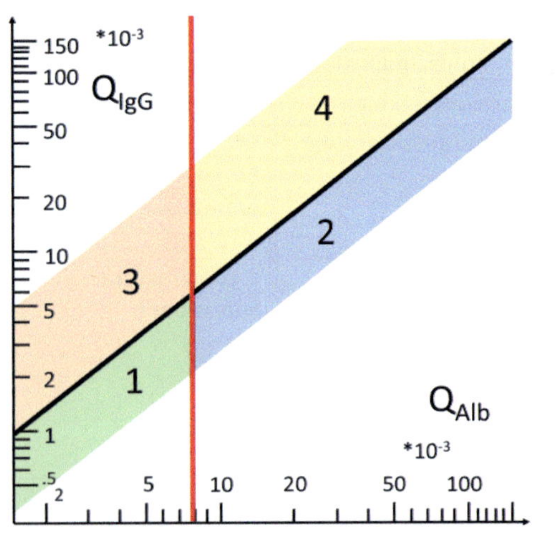

Abb. 1. Reiber-Diagramm: rote Linie = Grenzwert der BHS-Permeabilität, Q_{Alb} = Albumin-Quotient, Q_{IgG} = IgG-Quotient.

Der **Albumin-Quotient** ist ein Indikator für die Permeabilität der Blut-Hirn-Schranke (BHS), da Albumin nicht im ZNS produziert wird. In Zusammenschau mit dem IgG-Quotienten kann er Hinweise auf eine intrathekale IgG-Synthese geben. Beide Quotienten werden daher logarithmisch im Reiber-Diagramm dargestellt und ermöglichen die schnelle Identifikation typischer Befundkonstellationen.

Tab. 4. Reiber-Diagramm: Befundkonstellationen

Zone	Interpretation	Differentialdiagnose
1	intakte Blut-Hirn-Schranke ohne intrathekale IgG-Synthese	Normalbefund
2	Permeabilitätssteigerung für kleinere Proteine	Guillain Barré Syndrom
3	intrathekale IgG-Synthese ohne Permeabilitätssteigerung	Multiple Sklerose
4	Permeabilitätssteigerung und intrathekale IgG-Synthese	Neurotuberkulose

Eine intrathekale Immunglobulin-Synthese kann auch in Form von oligoklonalen Banden durch isoelektrische Fokussierung nachgewiesen werden, bei der mindestens zwei Liquor-spezifische Ig-Banden im Vergleich zum Serum erkennbar sein müssen.

Weitere Untersuchungen umfassen z.B. einen direkter Erregernachweis (PCR, Kultur), den Nachweis erregerspezifischer Antikörper oder die Bestimmung von Biomarkern (Tau, β-Amyloid).

Tab. 5. Typische Liquorbefunde: ↑ = erhöht, ↓ = erniedrigt, ITIg = intrathekale Immunglobulin-Synthese, OKB = oligoklonale Banden, MRZ = Mumps-Röteln-Zoster Reaktion, QAlb = Albumin-Quotient, PCR = Polymerasekettenreaktion

Differential-diagnosen	Farbe	Zellbild	Zellzahl /µl	Glukose (Liquor /Serum)	Laktat (mmol/l)	Protein (mg/l)	Zusatzbefunde
Normwerte	klar	Lymphozyten	< 5	> 0,5	0,9–2,7	< 500	-
Bakterielle Meningitis	trüb, weiß, eitrig	Granulozyten	> 1000	↓	> 3,5	> 1000	ITIg, Kultur
Virale Meningitis	klar	Lymphozyten	< 1000	normal	< 3,5	< 1000	ITIg, PCR
Tuberkulöse Meningitis	klar	gemischt	< 1000	↓	> 3,5	> 1000	ITIg, PCR, Kultur
Subarachnoidal-blutung	blutig, xant-hochrom	Erythrozyten	↑	↓	↑	↑	↑Bilirubin ↑Ferritin
Multiple Sklerose	klar	Lymphozyten	5–30	normal	normal	↑	ITIg, OKB, MRZ
Guillain Barré Syndrom	klar, leicht gelblich	Lymphozyten	< 10	normal	normal	> 1000	↑Q_{Alb}
Malignom	trüb	variabel	↑	↓	↑	↑	Tumorzellen

Literatur, Links

1. Tumani H., Petereit H.-F. et al., Lumbalpunktion und Liquordiagnostik, S1-Leitlinie, 2019, in: Deutsche Gesellschaft für Neurologie, Deutsche Gesellschaft für Liquordiagnostik und Klinische Neurochemie (Hrsg.), Leitlinien für Diagnostik und Therapie in der Neurologie. Online: www.dgn.org/leitlinien (abgerufen am 25.07.2021).
2. Masuhr, K.-F., Masuhr, F., & Neumann, M. (2013). Duale Reihe Neurologie (7. Auflage). Georg Thieme Verlag. https://doi.org/10.1055/b-003-106487.
3. Hacke, W. (2016). Neurologie (14. Auflage). Springer. https://doi.org/10.1007/978-3-662-46892-0.

Anämie

Daniel Mayr

Lernziele und Zusammenfassung

- Laborbefunde bei Anämie und ihre Schweregrade in Bezug auf Patientengruppen mit erhöhtem Risiko interpretieren können, insbesondere mikrozytäre Anämie.
- Wichtigen Anämieformen ihre charakteristischen Auslenkungen im Blutbild zuordnen können.
- Fundierte Therapieüberlegungen bei den wichtigsten Anämieformen erklären können.

Definition

Die WHO definiert Anämie als einen Zustand, bei dem die Zahl der Erythrozyten und deren Sauerstoffkapazität insuffizient sind, um die physiologischen Funktionen des Körpers zufriedenstellend zu ermöglichen. Für einen objektivierbaren Ansatz empfiehlt die WHO Anämien ebenfalls laborchemisch zu definieren und zu klassifizieren, wobei für unterschiedliche Personengruppen verschiedene Grenzwerte gelten.

Tab. 1. WHO-Definition der Anämie und ihrer Schweregrade nach Hämoglobin Spiegel (in g/dl)

Hämoglobin (g/dl)	Normwert	Milde Anämie	Moderate Anämie	Schwere Anämie
Männer	≥ 13	11,0–12,9	8,0–10,9	< 8,0
Frauen	≥ 12	11,0–11,9	8,0–10,9	< 8,0
Schwangerschaft	≥ 11	10,0–10,9	7,0–9,9	< 7,0

Mit typischen klinischen Szenarien assoziiert sind

- die **Wochenbettanämie**
- verschiedene Assoziationen mit **Hauterkrankungen** und
- die **Präoperative Anämie.**

Die **Präoperative Anämie** ist ein unabhängiger Risikofaktor in der perioperativen Medizin und einer der wichtigsten Prädiktoren für eine Transfusion von Erythrozytenkonzentraten, daher ist sie wesentlicher Bestandteil des **Patient-Blood-Management (PBM).** Liegt eine Präoperative Anämie zusätzlich zu anderen, vor allem kardiopulmonalen Risikofaktoren vor, potenziert die Anämie das Risiko für postoperative Komplikationen wie Pneumonien und Thromboembolien um ein Mehrfaches, da eine Anämie selbst oder sekundär die Folge einer schwerwiegenden Grunderkrankung darstellt.

Die **aplastische Anämie** ist sehr selten und Teil der **Panzytopenie** als Folge einer Knochenmarkinsuffizienz. Neben angeborenen Formen gibt es eine erworbene aplastische Anämie:

- Idiopathisch in etwa ⅔ der Fälle
- **Medikamenteninduziert,** vor allem **Chloramphenicol, Sulfonamide, Chemotherapeutika**
- **Infektbedingt** bei Hepatitis, Epstein-Barr-Virus-Infektion, HIV oder **Parvovirusinfektion**
- Nach **Benzol-Exposition** in der Industrie als anerkannte Berufskrankheit
- Nach **Bestrahlung** beim Strahlenunfall

Etymologie: Der Begriff Anämie stammt aus dem altgriechischen ἄναιμος ánaimos, zu deutsch „blutlos" und wurde erstmals 1843 vom französischen Arzt Gabriel Andral verwendet.

Klinik

Die klassischen Symptome sind **Abgeschlagenheit** (engl. Exhaustion). **Blässe** sowie **funktionelle Herzgeräusche** und **Palpitationen.**

Labor

Im Folgenden ist die Bedeutung der Laborparameter der Anämiediagnostik erklärt:

- **MCV:** Durchschnittsgröße der Erythrozyten, Anämien werden so in mikozytär-normozytär-makrozytär eingeteilt.
- **MCH:** Durchschnittliche Menge an Hämoglobin in picogramm pro Erythrozyt
- **MCHC: Durchschnittliche** Hämoglobinkonzentration in den Erythrozyten. Ein erniedrigter Wert kann bei allen mikrozytären Anämien gemessen werden. Ein erhöhter Wert auf eine hereditäre Sphärozytose hinweisen.
- **RDW:** Die red blood cell distribution width beschreibt wie ungleichmäßig groß Erythtrozyten sind. Dieser oft unterschätzte Wert ist hilfreich, um Eisenmangelanämie von anderen mikrozytären Anämieformen zu unterscheiden: Da bei der Eisenmangelanämie eine Mischung aus zu mikro-

und normozytären Erythrozyten vorliegt, ist die RDW erhöht, während z. B. bei der Anämie bei chronischer Erkrankung die RDW unauffällig ist.

- **Retikulozyten:** Sind Erythrozyten Vorläuferzellen und ein wichtiger Marker im peripheren Blut für die Effektivität der Erythropoese. Retikulozytenwerte werden normalerweise als Prozentwert der Erythrozyten angegeben (normal < 3 %).
- **Retikulozytenproduktions-Index (RPI):** hier wird berücksichtigt, dass Retikulzytenwerte korrigiert werden müssen für den vorliegenden Grad der Anämie, da bei Anämie die Retikulozytenzahlen ansonsten falsch erhöht sind. RPI = (gemessener Hämatokrit/45) x Retikulozytenzahl.

Zusätzliche Blutwerte, die in der Diagnostik der Anämie einen Stellenwert haben sind Eisenparameter. Wichtig ist hier, dass bei der Eisenmangelanämie Serumeisen, Transferrinsättigung und Serumferritin erniedrigt sind, während das Serumtransferrin erhöht vorliegt. Abnorme Werte des unkonjugierten Bilirubins im Serum, des Hapotglobins und der Laktatdehydrogenase (LDH) sprechen für das Vorliegen einer hämolytischen Anämie. Messbar sind auch die Serumkonzentrationen von Folsäure und Vitamin B12 im Serum.

Mit einfachen und flächendeckend verfügbaren Laborparametern wie MCV und der relativen Retikulozytenzahl kann eine grobe Einteilung der Anämie erfolgen.

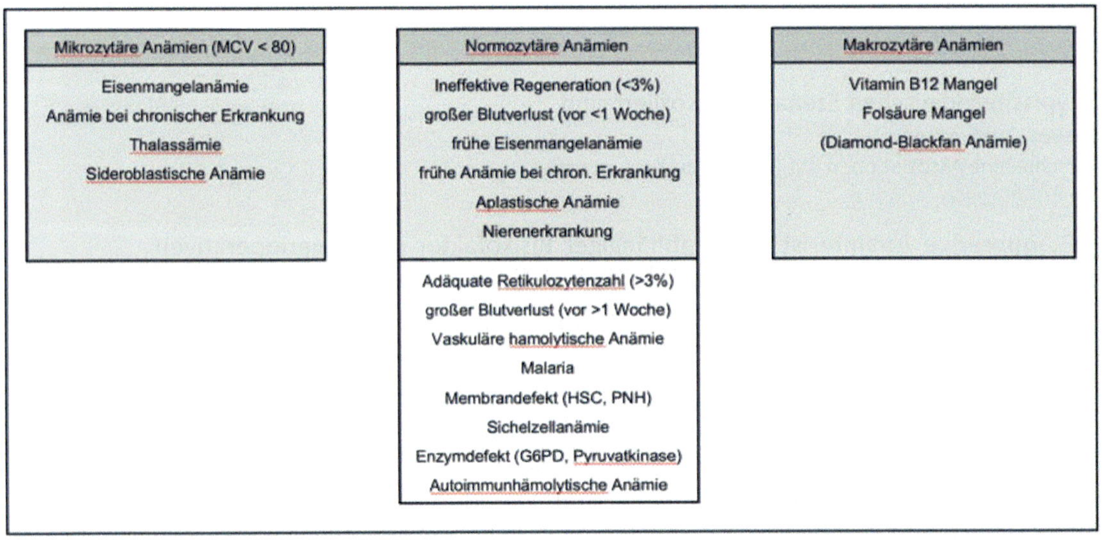

Abb. 1. Anwendbarer diagnostischer Leitfaden zum Verständnis der Diagnostik der wichtigsten Formen der Anämie nach MCV und Retikulozytenzahl. Abkürzungen: HSC, Hereditäre Sphärozytose; PNH, Paroxysmale nokturnale Hämaturie; G6PD Glukose-6-Phosphat-Dehydrogenase.

Mikrozytäre Anämien

Die 4 wichtigsten werden unter dem englischen Akronym TICS zusammengefasst:

- Thalassemia,
- Iron deficiency, anemia of Chronic disease, and
- Sideroblastic anemia.

Eisenmangelanämie

Epidemiologie

Eisenmangel ist insgesamt die häufigste Anämieform und der häufigste Ernährungsmangel weltweit, mit einer Prävalenz von 10 % in Industrieländern und 25–50 % in Entwicklungsländern. Die Eisenmangelanämie kommt häufig bei Kleinkindern im 2. – 3. LJ durch **inadäquate Ernährung** und Frauen zwischen 12–49 Jahren, mitverursacht durch die **Menstruation,** vor.

Pathogenese

Verringerte Synthese von Häm (Häm = Eisen + Porphyrin) führt zu verringerter Hämoglobin Produktion. Der Eisenmangel kann durch chronische Blutung (Menorrhagie, Gastrointestinale Blutungen), erniedrigte Zufuhr (Entwicklungsländer, Vegetarische Ernährung) oder erhöhten Bedarf (Schwangerschaft) ausgelöst werden.

Eisenmangelanämie ist gelegentlich mit **Thrombozytose** assoziiert, letztere ist reaktiv, um die Viskosität des Blutes zu erhöhen. Chronische Eisenmangelanämie führt zu Verdünnung und Brüchigkeit der Fingernägel.

Labor

Der Ablauf ist sequenziell, es bilden sich chronologisch verminderte Ferritin Spiegel, ein verringertes Serumeisen, verringerte Transferrinsättigung, normozytäre, normochrome Anämie und letztlich eine mikrozytäre, hypochrome Anämie. Im Gegensatz zu anderen mikrozytären Anämieformen ist die RDW erhöht.

Anämie bei chronischer Erkrankung

Epidemiologie

Die Anämie bei chronischer Erkrankung ist die häufigste Anämie bei Hospitalisierten.

Pathogenese

Sie tritt insbesondere auf bei
- chronischer Entzündung wie Rheumatoide Arthritis, Tuberkulose, CED,
- Alkoholismus und
- onkologischen Patienten.

Physiologisch wird im Körper bei Entzündungen **Hepcidin** ausgeschüttet, das die Freisetzung von Eisen aus den Makrophagen im Knochenmark hemmt. Bei chronischen Entzündungen führen die ständig hohen Hepcidinkonzentrationen zu Anämie mit erhöhtem Ferritin im Serum und Hämosiderin im Knochenmark. Weiters sind auch die Ausscheidung von und Rezeptorsensitivität für Erythropoetin gesenkt.

Labor

Normales-vermindertes MCV (meistens normozytär), verringerte Eisen im Serum, bei normal oder erhöhten Ferritin Werten sowie abnormer **totaler Eisenbindungskapazität (TIBC)**.

Patienten-management

Nur selten fällt bei dieser Anämieform das Hb unter 9 g/dl. Die Behandlung der Grunderkrankung steht bei der Anämie bei chronischer Erkrankung im Vordergrund. Symptomatisch können Erythrozytenkonzentrate und Erythropoetin verabreicht werden.

Thalassämie

Pathogenese

Die Thalassämie wird verursacht durch meistens vererbte genetische Mutationen in Genen, die für die Synthese von α- und β-Globinketten verantwortlich sind. Die Prävalenz dieser Mutationen ist besonders im Mittelmeerraum, in Afrika sowie in Südostasien hoch, da ähnlich wie bei der Sichelzellanämie ein heterozygotenvorteil für den Schutz gegen Malaria angenommen wird. Während α-Thalassämie vor allem im Südostasien und Westafrika auftritt, ist die β-Thalassämie im mediterranen und afrikanischen Bereich verbreitet.

Hämoglobin A macht physiologisch im Erwachsenenalter etwa 95 % des Hämoglobins aus, neben Hämoglobin A2 und F, welche die restlichen 4–5 % ausmachen. Hämoglobin A besteht aus zwei α- und zwei β-Globinketten. Der Schweregrad der Thalassämie hängt maßgeblich davon ab wie viele der α- bzw. β-Globin Gen Allele mutiert sind reicht von lebenslangem asymptomatischem Verlauf bis zu Letalität in Utero. Neben erniedrigten Hämoglobin A Produktion bei der α- und β- Thalassämie, spielt bei der β-Thalassämie auch die Akkumulation von toxischen, freien α-Globinketten eine wichtige Rolle in der Pathogenese der Anämie.

Labor

Während Eisenmangel und Anämie der chronischen Erkrankung durch die defekte Hämsynthese krankheitsverursachend sind, entsteht die α-/β-Thalassämie durch Defekte in der α- bzw. β-Globin Synthese.

Schwere Formen der β-Thalassämie können oft schon klinisch diagnostiziert werden durch Deformationen des Gesichtsschädels, welche durch extramedulläre Hämatopoese verursacht werden. Zusätzlich, und für die Diagnose der anderen Thalassämieformen, sollte eine Hämoglobin Elektrophorese durchgeführt werden, bei der sich ein Abfall von Hämoglobin A, sowie ein Anstieg von Hämoglobin F und A2 zeigt.

Patienten-management

Da Hämoglobin F keine β-Globinketten, sondern lediglich 2 α- + 2 γ-Globinketten enthält, manifestiert sich die β- Thalassämie erst nach der Geburt, wenn die Hämoglobin F Spiegel langsam sinken, während schwere α-Thalassämieformen bereits *in utero* tödlich sein können. Behandlung: in schweren Fällen Bluttransfusionen und Therapie mit Eisenchelatoren.

Sideroblastische Anämie

Pathogenese

Tritt vor allem auf bei

- chronischem Alkoholismus,
- Vitamin-B6(Pyridoxin)-Mangel (meistens durch Isoniazid Therapie) und
- als X-Chromosomal vererbte Erkrankung.

Auch bei der immer seltener auftretenden Bleivergiftung ist sie eine typische Folge.

Die Sideroblastische Anämie entsteht durch einen Defekt in der Häm Synthese, bei dem Eisen in den Mitochondrien der Vorläuferzellen der Erythrozyten akkumuliert. Dieser Prozess führt neben Anämie auch zu Eisenüberladung im Knochenmark. Verursachend sind Alkohol aufgrund seiner Wirkung als Mitochondrien schädigenden Wirkung, Pyridoxin Mangel aufgrund seiner Funktion als Co-Faktor in der delta-ALA Synthese und Blei aufgrund seiner Wirkung als denaturierenden Wirkung auf Enzyme der Hämsynthese.

Labor

Mikro-Normozytäre Anämie mit erhöhtem Eisen im Serum, erhöhten Eisensättigung und erhöhtem Ferritin. Die TIBC ist üblicherweise erniedrigt. In der Knochenmarksbiopsie sind Sideroblasten sichtbar, während im pripheren Blutaustrich die basophile Tüpfelung der Erythrozyten beobachtet werden kann. Bei Verdacht auf Bleivergiftung soll in erster Linie der Bleispiegel im Blut und Urin bestimmt werden. Zusätzliche Untersuchungen bei Verdacht auf Bleivergiftung (Röntgen Abdomen, Röntgen einer E-piphyse, neurologische Untersuchung auf Enzephalopathie und Neuropathie) haben geringere Sensitivität und Spezifität als die direkte Messung des Bleispiegels im Blut.

Patienten-management

Klassische klinische Manifestationen der Bleivergiftung bei Kindern sind neben der Anämie bedingten Müdigkeit schwere abdominelle Koliken, Enzephalopathie durch Hirnödem und demyelinisierende Prozesse sowie Wachstumsretardation aufgrund von Bleiablagerungen in den Epiphysen. Bei Erwachsenen stehen bei der Bleiintoxikation die periphere Neuropathie sowie die Nephrotoxizität im Vordergrund.

Behandlung: Neben der Behandlung der Ursache der sideroblastischen Anämie steht die Therapie mit Eisenchelatoren wie Succimer, Dimercaprol oder EDTA im Vordergrund, um sekundäre Symptome von Eisenüberladung zu verhindern.

Normozytäre Anämien mit ineffektiver Regeneration

Signifikanter Blutverlust

Pathogenese

Durch traumatische und nicht-traumatische Faktoren kommt es zu einem Verlust an sämtlichen Blutbestandteilen.

Initial sind sowohl Hämoglobin, Hämatokrit und Erythrozytenzahlen normal, erst wenn Flüssigkeit aus dem Interstitium in die Gefäße strömt, sinken diese Werte. Erhöhte Retikulozytenwerte sind erst 5–7 Tage nach der Blutung sichtbar. Labor

Bei normozytärer Anämie mit erhöhten Retikulozyten sollte eine okkulte gastrointestiale Blutung ausgeschlossen werden. Patientenmanagement

Behandlung: Erythrozytenkonserven und Transfusion der anderen Blutbestandteile

Anämie bei Nierenerkrankung (renale Anämie)

Erniedrigte Produktion von Erythropoetin. Pathogenese

Es zeigt sich eine normozytäre Anämie mit einem Retikulozytenproduktionsindex < 3 %. Des Weiteren sind im Blutausstrich dysmorphe Erythrozyten mit stumpfen Fortsätzen (Echinozyten, auch als Stechapfelzellen bezeichnet) sichtbar. Labor

Behandlung: Neben der kausalen Therapie der Nierenerkrankung erfolgt die symptomatische Therapie durch intravenöse oder subkutane Substitution von Erythropoetin. Patientenmanagement

Normozytäre Anämien mit adäquater Retikulozytenzahl

Neben der Sichelzellanämie, der hereditären Sphärozytose und angiopathischen Anämien sind andere Formen normozytärer Anämien mit adäquater Retikulozytenzahl solche bei Malariaerkrankung, Glukose6-Phosphat-Dehydrogenase(G6PD)-Mangel, Immunhämolytische Anämien sowie Paroxysmalnokturnale Hämaturie.

Sichelzellanämie

Es handelt sich um eine autosomal rezessiv vererbte Krankheit, die ihre höchste Prävalenz in Sub-Sahara Afrika hat. Epidemiologie

Der heterozygote Trägerstatus (Sickle cell trait) schützt vor Plasmodium falcipare malariae (sog. Heterozygotenvorteil) und liegt bei etwa 10 % der afrikanischen Bevölkerung vor. Pathogenese

Ein Missense Mutation im β-Globin Gen bewirkt eine Fehlfaltung der Globinketten, welche als Hämoglobin S bezeichnet wird. Wenn Hämoglobin S in der desoxygenierten Form vorliegt, polymerisiert es und gibt den Erythrozyten die namensgebende sichelartige Form. Während die Formänderung der Erythrozyten anfangs noch reversibel ist, führt wiederkehrende Desoxygenisierung von Hämoglobin S zur hämolytischen Zerstörung der Erythrozyten. Maßgebend für die Sichelzellanämie sind neben der schweren hämolytischen Komponente die vasookklusiven Sichelzellkrisen. Je mehr Hämoglobin S im Körper desoxygeniert vorliegt, umso eher kommt es zu einer Sichelzellkrise. Faktoren, welche die Desoxygenisierung begünstigen sind Hypoxämie (niedrige O2 Sättigung), Hypovolämie (erhöht intrazelluläre Hämoglobinkonzentration) und Azidose (Rechtsverschiebung in der Hämoglobin Sauerstoffbindungskurve). In den Sichelzellkrisen okkludieren kleine Gefäße (Mikroinfarkte) mit nachfolgender Ischämie des Gewebes. Klinisch imponieren Sichelzellkrisen zumeist als schmerzhafte Angstzustände. Im Zuge der wiederholten okklusiven Krisen, entstehen im Verlauf schmerzhafte Infarkte der Hand (Hand-Fuß Syndrom), Thoraxschmerz, avaskuläre Femurkopfnekrose, Priapismus mit bleibender Impotenz, zerebrovaskuläre Insulte und proliferative Retinopathie.

Im Blutausstrich zeigen sich Sichelzellen, Schießscheibenzellen und Howell-Jolly-Körperchen. Im Sichelzellscreening wird mittels Natriumbisulfit eine Deoxigenierung von Hämoglobin S im Reagenzglas provoziert. In der Hämoglobinelektrophorese zeigt sich ebenfalls Hämoglobin S, sowie ein Anstieg von Hämoglobin F. Labor

Patienten-management

Das in den ersten Lebensmonaten vorliegende Hämoglobin F ($2\alpha + 2\gamma$), besitzt keine β-Globinketten, daher treten Erstmanifestationen von Sichelzellanämie meist erst im Alter von 5–9 Monaten auf. Im Verlauf kommt es bei vielen Patienten aufgrund rezidivierender Milzinfarkte zu Autosplenektomie mit erhöhter Gefahr der Pneumokokkensepsis und Salmonella paratyphi osteomyelitis. Ein plötzlicher Abfall des Hämoglobins bei Abwesenheit von Retikulozyten kann hinweisgeben auf eine aplastische Krise sein, welche nicht selten bei Sichelzellanämiepatienten durch virale Infekte hervorgerufen wird. Heterozygote Merkmalsträger sind weitestgehend beschwerdefrei. Es kann jedoch bei den Merkmalsträgern zu renalen Schäden kommen, diese können erklärt werden durch die physiologisch außerordentlich niedrige Sauerstoffsättigung in den peritubulären Kapillaren des Nierenmarks, welche das Hämoglobin S desoxygenieren lässt und dich Mikroinfarkte zu Hämaturie oder renaler papillärer Nekrose führen können.

Behandlung: Prävention und Behandlung von Infektion mittels Antibiotika und Pneumokokkenimpfung. Die Gabe von Hydroxyurea erhöht den Blutspiegel von Hämoglobin F und ist daher eine präventive Maßnahme, um Sichelzellkrisen entgegenzuwirken und die Abstände zwischen den oft notwendigen Bluttransfusionen zu verlängern. In der akuten Sichelzellkrise steht die Behandlung mit intravenösen Opioiden und Sauerstoffgabe im Vordergrund.

Hereditäre Sphärozytose

Epidemiologie

Sie ist die häufigste Form einer heriditären hämolytischen Anämie.

Pathogenese

Die Kugelzellanämie ist eine hereditäre Form der Anämie, welche meistens autosomal dominant vererbt wird. Durch einen genetischen Defekt in Proteinen der Zellmembran (meistens im Spectrin Gen) kommt es zum Abkapseln von Mikrovesikeln aus der Zellmembran sowie zu einem Eletrolytverlust der Erythrozyten. Gemeinsam ergibt sich dadurch ein erniedrigtes Erythrozytenoberfläche zu -volumen Verhältnis, wodurch die Erythrozyten kugelförmig werden. Die kugelförmigen Erythrozyten werden dann von den Makrophagen in der Milz eliminiert, was zu Anämie führt.

Labor

Bei der hereditären Sphärozytose zeigen sich eine normozytäre Anämie mit Sphärozytose, eine erhöhte MCHC sowie ein erhöhter Retikulozytenproduktionsindex. Die erhöhte osmotische Fragilität der Sphärozyten spielt heute diagnostisch nur eine geringe Rolle, da dieser Test durch ein durchflusszytometrisches Verfahren (EMA-Test) weitestgehend ersetzt wurde.

Patienten-management

Die Patienten sind häufig ikterisch, aufgrund des erhöhten unkonjugierten Bilirubinspiegels durch die Zerstörung der Sphärozyten von den Makrophagen in der Milz. Der chronisch erhöhte Bilirubin Spiegel führt bei 40–50 % der Patienten zu Gallensteinen. Splenomegalie findet sich in etwa 75 % aller Sphärozytose Patienten. Kinder mit hereditärer Sphärozytose sind anfällig für schwere aplastische Krisen nach viralen Infektion (v. A. Parvovirus B19).

Behandlung: Die Splenektomie führt dazu, dass die Sphärozyten im Blut bleiben und das Hämoglobin ansteigt. Besonders bei Kindern erhöht sich durch die Splenektomie jedoch die Gefahr schwerer systemischer bakterieller Infektionen, weshalb auch partielle Milzentfernungen durchgeführt werden können, die zu hämatologischer Entlastung führen, aber dennoch vor Sepsis schützen.

Mikro- und Makroangiopathische hämolytische Anämien

Die mikroangiopathische Anämie tritt vor allem im Rahmen von Krankheitsbildern auf:

- Bei dem von Verotoxin verursachten **hämolytisch urämischen Syndrom (HUS),** mit der sog. **„HUS-Trias“**-Anämie, Thrombozytopenie und akutes Nierenversagen
- der durch ADAMTS13 Verminderung verursachten **thrombotisch thrombopenischen Purpura**
- der **disseminierten intravasalen Koagulopathie.**

Die Makroangiopathische Anämie tritt bei den Krankheitsbildern der Aortenstenose und künstlichen Herzklappen auf.

Durch Läsionen in der Mikrozirkulation kommt es bei starken Scherkräften zur Fragmentierung von Erythrozyten (Schistozyten). Bei der makroangiopathischen Anämie kommt es durch pathologisch hohe Flussgeschwindigkeiten und Bildung von Turbulenzen über artifiziellen Herzklappen und Engstellen zur mechanischen Schädigung der Erythrozyten.

Labor

Normozytäre Anämie mit erhöhter Retikulozytenzahl. Durch die intravasale Hämolyse sinkt das Serum Haptoglobin. Im Blautaustrich können helmförmige Schistozyten beobachtet werden.

Patienten-management

Behandlung: Die Behandlung der ursächlichen Krankheit steht im Vordergrund.

Makrozytäre Anämien

Neben Vitamin B12- und Folsäure-Mangel gibt es in dieser Gruppe im Kindesalter

- Die Diamond- Blackfan-Anämie (DBA), eine makrozytäre normochrome Anämie auf der Basis einer selektiven Hemmung der Erythropoese. Sie wird fast immer im ersten Lebensjahr diagnostiziert und ist mit Minderwuchs assoziiert. Durch einen Gendefekt kommt es zur Erythroblastopenie,
- Die Fanconi-Anämie als Teil eines komplexen Gendefekts mit Aplasie des Radius oder Daumens, diffuser Hyperpigmentation, Cafè-au-lait-Flecken, Mikrozephalie und Panzytopenie.

Folsäure und Vitamin B12-Mangel

Pathogenese

Ein Vitamin B12-Mangel tritt entweder aufgrund von reduzierter Zufuhr wie bei rein veganer Diät ohne Supplementation oder Säuglingen von Müttern mit rein veganer Diät, eingeschränkter Aufnahme (Perniziöse Anämie mit autoimmuner Destruktion der Intrinsic Faktor produzierenden Parietalzellen, Gastrektomie, Dünndarmfehlbesiedlung, intestinaler Parasitenbefall, chronische Pankreatitis, St. p. Resektion des terminalen Ileums z. B. bei Morbus Crohn.

Ein Folsäuremangel tritt entweder aufgrund von reduzierter Zufuhr (Mangelernährung, Alkoholiker mit schlechter Ernährung, Säuglinge die mit Ziegenmilch ernährt werden), Malabsorption (Zöliakie), übermäßigen Verbrauch (Schwangerschaft, fortgeschrittene Krebserkrankung, schwere hämolytische Anämie) oder Interaktion mit Substanzen (Alkohol hemmt die Folsäure Freisetzung aus der Leber, Methotrexat, 5 Fluorouracil und Trimethoprim-Sulfamethoxazol hemmen die Folsäurestoffwechsel).

Folsäure und Vitamin B12 spielen eine kritische Rolle in der DNA Synthese, bei Mangel kommt es zu verspäteter Reifung des Nukleus und damit einhergehend vergrößerten Zellen (=Megaloblasten) Besonders betroffen sind Erythrozyten, Leukozyten sowie das intestinale Epithel. Die vergrößerten hämatopoetischen Vorläuferzellen werden eliminiert durch Apoptose oder Phagozytose durch Makrophagen im Knochenmark.

Labor

Erniedrigtes Vitamin B12 im Serum bzw. erniedrigte Folsäure im Serum. Im Blutausstrich zeigen sich hypersegmentierte neutrophile Granulozyten. Nur bei Vitamin B12-Mangel sind Homocystein und Methylmalonsäure im Serum erhöht. Die durch Vitamin B12-Mangel verursachte Glossitis präsentiert sich als glatte, gerötete Zunge mit atrophierten Zungenpapillen.

Patienten-management

Bei der perniziösen Anämie verursacht neben Vitamin B12-Mangel auch eine chronische atrophe Gastritis, die mit mangelnder HCl Produktion einhergeht und ein erhöhtes Risiko für die Bildung eines Magenkarzinoms verursacht. Vitamin B12-Mangel im Allgemeinen verursacht nebeneiner makrozytären Anämie auch neurologische Defizite (sensomotorische periphere Neuropathie, subakute Demyelinisierung des Rückenmarks mit Ataxie, Spastik, und Verlust des Vibrationsempfindens sowie Demenz. Wichtig ist, dass bei etwa 20 % der Patienten neurologische Symptome bereits vor der

Ausbildung einer Anämie auftreten, ein normaler Hb Wert, ist daher keine Ausschlusskriterum für einen Vitamin B12-Mangel.

Behandlung: Bei Vitamin B12-Mangel intramuskuläre Injektion dieses Vitamins, bei Folsäuremangel orale Folsäure-Supplementation.

Literatur, Links

1. World Health Organization. (2011). Haemoglobin concentrations for the diagnosis of anaemia and assessment of severity. World Health Organization.
2. Kassebaum NJ; GBD 2013 Anemia Collaborators. The Global Burden of Anemia. Hematol Oncol Clin North Am. 2016 doi: 10.1016/j.hoc.2015.11.002. PMID: 27040955.
3. Powell, D. J. & Achebe, M. O. (2016). Anemia for the Primary Care Physician. Primary care, 43(4), 527–542. https://doi.org/10.1016/j.pop.2016.07.006.
4. Kasper, D. L., Fauci, A. S., Hauser, S. L., Longo, D. L. 1., Jameson, J. L. & Loscalzo, J. (2015). Harrison's principles of internal medicine (19th edition.). New York: McGraw Hill Education.
5. AWMF-Leitlinie zur Präoperativen Anämie. https://www.awmf.org/uploads/tx_szleitlinien/001-024l_S3_Praeoperative-Anaemie_2018-04-verlaengert.pdf.

Blutungsneigung

Emilie Han

Lernziele und Zusammenfassung

- Die Gliederung der hämorrhagischen Diathesen in Thrombozytopenien und Thrombozytopathien (= Thrombozytenfunktionsstörung), Koagulopathien und kombinierte Gerinnungsstörungen kennen und unterscheiden können.
- Wiederholung der Physiologie der Hämostase, geteilt in primäre Hämostase (Vasokonstriktion und Thrombusbildung) und sekundäre Hämostase (Gerinnungskaskade).
- Anamnese führen und Untersuchungen zur Diagnose eine Blutgerinnungsstörung kennen.
- Mögliche Differenzialdiagnosen anhand der Laborbefunde beschreiben können.
- Grundzüge der Therapie bei Krankheiten mit dem Leitsymptom Blutungsneigung kennen.

Definition

Hämorrhagische Diathesen = pathologische Gerinnungsstörung, gekennzeichnet durch eine zu lange oder zu starke Blutung oder Blutung ohne adäquaten Anlass.

Etymologie: erhöhte Blutungsneigung: „Hämorrhagie": Griech. „Blutfluss", „Blutsturz"; „Diathese": Griech. „Zustand", „Verfassung"

Epidemiologie

Zu 90 % ist die Blutungsneigung erworben. Thrombozytopathien, besonders durch Thrombozytenaggregationshemmer, sind die häufigste Ursache hämorrhagischer Diathesen. Das Von-Willebrand-Syndrom ist die häufigste angeborene Ursache einer Blutungsneigung.

Physiologie

Primäre Hämostase: An freigelegten Kollagenfasern lagert sich der von-Willebrand-Faktor (vWF) ab, daran bleiben Thrombozyten mittels vWF-Rezeptor (GPIb-Rezeptor) haften → **Thrombozytenadhäsion.**

ADP, Thromboxan (führt zur Thrombozytenaggregation und Vasokonstriktion) und plättchenaktivierender Faktor (PAF) werden ausgeschüttet; Pseudopodien → **Thrombozytenaktivierung.**

Die Wirkung von ASS äußert sich, indem es die Bildung von Thromboxan A2 im Thrombozyten selbst verhindert.

Der weiße Thrombus wird durch Aggregation der Thrombozyten mittels GPIIb/IIIa-Rezeptor und Fibrinogen gebildet → **Thrombozytenaggregation.**

Sekundäre Hämostase: Die plasmatische Gerinnungskaskade wird durch extrinsische und/oder intrinsische Aktivierung eingeleitet. Ca^{2+} (= Faktor IV) ist für den Ablauf der Gerinnungskaskade notwendig.

- **Extrinsisches System:** durch tissue factor (Faktor III) = Gewebsthromboplastin (bei Verletzung) aktiviert → Faktor VII → Faktor X → gemeinsame Endstrecke
- **Intrinsisches System:** Kontaktaktivierung durch Faktor XII → Faktor XI → Faktor IX → Faktor VIII → Faktor X → gemeinsame Endstrecke

Gemeinsame Endstrecke: Faktor X → Faktor V → Prothrombinaktivator → Prothrombin (Faktor II) → **Thrombin** → Fibrinogen (Faktor I) → lösliches Fibrin → stabiles **Fibrin** (mithilfe des Faktor XIII: fibrinstabilisierend)

Fibrinolyse: Der Thrombus wird aufgelöst, indem Fibrin gespalten und abgebaut wird. Dabei wird die Wundheilung eingeleitet.

- **Plasmin** entsteht durch Spaltung von Plasminogen: durch Urokinase und rtPA (recombinant tissue-type plasminogen activator) = **Alteplase**
- Plasmin spaltet Fibrin → Entstehung von D-Dimeren

Physiologische Gerinnungsinhibitoren: Antithrombin inaktiviert Thrombin und Faktor IXa, Xa, XIa und XIIa. Unfraktioniertes Heparin (UFH) kann die Wirkung von Antithrombin bis zu 1000-fach steigern. Der **tissue factor pathway inhibitor (TFPI)** ist ein physiologischer Faktor Xa-Inhibitor. Weitere physiologische Inhibitoren des Gerinnungssystems sind **Protein C** (Leber) und **Protein S** (Leber, Megakaryozyten, Leydig-Zellen und Endothelzellen). Protein C und S bilden zusammen einen aktivierten Komplex, der den Faktor V bindet.

Pathogeneset

Beim Leitsymptom der Blutungsneigung unterscheidet man zwischen Störungen der **primären Hämostase (Thrombozytenaggregation)** und Störungen der **sekundären Hämostase (plasmatische Gerinnung).**

Während der primären Hämostase entsteht ein instabiler weißer Thrombus durch Vasokonstriktion und Thrombozytenaggregation. Durch die sekundäre Hämostase wird die Gerinnungskaskade aktiviert und ein Fibrinnetz gebildet, in dem sich Erythrozyten verfangen. Dadurch entsteht ein roter, stabiler Thrombus.

Störungen der primären Hämostase betreffen die Thrombozytenaggregation:

1. Thrombozytopathien
2. Thrombozytopenien
3. Beeinträchtigung des Gefäßsystems
   - Vaskuläre hämorrhagische Diathesen (z. B. Purpura Schönlein-Henoch)
   - Thrombotische Mikroangiopathie: (z. B. Hämolytisch-Urämisches-Syndrom)

Handelt es sich um eine **Störung der sekundären Hämostase,** unterscheidet man zwischen Koagulopathien im **intrinsischen und extrinsischen System. Kombinierte Störungen,** wie z. B. das **von-Willebrand-Syndrom (vWS)** oder die **Verbrauchskoagulopathie (DIC),** weisen sowohl Störungen der Thrombozyten als auch der plasmatischen Gerinnung auf. Außerdem kann eine pathologische Blutungsneigung auch durch eine gesteigerte Fibrinolyse, der **Hyperfibrinolyse**, ausgelöst werden.

Klinik

Anamnese:

- Beginn der Blutungszeichen
- Fieber, Gewichtsabnahme, Nachtschweiß, Müdigkeit, Schwäche
- Vorerkrankungen und chronische Erkrankungen
- Medikamente, Alkohol, Drogen
- Knochenschmerzen, Gelenksbeschwerden
- Frühere Blutbilddiagnostik/Thrombozytenwerte bekannt?
- Familienanamnese: Thrombozytopenie bei anderen Familienmitgliedern bekannt? Konsanguinität?

Klinische Untersuchung:

- Allgemeinzustand, Vigilanz, Vitalparameter
- Blutungszeichen
- Lymphknotenstatus, Leber- und Milzgröße, Ikterus
- Dysmorphiezeichen, Fehlbildungen

Symptome:

- Störung der **Thrombozyten: petechiale Blutungen, mukosale Blutungen**
- Störung der **plasmatischen Gerinnung**: **Hämatome, Gelenksblutungen**
- **Vaskulärer Blutungstyp** (z. B. bei Morbus Rendu-Osler-Weber, IgA-Vaskulitis/Purpura Schönlein-Henoch): **Purpura**

Labor

Gerinnungsdiagnostik (Citrat-Plasma-Röhrchen), wichtige Laborparameter:

1. **Thrombozytenzahl (TZ):** wenn < 150 G/L → Thrombozytopenie (die Blutungszeit wurde früher oft angegeben, wird nicht mehr empfohlen)
2. Plasmatische Gerinnung:
   - **Thromboplastinzeit (TPZ) = Prothrombin Zeit (PTZ)**/**Quick-Wert** (in %); International Normalized Ratio **(INR):** laborübergreifend standardisierte Angabe der PTZ/des Quick-Werts
     - → Verlängerte TPZ (INR erhöht, Quick-Wert erniedrigt): Störung der **Vitamin-K-abhängigen Gerinnungsfaktoren II, VII, IX, X**

Der Quick-Wert und die INR geben beide die PTZ wider: Der Normbereich des Quick-Werts beträgt 70-120% beim Erwachsenen, ein INR von 1 entspricht der normalen Gerinnung. Je größer der Quick-Wert desto größer das Ausmaß der Gerinnung. Je höher die INR desto geringer die Gerinnungsfähigkeit des Blutes. Der Quick-Wert und die INR sind somit immer invers zueinander (Gerinnung vermindert: niedriger Quick – hohe INR; Gerinnung erhöht: hoher Quick – niedrige INR). Bei einer therapeutischen Antikoagulation mit Vitamin K-Antagonisten wird der Zielwert der INR bei 2–3 gesetzt.

- aktivierte partielle Thromboplastinzeit (aPTT)
  → Verlängerung der aPTT: Mangel an Faktoren VIII, IX, XI, XII
- Thrombinzeit (TZ): beurteilt nur die terminale Endstrecke der Gerinnung
- Reptilasezeit: Test auf Fibrinogenmangel
- Fibrinogen: Aktivität nach Clauss, Immunassay
- Faktor XIII: wird nicht von normalen Gerinnungstests erfasst

Die A-Untereinheit von Faktor XIII ist als rekombinanter Gerinnungsfaktor (Catridecacog) verfügbar und kann substituiert werden.

3. von-Willebrand-Diagnostik und Faktor VIII-Aktivität: vWS kann sowohl angeboren als auch erworben sein (CAVE: keine Messung des vWF (akute Phase Protein) bei Infektion, bei Blutgruppe 0 niedrigere Werte)
4. Thrombozytenfunktionstests (Aggregometrie, bei pathologischem Befund anschließend thrombozytäre FACS-Analyse)

Weitere Diagnostik:

- Rumpel-Leede-Test: pathologisch, wenn Petechien sichtbar werden
  Hinweis auf eine Thrombozytopathie, Thrombozytopenie oder eine vaskuläre hämorrhagische Diathese. Durchführung: mechanischer Stauungsversuch mit einer Blutdrucksmanschette, die auf einen Druck zwischen diastolischem und systolischem Blutdruck aufgeblasen wird. Wenn mehr als 10 Petechien nach 10 Minuten aufzufinden sind, ist der Test positiv und auf eine Störung bei den Thrombozyten zu schließen.
- Faktor Xa Bestimmung: meist als Therapiekontrolle
- D-Dimer: Ausschlusstest für venöse Thrombose, Lungenembolie und DIC
- Bei Verdacht auf Hyperfibrinolyse: Clot-Observation-Test

Ätiologie:

Differenzialdiagnose

- Thrombozytär (ca. 70 %): Thrombozytopenien, Thrombozytopathien
- Plasmatisch (ca. 20 %): Koagulopathien
- Vaskulär (ca. 10 %): Vaskuläre hämorrhagische Diathesen

Tab. 1. Störungen der primären Hämostase

Differenzialdiagnose	Ursachen	TZ	INR	Quick	aPTT
Thrombozytopenie	Bildungsstörung im Knochenmark (angeboren oder erworben): z. B. Fanconi-Anämie, malignes Geschehen, Zytostatika, Strahlen, Infektionen	niedrig	normal	normal	normal
	Gesteigerter peripherer Umsatz: erhöhte Megakaryozytenzahl (im Knochenmark)				
	Immunthrombozytopenien (ITP): primär/idiopathisch, sekundär bei Lymphom oder Autoimmunerkrankungen, medikamentös (z. B. HIT II, Autoantikörper)				
	Andere: HELLP-Syndrom (Hemolysis, Elevated Liver enzymes and Low Platelets), Gestation, Hyperspleniesmus, Thrombotische Mikroangiopathie (hämolytisch-urämisches Syndrom) etc.				
Thrombozytopathien	Selten: angeborene autosomal vererbte Erkrankungen Medikamenten-induziert: ASS, weitere Thrombozytenaggregationshemmer	niedrig/ normal	normal	normal	normal

Patienten-management

Therapie:

- Sorgfältige (lokale) Blutstillung
- Kausale Therapie der Grunderkrankung, ggf. blutungsfördernde Medikamente absetzen
- Substitution der betroffenen Gerinnungsfaktoren, bzw. Thrombozyten, je nach Ätiologie
- z. B. Prothrombinkonzentrat (PPSB): Vitamin-K-abhängige Gerinnungsfaktoren II, VII, IX, X sowie Protein C und Protein S, Vitamin K.
- Eine Vitamin K-Substitution wird auch bei allen Neugeborenen direkt nach der Geburt und in den ersten paar Lebensmonaten durchgeführt um einen Morbus haemorrhagicus neonatorum, eine erhöhte Blutungsneigung aufgrund von Vitamin K-Mangel, vorzubeugen

Spezifische Krankheitsbilder:

- Immunthrombozytopenie: First line → Kortikosteroide (CAVE: eine langfristige Immunsuppression sollte bei chronischer ITP wegen des Infektionsrisikos vermieden werden!)
- vWS: nur bei symptomatischen Patienten → Desmopressin: Steigert die Freisetzung des vWF aus den Endothelzellen
- Hämophilie: Behandlung nur in Hämophiliezentren, ca. 10–15 % der Patienten mit Hämophilie A entwickeln Allo-Antikörper gegen die Faktor-VIII-Substitution
- Hyperfibrinolyse: Tranexamsäure
- Prävention

Alle Patienten mit hereditärerer hämorrhagischer Diathese sollen genetisch beraten und Familienuntersuchungen durchgeführt werden.

Tab. 2. Koagulopathien

Einteilung	Differenzialdiagnose	Betroffene Faktoren	Zusätzliche Kommentare	TZ	INR	Quick	aPTT
Defektkoagulopathien (angeboren)	**Hämophilie** (X-chrom.-rezessive Vererbung)	A: VIII B: IX	Störung des intrinsischen Systems	normal	normal	normal	verlängert
	Von-Willebrand-Syndrom	vWF, VIII	Kombinierte Störung	normal	normal	normal	verlängert
Defektkoagulopathie (erworben)	**Lebersynthesestörung**	I, II, V, VII, IX, X, XI	Störung des extrinsischen Systems	normal	erhöht	verringert	normal (bis verlängert *)
	Vitamin-K-Antagonismus	Synthesestörung von II, VII, IX, X					
	Vitamin-K-Mangel						
	Heparin-Therapie	Verhindert die Aktivierung von II, IX, X, XI	Störung des intrinsischen Systems	normal	normal	normal	verlängert
Immunkoagulopathien	**Autoantikörper** gegen einzelne Faktoren	I, II, V, VIII, IX, X, XI, XII	z.B. bei Systemischer Lupus erythematodes (SLE)	normal	normal	normal	verlängert
Verbrauchskoagulopathie	**Manifeste DIC**	I, II, V, VIII, XI	Kombinierte Störung	verringert	erhöht	verringert	verlängert
Hyperfibrinolyse	**Lokale/ systemische Hyperfibrinolyse**	Übermäßige Aktivität von Plasmin → verstärkter Fibrinabbau	Störung der Fibrinolyse	normal	erhöht	verringert	verlängert

Literatur, Links

1. AWMF-Leitlinie: Diagnose von Thrombozytenfunktionsstörungen - Thrombozytopathien (Stand 25.07.2021: https://www.awmf.org/leitlinien/detail/ll/086-003.html)

Thromboseneigung

Emilie Han

Lernziele und Zusammenfassung

- Die Virchow'sche Trias kennen und die Pathogenese der Thromboseentstehung verstehen.
- Risikofaktoren und Ätiologie der Thromboseneigung benennen können.
- Wells-Score für die Bestimmung der Wahrscheinlichkeit der tiefen Venenthrombose (TVT) ausrechnen und anwenden können.
- Ursachen, Methoden zur Diagnose und Differenzialdiagnosen für Krankheiten mit Thromboseneigung kennen.
- Akuttherapie bei einer TVT und die Indikationen und Durchführung der Thromboseprophylaxe kennen.

Definitionen

Die Thromboseneigung ist ein Risikofaktor für die Entwicklung venöser oder arterieller Thrombosen. Bei der Anamnese zu differenzieren ist, dass Patienten den Begriff „Thromboseneigung" manchmal verwenden, um eine Thrombophlebitis oder eine einfache Varikose zu beschreiben.

Eine Thrombose ist die intravasale, lokalisierte Gerinnung von Blutbestandteilen.

Vom Namen ähnlich, aber ein ganz anderes Krankheitsbild ist die **thrombotische Mikroangiopathie,** zu der das hämolytisch-urämische Syndrom und die thrombotisch-thrombozytopensiche Purpura zu zählen sind.

Epidemiologie

Die Inzidenz der tiefen Venenthrombose ist stark altersabhängig, wobei das durchschnittliche Risiko für < 60 Jahren bei 1:10.000/J und für > 60 Jahren bei 1:100/J. liegt. Zusätzlich spielen weitere Risikofaktoren, wie z.B. Operationen, Schwangerschaft, Malignome (eher bei älteren Patienten), angeborene Thrombophilien (eher bei jüngeren Patienten) etc., eine wichtige Rolle.

Anatomie

Typische Lokalisationen sind

1. **tiefe (Bein-)Venenthrombose (TVT)** mit den zwei Komplikationen der **Lungenembolie** und des **postthrombotischen Syndroms (PTS)** mit chronisch-venöser Insuffizienz
2. verschiedene Organthrombosen
3. **Beckenvenenthrombose**
4. **Mesenterialvenenthrombose,**
5. **Pfortaderthrombose** und das seltene **Budd-Chiari-Syndrom**
6. die seltene, aber schmerzhafte **Appendicitis epiploica**
7. intrakraniell die besonders mit COVID-Thrombosen assoziierte **Sinusvenenthrombose**
8. die **Retinathrombose**
9. das seltene **May-Thurner-Syndrom,** eine Thrombose an der Wurzel der Vena cava inferior durch Kompression zwischen den arteriellen Gefäßen und der Wirbelsäule

Arterielle Thrombosen können in Form wandadhärenter Thromben großer Gefäße wie der Aorta auftreten oder zur kompletten Okklusion führen. Bei der Aorta ist es das sich chronisch entwickelnde **Leriche-Syndrom,** lebensbedrohliche Formen sind die **Koronararterienthrombose** oder die **Basilaristhrombose.**

Pathogenese

Mit der **Virchow-Trias** werden drei Faktoren der Thrombosebildung beschrieben:

1. **Endothelverletzungen**: entzündlicher oder traumatischer Natur
2. **Herabgesetzte Strömungsgeschwindigkeit** des Blutflusses: Varizen, Immobilisation
3. **Veränderung der Blutzusammensetzung:** erblich oder medikamentös bedingte Thromboseneigung, Thrombophilie

Die Strömungsverlangsamung ist ein wesentlicher pathogenetischer Faktor für den **Gerinnungsthrombus** (roter Thrombus mit glatter Oberfläche). Dessen wichtige Merkmale sind, dass er das **gesamte Gefäßlumen ausfüllt** und eine **hohe Emboliegefahr** besitzt, da er **keine feste Haftung** an der Gefäßwand besitzt. Risikofaktoren für eine Phlebothrombose:

- Bereits stattgefundenes thromboembolisches Ereignis: TVT oder Lungenembolie (bis zu 30-fach erhöhtes Risiko)
- Immobilisation (bis zu 20-fach erhöhtes Risiko)
- Adipositas (BMI > 30)
- Alter > 60 Jahre
- Hormonell: Schwangerschaft und Wochenbett (bis 6 Wochen postpartal), Östrogentherapie, Ovulationshemmer
- Aktive Malignome
- Rauchen (Nikotin)
- Operationen
- Thrombophilie

Weitere Risikofaktoren für eine Thromboseneigung:

- Herzinsuffizienz (NYHA III oder IV)
- Hämatologisch: Essentielle Thrombozythämie, Polycythaemia vera
- Hyperviskositäts-Syndrom
- Exsikkose und Hypovolämie
- Rheumatologische Erkrankungen: z. B. systemischer Lupus erythematodes, Morbus Behcet und Granulomatose mit Polyangiitis
- Respiratorische Insuffizienz, COPD
- St. p. Insult mit bleibenden Paresen, St. p. Myokardinfarkt
- i.-v. Drogenabusus
- Infektionen über zentralvenöse Katheter, Sepsis

Klinik

Mit dem **Wells-Score** bei TVT wird die klinische Wahrscheinlichkeit für das Vorhandensein einer TVT bestimmt. Nicht zu verwechseln mit dem Wells-Score zur Bestimmung der Wahrscheinlichkeit einer Lungenembolie, die auch vom Kanadier Phil Wells entwickelt wurde.

- im betroffenen Bein: ziehende Schmerzen, Schwere-/Spannungsgefühl, Schwellung, Überwärmung, zyanotische Haut
- Pratt-Warnvenen: Kollateralvenen an der Schienbeinkante
- Druckempfindlichkeit
- Meyer-Zeichen: Wadenkompressionsschmerz manuell
- Homans-Zeichen: Wadenschmerz bei Dorsalextension des Fußes
- Payr-Zeichen: Fußsohlenschmerz bei Druck auf die mediale Fußsohle

Tab. 1. Wells-Score bei TVT. Auswertung: ≥ 2 Wahrscheinlichkeit für TVT hoch, < 2 Wahrscheinlichkeit für TVT gering

	Parameter	Punkte
Anamnese	Aktives Malignom	1
	Frühere, dokumentierte TVT	1
Immobilisation	Lähmung oder kürzliche Immobilisation der Beine	1
	Bettruhe (> 3 Tage) oder große chirurgische Operation (< 12 Wochen)	1
Klinik am betroffenen Bein	Schmerzen/Verhärtungen entlang der tiefen Venen	1
	Schwellung des ganzen Beines	1
	Differenz des Unterschenkelumfangs > 3 cm	1
	Eindrückbares Ödem am symptomatischen Bein	1
	Sichtbare Kollateralvenen	1
Differenzialdiagnostik	Alternative Diagnose wahrscheinlicher als TVT	-2

Die klinische Symptomatik ist in 50% der Fälle nicht zuverlässig! Das Fehlen klinischer Zeichen schließt eine Thrombose nicht aus, insbesondere bei bettlägerigen Patienten, denn nur bei einem Drittel aller Lungenembolie ist eine TVT klinisch nachweisbar.

Labor

- **D-Dimer:** Bei hoher klinischer Vortestwahrscheinlichkeit soll man auf die Bestimmung des D-Dimers verzichten und gleich zu bildgebenden Verfahren überschreiten. Ein negatives D-Dimer schließt bei geringer klinischer Wahrscheinlichkeit (Wells-Score < 2) eine TVT zu 95 % aus. Das D-Dimer kann auch bei **Schwangerschaft, postoperativ und bei Malignomen** erhöht sein.
- Leukozytose
- Erhöhte Blutsenkungsgeschwindigkeit

Bei TVT ist die primäre Methode die **Farbduplex-Kompressionssonografie.**

Imaging

- Überprüfung der Komprimierbarkeit des Venenlumens der tiefen Beinvenen im Querschnitt
- Bei komplettem Venenverschluss ist mit der Doppler-Sonografie keine Strömung mehr nachweisbar

Therapeutisch gibt es neben Allgemeinmaßnahmen die medikamentöse Therapie und die Rekanalisationstherapie.

Zu den Allgemeinmaßnahmen zählt eine meist ambulante Behandlung, wobei die **Kompressionsbehandlung und Mobilisation** im Vordergrund stehen. Lokale Wärmeapplikation ist verboten, da sie zu einer Weitstellung der Venen und somit zur Reduktion der Blutflussgeschwindigkeit führt. Die Vermeidung der folgenden Komplikationen gilt als Therapieziel:

Patienten-management

- Lungenembolie
- Postthrombotisches Syndrom
- Thromboserezidiv
- Aszendieren der Thrombose (bis in die Beckenvenen oder die V. cava inferior)

Tab. 2. Differenzialdiagnose der Thrombophilie

	Differenzial-diagnose	**Ergänzende Kommentare**	**Relatives Risiko für TVT**
Hereditäre Thrombophilie (autosomal-dominante Vererbung)	**Antithrombin Mangel**	Erworben bei: Leberzirrhose, disseminierter intravasaler Gerinnung (DIC), nephrotischem Syndrom und in Fällen einer exsudativen Enteropathie erniedrigt (z.B. bei chronisch-entzündlichen Darmerkrankungen)	Bis zu 10-fach erhöht bei Heterozygotie
	Prothrombin Mutation	G20210A-Mutation erhöht die Expression des Gens → erhöhter Plasma-Prothrombin-Spiegel	3-fach erhöht bei Heterozygotie
	Protein-C-Mangel	Erworben bei: Leberzirrhose, DIC, Vit. K-Mangel, Einstellungsphase Cumarintherapie	Bis zu 6-fach erhöht bei Heterozygotie
	Protein-S-Mangel	Erworben bei: Leberzirrhose, Schwangerschaft, Einnahme von Kontrazeptiva	Bis zu 10-fach erhöht bei Heterozygotie
	Faktor-V-Leiden-Mutation	Aktiviertes-Protein-C (APC)-Resistenz: Protein-C inaktiviert den aktivierten Faktor V. Liegt eine APC-Resistenz (G1591A-Mutation) vor, ist der Faktor länger aktiv und führt zu einer Gerinnungsneigung	Bis zu 5-fach erhöht bei Heterozygotie
	Persistierende Faktor VIII Erhöhung	Familienanamnese deutet auf genetischen Einfluss hin	ca. 5 bis 7-fach erhöht
Erworbene Thrombophilie	**Antiphospholipidsyndrom**	Antiphospholipid-Antikörper bilden mit Protein-C, -S und Prothrombin Komplexe. Oft mit der Schwangerschaft assoziiert; aPTT oft verlängert; Quick vermindert; venös-arterielle Thrombosen	-
	Heparininduzierte Thrombozytopenie Typ II (HIT II)	Antikörperbildung gegen Plättchenfaktor-4/Heparin-Komplex → venös-arterielle Thrombosen, antikörpervermittelten Thrombozytenaggregate (= White Clots); aufgrund des massiven Verbrauchs an Thrombozyten folgt eine Thrombopenie mit erhöhter Blutungsneigung	-

Zur Akuttherapie und Sekundärprophylaxe sind die Allgemeinmaßnahmen:

- Kompressionsbehandlung für mindestens drei Monate: Die Kompressionsbehandlung beugt der Entstehung eines postthrombotischen Syndroms vor. Sie sollte bis zur vollständigen Ausheilung der Thrombose erfolgen. Bei fortbestehender venöser Insuffizienz sollte die Kompressionstherapie auch darüber hinaus fortgeführt werden.
- Symptomadaptierte Mobilisation, keine Bettruhe (außer bei Lungenembolie mit Rechtsherzdekompensation indiziert)

Medikamentöse Therapie: Antikoagulation in therapeutischer Dosis für mindestens fünf Tage. Dabei Antikoagulation mit subkutaner Applikation für die Akuttherapie:

- Heparine:
  Niedermolekulare Heparine (NMH) (akut: Mittel der Wahl!) oder
  Unfraktioniertes Heparin (UFH) für niereninsuffziente Patienten (Thrombozytenkontrolle empfohlen! → bei Abfall auf unter 50% des Ausgangswertes an HIT II denken)
- Fondaparinux (Pentasaccharid, Faktor-X-Hemmer) (akut: Mittel der Wahl!)

Anschließende Dauer der oralen Antikoagulation in Erhaltungsdosis für 3-6 Monate (Ziel-INR: 2,0–3,0), bei persistierenden Risikofaktoren kann eine verlängerte Dauer der Therapie unter Berücksichtigung des Blutungsrisikos erwogen werden.

Antikoagulation zur oralen Einnahme:

- Direkte orale Antikoagulanzien (DOAKs): Dabigatran, Riveroxaban, Apixaban, Edoxaban
- Vitamin K-Antagonisten (VKA): Phenprocoumon, Warfarin

Bei Malignomen, erhöhtem Blutungsrisiko oder gastrointestinaler Ulkuskrankheit wird statt der Gabe von Cumarinen die Fortsetzung der Heparinisierung empfohlen

Dauer der Antikoagulation als Sekundärprophylaxe nach erstmalig aufgetretener Thrombose:

- Grundregel: Grundsätzlich mindestens drei Monate, bei hohem Risiko eines postthrombotischen Syndroms (bei Thrombosen der Vena poplitea und proximal davon) eher sechs Monate
- 3 Monate bei transientem Risikofaktor (vorangegangene Operation, Immobilität), distalen Thrombosen idiopathischer Genese (Unterschenkel), Armvenenthrombosen, Thrombosen der Vena jugularis interna.
- 6 Monate bei proximaler Thrombose des Beines bzw. Beckenvenenbeteiligung (insb. bei unklarer Ätiologie), Lungenembolie (insb. bei unklarer Ätiologie), Malignom, Thrombophilie
- Bei alleinigem Nachweis eines heterozygoten Faktor-V-Leiden-Mutation oder Prothrombin-Mutation soll eine dauerhafte medikamentöse Sekundärprophylaxe nach venöser Thromboembolie (VTE) nicht erfolgen.
- Länger als 6 Monate: unklare Genese mit bereits eingetretenem Rezidiv, schwere Thrombophilie (Antithrombinmangel, Faktor-V-Leiden homozygot, Protein-C- und -S-Mangel, Antiphospholipidsyndrom), Malignom, dauerhafte Immobilisation, langstreckiger Thrombus oder proximale Lokalisation, postthrombotisches Syndrom

Die Zeitdauer einer langfristigen medikamentösen Sekundärprophylaxe nach venöser Thromboembolie (VTE) soll jährlich bezüglich der VTE-Rezidiv- und Blutungsrisiken neu abgewogen werden.

Eine systemische Fibrinolysetherapie ist nicht mehr indiziert, allerdings findet sie noch Verwendung bei hämodynamisch instabiler Lungenembolie oder Phlegmasia coerulea dolens (perakuter Verschluss sämtlicher Venen einer Extremität mit sekundärere Kompression der arteriellen Versorgung durch rasche Ödembildung).

Rekanalisationstherapie: Interventionell-radiologische und chirurgische Rekanalisationsmethoden sind die venöse Thrombektomie oder interventionell die Katheter-Thrombolyse und Thrombektomie. Ein Vena-cava-Filter ist in Einzelfällen, trotz fehlender ausreichender Evidenz, zu erwägen, z.B. bei rezidivierenden Lungenembolien trotz adäquater Antikoagulation.

Prävention: Mit prophylaktischer Heparingabe kann man 3 von 4 TVT verhindern.

Thromboseprophylaxe: Die Indikation wird je nach individuellem Risikoprofil gestellt:

- Intrinsische Risikofaktoren: besonders hohes Risiko bei einigen hereditären Thrombophilien, Thrombosen und Lungenembolien in der eigenen Vergangenheit/Familienanamnese.
- Expositionelle Risikofaktoren: nach Operationen (steigt mit Dauer und Umfang der OP, auch variabel nach der Art des Eingriffes) oder bei Immobilisation

Basismaßnahmen sind grundsätzlich bei jeder Thromboseprophylaxe durchzuführen.

- Frühe post-operative Mobilisation
- Kompressionsverbände, Antithrombosestrümpfe
- Ausreichende Flüssigkeitszufuhr
- Beine hochlagern
- Einschnürende Kleidung vermeiden

Physikalische Therapie: zusätzlich zu den Basismaßnahmen anwendbar sowohl bei niedrigem, mittlerem oder hohem Thromboserisiko anwendbar, sofern keine Kontraindikationen vorliegen.

- Komprimierende Strümpfe: Anti-Thrombose-Strümpfe, medizinische Kompressionsstrümpfe
- Intermittierende pneumatische Kompression

Absolute Kontraindikationen: fortgeschrittene periphere arterielle Verschlusskrankheit (pAVK), Phlegmasia coerulea dolens, dekompensierte Herzinsuffizienz.

Medikamentöse Thromboseprophylaxe: zusätzlich zu den Basismaßnahmen bei mittlerem oder hohem Thromboserisiko.

- Niedermolekulares Heparin (NMH): Certoparin, Enoxaparin, Nadroparin, Tinzaparin
- Weniger HIT II, Blutungskomplikationen seltener und längere Halbwertszeit als UFH → NMH zu bevorzugen, außer bei Niereninsuffizienz
- Unfraktioniertes Heparin (UFH)
- Fondaparinux
- Direkte orale Antikoagulantien (DOAK)

Die perioperative medikamentöse Thromboseprophylaxe ist indiziert bei geringem Risiko für venöse Thromboembolie keine medikamentöse Thromboseprophylaxe erforderlich; sonst Prophylaxe mit NMH, UFH oder Fondaparinux sowohl bei minimalinvasivem oder offenem Vorgehen möglich. Beginn der medikamentösen Prophylaxe ist am Vorabend der Operation oder am Abend des Operationstages (unmittelbar im zeitlichen Zusammenhang mit dem expositionellen Risiko).

Medizingeschichte: Das May-Thurner-Syndrom wurde vom Tiroler Phlebologen Robert May (1912–1984) und dem Innsbrucker und später in Salzburg tätigen Pathologen Josef Thurner (geb. 1927) beschrieben.

Literatur, Links

1. Thrombophiliediagnostik -Medizinisches Labor Bremen (Stand 25.07.2021; https://www.mlhb.de/fileadmin/user_upload/Startseite/Service/Laborinformationen/Thrombophilie_110619.pdf).
2. AWMF Leitlinie Prophylaxe der venösen Thromboembolie (VTE) (Stand 25.07.2021: https://www.awmf.org/leitlinien/detail/ll/003-001.html).

Akuter Visusverlust

Belma Strugalioska

Lernziele

Bei einer schmerzlosen Sehverschlechterung innerhalb von 24 h, konkret bei einer Netzhautablösung und einer anterioren ischämischen Optikusatrophie

- eine klinische Arbeitshypothese auf der Basis der Differenzierung möglicher zugrunde liegender Krankheitsbilder erstellen, einen Diagnoseplan umsetzen, die Untersuchungsergebnisse interpretieren und einen Behandlungsplan einleiten können.
- die akute Notfallsituation erkennen sowie notfall- und erste allgemeinmedizinische Maßnahmen einleiten können, um den Patienten/die Patientin vor einer Erblindung zu retten.

Der schmerzlose Visusverlust stellt für jemanden eine dramatische Bedrohung dar und erfordert rasche und gezielte Erstmaßnahmen statt einer Überweisung zum Augenarzt, durch die wertvolle Zeit vergehen könnte.

Netzhautablösung

Definition

Als Netzhautablösung, **Ablatio retinae** (seltener Amotio retinae, engl. Retinal detachment), wird die Abhebung der neurosensorischen Netzhaut vom retinalen Pigmentepithel bezeichnet. Prädisponierende Vorstufen einer Netzhautablösung sind **Glaskörperabhebung** und **Netzhautdefekte.** Es gibt nach der Pathogenese folgende Formen:

- **Rhegmatogene Netzhautablösung:** die häufigste Form der Netzhautablösung. Im Rahmen eines Netzhautrisses (rhegma: Riss) kann der verflüssigte Glaskörper unter die Netzhaut gelangen. Vor allem bei einer **proliferativen Vitreoretinopathie, diabetischen Retinopathie** und der **Frühgeborenen-Retinopathie** kommt es zu einer fibrovaskulären Membranbildung auf der Netzhautoberfläche bzw. im Glaskörperraum. Die Kontraktion der Glaskörper-Netzhautmembranen führt zu einem Abzug der Netzhaut von ihrer Unterlage.
- Nicht rhegmatogene Netzhautablösung:
  Traktiv (zugbedingt): Diese meist hufeisenförmige Form der Netzhautablösung entsteht durch Kontraktion von Glaskörper-Netzhautmembranen, welche die sensorische Netzhaut vom retinalen Pigmentepithel abzieht (proliferative Vitoretinopathie). Insbesondere im Alter kommt es infolge struktureller Veränderungen zu einer Glaskörperverflüssigung, welche die Glaskörpergrenzfläche von der Netzhaut trennt. Der verflüssigte Glaskörper gelangt durch den Netzhautdefekt unter die Netzhaut und löst somit die Netzhaut von der Unterlage ab.
- Exsudativ (flüssigkeitsbedingt): Durch Eindringen von Flüssigkeit aus der Choroidea, Blut oder Tumorgewebe zwischen Netzhaut und Pigmentepithel kommt es zu einer Spaltbildung zwischen Retina und Pigmentepithel, die Schichten lösen sich voneinander ab und eine exsudative Amotio entsteht (z. B. beim **Aderhautmelanom, Retinoblastom** und Morbus Coats).

Morphologische Formen der Netzhautablösung:

Lappenriss: Ein Lapppenriss im oberen Quadranten stellt eine gefährliche Variante mit progredientem Verlauf dar, da sich die subretinale Flüssigkeit aufgrund der Schwerkraft leichter verbreitet.

Rundloch: Eine Prophylaxe mit Argonlaserkoagulation ist bei einem Rundloch zur Vorbeugung einer Netzhautablösung durchaus sinnvoll. In dem Fall, dass Flüssigkeit bereits unter die Netzhaut eingedrungen ist, ist eine Kältebehandlung am Auge (Kryokoagulation) erforderlich.

Retinoschisis: Unter einer Retinoschisis versteht man eine idiopathische Aufspaltung der Netzhaut in den verschiedenen Schichten. Im Fundusbild sind Silberdrahtarterien im Bereich der Schisisblase zu sehen. In der Regel ist keine Therapie erforderlich.

Klinik

Leitsymptome sind:

- **Mouches volantes** („fliegende Mücken"), Glaskörpertrübungen bei hinterer Glaskörperabhebung durch herumschwimmende feste Bestandteile des Glaskörpergerüstes, welche als den Blickbewegungen folgende Schatten wahrgenommen werden.
- **Photopsien** (Lichtblitze), die durch Zug des Glaskörpers an der vitreoretinalen Grenzschicht entstehen, meist sind sie harmlos, reißt jedoch durch den Zug des Glaskörpers ein Netzhautgefäß, kommt es zu einer Glaskörperblutung und man nimmt einen „Rußregen" war, Erythrozyten im Glaskörper (die schwarzen Punkte sind zahlreicher als bei Mouches volantes).

- Peripherer Gesichtsfelddefekt in Form eines Schattens, Schleiers oder schwarzen Vorhanges bei beginnender Ablösung der Netzhaut. Mit einem massivem Visusverlust ist zu rechnen, wenn der Defekt die Makula erreicht.

Ophthalmologische Untersuchung: Der Fundus lässt sich in Mydriasis mittels Goldmann-Dreispiegelkontaktglas oder indirekte Ophthalmoskopie, eventuell unter Skleraeindellung, gut untersuchen. Am Fundusbild ist eine blasenartige Abhebung der Retina zu erkennen. Die abgehobene Netzhaut erscheint weiß, ödematös und verliert ihre Transparenz, die Blutgefäße wirken dunkler als bei einer flachen Netzhaut. Bei einer rhegmatogenen Netzhautablösung ist ein rot leuchtendes Netzhautloch (Rundloch oder Hufeisenriss) meist im temporal oberen Quadranten zu finden. Bei einer Traktionsamotio sind präretinal graue Stränge im Glaskörper zu sehen. Bei Trübung der optischen Medien (z. B. bei einer Glaskörperblutung) hilft die Echografie zur Darstellung des Netzhautrisses.

Patienten-management

Eine Netzhautablösung muss operativ behandelt werden, um einer Erblindung vorzubeugen. Ohne Makulabeteiligung ist eine völlige Wiederherstellung der Sehschärfe möglich. Bei längerer Netzhautablösung und Makulaabhebung ist eine schlechte Prognose für den Endvisus zu erwarten.

Arteriitische ischämische Optikusneuropathie

Definition

Bei der Arteriitis temporalis, Riesenzellarteriitis und arteriitische anteriore ischämische Optikusneuropathie (AAION) handelt es sich um eine Schädigung des Sehnervs durch Minderdurchblutung der Arterien des Sehnervenkopfes im Rahmen einer Vaskulitis oder Polymyalgia rheumatica, d. h. einer systemisch-rheumatischen Erkrankung.

Arteriitis temporalis und AAION können gemeinsam vorkommen, daher ist bei ersterer, die oft bereits am geschlängelten Verlauf des an der Schläfe hervortretenden Gefäßes erkennbar ist, an eine AAION zu denken. Obwohl im klinischen Jargon kein Unterschied gemacht wird, beziehen sich die beiden Begriffe auf unterschiedliche Gefäße.

Pathogenese

Der Sehnervenkopf wird durch die Äste der A. ophthalmica (Arteriae ciliares posteriores breves) und dem Zinn-Haller-Gefäßkranz (Cirucs arteriosus der A.c.p breves und A. centralis retinae) versorgt. Eine ischämische Läsion durch Minderperfusion oder Embolie der Arterien führt zu einer Durchblutungsstörung im Versorgungsgebiet. Ursachen können segmentale Autoimmunvaskulitis mit Riesenzellformation und entzündliche Gefäßwandverdickung in den kranialen Arterien sein.

Epidemiologie

Die Inzidenz steigt mit zunehmendem Alter, meist betrifft sie Patientinnen ab dem 60. Lebensjahr.

Klinik

Der Sehverlust tritt typisch in Kombination mit anderen Symptomen auf:

- plötzliche meist einseitige schmerzlose Sehverschlechterung und meist ein massiver Gesichtsfeldausfall
- Prodromalsymptome wie starke Kopfschmerzen, Kaubeschwerden, Schluckbeschwerden
- Symptome der rheumatischen Grunderkrankung: ungewollte Gewichtsabnahme, Fieber und eine hervortretende,
- druckempfindliche A. temporalis

Ophthalmoskopisch ist eine blasse, ödematöse Papille zu sehen. Die Sehschärfenprobe dient zur Untersuchung des Visusverlustes. Gezieltes Nachfragen während der Anamnese bestätigt meist ein Sehen von dunklem Schatten auf dem betroffenen Auge.

Labor und Imaging

Bei Verdacht auf eine AION lässt sich die Diagnose mittels Laborbefund (Blutkörperchensenkung und erhöhtem CRP) und Ultraschall, eventuell auch Biopsie der A. temporalis sichern.

Patienten-management

Eine frühzeitige hoch dosierte Kortikosteroidtherapie ist sehr wichtig, da es innerhalb von Tagen zu einer Erblindung kommen kann. Nach Normalisierung der Laborparameter wird das Kortison reduziert und im weiteren Verlauf niedrig dosiert für 12 Monate verabreicht, um ein Rezidiv zu vermeiden. Ein Behandlungsziel ist auch der Schutz des noch nicht betroffenen Auges vor der Erblindung. Eine Besserung des betroffenen Auges ist nicht zu erwarten. Meist resultiert nach Abklingen des ischämiebedingten Ödems eine **sekundäre Optikusatrophie.**

Nicht-arteriitische Optikusneuropathie

Definition

Die Nicht-arteriitische ischämische anteriore Optikusneuropathie (NAION) ist neben der AAION die zweite und **häufigere** Form des Papilleninfarkts (NAION), wohl durch eine Ischämie verursacht. Eine **nicht-arteriitische posteriore ischämische Optikusneuropathie** (PION) wird durch einen Gefäßverschluss eines oder mehrerer kleiner Gefäße im proximalen Abschnitt verursacht und führt zu keiner fundoskopischen Veränderung.

Epidemiologie

Risikogruppen sind Patientinnen und Patienten mit Diabetes mellitus, Hypertonie oder Schlafapnoe.

Klinik

Die Minderdurchblutung eines oder mehrerer **Gefäße des vorderen Sehnervens** tritt zumeist in der Nacht auf weswegen ein Visusverlust beim Aufwachen erst bemerkt wird. Der Patient/die Patientin klagt über eine schmerzlose einseitige Sehverschlechterung. Je nachdem wie viele Segmente von der Durchblutungsstörung des Sehnervs betroffen sind kommt es zu einem mehr oder weniger größeren Gesichtsfeldausfall.

Die Papille ist ödematös und zeigt feinste papilläre und und peripapilläre Blutungen auf. Bei einer NAION bleibt meist ein größeres peripheres Gesichtsfeld erhalten. Die Papillenschwellung bildet sich zurück, jedoch hinterlässt sie eine partielle Optikusatrophie.

Amaurosis fugax

Definition

Plötzlicher und meist Sekunden bis Minuten anhaltender selbstlimitierender schmerzloser und meist einseitiger Visusverlust mit spontaner Normalisierung durch einen embolischen Verschluss der **A. centralis retinae** bei Arteriosklerose, vor allem Karotisstenose und anderen thromboembolischen Grunderkrankungen, zu denen auch Vaskulitiden gehören.

Etymologie: lateinisch „flüchtige Blindheit".

Klinik

Leitsymptome sind eine akute Sehstörung mit einer Visusabnahme und Gesichtsfeldausfällen. Je nach Lokalisation führt der Verschluss einer Astarterie zu einem Ausfall in der oberen oder unteren Gesichtsfeldhälfte.

Bei einer Augenhintergrunduntersuchung lässt sich das entsprechende Ischämieareal der Netzhaut diagnostizieren.

Patientenmanagement

Die Amaurosis fugax ist zwar selbstlimitierend, aber ein Warnsignal für andere Manifestationen einer thromboembolischen Erkrankung, sodass eine weiterführende Abklärung nötig ist. Das Notfallmanagement ist wie beim **Schlaganfall.**

Akute Glaskörperblutung

Definition

Einblutung in den Glaskörper aus Blutgefäßen des Auges als Folge einer Verletzung, in Zusammenhang mit einer Subarachnoidalblutung, entzündlich, bei kardiovaskulären Erkrankungen, insbesondere arterielle Hypertonie und – als häufigste Ursache – diabetische Retinopathie und anderen seltenen Ursachen.

Bei jungen Menschen mit gefährlichen, anstrengenden Berufen oder Extremsportlern kann sie über Verletzungen oder den psychischen Stress mit Manifestierung einer labilen Hypertonie entstehen.

Klinik

Subjektiv empfindet man meist schmerzlose trübe, rötlich verfärbte Bereiche im Gesichtsfeld oder **Skotome.**

Patienten-management

Die Betroffenen sollen eine aufrechte Ruhehaltung (Sitzen) einnehmen, um ein weiteres Ausbreiten der Blutung zu verhindern und ein Absinken der Blutbestandteile zu ermöglichen, bis sie sich resorbieren, wobei meist residuelle Trübungen durch Hämoglobin-Abbauprodukte verbleiben.

Die kausale Therapie ist bei retinalen Gefäßblutungen die Laserkoagulation.

Literatur, Links

1. Sachsenweger, Matthias, 1954 – (Herausgeber) 2003. Augenheilkunde (2. Auflage). Stuttgart, Deutschland: Thieme.
2. Dahlmann, Cordula (VerfasserIn) & Patzelt, Johannes, 1979 – (Verfasser) 2017. Augenheilkunde (4.Auflage). München, Deutschland: Elsevier.
3. Schmidt-Erfurth, Ursula (Herausgeberin), Sulzbacher, Florian (2013). Skriptum für das Tertial Augenheilkunde 2013–2014 an der Medizinischen Universität Wien (Kapitel Netzhautablösung S. 198–210) Wien, Österreich: MUW.
4. Schmidt-Erfurth, Ursula (Herausgeberin), Pemp, Berthold (2013). Skriptum für das Tertial Augenheilkunde 2013–2014 an der Medizinischen Universität Wien (Kapitel anteriore ischämische Optikusatrophie S. 172–176) Wien, Österreich: MUW.
5. AWMF-Leitlinie Idiopathische intrakranielle Hypertension (IIH) (Stand 03/2019; https://www.awmf.org/leitlinien/detail/ll/030-093.html).
6. Sulzbacher, Florian (2013). Skriptum für das Tertial Augenheilkunde 2013–2014 an der Medizinischen Universität Wien: Kapitel Netzhautablösung (S. 198–210).
7. Pemp, Berthold (2013). Skriptum für das Tertial Augenheilkunde 2013-2014 an der Medizinischen Universität Wien: Kapitel anteriore ischämische Optikusatrophie (S. 172–176).

Schwellung der Papille

Belma Strugalioska

Lernziele:

Bei Kopfschmerzen , Flimmersehen und visuellen Obskurationen, konkret bei einer Schwellung der Papille

- eine klinische Arbeitshypothese auf der Basis der Differenzierung möglicher zugrunde liegender Krankheitsbilder erstellen, einen Diagnoseplan umsetzen, die Untersuchungsergebnisse interpretieren und einen Behandlungsplan einleiten können.
- Bei fortschreitender Sehstörung die Patienten/innen personalisiert führen (inklusive Einverständnisses zu diagnostischen und therapeutischen Maßnahmen) und empathisch betreuen können.
- Notfallsituationen erkennen sowie notfall- und erste allgemeinmedizinische Maßnahmen einleiten können.

Definition

Die Schwellung der Papille ist ein Hirndruckzeichen, deshalb auch **Stauungspapille** genannt, Ein heterogenes Syndrom, welches durch Kopfschmerzen und einer beidseitigen, aber asymmetrischen Schwellung der Papille bei **erhöhtem intrakraniellen Druck** gekennzeichnet ist.

Pathogenese

Der Sehnerv, der von Hirnhäuten umgeben ist und von Liquor umspült wird, ist über die Optikusscheiden mit dem Subarachnoidalraum verbunden. Bei **raumfordernden zerebralen Prozessen** (Hirntumor, Meningitis, zerebrale Blutung) wird ein erhöhter Hirndruck über den Subarachnoidalraum auf die Papille übertragen und verursacht dort ein **Papillenödem.**

Eine **Stauungspapille e vacuo** kommt nicht durch einen erhöhten Liquordruck sondern infolge eines stark verminderten Augeninnendruckes zustande z. B. nach perforierter Hornhautverletzung.

Tumoren im Kleinhirn gehören zu den häufigsten Ursachen einer Stauungspapille während Tumore der Schädelbasis am seltensten sind. Weitere Ursachen für eine bilaterale Stauungspapille sind eine **chronische Nephritis** und ein lang bestehender **Bluthochdruck.** Eine einseitige Stauungspapille kommt bei **Orbitatumoren** und **Entzündungen der Orbita** vor. Ein Tumor in der vorderen Schädelgrube kann zum **Foster-Kennedy-Syndrom** führen. Durch den Tumordruck auf den Sehnerv des einen Auges kommt es zu einer Optikusatrophie auf derselben Seite. Auf der Gegenseite kommt es infolge des erhöhten intrakraniellen Druckes zu einer Stauungspapille.

Klinik

Leitsymptome sind **Kopfschmerzen** und **transiente visuelle Obskurationen** (plötzlich schwarzer Schleier für einige Sekunden auf dem betroffenen Auge). Beim Vorbeugen nehmen die Beschwerden zu.Nebensymptome können Ohrgeräusche (Tinnitus), Übelkeit, Erbrechen und eine Hirnnervenlähmung sein. Im Gegensatz zur Neuritis nervi optici ist die **Sehschärfe** nicht beeinträchtigt. Eine Papillenschwellung führt zu einer langsamen fortschreitenden Verschlechterung der Sehschärfe. Unbehandelt führt sie zu dauerhaften Defiziten bis hin zur Erblindung.

Neurologische und augenärztliche Untersuchung. **Perimetrie, OCT, orbitale Sonografie, Liquorpunktion und CT/MRT** dienen zur Diagnostik einer Stauungspapille. Ophthalmoskopisch ist als Erstsymptom eine **Vergrößerung des blinden Fleckes** und eine mit zunehmender Dauer **erhöhte Papillenprominenz** zusehen. Im **Anfangsstadium** ist die **Papille ödematös, hyperämisch** und leicht prominent. Die Papillenränder sind **unscharf begrenzt.** Radiär gestellte und streifenförmige Blutungen sind am Papillenrand zu sehen. Der Venenpuls geht verloren, venöse Stauungszeichen und Exsudate in der Netzhaut entstehen. Im **fortgeschrittenen Stadium** sind keine Blutungen mehr zu sehen, die **Prominenz nimmt zu** und die Papille ragt pilzförmig in den Glaskörperraum hinein. Es entwickelt sich eine konzentrische Gesichtsfeldeinschränkung.

Differenzialdiagnose

- Tumoren
- Sinusvenenthrombose
- Hydrozephalus internus
- Meningoenzephalitis
- idiopathische intrakranielle Hypertension (Pseudotumor cerebri)
- Neuritis nervi Optici (Papilitis)
- Drusenpapillen (stark prominent allerdings nur geringe axonale Schwellung)

Mittels Ultraschall sind erweiterte Optikusscheiden darstellbar.

Raumforderungen, eine akute Sinusvenenthrombose und erweiterte Liquorräume (infolge eines Hydrozephalus) lassen sich durch einen MRT Befund ausschließen. CT und/ oder MRT sind für Abklärung der intrakraniellen bzw. intraorbitalen Drucksteigerung nötig.
Die Liquordiagnostik dient zur Feststellung entzündlicher Ursachen.
Übergewicht ist ein prädisponierender Faktor für die idiopathische intrakranielle Hypertension.
Pseudotumor cerebri ist eine Ausschlussdiagnose.

Patientenmanagement

Je nach Ursache kann die Therapie sowohl **medikamentös** als auch **neurochirurgisch** erfolgen.

Mithilfe einer **Liquorpunktion** kann der Liquordruck im Sehnerv gesenkt und eine **Optikusatrophie** verhindert werden. Bei einer chronischen Stauungspapille gehen Axone zu Grunde und die Schwellung geht in eine Atrophie über. Nach erfolgreicher Behandlung bildet sich die Stauungspapillen meist nach mehreren Wochen ohne bleibenden funktionellen Schaden wieder zurück. **Unbehandelt** führt eine chronische Stauungspapille zu einer Optikusatrophie mit Gesichtsfeldausfällen und Visusreduktion.

Literatur, Links

1. Sachsenweger, Matthias, 1954 - (Herausgeber) 2003. Augenheilkunde (2. Auflage). Stuttgart, Deutschland: Thieme.
2. Dahlmann, Cordula (VerfasserIn) & Patzelt, Johannes, 1979 – (Verfasser) 2017. *Augenheilkunde* (4.Auflage). München, Deutschland: Elsevier.
3. Schmidt-Erfurth, Ursula (Herausgeberin), Pemp, Berthold (2013). Skriptum für das Tertial Augenheilkunde 2013–2014 an der Medizinischen Universität Wien (Kapitel Stauungspapille S.189–192) Wien, Österreich.

Augenverletzung

Belma Strugalioska

Lernziele:
Bei Verletzungen des Augapfels, konkret bei einer Prellung des Auges & Penetration und Perforation des Bulbus,
- eine klinische Arbeitshypothese auf der Basis der Differenzierung möglicher zugrunde liegender Krankheitsbilder erstellen, einen Diagnoseplan umsetzen, die Untersuchungsergebnisse interpretieren und einen Behandlungsplan einleiten können.
- die akute Notfallsituationen erkennen sowie notfall- und erste allgemeinmedizinische Maßnahmen einleiten können, um den Patienten / die Patientin vor einem Visusverlust zu retten.

Verletzungen durch spitze oder stumpfe Gegenstände des Auges und Fremdkörperverletzungen sind von Verletzungen der Orbita mit oder ohne **Orbitafraktur** zu differenzieren. Definition

Eine relevante Folgeerkrankung kann die **Cataracta traumatica** sein, eine Linsentrübung nach mechanischen Verletzungen wie Perforation oder Kontusion oder thermischen, aktinischen und elektrischen Traumen wie Hitze, Verblitzung, Starkstrom, ionisierende Strahlung. In weiterer Folge kann es durch starke Quellung der Linse zu einem Glaukomanfall kommen. Zur Prävention sind bei interventionell-radiologischen und anderen Eingriffen, während denen ionisierende Strahlung in Form einer Durchleuchtung angewandt wird, **Bleiglasbrillen** zu tragen.

Bulbuskontusion

Eine Kontusion oder Prellung des Augapfels ist eine geschlossene Augenverletzung und entsteht durch stumpfe Gewalteinwirkung wie ein Faustschlag, ein Tennisball, eine Tischkante oder andere Gegenstände. Die Folgen können sein: Definition

- Verletzung der Blutgefäße führen zu einer nachfolgenden **Blutung** wie Einblutung in die Vorderkammer, **Hyphäma,** und unter die Bindehaut (Hyposphagma).
- Eine **Hornhautschwellung** kommt durch Verletzungen der Descemet-Membran bzw. des Endothels mit Kammerwasserinvasion in die Hornhaut zustande.
- Kammerwinkelverletzungen wie der **Abriss der Iriswurzel** (Iridodialyse) bzw Irissphinkterrisse, Linsenluxation durch Ruptur der Zonulafasern,
- **Netzhautverletzungen** mit Trübung, dem **Berlin-Ödem** oder Netzhautablösung,
- **Glaskörperblutungen,**
- **Linsendislokation** oder **Linsentrübung,**
- **Bulbusruptur** mit schlechter Prognose.

Die lamelläre Bulbuslazeration mit einer unvollständigen Durchtrennung der Schichten der Bulbuswand ist neben der Bulbuskontusion eine weitere Form der geschlossenen Augenverletzung. Typische Ursachen sind Äste von Bäumen der Fingernagel eines auf dem Arm getragenen Kleinkindes.

Leitsymptome sind: Klinik

- Okuläre und periokuläre Schmerzen,
- eine **Lidschwellung** ohne Entzündungsmerkmale,
- **akute Sehverschlechterung** infolge einer Hyphäma,
- Blutung unter die Bindehaut, **Hyposphagma,** mit rotem Auge, welches meist nicht gefährlich ist, für den betroffenen Patienten jedoch bedrohlich wirkt.

Nach der klinischen Erstuntersuchung ist eine ophthalmologische Abklärung obligat mit Prüfung der Sehschärfe und der Augenmotilität, Perimetrie, Spaltlampe bzw. Ophthalmoskop und gegebenenfalls Ultraschall, Tonometrie und Swingen-Flashlight-Test.

Differential-diagnose

- Die Orbitafraktur kann im Rahmen einer Mittelgesichtsfraktur entstehen oder isoliert als Blow-out-Fraktur, wenn durch das Trauma der intraorbitale Druck zu einer Sprengung der schwächsten Stellen der Orbitawand führt, das sind meist die mediale, früher wegen des dünnen Knochens Lamina papyracea genannt, oder der Orbitaboden an der Stelle des Canalis infraorbitalis, wo der gleichnamige Nerv zur Versorgung des Gesichts aus dem knöchernen Schädel austritt. Klinische Zeichen sind das Monokelhämatom oder, wenn beidseitig, das Brillenhämatom, und Doppelbilder durch den eingebrochenen Orbitaboden, so dass der Bulbus etwas nach kaudal kippt. Indem man den Patienten auffordert, wechselweise nach oben und unten zu blicken, kann man dies anhand der eingeklemmten Muskelpartien erkennen.
- Lamelläre Bulbuslateration.

Bei Verletzungen durch Faustschläge oder Gürtelschnallen ist an häusliche Gewalt oder andere forensisch relevante Ursachen zu denken.

Patienten-management

Erstmaßnahmen sind Kühlung des Auges, Verbinden und symptomatische Behandlung. Orbitafrakturen gehören kieferchirurgisch versorgt.

Okuläre Fremdkörper

Definition

Oberflächliche Fremdkörper wie Sand oder Metallpartikel, typisch infolge von Schleifarbeiten, Insekten oder Chemikalien (Spritzer eines Reinigungsmittels) mit der Gefahr der Verätzung können auf die Hornhaut- oder Bindehautoberfläche gelangen. Sie werden durch die Tränen ausgewaschen oder kommen im Sulkus an der oberen Lidkonjunktiva zu liegen, manchmal an der Hornhaut eingebrannt.

Klinik

Typisch sind die Anamnese und das Fremdkörpergefühl, das durch die hohe Empfindlichkeit der Kornea auch ohne vorhandenen Fremdkörper bei Entzündungen wie einem Hordeolum beschrieben wird.

Ein oberflächlich verätztes Auge kann anfänglich normal aussehen, auch die Bindehaut kann durch chemische Reaktion ischämisch, ein schlechtes prognostisches Zeichen: dann ist bei positiver Anamnese sofort intensiv zu spülen.

Differenzial-diagnose

perforierende oder penetrierende Augenverletzung, Bulbuslazeration.

Patienten-management

Die Erstversorgung besteht im Auswischen mit einem sauberen Tuch. Bei Verätzungen sofort Spülen mit viel Wasser, denn die Prognose hängt auch vom Erfolg der Verdünnung der Substanz als Erstmaßnahme ab. Analgetika bei Bedarf.

Zur Prävention sind nicht nur bei entsprechenden Arbeiten, sondern auch bei Sportarten mit höherem Risiko wie Rad- und Schifahren Schutzbrillen zu tragen.

Die Fremdkörperentfernung kann, wenn klein und unkompliziert, von Allgemeinmedizinern vorgenommen werden.

Perforierende Augenverletzung

Definition

Die Perforation des Augapfels ist eine Form der offenen Augenverletzung mit einer kornealen, limbalen oder skleralen Eintrittswunde und einer dorsalen Austrittwunde. Hammer-Meißel Verletzungen oder Glasscheibenverletzungen sind typische Ursachen. Bei einer Penetration des Bulbus wie bei einer Stichverletzung ist der Ein- und Austritt des Fremdkörpers an der gleichen Stelle, eventuell hier mit einem ist ein Iris- oder Glaskörperprolaps. Neben Perforation und Penetration gibt es die Bulbusruptur, ausgelöst durch ein stumpfes Trauma, wobei die Prädispositionsstellen zwischen dem Äquator und den Ansätzen der geraden Augenmuskeln, wo die Sklera am dünnsten ist, am Limbus und am N. opticus gelegen sind. Die Bulbuslazeration ist die Durchtrennung aller Wandschichten durch einen spitzen oder scharfen Gegenstand. Eine Skleralruptur ist eine eröffnende Bulbusverletzung durch einen stumpfen Gegenstand.

Klinik

Je nach Art und Lokalisation können die Symptome sehr variabel sein.

- intensives Druckgefühl und okuläre Schmerzen,
- Visusabnahme.
- Hyposphagma, Anisokorie und massive Lidschwellung.
- Augenbrennen, Augentränen und ein Fremdkörpergefühl,
- Exophthalamus, hängendes Augenlid und ein weißer Pupillenreflex.

Bei der Untersuchung können kleine Eintrittswunden schwer zu finden sein. Typisch sind Schnittverletzungen an der Hornhaut oder Sklera.

Zur ophthalmologischen Abklärung gehören Visusprüfung für die Ferne, Spaltlampenuntersuchung für den vorderen Augenabschnitt, Funduskopie und Applanationstonometrie.

Imaging

CT zum Nachweis oder Ausschluss eines Fremdkörpers. Metallische Fremdkörper sind damit leicht zu finden, ebenso Glassplitter (die meist das für ionisierende Strahlung dichte Blei enthalten), bei Holzsplittern jedoch hängt der Kontrast sehr von der Holzart ab.

Differenzialdiagnose

Bei einem penetrierendes Bulbustrauma muss ein intraokularer Fremdkörper mittels CT ausgeschlossen werden.

Patientenmanagement

Bei kleinen Perforationen verschließt sich der Defekt von selbst. Als Erstmaßnahme soll der Patient sich hinlegen und jedes Pressen vermeiden und damit eine Herniation von intraokulären Strukturen zu vermeiden. Spülen des Auges oder das Entfernen von Fremdkörpern ist ebenso zu vermeiden.

Bei größeren Perforationen (1 mm) ist eine notfallmäßige chirurgische Versorgung mit einer Fremdkörperentfernung und Rekonstruktion des Vorder- und Hinterabschnittes indiziert. Die lokale und systemische Gabe von Breitspektrumantibiotika dient zur Infektionsprophylaxe. Steroide unterdrücken die Entzündungsreaktion.

Die Prognose der Visusverschlechterung hängt von der Art und Schwere der Verletzung ab:

- Bei Ausbildung einer proliferativen Vitreoretinopathie mit Netzhautablösung kann die Perforation zu einem Glaukom führen.
- Hornhautnarben oder retinale Narben können zu einem starken Astigmatismus, Trübung der Linse führen.

Literatur, Links

1. Deák ,Gábor (2013). Skriptum für das Tertial Augenheilkunde 2013–2014 an der Medizinischen Universität Wien: Kontusion des Augapfels & Perforation und Penetration des Augapfels (S. 90–108)
2. Sachsenweger, Matthias, 1954 – (Herausgeber) 2003. Augenheilkunde (2. Auflage). Stuttgart, Thieme
3. Dahlmann, Cordula (VerfasserIn) & Patzelt, Johannes, 1979 – (Verfasser) 2017. Augenheilkunde (4.Auflage). München, Elsevier
4. Schmidt-Erfurth, Ursula (Herausgeberin), Deák ,Gábor (2013). Skriptum für das Tertial Augenheilkunde 2013–2014 an der Medizinischen Universität Wien (Kapitel Bulbustrauma S. 90–108) Wien

Exophthalmus und Enophthalmus

Melanie Dorner

Lernziele (Entrustable Professional Activities, EPA)

- Bei Verdacht auf Exophthalmus bzw. Enophthalmus eine klinische Arbeitshypothese auf der Basis der Differenzierung möglicher zugrundeliegender Krankheitsbilder erstellen, einen Diagnoseplan umsetzen, die Untersuchungsergebnisse interpretieren und einen Behandlungsplan einleiten können.
- Bei einem Exophthalmus Notfallsituationen erkennen sowie notfall- und erste allgemeinmedizinische Maßnahmen einleiten können.
- Bei Exophthalmus und Enophthalmus die Patienten personalisiert führen (inklusive Einverständnis zu diagnostischen und therapeutischen Maßnahmen) und empathisch betreuen können.
- Bei Exophthalmus und Enophthalmus eine evidenzbasierte Patientenvorstellung und personalisierte Umsetzung einleiten können.

Exophthalmus

Definition

Der Exophthalmus, auch **Protrusio bulbi** genannt, bezeichnet das Hervortreten des Bulbus aus der Orbita und kann verschiedenste Ursachen haben. Abzugrenzen ist der Exophthalmus vom **Pseudoexophthalmus,** der bei einer flachen Orbita oder beispielsweise einem Glaukom auftreten kann.

Epidemiologie

Grundsätzlich sollte man beim Diagnostizieren vom Exo- bzw. Enophthalmus daran denken, dass die Position des Bulbus in der Orbita je nach Alter, Geschlecht und ethnischem Hintergrund sehr verschieden sein kann und nicht gleich pathologisch sein muss.

Klinik

Zu den relativ unspezifischen Symptomen zählen verschwommenes Sehen, Doppelbilder, tränende Augen, Lichtempfindlichkeit.

Klinisch ophthalmologische Untersuchungen: Visus, Spaltlampenuntersuchung des vorderen Augenabschnitts, Tensiomessung und zentrale Funduskopie.

Angabe der Lidparameter: palpebrale Apertur, Lidfurche, Levatorfunktion, Lagophthalmus, Lidreaktion.

Tab. 1. Anamnese

Symptom	Ursache
Schmerz	Schmerz in Ruhe oder bei Bewegung? Ist der Schmerz konstant oder wechselnd? Schmerzen deuten auf ein entzündliches Geschehen eines sensiblen Nervens in der Orbita hin. z. B. bei Schilddrüsenerkrankungen, Pseudotumoren
Verlauf	Wie schnell sind die Veränderungen im Auge passiert? Entzündliche Geschehnisse führen eher schnell zu sichtbaren Veränderungen, als solide Tumore
peri-orbital	Veränderungen der Augenlieder in Bezug auf Farbe, Schwellung, Läsionen?
Pulsation	Eine Pulsation des Bulbus kann bei vaskulären Tumoren auftreten und wird klinisch als Strömungsgeräusch auskultiert.
Palpation	Sind tumoröse Veränderungen oder Resistenzen zu tasten?
Motilität	Sind Doppelbilder vorhanden? Ist der Bulbus disloziert?

Weiters sollte die Pupillomotorik getestet werden um Hinweise auf neurogene Schäden zu erhalten.

Bei Bulbusdislokation ist die Richtung der Dislokation zu bestimmen und eine Messung des Exophthalmus durchzuführen. Mittels einem **Exophthalmometer** kann die Protrusio im Seitenvergleich gemessen werden. Werte über 20 mm bzw. 2 mm im Seitenvergleich werden als pathologisch betrachtet.

Imaging

Durchführen einer **orbitalen Sonografie** im Seitenvergleich, um Hinweise auf vaskuläre bzw. muskuläre Pathologien und orbitale Raumforderungen zu erhalten. Orbitale Tumore machen 18 % der orbitalen Erkrankungen aus.

Die kontrastmittelverstärkte Computertomografie und Magnetresonanztomografie zur sicheren Diagnosestellung von orbitalen Tumoren. Bei der endokrinen Orbitopathie, welche durch entzündliche Geschehnisse auftritt, ist die bildgebende Diagnostik ein wichtiges Verfahren um das Vorhandensein von Augenmuskelbeteiligung, besonders bei Verdacht auf **Optikuskompression,** festzustellen.

Differenzialdiagnosen

Differentialdiagnostisch sind Entzündungen am häufigsten.

Tab. 2. Differentialdiagnosen

Gliederung	Ursache
entzündlich	• autoimmun: endokrine Orbitopathie, idiopathisch inflammatorisch, Myostis, Sarkoidpse, GPA (M. Wegener) • infektiös: Orbitaphlegmone, Mukormykose
vaskulär	Hämangiom, Varize, Lymphangiom, Carotis-Sinus-cavernosus Fistel
neoplastisch	• benigne: Dermoidzyste, pleomorphes Tränendrüsenadenom, Neurofibrom, Meningeom, Optikusgliom • maligne: Lymphom, Tränendrüsenkarzinom, Rhabdomyoskarom, Metastasen
posttraumatisch	Retrobulbärmämatom, Mukozele, Cholesteringranulom, Emphysem

Patientenmanagement

Bei Verdacht auf einen Exophthalmus ist es besonders wichtig die zentrale Sehschärfe, welche bei entzündlichen und malignen orbitalen Prozessen durch eine Optikuskompression bzw. -invasion beeinträchtigt sein kann, zu prüfen, da diese dringenden Handlungsbedarf erfordert. Um solche Schäden des N. opticus frühzeitig zu erfassen, eignen sich der „Swinging-Flashlight-Test" um relative afferente Pupillendefekte festzustellen, die Perimetrie und die Farbsinntestung.

Enophthalmus

Definitionen

Der Enophthalmus, bezeichnet das posteriore Zurückweichen des gesamten Orbitainhalts in die Orbitahöhle. Von einem einseitigen Enophthalmus spricht man, bei einer Differenz von 2 mm zum anderen Auge.

Pathophysiologie

Es werden 3 Hauptmechanismen für einen Enophthalmus beschrieben:

- eine vergrößerte Augenhöhle (die häufigste Ursache des Enophthalmus)
- ein reduzierter Orbitainhalt
- ein Schrumpfen des Orbitainhalts

Klinik

Der Enophthalmus ist besonderes bei Einseitigkeit einfach zu diagnostizieren und kann bei der Inspektion des Gesichts, durch „Gesicht mit der Nasenspitze nach oben richten" des Patienten, erkannt werden. Indirekte klinische Zeichen sind ein tiefer superiorer sulcus, eine verkürzte Lidspaltenbreite und ein **Lagophthalmus** (= unvollständiger Lidschluss).

Ähnlich wie beim Exophthalmus sind Doppelbilder ein häufiges Symptom. Manchmal beschreiben die Patienten auch eine Ptosis (= herabhängendes Augenlied).

Angabe der Lidparameter: palpebrale Apertur, Lidfurche, Levatorfunktion, Lagophthalmus, Lidreaktion. Mit dem Exophthalmometer lassen sich Veränderungen des Bulbus objektiv und quantiatitiv messen.

Imaging

Mittels MRT und CT lässt sich der Enophthalmus quantifizieren, besonders in Bezug auf orbitale Messungen und zukünftige Kontrolluntersuchungen. Außerdem lassen sich die knöchernen Strukturen und Weichteilgewebe gut beurteilen.

Als erstes muss der Enophthalmus vom **Pseudoenophthalmus** unterschieden werden. Dieser sieht klinisch zwar aus wie ein Enophthalmus, ist ursächlich jedoch nicht durch das Zurückweichen des Bulbus sondern durch beispielsweise Lid-Fehlstellungen oder Größenanomalien des Bulbus begründet.

Differenzialdiagnose

Tab. 3. Ursachen eines Pseudoenophthalmus

Ursache	Differenzialdiagnosen
Bulbus	• Phthisis bulbi – gekennzeichnet durch einen „geschrumpften" Bulbus, häufig nach Infektionen oder Operationen • Mikrophthalmus – hier ist das Volumen des Bulbus verkleinert, ohne diagnostizierbare Ursachen • Refraktive-Anisometropie – bei einer starken Anisometropie kann das kürzere Auge Aussehen wie das klinische Bild eines Enophthalmus
Veränderte Lidstellung	• Ptose – durch das herabhängende Lid kann der Bulbus zurückgewichen erscheinen, wie z. B. beim Horner Syndrome, wo die Ptose durch die Parese von Muskelfasern auftreten kann
Strukturelle Läsionen	• kontralateraler Exophthalmus – auf der jeweils anderen Seite kann Eindruck eines Enophthalmus entstehen • asymmetrisches Gesicht

Tab. 4. Differenzialdiagnosen eines Enophthalmus

Differenzialdiagnosen
• Trauma (z. B. durch eine Fraktur des Orbita-Bodens • Silent-sinus-Syndrom • Neurofibromatose Typ I • Orbita-Varize • Metastasen eines Mamma Karzinoms • Perry-Romberg-Syndrom

Häufige Ursachen für einen „echten" Enophthalmus sind die Kachexie, durch Abbau des hinter dem Augapfel befindlichen Fettgewebes und starke Flüssigkeitsverluste. Des Weiteren verursachen Frakturen der Orbita und Schädigungen des Sympathikus im Kopfbereich häufig einen Enophthalmus.

Der Enophthalmus bildet sich mit der kausalen Behandlung meist zurück.

Patientenmanagement

Literatur, Links

1. Klingenstein A, Hintschich C. [Diagnostic Management of Exophthalmos]. Klin Monatsbl Augenheilkd. Januar 2017; 234(1): 53–8. Verfügbar unter: https://pubmed.ncbi.nlm.nih.gov/28135745/.
2. Etiologies of Proptosis: A review [Internet]. [zitiert 24. August 2020]. Verfügbar unter: https://www.ncbi.nlm.nih.gov/pmc/articles/PMC7204542/.
3. Diagnosis and management of enophthalmos – PubMed [Internet]. [zitiert 24. August 2020]. Verfügbar unter: https://pubmed.ncbi.nlm.nih.gov/17719369/.

Diabetiker in der Augenheilkunde

Selma Rizvanovic

Lernziele und Zusammenfassung

- Bei okulären Manifestationen des Diabetes mellitus eine klinische Arbeitshypothese auf der Basis der Differenzierung möglicher zugrundeliegender Krankheitsbilder erstellen, einen Diagnoseplan interpretieren und eine spezifische Therapie einleiten können.
- Die häufigste okuläre Komplikation des Diabetes mellitus und die früheste Manifestationsform der diabetischen Mikroangiopathie ist die diabetische Retinopathie.

Diabetische Retinopathie

Epidemiologie

Diabetes mellitus ist die häufigste Ursache der nicht-traumatischen Erblindungen und macht 30 % aller Erblindungen in Europa aus. Bei asymptomatischen Patienten mit Diabetes mellitus Typ 1 wird die erste Screeninguntersuchung 5 Jahre nach Diabetesbeginn oder ab dem 11. Lebensjahr einmal jährlich durchgeführt. Bei Patienten mit diagnostiziertem Diabetes mellitus Typ II erfolgt die Untersuchung unmittelbar nach Diagnosestellung und dann jährlich (4). Bei Patienten, die unter dem Diabetes mellitus Typ 1 leiden, wird in 90% der Fälle, nach 15 Jahren ab Diagnosestellung des Diabetes mellitus, die diabetische Retinopathie festgestellt. Davon tritt in 50 % der Fälle die proliferative Retinopathie auf. Bei Patienten mit Diabetes mellitus Typ II beträgt das Intervall zwischen Diabetesbeginn und Auftreten der diabetischen Retinopathie in 25 % der Fälle 15 Jahren (1, 2, 3).

Pathogenese

Durch Hyperglykämie werden v.a. kleinere Blutgefäße des Auges, wie die präkapillaren Arteriolen, die Kapillaren und die Venolen geschädigt. Hyperglykämische Zytotoxizität führt außerdem zu Perizytenverlust, Verdickung der Basalmembran und Verlust des Gefäßendothels. All diese Prozesse lösen eine frühzeitige Gefäßsklerose mit Kapillarverschlüssen und Ischämie aus (3). Eine mögliche Folge der retinalen Ischämie sind Gefäßneubildungen, die durch angiogene Faktoren, wie z. B. vascular endothelial growth factor (VEGF), ausgelöst werden. Die Gefäßproliferationen können an der Papille „disc“ (NVD – new vessels at disc) oder papillenfern bzw. anderswo in der Netzhaut „elsewhere“ (NVE – new vessels elsewhere) auftreten und werden als Versuch der Revaskularisation der hypoxischen Retina angesehen (2, 3, 4). Außerdem führt die Ausschüttung von VEGF zu erhöhter Gefäßpermeabilität mit Exudaten und Blutungen (4).

Klinik

In Abhängigkeit vom Auftreten der Neovaskularisationen, werden zwei Formen der diabetischen Retinopathie unterschieden (1, 2, 3, 4):

- nicht-proliferative diabetische Retinopathie
- proliferative diabetische Retinopathie

Bei beiden Formen kann die erhöhte Gefäßpermeabilität zu einem diabetischen Makulaödem führen.

Nicht-proliferative diabetische Retinopathie

- Leichte nicht-proliferative diabetische Retinopathie
  - ist z. T. reversibel und meist verursacht noch keine Sehstörungen
  - typische Befunde bei der Ophthalmoskopie sind: Mykroaneurysmen, Intraretinale Punkt- und Fleckblutungen, beginnende Lipidablagerungen „harte Exsudate“, Cotton-Wool-Herde
- Mittelschwere nicht-proliferative diabetische Retinopathie
  - Schwere Netzhautblutungen in 1–3 Quadranten oder leichte intraretinale mikrovaskuläre Anomalien (IRMA)
  - Signifikante Perlschnurvenen in nicht mehr als 1 Quadranten
  - Cotton-Wool-Herde (Axoplasmastau) als Zeichen retinaler Ischämie

- Schwere nicht-proliferative diabetische Retinopathie
  4-2-1-Regel:
  - Schwere Blutung in allen 4 Quadranten
  - Signifikante Perlschnurvenen in 2 oder mehr Quadranten
  - Moderate IRMA in mindestens 1 Quadranten
  - Cotton-Wool-Herde

Proliferative diabetische Retinopathie

- Leichte bis moderate Form
  - Neue Gefäße an der Papille oder papillenfern, die aber nicht so ausgedehnt, dass die Kriterien für die Hochrisikogruppe ausfüllen
- Hochrisikogruppe
  - Neue Gefäße auf der Papille (NVD) etwa ⅓ der Papille
  - Jede NVD mit präretinaler oder Glaskörperblutung
  - papillenferne neue Gefäße (NVE) mit präretinaler oder Glaskörperblutung
- Fortgeschrittene diabetische Augenerkrankung entsteht oft infolge einer inadäquaten oder erfolgslosen Therapie und ist charakterisiert durch:
  - Traktionsablatio
  - Blutungen- präretinal, intravitreal oder Vorliegen beider Formen
  - Rubeosis iridis (Irisneovaskularisierung; kann zu Neovaskularisationsglaukom führen)

Diabetisches Makulaödem: Die häufigste Ursache einer gravierenden Sehverschlechterung, v. a. bei Patienten mit Diabetes mellitus Typ II, stellt die diabetische Makulopathie dar. Es lässt sich gut mit OCT quantifizieren. Das Makulaödem ist gekennzeichnet durch (3, 4):

- Verdickung der Makula im Zentrum
- Lipidablagerungen "harte Exsudate" innerhalb einer Zone von 500 µm um das Zentrum
- Makulaödem von > 1 Papillendurchmesser, wenn es in die zentrale Zone von 500 µm hineinreicht

Bei der proliferativen Form kann eine Rubeosis iridis auftreten. Treten die Gefäße in das Kammerwinkel auf, kann sich ein Sekundärglaukom (sekundäres neovaskuläres Glaukom) entwickeln.

Diabetische Papillopathie: Die diabetische Papillopathie (diabetische Papillitis) ist eine seltene Variante der anterioren ischämischen Optikusneuropathie. Häufig tritt sie bilateral auf und geht mit einer diffusen Papillenschwellung einher. Die Pathogenese ist noch unbekannt. Jüngere Patienten sind häufiger betroffen. Typische Symptome sind schmerzloser leichter meist unilateraler Visusverlust, ein hyperämisches Papillenödem und papilläre Teleangiektasien. Bei einem bilateralen Papillenödem muss sofort ein erhöhter Hirndruck ausgeschlossen werden. Sie klingt über mehrere Monate ab und hinterlässt oft eine leichte Blässe der Papille. Behandlungsversuche beruhen auf Therapie mit intravitrealen VEGF-Hemmern und Glukokortikoiden, deren Erfolg unterschiedlich ist (2).

Patientenmanagement

Das Auftreten und der Schweregrad der diabetischen Retinopathie korrelieren mit der Dauer des Diabetes mellitus und der Güte der Therapie des Diabetes mellitus (5). Wichtige Untersuchungen sind:

- Fluoreszenzangiografie (FA)
- optische Koharenztomografie (OCT)

Allgemeine Maßnahmen zielen darauf, Risikofaktoren zu reduzieren bzw. zu behandeln (2, 3):

- Optimierung der Therapie des Diabetes mellitus (optimaler HbA1c-Spiegel ≤ 6,5 %)
- Regelmäßige Stoffwechselkontrollen (Hypertonie, Hyperlipidämie, Diabetes mellitus)
- Verzichten auf Rauchen
- Gewichtsreduktion bei Adipositas
- Behandlung andere modifizierbare Faktoren bei Bedarf, wie Anämie, Niereninsuffizienz

Die Behandlung hängt vom Krankheitsstadium ab. Milde Veränderungen werden lediglich beobachtet bzw. regelmäßig kontrolliert. Schwere Formen einer nicht-proliferativen diabetischen Retinopathie werden mit einer panretinalen Laserkoagulation (ca. 800–1000 Laserherde) behandelt. Durch die Laserkoagulation wird die Ausschüttung von VEGF vermindert und damit sowohl ein antiödematöser Effekt (Exudation ↓) als auch ein antiproliferativer Effekt (Neovaskularisation ↓) erreicht, wodurch das Fortschreiten der Erkrankung in das proliferative Stadium verhindert wird. Proliferative Form wird mittels eine intensivierte Laserkoagulation (ca. 2000 Herden) behandelt. Für die Behandlung eines Makulaödems eignet sich intravitreal applizierte Medikamente- Anti VEGF Präparate oder Steroide. Steroide sind mit einem erhöhten Risiko für das Auftreten eines Kataraktes und die Ausbildung eines Sekundärglaukoms verbunden. Glaskörperblutungen oder eine Traktionsamotio werden operativ mittels einer Vitrektomie behandelt (4).

Literatur, Links

1. Bowling, Brad. (VerfasserIn), Kanski, Jack, J. (BegründerIn des Werks) (2017). Klinische Ophthalmologie. 8. Aufl. München, Deutschland: Elsevier.
2. Franz, Grehn (2019). Augenheilkunde. 32 Aufl. Würzburg, Deutschland: Springer.
3. Walter, Peter (VerfasserIn), Plange, Niklas (2017). Basiswissen Augenheilkunde. Heidelberg: Springer Verlag-Berlin.
4. Éva Csősz, Eszter Deák, Gergő Kalló, Adrienne Csutak, József Tőzsér. Diabetic retinopathy: Proteomic approaches to help the differential diagnosis and to understand the underlying molecular mechanisms. Journal of Proteomics 2017; 150: 351–358.

Doppelbilder

Alexander Sommer

Lernziele und Zusammenfassung

- Unterscheidung zwischen monokularen und binokularen Doppelbildern
- Für Doppelbilder und damit einhergehende Sehstörungen die relevanten Differenzialdiagnosen kennen und Notfallsituationen erkennen, insbesondere endokrine Orbitopathie, Myasthenie, Strabismus, Hyperopie, Presbyopie, zerebrale Ischämie, Intoxikation, Nasennebenhöhlenentzündungen, knöcherne Verletzungen.

Definitionen

Bei **Doppelbildern, der Diplopie,** kommt es zur Wahrnehmung zweier Bilder eines einzelnen Objektes. Je nach Symptomatik können **monokulare** oder **binokulare** Doppelbilder vorliegen. Zur Unterscheidung wird ein Auge abgedeckt. Bei der monokularen Diplopie persistieren die Doppelbilder, bei der binokularen Diplopie verschwinden sie. Zusätzlich erfolgt eine Einteilung anhand der jeweiligen Achse in vertikale, horizontale oder diagonale Doppelbilder.

Pathogenese

Beim **binokularen Sehen** ist das Ziel der Augenbewegungen, ein Objekt von visuellem Interesse symmetrisch in der Fovea beider Augen zu platzieren, um es einzeln und scharf abzubilden. Wird dieser Prozess durch ophthalmologische oder neurologische Ursachen gestört, kann es zum Auftreten von Doppelbildern kommen.

Monokulare Doppelbilder

Definitionen

Doppelte Wahrnehmung eines Gegenstandes nach Abdecken des nicht betroffenen Auges. Bei Abdecken des betroffenen Auges hingegen sistieren die Doppelbilder. Cave: monokulare Doppelbilder können auch bilateral auftreten. Hierbei spricht man von der **zerebralen Polyopie.**

Tab. 1. Differentialdiagnosen bei monokularen Doppelbildern

Augenabschnitt	Differentialdiagnosen
• Brechende Medien	• Astigmatismus • Refraktionsanomalien • Kontaktlinsen
• Kornea	• Keratokonus • Irreguläre Hornhautoberfläche • Störungen des Tränenfilmes inkl. trockenes Auge • Keratoplastik
• Lider	• Chalazion • Störungen des Lidschlusses
• Iris	• Iridotomie • Läsion der epiretinalen Membran
• Linse	• Katarakt • Subluxation / Luxation

Pathogenese

Monokularen Doppelbildern liegen meist intraokulare Probleme zugrunde. Refraktionsfehler, Linsentrübungen oder andere Störungen des optischen Apparates führen zu unterschiedlichen Abbildungen in der Fovea und somit zu Doppelbildern. Eine neurologische Ursache ist sehr selten.

Klinik

Die Doppelbilder treten einseitig und als unscharfer Schatten oder „Geisterbild“ beschrieben. Durch eine ausführliche Anamnese kann oft schon die zugrundeliegende Ursache ausgemacht werden:

- Bestehen die Doppelbilder auf einem oder auf beiden Augen?
- Ist der Abstand der Doppelbilder von der Blickrichtung abhängig?
- Wie lange bestehen die Doppelbilder? Chronisch oder akut?
- Gibt es Begleitsymptome wie Sehverschlechterung, Schmerzen, Rötung, Tränenfluss, neurologische Ausfälle etc.?

Die ophthalmologische Untersuchung enthält zumindest eine Inspektion, Visusbestimmung, Spaltlampenuntersuchung und Fundoskopie. Eine zentrale Rolle spielt die Überprüfung der Okulomotorik, um Läsionen des N. oculomotorius, N. trochlearis und N. abducens festzustellen.

Die **stenopäische Lücke** (Pinhole-Test) wird diagnostisch eingesetzt und führt bei monokularer Diplopie aufgrund eines Problems des optischen Apparates zu einer deutlichen Besserung oder sogar zum Verschwinden der Doppelbilder.

Bei Verdacht auf eine zerebrale Polyopie muss ein Neuroimaging (z. B. MRT) durchgeführt werden. Bei diesen Patienten führt der Pinhole-Test zu keiner Besserung und es treten oft Symptome einer okzipitalen Schädigung wie zum Beispiel homonyme Gesichtsfeldausfälle auf.

Differenzial-diagnose

Monokulare Doppelbilder treten meist bei Pathologien des optischen Apparates wie zum Beispiel Astigmatismus oder Katarakt auf.

Patienten-management

Aufgrund der mannigfaltigen Ursachen ist die Therapie individuell nach dem Auslöser anzupassen (bspw. Korrektur des Refraktionsfehler mittels Brille oder Kontaktlinsen; Kataraktoperation; Tränenersatzmittel).

Binokulare Doppelbilder

Definitionen

Bei binokularen Doppelbildern wird ein Objekt doppelt wahrgenommen, wenn beide Augen geöffnet sind. Wird ein Auge geschlossen sistieren die Doppelbilder.

Pathogenese

Binokulare Doppelbilder entstehen aufgrund einer gestörten okulären Koordination und einer daraus resultierenden asymmetrischen Stellung der Bulbi. Im gesunden Zustand wird die Bewegung beider Bulbi durch Mechanismen wie zum Beispiel den vestibulookulären Reflex und der Konvergenzreaktion symmetrisch aufeinander abgestimmt und mithilfe des Zusammenspieles der sechs Augenmuskeln ausgeführt. Dieser Prozess kann durch Pathologien der Augenmuskeln, der neuromuskulären Endplatte, der Hirnnerven III, IV, VI, oder der internukleären beziehungsweise supranukleären Schaltkreise gestört sein.

Klinik

Aufgrund der vielen verschiedenen möglichen Ursachen für binokulare Doppelbilder ist die klinische Präsentation sehr variabel und kann von alleinigen Doppelbildern bis hin zu schweren neurologischen Ausfällen oder polytraumatisierten Patienten reichen. Spezifische anamnestische Fragen sind:

- Wie lange bestehen die Doppelbilder?
- Sind die Doppelbilder permanent oder intermittierend?
- Sind die Doppelbilder horizontal, vertikal oder diagonal?
- Gab es einen bestimmten Auslöser (Trauma, Brille, Infektion)?
- Werden die Doppelbilder in eine Blickrichtung stärker?
- Gibt es weitere Symptome wie Kopfschmerzen, Augenschmerzen, Taubheitsgefühl, Schwindel
- Gibt es vaskuläre Risikofaktoren (Rauchen, Alkohol, Diabetes, Hyperlipidämie)?

Bei der klinischen Untersuchung ist vor allem auf **neurologische Ausfälle** zu achten. Bei Patienten mit neurologischen Ausfällen muss an ein zerebrovaskuläres Geschehen gedacht und umgehend eine entsprechende Diagnostik in Form einer Bildgebung (CCT, cMRT) durchgeführt werden!

Falls der Zustand des Patienten stabil ist und kein akut bedrohendes Geschehen vermutet wird, muss eine ausführliche ophthalmologische Untersuchung eingeleitet werden. Ein besonderes Augenmerk muss auf die Okulomotorik sowie die **Schieldiagnostik** gelegt werden.

Durch eine orthoptische Abklärung wird versucht die Doppelbilder zu objektivieren und einer möglichen Ätiologie zuzuordnen.

Meist sind binokulare Doppelbilder durch eine Erkrankung der Hirnnerven III, IV oder VI ausgelöst. Dennoch gibt es viele verschiedene Differenzialdiagnosen, die eine binokulare Diplopie auslösen können und an die gedacht werden muss.

Differenzial-diagnose

Tab. 2. Differenzialdiagnosen bei binokularen Doppelbildern

Ursache	Differenzialdiagnosen
Beeinträchtigung der Hirnnerven • N. oculomotorius • N. trochlearis • N. abducens	• Zerebrovaskuläre Erkrankungen o Hypertonie o Arteriosklerose o Diabetes • Raumfordernde Prozesse o Tumor o Aneurysma • Sinus-cavernosus-Thrombose • Abszesse
Mechanische Störung der Augenmotilität	• Morbus Basedow • Orbitale Myositis • Trauma • Postoperative Esotropie
Störung der neuromuskulären Übertragung	• Myasthenia gravis • Multiple Sklerose • Guillain-Barré-Syndrom

Aufgrund der zahlreichen möglichen Ursachen für binokulare Doppelbilder ist eine interdisziplinäre Betreuung mit entsprechend variabler Diagnostik unumgänglich.

Patienten-management

Das Management ist abhängig von der zugrundeliegenden Erkrankung und muss immer individuell an den Patienten angepasst werden. Ein Therapieansatz kann sich über Behandlung der systemischen Grundkrankheit bis hin zu Augenmuskeloperationen oder Prismenanpassungen erstrecken. Besonders bei Kindern muss eine Entstehung einer Amblyopie verhindert und gegebenfalls therapiert werden.

Literatur, Links

1. Iliescu DA, Timaru CM, Alexe N, et al. Management of diplopia. Rom J Ophthalmol. 2017;61(3):166-170. doi:10.22336/rjo.2017.31 (https://www.ncbi.nlm.nih.gov/pmc/articles/PMC5710033/) (zugegriffen am 20.07.2021)
2. Smith et al.: Clinical Pathways in Neuro-Ophthalmology: An Evidence-Based Approach. 3.Auflage. Thieme 2019, ISBN 9781626232860
3. Biousse et al.: Neuro-Ophthalmology Illustrated. 3. Auflage, Thieme 2020, ISBN 978-1-68420-074-0

Hörstörungen

Anselm J. Gadenstätter

Lernziele

Bei PatientInnen mit Hörstörungen
- eine Differenzierung möglicher zugrunde liegender Krankheitsbilder ermöglichen.
- mögliche diagnostische Verfahren sowie kausale und symptomorientierte Therapieoptionen einleiten können.
- Unterschiede in der Diagnostik und Therapie einer Schallleitungs- und Schallempfindungsschwerhörigkeit kennen.
- ein Tonaudiogramm interpretieren können und andere Hörtests kennen.
- unterschiedliche hörprothetische Maßnahmen kennen.
- den Unterschied zwischen objektiven und subjektiven sowie akuten, subakuten und chronischen Tinnitus kennen und die daraus folgenden Therapieentscheidungen ableiten können.

Unter dem Begriff Hörstörungen werden diverse Arten der Schwerhörigkeit sowie Tinnitus bzw. Ohrgeräusche subsummiert. Definition

Schwerhörigkeit

Bei einer **Schallleitungsschwerhörigkeit** ist die Weiterleitung von Schallwellen vom äußeren Ohr über den Gehörgang, das Trommelfell und der Gehörknöchelchenkette zum Innenohr hin gestört. Bei einer **Schallempfindungsschwerhörigkeit** werden Schallwellen zwar gut zum Innenohr weitergeleitet, dort oder seltener im Hörnerv oder Gehirn jedoch gestört wahrgenommen. Liegt beides vor, ist es ein **kombinierter Hörverlust.** Definition

Abhängig von der Schwere des Hörverlusts, welche in Dezibel Schalldruckpegel (db SPL von engl. sound pressure level) angegeben wird, werden verschiedene Graduierungen angegeben:

- geringgradiger Hörverlust: 25–40 dB SPL
- mittelgradiger Hörverlust: 40–60 dB SPL
- hochgradiger Hörverlust: 60–80 dB SPL
- an Taubheit grenzender Hörverlust: > 80 dB SPL

In Österreich leiden Schätzungen zufolge etwa 1,7 Millionen Menschen unter Schwerhörigkeit. Etwa 1–2 pro 1.000 Neugeborene in Österreich kommen bereits taub zur Welt. Epidemiologie

Leitsymptom ist das verminderte Hören – typisch kann das Telefonieren nur mit einem Ohr sein –, zusätzlich gegebenenfalls ein schlechteres **Sprachverständnis** oder **Richtungshören.** Anamnestisch zu erheben sind: Klinik

- der Onset des Hörverlusts (akut vs. chronisch)
- Begleitsymptome wie Schwindel, Ohrenschmerzen, Tinnitus oder Fieber müssen ebenso abgefragt werden.
- rezente Traumata, Lärmexposition oder Infektionen sowie Hörstörungen von Blutsverwandten erfragt werden.
- ob die Hörstörung einseitig wahrgenommen wird oder beide Ohren betrifft.

HNO-ärztlicher Status: Hier ist auf Cerumen, Sekretion, Rötung, Tumore oder Stenosen im Bereich des äußeren Ohres und Gehörgangs, Veränderungen des Trommelfells wie Perforationen, Gefäßinjektion, Verdickung oder Einziehung/Vorwölbung und auf Auffälligkeiten des Mittelohrs wie Flüssigkeitsansammlungen oder Tumore zu achten. Im Falle einer Schallempfindungsschwerhörigkeit ist der otoskopische Befund in der Regel unauffällig, zu achten ist, ob weitere Hirnnerven der vorderen Dreiergruppe betroffen sind.

Stimmgabeltests: hier insbesondere der Weber-Test und der Rinne-Test. Beim **Weber-Test** wird eine schwingende Stimmgabel mittig am Kopf (Stirn- oder Schädelmitte) aufgesetzt. Wird der Ton symmetrisch in beiden Ohren gleich laut wahrgenommen, so ist von einem normalen Hörvermögen oder von einer beidseits gleich starken Hörstörung auszugehen. Wird der Ton auf der schlechter hörenden Seite lauter gehört, so besteht hier eine einseitige (oder zumindest einseitig stärker ausgeprägte) Schallleitungsschwerhörigkeit. Wird der Ton jedoch auf der besser hörenden Seite lauter wahrgenommen, so kann von einer Innenohrschwerhörigkeit der Gegenseite ausgegangen werden. Beim Rinne-Test wird die schwingende Stimmgabel auf den Warzenfortsatz aufgesetzt und nach Abklingen des hier wahrgenommen Tones vor das Ohr gehalten, um einen Vergleich zwischen Knochen- und Luftleitung zu ermöglichen. Wird der Ton beim Vorhalten nicht mehr wahrgenommen, so ist die Knochenleitung im Vergleich zur Luftleitung besser und eine Schallleitungsschwerhörigkeit an diesem Ohr kann angenommen werden (Rinne negativ). Wird der Ton jedoch wieder wahrgenommen, so ist die Luftleitung besser und es kann von einer Normalhörigkeit oder einer Schallempfindungsschwerhörigkeit ausgegangen werden (Rinne positiv).

Hörtests: Das Tonaudiogramm ermöglicht hier eine einfache und schnelle subjektive Beurteilung der Hörfähigkeit. Hier wird separat die Knochenleitung und Luftleitung jedes Ohres bei ausgewählten Frequenzen (in der Regel von 250 bis 8000 Hz) bestimmt und der Hörverlust im Vergleich zur Normpopulation angegeben. Je nach Befund können hier unterschiedliche Hörstörungen ermittelt werden. Zusätzlich kann mittels eines Sprachverständnistests (Einsilber und Zahlenverständnis) die Auswirkung des Hörverlusts auf das Sprachverständnis ermittelt werden. Bei diesen Tests ist jedoch zu beachten, dass es sich hierbei um eine subjektive Ermittlung des Hörvermögens handelt, da hier die Partizipation und Compliance der Patientin oder des Patienten vorausgesetzt und benötigt wird.

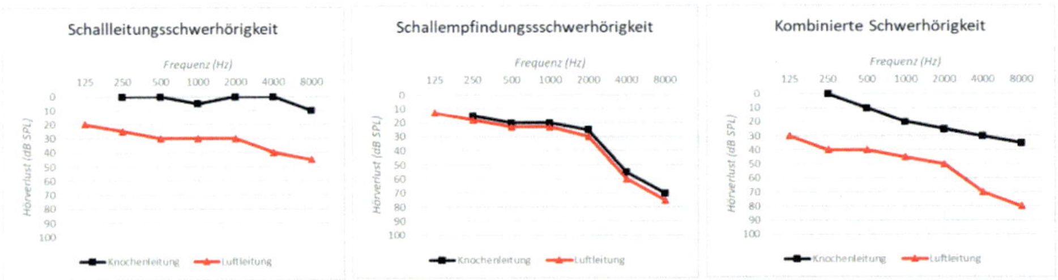

Abb. 1. **Tonaudiogramme** verschiedener Arten einer Schwerhörigkeit. In Schwarz ist die Knochenleitung, in Rot die Luftleitung angegeben. Bei einer Schallleitungsschwerhörigkeit findet sich bei gutem Hören über die Knochenleitung ein eingeschränktes Hören über die Luftleitung. Bei der Schallempfindungsschwerhörigkeit sind beide Kurven gleichartig verschlechtert. Bei der kombinierten Schwerhörigkeit ist sowohl die Knochenleitung als auch die Luftleitung beeinträchtigt, jedoch zeigt sich hier eine Diskrepanz beide Kurven.

Falls die erwähnten subjektiven Hörtests aufgrund mangelnder Compliance (z.B. zu junges Alter des/der Untersuchten) nicht durchführbar sind, so können auch objektive Hörtests durchgeführt werden. Mit Hilfe einer Tympanometrie kann die Compliance, also die Beweglichkeit und der Widerstand des Trommelfells, bestimmt werden. Dies ermöglicht Rückschlüsse auf Flüssigkeitsansammlungen oder Unterdruck im Mittelohr sowie Störungen der Gehörknöchelchenkette (z. B. Kettenunterbrechungen, Otosklerose). Weiters ermöglicht die Messung des Stapediusreflex eine objektive Beurteilung des Hörvermögens. Hier wird durch ipsi- oder kontralaterale Beschallung bei einer Lautstärke von etwa 80-90 dB der physiologische Stapediusreflex, der vor hohen Lautstärken schützen soll, ausgelöst. Durch die darauffolgende Kontraktion des Musculus stapedius wird eine Complianceänderung des Trommelfells bewirkt, die gemessen werden kann. Gründe für eine Erhöhung der Reflexschwelle sind eine defekte Gehörknöchelchenkette, Otosklerose, Innenohrschwerhörigkeit, Fazialisparese oder Erkrankungen des M. stapedius (z. B. Myasthenia gravis).

Otoakustische Emissionen (OAE) können ebenso als objektiver Test der Hörfähigkeit herangezogen werden. Diese sind akustische Signale geringer Intensität, welche durch Oszillationen der äußeren Haarzellen des Corti-Organs in der Cochlea ausgelöst werden. Diese können bei Gesunden (insbesondere Jugendlichen) teilweise spontan nachgewiesen werden, ansonsten können sie als Reizantwort auf Klicks oder Tonbursts durch ein hochsensibles Mikrofon im äußeren Gehörgang nachgewiesen werden.

OAE werden in Österreich zum Neugeborenen-Hörscreening eingesetzt, da sie objektiv, gut reproduzierbar und schnell durchführbar sind. Das Fehlen von OAEs ist zwar nicht zwangsläufig mit Taubheit gleichzusetzen, jedoch besteht hier der große Verdacht auf eine Hörverlust von > 30 dB SPL, welcher weiter abgeklärt werden sollte.

Zur objektiven Beurteilung der neuronalen Aktivität können Verfahren der **elektrischen Reaktionsaudiometrie** (ERA) eingesetzt werden. Hier werden über Oberflächenelektroden auf der Kopfhaut Spannungsschwankungen nach akustischer Stimulation wahrgenommen. Je nach Latenz und Amplitude des gewonnenen Signals lassen sich Rückschlüsse auf unterschiedliche Abschnitte der Hörbahn von Nervus cochlearis bis zur Hörrinde ziehen. Die beiden wichtigsten Verfahren hierbei sind die **Hirnstammaudiometrie** (BERA = brainstem evoked response audiometry), die frühe akustisch evozierte Potentiale misst, und die **Hirnrindenaudiometrie** (CERA = cortical evoked response audiometry), anhand welcher späte akustisch evozierte Potentiale gemessen werden können.

Imaging

CT des Felsenbeins, ergänzend MRT dieser Region.

Differenzialdiagnose

Ursachen einer Schallleitungsschwerhörigkeit unterscheiden sich hauptsächlich von der betroffenen anatomischen Region. Auslöser im Bereich des äußeren Gehörgangs sind zumeist Cerumen obturans (verstopfendes Ohrschmalz), angeborene oder erworbene Stenosen/Fehlbildungen, diverse Fremdkörper oder das Lumen einengende Raumforderungen. Entzündungen, Perforationen oder Rupturen des Trommelfells führen ebenso zu einer gestörten Schallleitung. Im Bereich des Mittelohrs können Ergüsse, Mittelohrentzündungen, Cholesteatome, Otosklerose (Verknöcherung zwischen Stapes und Innenohr) oder traumatische Verletzungen der Gehörknöchelchenkette eine Schallleitungsschwerhörigkeit auslösen.

Ursachen für eine Schallempfindungsschwerhörigkeit betreffen meist die Sinneszellen der Cochlea. Aufgrund dessen wird hierfür auch oft der Begriff Innenohrschwerhörigkeit synonym verwendet. Hier können Lärmschäden, Presbyakusis (Altersschwerhörigkeit), Hörstürze, Morbus Menière, Medikamenten-induzierter Hörverlust (z. B. Aminoglykoside oder Platin-haltige Chemotherapeutika), angeborene Fehlbildungen oder Infektionen des Innenohrs die Schallempfindung beeinflussen. Ursachen einer Schallempfindungsschwerhörigkeit im Bereich des zentralen Nervensystems sind Vestibularisschwannome, Multiple Sklerose, zerebrale Insulte, Zustand nach Meningitis oder Tumore.

Ursachen für eine kombinierte Schwerhörigkeit können angeborene Fehlbildungen, Infektionen des Mittelohrs mit Beteiligung des Innenohrs oder Traumata sein.

Therapie

Die Therapie der Schwerhörigkeit ist ebenso divers wie ihre Ursachen. Schallleitungsschwerhörigkeit lässt sich grundsätzlich gut kausal therapieren; bei Schallempfindungsschwerhörigkeit ist eine kausale Therapie oft nicht möglich und daher meist die Verwendung einer **Hörhilfe** angezeigt.

Kausale Therapien einer Schallleitungsschwerhörigkeit reichen von der simplen Entfernung von Cerumen oder Fremdkörpern im äußeren Gehörgang, über lokale oder systemische antimikrobielle Therapie bei Infektionen, bis hin zu diversen operativen Verfahren zur Therapie der einzelnen Erkrankungen.

Kausale Therapien einer Schallempfindungsschwerhörigkeit gestalten sich komplizierter und sind nicht immer möglich. Bei Infektionen ist wiederum eine antiinfektive Therapie angezeigt, bei Hörstürzen und Morbus Menière kann nach einem Glukokortikoidschema therapiert werden, diverse Tumore – wie etwa Vestibularisschwannome – können operativ entfernt oder bestrahlt werden.

Falls kausale Therapien ausgeschöpft sind oder trotz operativer oder medikamentöser Therapien weiterhin kein befriedigendes Sprachverständnis besteht, so sind apparative **hörprothetische Maßnahmen** indiziert. **Konventionelle Hörgeräte** wirken als simple Amplifikatoren von Schallquellen, die mittels verstärktem Luftschall einen Hörverlust ausgleichen können. Die entsprechende Anpassung erfolgt in der Regel über Hörgeräteakustiker; in ausgewählten Fällen (z. B. bei Kindern) ist eine Anpassung über klinische audiologische Einrichtungen zu erwägen. Eine Versorgung sollte bei Kindern frühestmöglich erfolgen; bei Erwachsenen sollte ebenfalls bei Erreichen der erforderlichen Versorgungskriterien nicht lange abgewartet werden. Bei einer Schallleitungsschwerhörigkeit können Knochenleitungshörgeräte verwendet werden. Diese nehmen Schallwellen auf, leiten diese über Vibrationen direkt an den Knochen weiter und ermöglichen somit über die physiologische Knochenleitung eine Hörverbesserung. Knochenleitungshörgeräte können sowohl als externer Apparat (z.B. Kopfbügel, Knochenleitungsbrille vorliegen oder direkt in den Knochen eingesetzt werden (BAHA = bone anchored hearing aid). Zusätzlich besteht die Möglichkeit der Implantation eines Mittelohrimplantates, welches durch einen ins Mittelohr eingebrachten Signalgeber direkt Vibrationen auf die Cochlea überträgt. Eine weitere implantierbare Hörhilfe stellt das Cochlea Implantat (CI) dar.

Hierbei werden über einen externen Teil Schallquellen aufgenommen und in elektrische Signale umgewandelt, welche dann an einen implantierten Empfänger übertragen werden. Von diesem aus zieht eine Elektrode durch das Felsenbein in die Gehörschnecke. Durch die elektrische Stimulation unterschiedlicher Elektrodenabschnitte kann aufgrund der Tonotopie der Cochlea, also der Tatsache, dass verschiedene Frequenzen in unterschiedlichen Abschnitten der Cochlea wahrgenommen werden, der Höreindruck unterschiedlicher Frequenzen vermittelt werden. Der große Vorteil des CIs besteht darin, dass direkt die Ganglien des Hörnervs stimuliert werden, die Haarzellen somit übergangen werden und dadurch bei vielen Fällen der Innenohrschwerhörigkeit wieder gutes Hören möglich ist. Voraussetzung für die Implantation eines CIs ist ein intakter Hörnerv und eine intakte Hörbahn. Falls die Intaktheit des Hörnervens nicht gewährleistet ist, so kann ein Hirnstammimplantat eingesetzt werden. Dieses funktioniert analog zu einem Cochlea Implantat; lediglich ist die Elektrode hierbei rund und liegt dem Hirnstamm auf. Jedoch ist zu betonen, dass mit einem Hirnstammimplantat der Hörerfolg nicht mit dem CI vergleichbar ist und hier eine sehr strenge Indikationsstellung vorliegt.

Tab. 1. Kausale Therapie ausgewählter Ursachen einer Schallleitungsschwerhörigkeit

Ursache	Therapie
Zerumen/Fremdkörper	Entfernung mittels Ohrsauger/-häkchen
Raumforderungen/Tumore	Operative Resektion
Otitis externa/media	Lokale oder systemische Antibiose
Paukenerguss/Seromukotympanon	Parazentese +/- Paukenröhrchen, ggf. Adenotomie
Trommelfellruptur/-perforation	- kleiner Defekt: Trommelfellschienung - großer oder persistierender Defekt: Myringoplastik
Cholesteatom	Absolute OP-Indikation! Entfernung des Cholesteatoms mittels Mastoidektomie, Tympanoplastik und ggf. Anlage einer Radikalhöhle
Otosklerose	Stapedotomie oder Stapesplastik
Verletzungen der Gehörknöchelchenkette	Tympanoplastik

Für alle Hörhilfen gilt, dass vor der Versorgung einerseits die Motivation des zu Versorgenden exploriert werden muss und andererseits dessen Fähigkeiten im Umgang mit der angestrebten Hörhilfe beurteilt werden muss. Im Falle des Cochlea Implantats ist zusätzlich auch die Motivation bezüglich einer postoperativen Hörrehabilitation zu erwägen.

Professionelles Handeln: Eine rechtzeitige Versorgung mit Hörhilfen ist absolut notwendig, um akustische Isolation und daraus resultierende psychosoziale Vereinsamung und Abnahme der intellektuellen Leistungsfähigkeit zu vermeiden! Im Falle von Kindern, die vor dem Spracherwerb ertaubten, ist eine frühzeitige Versorgung mit adäquaten Hörhilfen (ggf. auch CI) essentiell, um den Spracherwerb zu ermöglichen und somit eine regelrechte Entwicklung des Kindes zu gewährleisten.

Tinnitus

Definition

Tinnitus beschreibt das subjektive Empfinden von Geräuschen ohne akustische Stimulation einer äußeren Schallquelle. Unterschieden wird zwischen **subjektivem Tinnitus,** welcher lediglich vom Betroffenen wahrgenommen wird, und **objektivem Tinnitus,** welcher auch vom Untersucher wahrgenommen werden kann.

Zusätzlich muss zwischen **kompensiertem** und **dekompensiertem Tinnitus** unterschieden werden. Bei kompensiertem Tinnitus werden die Ohrgeräusche vom Betroffenen zwar registriert, führen jedoch kaum zu einer Beeinträchtigung im Alltag. Dekompensierter Tinnitus hingegen hat massive Auswirkungen auf alle Aspekte des Lebens des Betroffenen und führt hierbei zu einem hohen Leidensdruck.

Epidemiologie

Tinnitus tritt in jedem Lebensalter auf. In der gesamten Bevölkerung wird eine Prävalenz von 5–15 % angenommen. In bis zu 50 % der Fälle tritt Tinnitus als Begleitsymptom einer Schwerhörigkeit auf.

Klinik

Tinnitus wird anhand der Anamnese kategorisiert.

HNO-ärztliche Untersuchung: Ohrmikroskopie, Nasopharyngoskopie und die Tubenfunktionsprüfung. Bei der Untersuchung des Gaumens muss auf myoklonische Kontraktionen des Gaumensegels geachtet werden. Zusätzlich sollte bei pulsierendem oder rhythmischen Ohrgeräuschen die A. carotis auskultiert sowie der äußere Gehörgang abgehört werden.

Audiologische Untersuchungen wie die Tonaudiometrie, Tympanometrie, Stapediusreflexmessung, Messung otoakustischer Emissionen oder eine Hirnstammaudiometrie können auch bei der differenzierten Abklärung des Tinnitus behilflich sein. Ebenso sollten **Gleichgewichtsüberprüfungen** wie Testungen mit der Frenzel-Brille, KIT (Kopfimpulstest) sowie kalorische Überprüfungen durchgeführt werden.

Imaging

Im Einzelfall MRT bei Verdacht auf einen Gefäßtumor, ein Vestibularisschwannom oder andere neurologische Erkrankungen. CT bei Verdacht auf ossäre Destruktionen oder Fehlbildungen des Felsenbeins

Differentialdiagnosen

Tinnitus kann als Symptom diversester Erkrankungen aller Organe, die in der Schallempfindung und -verarbeitung beteiligt sind, auftreten. Zusätzlich müssen Entzündungen, Tumore und vaskuläre Erkrankungen sowie verschiedene internistische Erkrankungen berücksichtigt werden.

Tab. 3. Differenzialdiagnose des Tinnitus

Objektiver Tinnitus	Subjektiver Tinnitus
• vaskuläre Ursachen: - Hypertonie - arteriovenöse Malformationen - Glomustumor - Stenose der A. carotis oder A. occipitalis • muskuläre Ursachen: - Myoklonien der Gaumenmuskulatur oder der Binnenohrmuskulatur • spontane OAEs (otoakustische Emissionen)	• Erkrankungen nahezu aller Organe, die an der Empfindung und dem Prozessieren von akustischen Reizen - Entzündungen - otologische Erkrankungen (Schwerhörigkeit, Lärmexposition) - neurologische Erkrankungen - Depression, Angstzustände oder psychische Belastungssituationen

Patientenmanagement

Wichtig ist ein speziell geschultes Team aus Ärzten, Psychologen, Psychotherapeuten und Hörgeräteakustikern. Die Grundlage jeder Therapie stellt die ärztliche Aufklärung, Beratung und Betreuung der Betroffenen, **Tinnitus-Counseling,** dar. Die Therapieziele richten sich nach der Dauer des Tinnitus:

- akuter Tinnitus: Vollständige Beseitigung des Tinnitus
- subakuter Tinnitus: Vermeidung der Chronifizierung und einer langfristigen Dekompensation
- chronisch-dekompensierter Tinnitus: Herstellen eines kompensierten Zustandes

Beim objektiven Tinnitus steht die Beseitigung der körpereigenen physikalischen Schallquelle im Vordergrund. Bei subjektivem Tinnitus richtet sich die Therapie hauptsächlich nach der Dauer der Erkrankung.

- Bei akutem subjektivem Tinnitus kann eine rasche medikamentöse Therapie analog zu jener des akuten sensorineuralen Hörverlustes („Hörsturzes") im Sinne eines hochdosierten ausschleichenden Glukokortikoidschemas zum Einsatz kommen. Hierfür stehen jedoch bisher keine qualitativen Studienergebnisse zur Verfügung, die diesen Einsatz nach Regeln der Evidenz-basierten Medizin rechtfertigen.Eine mögliche konkomitante Schwerhörigkeit sollte frühzeitig mit adäquater Hörgeräteanpassung verbessert werden, da dies meist auch zu einer Verbesserung der Tinnitussymptomatik führt. Falls der Tinnitus subjektiv stark beeinträchtigend ist (z.B. Stören beim Einschlafen) so können Rauschgeneratoren („Tinnitus-Maskern") zum Einsatz kommen, die insbesondere bei leisen Hintergrundgeräuschen durch ein gleichmäßiges breitfrequentes Rauschen den Tinnitus verschleiern können.

Der Einsatz der Masker wird jedoch in den letzten Jahren zunehmend kritisch betrachtet, da einerseits in Studien kein sicherer Einfluss auf das Therapieergebnis nachgewiesen werden konnte und andererseits für die wichtige Verhaltenstherapie im chronischen Stadium der Erkrankung die Wahrnehmung des Tinnitus eine wichtige Rolle spielt.

- Für den chronischen subjektiven Tinnitus steht bisher keine direkte kausale Therapie zur Verfügung. Bei Hörminderung sollte hier ebenfalls eine Hörgeräteanpassung angestrebt werden.
- In dieser Phase der Erkrankung kommen verhaltensmedizinischen Therapien eine große Rolle zu. Durch eine sog. Tinnitus-Retraining-Therapie, dem Counseling und weiteren psychosomatischen Therapiestrategien (autonomes Training, Entspannungstechniken etc.) soll die Fähigkeit erlangt werden, mit dem Tinnitus leben zu können, ihn zu akzeptieren und ihn im alltäglichen Leben „zu überhören". Zusätzlich können – nach entsprechendem psychiatrischen Konsil – sedierende, anxiolytische oder antidepressiv wirkende Medikamente eingesetzt werden.

Im akuten Stadium wird häufig ein gutes Ergebnis erzielt; im chronischen Stadium kommt es – eine adäquate Therapie vorausgesetzt – in der Regel zur Habitation. Bei unbefriedigenden Ergebnissen ist auf diverse Ko-Morbiditäten zu achten.

Literatur, Links

1. Thurnher D, Grasl M, Erovic B, Lercher P. HNO-Heilkunde Ein symptomorientiertes Lehrbuch. 1. Auflage. Springer Verlag Wien. 2011.
2. Arnold W, Ganzer U. Checkliste Hals-Nasen-Ohrenheilkunde. 5. Auflage. Georg Thieme Verlag. 2011.
3. Reiß M. Facharztwissen HNO-Heilkunde – Differenzierte Diagnostik und Therapie. 1. Auflage. Springer-Verlag Berlin Heidelberg. 2009.

Epistaxis

Florian Johannes Jaklin

Lernziele

Bei Nasenbluten

- eine klinische Arbeitshypothese auf der Basis der Differenzierung möglicher zugrundeliegender Krankheitsbilder erstellen, einen Diagnoseplan umsetzen, die Untersuchungsergebnisse interpretieren, einen Behandlungsplan einleiten und somit klinisches Denken trainieren.
- Notfallsituationen erkennen, eine Nasentamponade durchführen können,
- die Patienten personalisiert führen (inklusive Einverständnis zu diagnostischen und therapeutischen Maßnahmen), empathisch betreuen können und somit kritisches Reflektieren des ärztlichen Tuns beherrschen.
- eine evidenzbasierte Patientenvorstellung und personalisierte Umsetzung einleiten und somit wissenschaftsbasiert ärztlich tätig sein können.

Definitionen

Unter **Nasenbluten, Epistaxis** (engl. nosebleed), versteht man eine Blutung aus Nasenloch, Nasenhöhle oder Nasopharynx. 70–80 % aller Fälle von Nasenbluten sind **idiopathisch,** auch **primär** genannt. Nach der Lokalisation wird die weitaus häufigere **anteriore Epistaxis** vor der Apertura piriformis von der **posterioren Epistaxis** mit Blutungsquelle dahinter abgegrenzt.

Public Health

Nahezu zwei Drittel der Bevölkerung haben mindestens einmal im Leben Nasenbluten, fast immer ohne medizinische Hilfe zu beanspruchen. Epistaxis trifft prinzipiell alle Altersgruppen, wobei Häufigkeitsgipfel bei Kindern < 10 Jahren und älteren Menschen (> 65 Jahre) liegen. Bei Kindern handelt es sich meist um Blutungen aus der vorderen Nasenscheidewand, die durch ein digitales Trauma, Krustenbildung durch eine Nasenentzündung oder durch nasale Fremdkörper verursacht oder verschlimmert werden können.

Das Auftreten von Nasenbluten wird in den Herbst- und Wintermonaten vermehrt beobachtet, diese jahreszeitliche Variation korreliert mit Schwankungen der Umgebungstemperatur und der Luftfeuchtigkeit. Ein chronobiologischer Rhythmus wird auch auf der zirkadianen Ebene beobachtet, wo der Beginn der Blutung und die Einweisung in das Krankenhaus ein biphasisches Muster mit Spitzen am Morgen und am späten Abend zeigen.

Anatomie

Die Mehrzahl der Nasenblutungen hat ihren Ursprung in der **Nasenscheidewand,** obwohl auch die seitliche Nasenwand eine reiche Gefäßversorgung aufweist. Die Nase wird über Äste der **A. carotis interna** und **externa** versorgt, die in der Schleimhaut des Septums großflächig anastomosieren.

1879 identifizierte James Little im Bereich des vorderen Septums einen arteriellen Plexus als häufigen Blutungsherd. Dieser wurde ein Jahr später auch von Wilhelm Kiesselbach beschrieben und ist heute als Little-Bereich (vor allem im angloamerikanischen Sprachgebrauch) oder Kiesselbach-Plexus bekannt.

Die A. carotis externa versorgt die Nasenhöhle über die A. facialis und A. maxillaris. Die A. facialis versorgt den vordersten Teil des Septums (A. labialis superior), das Vestibulum nasi (A. nasalis laterales) und einen kleinen Bereich der Nasenhöhle (A. palatina ascendens). Aus der A. maxillaris versorgt die A. palatina maior den anterio-inferioren Teil des Nasenbodens und des Septums und die A. sphenopalatina den größten Teil der Nasenhöhle. Sie tritt durch das Foramen sphenopalatinum und teilt sich in Rami septales posteriores und Rami nasales posteriores laterales.

Über die A. ophthalmica aus der A. carotis interna versorgen A. ethmoidalis anterior und A. ethmoidalis posterior das Dach der Nasenhöhle.

Klinik

In den meisten Fällen einer Epistaxis ist das anfänglich auftretende Symptom entweder Blut, das von der Nase ausgeht, oder ein wiederkehrender Auswurf von Blut aus dem Mund. Eine posteriore oropharyngeale Drainage wird bestätigen, dass der Auswurf von Blut aus einer nasalen Quelle stammt und keine Hämatemesis oder Hämoptyse ist.

Die anamnestisch zu erhebenden Risikofaktoren im Zusammenhang mit Nasenbluten sind unter anderem

- vorhergegangene Nasen- oder Nasennebenhöhlenoperation, Nasen- oder Gesichtstrauma, Verwendung von Sauerstoff über Nasenkanüle, CPAP-Einsatz,
- intranasale Medikation oder Drogenkonsum,
- Verwendung von Medikamenten, die die Gerinnung und/oder die Thrombozytenfunktion beeinträchtigen, persönliche oder familiäre Vorgeschichte der Blutungsstörung sowie chronische Nieren- oder Lebererkrankungen.

Differenzialdiagnose

Lokale Ursachen:

- idiopathisch/multifaktoriell (am häufigsten)
- Trauma (postoperativ, Nasebohren, Fremdkörper, Gesichtsfrakturen nasaler Sauerstoff, CPAP)
- entzündlich/infektiös (allergische, virale oder bakterielle Rhinosinusitis, granulomatöse Erkrankungen, Umweltreize)
- neoplastisch (Hämangiom, Hämangioperizytom, Nasenpapillom, pyogenes Granulom, Angiofibrom, Karzinom)
- strukturell (Septumdeformität, Perforation oder Sporn)
- medikamentös (topische Steroide, Kokain, Berufssubstanzen)

Systemische Ursachen:

- Arteriosklerose
- Koagulopathie
- Thrombozytenmangel oder -dysfunktion
- Leukämie
- Morbus von Willebrand
- hereditäre hämorrhagische Teleangiektasie HHT
- Leberversagen

Patientenmanagement

Als ersten Schritt sollte die Dringlichkeit einer möglichen Intervention abgeschätzt werden, dabei sollte zwischen Patienten **mit aktiver Blutung** und Patienten **ohne aktiver Blutung** unterschieden werden. Bei Patienten mit aktiver Blutung ist an eine mögliche Gefährdung der Atemwege durch Blutungen in den Oropharynx oder hämodynamische Instabilität aufgrund von Blutverlust zu denken. Zusätzliche patientenbezogene Faktoren, die einen Einfluss auf die Notwendigkeit einer raschen Beurteilung haben, umfassen Komorbiditäten wie Bluthochdruck, kardiopulmonale Erkrankungen, Anämie, Blutungsstörungen sowie Leber- oder Nierenerkrankungen.

Aktive Blutungen sollten mit **fester, anhaltender Kompression auf das untere Drittel der Nase** (Nasenscheidewand gegen das Septum) für 5 Minuten oder länger behandelt werden. Dies kann mit oder ohne Unterstützung des Patienten oder des Pflegepersonals erfolgen. Die Nase sollte, wenn möglich, von geronnenem Blut befreit werden, da Blutkoagel eine Fibrinolyse begünstigen könnten.

Um eine Blutungsquelle zu identifizieren, sollte nach Entfernung etwaiger Blutkoagel eine **vordere Nasenspiegelung** (anteriore Rhinoskopie) durchführen werden: Mit einem Nasenspekulum oder Otoskop erfolgt die Inspektion mindestens des vorderen Drittels der Nasenhöhle. Dabei sollte die Möglichkeit, nach Entfernung von Blutgerinnseln ein **topisches Abschwellungsmittel** und/oder einen **gerichteten Kauter** anzuwenden genutzt werden, um das Nasenbluten zu stoppen.

Wenn die Blutungsquelle bei anhaltender Blutung trotz Nasenkompression nicht identifiziert werden kann, sollte eine **Nasentamponade** eingesetzt werden. Bei Patienten mit Verdacht auf Blutungsstörung oder bei Patienten die Antikoagulations- oder Thrombozytenaggregationshemmer einnehmen, sollten hämostatische/resorbierbare Materialien zum Einsatz kommen. Eine vordere Nasentamponade kann von nicht-spezialisierten Ärztinnen und Ärzten durchgeführt werden, vorausgesetzt es sind ausreichend Materialien für die Durchführung einer vorderen Nasenspiegelung vorhanden. Der Patient sollte in einer halbliegenden Position beurteilt werden, und pflegerische Hilfe ist obligatorisch. Alle Beteiligten sollten Schutzvisiere und Schutzkleidung tragen, da eine Kontamination mit Blutaerosolen häufig vorkommt, insbesondere beim Einführen der Tamponade.

Bei Patienten mit rezidivierendem Nasenbluten trotz vorheriger Behandlung mit Kauter oder Ätzung, bei Blutungen die schwer zu kontrollieren sind, oder wenn Besorgnis besteht, dass eine sekundäre Ursache zugrunde liegt, sollte eine Nasenendoskopie durchführt werden, um den Ort der Blutung zu identifizieren und die weitere Behandlung zu leiten.

Wenn keine Lebensbedrohliche Blutung vorliegt, sollte primär vom Absetzen medikamentöser Antikoagulations-/Thrombozytenaggregationshemmern und Transfusion von Blutprodukten abgesehen werden.

Wenn anamnestisch rezidivierendes bilaterales Nasenbluten oder einer Familiengeschichte von rezidivierendem Nasenbluten erhoben werden kann soll das Vorliegen von nasalen und/oder oralen mukosalen Teleangiektasien beurteilt werden, um ein mögliches **hereditäres hämorrhagisches Teleangiektasie-(HHT-)Syndrom** zu diagnostizieren.

Medizingeschichte und Anthropologie: Interventionen bei Nasenbluten reichen von Selbstbehandlungen und Hausmitteln bis hin zu intensiven Verfahrenseingriffen in Arztpraxen, Notaufnahmen, Krankenhäusern und Operationssälen. Epistaxis ist schätzungsweise für 0,32% aller Besuche auf Notaufnahmen und für bis zu einem Drittel aller Konsultationen von HNO-bezogenen Notfällen verantwortlich.

In der historischen Literatur finden sich zahlreiche Hinweise auf Nasenbluten und ihr Vorkommen spiegelt sich in der Tatsache wider, dass die einfachste Behandlung des Nasenblutens (Einklemmen der Ala nasi) als hippokratische Technik bezeichnet wird.

Literatur, Links

1. Tunkel DE, Anne S, Payne SC, Ishman SL, Rosenfeld RM, Abramson PJ, u. a. Clinical Practice Guideline: Nosebleed (Epistaxis). Otolaryngol Head Neck Surg. Januar 2020;162 (1_suppl): S. 1–38.
2. Watkinson, J. C. (Ed.), Clarke, R. W. (Ed.). (2018). Scott-Brown's Otorhinolaryngology and Head and Neck Surgery. Boca Raton: CRC Press.

Nasendeformierungen

Matthias J. Lembacher

Lernziele
- Inspizieren der Nase durchführen können.
- Bei PatientInnen mit Nasenbeinfrakturen mögliche diagnostische Verfahren sowie kausale und symptomorientierte Therapieoptionen einleiten können.

Abweichungen von der normal variablen Form der Nase (es gibt eine Höckernase, Hakennase, Stupsnase, Ballonnase u. a.), die Übergänge zu pathologischen Formen sind fließend. Definition

Die **Schiefnase** kann angeboren sein oder bei einer Fraktur entstehen.

Eine **Schwellung der Nase** kann Folge eines Traumas sein oder entzündlich bei einem Furunkel, bei dem immer an eine potenziell intrakranielle Ausbreitung der Infektion durch die Kollateralkreisläufe dieses Abschnitts des Gesichts mit dem Hirnkreislauf zu denken ist.

Das **Rhinophym** (Knollennase) entsteht im Rahmen einer Rosazea, vor allem bei Männern.

Eine nichttraumatische Defektbildung der Nase ist heute selten geworden. Solche Destruktionen betreffen eher das Nasenseptums bei übermäßigem Kokainschnupfen oder einer granulomatösen Polyangiitis (GPA, Wegener-Granulomatose).

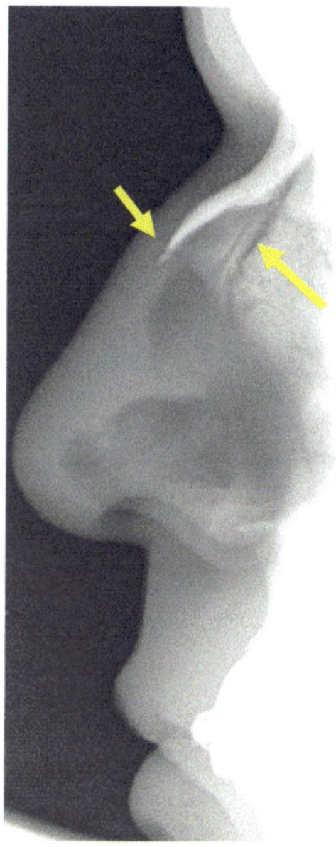

Abb. 1. 20-j. Patient ging vom Donauinselfest in der Dunkelheit nach Hause und rannte versehentlich an einen Lichtmast. Mehrfache Nasenbeinfraktur mit horizontal und längs verlaufenden Frakturlinien.

Nasenkarzinome, verursacht durch bestimmte Holzarten („Sargtischlerkrankheit") oder andere Chemikalien sind durch die arbeitsmedizinische Prävention hierzulande nicht mehr zu beobachten.

Medizingeschichte: **In früheren Jahrhunderten gab es bei Prostituierten, die durch Lues verursachte typische Sattelnase und schwere Deformierungen, die die Betroffenen durch laienhaft angefertigte Prothesen zu kaschieren versuchten.**

Trauma

Bei einer **Nasenbeinfraktur, Fractura nasi,** handelt es sich um eine geschlossene oder offene Fraktur des Os nasale als häufigste Form der Frakturen des Mittelgesichts, eventuell mit Fraktur des Nasenseptums oder einem Muschelabriss nach stumpfen oder scharfen Gesichtstraumata (Verkehrs-, Sportunfälle, Raufereien). Eine besondere Form ist die **Boxernase,** eine durch mehrfache Traumen entstandene Abflachung. Definition

Nach der Richtung der Gewalteinwirkung kann man laterale (Typ 1), fronto-laterale (Typ 2) mit Schiefnase und Septumfraktur, frontale (Typ 3) und kaudale (Typ 4) in Form einer Septumfraktur oder eines Muschelabrisses differenzieren.

Selten kann die Nasenbeinfraktur Folge eines Geburtstraumas sein. Bei Kindern sieht man auch sog. Grünholzfrakturen, mit erhaltenem Periost. Hier sind jedoch sekundäre Deviationen möglich.

Schnitt- und Stichverletzungen können zu klaffenden Wunden oder einem kompletten **Abtrennen der Nase** führen. Dabei können auch Fremdkörper wie **Glas- oder Holzsplitter** inkorporiert werden.

Durch unsachgemäßes Piercing kann es zu Schäden des Nasenseptums kommen.

Klinik

Auffälligstes Zeichen ist die Formänderung der äußeren Nase mit Schiefstellungen und Eindellungen, einer Schwellung und ev. Mobilität des Nasenbeins mit Krepitation. Begleitend kann eine **Epistaxis** sein, ein **Hämatom des Nasenseptums** oder Frakturen anderer Teile des Mittelgesichts, vor allem der Orbitae, sowie intrakranielle Hämatome. Sind die Nasennebenhöhlen mitbetroffen, kann es zu einem **Weichteilemphysem** kommen. Liegen Hinweise auf Fremdverschulden vor, ist das Gesicht aus forensischen Gründen fotographisch zu dokumentieren.

Imaging

CT, um das Ausmaß der knöchernen Verletzungen und eine eventuelle intrakranielle Blutung zu erfassen. Zur direkten Darstellung des Nasenskeletts können radiographische Aufnahmen angefertigt werden.

Differenzialdiagnose

Typisch für die **Dysmorphphobie (Body Dysmorphic Disorder, BDO),** die gestörte Selbstwahrnehmung des eigenen Körpers und damit die feste Überzeugung, hässlich zu sein, ist eine als zu groß eingeschätzte Nase, sodass ein plastisch-chirurgischer Eingriff gewünscht wird.

Patientenmanagement

Nach Trauma Schneuzverbot, Wundverband.

Gerichtsmedizin: Bei Fremdverschulden sind die Anamnese und auch das Ausmaß der Verletzung klar zu dokumentieren, konkret ob es eine einfache oder mehrfache Fraktur, eine unverschobene oder verschobene Fraktur ist und ob Residuen früherer Nasenbeinfrakturen radiologisch vorhanden sind (bei disponierten Bevölkerungsgruppen gehäuft auftretend).

Literatur, Links

1. Thurnher D, Grasl M, Erovic B, Lercher P. HNO-Heilkunde Ein symptomorientiertes Lehrbuch. 1. Auflage. Springer Verlag Wien. 2011.
2. Arnold W, Ganzer U. Checkliste Hals-Nasen-Ohrenheilkunde. 5. Auflage. Georg Thieme Verlag. 2011.
3. Reiß M. Facharztwissen HNO-Heilkunde Differenzierte Diagnostik und Therapie. 1. Auflage. Springer-Verlag Berlin Heidelberg. 2009.

Mundtrockenheit

Anselm J. Gadenstätter

Lernziele:
Bei PatientInnen mit Mundtrockenheit
- eine Differenzierung möglicher zugrundeliegender Krankheitsbilder ermöglichen.
- mögliche diagnostische Verfahren sowie kausale und symptomorientierte Therapieoptionen einleiten können.

Mit Mundtrockenheit, **Xerostomie,** wird die nichtausreichenden Benetzung der Schleimhaut im Mund und Rachen mit Speichel (Sialopenie), aber auch das subjektive Gefühl dazu, beschrieben. Sie kann Teil des Gefühls von **Durst** sein, kann aber auch ohne systemischen Flüssigkeitsmangel auftreten. Definition

Normal ist eine tägliche Speichelproduktion von 0,5 l oder mehr. Mit zunehmendem Alter ändert sich die Viskosität des Speichels. Physiologie

Überwiegende ältere Personen sind von Mundtrockenheit betroffen. Lebensstilbedingt kann eine Xerostomie auch durch viel reden, rauchen und trinken als die Mundschleimhaut belastende Faktoren oder durch trockene Raumluft entstehen. Public Health

Die Xerostomie kann belastend sein und wechselseitig die zu ihr führenden Ursachen verstärken (klassisches Beispiel ist der Alkoholiker mit dadurch stärkerem Drang zur Flasche). Typische Folgen sind eine **Dysphagie,** Geschmacksstörungen, Sprechschwierigkeiten und ein **Foetor ex ore.** Klinik

Bei der klinischen Untersuchung chronischer Formen können eine trockene, atrophe Mundschleimhaut, trockene Lippen und eine gerötete und gefurchte Zunge beobachtet werden. Der Speichel, welcher meist erst nach Massage der Speicheldrüsen auffindbar ist, erscheint zäher und trüber als bei Patientinnen und Patienten mit physiologischem Speichelfluss. Ebenso findet sich häufig das Fehlen einer Speichelansammlung am Mundboden (saliva pooling) und ein kariöser Zahnstatus sowie Infektionen der Mundschleimhaut aufgrund der fehlenden Schutzfunktion des Speichels.

Tab. 1. Xerostomie: Differenzialdiagnose

	Syndrome und Erkrankungen
systemisch	• Dehydratation und Durst
	• als Nebenwirkung zahlreicher Medikamente, v. a. Antidepressiva, Anticholinergika, Antihypertensiva, Serotoninantagonisten
	• psychischer Stress, z. B. Lampenfieber
lokal	• Speicheldrüsenerkrankungen: ○ Granulomatöse Sialadenitis: autoimmunologisch. Klassisch: Sjögren-Syndrom oder (wenn nur Speicheldrüsen und keine weiteren Organe betroffen: Sicca-Syndrom, typisch mit Xerophthalmie ○ Sialadenosen
	• Erkrankungen der Mundschleimhaut: ○ chronische Mundatmung durch behinderte Nasenatmung oder obstruktives Schlafapnoe-Syndrom (OSAS; Xerostomie häufig nachts) ○ schlechte zahnärztliche Versorgung (Prothesen) ○ nach lokaler Strahlentherapie von Mundbodenkarzinomen, ○ Stomatitis
idiopathisch	

Differenzialdiagnose

Speicheldrüsenerkrankungen in ihrem gesamten Spektrum sind in Betracht zu ziehen, vor allem die **Sialadenosen,** eine Funktionsstörung der Speicheldrüsen bei verschiedenen Erkrankungen wie Diabetes mellitus, Alkoholismus, Anorexia nervosa und hormonellen Veränderungen bei Frauen (wie **Menopause, Schwangerschaft,** AOP-Syndrom, d. h. Adipositas, Oligomenorrhö und rezidivierende Parotisschwellungen).

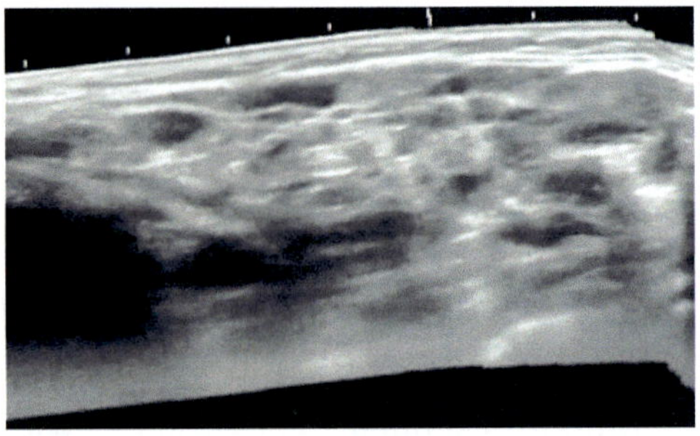

Abb. 1. 39-j. Patientin mit Sjögren-Syndrom. US der rechten Glandula parotidea, die von echoarmen lymphozytären Infiltraten durchsetzt ist.

Therapie

Neben der Behandlung kausaler Ursachen als symptomatische Therapien und zur Prävention von Folgeerscheinungen:

- Die Anregung der **Speichelsekretion** kann mittels verschiedener Substanzen (z. B. saure Drops, Kaugummis, zuckerfreie Bonbons, Zitronenstücke) erreicht werden. Ebenso sollte eine regelmäßige **Befeuchtung des Mundes** mit Wasser, sauren Tees (z. B. Hagebutten oder Eibischwurzel) oder Zitronenwasser erfolgen. Zusätzlich kann **synthetischer Speichel** auf Muzin- oder Zellulosebasis zur Befeuchtung eingesetzt werden. In schweren Fällen kann das direkte Sympathomimetikum **Pilocarpin** zur systemischen Anregung der Speichelsekretion angewendet werden. Hierbei ist jedoch auf vielfältige Nebenwirkungen des parasympathischen Formenkreises (Schwitzen, Verdauungsstörungen, Harndrang, Kopfschmerzen etc.) sowie auf diverse Kontraindikationen (z. B. Asthma bronchiale, chronische Bronchitis, COPD, kardiovaskuläre Erkrankungen) zu achten.
- Zahn und Mundhygiene

Literatur, Links

1. Thurnher D, Grasl M, Erovic B, Lercher P. HNO-Heilkunde Ein symptomorientiertes Lehrbuch. 1. Auflage. Springer Verlag Wien. 2011.
2. Arnold W, Ganzer U. Checkliste Hals-Nasen-Ohrenheilkunde. 5. Auflage. Georg Thieme Verlag. 2011.
3. Reiß M. Facharztwissen HNO-Heilkunde Differenzierte Diagnostik und Therapie. 1. Auflage. Springer-Verlag Berlin Heidelberg. 2009.

Kieferklemme, Kiefersperre

Matthias J. Lembacher

Lernziele

Bei PatientInnen mit Kieferklemme/Kiefersperre
- eine Differenzierung möglicher zugrundeliegender Krankheitsbilder ermöglichen.
- mögliche diagnostische Verfahren sowie kausale und symptomorientierte Therapieoptionen einleiten können.

Definition

Bei der **Kiefersperre** kann die Patientin oder der Patient den Mund nicht schließen, bei der **Kieferklemme,** den Mund nicht öffnen. Ist die Kieferklemme durch einen tonischen Krampf der Unterkiefermuskultur bedingt, spricht man vom **Trismus.**

Bei der Kieferklemme dient die Bestimmung der sogenannten Schneidekantendifferenz zur Quantifizierung der Kieferklemme, und wird von den Inzisivkanten der oberen und unteren Schneidezähne gemessen. Man unterschiedet folgende Schweregrade: Grad 1: Schneidezahnkantendistanz von 4–2,5 cm, Grad 2: Schneidezahnkantendistanz von 2,5–1 cm, Grad 3: Schneidezahnkantendistanz von < 1 cm,totale Kieferklemme: keine Mundöffnung möglich.

Davon abzugrenzen ist der **Bruxismus,** das unbewusste und meist nächtliche Zähneknirschen, mit Verschleiß des Zahnhalteapparates, des Kiefergelenks und der Kaumuskulatur.

Tab. 1. Kieferklemme und Kiefersperre: Differenzialdiagnose

Ursache	Formen
traumatisch, iatrogen	• Mandibulafraktur, Mittelgesichtsfraktur • Extraktion des Weisheitszahnes • Leitungsanästhesie des N. alveolaris inf. • Narben • traumatische Luxation
degenerativ	• (Sub-)Luxation des Discus articularis und in weiterer Folge Kiefergelenksarthrose
konstitutionell	• Hyperlaxizität, Subluxation oder Luxation selten beim Gähnen • Kongenitale Fehlbildungen selten • Bruxismus
entzündlich	• Kiefergelenksarthritis • von benachbarten anatomischen Strukturen fortgeleitet: Parotitis, Peri-, Para-, Retrotonsillarabszess • Tetanus
neurologisch	• Epilepsie (tonischer Krampf der Kaumuskulatur (→ Trismus) • Enzephalitis, Meningitis
neoplastisch	• maligne Tumoren der Parotis, des Oropharynx, der Nasennebenhöhlen

Klinik

Durch das Unvermögen den Mund nicht vollständig oder gar nicht öffnen zu können, kommt es zu Problemen in der Kommunikation oder der Nahrungsaufnahme. Zusätzlich treten Symptome der entsprechenden Grunderkrankung wie Schmerzen bei traumatischen Ursachen oder Kachexie bei inoperablen Oropharynxtumoren auf.

Differenzialdiagnose

Neben Veränderungen im Gelenk sind auch Krankheitsprozesse in der Umgebung in Betracht zu ziehen.

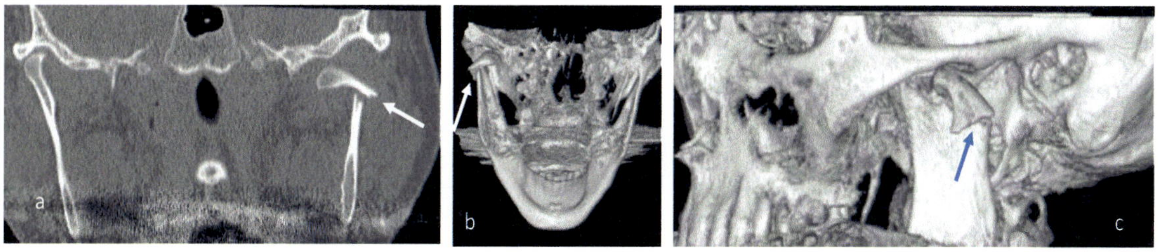

Abb. 1. 78-j. Patient nach Sturz mit Fraktur Pfeile) des linken Collum mandibulae und traumatischer Fehlstellung des Kieferköpfchens (a) koronare CT-Schicht, Ansicht von ventral, (b) 3D-Rekonstruktion, Ansicht von dorsal, (c) 3D-Rekonstruktion, Ansicht von links lateral.

Patientenmanagement

Bei dentogenen und peritonsillären Abszessen ist eine Inzision und regelmäßiges Nachspreizen, um den durch den Eiter verursachten Druck zu entlasten, kombiniert mit antibiotischer Abschirmung.

Bei einer zusätzlich bestehenden Atembehinderung, bzw. einer Atemnot kann eine Durchführung einer Koniotomie oder Tracheotomie nötig sein. Eine nasale fiberoptische Intubation darf nur versucht werden, wenn sich der Patient bereits im OP befindet.

Mittels einer Leitungsanästhesie des Unterkiefers lässt sich die Kieferklemme bei gewissen Ursachen zeitweise beheben. Durch die lokale Betäubung wird die Schmerzempfindung ausgeschaltet, sodass der Patient keinen Schutzreflex mehr aufbaut. Gegebenenfalls muss die Regionalanästhesie von exoral erfolgen.

Bei traumatischen Kiefergelenksluxation erfolgt eine Einrenkung (mittels des sogenannten Hippokrates-Handgriffs bei Ausrenkung des Kiefergelenkkopfes). Dabei wird der Unterkiefer mit etwas Druck nach unten und vorne bewegt, sodass der Gelenkkopf wieder in die ursprüngliche Position rutscht.

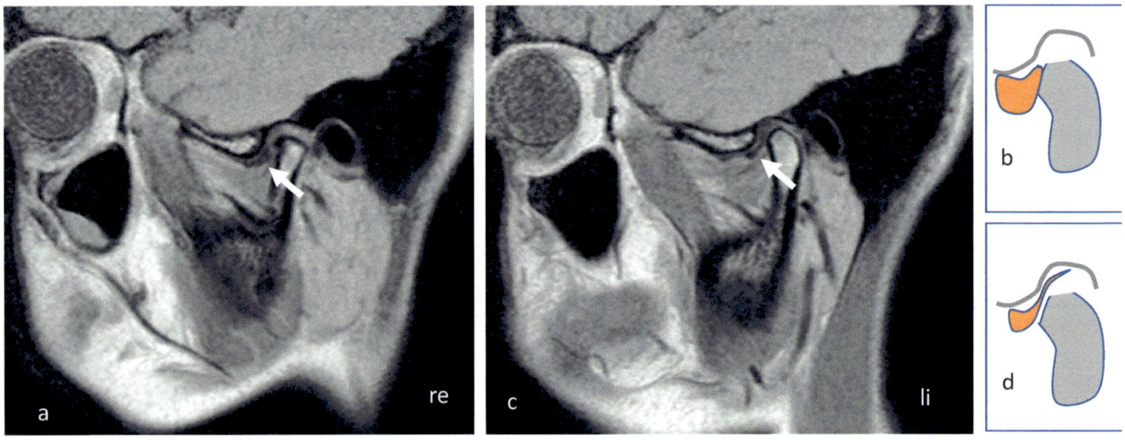

Abb. 1. Patientin mit eingeschränkter Beweglichkeit des rechten Kiefergelenks. (a und c) durch einen degenerativen Riss der dorsalen Ligamente, mit denen der hypointense (dunkle) Diskus articularis (Pfeile) an der knöchernen Gelenkwand fixiert war, ist er nach ventral luxiert und in sich eingerollt. (b und d) normales linkes Kiefergelenk.

Literatur, Links

1. Thurnher D, Grasl M, Erovic B, Lercher P. HNO-Heilkunde Ein symptomorientiertes Lehrbuch. 1. Auflage. Springer Verlag Wien. 2011.
2. Arnold W, Ganzer U. Checkliste Hals-Nasen-Ohrenheilkunde. 5. Auflage. Georg Thieme Verlag. 2011.
3. Reiß M. Facharztwissen HNO-Heilkunde Differenzierte Diagnostik und Therapie. 1. Auflage. Springer-Verlag Berlin Heidelberg. 2009.

Rhinorrhoe (Schnupfen)

Matthias J. Lembacher

Lernziele und Zusammenfassung

- Für die klinische Untersuchung der Nase die zu erwartenden Befunde kennen und differenzieren können: Formen der akuten und chronischen Rhinitis inkl. Rhinitis allergica und der Entzündungen bei gestörter Immunabwehr, Formen der Sinusitis inkl. der unilateralen Sinusitis und der Sinusitis der Keilbeinhöhle.
- Differenzierung der Rhinorrhoe nach der Art des Sekrets, der Begleitsymptome, vor allem Jucken in der Nase ophthalmologische Symptome, sowie Abgrenzung von der Liquorrhoe.

Definitionen

Der Laienbegriff „Schnupfen" oder „Katarrh" bezeichnet im Allgemein Infektionen der oberen Atemwege, aber auch den Symptomkomplex aus Niesen und Rhinorrhoe wird so genannt. Als **Rhinorrhoe** wird die starke Absonderung von dünnflüssigem bis schleimigem Nasensekret bezeichnet. Nach der Art der Flüssigkeit kann eine eitrige Rhinorrhoe von anderen Formen abgegrenzt werden. Als **(Rhino)Liquorrhoe** bezeichnet man den Ausfluss von Liquor cerebrospinalis, in der Regal nach einer vorderen Schädelbasisverletzung.

Anatomie

Die in die Nase drainierenden Nasennebenhöhlen sind die Kieferhöhlen, die vorderen Siebbeinzellen und die Stirnhöhlen. Die Keilbeinhöhlen drainieren auch, aber in den hinteren Teil des Cavum nasi, sodass das Sekret nicht als Schnupfen die Nase verlässt, sondern über den Epipharynx in den Ösophagus gelangt. Bei einer seltenen isolierte Sinusitis sphenoidalis fehlt das klassische Symptom des Schnupfens, im Vordergrund steht der **rhinogene Kopfschmerz,** der nicht z. B. als Migräne fehlinterpretiert werden darf.

Pathogenese

Aus der Art des Sekretes lassen sich gewisse Rückschlüsse auf die Ursache ziehen.

- wässrig-serös: **allergische Rhinitis, Liquorrhoe**
- serös-schleimig: **Rhinitis acuta,** serös-polypöse **Sinusitis**
- eitrig: eitrige Sinusitis, **odontogene Sinusitis maxillaris**
- borkig: **Rhinitis atrophicans** oder **Ozaena** („Stinknase")

Die häufigsten Erreger einer **akuten Rhinitis** sind Viren, allen voran Rhinoviren, Adenoviren, Coronaviren, Influenza- und Parainfluenzaviren. Ihre Übertragung erfolgt mittels Tröpfchen- und Schmierinfektion. Bei kalten Temperaturen kommt es zu einer reflektorischen Durchblutungsänderung im Epithel mit herabgesetzter Flimmerepithelaktivität, was eine höhere Anfälligkeit für Viren begünstigt. Meist beträgt die Inkubationszeit 3–7 Tage.

Als Komplikation kann es zu einer **bakteriellen Superinfektion** im Rahmen einer viralen infektiösen Rhinitis kommen. Meist handelt es sich um eine Mischinfektion aus grammpositiven, -negativen und anaeroben Bakterien. Die häufigsten sind Staphylococcus aureus (G+), Pneumokokken (G+), Haemophilus influenzae (G-), Proteus mirabilis (G-) und Pseudomonas aeruginosa (G-). In schweren Fällen kann sich die Infektion in die Umgebung ausbreiten, vor allem in Form einer **Orbitaphlegmone.**

Sehr selten, meist nur im Rahmen einer **Immundefizienz** – z. B. auf Grund eines Malignoms, HIV-Infektion/AIDS, etc. – können auch Pilze als Erreger einer akuten Rhinitis in Frage kommen. Hier dominieren **Aspergillus fumigatus** und **Candida albicans.**

Klinik

Zum Leitsymtom Rhinorrhoe gibt es in Abhängigkeit von der Ursache weitere Symptome:

- Nasenatmungsbehinderungen,
- Juckreiz (nasal bis pharyngeal),
- Niesattacken,
- Geruchs- und Geschmacksstörungen,
- Schlafstörungen, Schnarchen

- Leistungseinbußen,
- Augentränen, begleitende Konjunktivitis,
- rhinogener Kopfschmerz,
- Abgeschlagenheit, Fieber,
- Schmerzen (vor allem Druckschmerzen) der Nasennebenhöhlen.

Die Diagnosefindung besteht grundlegend aus einer ausführlichen Anamnese sowie einem HNO-Status inkl. anteriorer (evtl. posteriorer) **Rhinoskopie** bzw. Endoskopie der Nase und des (Naso-)Pharynx. Je nach Ätiologie können weitere Untersuchungen indiziert sein, angefangen von serologischen Bestimmungen bis hin zu bildgebenden Verfahren wie einem Nasennebenhöhlen-CT.

Bei der klassischen Rhinitis acuta findet man in der anterioren Rhinoskopie eine gerötete Nasenschleimhaut und klares Sekret.

Besteht der Verdacht auf eine allergische Ursache, ist eine entsprechende Abklärung (Prick-Test, etc.) einzuleiten, inkl. Abklärung auf Asthma bronchiale.

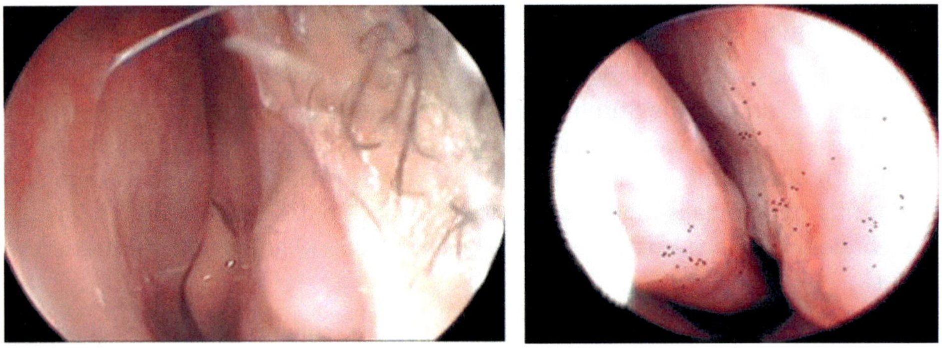

Abb. 1. [Abbildungslegende Fallpräsentation mit klinischem Bild/Bildern]

Differenzial diagnose

Eine Rhinitis acuta mit wässrig-seröser bis eitriger Rhinorrhoe sollte immer auch von einer Rhinoliquorrhoe/Pseudorhinoliquorrhoe unterschieden und abgeklärt werden.

Rhinoliquorrhoe: Darunter versteht man den Austritt von Liquor cerebrospinalis aus der anterioren Schädelbasis in die Nase. Der Großteil aller Fälle ist durch traumatische Frakturen des Siebbeins, frontobasale Frakturen oder zentrale Mittelgesichtsfrakturen bedingt. Atraumatische Ursachen inkludieren postoperative/iatrogene (ca. 10 %), spontane (ca. 3–4 %) sowie neoplastische und entzündliche (ca. 6–7 %) Rhinoliquorrhoe.

Klassisch ist die einseitige Rhinorrhoe besonders beim Vorneigen des Kopfes/beim Bücken. Sie tritt oft im Intervall auf und verstärkt sich beim Aufsetzten nach längerem Liegen. Zusätzlich kommen oft migräneartige Kopfschmerzen, unklarer Vertigo und ständiges Naseputzen hinzu.

Die Diagnose wird gestellt, wenn das aus der Nase laufende Sekrete als Liquor identifiziert wird (Beta-Trace-Proteins, Beta2-Transferrin, Glucosenachweis mittels Glucoseteststreifen). Die Austrittstelle muss anschließend lokalisiert werden. Hierzu kommen Bildgebende Verfahren wie CT, MRT oder seltener eine Liquorszintigrahpie zum Einsatz (gelegentlich lässt sich freie Luft im Schädel darstellen). Vor operativen Eingriffen zur Deckung von Liquorfisteln etc. wird der intrathekale Farbstoff Natrium-Fluorescin injiziert, der sich im Fistelverlauf und -ausgang zeigt und so einen vollständigen und sicheren Fistelverschluss ermöglicht.

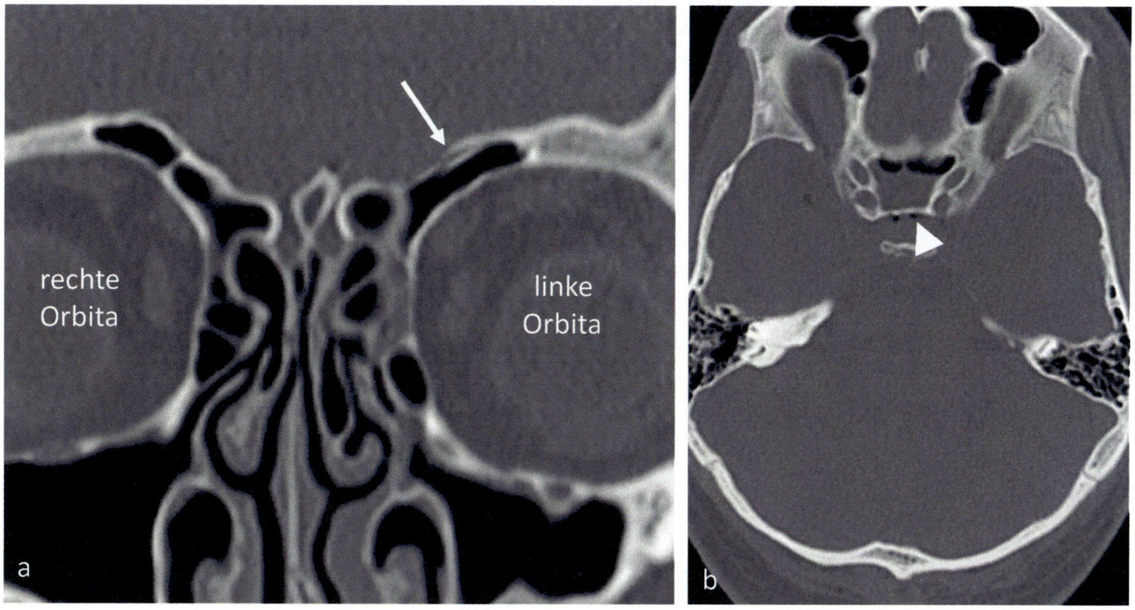

Abb. 2. 31-j. Patient nach Polytrauma, nun mit massiver Liquorrhoe. (a) Fraktur der Wand des linken Sinus frontalis (Pfeil). (b) Durch die Fraktur intrakranielle Luft direkt okzipital der Keilbeinhöhle (Pfeilspitze).

Pseudorhinoliquorrhoe: Sie bezeichnet eine scheinbare Rhinoliquorrhoe, bei welcher der aus der Nase fließende Liquor allerdings nicht aus der vorderen, sondern der seitlichen Schädelbasis (laterale Schädelbasisfraktur) herrührt. Der Liquor fließt über den Defekt und die Tuba auditiva in die Nase.

Rhinitis medicamentosa: Die arzneimittelinduzierte Rhinopathie wird nach langandauerndem Gebrauch abschwellender Nasentropfen (z. B. Xylomethazolin) bzw. nach Einnahme von Kontrazeptiva und Antihypertensiva beobachtet. Hierbei kommt es primär zu einer Nasenatmungsbehinderung durch kompensatorisches Anschwellen der Schleimhaut. Als Nebensymptom treten Geruchs- und Geschmackseinschränkungen auf. Eine Rhinorrhoe ist im Gegensatz zur Rhinitis acuta nie zu beobachten.

Die Diagnose wird aufgrund der einschlägigen Anamnese sowie nach klassischem anteriorem Rhinoskopiebefund (ausgeprägte Schwellung, Rötung und Trockenheit der Schleimhaut) gestellt.

Therapeutisch stehen Vermeidung der verursachenden Medikamente im Vordergrund. Additiv kommen Nasenspülung mit Kochsalzlösung und tropischer Glucocorticoidnasenspray zur Anwendung.

Patientenmanagement

Die Therapie der Rhinitis acuta und ihrer Rhinorrhoe erfolgt zunächst symptomatisch mittels abschwellender Nasentropfen (z. B. Xylomethazolin) für 7 bis max. 10 Tage. Supportiv kann eine Nasenspülung mittels Kochsalzlösung erfolgen und eine antiinflammatorische Therapie mittels NSAIDs (z. B. Ibuprofen).

Im Regelfall ist eine Rhinorrhoe selbstlimitierend und profitiert wie die meisten Infektionen und Bagatellkrankheiten von allgemeinen Maßnahmen wie körperlicher Schonung, Ruhe und ausreichender Flüssigkeitszufuhr.

Literatur und Links

1. Thurnher D, Grasl M, Erovic B, Lercher P. HNO-Heilkunde Ein symptomorientiertes Lehrbuch. 1. Auflage. Springer Verlag Wien. 2011. ISBN: 978-3-211-88984-8.
2. Arnold W, Ganzer U. Checkliste Hals-Nasen-Ohrenheilkunde. 5. Auflage. Georg Thieme Verlag. 2011. ISBN: 978-3-13-740205-3.
3. Lenarz T, Boenninghaus H-G. Hals-Nasen-Ohren-Heilkunde. 14. Auflage, Springer Verlag Berlin Heidelberg. 2012. ISBN 978-3-642-21130-0.

4. Reiß M. Facharztwissen HNO-Heilkunde Differenzierte Diagnostik und Therapie. 1. Auflage. Springer-Verlag Berlin Heidelberg. 2009. ISBN: 978-3-540-89440-7.
5. Schilbernagl S, Lang F. Taschenatlas Pathophysiologie. 5. Auflage. Georg Thieme Verlag Stuttgart. 2018 ISBN: 978-3-13-241889-9.

Riechstörungen

Matthias J. Lembacher

Lernziele und Zusammenfassung

- Einteilung und Ätiologien
- Diagnostisches Vorgehen bei Verdacht auf Riechstörungen
- Therapeutische Ansätze

Definitionen

Unter Riechstörungen oder **Dysosmie** bezeichnet man pathologische Veränderungen des Geruchssinns bzw. der olfaktorischen Wahrnehmung, die man qualitativ und quantitativ differenzieren kann.

Tab. 1. Einteilung von Riechstörungen

Quantitativ	Qualitativ
Normosmie: subjektiv als normal empfundenes Riechempfinden	Parosmie: Verzerrte Geruchswahrnehmung, dem Kranken bewusstes Fehlriechen
Hyposmie: herabgesetztes Riechempfinden	Pseudoosmie: unbewusste, durch Einsicht korrigierbare Geruchsumdeutung (Geruchsillusion)
Ansomie: • Komplette Ansomie: Verständiger Verlust des Riechvermögens • Spezifische/partielle Ansomie: verminderte Sensibilität gegenüber bestimmten Duftstoffen • Funktionelle Ansomie: einige Gerüche werden wahrgenommen, nicht ausreichend, um eine im Alltag nützliche Riechleistung zu gewährleisten	Phantosmie: Geruchshalluzination, Wahrnehmung von Gerüchen in Abwesenheit einer Reizquelle. i. d. R. werden unangenehme Gerüche wahrgenommen
Hyperosmie: gesteigertes Riechempfinden	Agnosmie: fehlende Geruchserinnerung
	Olfaktorische Intoleranz: Eine übersteigerte subjektive Empfindlichkeit gegenüber Duftstoffen bei normaler olfaktorischer Sensibilität

Ungefähr 5 % der Gesamtbevölkerung haben eine funktionelle Anosmie. Ein Bezug zu chronischen nasalen Erkrankungen ist nicht bekannt. Die höchste Inzidenz liegt in der Altersgruppe > 65 Jahre, unter den > 80-Jährigen liegt sie bei ca. 50 %.

Pathogenese

In der Pathogenese werden sinunasale, nicht-sinunasale und idiopathische Ursachen unterschieden.

Tab. 2. Mechanismen von Riechstörungen

Sinunasale Ursachen	Gestörte Luftleitung durch mechanische nasal oder nasopharyngeale (gustatorische Dysosmie) Ursachen z. B. Infektionen der Nase/Nasennebenhöhlen, allergische Rhinitis, Nasenpolypen, intranasale Raumforderungen oder Stenosen und nasale Hyperreaktivität
Nicht sinunasale Ursachen	• Epitheliale Dysosmie: exogen-toxische, infektiös-virale, postoperative Schädigung des Riechepithels; falsche Zusammensetzung des Riechschleims • Neuronale Dysosmie: traumatische oder infektiös-virale Schädigung der Fila olfactoria • Zentrale Dysosmie: Erkrankungen oder Traumata im Bereich des Bulbus oder Tractus olfactorius, bzw. der zentralen Riechbahn (Hippocampus, limbisches System) • Primäre (essentielle oder idiopathische) Dysosmie
Idiopathische Ursachen	Jede Riechstörung, die sich ätiologisch oder pathogenetische nicht einordnen lässt

Merke: respiratorische (sinunasale) Dysosmien sind häufig auf mechanische und meist korrigierbare Ursachen zurückzuführen, wohingegen nicht sinunasale (epitheliale, neuronale und zentrale) Dysosmien klinisch schwer zu diagnostizieren und nicht gezielt therapierbar sind.

Klinik

Das Hauptsymptom ist die Riechstörung. Abhängig von der Grunderkrankung können andere Symptome wie Nasenatmungsbehinderungen (NAB), rhinogener Kopfschmerz oder Rhinoliquorrhoe hinzukommen.

Grundlage der Diagnostik ist eine differenzierte und ausführliche Anamnese. Hier ist insbesondere drauf zu achten, auch nach Schädel-Hirn-Traumata (SHT), Allergien, abgelaufenen Infektionen (Influenza, SARS-CoV2) und der Berufsanamnese zu fragen.

Im HNO-Status sollte neben einer anterioren Rhinoskopie auch eine Endoskopie der Nase und des Nasopharynx erfolgen. Besonders ist darauf zu achten, dass Ursachen für eine konduktive Riechstörung durch Verlegen der Riechspalte ausgeschlossen werden, insbesondere die hohe Septumdeviation, Sinusitis mit/ohne Polyposis.

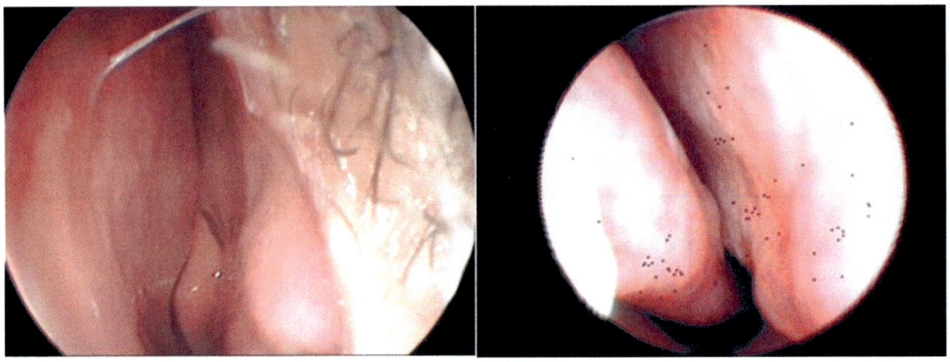

Abb. 1. Endoskopie der Nase, zu sehen links: Vestibulum, Concha nasalis media, rechts: Meatus nasi inferior und Concha nasalis inferior [Quelle: Matthias Lembacher]

Ebenso sollte eine seitengetrennte Riech- und Schmeckprüfung vor und nach Abschwellen der Nasenschleimhaut erfolgen. Hierbei geht es um die subjektive Identifikation, Diskrimination und Ermittlung der Reizschwelle des Betroffenen. Bei kompletter Ansomie werden keine Reizstoffe mehr wahrgenommen, sehr wohl jedoch Trigeminusreizstoffe und Geschmacksstoffe.

Merke: Ein Simulant wird auch die Wahrnehmung von Trigeminusreizstoffen leugnen.

Bei der Riech- und Schmeckprüfung ist immer zu beachten, dass mehr noch als das Hören oder Sehen, der Geruchssinn Tagesschwankungen ausgesetzt ist und stark von Vigilanz, Kooperation und Motivation des Probanden abhängt. Ebenso sollten Außenfaktoren, wie Luftfeuchtigkeit, Lufttemperatur und Raumbelüftung sowie andere Einflüsse wie hormonelle Schwankungen, Hunger, Sättigungsgrad, Rauchen und Medikamente in die Beurteilung einbezogen werden.

Das Ergebnis wird erheblich durch Suggestion des Untersuchers und weitere psychophysische Störungen beeinflusst. Als objektive Methode kommt die Computerolfaktometrie zur Anwendung. Hier sind Sinnesspezifität und Korrelation von Reizgröße mit Reizfolge ohne Beeinflussung durch die Untersuchungsperson gegeben. Elektrische Reizfolgephänomene am Cortex (olfaktorisch evozierte Potenziale) werden erfasst und elektronisch ausgewertet.

Imaging

Im Einzelfall können bildgebende Verfahren, allen voran eine CT/MRT-Untersuchung z. B. nach Operationen, bei V. a. intrakranielle Ursachen, bei chronischer Sinusitis oder bei vorangegangenem Schädel-Hirn-Trauma nützlich sein.

Tab. 3. Riechstörungen: Zugrundeliegende Ursachen, gereiht nach ihrer Häufigkeit

Mechanisch (ca. 50 %)	• Ödematöse Schleimhautschwellung (infektiös, entzündlich, allergisch, hyperreflektorisch medikamentös, orthostatisch, hormonell – Schwangerschaft) • Septumpathologien – z. B. (hohe) Septumdeviation • Muschelhyperplasien • Polyposis nasi • Neoplasien
Infektiös (ca. 20 %)	• Banale virale oder bakterielle Erkrankungen (Influenza – Postinfluenzahyposmie oder -anosmie, SARS-CoV2) • Zentrale infektiöse Riechstörungen z. B. Frontalhirnabszess, Meningitis, Lues
Andere/ Unbekannt (ca. 14 %)	• Schizophrenie – Geruchshalluzinationen • Depression • Neurologische Erkrankungen z. B. Multiple Sklerose, Parkinson, Alzheimer, Migräne • Endokrine Erkrankungen z. B. Cushing-Syndrom, Hypothyreoidismus, Diabetes mellitus • Mukoviszidose • Alimentär z. B. Leberzirrhose & Alkoholismus, Vit. B-Mangel, Eisenmangel) • Niereninsuffizienz • Lupus erythematodes • Sklerodermie • Kollagenosen • Strahlentherapie der Rhinobasis • Chemotherapie • Medikamente/Substanzen z. B. Amphetamine, Dopaminantagonisten, Antidepressiva, Opioide, Anticholinergika, Antibiotika (Neomycin, Streptomycin, Tetracyclin etc.), Thyreostatika (Thiamazol, Methimazol), Nifedipin, Colchizin, Clonidin, Reserpin, und andere
Berufsbedingte Schadstoffexposition (ca. 6 %)	• Irreversible Riechstörungen – Butylenglykol, Benzoesäure, Selenwasserstoff, Schwefeldioxid, Phosphoroxyfluoride. Einmaliger Kontakt kann genügen! • Reversible Riechstörungen – Schwefelwasserstoff, Schwefelkohlenstoff, Blausäure, Arsenwasserstoff: Zinksulfat, Formaldehyd, Schwefelsäure • Chronische Exposition mit Chrom-, Blei-, Quecksilber- und Kadmiumverbindungen, Nickelhydroxid, CO_2, Hydrazin, Ammoniak, Nitrosegase, Schwefelkohlenstoff, Fluoride, Chloride, Chlorgas, Lösungsmittel, Zementstäube. Nicht immer reversibel!
Genetisch (ca. 4 %)	• Autosomal-dominanter Defekt, familiär assoziiert mit frühzeitigem Haarausfall und Migräne • Ullrich-Turner-Syndrom (X0-Syndrom) • Kellmann-Syndrom (hypogonadotropher Hypogonadismus mit Bulbus-Olfactorius-Aplasie)
Folge eines SHT (ca. 3 %)	Abriss der Fila olfactoria, seltener zentrale Schädigungen
Iatrogen (ca. 3 %)	Operationen an Nase, Nasennebenhöhlen, Schädelbasis und St. p. Laryngektomie

Patientenmanagement

Störungen des Geruchssinnes sind deutlich weniger belastend als Blindheit oder Gehörlosigkeit, ziehen allerdings dennoch eine signifikante Beeinträchtigung der Lebensqualität (Nahrungsaufnahme) nach sich. Außerdem geht durch Geruchstörungen ein empfindliches Warnsystem verloren (Geruch verdorbener Speisen, Rauch, ausströmendes Gas). In speziellen Fällen ist bei Köchen, Angehörigen der Feuerwehr, Parfümeure oder Chemiefacharbeitern eine Berufsunfähigkeit gegeben. Der Geruchsinn ist wie keine andere Sinnesmodalität mit unseren Erinnerungen verbunden. Es gibt keinen stärkeren Trigger für unser Gedächtnis als olfaktorische Reize.

In komplexen Fällen können serologische Untersuchungen (Influenza, SARS-CoV2), PET-Untersuchung (gutachterliche Abklärung einer Ansomie) oder interdisziplinäre Konsile (Neurologie) angefordert werden.

Ziel der Therapie ist die Verbesserung oder Normalisierung des Riechvermögens. Je nach Ätiologie unterscheiden sich die therapeutischen Ansätze:

- Respiratorische Dysosmie: Verbesserung/Beseitigung der mechanischen Behinderung der Luftzufuhr zur Regio olfactoria mittels chirurgischer und/oder medikamentöser Behandlung (Kausaltherapie):
  Chirurgische Intervention: Polypektomie (chirurgische Sanierung einer Polyposis nasi), Sanierung der Nasenebenhöhlen, Septumplastik
  Medikamentöse Therapie: abschwellende Nasentropfen (z. B. Xylomethazolin – cave: max. 7 d Therapiedauer, Gefahr eines Privinismus), adäquate Therapie von Allergien und Hyperreaktivitäten
- Anosmie nach frischem viralen Infekt:
  Orale Glucocorticoid in absteigender Dosierung
  Magenschutz – PPI (z. B. Omeprazol, Pantoprazol)
- Toxische, berufsbedingte oder medikamentöse Dysosmie: Schadstoffelimination, Absetzten oder Umstellen von auslösenden Medikamenten
- Parosmie: Therapieversuch Schleimhautbepinselung mit 10 %-iger Kokainlösung (CAVE: Suchtgefahr; Kokain verursacht langfristig ebenso eine Anosmie)

Bis auf die chirurgischen Interventionen und die Glucocorticoidgabe (z. T. widersprüchliche Evidenzlage) gibt es wenig bis keine Evidenzbasis für diese Therapieoptionen.

Als eventuell wirksam kann sich ein 2mal tägliches Riechtraining (Schnüffeln an wenigstens 4 Duftstoffen über einen Zeitraum von mindestens 4 Monaten) erweisen!

Prognose: Je nach Ätiologie variiert die Prognose der Dysosmie. Bei respiratorischen Anosmien ist sie, bei adäquater Therapie gut. Auch bei viraler Anosmie und Glucocorticoidtherapie kommt es in 60-70% zu einer Restitutio ad integrum. Schlecht ist die Prognose bei Anosmie nach SHT und iatrogener Ursache. Hier ist i. d. R. keine Besserung zu erwarten.

Literatur, Links

1. Thurnher D, Grasl M, Erovic B, Lercher P. HNO-Heilkunde Ein symptomorientiertes Lehrbuch. 1. Auflage. Springer Verlag Wien. 2011. ISBN: 978-3-211-88984-8.
2. Lenarz T, Boenninghaus H-G. Hals-Nasen-Ohren-Heilkunde. 14. Auflage, Springer Verlag Berlin Heidelberg. 2012. ISBN 978-3-642-21130-0.
3. Arnold W, Ganzer U. Checkliste Hals-Nasen-Ohrenheilkunde. 5. Auflage. Georg Thieme Verlag. 2011. ISBN: 978-3-13-740205-3.
4. Reiß M. Facharztwissen HNO-Heilkunde Differenzierte Diagnostik und Therapie. 1. Auflage. Springer-Verlag Berlin Heidelberg. 2009. ISBN: 978-3-540-89440-7.
5. Silbernagl S, Lang F. Taschenatlas Pathophysiologie. 5. Auflage. Georg Thieme Verlag Stuttgart. 2018 ISBN: 978-3-13-241889-9.

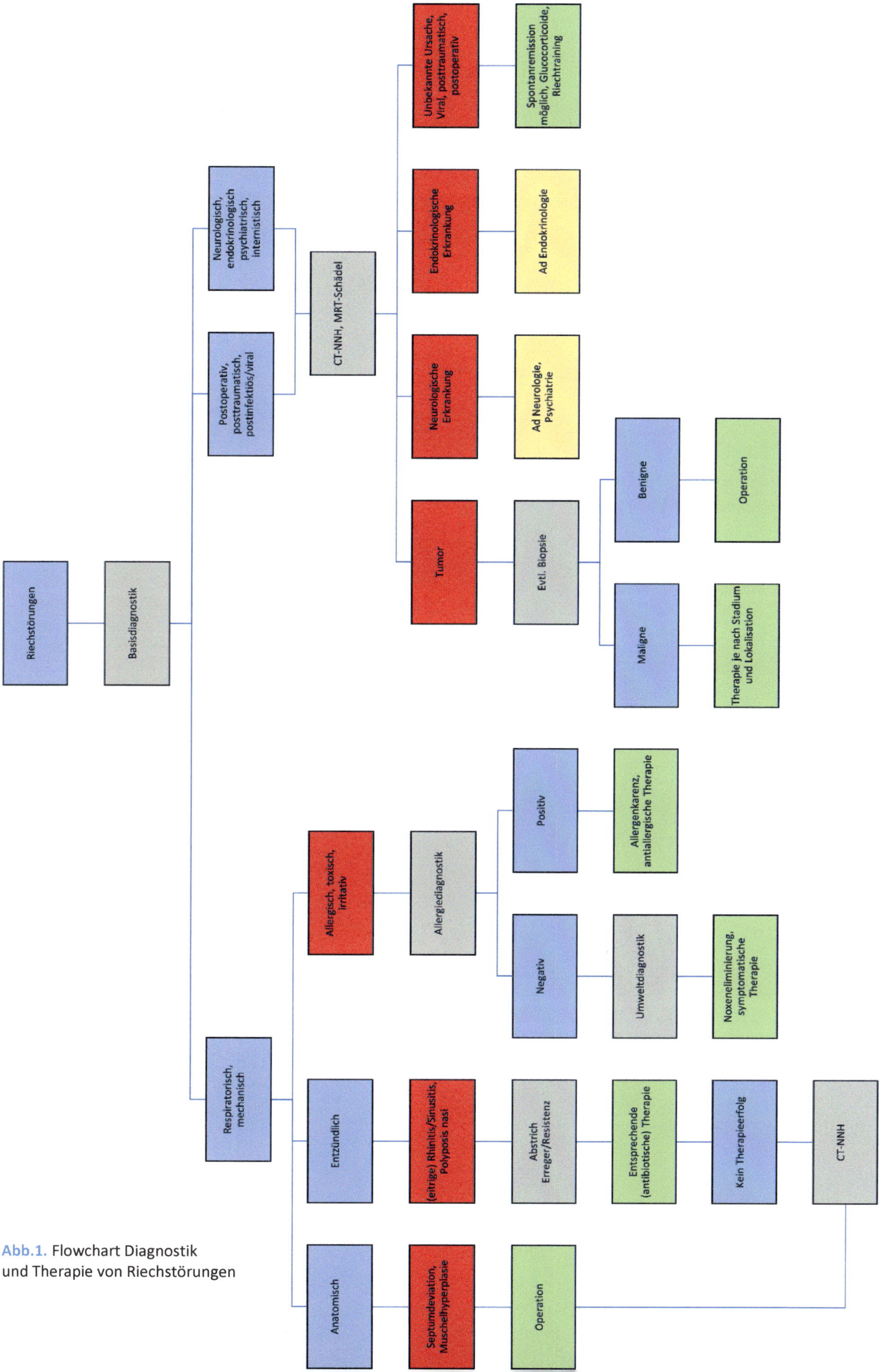

Abb.1. Flowchart Diagnostik und Therapie von Riechstörungen

Verletzungen des Gesichts

Patrick Mannsberger

Lernziele und Zusammenfassung
- Klassifikation von Frakturen des Gesichtsschädels
- Entstehung, Symptomatik, Diagnostik und allgemeiner Therapieprinzipien

Definition

Verletzungen des Gesichtsschädels kann man nach der anatomischen Lokalisation und der Krafteinwirkungen einteilen in

- Krafteinwirkung von ventral: Mittelgesichtsfrakturen im engeren Sinn mit der Nasenbeinfraktur als häufigste Form
- Krafteinwirkung von kaudal und ventral: Mandibulafrakturen
- Krafteinwirkung von schräg seitlich, oft durch den leicht gedrehten Kopf als Abwehrreaktion: Jochbeinfrakturen
- Krafteinwirkung von seitlich: Jochbogenfrakturen

Epidemiologie

Aufgrund kultureller und sozialer Faktoren finden sich sehr heterogene epidemiologische Daten zu Gesichtsschädelfrakturen. Meistens liegen Stürze, Verkehrsunfälle, Rohheitsdelikte und Sportunfälle zugrunde. Durch die steigende Verkehrssicherheit in Mitteleuropa nehmen Kfz-bedingte Unfälle in den letzten 40 Jahren stetig ab.

Klinik

Präklinisch ist auf eine Immobilisierung der Halswirbelsäule zu achten und eine Zervicalstütze anzulegen!

Die klinische Untersuchung dient der Einschätzung des Läsionsausmaßes und zum Nachweis etwaiger neurologischer Beeinträchtigungen.

Tab. 1. Verletzung des Gesichtsschädels: klinische Untersuchungskriterien

Anamnese	• Unfalldynamik, Bewusstseinsstörungen, Amnesie, Sehstörungen, Sensibilitätsstörungen, Liquorrhoe, Kiefersperre
Allgemeinstatus	• Bewusstseinslage, Vitalparameter, Blutungen aus Mund/Nase
Inspektion	• Formveränderungen des Gesichts, Gesichtshämatome, Blutungsquellen, Augenmotorik, Pupillenreaktion- und weite, Hyposphagma, Kieferbewegung, Zahnstatus
Palpation	• Mobilität, Krepitationen (Frakturzeichen/Emphysem), Stufenbildung
Sensibilität	• Trigeminusgebiet

Imaging

Die CT ist die Methode der Wahl, vor allem bei einer Schwellung oder Verletzung der Weichteile, die die klinische Untersuchung einschränken können. Radiographische Aufnahmen sind indiziert für die Darstellung des Nasenbeins und als Orthopantomografie (OPG) für die Kiefer, die verschiedenen Spezialaufnahmen der Nasennebenhöhlen etc. sind heute nur mehr selten in Verwendung.

Frontobasale Frakturen

Definition

Frakturen, die die vordere Schädelbasis (mit-)betreffen, also zwischen dem Os ethmoidale und seiner Lamina cribrosa, dem Os sphenoidale, der Wand des Sinus frontalis und dem Orbitadach verlaufen.

Pathogenese

Die meisten frontobasalen Frakturen entstehen durch schwere Traumata des Mittelgesichts. Die Dura mater ist im Bereich der vorderen Schädelbasis dünn und fest mit den Knochen verwachsen, die dort teils sehr fragil sind und zur Splitterung neigen. Dementsprechend kann es zur Fraktur der Lamina cribrose und einer folgenden Rhinoliquorrhoe kommen. Derartige Verletzungen sind als offene Schädel-Hirn-Traumata zu interpretieren. Intrakranielle aszendierende Infektionen stellen eine potentielle Komplikation dar.

Klinik

Ein sicheres Zeichen dieser Fraktur ist die seltene Rhinoliquorrhoe in Form eines wässrigen nasalen Ausflusses, gelelektrophoretischer Nachweis von β2-Transferrin oder β-Trace-Protein). Der Abfluss kann durch Vorneigen des Kopfes oder Pressen provoziert werden. Durch die enge Beziehung der knöchernen Strukturen zu Gefäßen und Nerven kann es weiters zu neurologischen Ausfällen, konkret Geruchsinn, Sensibilität, Augenmotorik, Visus, und zu Blutungen kommen. Außerdem kann es zu Blutungen aus Mund und Nase sowie zu einem **Brillen- oder Monokelhämatom** kommen.

Imaging

Eine hochauflösende CT ist dem konventionellen und in der Praxis teilweise noch eingesetzten Röntgen in drei Ebenen klar überlegen und deshalb unbedingt bevorzugt einzusetzen. Eine Angiografie ist nur bei potentieller intrakranieller oder therapieresistenter Blutung indiziert. Die MRT kommt beim Verdacht auf Hirnläsionen oder Orbitaverletzungen zum Einsatz.

Die Frakturen können mit der Klassifikation nach Escher eingeteilt werden.

Patientenmanagement

Bei nicht-dislozierten Frakturen ohne begleitende funktionelle Einschränkungen kann ein konservatives Vorgehen unter mehrmonatiger Nachkontrolle erwogen werden. Eine Rhinoliquorrhoe muss jedoch definitiv operativ versorgt werden, da eine nicht versorgte **Duraverletzung** eine Infektionsgefahr darstellt. Weitere Operationsindikationen sind:

- Meningitis, Hirnabszess
- Pneumatozephalus
- Splitter-/Trümmerbildung
- Fremdkörper
- Schädigung des N. opticus/Visusverlust

Eine enge interdisziplinäre Zusammenarbeit zwischen Mund-, Kiefer-, und Gesichtschirurgie, Neurochirurgie, Hals-Nasen-Ohren-Heilkunde und Augenheilkunde ist zur optimalen Versorgung dieser Verletzungen nötig.

Mittelgesichtsfrakturen

Definition

Das knöcherne Mittelgesicht setzt sich zusammen aus den **Ossa nasale, maxillare, palatinum und zygomaticum.** Frakturen in diesem Bereich können in zentrale/zentrolaterale, den **LeFort-Frakturen,** und laterale Mittelgesichtsfrakturen eingeteilt werden. Jochbein-/bogenfrakturen zählen zu den lateralen Mittelgesichtsfrakturen.

Pathogenese

Aufgrund der biomechanischen Eigenschaften des Mittelgesichts kommt es bei flächenmäßig breit verteilter Krafteinwirkung zu den LeFort-Frakturen.

- LeFort Typ I zeigt einen horizontalen Verlauf im Oberkiefer oberhalb der Zahnwurzeln und des harten Gaumens. Die Sinus maxillares und das kaudale Nasenseptum sind ebenfalls betroffen. Es handelt sich um eine Absprengung des zahntragenden Teils der Maxilla.
- LeFort Typ II wird auch als „Pyramidenfraktur" des Oberkiefers bezeichnet. Sie läuft in der Nähe der Sutura nasofrontalis über die mediale Orbita und schreitet zur Crista zygomaticoalveolaris fort. Das Nasenseptum zeigt einen kranialen Frakturverlauf.
- LeFort Typ III kennzeichnet sich durch eine vollständige Absprengung des Gesichts- vom Gehirnschädel. Von der Sutura nasofrontalis breitet sich der Bruch über die Orbita aus, erreicht die Sutura zygomaticofrontalis und durchtrennt weiters die Jochbögen. Das Nasenseptum ist analog zur Typ II-Fraktur betroffen.

Jochbeinfrakturen entstehen typischerweise durch laterale Krafteinwirkung (Raufhandel!). Der Zug des M. masseter führt häufig zu einer Dislokation nach kaudal. Weiters kann eine Orbitabeteiligung vorliegen.

Die **Blow-out-Frakturen** entstehen durch frontale Krafteinwirkung auf den Bulbus. Die dünne kaudale Orbitawand bricht, beginnend an der Austrittsstelle des N. infraorbitalis, und es kann zu einer Gewebsverlagerung in den Sinus maxillaris kommen.

Klinik

Frakturen des Mittelgesichts zeigen in der Regel ausgeprägte Schwellungen, Hämatome, Nasenbluten und Druckschmerz an den Bruchstellen. Die Schwellung tritt oft so rasch auf, dass bei der Erstuntersuchung Brüche nicht mehr palpiert werden können.

Le-Fort-Frakturen zeichnen sich durch eine abnorme Beweglichkeit des Oberkiefers unter einer bimanuellen Prüfung aus. Okklusionsstörungen sind hinweisend auf zentrale Mittelgesichtsfrakturen.

Eine eingeschränkte Kieferöffnung durch Blockade des Proc. coronoideus mandibulae ist charakteristisch für Frakturen des Jochbeins. Durch Einklemmung des N. infraorbitalis kann es weiters zu Störungen der Sensibilität an Oberlippe und Nasenflügeln kommen.

Orbitabodenfrakturen fallen besonders durch Diplopie, einem Enophthalmus und Augenbewegungsstörungen nach kranial und kaudal auf, Grund sind Einklemmung des M. rectus inferior im Bruchspalt. Außerdem kann es zu Emphysemen und Sensibilitätsstörungen kommen.

Imaging

Auch hier ist die CT der radiologische Goldstandard, da sie eine umfassende Abklärung aller beteiligten knöchernen Strukturen erlaub. Die Halswirbelsäule sollte in die Diagnostik miteinbezogen werden. Komplexe Frakturgeschehen können eine 3D-Rekonstruktion notwendig machen.

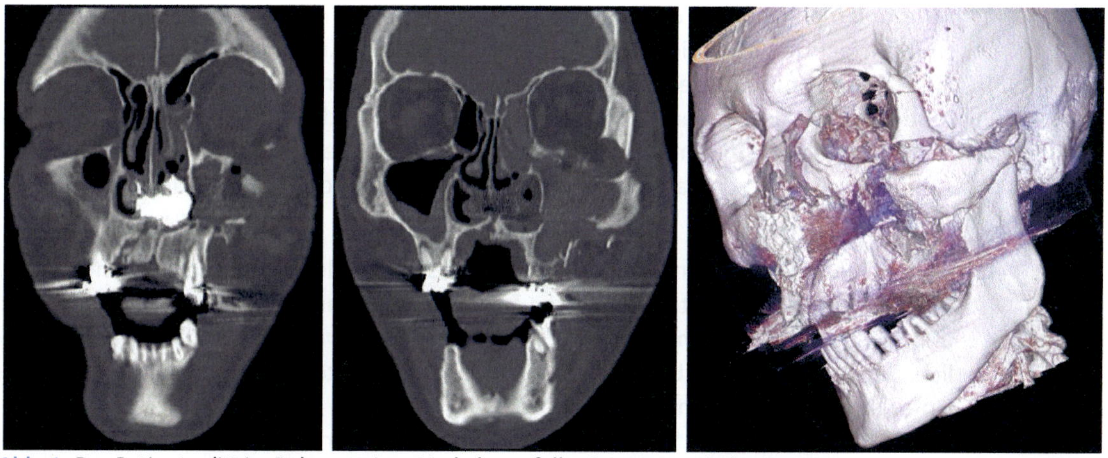

Abb. 1. Der Patient erlitt im Rahmen eines Verkehrsunfalls eine traumatische Nasenamputation, eine zygomaticomaxilläre Defektfraktur links und eine Fraktur des Proc. coronoideus links. (a) Vertikal verlaufende Fraktur durch die Maxilla und hyperdense Nasentamponade zu sehen. (b) Frakturierter Orbitaboden, multipel frakturierter und flüssigkeitsgefüllter Sinus maxillaris, flüssigkeitsgefüllte Siebbeinzellen links, abgesprengtes Jochbein und Fraktur im Proc. frontalis desselben. (c) Übersicht in 3D-Darstellung mit ausgeprägten Zahnfüllungsartefakten. Der Patient wurde anschließend operativ mittels Osteosynthese und zusätzlicher intermaxillärer Fixation versorgt. Eine Nasenrekonstruktion wurde angestrebt.

Patientenmanagement

PatientInnen mit LeFort-Frakturen vom Typ II und III können Atemwegsbehinderungen aufweisen. Eine orale Intubation kann in diesem Fall jedoch die Okklusionseinstellung verhindern. Begleitende frontobasale Frakturen stellen eine Kontraindikation für die nasale Intubation dar (intrakranielle Fehllage des Tubus). Unter diesen Umständen kann neben dem Tracheostoma die sog. submentale Intubation zur Anwendung kommen.

Die Dringlichkeit einer operativen Intervention ist durch den ophthalmologischen Zustand determiniert. Bei Inkarzerationen, Augenbewegungsstörungen oder Diplopie durch Bulbusfehlstand ist jedenfalls die Operationsindikation zu stellen. Fehlen diese Symptome, oder sind sie nur gering ausgeprägt, kann bezüglich Orbitafrakturen unter strenger augenärztlicher Kontrolle zugewartet werden. Anfängliche Orbitahämatome oder -ödeme können eine korrekte Bulbuslage vortäuschen (Verlaufskontrolle). Spätkorrekturen haben durch narbige Verwachsungen im Allgemeinen eine schlechte Prognose.

Jochbeinfrakturen können bei Dislokation minimalinvasiv mit einem Raspatorium oder Haken reponiert werden. Bei ausgeprägten Schwellungszuständen kann die Reposition auch erst 3–4 Tage bzw nach Abschwellen erfolgen. Bei erneuter oder schon initial bestehender starker Dislokation, muss jedenfalls eine Osteosynthese erfolgen.

Die Versorgung von LeFort-Frakturen lässt sich unter Umständen bis zu 14 Tage hinauszögern. Eine Beobachtung kann bei nicht dislozierten Frakturen unter wöchentlicher Kontrolle der Okklusion erfolgen.

Mit der sog. Rüttelzange nach Rower, kann der Oberkiefer - in Bezug auf LeFort-Frakturen - mobilisiert und mit einer anschließenden intermaxillären Fixation (z. B. Otten-Haken) fixiert werden. LeFort-Typ II und III Frakturen lassen sich mit einem Halo-Frame fixieren. Aufgrund des geringen Komforts und der aufwendigen Mundhygiene und -pflege kommt bei ihnen jedoch meist eine operative Versorgung zur Anwendung, die heutzutage auch als Standardversorgung anerkannt ist.

Unterkieferfrakturen

Pathogenese

Vor allem der dünne **Processus articularis mandibulae** ist für Frakturen prädestiniert. Aufgrund der Anatomie und der daraus resultierenden Biomechanik, kommt es häufig zu Mehrfachbrüchen (Biegungsbrüche). Bei frontaler Krafteinwirkung in die mediane Kinnregion kommt es beispielsweise zu einer medianen Kinnfraktur und einer begleitenden bilateralen **Kollumfraktur.** Unter einer paramedianen Krafteinwirkung entstehen bevorzugt Kräfte am Gelenkfortsatz der kontralateralen Seite. Es kommt folglich zu einer **Korpusfraktur** am Ort der Krafteinwirkung und einer Fraktur des kontralateralen Gelenkfortsatzes.

Neben Biegungsbrüchen können ebenso Abscher- oder Stauchungsbrüche der Gelenkköpfe oder des Unterkieferastes bei kaudaler Krafteinwirkung entstehen. Auch ungewöhnliche Frakturmuster sind bei großer, umschriebener Krafteinwirkung möglich. Begünstigt werden Unterkieferfrakturen durch Osteoporose, Atrophie (zahnloser Unterkiefer), Tumore und Entzündungen.
Durch den Verlauf des **N. alveolaris inferior** im Unterkiefer kann dieser bei starker Fragmentdislokation verletzt werden.

Klinik

Frakturen können sich durch eine abnorme Stellung der Zahnreihe sowie durch Okklusionsstörungen bemerkbar machen (Differentialdiagnose Kiefergelenksluxation). Hämatome befinden sich typischerweise an der Haut, dem Vestibulum und dem Sublingualraum. Eine eventuelle Läsion des N. alveolaris inferior macht sich durch Sensibilitätsstörungen der Unterlippe, Haut, Schleimhaut und Zähne bemerkbar. Schließlich treten wie bei nahezu jeder Fraktur ausgeprägte Schmerzen auf.

Imaging

Als radiologische Standardaufnahmen ist ein Orthopantomogram indiziert (die Aufnahme nach Clementschitsch wird meist durch die CT ersetzt). Frakturen des Gelenkkopfes oder diskrete nicht-diszlozierte Brüche sind unter diesen Bedingungen allerdings oft schwer zu diagnostizieren, weswegen in diesen Fällen die CT zur Anwendung kommt.

Patienten-management

Erreicht der Bruchspalt den bezahnten Bereich, so ist durch den Parodontalspalt und das Saumeptihel von einer Kommunikation nach oral (offener Bruch) auszugehen und jedenfalls die Verabreichung von Antibiotika notwendig. Wenn keine manifeste Infektion auftritt, ist diese bis zur Heilung der Wunde – die in der Regel drei Tage dauert – fortzuführen.

Eine konservative Reposition und Retention lässt sich bei Brüchen durch den bezahnten Bereich bei ausreichender Bezahnung durchführen. Hierbei kommt ebenso eine intermaxilläre Fixation (z. B. Schuchardt-Schiene) zur Anwendung (in etwa 4–6 Wochen). Aufgrund der Nachteile für den Patienten hinsichtlich der Alltagstauglichkeit wird auch hier die operative Versorgung bevorzugt.
Einfache nicht dislozierte Frakturen können operativ unter Lokalanästhesie behandelt werden. Dabei wird meist ein oraler Zugang gewählt.

Dislozierte Frakturen des Gelenkfortsatzes lassen sich nur selten konservativ exakt reponieren. Kommt es zu keiner zufriedenstellenden Reposition, erfolgt in einem konservativen Therapieversuch lediglich eine Ruhigstellung in einer Dauer von 1–2 Wochen zur Schmerzreduktion. Anschließend werden Bewegungsübungen durchgeführt, die eine anatomische „Remodellierung“ unter maximaler Funktionsbelastung und Zuhilfenahme funktionskieferorthopädischer Geräten zur Sicherung der Okklusion anstreben.

Bei Kindern ist in dieser Therapieform ein besseres Resultat zu erwarten als bei Erwachsenen. Aus diesem Grund, werden Erwachsene bei dieser Frakturform hauptsächlich chirurgisch behandelt. Generell ist zu sagen, dass auch bei Kindern unter starker Dislokation die Operation bevorzugt wird.

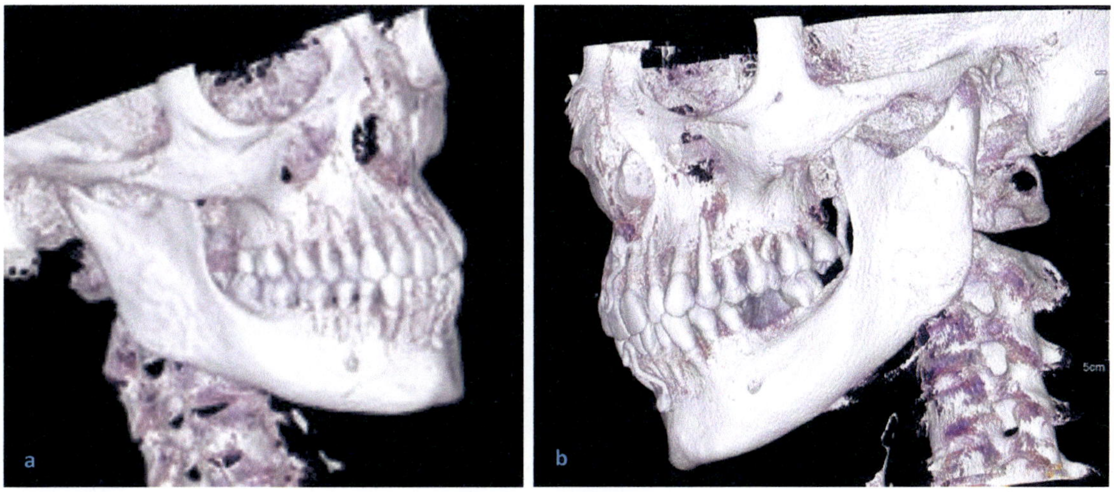

Abb. 2. Nach Fahrradsturz präsentiert sich eine Patientin mit Mehrfachbruch der Mandibula. (a) Dezente rechts paramediane Frakturlinie sichtbar, welche sich nach innen ausbreitet. (b) Begleitende kontralaterale Collumfraktur links. Die Patientin wurde antibiotisch abgeschirmt und mittels Otten-Haken fixiert.

Literatur, Links

1. Hausamen J-E, Machtens E, Reuther J, Eufinger H, Kübler A, Schliephake H. Mund-, Kiefer- und Gesichtschirurgie. 4. Auflage. Springer 2012. ISBN: 978-3-642-17801-6.
2. Schwenzer N, Ehrenfeld M. Mund-Kiefer-Gesichtschirurgie. 4. Auflage. Thieme 2011. ISBN: 978-3-13-593504-1.
3. Lenarz T, Boenninghaus H-G. HNO. 14. Auflage. Springer 2012. ISBN: 978-3-642-21131-7.
4. Weigel B, Nerlich M. Praxisbuch Unfallchirurgie. 2. Auflage. Springer 2011. ISBN: 978-3-642-10788-7.
5. Jackowski J., Peters H., Hölzle F. Zahnärztliche Chirurgie. Springer 2017. ISBN: 978-3-642-54754-6.

Gliederschmerzen, Arthralgie, Muskel- und Knochenschmerz

Catharina Chiari, Franz Kainberger

Lernziele (Entrustable Professional Activities, EPA):
Bei Gelenkbeschwerden, konkret für die Leitsymptome Gliederschmerzen, unspezifische Arthralgien und Periarthralgien sowie den spezifischeren Formen von degenerativen, posttraumatischen und entzündlichen Gelenkschmerzen, Gelenkschwellungen, Muskel- und Knochenschmerzen:

- eine klinische Arbeitshypothese anhand der regelhaft durchgeführten der Schmerzanamnese auf der Basis der Differenzierung möglicher zugrunde liegender Krankheitsbilder erstellen, die Abgrenzung von vaskulären und neuropathischen Schmerzen, einen Diagnoseplan erstellen, die Untersuchungsergebnisse interpretieren und einen Behandlungsplan einleiten können,
- dies anhand pathophysiologischer, anatomischer und medizinpsychologischer holistischer Konzepte den Patienten erklären können,
- Notfallsituationen, vor allem Gelenkinfektionen und maligne Knochentumoren erkennen sowie notfall- und erste allgemein-medizinische Maßnahmen einleiten können,
- sozialmedizinische Aspekte aus der Epidemiologie, Diagnostik und Therapie integrieren können.

Gliederschmerz

Definition

Gliederschmerz ist ein Sammelbegriff für akute oder nach einigen Monaten chronische, meist beidseitige und nicht einer bestimmten anatomischen Struktur zuzuordnende generalisierte oder multiple Schmerzen als (Peri-)Arthralgien, in der Muskulatur und den Extremitäten im Allgemeinen.

Epidemiologie

Sie sind ein häufiger Beratungsgegenstand in der Allgemeinmedizin. **Frauen** sind häufiger betroffen als Männer.

Pathogenese

Neben biomechanischer Überbelastung spielen **psychosomatische** Faktoren eine Rolle.

Differenzialdiagnose

- **Vaskulär bedingte Schmerzen,** insbesondere die Claudicatio intermittens und der leicht ziehende oft umschriebene Schmerz bei Thrombosen oder anderen venösen Erkrankungen.
- **Neuropathische Schmerzen** als Differenzialdiagnose muskuloskeletaler Schmerzen: Eine Form des neuropathischen Schmerzes ist der **projizierte Schmerz (referred pain),** d. h. wenn der Ort der Schmerzentstehung nicht dem des subjektiv empfundenen Schmerzes entspricht. Das **chronisch-regionale Schmerzsyndrom** (CRPS, M. Sudeck) ist ein pathogenetisch komplexes, oft posttraumatisch auftretendes und von psychosomatischen Faktoren beeinflusstes Geschehen.

Tab. 1. Gliederschmerzen: Differenzialdiagnose

Ursache	Pathogenese
generelle Überlastung	• schwere Arbeit, Sport • Überlastung atropher und verkürzter Muskulatur
Systemerkrankungen	• entzündlich: Grippe, grippale Infekte oder andere Infekte Impfreaktion Rheumatische Systemerkrankungen mit Muskelbeteiligung, v. a. **Fibromyalgie** • konstitutionelle Erkrankungen des Bindegewebes • maligne Erkrankungen: systemisches Endstadium • metabolisch: Nebenwirkung von **Medikamenten,** Drogenentzug, Addison-Krise

Patientenmanagement

In der klinischen Praxis ist die Differenzierung lokaler Schmerzen von einem projizierten Schmerz oft relevant, gerade bei älteren Menschen mit hoher Prävalenz von degenerativen Wirbelsäulenerkrankungen, da die Therapie dann oft eine andere ist.

Gelenkschmerzen

Definitionen

Arthralgien sind ein Leitsymptom muskuloskeletaler Erkrankungen. Im klinischen Sprachgebrauch wird der Begriff oft für unspezifische, einem Krankheitsbild nicht direkt zuordenbare Schmerzen verwendet und sollte, wenn immer möglich, durch spezifischere Definitionen ersetzt werden. Gelenkschmerzen können nach zeitlichem Bezug, Bezug zur Bewegung, Intensität und vor allem der Lokalisation spezifiziert werden.

Tab. 2. Neuropathischer Schmerz: Differenzialdiagnose

Ursache	Pathogenese
Polyneuropathie: einzeln oder kombiniert mit Charcot-Fuß als Komplikation	• Diabetes • Alkoholismus
projizierter Schmerz (referred pain)	• radikuläre Ausstrahlung nach distal • Phantomschmerz nach Amputation
mechanische Schädigung des Nerven durch muskuloskeletale Erkrankung	• Nervenverletzung infolge Fraktur oder iatrogen • Engpass(Kompressions-)Syndrom • Morton-Neuralgie des Interdigitalnerven des Fußes • chronisch-regionales Schmerzsyndrom (CRPS, M. Sudeck)

Hinsichtlich der Lokalisation ist zwischen artikulärem und periartikulärem, auch in die Gelenkumgebung ausstrahlendem Schmerz zu differenzieren. Periartikuläre Schmerzen sind meist auf Sehnenerkrankungen zurückzuführen, d. h. ein Impingement, degenerative Enthesiopathien, selten auf Enthesitiden (Achillodynie, diverse Formen des Impingements der Schulter, Hüfte u. a.). Seltener sind gelenknahe Knochenschmerzen infolge von Stress- oder Insuffizienzfrakturen, bei Kindern und Jugendlichen als wichtiges Zeichen einer Osteomyelitis oder eines Knochentumors zu deuten.

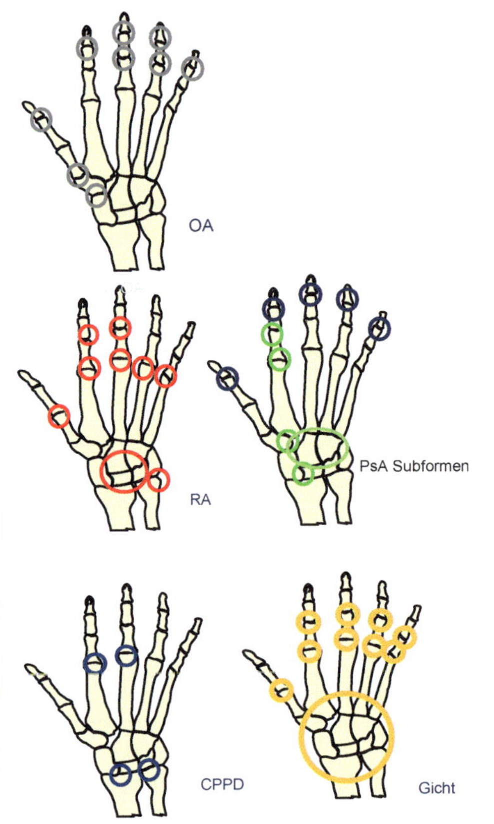

Abb. 1. Verteilungsmuster rheumatischer Entzündungen an der Hand.
OA – Osteoarthritis (Arthrose), RA – Rheumatoide Arthritis, PsA – Psoriasisarthritis, CPPD – Pyrophosphatarthropathie.

Der Befall eines oder mehrerer Gelenke ist zur Differenzierung des entzündlichen Gelenkschmerzes, eine Konstellation mit zusätzlichen klinischen oder anderen diagnostischen Zeichen der Entzündung (Rötung, Schwellung, Erwärmung, Bewegungseinschränkung), von Relevanz: Monarthritis, Oligo- oder Polyarthritis. Von einer Mon- oder Oligoarthritis spricht man dann, wenn an eine noch nicht gesicherte rheumatische Systemerkrankung inklusive einer peripheren Spondylarthritis gedacht wird, man dies aber von Arthrosen mehrerer Gelenke oder einer Kristallsynovitis (noch) nicht abgrenzen kann. Bei der Monarthritis ist auf jeden Fall an eine infektiöse Arthritis zu denken und dies laborchemisch oder eventuell durch weitere diagnostische Maßnahmen auszuschließen, beim Hüft- und Kniegelenk ist auch an eine vaskulär bedingte subchondrale Insuffizienzfraktur bzw. Osteonekrose zu denken. Die Polyarthritis, v. a. wenn sie symmetrisch vorliegt, ist ein spezifisches Zeichen einer Rheumatoiden Arthritis oder einer ihr ähnlichen Erkrankung, meist einer Psoriasisarthritis.

Tab. 3. Gelenkschmerz: Subformen in Abhängigkeit zur Bewegung: die Übergänge zwischen den einzelnen Formen sind fließend, vor allem weil Degenerationen zur aktivierten Arthrose mit Entzündung führen und Arthritiden eine sekundäre Degeneration zur Folge haben können

Form	typische Ursache
Bewegungsschmerz: entw. aktiv od. passiv ausgelöst • Belastungsschmerz *): wenn durch Gewicht verstärkt	• degenerativ, traumatisch
• Anlaufschmerz: im Anfangsstadium eines Bewegungsablaufs wie beim Aufstehen nach längerem Sitzen	• degenerativ
• Morgensteifigkeit	• degenerativ, rheumatisch
Ruheschmerz *)	• aktivierte Arthrose • rheumatisch • gelenknaher Knochenschmerz, s. dort
(artikulärer) Nachtschmerz	• entzündlich • kalzifizierende Tendinitis • gelenknaher Knochenschmerz

*) „Belastungsschmerz" wird auch als Symptom einer Myokardischämie und teilweise einer pAVK verwendet.

Eine sog. Panarthritis, der Schmerz praktisch aller Gelenke und der Wirbelsäule, ist oft psychosomatisch bedingt, die Übergänge zum Gliederschmerz sind fließend.

Spezielle Aspekte der Schmerzdifferenzierung:

Gelenkschmerzen der Hüfte, wo zusätzlich noch Überlastungen der Bauchwand in Form von Leisten- und anderen Hernien sowie die Sportlerleiste, auch Pubalgie beim Athleten, Core Muscle Injuries genannt, weiters Lymphknotenveränderungen und pädiatrische Krankheitsbilder (Coxitis fugax, Epiphyseolyse, M. Perthes, Neugeborenenosteomyelitis) zu erwägen sind.

Beim zeitlichen Bezug ist auf para- oder postinfektiöse Arthralgien zu achten. Sie treten während oder nach verschiedenen Infektionen auf und sind als passagere, d. h. Tage bis Wochen dauernde immunmodulierte Synovitiden anzusehen. Klassisch sind sie bei der Lyme-Borreliose, der Hepatitis oder bei Streptokokkeninfektionen – der für letztere hauptsächlich früher verwendete Begriff des Rheumatischen Fiebers ist bezeichnend dafür. In einzelnen Fällen können sich aus solchen Arthralgien rheumatische Autoimmunerkrankungen entwickeln, vor allem die Übergänge zur Reaktiven Arthritis und zu den frühen Stadien der Rheumatoiden Arthritis sind fließend.

Tab. 4. Entzündlicher Gelenkschmerz: Differenzialdiagnose

Ursache	Pathogenese
aktivierte Arthrose	Begleitsynovitis
Trauma	• durch den hämorrhagischen Erguss verursachte Synovitis • Instabilität infolge Kapsel-Band-Insuffizienz Sonderformen durch repetitive Einklemmung verdickter synovialer Plicae: Plica-Syndrom des Kniegelenks oder, wegen der Form der eingeklemmten Synovialfalte, Pseudo-Meniskoid des oberen Sprunggelenks
Kristallarthropathie	Kristalle verursachen eine chemisch-mechanische Reizung der Synovialis
infektiös	Gelenkempyem (Pyarthros)
rheumatisch	Autoimmunerkrankungen

Anatomie

Fast alle Strukturen der Gelenke enthalten Schmerzfasern mit Ausnahme des hyalinen Knorpels. Die Schmerzquelle ist prinzipiell eine Synovitis, vor allem infolge einer lokalen Degeneration des Knorpels oder der Meniszi mit einem Schmerzmaximum nahe diesen Veränderungen an palpierbaren Druckpunkten. Verstärkt wird dies durch je nach Ursache verschiedenartige fibrovaskuläre, ebenso schmerzhafte Entzündungsreaktionen wie die Begleitsynovitis bei der aktivierten Arthrose oder der Pannus bei der RA.

Patientenmanagement

Diagnostisch können artikuläre und periartikuläre Schmerzen klinisch meist gut spezifiziert werden. Hinsichtlich der Dringlichkeit sind septische Arthritiden und die seltenen malignen Knochentumoren auszuschließen. Bei rheumatischen Erkrankungen, an die vor allem bei einer Oligo- und einer Polyarthritis zu denken ist, ist ein Assessment zur Festlegung des weiteren Managements durchzuführen.

Bei der medikamentösen Schmerztherapie wir meist mit nichtsteroidalen Antirheumatika begonnen. Ergänzt wird sie meist mit physikalischer Therapie.

Tab. 5. Schmerzen und Schwellung im Großzehengrundgelenk

Form	typische Ursache
degenerativ	Arthrose durch Hallux valgus, seltener Hallux rigidus
infektiös	Septische Arthritis
autoimmunologisch	• Gichtarthritis • Psoriasisarthritis, typisch mit Daktylitis
endokrin-metabolisch	Diabetisches Fuß-Syndrom

Muskelschmerz

Definition

Myalgien sind von den Muskeln und ihren Faszien ausgehende Schmerzen im Gegensatz zu den wenigeer klar lokalisierbaren Gliederschmerzen, wobei eine Differenzierung oft nicht möglich ist. Myogelosen sind schmerzhafte Verspannungen, palpatorisch als Verhärtungen tastbar, an für die Körperhaltung nötigen Muskelgruppen des Nackens, Rückens oder der Wade, sodass die Betroffenen oft eine Schonhaltung einnehmen.

Schmerzhafte Muskelkrämpfe sind oft Folge einer Dehydratation.

Tab. 6. Muskelschmerzen: Differenzialdiagnose

Ursache	Pathogenese
funktionell	überlastungsbedingt, eventuell als Myogelosen
traumatisch	• Muskelkater infolge Mikrorupturen • Muskelruptur, bei schweren Formen mit Crush-Syndrom • Kompartment-Syndrom
entzündlich	• grippale oder andere Infekte (ähnlich wie bei Arthralgien) • rheumatische Erkrankungen mit Muskelbeteiligung: Fibromyalgie Vaskulitiden: Polymyalgia rheumatica Kollagenosen: Dermatomyositis, Polymyositis
vaskulär	Ischämie
toxisch	Rhabdomyolyse

Tab. 7. Knochenschmerzen: Differenzialdiagnose

Ursache	Pathogenese
traumatisch	• Frakturen inkl. Stress-, Insuffizienz, Fragilitäts- und pathologischen Frakturen und ihrer Vorstufen (Knochenmarködeme infolge überlastungsbedingter Mikrofrakturen der Spongiosa) Metatarsalgie: häufig ossäre Stressreaktion
entzündlich	• Osteomyelitis • Ostitis
vaskulär	Osteonekrosen und Knocheninfarkte, wenn plötzlich entstehend (bei langsamer Entwicklung oft schmerzarm)
maligne	Myelom, Skelettmetastasen, primäre Knochentumoren, ossärer Nachtschmerz mit Besserung auf Aspirin: Hinweis auf Osteoidosteom

Knochenschmerz

Definition

Knochenschmerzen, wenn ausgeprägt, gehören zu den stärksten Schmerzen überhaupt. Es sind im Prinzip Schmerzen des Periosts, da vor allem hier die Nozizeptoren liegen. Sie können initial, scharf sein (wie bei einem Schlag auf die Tibia), wenn die Übertragung über myelinisierte Fasern erfolgt oder es ist ein dumpfer Dauerschmerz, weitergeleitet über marklose C-Fasern.

Eine Sonderform ist der ossäre Nachtschmerz, der durch Gabe von Aspirin gebessert werden kann als Hinweis auf ein Osteoidosteom. Andere Ursachen nächtlicher Knochenschmerzen sind Knochentumoren und eine Osteomyelitis.

Die symptomatische Therapie basiert auf NSAR. Die Therapie schwerer Knochenschmerzen ist ein relevantes Thema in der Palliativmedizin mit Opioiden und invasiven Maßnahmen wie Plexusblockaden und interventionell-radiologischen Verfahren.

Rückenbeschwerden

Josef Georg Grohs, Franz Kainberger

Lernziele

Bei Schmerzen, Funktionseinschränkungen und Krümmungsabweichungen der Wirbelsäule, konkret für die Szenarien unspezifischer Nacken- und Kreuzschmerz, plötzlicher Schmerz und Bewegungseinschränkung nach Trauma, Schmerzen in Kombination mit peripherer Neuropathie, Einschätzen demineralisierender Osteopathien und Wirbelfrakturen, Erkennen des inflammatorischen Kreuzschmerzes, Palliativtherapie bei Skelettmetastasen

- eine klinische Arbeitshypothese auf der Basis der Differenzierung möglicher zugrundeliegender Krankheitsbilder erstellen, einen Diagnoseplan erstellen, die Untersuchungsergebnisse interpretieren und einen Behandlungsplan einleiten können,
- dies anhand pathophysiologischer, anatomischer und medizinpsychologischer holistischer Konzepte den Patienten erklären können,
- Notfallsituationen erkennen und notfall- sowie erste allgemeinmedizinische Maßnahmen einleiten können,
- sozialmedizinische Aspekte aus der Epidemiologie, Diagnostik und Therapie integrieren können.

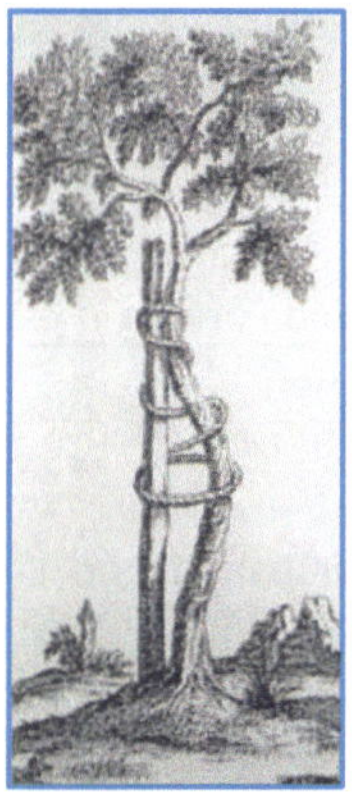

Abb. 1. N. Andry's „Krummer Baum", Symbol des Faches Orthopädie (© public domain). Der französische Arzt Nicolas Andry (1658–1742), der den Namen „Orthopädie" schuf, entwickelte das dieses Fach charakterisierende Symbol des „krummen Baumes", der angebunden an einen geraden Stamm regelrecht

Schmerzen und Bewegungseinschränkungen des Rückens sind danach zu differenzieren, ob sie aus einer oder mehreren von drei möglichen Ursachen resultieren.

Krümmungsabweichungen

Definitionen

Skoliosen sind eine Seitwärtskrümmung mit Rotation der Wirbelsäule. Ist die Rotation ausgeprägt, spricht man von **Torsionsskoliose.** Im Gegensatz dazu findet sich die temporäre Skoliosierung, wie es bei schmerzhaften Zuständen der LWS oder bei Erkrankungen der Niere der Fall ist. Skoliosen werden als eigenständige Krankheitsbilder angesehen: die primären und sekundären Skoliosen, aus denen mit zunehmendem Lebensalter oder auch de novo die **degenerative Lumbalskoliose** entsteht.

Hyperkyphosen (auch als „Witwenbuckel" bezeichnet) und **Hyperlordosen:** eine Buckelbildung der BWS führt in jungen Jahren zur Hyperlordose der HWS und LWS. Im höheren Alter wird die Hyperkyphose der BWS gemeinsam mit der Entlordosierung der LWS als Teil der Degeneration der Wirbelsäule angesehen. Diese Zusammenhänge von Kyphose und Lordose werden als die **sagittale Balance** der gesamten Wirbelsäule bezeichnet und beziehen auch die Beckenkippung mit der Position der Hüftgelenke (in Form der spinopelvinen Parameter) mit ein, denn all dies ermöglicht dem Menschen eine energie-effiziente Haltung. Pathologische Veränderungen des sagittalen Profils korrigieren die Betroffenen durch ihre Körperhaltung, wobei jüngere Menschen dies wegen ihrer generell besseren Beweglichkeit erfolgreicher tun können.

Quantifiziert werden die sagittale Balance und die Skoliosen mit radiographischen Ganzwirbelsäulenaufnahmen.

Tab. 1. Ursachen von Wirbelsäulenbeschwerden

Ursache	
Wirbelsäule und ihre Muskulatur	auch pseudoradikulär genannte Symptomatik (um sie von radikulären Beschwerden zu differenzieren)
Rückenmark und Nerven	oft radikuläre („von den Nervenwurzeln ausgehende") Symptomatik
	benachbarten Strukturen der Rumpf-wand, des Mediastinums und Retroperitoneums: auch „fortgeleitet" oder „referred pain" genannt
	Psychosomatische Komponenten

Patienten-management

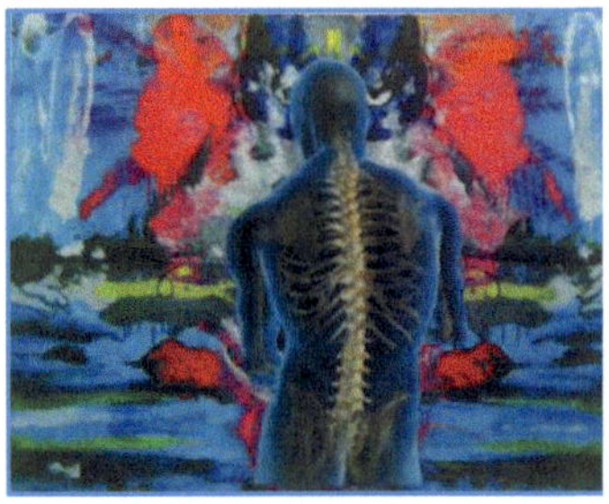

Abb. 3. H. Ferraz-Leite (Facharzt für Neurochirurgie, Wien): Die Bedrohung von Rückenschmerzen. Collage auf Akrylbild.

Der Tortikollis (Schiefhals) ist eine meist im Kindesalter auftretende Schiefhaltung des Kopfes.

Die klinische Früherkennung und darauf aufbauende präventive Maßnahmen sind – vor allem bei der schulärztlichen Untersuchung – entscheidend: besonders die Prävention von Skoliosen im Jugendalter im Rahmen der schulärztlichen Untersuchung.

Tab. 2. Ursachen sagittaler Krümmungsabweichungen

Erkrankung	Genese
degenerativ	Insuffizienz der Rückenmuskulatur
traumatisch, osteoporotisch	Keilwirbel
kongenital: Kyphoskoliose	ev. kombiniert mit Halb- oder Blockwirbeln

Arts and Science: In Victor Hugos Roman ist Quasimodo, der „Glöckner von Notre Dame" als Krüppel dargestellt: das ursprünglich in neutralem Sinn verwendete Wort (etymologisch von der „Gekrümmte"), z. B. für „Krüppelheime", wurde durch Bedeutungsverschlechterung zum Synonym für einen missliebigen Menschen.

Nackenschmerz, Nackensteifigkeit

Definition

Zervikalsyndrom (auch HWS-Syndrom, engl. tension neck syndrome) ist ein Sammelbegriff für Nackenschmerzen und andere Beschwerden der Nacken-Schulter-Regionen. Nach der Höhe differenziert man ein oberes (mit Schmerzausstrahlung in den Kopf) von einem unteren Zervikalsyndrom (mit Zervikobrachialgie).

Anatomie

Für die Entstehung der Zervikobrachialgie sind die Halswirbelsäule und der Schultergürtel als funktionelle Einheit zusehen, die vor allem durch den M. trapezius und den M. levator scapulae stabilisiert oder im Rahmen der Entstehung von Schmerzen überstrapaziert wird.

Tab. 3. Zervikalsyndrom: Ursachen und Formen

Ursachen	Formen
von der Wirbelsäule: • funktionell-überlastungsbedingt degenerativ • posttraumatisch • postoperativ selten: Neoplasien	Myogelosen („Verspannungen") Peitschenschlagsyndrom
von Rückenmark, Grenzstrang od. Nerven: • Meningitis, andere intrathekale Prozesse • den Grenzstrang einbeziehend • Neuropathien	Nackensteifigkeit, Meningismus zervikogener Schwindel, Tinnitus od. Sehstörung Parästhesien od. Hypästhesien des Plexus brachialis, Thoracic-outlet-Syndrom
von benachbarten Strukturen: • Kiefergelenk	
psychosomatische Komponenten	

Patienten-management

Prävention durch reflektierten Lebensstil (Rückenschule). Orale Analgetikatherapie. Therapeutische Lokalanästhesie, aufgrund der flächigen Verbreitung des Lokal-anästhetikums als Infiltration bezeichnet.

Sportmedizin: Bei bestimmten Sportarten auf fortgeschrittener Ebene wie beim Tanzen oder bei Yoga wird die Überdehnung und damit Überlastung der Wirbelsäule als attraktiv und als zu erreichendes Leistungsziel empfunden. Beim Rudern und vor allem bei Leichtathletik kann die Überlastung des lumbosakralen Übergangs ein Problem werden.

Die beim American Football auftretenden, als „Burners and Stingers" bezeichneten Parästhesien entstehen durch traumatische Distorsionen des Plexus brachialis.

Tab. 4. Kokzygodynie

Formen	Ursachen
funktionelle Störungen der Beckenboden-muskulatur (häufig)	• nach Fraktur des hinteren Beckenrings • kongenitale Anomalien
von den Beckenorganen weitergeleiteter Schmerz	• Obstipation, funktionelle Störung des M. levator ani mit Irritation des Plexus coccygeus • Chronic-pelvic-pain-syndrome, CPPS
Pudendusneuralgie	• mechanische Irritation bei langem Radfahren, Lagerung bei langen Operationen, Beckenfrakturen • nichttraumatische periphere Neuropathie

Tab. 5. Canadian C-spine Rule: Klinische Parameter nach einem HWS-Trauma zur Indikation einer bildgebenden Diagnostik und Immobilisation der Wirbelsäule

Risiko	Kriterien
Hochrisikofaktoren: sind diese Kriterien erfüllt, dann Imaging und Immobilisation	• Lebensalter > 65 Jahre • gefährlicher Unfallmechanismus (Sturz aus > 2 m Höhe, Sturz oder Schlag auf den Kopf) • Parästhesien an den Extremitäten
Niedrigrisikofaktoren: sind diese Kriterien erfüllt, dann Rotationsprüfung der HWS (45 Grad) und wenn positiv, dann Imaging und Immobilisation	• einfacher Auffahrunfall • ambulanter Aufnahmestatus, sitzende Position in der Ambulanz • verzögerter Schmerzbeginn • kein Druckschmerz

Rücken- und Kreuzschmerz

Definitionen

Je nach Höhe spricht man von Dorsalgie, Lumbalgie oder, wenn in ein Bein ausstrahlend, von Lumboischialgie (in der Laiensprache „Ischias" oder, wenn akut „Hexenschuss" genannt), Kreuzschmerz (tiefsitzender Rückenschmerz) und Kokzygodynie. Dieser Schmerz am Steißbein ist ein häufig chronisches Schmerzempfinden, der das Sitzen, den Stuhlgang oder den Geschlechtsverkehr negativ beeinflussen kann und diagnostisch sowie therapeutisch schwierig sein kann.

Nach dem zeitlichen Verlauf werden Rücken- und Kreuzschmerzen als akut (< 6 Wochen, 90 % aller Lumboischialgien), subakut (6–12 Wochen) oder chronisch (> 12 Wochen) differenziert. Langjährige, den Spinalkanal und die Neuroforamina einengende Prozesse können zur Claudicatio spinalis führen: intermittierende Rückenschmerzen während des Gehens, die bei entlordosierter Haltung (gebücktes Gehen, Bergaufgehen) besser werden, oft werden sie begleitet von Kribbelparästhesien der unteren Extremität.

Zur Spezifizierung der klinischen Diagnostik wurde das Konzept der „Red Flags" eingeführt: bei unspezifischen Kreuz- und Rückenschmerzen ist, wenn akut, keine weitere Bildgebung indiziert, im Gegensatz zu sog. spezifischen Schmerzen, bei denen zusätzliche Veränderungen (Red Flags) hinweisen auf: neurologische Erkrankung, infektiöse oder rheumatische Entzündung, Fraktur, Tumorerkrankung. Der häufigste Grund für Red-flags-Szenarios ist die osteoporotische Fragilitätsfraktur.

Das „Yellow-Flags"-Konzept dient zur Spezifizierung psychosomatischer oder somatoformer Rückenbeschwerden: Krankheitsverhalten (langes Liegen), Einschätzen der Schmerzen und von Bewegung als belastend, positive Schmerzanamnese, sozialer Rückzug und depressive Verstimmung, hohe Erwartungshaltung an die Therapie, Jobprobleme, Familie zu fürsorglich (overprotective) oder zu fordernd.

Arbeitsplatzbezogene Risikofaktoren werden unter den „blue flags/black flags" zusammengefasst.

Public Health

Epidemiologie: 90 % Lebenszeitprävalenz.

Gesundheitsökonomie: häufigster Anlass für ärztliche Beratung und häufigste Ursache von Behinderung über dem 45. Lebensjahr.

Differenzialdiagnose und Patientenmanagement

- unspezifischer Rückenschmerz: Zur „Befreiung aus der Schmerzspirale", d. h. zur Reduktion akuter Schmerzen und gleichzeitig Prävention der Chronifizierung des Schmerzes ist eine Kombination aus medikamentöser Schmerztherapie, physikalisch-medizinischer Therapie mit Entlordosierung, Manualtherapie wie Lumbar-Roll, Muskeltraining) und Patient Empowerment (keine Rucksäcke o. ä.).

Für spinale Manipulationen („Einrenken von Gleitwirbeln") gibt es laut Vergleichsstudien mit Sham-Manipulationen keine Evidenz. Gleiches gilt für die bis ins 19. Jahrhundert zurückgehende Streckdehnung der Wirbelsäule in speziell konstruierten Betten.

- rezentes Trauma: an der Halswirbelsäule Canadian-C-Spine-Rule (oder NEXUS-Kriterien, National Emergency X-Radiography Utilization Study), Imaging: CT.
- Spondylitis: ggf. Zeichen der Sepsis, Labor: „Entzündungsblute",, bei Hinweis auf Infektion Blutkulturen. Imaging: MRT.
- Inflammatorischer Kreuzschmerz: Anamnese ist sensitiv, Imaging: MRT.
- Osteoporose mit oder ohne Wirbelfraktur: Differenzierung von Myelom, Skelettmetastasen, Osteomalazie.
- Periphere Neuropathie mit Nacken- oder Rückenschmerz: Abgrenzung der Neuropathie von zentralen Ursachen
- Knochentumoren, meist als Skelettmetastasen oder bei Myelom: effiziente palliative Schmerztherapie inklusive interventionell-radiologischer Verfahren.

Arts and Science: Rückenschmerzen wurden vielfach künstlerisch verarbeitet. Bekannte Beispiele sind Leo Tolstois Erzählung „Der Tod des Iwan Iljitsch" mit nach lateral ausstrahlenden Tumorschmerzen oder Frieda Kahlo, die „Malerin der Schmerzen" mit ihrem Selbstporträt „Die gebrochene Säule" (1944), das ihren Körper geöffnet mit Blick auf die mehrfach gebrochene Wirbelsäule zeigt.

Literatur, Links

1. Deutsche AWMF-Leitlinie Kreuzschmerz (https://www.awmf.org/leitlinien/detail/ll/nvl-007.html)
2. Deutsche AWMF-Leitlinie Verletzungen der subaxialen Halswirbelsäule (https://www.awmf.org/uploads/tx_szleitlinien/012-032l_S1_Verletzungen-der-sububaxialen-HWS_2018-01.pdf)

Schädel-Hirn-Trauma

Ecem Çavuş

Lernziele:

- Den Schweregrad des Schädel-Hirn-Traumas anhand der Glasgow-Coma-Scale klassifizieren können.
- Beim Schädel-Hirn-Trauma eine klinische Arbeitshypothese auf der Basis der Differenzierung möglicher zugrundeliegender Krankheitsbilder erstellen, einen Diagnoseplan umsetzen, die Untersuchungsergebnisse interpretieren, einen Behandlungsplan einleiten und somit klinisches Denken trainieren.
- Beim Schädel-Hirn-Trauma notfall- sowie erste allgemeinmedizinische Maßnahmen einleiten und somit in der ärztlichen Primärversorgung aktiv mitwirken können.
- Kenntnis über die Epidemiologie und Pathophysiologie des Schädel-Hirn-Traumas zu haben.

Definition

Unter einem **Schädel-Hirn-Trauma (SHT)** versteht man jegliche Veränderung der normalen Gehirnfunktion bzw. morphologische Veränderungen des Hirngewebes, die durch eine äußere Kraft-/Gewalteinwirkung auf den Kopf verursacht wird. Ein SHT kann von einer Schädelfraktur oder einer Prellung bzw. Verletzung des Skalps, der Dura- und der Gefäße begleitet werden. Man unterscheidet zwischen einem **offenen,** wenn die Dura mitverletzt ist, und einem **gedeckten SHT**. Anhand des **Glasgow-Coma-Scale** wird das SHT in drei Schweregrade eingeteilt:

- **Leichtes SHT** (GCS-Wert von 13–15): Die überwiegende Mehrheit der Patienten (70–90 %) leidet an einem leichten SHT. Bei einem leichten SHT ist die Bewusstlosigkeit auf höchstens 30 Minuten begrenzt. Ein eventuell veränderter Bewusstseinszustand kann bis zu 24 Stunden anhalten. Die bildgebenden Verfahren zeigen hierbei keine pathologischen Veränderungen. Wenn es zu einer posttraumatischen Amnesie kommt, sollte sich diese innerhalb von einem Tag zurückbilden.
- **Mittelschweres SHT** (GCS-Wert von 9–12): Die Bewusstlosigkeit dauert bei einem mittelschweren SHT zwischen 30 Minuten bis maximal 24 Stunden. Ein veränderter Bewusstseinszustand kann länger als 24 Stunden persistieren. Die Befunde der bildgebenden Diagnostik können pathologisch sein. Die posttraumatische Amnesie kann zwischen einem bis maximal 7 Tage bestehen bleiben.
- **Schweres SHT** (GCS-Wert von ≤ 8): Das schwere SHT ist gekennzeichnet durch eine länger als 24 Stunden andauernde Bewusstlosigkeit bzw. einen veränderten Bewusstseinszustand. Mittels Bildgebung können pathologische Befunde erhebbar sein. Die posttraumatische Amnesie infolge des erlittenen Unfalls hält länger als 7 Tage an. Die Mortalitätsrate ist hoch (30–40 %).

Epidemiologie

Trotz großer Fortschritte in der Medizin bleibt das SHT die **Haupttodesursache** bei Menschen im Alter von 15 bis 45 Jahren. Die überlebenden Patienten sind durch körperliche, psychiatrische, emotionale und kognitive Behinderungen einer erheblichen Belastung ausgesetzt.

Jedes Jahr treten weltweit mehr als 50 Millionen SHTs auf, was zu erheblichen Kosten für das Gesundheitssystem und die Gesellschaft führt. Schätzungen zufolge wird etwa die Hälfte der Weltbevölkerung im Laufe ihres Lebens ein oder mehrere SHTs erleiden. Es wird geschätzt, dass das SHT weltweit jährlich rund eine Million Todesfälle verursacht. Aufgrund der langfristigen Folgen verkürzt das SHT die Lebenserwartung um etwa 6 Jahre. Weltweit verändert sich das epidemiologische Muster von SHT. In Ländern mit hohem Einkommen werden zunehmend ältere Menschen als Folge von **Stürzen** von einem SHT betroffen. Andererseits in Ländern mit niedrigem bis mittlerem Einkommen ist bei der Inzidenz von SHT aufgrund von **Verkehrsunfällen** ein steigender Trend zu beobachten, von dem vorwiegend junge Menschen betroffen sind. Darüber hinaus wird auch über einen Anstieg des SHT im Zusammenhang mit **Sport** und **tätlichen Auseinandersetzungen** berichtet.

In Österreich liegt die Inzidenz des SHT bei 303/100.000 und die Mortalität bei 11/100.000 pro Jahr. Das Verhältnis von Männern zu Frauen beträgt 1,4:1 insgesamt, und 2,2:1 in Fällen mit letalem Ausgang. Es werden zwei Altersgipfel beobachtet, einer bei Teenagern und jungen Erwachsenen und ein zweiter bei geriatrischen Patienten. Der häufigste Unfallmechanismus in Österreich ist Fall/Sturz.

Tab. 1. Glasgow-Coma-Scale

Punkte	Augenöffnung	Verbale Antwort	Motorik
1	keine Augenöffnung	keine verbale Reaktion	keine Motorik
2	auf Schmerzreiz	unverständliche Laute	Strecksynergismen auf Schmerzreiz
3	auf Ansprache	unzusammenhängende Worte	Beugesynergismen auf Schmerzreiz
4	spontan	konversationsfähig, desorientiert	ungezielte Abwehrbewegung auf Schmerzreiz
5		konversationsfähig, orientiert	gezielte Abwehrbewegung auf Schmerzreiz
6			gezielte Motorik auf Ansprache

Patho-physiologie

Die Art, Intensität, Richtung und Dauer der äußeren Gewalteinwirkung auf den Schädel gehören zu den Faktoren, die den Schweregrad und die klinische Manifestation des SHT beeinflussen. Während bei den verkehrsbedingten Verletzungen die Akzelerations-/Dezelerationskräfte zum Abriss der Nervenfasern in der weißen Substanz führen können, die **diffuse axonale Schädigung,** verursachen die Kräfte, die durch einen Sturz oder Schlag auf den Kopf erzeugt werden, häufiger eine Gehirnprellung (Hirnkontusion). Ein direkter Schlag kann durch den **Coup-Contre-coup-Mechanismus** zusätzlich auf der gegenüberliegenden Seite der Gewalteinwirkung indirekte Hirnschäden hervorrufen.

Beim SHT wird unterschieden zwischen **primären Hirnschädigungen**, die unmittelbar zum Zeitpunkt der Gewalteinwirkung entstehen, und **sekundären Hirnschädigungen**, die sich in einigen Fällen über Stunden, Tage, Wochen, Monate oder sogar über ein Leben hinweg entwickeln. Durch die primäre Schädigung wird eine Kaskade von zellulären und biochemischen Reaktionen ausgelöst, die die Verletzungsfolge gravierend verstärken können. Im Gegensatz zur primären Hirnschädigung sind diese Sekundärschäden therapeutisch beeinflussbar und bilden das Hauptziel der medizinischen Versorgung.

Tab. 2. Sekundäre Hirnschädigungen

• Exzessive Freisetzung von exzitatorischen Aminosäuren und Neurotransmittern
• Zelluläre Hypoxie
• Störung der Blut-Hirn-Schranke
• Lokale Entzündungsreaktion
• Zelluläres & vasogenes Hirnödem
• Erhöhter intrakranieller Hirndruck
• Einklemmung

Anamnese

Um das Ausmaß der Verletzung nach einem SHT einschätzen zu können, ist es bei der Erhebung der Anamnese wesentlich, nach den genauen Symptomen und Unfallmechanismus zu erfragen. Die Medikamentenanamnese ist routinemäßig zu erheben, vor allem **Blutgerinnungshemmer.** Bei bewusstseinsunklaren Patienten kann die Fremdanamnese über den Verlauf des neurologischen Zustandsbildes des Patienten Hinweise liefern.

Zeichen einer lebensbedrohlichen Verschlechterung beim bewusstseinsgestörten Patienten sind **Pupillenerweiterung, gestörte Pupillenreaktion auf Licht, Hemiparese,** Beuge- und Strecksynergismen und **Kreislaufstörungen.**

Physikalische Untersuchung

Bei der klinischen Untersuchung der Patienten sollen zunächst der Bewusstseinszustand (Bewusstseinsklarheit, Bewusstseinstrübung oder Bewusstlosigkeit) und die **Pupillenfunktion** erfasst werden. Um eine Lähmung auszuschließen, sind die motorischen Funktionen seitendifferent an Armen und Beinen zu beurteilen. Falls keine Willkürbewegungen möglich sind, soll die Schmerzreaktion geprüft werden. Weiters soll die Orientierung, Hirnnervenfunktion, Koordination und Sprachfunktion erfasst und dokumentiert werden. Die Einschätzung der Schwere einer Hirnfunktionsstörung erfolgt mithilfe der Glasgow-Coma-Scale. Zur Erkennung einer Verschlechterung soll die neurologische Untersuchung kurzfristig wiederholt werden.

Mit der nativ (d. h. ohne Gabe von Kontrastmittel) durchgeführten **kranialen Computertomografie (cCT)**, je nach Verletzungsmuster gegebenenfalls ergänzt durch eine CT der Halswirbelsäule, des Gesichts und einer CT-Angiografie, wenn eine zerebrale Gefäßverletzung angenommen wird, werden Blutungen, Frakturen mit oder ohne Hirndruckzeichen erfasst. Imaging

Tab. 3. Neurologische Symptome

Subjektive Störungen	Kopfschmerzen, Benommenheitsgefühl, Übelkeit oder Schwindel, Doppelbilder und Schwerhörigkeit	
Objektive Verletzungszeichen	Schwellung, Blutung, Riss- oder Platzwunden, Skalpierung, Deformitäten des Schädels, Austritt von Blut, Liquor oder Hirngewebe, Blutung aus Mund, Nase oder Ohr	
Hinweise auf eine Schädigung des Nervensystems	Amnesie, Wachheitsstörungen, Orientierungsstörungen, Erbrechen, Lähmungen, Sprach- und/oder Koordinationsstörungen, Hirnnervenstörungen, Krampfanfälle, Streckkrämpfe, vegetative Störungen	
Störung des Bewusstseins	Bewusstseinstrübung	Reduzierte Wachheit, eingeschränkte/fehlende Orientierung zu Person, Ort und Zeit, die Augen können geöffnet werden.
	Bewusstlosigkeit (Koma)	Nicht erweckbarer Zustand, keine Augenöffnung, keine spontane Bewegungen, Aufforderungen werden nicht befolgt.

Die MRT-Untersuchung dauert in der Regel länger, wodurch die Verwendung in der Akutdiagnostik eingeschränkt ist. Im Vergleich zur CT hat sie eine höhere Sensitivität für umschriebene Gewebsläsionen und kann nach der Akutversorgung zur Abklärung von Patienten mit neurologischen Störungen eingesetzt werden.

Differenzialdiagnostisch ist daran zu denken, dass Differentialdiagnose

- Stürze durch eine vorbestehende Erkrankung mit Sturzneigung ausgelöst worden sein können
- im Besonderen eine spontane Subarachnoidalblutung zum Sturz geführt haben kann und das intrakranielle Hämatom dann nicht durch den Sturz, sondern die Vorerkrankung oder beides entstanden sein kann und
- im Falle eines Fremdverschuldens Anzeige zu erstatten und die Dokumentation entsprechend abzufassen ist.

Das Ziel der Erstversorgung am Unfallort ist die **Sicherstellung der Herzkreislauffunktionen** und die **Beseitigung aller Zustände, die zu einer Hypoxie oder Hypotonie führen können.** Ein Absinken des systolischen Blutdrucks unter 90 mmHg und der arteriellen Sauerstoffsättigung unter 90 % sollte vermieden werden. Patientenmanagement

Im Fall intrakraniellen Hämatoms (wie Epiduralhämatom, Subduralhämatom, Intrazerebralhämatom, raumfordernde Impressionsfraktur) erfolgt eine **chirurgische Entlastung**.

Bei erhöhtem Hirndruck kann auch zur raschen Senkung des intrakraniellen Drucks eine **operative Dekompression durch Trepanation** durchgeführt werden.

Nicht operative Maßnahmen umfassen die Gabe von Osmodiuretika, z. B. **Mannitol** oder hypertone Kochsalzlösung zur kurzzeitigen Senkung des ICP, Oberkörperhochlagerung auf 30°, Hypothermie, Hyperventilation, hyperbare Sauerstofftherapie, Analgosedierung und Gabe von Barbituraten bei nicht beherrschbaren Krisen intrakranieller Hypertension.

Beim SHT ist die Gabe von Glukokortikoiden aufgrund einer signifikant erhöhten 14 Tage-Letalität kontraindiziert.

Gerichtsmedizin: Bei Kindern soll man auf die Möglichkeit eines nicht akzidentiellen SHT achten, bei Erwachsenen auf häusliche Gewalt als Ursache.

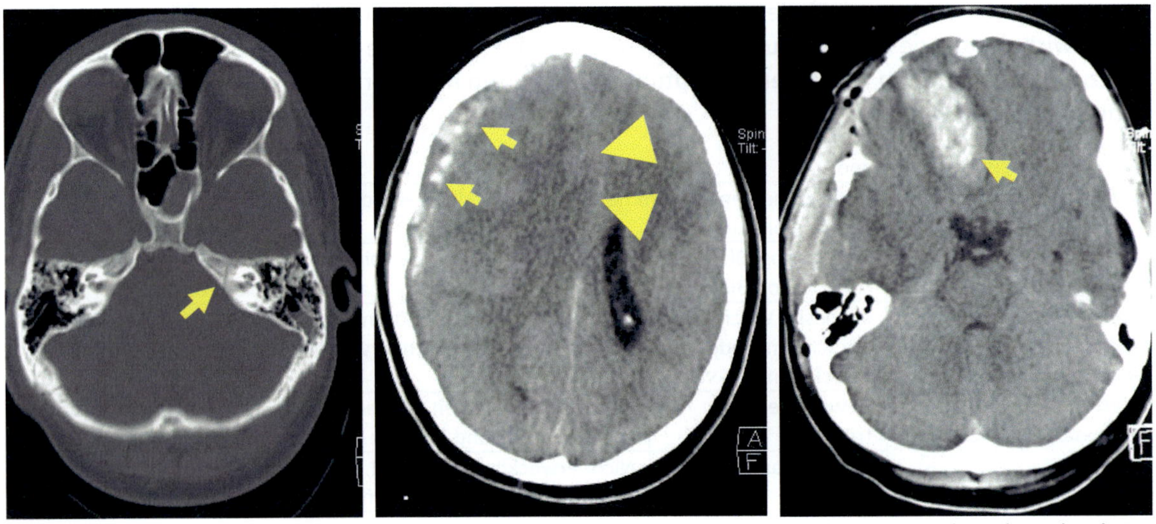

Abb.2. 26-jähriger Patient nach Raufhandel mit dem Türsteher eines Nachtlokals. (a) rezente Fraktur des Felsenbeins links (Pfeil). (b) Subduralhämatom rechts frontoparietal (Pfeile) durch Contrecoup-Mechanismus mit Verdrängung des Sulcus sagittalis superior nach kontralateral (Pfeilspitzen) und ausgeprägtes traumatisches Hirnödem rechts, so dass der rechte Seitenventrikel völlig komprimiert ist. (c) Postoperativ nach akut durchgeführter osteoklastischer Trepanation deutliche Nachblutung in das rechts-frontale Hirnparenchym (Pfeil). Nach 6 Wochen konnte der Patient auf eine Neurologie (er hatte nach dem Aufwachen auf der Intensivstation leichte Halbseitenzeichen links) transferiert werden.

Literatur, Links

1. AWMF-Leitlinie Schädel-Hirn-Trauma im Erwachsenenalter (Stand 20.02.2020; https://www.awmf.org/uploads/tx_szleitlinien/008-001l_S2e_Schaedelhirntrauma_SHT_Erwachsene_2016-06.pdf).
2. Capizzi A, Woo J, Verduzco-Gutierrez M. Traumatic Brain Injury: An Overview of Epidemiology, Pathophysiology, and Medical Management. Med Clin North Am. 2020;104(2):213-238. doi:10.1016/j.mcna.2019.11.001.
3. Freeman WD, Aguilar MI. Intracranial hemorrhage: diagnosis and management. Neurol Clin. 2012; 30(1): 211-ix. doi:10.1016/j.ncl.2011.09.002.
4. Maas AIR, Menon DK, Adelson PD, et al. Traumatic brain injury: integrated approaches to improve prevention, clinical care, and research. Lancet Neurol. 2017; 16(12): 987–1048. doi:10.1016/S1474-4422(17)30371-X.
5. Mauritz W, Brazinova A, Majdan M, Leitgeb J. Epidemiology of traumatic brain injury in Austria [published correction appears in Wien Klin Wochenschr. 2014 May; 126(9–10): 324-5]. Wien Klin Wochenschr. 2014; 126(1–2): 42–52. doi:10.1007/s00508-013-0456-6.

Penetrierendes Trauma: Stich und Schussverletzungen des Rumpfes

Frédéric H. Witte

Key-Features zu den Lernzielen (Entrustable Professional Activities, EPA)

- Stichverletzung: Bildgebende Untersuchungen, Klinik, mögliche Komplikationen
- Forensische Aufarbeitung nach fremdbeigeführter Stichverletzung

Definition

Eine Stichverletzung (Vulnus ictum, engl. stabbing) ist eine Verletzung durch ein unnachgiebiges, tendenziell spitzes Objekt wie ein Messer, eine Nadel, eine Glasscherbe oder in Form einer Pfählungsverletzung durch **Fremd- oder Selbstverschulden.** Im Falle der Selbstverschuldung kann diese willentlich (in suizidaler Absicht, Selbstbeschädigung) oder unwillentlich (Unfall, Psychose, Delir) erfolgen.

Eine Schussverletzung wird durch einen Pfeil oder ein Geschoss verursacht (ohne schusssichere Weste, dann entstehen eher stumpfe Traumen), das im Körper stecken bleiben oder ihn durchdringen kann.

Epidemiologie

Die Inzidenz von Stichverletzungen ist in Österreich in den letzten Jahren gering zunehmend.

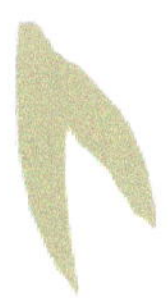

Abb. 1. Typischer „Schwalbenschwanz" bei Rotation des Messers in seiner Längsachse vor dem Herausziehen aus der Wunde

An der Einstichstelle beginnt der **Stichkanal,** bei perforierenden Verletzungen gibt es zusätzlich eine Ausstichverletzung. Je nach Art des Gegenstandes ist die Einstichstelle konfiguriert, glatt bei Messern, unregelmäßig bei eher stumpfen Gegenständen wie Ästen, aber auch bei Messern mit Widerhaken. Wird das Messer beim Herausziehen aus der Wunde gedreht, bekommt die Wunde die Konfiguration eines Schwalbenschwanzes. Bei kleinen Einstichstellen ist das Risiko einer Blutung zwar gering, aber nicht vernachlässigbar. Auch kann man aus der Größe der Einstichstelle nicht auf die Länge des Stichkanals schließen.

Pathogenese

Die meisten Stichverletzungen fügt man sich an der Hand zu, bei Fremdverschulden sind meist der Körperstamm und die stammnahen Extremitäten betroffen. Typische Verletzungen sind Muskelhämatome und am Thorax ein **Pneumothorax** oder eine **Herzbeuteltamponade**. Am Abdomen ist eine entscheidende Frage, ob das **peritoneale Verletzung** vorliegt: die dabei oft vorhandene Blutung in die Peritonealhöhle ist charakteristisch, es gibt jedoch auch zahlreiche peritoneale Stichverletzungen ohne intraperitoneale Blutung. Eine Darmperforation, meist an der dem Stichkanal zugewandten Seite, kann durch Austritt von Stuhl zu einer **Peritonitis** führen. Auch sind Perforationen von Organen nahe dem Stichkanal zu evaluieren. Wird ein arterielles Gefäß getroffen oder das Herz, kann die Blutung letal sein.

Klinik

Die **Dokumentation von Fremdverschulden** und des Tathergangs ist obligater Teil der Anamnese. Bei der Inspektion ist eine **Foto-Dokumentation** der vom Opfer getragenen Kleidung und der Stichverletzung vor dem Reinigen der Wunde (Abrinnspuren des Blutes, Verschmutzungen o. Ä. können von gerichtsmedizinisch großer Bedeutung sein) durchzuführen inklusive etwaiger Begleitveränderungen an der Haut wie blaue Flecken und Abwehrverletzungen des Opfers **wie Kratzrückstände unter den Fingernägeln.** Auf den Fotos soll ein Namensschild des Patienten und ergänzend ein Lineal

Tab. 1. Weichteilemphysem des Thorax: Differenzialdiagnose, nach denen gezielt zu suchen ist

Verletzung eines Hohlorgans	• Pneumothorax • Verletzung des Tracheobronchialbaums • Ösophagusperforation
Hautverletzung, -inzision	• Thoraxdrainage • Penetrierendes, selten stumpfes Thoraxtrauma
Infektion	• sehr selten Wundinfektion mit gasbildenden Erregern inkl. Gasbrand

abgebildet sein. Auch lässt die Art der zugefügten Verletzung Rückschlüsse auf den Tathergang zu, u. a. kann man auf interkulturelle Unterschiede oder auf den emotionalen Zustand des Täters aus der Art und Weise der Attacke schließen. Bei der klinischen Untersuchung kann man den Stichkanal sondieren, allerdings ist dies von geringerer Aussagekraft als die bildgebende Diagnostik, weil die Subkutis je nach Spannungszustand beim Vordringen der Tatwaffe teleskopartig verformt und komprimiert wird, d. h. der Stichkanal oft gebogen oder geschlängelt verläuft.

Bei Selbstverletzungen können oft mehrere und nicht tief penetrierende Stichverletzungen („Zauderverletzungen“) an der ventralen Körperseite zusammen mit Blutspuren an den Händen gefunden werden.

Patientenmanagement

Primär ist bei Verletzungen des Körperstamms oder der proximalen Extremitäten eine CT mit Kontrastmittel indiziert, wobei die Einstichstellen durch einen röntgendichten kleinen Marker auf der Haut zu kennzeichnen sind. Die Richtung und Tiefe des Stichkanals sowie die Perforation innerer Organe ist zu evaluieren: Verläuft der Stichkanal von außen kranial nach innen kaudal, spricht dies für eine geplante Verletzungsabsicht, während ein eher horizontaler Verlauf eines kurzen Stichkanals auch bei einer unbeabsichtigten Verletzung vorkommt. Die Ultraschalluntersuchung wird zunehmend als nicht geeignet angesehen, weil vor allem bei fehlender intraperitonealer Blutung eine Organverletzung übersehen werden kann.

Chirurgische Versorgung der durchtrennten Strukturen und Infektionsprophylaxe.

Gerichtsmedizin: Die bei der klinischen Anamnese und Untersuchung angefertigte Dokumentation spielt eine zentrale Rolle. Relevant ist auch bei der Befragung des Opfers und des Täters, ob die Aussagen und die Dokumentation übereinstimmen oder nicht.

- Bei Kopfverletzungen dienen zur grundsätzlichen Differenzierung zwischen Selbst- und Fremdverschulden die
- **Hutkrempenregel:** Verletzungen oberhalb der Hutkrempe am ehesten durch fremde Gewalteinwirkung (HBL = Head Briem line)
- Puppe-Regel: später entstandene Frakturlinien enden an früher entstandenen/werden durch diese im Verlauf unterbrochen

Die Puppe-Regel ist nach dem Rechtsmediziner Georg Puppe benannt.

Stumpfes Trauma und Dezelerationstrauma des Rumpfes

Elena Neunteufel, Franz Kainberger

Key-Features zu den Lernzielen (Entrustable Professional Activities, EPA)
- Stumpfe Traumata im Kontrast oder begleitend zu penetrierenden Verletzungen in Betracht ziehen und erkennen.
- Gezielt an den wahrscheinlich beteiligten Organsystemen orientieren, um Verletzungslokalisationen auszumachen.
- Awareness für eine eventuelle Verschlechterung, respektive die fortwährende Beobachtung etwaiger Symptomatik und die regelmäßige Kontrolle.

Definitionen

Stumpfe Traumen entstehen durch nicht-perforierender Gewalteinwirkungen, dazu gehören auch **Hochrasanztraumen** wie **Dezelerations**- oder **Akzelerationstraumen,** Verschüttungen und Einklemmungen. Das stumpfe Trauma betrifft den Thorax und das Abdomen, beim Gehirnschädel wird es im deutschsprachigen Raum unter dem Begriff Schädel-Hirn-Trauma mit anderen Verletzungsformen zusammengefasst. Andere anatomische Lokalisationen sind das Gesicht und der Hals sowie die Extremitäten.

Tab. 1. Seat-Belt-Injuries – Verletzungsmuster durch den Sitzgurt in Autos

Organsystem	Verletzungsformen
Haut, Brust	• **Abrasionen, Lazerationen** (Gurten-Wundmale) entlang des Verlaufs des Sitzgurtes • Hämatome der weiblichen Brust
Thorax	• Rippenkontusionen oder -frakturen • **Sternumfrakturen** und ev. **Flail-Chest** • Ruptur der Schultermuskulatur
Abdomen	• Milzruptur • Gastrointestinale und mesenterielle Verletzungen: typisch an Stellen mesenterialer oder retroperitonealer Fixierungen des Darmes: Duodenum, **Treitz'sches Ligament, Ileozökalklappe**

Eine spezielle Form ist das **Seat-Belt-Syndrom (Seat-Belt-Injury),** ein Dezelerationstrauma durch den Sitzgurt bei Autounfällen (seit Einführung der 3-Punkt-Gurte kommen einige damit assoziierte Verletzungsmuster wie die Chance-Fraktur der thorakolumbalen Wirbelsäule in diesem Zusammenhang viel seltener vor). Auch durch **Airbags** können ähnliche stumpfe Traumen entstehen.

Pathogenese

Ursachen sind in erster Linie **Verkehrsunfälle** – dazu gehören auch **Fahrradstürze,** bei denen der Lenker in den Bauch gerammt wird – weiters tätliche Angriffe, sowie Stürze aus großer Höhe. Bei solchen Stürzen kommt es, wie aus zufälligen Aufzeichnungen mit Videokameras bekannt ist, beim Aufprall (mit den Füßen) zu einer kurzzeitigen, kaum vorstellbaren Kompression des gesamten Trunkus mit daraus resultierenden Zerreißungen der Gefäße und Organe sowie Frakturen.

Bei den daraus resultierenden Gefäßverletzungen kommt es meist zu einer **Intimaläsion,** in schwereren Fällen zu einer Dissektion der inneren Wandschichten oder zum kompletten Durchriss der Gefäßwand. Durch ein **intramurales Hämatom** kann bei kleineren Gefäßen das Lumen verschlossen werden und deshalb oder durch die komplette Unterbrechung eine periphere Ischämie entstehen. Eine Luftembolie durch ein stumpfes Trauma ist selten.

Zu den systemischen **Komplikationen** nach stumpfem Trauma zählen:
- Hämorrhagischer Schock
- Posttraumatische Koagulopathien
- Fettembolie (bei Fraktur großer Röhrenknochen)

Bei älteren Personen ist die Schwere dieser Verletzungen wegen der größeren Rigidität des Gewebes generell stärker.

Gerichtsmedizin: Bei Hinweis auf Fremdverschulden ist die fotographische Dokumentation von Prellmarken und anderen äußeren Verletzungszeichen essenziell. Falls nur ein Ultraschall und keine CT beim stumpfen Trauma durchgeführt wurde und dadurch Diagnosen übersehen wurden (v. a. wenn eine Organperforation gedeckt und daher keine freie intraperitoneale Flüssigkeit vorhanden war), kann dies bei einer gerichtsmedizinischen Begutachtung als fehlerhaft angesehen werden.
Eine Nichtbeachtung eines zweizeitigen Verlaufs wie es bei der Milzruptur sein kann, kann im Fall eines Gerichtsverfahrens als Behandlungsfehler ausgelegt werden.

Stumpfes Thoraxtrauma

Pathogenese

Rippenfrakturen oder -kontusionen sind die häufigste Manifestation, oft verbunden mit einem **Spannungspneumothorax, Hämatopneumothorax,** einem offenen Pneumothorax mit „sucking wound", oder Frakturen der Wirbelsäule. Als **Flail Chest** bezeichnet man sehr stark schmerzende ausgeprägte Rippenserienfrakturen, oft bilateral, mit einzelnen mehrfach frakturierten Rippen oder kombiniert mit einer **Sternumfraktur,** die zu einer Instabilität des Brustkorbs mit paradoxer Atmung (die gebrochenen Partien des Thorax werden bei Inspiration ins Körperinnere hineingezogen) und Hypoxie führen.

Lungenkontusionen führen zu wenige Zentimeter großen oder ausgedehnteren intrapulmonalen Hämatomen. In Lungenkontusionen können sich leichter Lungenödeme und ein **ARDS** entwickeln, durch die die Respiration stark beeinträchtigt werden kann, sodass engmaschige Blutgasanalysen und oft eine intensivmedizinische Betreuung nötig sind.

Tracheobronchiale Verletzungen sind seltener und führen zu Hämoptysen, ein Weichteilemphysem oder einen Spannungspneumothorax dar.

Das **Mediastinalhämatom,** vor allem jedoch die traumatische **Aortenruptur** ist – obwohl klinisch oft asymptomatisch (deshalb „silent killer" genannt) – eine lebensbedrohliche Akutsituation, welche unbehandelt rasch letal enden kann. Ursachen sind Zerreißungen erst der kleineren mediastinalen Gefäße, in schwereren Fällen der Aorta und hier typisch mit einer Gefäßwandschädigung dort, wo sie mit dem **Lig. Botalli** fixiert ist, oder als **traumatische Aortendissektion.** Vor allem bei Stürzen oder Sprüngen aus großer Höhe können die großen abgehenden Gefäße aus der Aortenwand herausgerissen werden.

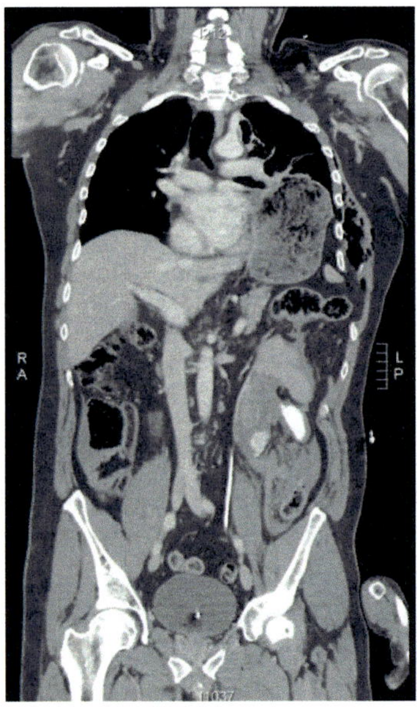

Abb. 1. 44-j. Patient nach Polytrauma: Zwerchfellruptur links mit Herniation des Magens, der Milz und der linksseitigen Darmschlingen nach intrathorakal.

Die **stumpfe Herzverletzung,** typisch assoziiert mit einer Sternumfraktur, kann zu einer Ruptur einer Herzklappe oder zu einer Kontusion des Herzmuskels führen, oft mit **Rhythmusstörungen** und seltener einer Herzbeuteltamponade.

Eine **Zwerchfellruptur** tritt fast immer links auf (rechts schützt davor die fest mit dem Zwerchfell verwachsene Leber) und kann zu einer Herniation von Bauchorganen in den Thoraxraum führen und die Atmung beeinträchtigen.

Ösophagusverletzungen als Folge eines stumpfen Thoraxtraumas treten ebenfalls selten auf, als Komplikation kann es zu einer infektiösen Mediastinitis kommen.

Imaging

Als Erstmaßnahme vor Einlieferung in den Schockraum können mittels Notfall-Sonografie-Techniken (Bsp. FAST) Rippenfrakturen, ein Pneumothorax oder eine Herzbeuteltamponade diagnostiziert werden.

Standard in der Bildgebung ist die CT mit Kontrastmittel in Form eines Polytrauma-Protokolls. Da Zwerchfellrupturen eher selten und oft nicht ausgeprägt sind, ist darauf zu achten, sie nicht fälschlich als einfachen Zwerchfellhochstand zu interpretieren.

Das auf Thoraxübersichtsaufnahmen sichtbare „verbreiterte Mediastinum" spielt heute im modernen Schockraummanagement keine relevante Rolle.

Patienten-management

Bei Gefäßverletzungen ist bis zur Operation der Blutdruck niedrig zu halten, um eine Sekundärläsion zu vermeiden. Als interventionelle Therapie eignet sich die transfemorale Einbringung eines endovaskulären Stents.

In über 90 % der Fälle erfolgt die Thoraxdrainage als endgültige Therapie. Selten ist ein thoraxchirurgischer Eingriff wie zur Versorgung einer blutenden Interkostalarterie, bei massivem Hämatopneumothorax oder zur Versorgung der verletzten Hohlorgane oder Gefäße indiziert.

Stumpfes abdominelles Trauma

Epidemiologie

Am häufigsten ist die Milzruptur.

Pathogenese

Die kurzzeitige Erhöhung des intraabdominellen Drucks spielt bei dieser Traumaform eine große Rolle.

Milzrupturen können hämodynamisch lebensbedrohliche Folgen haben. Die Milz ist, aufgrund ihres stark durchbluteten Parenchyms und der straffen Kapsel besonders vulnerabel. Oft ist sie mit Rippenfrakturen des linken kaudalen Hemithorax assoziiert. Eine Milzruptur kann zweizeitig auftreten. Da die Milz ein immunologisch wichtiges Organ ist, steigt nach einer Splenektomie das Risiko einer Sepsis, es kann zum Postsplenektomie-Syndrom (OPSI-Syndrom, Overwhelming Postsplenectomy Infection Syndome) kommen, einer durch isolierte Störung der Makrophagen verursachten bakteriellen Infektion mit:

- Pneumokokken
- Meningokokken
- Haemophilus influenzae

Zum Postsplenektomie-Syndrom gehört auch nach etwa 1–2 Wochen ein Anstieg der Thrombozytenzahl und dementsprechend erhöhte Thrombosegefahr. Nach Wochen normalisiert sich dies weitgehend, aber nicht komplett.

Traumatische Leberverletzungen sind vor allem in der rechten Leber zu beobachten. Bei Leberrupturen muss aufgrund ihrer Häufigkeit immer nach Begleitverletzungen gesucht werden.

Nierentraumen können ein retroperitoneales Hämatom hervorrufen und in weiterer Folge zu einem hypovolämischen Schock führen. Durch die hohe Durchblutung sowie straffe, dünne Kapsel ist die Niere besonders anfällig für stumpfe Verletzungen.

Bei Verdacht auf eine Beckenverletzung, wird die Stabilität des Beckenrings mittels Kompression und Distraktion geprüft. Differenzialdiagnostisch ist an Verletzungen der Beckenorgane zu denken, vor allem der Harnblase und Urethraverletzungen, denn sie kann bei ihrem Durchtritt durch den Beckenboden großen Scherkräften ausgesetzt sein. Auch das Rektum oder die Vagina können rupturieren.

Eine Komplikation kann das abdominelle Kompartmentsyndrom (ACS) sein.

Klinik

Eine **Abwehrspannung** kann aber muss in der Frühphase bei abdominellen Verletzungen nicht zwingend vorhanden sein. Äußere Verletzungszeichen **Prellmarken** und **Hämatome** sind hinweisgebend. Eine messbare rasche **Zunahme des Bauchumfangs** kann auf eine Blutung hinweisen. Bei Harnwegsverletzungen ist die **Hämaturie** ein Leitsymptom, beim Mann als charakteristischer Blutstropfen am Meatus urethrae.

Imaging

Die primäre Diagnostik ist die CT mit Polytrauma-Untersuchungsprotokoll. Die Indikation des Ultraschalls nach FAST- oder einem analogen Schema wird unterschiedlich diskutiert. Die Sensitivität des US ist vor allem bei der Milzruptur deutlich schlechter als die der CT. Wichtiges Ultraschallzeichen ist die Ansammlung intraperitonealen Bluts oder anderer Flüssigkeiten, im linken Oberbauch in der Koller-Pouch (Recessus splenorenalis) und im rechten Oberbauch in der Morrison-Pouch (Recessus hepatorenalis). Als Primäruntersuchung ist der Ultraschall vor Einlieferung in den Schockraum, zusätzlich auch bei Verdacht auf **Schwangerschaft** indiziert, bei der sich im Fall eines positiven Befundes gegebenenfalls das weitere Management ändern kann.

Patientenmanagement

Stumpfe abdominelle Verletzungen werden bei stabilem Kreislauf und Ausschluss von Hohlorganverletzungen konservativ therapiert und kontrolliert, sonst operiert. Eine endovaskuläre interventionell-radiologische Embolisation kann bei profusen Blutungen wie nach Beckenverletzungen durchgeführt werden.

Die heute gelegentlich noch empfohlene exploratorische Laparotomie, d. h. Eröffnung des Bauches ohne ausreichende Kenntnis zu erwartender Traumafolgen durch die CT, ist nur mehr selten indiziert.

Literatur, Links

1. Oestern, H. (2008). Das Polytrauma: Präklinisches und klinisches Management (1. Aufl.).
2. S3-Leitlinie Polytrauma / Schwerverletzten-Behandlung der DGU. In: AWMF online.

Posttraumatische Störung der peripheren Motorik, Zirkulation und Sensibilität

Paul Supper

Lernziele und Zusammenfassung

- Bei Störungen peripherer Motorik, Zirkulation und Sensibilität eine klinische Arbeitshypothese auf der Basis der Differenzierung möglicher zugrunde liegender Krankheitsbilder erstellen, einen Diagnoseplan umsetzen, die Untersuchungsergebnisse interpretieren und einen Behandlungsplan einleiten können.
- Bei Störungen peripherer Motorik, Zirkulation und Sensibilität Notfallsituationen erkennen sowie notfall- und erste allgemeinmedizinische Maßnahmen einleiten können.
- Bei Störungen peripherer Motorik, Zirkulation und Sensibilität die Patienten personalisiert führen (inklusive Einverständnis zu diagnostischen und therapeutischen Maßnahmen) und empathisch betreuen können.
- Bei Störungen peripherer Motorik, Zirkulation und Sensibilität eine evidenzbasierte Patientenvorstellung und personalisierte Umsetzung einleiten können.

Posttraumatische Abklärung der peripheren Motorik, Zirkulation und Sensibilität

Definition

Die Abklärung der peripheren Motorik, Zirkulation und Sensibilität ist ein essenzieller Bestandteil der traumatologischen Beurteilung. Neben der Wundheilungsstörung und direkten Verletzungsfolgen, führen anhaltende Störungen der Motorik, Zirkulation und Sensibilität zu signifikanter Einschränkung der langfristigen Extremitätenfunktion, bis hin zur Reduktion der Selbstständigkeit und in weiterer Folge der Lebensqualität. Die frühzeitige Diagnostik und adäquate Therapie können zur funktionellen Regeneration führen und Spätkomplikationen verhindern.

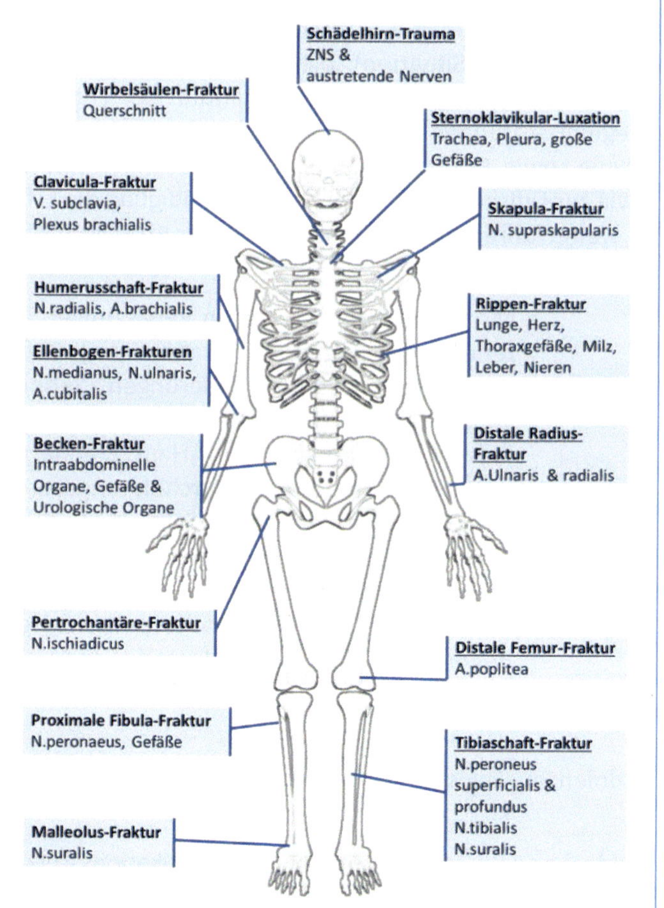

Abb. 1. Häufige Begleitverletzungen bei knöchernen Verletzungen [Supper 2021, Erstellt anhand Checkliste Traumatologie Thieme 2005 & human_skeleton Wikimedia Commons]

Pathogenese

Knochennahe Gefäße und Nerven sind prädisponiert für Verletzungen bei Frakturen der anliegenden Knochen. Bei externem Druck bieten die weichen Leitstrukturen zu dem Knochen keinen Widerstand und werden direkt oder durch die entstehende Schwellung komprimiert, bzw. durch die scharfkantige Fraktur verletzt.

Klinik

Präklinisch sowie bei vitaler Gefährdung erfolgt die Erstbegutachtung mittels Primary Survey zur systematischen Beurteilung der Vitalfunktionen.

Tab. 1. Primary Survey nach ATLS®-Protokoll

	Diagnostik	Therapie
Airway Cervical Spine	Hautkolorit (Zyanose?) Atemarbeit	Atemwege freilegen (Kopfreklination, Fremdkörperentfernung) Atemwegssicherung (Guedel-, Wendl-Tubus, Intubation) Halswirbelsäulen-Immobilisation (Stiffneck, manuell)
Breathing Spannungspneumothorax	Thorax-Inspektion, -Palpitation, -Auskultation, Halsvenen-Stauung, Hautcolorit, SpO2, (et)CO2	Oxygenierung, Beatmung Dekompression nach Monaldi, bzw. Bülau, ggf. Thorakotomie
Circulation Bleeding	Blutdruck, Puls, Rekapillarisierungszeit Blutungszeichen, Instabilität Becken- oder Schultergürtel, Röhrenknochen	Blutstillungsmaßnahmen (Druckverband, Kompressionshilfen, Tourniquette, offene Blutstillung) Intravenöse Volumensubstitution, Erythrozytenkonzentrate, ggf. Tranexamsäure, Katecholamine
Disability	Glasgow Coma Scale (Pupillenreaktion, verbale & motorische Reaktion), AVPU-Schema (Alert, Voice, Pain, Unresponsive), Intoxikation, Stoffwechselentgleisung (Blutzucker)	Traumatischer GCS<9 indiziert Intubation Antidottherapie (Flumazenil, Naloxon, ...) Stoffwechsel-Therapie: Glukose
Exposure	Weitere Verletzungen, Hypothermie, Schmerzen	Wärmung, Analgesie

Die posttraumatische Anamnese beinhaltet die Erfassung des Unfallgeschehens (Unfallmechanismus, Unfallart, Zeitpunkt, Situation), die bisherige Therapie sowie das Erfassen von Verletzungssymptome: Schmerz (Qualität, Quantität per VAS-Skala, Lokalisation, Radiation), Bewegungsstörungen (Einschränkung, Lähmung), Gefühlsstörungen (Dysästhesie, Allodynie sowie Anzeichen von Gefäßverletzungen (Blutungen, Tumor, Calor, Rubor), sowie zur Differenzierung der Nervenschädigung die Erfassung der Hidrosestörung. Zur weiterführenden Anamnese dient die Abfrage mittels Sampler Schema.

Sampler Schema:

- S - Symptoms
- A - Allergies
- M - Medication
- P - Past Medical History
- L - Last Oral Intake
- E - Events Prior to Incident
- R - Risk Factors

Abb. 2. SAMPLER-Schema

Mit der Inspektion können Verletzungen (offene Verletzungen, Exkoriation etc.) Deformierungen, Muskelveränderungen, Sehnenveränderungen (Blockade, Abriss, Schwanenhals- & Bogenphänomen), Hautveränderungen (Hypo/Anhidrose), Durchblutungsveränderungen (Blässe, Rötung, livide Verfärbung, Marmorierung) sowie Anzeichen von Begleitverletzungen wie bei Frakturzeichen (Krepitation, Achsenfehlstellung oder pathologische Beweglichkeit) oder Gelenkssteifigkeit festgestellt werden.

Palpatorisch lassen sich Druckdolenzen, Schwellungen, Überwärmung, Verhärtungen feststellen.

Imaging

Apparativ sind spezifische bildgebende Untersuchungen nach Indikationsstellung durchzuführen. Als traumatologischer Standard gilt die Röntgenuntersuchung in zwei oder drei Ebenen zur Feststellung von Frakturen, knöcherner Veränderungen, grober Weichteilbeurteilung sowie Fremdkörpereinschluss.

Posttraumatische Störungen der peripheren Motorik

Tab. 2. Klassifikation der motorischen Funktion (Biomedical Research Council)

Schweregrad	Pathophysiologie
M0	keine erhebbare Muskelaktivität
M1	sichtbare Kontraktion ohne Bewegungseffekt
M2	Bewegung unter Aufhebung der Schwerkraft
M3	Bewegung entgegen der Schwerkraft
M4	Bewegung gegen leichten Widerstand
M5	normale Kraft

Definition

Verletzungen gehen häufig mit einer akuten Einschränkung der Motorik einher. Die Ursachen sind mannigfaltig und erfordern eine klinische Untersuchung, welche oftmals zur Diagnose führt.

Pathogenese

Posttraumatisch eingeschränkte Motorik entsteht durch eingeschränkte Durchblutung oder Innervation (siehe Abschnitt Nervenverletzung), Schonhaltung durch Schmerzen, sowie mechanischer Behinderung des Muskuloskelettal-Apparates (knöcherne-, muskuläre- oder sehnenbedingte Störung).

Klinik

Die Klinische Untersuchung umfasst den Lokalstatus mittels Inspektion der Haltung auf Fehlstellungen, Schonhaltungen, Mitbewegung, unwillkürlicher Bewegungen und der motorischen Prüfung der betroffenen Muskelgruppen (Kraft-, Tonus-, Trophik, Feinmotorik, Reflexe), im Seitenvergleich. Die grobe Kraftbestimmung erfolgt durch aktive Bewegung der Gelenke gegen den Widerstand des Untersuchers bzw. der Untersucherin und resultiert in der Beurteilung der Kraftgrade. Mithilfe des Arm- oder Beinhalteversuches durch Extremitätenelevation für 30 Sekunden erfolgt die Begutachtung des Haltvermögens, der Beugung im Ellenbogen- bzw. Kniegelenk sowie der Pronation der oberen Extremität. Das Bewegungsausmaß „range of motion" wird anhand der Neutral-Null-Methode bestimmt. 0° entspricht hierbei der physiologischen Ausgangslage des Gelenkes. Jegliche motorische Untersuchung ist im Seitenvergleich und im zeitlichen Verlauf durchzuführen.

Tab. 3. Bewegungsmaße nach Neutral-Null-Methode (Müller, Chirurgie für Studium u. Praxis)

Gelenk	Bewegung	Bewegungsmaß
Rumpf		
Halswirbelsäule	Inklination/ Reklination	40-0-40°
	Rotation	70-0-70°
	Seitwärtsneigung	45-0-45°
Brust- & Lendenwirbelsäule	Ante-/Retroflexion	90-0-30°
	Rotation	40-0-40°
	Seitwärtsneigung	40-0-40°
Obere Extremität		
Schultergelenk	Ante-/Retroversion	170-0-40°
	Ab-/Adduktion	160-0-45°
	in Außenrotation:	190-0-45°
	Rotation	70-0-40°
Ellenbogengelenk	Extension/Flexion	5-0-150°
	Unterarm Pro-/Supination	90-0-90°
Handgelenk	Dorsalextension/Palmarflexion	60-0-60°
	Radial-/Ulnarabduktion	25-0-40°
Daumen-Sattelgelenk	Ab-/Adduktion	40-0-30°
-Grundgelenk	Extension/Flexion	0-0-50°
-Interphalangealgelenk	Extension/Flexion	20-0-80°
Fingergelenke	Ab-/Adduktion	30-0-0°
	Extension/Flexion	0-0-90°
Untere Extremität		
Hüftgelenk	Extension/Flexion	20-0-130°
	Ab-/Adduktion	40-0-30°
	Innen-/Außenrotation	50-0-40°
Kniegelenk	Extension/Flexion	5-0-140°
	Innen-/Außenrotation	10-0-40°
Oberes & unteres	Dorsalextension/Palmarflexion	30-0-50°
Sprunggelenk	Pro-/Supination	20-0-35°
Großzehengrundgelenk	Ab-/Adduktion	0-0-15°
	Extension/Flexion MTP	45-0-70°
	Extension/Flexion IP	0-0-90°
Zehengelenke	Extension/Flexion	20-0-80°

Sehnenverletzungen sind klinische Diagnosen, welche durch das Erscheinungsbild oder die offene Wundrevision diagnostiziert werden können. Letztere muss in allen Gelenkstellungen und ggf. unter Erweiterungsschnitten durchgeführt werden, da es durch den Kulisseneffekt zur Sehnenverlagerung kommen kann.

Differenzialdiagnose

Bei spezifischen motorischen Störungen sind die schmerzbedingte Schonhaltung, Verletzungen des Muskuloskelettalapparates sowie Störungen des Nervensystems (zentral- oder periphernervös) zu differenzieren. Es ist die generalisierte Muskelschwäche bei Kardiovaskulären oder endokrinologischen Erkrankungen, sowie vegetative Dystonie, Schizophrenie und Antriebsstörung von der spezifischen motorischen Störung zu differenzieren.

Tab. 4. Differenzialdiagnostik Parese

	Zentrale Parese	Periphere Parese	Muskuläre Parese
Ursache	Läsion 1. Motoneuron	Läsion 2. Motoneuron	Läsion Skelettmuskel
Muskeleigenreflexe	+	-	+/-
Muskeltonus	+	-	-
Pyramidenbahnzeichen	+	-	-
Fremdreflexe	-	+	-
Sensibilität	-	+/-	+
Trophik	+	-	-

Patientenmanagement

Sehnenverletzungen werden mittels Sehnennaht und anschließender 6- bis 8-wöchiger Ruhigstellung versorgt. Anschließend erfolgt die dynamische Nachbehandlung mittels Schienen. Bei knöchernen Ausrissen müssen diese knöchern refixiert werden. Stumpfe Muskelverletzungen werden ruhiggestellt, scharfe bei Bedarf mittels Blutstillung und einer Fasziennaht versorgt.

Posttraumatische Störungen der peripheren Zirkulation

Pathogenese

Der Verletzungsmechanismus ist eine offene oder geschlossene Krafteinwirkung auf die betroffene Extremität. Durch die Verletzung kommt es zu einem akuten Gefäßverschluss oder Blutung. Direkte Kontinuitätsunterbrechung kann durch eine Retraktion der Intima zu einer Einrollung der inneren Wandschichten führen und mithilfe der aktivierten Gerinnungskaskade zur spontanen-Hämostase führen. Dies ist abhängig von der Größe des Lumens, sowie des Verletzungsmechanismus, denn bei schlitzförmiger Lumeneröffnung ist diese Reaktion durch die unvollständige Intima-Retraktion nicht möglich. Bei arterieller Blutung kann es zu einer Ischämie der versorgten Organe kommen. Der einhergehende Blutverlust kann bis zum Schock und auch Herzkreislauf-Versagen führen.

Tab. 5. Schweregrad der Gefäßverletzung (Müller, Chirurgie für Studium u. Praxis)

Klassifizierung	Verletzte Struktur
Grad I	Adventitia, mit geschlossenem Lumen
Grad II	Lumeneröffnung, erhaltene Kontinuität
Grad III	Abriss, vollständige Diskontinuität

Klinik

Präklinisch ist die direkte Blutungsstillung durch Druckverbände bzw. bei unzureichender Kompression, indirekte Blutstillung durch proximale Abbindung (Tourniquets) und Kompressionshilfen (Beckenzwinge), sowie offene chirurgische Blutstillung mittels Gefäßklemmen und Ligaturen und ggf. Volumensubstitution und der rasche Abtransport indiziert.

Neben der Erhebung des Verletzungsmechanismus (perforierend oder stumpf) ist es wesentlich, die Traumalokalisation und die Symptomatik festzustellen. Klinisch ist die arterielle Blutung durch Blässe und Unterkühlung des distalen Versorgungsgebiets gekennzeichnet. Gegebenenfalls kommt es zur pulsierenden hellroten Blutung und distalem Pulsverlust. Ebenso kann ein zunehmendes Hämatom (ggf. pulsierend) in der Weichteilumgebung auftreten. Die venöse Blutung ist gekennzeichnet durch eine Schwellung der betroffenen Extremität, sowie ggf. eine livide Verfärbung und Überwärmung.

6-P nach Pratt:

- Pain – Schmerz
- Paleness – Blässe
- Paraesthesia – Sensibilitätsstörung
- Pulselessness – Pulslosigkeit
- Paralysis – Lähmung
- Prostration – Erschöpfung

Abb. 3. Leitsymptome der Ischämie

Imaging

Die apparative Diagnostik ist zur exakten Lokalisation der Verletzung indiziert. Die bildgebenden Modalitäten sind bei knöcherner Beteiligung ein Röntgen zur topographischen Beziehung des Gefäßverlaufes, sowie eine Duplex-Sonografie zur Fluss-Darstellung, eine periphere Angiografie bei negativem Duplex-Befund und eindeutiger Ischämie-Klinik und die stammnahe Angiografie bei Verletzung großer Gefäße.

Differenzialdiagnose

Differenzialdiagnostisch können ein ischämisierender Arterienspasmus, sowie ein Kompartmentsyndrom unterschieden werden.

CAVE bei drohendem Kompartmentsyndrom durch Einblutung oder anderwärtige Schwellung kann es durch den zunehmenden Logendruck zur Ischämie der Muskulatur kommen. Hier ist umgehend die chirurgische Entlastung zum Gewebserhalt indiziert.

Patientenmanagement

Klinisch erfolgt die Versorgung nach diagnostischen Maßnahmen die operative Gefäßrekonstruktion durch Naht der Inzision, direkte Anastomosierung, oder mit Erweiterung eines Veneninterponats.

Posttraumatische Störung der peripheren Sensibilität

Pathogenese

Neben direkter Krafteinwirkung auf die Nerven (Zerrung, Kontusion, Lazeration, Transektion) kann es zur indirekten Schädigung (Kompression durch Schwellung, Gewebsverschiebung) kommen. Ebenso sind iatrogene Verletzungen (intraoperative Durchtrennung, Druck durch inkorrekte Gipsanlage sowie Krücken) mögliche Ursachen der Sensibilitätsstörung. Das Ausmaß der Nervenverletzung wird anhand der Seddon-Klassifikation bestimmt.

Tab. 5. Typen der Nervenverletzung nach Seddon 1943

Klassifikation	Pathophysiologie	Prognose
Neurapraxie	Leitungsunterbrechung, Nerv in Kontinuität	Remission nach 6–12 Wochen möglich
Axonotmesis	Axone unterbrochen unter Erhalt der Bindegewebshüllen	Regeneration mit 1 mm/Tag nach Startverzögerung
Neurotmesis	Komplette Durchtrennung aller nerv-bildenden Strukturen	Keine Regeneration ohne direktem Kontakt zu distalem Stumpf

Zusätzlich zur allgemeinen traumatologischen Untersuchung, sind bei Indizien von Nervenverletzungen die Berührungswahrnehmung, Nadelstich zur Untersuchung der Schmerzwahrnehmung, 2-Punkt-Diskrimination (2PD), Vibration und Propriozeption im Ausfallsgebiet durchzuführen. Zur Quantifizierung sensibler Wahrnehmung dienen der Weinstein Enhanced Sensory Test, bzw. der Semmes-Weinstein Monofilament-Test zur Schwellenwert-Bestimmung.

An Verletzungsstellen des Nervens kann durch unzureichende Markscheiden durch mechanisches Beklopfen das sogenannte Hofmann-Tinel-Zeichen mit elektrisierender Wahrnehmung ausgelöst werden. Im Verlauf kann damit die progrediente Regeneration beurteilt werden.

Apparative Diagnostik: Bildgebende Modalitäten wie die hochauflösende Sonografie und Magnetresonanztomografie ermöglichen die Bestimmung der Lokalisation der Nervenschädigung, die Beurteilung der Ursache (Externe Kompression, Durchtrennung) und den Zustand des Nervens (Kontinuitätsunterbrechung, Sanduhrphänomen, Anschwellung, Neurom, Stumpflage).

Tab. 6. Klassifikation der Sensibilitätsstörung. Die 2-Punkt-Diskrimination ist abhängig der Lokalisation und hier für die Fingerspitzen angegeben. (Medical Research Council, MRC 1975)

Grad	Stadium Der Sensiblität	Ergänzung v. Mackinnon & Dellon 1988
S0	Keine Sensibilität	
S1	Schmerzwahrnehmung	
S2	Schmerzlokalisation & Berührungswahrnehmung	
S2+	Rückgang der Hyperpathie	
S3	Schmerz- & Berührungslokalisation	Statische 2PD bis 15 mm dynamische 2PD bis 7 mm
S3+	zusätzlich Stimulus-lokalisation	Statische 2PD 7–15mm Dynamische 2PD 4–7mm
S4	Normale Sensibilität	Statische 2PD 2–6mm, Dynamische 2PD 2–3mm

Mithilfe elektrophysiologischer Untersuchungen kann die Lokalisation, Stadieneinteilung und bisherige Reinnervation zur traumatischen Nervenläsion getroffen werden. Posttraumatisch kann mittels Nadel-Elektromyografie eine inkomplette Läsion nachweisen, sofern die Verletzung eine aktive Muskelanspannung zulässt. Eine Woche posttraumatisch kann mittels Elektroneurografie der Leitungsblock von einer axonalen Schädigung differenziert werden. Währenddessen ist erst nach der zweiten Woche posttraumatisch die Nadel-Elektromyografie zum muskulären Nachweis der Axonotmesis und Neurotmesis indiziert.

Differenzialdiagnose

Posttraumatische Ursachen peripherer Sensibilitätsstörungen nach der Qualität (Hypästhesie, Anästhesie, Pallästhesie, dissoziierte Sensibilitätsstörungen, Parästhesie, Dysästhesie, Neuralgie) und nach der Ausbreitung (fokal, halbseitig, bilateral, symmetrisch) klassifiziert. Fokale sensibilitätsstörungen umfassen Mononeuropathien mit Ausfall im Versorgungsgebiet eines Nervens, Plexusläsionen mit variablen Ausfällen entsprechend den geschädigten Nerven, radikuläre Läsionen mit Sensibilitätsverlust im Dermatom, sowie in seltenen Fällen zentralnervöse Ausfälle.

Tab. 7. Versorgung peripherer Nervenverletzungen

Verletzung	Therapie
Akutversorgung	
Nervendurchtrennung	• Direkte Koaptation • Conduits/Venen bei kurzen Defektstrecken • Nerventransplantat bei größeren Defekten
Nervenkompression	Neurolyse: Dekompression durch Entfernung eines mechanischen Hindernisses
Folgeeingriffe	
Ausbleibende Regeneration < 1 Jahr	Nervenoperationen, Neuromresektion
Denervation	Muskelersatzoperationen: Sehnentransfers, funktionelle Muskeltransplantation

Patientenmanagement

Bei klinisch-schwerer Funktionsstörung und Lage des Nervens im Bereich der Wunde ist von einer Durchtrennung auszugehen, welche eine direkte operative Exploration indiziert. Bei sauberen Wundverhältnissen und glatter Nervendurchtrennung ist eine **spannungsfreie Nervennaht innerhalb von 24 h** bis maximal 10 Tagen anzustreben. Bei gesicherter Diagnose und primär kontraindizierter Nervenkoaptation (unsaubere Wundverhältnisse, Quetschung, Sägeverletzung) ist eine **Sekundärversorgung** innerhalb von 6 Wochen anzustreben. Bei geschlossenen Wunden, stumpfer oder Dehnungsverletzung soll vorab die spontane Remission abgewartet werden. Bei ausbleibender Regeneration soll innerhalb des ersten Jahres die Läsion versorgt werden. Chirurgisch kann mittels direkter Nervenkoaptation oder bei größerer Defektstrecke ein Nerventransplantat (z. B. Nervus suralis) zur Überbrückung eingebracht werden. Nach Nervenverletzung und deren Rekonstruktion soll eine frühzeitige **Nachbehandlung** mit sensorischer Reedukation (Sensibilitätstraining, Spiegeltherapie, Graded motor imagery program) zur Verbesserung der sensiblen Funktion, sowie eine Ergo- und Physiotherapie zur Verbesserung der motorischen Funktion erfolgen. Neben der unterstützenden Regeneration führt die Nachbehandlung zu einer Schmerzreduktion, Prophylaxe von Sekundärschäden (Gelenkversteifung, Fehlstellungen, Muskelkontrakturen) und gesamt zu einer Verbesserung der Selbstversorgung, Alltagsbewältigung und beruflicher Rehabilitation.

Danksagung

Dank an Univ.-Prof. Dr. Christine Radtke MBA FEBOPRAS sowie Ao.Univ.-Prof. Dr. Franz Kainberger für die fachliche Begutachtung der Inhalte.

Literatur, Links

1. AWMF-Leitlinie 005/010 S3-Leitlinie Versorgung peripherer Nervenverletzungen (Stand 06/2013; https://www.awmf.org/uploads/tx_szleitlinien/005-010l_S3_Versorgung_peripherer_Nervenverletzungen_2013-06-abgelaufen.pdf).
2. Medical Research Council (https://mrc.ukri.org/).
3. Orthopädie und Unfallchirurgie Für Studium und Praxis – 2020/21, Müller, Elsen, Eppinger, Medizinische Verlags und Informationsdienste Breisach, ISBN 978-3-929851-84-7.
4. Chirurgie für Studium und Praxis, 2014/15, Müller, Medizinische Verlags und Informationsdienste Breisach
5. Checkliste Traumatologie, V. Bühren, O. Trentz: Checkliste Traumatologie, 6. Aufl. (ISBN 3-13-598106-1) © 2005 Georg Thieme Verlag, Stuttgart.
6. Radtke, C. & Vogt, P. M. (2014). Nervenverletzungen und posttraumatische Versorgung. Unfallchirurg, 117(6), 539–556. https://doi.org/10.1007/s00113-014-2574-7.

Polytrauma

Elena Neunteufel, Franz Kainberger

Lernziele und Zusammenfassung

- Den Schweregrad eines Polytraumas im Hinblick auf seine Prognose einschätzen können.
- Die primären Prinzipien der präklinischen und klinischen Versorgung eines Polytraumas verstehen.
- Die Awareness für die Faktoren einer Verschlechterung des Krankheitsverlaufs haben und sinnvolle Vorschläge für die Optimierung der Betreuung eines polytraumatisierten Patienten machen können.

Definition

Das Polytrauma ist definiert als ein von außen eintretendem Ereignis, das mit einem körperlichen Schaden und entsprechenden Funktionsausfall einhergeht. Die statistische häufigsten Verletzungsmuster beim Polytrauma sind das Schädel-Hirn- sowie das Thoraxtrauma. Gefolgt von Verletzungen an den Extremitäten, der Wirbelsäule sowie weiters dem Abdomen und Becken. Gesicht, Hals und Weichteile sind verhältnismäßig seltener betroffen.

Polytrauma-Zeitachse:
Trauma → Präklinik → Notaufnahme/Schockraum → Intensivstation → Entlassung → Follow-Up

Der Begriff Polytrauma wird unterschiedlich definiert:

- Es bestehen mind. drei Verletzungen, inklusive einer lebensbedrohlichen
- Gemessen an der internationalen Injury Severety Scale (ISS) umfasst ein Polytrauma mehrere Verletzungen mit einem ISS von ≥ 16.
- Polizeiamtlich ist die stationäre Krankenhausaufnahme definierend.

Pathogenese

Injury-Severity-Score (ISS): Einschätzung der Verletzungsschwere verschiedener Körperregionen (Schädel, Thorax, Abdomen, Becken und Wirbelsäule, Extremitäten), welche jeweils mittels des AIS (abbreviated injury score) bewertet werden (2 Punkte mittelschwer, 3 Punkte schwer, jedoch nicht lebensbedrohlich, 4 Punkte schwer und lebensbedrohlich, 5 Punkte kritisch, das Überleben ist unwahrscheinlich, 6 Punkte tödlich). Bedingt durch die internationalen behandlungsqualitativen Unterschiede unterscheidet sich auch die Mortalitätsrate sowie der posttraumatische Behinderungsgrad, bei an sich gleichem ISS. Bis das Gegenteil bewiesen werden kann, ist von einem Polytrauma auszugehen bei:

- Verkehrsunfall: Angefahren (> 30 km/h, Fußgänger oder Fahrradfahrer); Motorrad-/Autounfall mit hoher Geschwindigkeit; Herausschleudern aus dem Fahrzeug; Karosserieverformung > 50 cm; Tod eines Beifahrers
- Sturz aus > 3 m Höhe
- Explosionsverletzung
- Einklemmung/Verschüttung

Tab. 1. Kriterien für einen hohen Gefährdungszustand

Vitalwerte	Verletzungsmuster
• GCS < 14 post Trauma • Systolischer Blutdruck < 90 mmHg • Atemfrequenz < 10/min oder > 29/min • Sauerstoff-Sättigung < 90 %	• Schweres SHT • Merkbar schwere Abdominalverletzung • Instabiler Thorax, offener Thorax • Instabile Beckenfraktur • > 1 Fraktur großer Röhrenknochen der unteren Extremitäten • Stammnahe Gefäßverletzungen • Proximale Amputation

Beim traumatisch-hämorrhagischen Schock handelt es sich um einen hypovolämischen Schockzustand infolge einer Blutung mit Gewebsschädigung und Aktivierung des Immunsystems. Es besteht ein großes Risiko für das Auftreten eines Multiorganversagens (MOV) oder Acute Respiratory Disease (ARDS). Beschleunigt werden kann der Zusammenbruch der physiologischen Regelkreise durch bakterielle Infekte aus dem Darm oder den Harnwegen, aber auch durch Behandlungsfehler wie ein falsch terminisierter oder fehlerhaft durchgeführter operativer Eingriff sowie intensivmedizinische Fehler. Durch die Zerstörung von Zellstrukturen kommt es zur Freisetzung humoraler Mediatoren mit Kaskadenreaktionen des Komplement- und des Gerinnungssystems, ein Übermaß davon kann den **Host-Injury-Mechanismus** auslösen, indem diese Abwehrsysteme, ähnlich einer Autoimmunerkrankung, auch intaktes Gewebe angreifen. Hierbei korrelieren der Zytokinspiegel und die Dauer der Erhöhung mit dem Schweregrad der Verletzung sowie der Infektanfälligkeit und Mortalität (Spitalsletalität bis zu 20%). Ein hoher Blutverlust führt zur Zentralisation des Kreislaufes, Adrenalinausschüttung und **peripheren Hypoxie.** Die anaerobe Stoffwechsellage bedingt einen erhöhten ATP-Verbrauch. Dies kann zu einem Zellschaden im oberen Dünndarm führen, wo Bakterien und Endotoxine in den Blutkreislauf gelangen. Gleichzeitig verursacht die Permeabilitätsstörung der Kapillarwände ein Permeabilitätsödem des umgebenden Gewebes, das an der Lunge den Gasaustausch erschwert, sodass sich ein ARDS entwickelt. Durch den bei einer Fraktur offenen Markraum des Knochens kommt es zur **Fettembolie,** deren Wirkung nicht nur der embolische Verschluss pulmonaler Gefäße durch Fetttröpfchen ist, sondern durch darin enthaltene Prostaglandin-Derivate die Kapillarpermeabiltät weiter erhöht wird.

Es gibt 3 Verlaufsformen:

- **Verblutungstod:** der Organismus kann die Verletzungsfolgen nicht kompensieren.
- **Protrahierter Schockverlauf** (12–26 Stunden Schockzeit trotz Intensivbehandlung): nach einigen Tagen kann eine kardiovaskuläre und respiratorische Stabilität erzielt werden, dann kommt es zum raschen Organversagen, meist infolge ARDS, auch durch Einzelorganversagen wie der Nieren oder der Leber.
- **Systemisches inflammatorisches Response-Syndrom (SIRS):** Eine Sepsis-ähnliche Reaktion, die nach rascher, effizienter und erfolgreicher chirurgischer und intensivmedizinischer Therapie im Lauf der ersten Woche eintritt, oft trotz gut behandelbares, Einzelorganversagen und häufig bei Patienten mit einer Lungenverletzung. Ab der zweiten Woche bricht das Immunsystem zusammen und durch Summation aller pathophysiologischen Prozesse kommt es zum toxischen Herz-Kreislauf-Versagen.

Imaging

Das **konventionelle Röntgen** (Bsp. Thorax-, Beckenübersichtsaufnahmen, Halswirbelsäule, Becken, Extremitäten in 2 Ebenen) bietet den Vorteil der schnellen Verfügbarkeit und Aufschluss über das Verletzungsausmaß.

Die **FAST (Focused Abdominal Sonography for Trauma)** dient vor allem dem Nachweis intraabdomineller Flüssigkeit und einer Schwangerschaft, sonst ist die CT in dieser Situation wegen der besseren Aussagekraft – auch in Bezug auf eine Milzruptur – vorzuziehen.

Schnittbildverfahren wie die Computertomografie oder die Magnetresonanztomografie ermöglichen die dreidimensionale Darstellung der Untersuchungsgebiete. Die **CT mit Polytraumaprogramm,** bestehend aus einer nativ durchgeführten kraniellen CT mit HWS und Gesichtsschädel sowie nach Gabe von Kontrastmittel einer CT des Thorax und Abdomens, ist das Primärverfahren. Bei entsprechender Fragestellung kann sie durch eine **CT-Angiografie** der großen Hals- und Kopfgefäße oder, bei transpelvinen Frakturen und damit Verdacht auf einen Abriss der Urethra, nach Katheterisierung der Urethra mit Kontrastmittelfüllen ergänzt werden. Eine **akute MRT** ist indiziert, wenn Hinweise auf einen Schlaganfall in Zusammenhang mit der Verletzung bestehen, wie es – zwar nicht häufig, aber typisch – bei einem dadurch ausgelösten Sturz der Fall sein kann.

Patienten-management

Strukturelle Versorgung:

- Zur Basisversorgung zählt die regionale Erstversorgung (Bsp. chirurgische Notfallversorgung) sowie Weiterbehandlung in Zusammenarbeit mit Traumazentren.
- Regionale Traumazentren dienen der Maximal- und Schwerpunktversorgung, gebildet durch Ressourcen örtlich nahe beieinander liegender Einrichtungen.

- Überregionale Traumazentren bieten eine interdisziplinäre Behandlung vor allem komplexer Verletzungsmuster. Sie sind eingebunden in das Katastrophenmanagement und meist große städtische bzw. Universitätskliniken.

Präklinisches Management:

1. Eindämmen der Gefahrensituation (Hierbei gilt Selbstschutz vor Fremdschutz!).
2. Einschätzung der vitalen Bedrohung („Treat first what kills first!")
3. Sicherstellung der ausreichenden Oxygenierung und Stabilisierung des Kreislaufes (Atemfrequenz, Blutdruck, GCS...).
4. Nach vitaler Stabilisierung erfolgt die orientierende Untersuchung und ggf. Versorgung (Wundverband, Schienung, ...). Ein Auskühlen des Patienten soll verhindert werden!

Sicherung der Atemwege: Bei Verlegung der oberen Atemwege (durch einen Fremdkörper oder die Zunge) kann ein Wendel- oder Guedeltubus eingesetzt werden. Es erfolgt die Präoxygenierung mittels Maske für bis zu 4 min. mit einer Sauerstoffkonzentration von 100 %.

Indikationen zur orotrachealen Intubation (wenn möglich mittels Videolaryngoskopie zur besseren Stimmbandeinstellung) sind: Verletzungen der Atemwege, Thoraxtrauma, hämorrhagischer Schock, Inhalationstrauma, erloschene Schutzreflexe, GCS < 9, SpO_2 < 90 % (trotz O_2-Gabe, nach Ausschluss eines Spannungspneumothorax), RRsys < 90 mmHg Atemfrequenz < 6 (Schnappatmung) oder > 29. Die Intubation erfolgt unter Sedierung (Ketamin).

Volumentherapie: Zu Beginn erfolgt der intravenöse (ei Bedarf intraossäre) Zugang. Bei SHT hat sich eine aggressive Volumentherapie zur Sicherstellung des cerebralen Perfusionsdruck etabliert. Im Falle von intrathorakalen oder -abdominalen Blutungen wird eine zurückhaltende Substitution angestrebt, um ein Fortschreiten der Blutung zu verhindern. Bei penetrierenden Verletzungen kann häufig auf eine Volumentherapie verzichtet werden.

Eine balancierte kristalloide, isotone Elektrolytlösung (Bsp. Ringer-Lactat/Ringer-Acetat-Malat-Lösungen) sollten verwendet werden (keine isotone Kochsalzlösung aufgrund der Gefahr einer Dilutionsazidose). Bei hypotonen Patienten nach stumpfem, penetrierendem oder Schädel-Hirn-Trauma kann eine hypertone Volumentherapie erwogen werden.

Sedoanalgesie: Die Verabreichung von Analgetika senkt die schmerzinduzierte Stressreaktion und erleichtert den Transport sowie eventuelle Repositionsmaßnahmen bei Luxationen oder Frakturen. Etabliert hat sich hierbei der Einsatz von Ketamin, Fentanyl sowie Morphin (Bsp. S-Ketamin ggf. in Kombination mit kurzwirksamen Benzodiazepinen, oder atemdepressiv wirksame Analgetika in Kombination mit länger wirksamen Benzodiazepinen).

Immobilisation und Transport: Nach primärer Stabilisation der Halswirbelsäule (Stiff-Neck) erfolgt ggf. der temporäre Transport mittels Schaufeltrage bis zur Lagerung auf der Vakuummatratze.

Typische Zeichen eines Pneumothorax sind ein fehlendes Atemgeräusch bei der Auskultation, ein Abfall des Blutdruckes und der Sauerstoffsättigung, sowie ein erhöhter Beatmungsdruck. Auch ein kleiner Pneumothorax kann in einem progredienten Verlauf zunehmen. Hämato- und Spannungspneumothoraces sind akut lebensbedrohlich und sollten dekomprimiert werden (Thoraxdrainage). Äußerliche Blutungen werden mittels Druckverband und steriler Wundauflage versorgt. Starke, pulsierende arterielle Blutungen erfordern unter Umständen das Abbinden der entsprechenden Extremität, birgt jedoch die Gefahr von Sekundärschäden. Bei anhaltender Kreislaufinstabilität kann eine intrathorakale oder -abdominale Blutung vermutet werden.

Anzeichen für Frakturen oder Luxationen sind Fehlstellungen, Luxationen, Schwellungen oder Krepitationen. Nach Kontrolle der sensorischen und motorischen Neurologie erfolgt die Reposition (Ausnahme isolierter Luxationen großer Gelenke) und Ruhigstellung. Im Anschluss an die Manipulation muss erneut die Neurologie kontrolliert werden. Bei Amputationen wird primär eine Blutstillung und Kompression durchgeführt, das Amputat in Kompressen gewickelt und indirekt gekühlt verwahrt.

Bei einer Paraplegie der unteren Extremitäten oder einer Tetraplegie ist von einem Wirbelsäulentrauma mit Beteiligung des Rückenmarks auszugehen. Brandverletzungen können lokal mit Leitungswasser oder NaCl-Lösung versorgt, jedoch nicht mit Eiswasser gekühlt werden. Es muss zudem auf eine ausreichende Volumensubstitution geachtet werden. Bei Gefahr eines Kompartmentsyndroms kann eine Escharotomie durchgeführt werden. Kommt es zu einem starken Wasserverlust, kann dies zu einem traumatisch-hypovolämen Schock führen.

Zur Einschätzung der Priorität lässt sich die Dringlichkeit kategorisieren:

1. Unmittelbare Dringlichkeit: Akut gefährdete Vitalfunktionen, sofortige Handlung erforderlich (Bsp. Intubation)
2. Aufgeschobene Dringlichkeit: Bspw. Verletzungen, welche schnell versorgt werden müssen jedoch keine unmittelbare vitale Bedrohung mit sich ziehen.
3. Keine Dringlichkeit
4. Der Zustand ist so kritisch, dass jegliche Handlungen nicht lebenserhaltend sein würden.

Schockraum

Eine Behandlungseinheit (1 Patient) muss mit die primären diagnostischen, therapeutischen und operativen Maßnahmen ermöglichen und benötigt mindestens 25 m^2. Das Basis-Schockraumteam umfasst mindestens 3 Ärzte (2 Chirurgen, 1 Anästhesist).

Die Aktivierung des Schockraums erfolgt bei folgenden Kriterien:

- Systolischer Blutdruck < 90 mmHg
- Penetrierende/Schussverletzung der Kopf-Hals-Region
- GCS < 9
- Intubationsflicht nach Trauma
- Frakturen > 2 proximale Knochen
- Beckenfraktur
- Instabiler Thorax
- Amputation proximal der Hände/Füße
- Querschnittstrauma
- Offene Schädelverletzung
- Verbrennungen > 20 %

Tab. 2. Die Polytrauma-Versorgung nach Stufenplan

1. Stufe	Lebensrettende Sofortmaßnahmen (Bsp. Pleuradrainage)
2. Stufe	Lebensrettende Sofortoperationen (Bsp. lebensbedrohliche Blutungen)
3. Stufe	1. Diagnostik (Stabilisierung)
4. Stufe	Lebens-/organerhaltende Frühoperation (Bsp. kranielle Dekompression)
5. Stufe	2. Diagnostik (Intensivphase)
6. Stufe	Funktionserhaltende/wiederherstellende Operationen

Posttraumatisches Management

Die Hauptaufgabe der posttraumatischen, intensivmedizinischen Behandlung besteht in der durchgehenden Kontrolle und Wiederherstellung der **Vitalfunktionen,** der Schaffung optimaler **Voraussetzungen** für die weitere Behandlung und der **Prävention,** respektive Erkennen etwaiger Komplikationen. Die Trauma-induzierte Koagulopathie stellt ein eigenständiges Krankheitsbild dar, welches frühzeitige und fortlaufende Messungen von BGA, Prothrombinzeit, aPTT, Fibrinogen und Thrombozytenzahl sowie ein Blutgruppenbestimmung erfordert.

Von Beginn bis Ende des gesamten Polytrauma-Managements ist insbesondere die lückenlose, **interdisziplinäre Zusammenarbeit** unerlässlich, um ein optimales körperliches sowie psychisches Outcome zu gewährleisten.

Literatur, Links

1. Oestern, H. (2008). Das Polytrauma : Präklinisches und klinisches Management (1. Aufl.).
2. S3-Leitlinie Polytrauma/Schwerverletzten-Behandlung der DGU. In: AWMF online

Fieber im Kindesalter

Maximilian Lichtenberger, Ye-Rin Park

Lernziele

- Bei Fieber im Kindesalter eine klinische Arbeitshypothese auf der Basis der Differenzierung möglicher zugrundeliegender Krankheitsbilder erstellen, einen Diagnoseplan umsetzen, die Untersuchungsergebnisse interpretieren, einen Behandlungsplan einleiten und somit klinisches Denken trainieren.
- Bei Fieber Notfallsituationen erkennen, notfall- sowie erste allgemeinmedizinische Maßnahmen einleiten und somit in der ärztlichen Primärversorgung aktiv mitwirken können.

Definitionen

Fieber im Kindesalter liegt vor, wenn die **rektal gemessene Körperkerntemperatur** > 38 °C beträgt. Andere Verfahren, die angenehmer und schneller in der Durchführung sind (tympanal, oral, axillär), haben eine nicht ausreichende Sensitivität.

FUO im Kindesalter (Fever of unknown origin) liegt vor, wenn das Fieber länger als 7 Tage andauert und die Ursache unklar ist.

Epidemiologie

Fieber ist ein sehr häufiger Vorstellungsgrund von Kindern in der Allgemeinmedizin oder in der Pädiatrie. Bis zu 70 % aller hausärztlichen Konsultationen von Eltern mit Kindern sind auf Fieber zurückzuführen. In den meisten Fällen ist es eine kurze, selbstlimitierende, virale Infektion. **Risikogruppen bei fiebernden Kindern** sind Patienten mit

- Störungen des Immunsystems
- Strukturelle und zu Infekten disponierende Organveränderungen wie **kardiale Vitien, Anomalien der Harnwege und vesikoureteraler Reflux (VUR), Ziliendyskinesie.** Viele davon werden prä- oder postnatal diagnostiziert, in Einzelfällen, wie beim VUR, kann die Diagnose später wie in der Pubertät gestellt werden. Auch besteht beim VUR eine generell höhere Neigung zu Harnwegsinfekten, ev. ausgelöst durch Geschlechtsverkehr.
- Maligne Erkrankungen
- Katheter und anderen extrakorporal eingebrachten „Tubes and Lines"

Nichtinfektiöse Ursachen des Fiebers sind eher selten.

Klinik

„Red Flags", um **schwerwiegende bakterielle Infektionen (SBI)** nicht zu übersehen, sind laut Metaanalysen teils unspezifisch wie „Ausmaß der elterlichen Sorge". Ein wichtiges Kriterium ist das **Alter des Kindes,** denn je jünger das Kind, desto unspezifischer die klinische Präsentation, z. B. fehlender Meningismus bei Meningitis, und je älter das Kind, desto geringer die Wahrscheinlichkeit für das Vorliegen einer schweren bakteriellen Infektion.

Tab. 1. Red Flags des fiebernden Kindes

Strong Red Flags	Red Flags	Laborparameter zum SBI-Ausschluss
• Ausmaß der elterlichen Sorge • Diagnostische Intuition (Instinkt) der Ärztin oder des Arztes	• Zyanose • Tachypnoe • Schlechte periphere Durchblutung • Temperatur > 40 °C • Petechien	• < 0,8 mg/dl CRP • < 2 ng/L Procalcitonin

Neugeborene mit Fieber leiden in 10 %, Säuglinge zwischen einem bis drei Monaten in 5 %, Kinder zwischen 3–36 Monaten (nach anderer Meinung in bis zu 6 Jahren) in nur 0,5–1 % an einer **SBI.** Bemerkenswerterweise haben Neugeborene selten Fieber, sondern häufiger eine **Hypothermie.** Um **sepsisbedingten Folgeschäden** wie mentale Retardierung und einer hohen Mortalitätsrate bei Säuglingen entgegenzuwirken, ist anamnestisch gezielt zu erheben:

- Frühgeburtlichkeit, vorzeitiger Blasensprung
- Fieber bei der Mutter, und positive Abstriche von der Mutter
- Beginn der Symptomatik

- Höhe des gemessenen Fiebers und der Verlauf
- Methodik der Fiebermessung
- bisherige Medikamenteneinnahme
- Auslandsaufenthalte
- Erkrankungsfälle in der Familie/ Kindergarten und sonstiger Umgebung
- Begleitsymptomatik (Husten, Tachypnoe, Erbrechen, Diarrhö, Auffälligkeiten von Stuhl und Urin)
- Erhebung des Immunisierungsstatus

Bei der körperlichen Untersuchung ist herauszufinden, ob das Kind auffällig ist und ob sich ein Herd, im klinischen Sprachgebrauch auch **Fokus** genannt, als Ausgangspunkt für das Fieber finden lässt.

Tab. 2. Checkliste körperliche Untersuchung bei Kind mit Fieber

Körperliche Untersuchung bei Fieber
• Allgemeinzustand • Vitalwerte (Puls, Blutdruck etc.) • Vigilanz • Nackensteifigkeit • Spontanmotorik • Hautfarbe (Ikterus, Blässe, marmoriert) • Hauterscheinungen (Exanthem- z. B. Kinderkrankheit, Purpura-Notfallsituation wegen Verdacht auf Meningokokkensepsis) • Rekapillarisierungszeit • respiratorische Zeichen (Husten, interkostale/subkostale Einziehungen, Nasenflügeln, Tachypnoe) • Auskultation von Herz und Lunge • HNO-Status (z. B. Otoskopie-Otitis media) • Schonhaltungen der Extremitäten (z. B. Osteomyelitis) • Hydratationsstatus (Fontanelle eingesunken? Galonierte Augen? Stehende Hautfalten? Trockene Schleimhäute?) • Untersuchung des Abdomens (Appendizitis?) und Schmerzen eruieren

Differenzialdiagnosen

Fieberkrämpfe sind als tonisch-klonische Anfälle eine Komplikation und eine häufige Form der Gelegenheitskrämpfe bei Kindern mit anlagebedingt niedriger Krampfschwelle. Differenzialdiagnostisch sind andere Ursachen auszuschließen.

Bei akut aufgetretenem Fieber liegt meist eine infektiöse Ursache vor.

Beim **Kawasaki-Syndrom** gilt der Merkspruch: **CRASH and BURN**

C = Konjunktivitis, R = Rash, A = Adenopathy, S = Strawberry tongue, H = Hands and feet, BURN = Fieber > 5 Tage.

Mögliche Komplikation ist ein Koronaraneurysma. Therapie: Immunglobuline IV (senkt Aneurysma-Risiko), ASS.

Tab. 3. infektiöse Ursachen des fiebernden Kindes

schwerwiegende Ursachen	häufige Ursachen
• **Bakterielle Meningitis:** foudroyanter Verlauf möglich, jedes Kind mit Purpura sollte Antibiose und Flüssigkeit erhalten und sofort in ein Krankenhaus gebracht werden, verursachende Erreger sind altersabhängig unterschiedlich, abnehmende Inzidenz durch zunehmende Impfungen • CAVE: **Waterhouse-Friederichsen-Syndrom** (DIC und Nebeniereninsuffizienz • **Pyelonephritis:** Folgen: Sepsis, Hypertonie, Verlust von Nierenfunktion • **Sepsis** • Staphylococcal-Scaled-skin-Syndrom (Syndrom der verbrühten Haut, v. a. Mädchen, Schockbehandlung, Antibiose, Abheilung ohne Narbenbildung) • **Endokarditis**	• **Infektion des oberen Respirationstrakts** (z. B. Pharyngitis) • **Harnwegsinfektionen** • **Bronchitis, Pneumonie** • **Otitis media** • **Tonsillitis**

Tab. 4. Ursachen von Fieber bei Kindern nichtinfektiöser Ursache.

entzündlich	neoplastisch	Toxisch/metabolisch
• Kawasaki-Syndrom: Verdachtsmoment: Kleinkinder mit hohem Fieber die nicht auf eine antibiotische Therapie ansprechen	• Neuroblastom (Gedeihstörung, katecholaminbedingte Symptome: z.B. Hypertonie, chronische Diarrhö; Bauchschmerzen) • Akute lymphatische Leukämie: Meningeosis leuceaemica, Kinder verweigern das Laufen wegen ossären Schmerzen, Lymphadenopathie, Stridor durch Thymusinfiltration • Lymphom • Ewing Sarkom: hochmaligner Tumor aus undifferenzierten Mesenchymzellen des Knochenmarks, lokalisiert meistens in Diaphysen langer Röhrenknochen, lokale Schmerzen, Überwärmung	• Durstfieber: Fieber durch Flüssigkeitsverlust • entgleister Diabetes mellitus • Thyreotoxikose • Atropin • Anticholinergika

Entscheidung über stationäre oder ambulante Therapie: Nach der körperlichen Untersuchung entscheidet der behandelnde Arzt durch seinen Gesamteindruck, ob eine stationäre Aufnahme notwendig ist oder aber wie in den meisten Fällen, nach Ausschluss gravierender Ursachen eine ambulante Therapie mit zeitnaher Reevaluation erfolgen soll. Nach Ausschluss von Anzeichen gravierender Krankheitsursachen wie Rekapillarisierungszeit ≥ 3 Sekunden, Zyanose, Somnolenz, Dyspnoe, Schwellungen, starke Beeinträchtigung, Dehydratation, Oligurie, Meningismus, Bewegungseinschränkung, Krampfanfall, und den oben genannten Red Flags, kann nach erfolgter und unauffälliger Harnuntersuchung das Kind nach Hause geschickt werden. Dabei sind den Eltern die o. g. Warnzeichen mitzuteilen und bei Auftreten dieser eine Wiedervorstellung nahezulegen. Ansonsten soll in 1–2 Tagen eine Reevaluation erfolgen.

Bei stationärer Aufnahme sollte eine erneute Urinuntersuchung, Blutbild mit Differenzialblutbild, Bestimmung von Entzündungsmarkern, Blutkulturen nicht vergessen, Harnkulturen, Thoraxröntgen (Ergüsse, Infiltrate) und evtl. eine Lumbalpunktion erfolgen.

Neben der kausalen Therapie

- Zuwendung und Vermeidung von Komplikationen: Die Eltern sollen auf Zeichen von klinischer Verschlechterung hingewiesen werden.
- Die Zuwendung zum Kind kann eine subjektive Linderung der Beschwerden bewirken.
- Eine antipyretische Therapie wird routinemäßig nicht mehr empfohlen und sollte nur bei sehr hohem Fieber > 40 °C, starker Beeinträchtigung des Kindes, eingeschränkter Fähigkeit Flüssigkeit zu sich zu nehmen und in speziellen Situationen (z. B. Erkrankungen mit erhöhtem Energieumsatz) durchgeführt werden. Wenn eine Antipyrese erfolgen soll ist das Mittel der ersten Wahl Paracetamol, wobei eine Dosierung nach Gewicht und nicht nach Alter erfolgen sollte (10–15 mg/kg per os alle 4–6 Stunden; Wirkungseintritt ist nach 30–60 Minuten zu erwarten). Bei richtiger Dosierung sind kaum Nebenwirkungen zu befürchten.
- Oftmals bringt die Gabe von enteraler/ parenteraler Flüssigkeit schon eine Besserung des Befindens beim Kind. Dabei ist zu beachten, dass pro Grad Celsius Temperaturerhöhung der Flüssigkeitsverlust um 10–15 % steigt.
- Bei Fieberkrämpfen in der Akutphase, wenn der Krampfanfall länger als 3 Minuten dauert, Diazepam und Antipyretika.

Literatur, Links

1. Ahrens W, Baumann MA, Böhles H, et al. Differenzialdiagnose Pädiatrie. 4. Auflage. München: : Elsevier 2018.
2. Niehues T. The febrile child: diagnosis and treatment. Dtsch Arztebl Int 2013; 110: 764–73; quiz 774.
3. Lissauer T, Carroll W, Craft A. Illustrated textbook of paediatrics. 2018. http://ezproxy.usherbrooke.ca/login?url=https://www.clinicalkey.com/dura/browse/bookChapter/3-s2.0-C20130188952 (accessed 25 May 2020).

Störung des Sozialverhaltens und Anpassungsstörung

Lisa Duong

Lernziele

- Stark unangebrachtes Verhalten bei Kindern und Jugendlichen diagnostizieren bei Störungen des Sozialverhaltens (F91) und Anpassungsstörungen (F43.2) vom normalen Erlebens- und Verhaltensspektrum und relevanten psychiatrischen Komorbiditäten des Kindes- und Jugendalters abgrenzen können und
- die Grundzüge der Diagnostik sowie Therapie kennenlernen.

Störung des Sozialverhaltens

Definition

Von einer **Störung des Sozialverhaltens** spricht man, wenn Patienten sich im Zeitraum von mindestens 6 Monaten nicht altersgemäß an gesellschaftlichen Normen halten können. Bei **Anpassungsstörungen** geht die Fähigkeit sich anzupassen verloren, wie bei der Störung des Sozialverhaltens nach einschlägigen Lebensveränderungen oder nach stark belastenden Erlebnissen und dauert maximal 6 Monate. Das **Aufmerksamkeitsdefizit-Hyperaktivitätssyndrom (ADHS)** ist eine hyperkinetische Störung.

Klinik

Störung des Sozialverhaltens: Es kommt zu dissozialen und aggressiven Verhaltensweisen. Besonders häufig kommt es zu oppositionellen Verhaltensstörungen bei Kindern im Vorschulalter. Dies stellt eine Vorstufe der Störung des Sozialverhaltens darstellt. Bei Kindern lässt sich Hyperaktivität, Ungehorsamkeit und ein schwieriges Temperament beobachten. Bei älteren Kindern und Jugendlichen kommt es zu dissozialen Handlungen wie Regelverstößen, Sachbeschädigungen, Diebstahl und Betrug (zum Beispiel auch häufiges Lügen). Es kommt zu Aggressionen gegenüber Menschen etwa durch Bedrohungen und Körpergewalt oder Tierquälerei. Die schulischen Leistungen und die Beziehung zu den Mitmenschen leiden. Ungewöhnliche Lebensumstände, die belastend sind, wie zum Beispiel die Scheidung, der Tod wichtiger Bezugspersonen oder die Flucht und Einwanderung in ein anderes Land sind wichtige Faktoren, die zur Entstehung der Erkrankung beitragen. Daneben erhöhen schlechte Lebensbedingungen wie Armut, eine schlechte Wohnsituation oder Umgebung das Risiko daran zu erkranken. Bei Jugendlichen sind die Auswirkungen durch den Einfluss von Gleichaltrigen stark von Bedeutung. Ebenso wirkt sich der Konsum bestimmter Medien mit gewalttätigen Inhalten wie zum Beispiel Filme oder Spiele, auf das Verhalten aus.

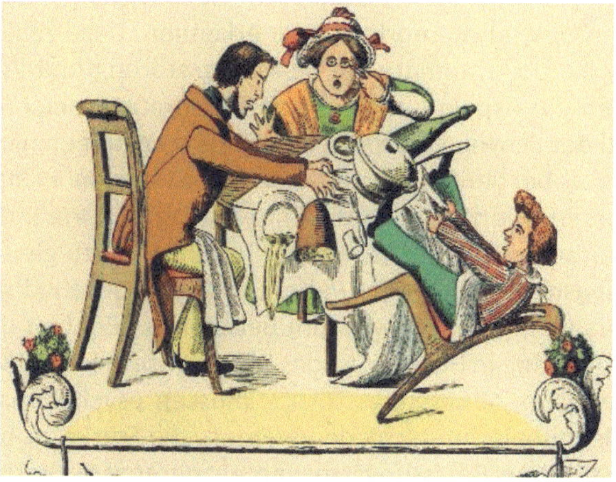

Abb. 1. Struwwelpeter-Die Geschichte vom vom Zappel-Philipp (1845, Heinrich Hoffmann, public domain)

Anpassungsstörungen: Die Symptome treten häufig nach einem Monat nach dem belastenden Erlebnis auf. Bei Kindern kommt es häufig zur Regression, einem Abwehrmechanismus, der zu einem Rückfall auf eine frühere Stufe der Entwicklung führt. Bei Jugendlichen besteht eine Wahrscheinlichkeit zusätzlich eine dissoziale Störung zu entwickeln. Ähnlich wie bei der Störung des Sozialverhaltens sind kritische Lebensereignisse Risikofaktoren eine Anpassungsstörung zu erleiden. Hierzu zählen zum Beispiel Mobbing, Emigration, Vernachlässigung, der Verlust von Bezugspersonen oder Schulwechsel. Patienten fühlen sich depressiv, haben Angst und fühlen sich unsicher.

Das **ADHS** lässt sich in drei Symptomkomplexen unterteilen. Diese sind Aufmerksamkeitsdefizit, Hyperaktivität und Impulsivität, die sich zum Beispiel durch Aggression, Stimmungsschwankungen und verminderte Frustrationstoleranz zeigen. Für Patienten ist es schwierig zurückhaltend zu sein, allerdings werden – anders als bei einer Störung des Sozialverhaltens – keine gesellschaftlichen Normen missachtet oder Aufgaben verwehrt, die gemacht werden müssen.

Patienten-management

Für die Diagnose dieser psychischen Erkrankungen ist eine gründliche Exploration durch einen Facharzt für Kinder- und Jugendpsychiatrie und Psychologen stark von Bedeutung. Sowohl die Selbsteinschätzung als auch die Fremdanamnese durch Bezugspersonen (wie zum Beispiel Eltern oder Lehrpersonen) sind relevant und sollten abgeglichen werden. Diverse standardisierte Fragebögen und psychologische Testungen können die Diagnostik erleichtern. Die Diagnose von **ADHS** ist komplexer und tretet häufig als Komorbidität auf. Sie beginnt meist vor dem 7. Lebensjahr und limitiert sich in der Regel bis zum Ende des Jugendalters. Wie auch bei der Störung des Sozialverhaltens sollte die Diagnose nicht vor dem dritten Lebensjahr gestellt werden. Bei ADHS ist es wichtig zu beobachten, wie sich die Patienten bei unterschiedlichen Lebensbereichen verhalten, zum Beispiel bei der Freizeitgestaltung oder beim Erledigen von schulischen Aufgaben. Durch psychologische Tests können zum Beispiel Intelligenzminderungen (der IQ liegt bei ADHS nämlich im Normbereich), Überforderung in der Schule oder Entwicklungsstörungen erfasst werden. Oft liegen organische Erkrankungen vor, die ähnliche Symptome wie ADHS aufweisen, wie zum Beispiel die Störung der Sinnesorgane, Epilepsie oder Erkrankungen der Schilddrüse. Bei der **Störung des Sozialverhaltens** ist es wichtig andere psychische Störungen auszuschließen bzw. als Komorbidität zu erkennen. Dazu zählen ADHS, Angststörungen, Depression, die posttraumatische Belastungsstörung und Persönlichkeitsstörungen. Ebenso sollten die Aspekte von Substanzmissbrauch (persönliche Erfahrungen oder auch während der Schwangerschaft) und Vorerkrankungen nicht außer Acht gelassen werden. Anders als bei der Diagnostik von ADHS ist es sehr wichtig die Lebensgeschichte genau zu erfassen. Hierzu zählen die Entwicklung und Veränderungen während der schulischen Laufbahn, Freizeitaktivitäten, Beziehungen zu gleichaltrigen Menschen und die Betreuungsqualität. Hat der Patient während der Kindheit schlechte Erfahrungen zu Bezugspersonen gemacht wie zum Beispiel das Erleben der Scheidung der Eltern oder die Unterbringung in Heimen, ist das Risiko wesentlich größer diese Erkrankung zu entwickeln. Bei einer **Anpassungsstörung** müssen psychosoziale Belastungen von katastrophalen Erlebnissen unterschieden werden, die Stärke zu bestimmen und von einer posttraumatischen Belastungsstörung abzugrenzen. Hierbei treten die Symptome erst nach einer Latenzzeit von ungefähr 6 Monaten auf und dauern wesentlich länger an mit Symptomen wie Flashbacks, Hilflosigkeit und emotionale Taubheit.

Es gibt diverse Therapiemethoden, die besonders an das Alter der Kinder und Jugendlichen angepasst werden müssen, in die auch die Bezugspersonen einbezogen werden sollen. **Psychoedukation** ist sehr wichtig für den Prozess. Hierbei werden Eltern und Kinder aufgeklärt und beraten, wie akute Probleme bewältigt werden können. Wenn notwendig sollten auch andere Bezugspersonen, wie zum Beispiel Lehrpersonen oder Erziehende, miteinbezogen werden. Es ist wesentlich, dass die beteiligten Menschen gut über die Prävalenz, der Symptomatik, den Verlauf und die Risikofaktoren Bescheid wissen.

Beim **Elterntraining** bzw. in elternzentrierten und familienzentrierten Interventionen lernt das familiäre Umfeld den Umgang mit dem Patienten und die Lösung von Problemen. Ziel ist ein verbessertes Eltern-Kind-Verhältnis, um die kindliche Beziehung zu den Eltern zu stärken. Das Erlernen von Erziehungsmaßnahmen, die nicht auf Stress und Strafe basieren, sondern auf Lob und Stärkung positiver Verhaltensmuster ist von Bedeutung. Ebenso führt ein umstrukturierter Alltag mit neuen Regeln zu einem besseren Zusammenleben.

Psychotherapeutische Maßnahmen sollten bei den Anpassungsstörungen durchgeführt werden. Bei der patientenzentrierten Therapie versucht man sowohl soziale als auch emotionale Handlungsweisen (zum Beispiel Kommunikationsstrategien um Konflikte zu lösen) zu verbessern. Sie ist vor allem bei sehr aggressivem Verhalten empfehlenswert. Es ist wichtig gemeinsam mit dem Patienten Ziele herauszuarbeiten und die Motivation zu fördern. Ebenso bedeutsam ist es die laufende Evaluation der Zusammenarbeit. Meistens findet diese Behandlungsmethode ambulant statt.

In der familienzentrierten Therapie hingegeben versucht man das familiäre Klima den Umständen entsprechen zu verbessern.

Pharmakologisch wird bei ADHS oder wenn eine Komorbidität mit dieser Erkrankung besteht Methylphenidat (Amphetamin-Abkömmling) verabreicht. Bei Aggressivität und Impulsivität ist die Gabe von atypischen Neuroleptika wie Risperidon möglich. Allerdings wird Risperidon nur als off-label für einen kurzen Behandlungszeitraum von maximal 6 Wochen gegeben.

Literatur, Links

1. AWMF-Leitlinie Psychische Störungen im Säuglings-, Kleinkind und Vorschulalter (Stand 10.07.2020; https://www.awmf.org/leitlinien/detail/II/028-041.html).
2. AWMF-Leitlinie ADHS bei Kindern, Jugendlichen und Erwachsenen (Stand 10.7.2020; https://www.awmf.org/leitlinien/detail/II/028-045.html).
3. AWMF-Leitlinie Störung des Sozialverhaltens: Empfehlung zur Versorgung und Behandlung (Stand 10.7.2020; https://www.awmf.org/leitlinien/detail/II/028-020.html).

Abhängigkeit (Sucht)

Merjem Begic

Lernziele (Entrustable Professional Activities, EPAs)

- Bei Intoxikationen Notfallsituationen erkennen, notfall- sowie erste allgemeinmedizinische Maßnahmen einleiten und somit in der ärztlichen Primärversorgung aktiv mitwirken können.
- Bei Abhängigkeit die Patienten personalisiert führen (inklusive Einverständnis zu diagnostischen und therapeutischen Maßnahmen), empathisch betreuen können und somit kritisches Reflektieren des ärztlichen Tuns beherrschen.
- Unterschiede zwischen Abhängigkeit, schädlicher Gebrauch und Missbrauch bestimmen können
- Therapie der Entzugssymptomatik richtig einsetzen können
- Antidote bei Intoxikationen richtig auswählen können
- Wirkungen bestimmter Substanzen erkennen können

Definitionen

Nach ICD-10 ist eine **Abhängigkeit** definiert als „eine Gruppe physiologischer, verhaltensbezogener und kognitiver Phänomene, bei denen die Verwendung einer Substanz oder einer Substanzklasse für ein bestimmtes Individuum eine viel höhere Priorität hat als andere Verhaltensweisen, die früher einen höheren Wert hatten."

1964 wurde der Begriff „Sucht" durch den Begriff "Abhängigkeit" ersetzt.

Psychische Abhängigkeit wird durch nicht unterdrückbares Verlangen bzw. **Craving** nach einer Substanz oder Droge charakterisiert. Bei einigen Formen, konkret Alkoholismus und Cannabisabhängigkeit kann der chronische Konsum zum **Amotivationalen Syndrom** mit Leistungsminderung und Antriebslosigkeit bis zur Apathie führen.

Physische Abhängigkeit äußert sich durch Toleranzentwicklung und Entzugssymptomatik. Kriterien der Abhängigkeit nach ICD-10:

- Ein zwanghafter Wunsch Substanzen zu konsumieren
- Verlust der Kontrolle über die Menge, Beginn und Ende des Konsums
- Körperliches Entzugssyndrom
- Substanzkonsum, um die Entzugssymptomatik zu lindern
- Vernachlässigung anderer Interessen oder Lebensfreude
- Konsum trotz Gesundheitsschäden

Missbrauch bzw. **schädlicher Gebrauch** bezeichnet ein Konsummuster, das sowohl zur psychischen als auch zur physischen Gesundheitsgefährdung und -schädigung führt. Kriterien des schädlichen Gebrauches nach ICD-10:

- Konsum, das zur körperlichen oder psychischen Gesundheitsschädigung führt
- Schädlicher Gebrauch sollte bei anderen Störungen (Abhängigkeitssyndrom) nicht diagnostiziert sein
- Eine Intoxikation allein ist nicht genügend für die Diagnose eines schädlichen Gebrauches
- Soziale Folgen oder Verweigerung des Konsums sind nicht genügend für die Diagnose eines schädlichen Gebrauches

Epidemiologie

Alkohol: Jede 7. Person in Österreich konsumiert Alkohol in einer gesundheitsgefährdenden Menge. Männer sind 3 Mal häufiger betroffen als Frauen. Ungefähr 1,4 % aller jährlichen Todesfälle in Österreich stehen mit Alkoholkonsum in Verbindung.

Drogenkonsum: In Österreich konsumieren 35.000 bis 38.000 Menschen Opioide in einem Risikobereich. Rund die Hälfte davon befindet sich in einer Substitutionsbehandlung. In dieser Gruppe ist das **Suizidrisiko** 3 Mal so hoch wie in der Allgemeinbevölkerung.

Tabakrauchen: Laut einer Umfrage von 2017 sind in Österreich knapp **30 % Raucher.** Somit ist Tabakrauchen die häufigste Abhängigkeit in Österreich und ist für 15 % aller Todesfälle verantwortlich.

Pathogenese

Trias der Entstehung der Abhängigkeit (nach Kielholz und Ladewig):

- Droge: Verfügbarkeit, Suchtpotenzial, Dosis und Applikation
- Individuum: genetische Faktoren, Ich-Stärke
- Umwelt: Erziehungsfehler, broken Home, Lebenssituation

Biopsychosoziales Modell der Suchtentwicklung:

- Neurobiologie: Drogen aktivieren die Dopamin-Neuronen im mesolimbischen System was das Gefühl des Wohlbefindens und exzitatorischen Effekte auslöst. Dieser Effekt wirkt Verhaltensverstärkend und führt zum wiederholten Konsum. Von großer Bedeutung ist auch das Glutamat, das die zentrale Rolle im Suchtgedächtnis spielt. Substanzkonsum allein ist nicht genügend für die Entstehung der Abhängigkeitserkrankung. Auch genetischen Variationen beeinflussen einerseits das endogene Belohnungssystem im Gehirn, andererseits die Pharmakokinetik und Pharmakodynamik von den Substanzen.
- Psychologische Faktoren: Prämorbide Persönlichkeit mit Stimmungslabilität, niedriger Frustrationstoleranz, **„Broken-Home"** in der Kindheit. Suchtmotive sind Schmerzlinderung und Einsamkeitsgefühl. Lernprozesse in Form angenehmer Gefühle oder Euphorie, die durch Substanzkonsum hervorgerufen werden, wurden als Verstärkung für weiteres, wiederholter Konsum angesehen.
- Soziokulturelle Faktoren: Staatliche Regierung und Restriktionen, sowie die Verfügbarkeit der Substanzen.

Alkoholabhängigkeit

Klinik

Bei chronischem Konsum:

- Psychisch: Stimmungslabilität, Agitiertheit, Depressive Stimmung, Wesensänderung, Kognitive Beeinträchtigungen, häufig andere Suchterkrankungen
- Neurologisch: Polyneuropathie, Hirnatrophie, Wernicke-Korsakow-Syndrom, Tremor, Ataxie
- Hautveränderungen: Konjunktivitis, Teleangiektasien, Palmarerythem
- Innere Organschäden: Ösophagusvarizen, Leberzirrhose, Hepatitis, Kardiomyopathie, Hypertonie, Blutbildveränderungen, Pankreatitis, Gastritis, Osteoporose

Die Diagnose dieser Erkrankung ist anhand definierter Kriterien zu stellen.

- Screening-Tests
- AUDIT (Alcohol Use Disorder Identification Test)
- CAGE-Test (Test zur groben Orientierung des Alkoholkonsums)
- Anamnese, Trinkverhalten, Typ nach Lesch bestimmen

Tab. 1. Alkoholabhängigkeit: Typologie nach Lesch

Typ	Charakteristika	Entzugstherapie	Rezidivprophylaxe
1	Schweres Entzugssyndrom Epileptische Anfälle im Entzug Starkes Alkoholverlangen	Benzodiazepine Acamprosat	Acamprosat Disulfiram
2	Schwacher Entzug Autoaggressivität Keine epileptischen Anfälle	Tiaprid Trazodon	Acamprosat
3	Depressivität Schlafstörungen manifeste Suizidalität	GHB (Gamma Hydroxybutyrate)	Antidepressiva Carbamazepin Naltrexon
4	Schwere Polyneuropathie Epileptische Anfälle auch ohne Alkohol Zerebrale Schäden vor dem 14. Lebensjahr	GHB Carbamazepin	Nootropika Naltrexon Olanzapin

Medizingeschichte: Der Wiener Psychiater Otto Lesch entwickelte diese Typologie Ende der achtziger Jahre und war viele Jahre am AKH Wien tätig.

Labor

Hinweise auf chronische Organveränderungen und -schäden sind:

- Leberschäden: γ-GT ↑, Transaminasen ALT ↑ und AST ↑
- **CDT (Carbohydrate Deficient Transferrin)** ↑: Alkoholkonsum über 7 Tage in Menge ab 60 g am Tag für Männer und ab 40 g am Tag für Frauen. CDT bleibt hoch auch bis zum 1 Monat nach Abstinenz.
- Malnutrition: MCV ↑, Hb ↓, Thrombozytopenie
- Folsäure ↓, Vitamin B12 ↓, Vitamin B1 ↓ (Thiamin), Vitamin B6 ↓

Die CDT ist eher geeignet für die Erkennung des schweren Alkoholismus und der Änderungen des Trinkverhaltens, ein Anstieg oder eine Normalisierung des Alkoholkonsums machen sich damit nach etwa 2 – 4 Wochen bemerkbar. Bei bestimmten Hepatopathien und genetischen Varianten bzw. Erbkrankheiten kann der CDT-Wert falsch-positiv sein.

Opioidabhängigkeit

Definitionen

Opioide, dazu gehören Morphin, Heroin, Methadon, Codein, zeigen das höchste Abhängigkeitspotential und ausgeprägte Toleranzentwicklung. Konsum: intranasal, inhalativ oder i.-v.

Klinik

Erzeugende Wirkung: Euphorie, Sedierung, Analgesie und Anxiolyse.

Somatischen Symptome: Bradykardie, Miosis, Tremor, Sedierung, Atemdepression.

Tab. 2. Opioidentzugssymptome

kardiovaskulär	vegetativ	psychisch	muskuloskeletal
Tachykardie	Mydriasis	Craving	Muskelkrämpfe
Hypertonie	Durchfall Erbrechen	Psychomotorische Unruhe	Schmerzen in Gelenken und Muskeln
	Rhinorrhö		

Für die Therapie des Entzugs gibt es drei Ansätze:

Patientenmanagement

- Medikamentöse Unterstützung: als „warmer Entzug" mit Methadon (auch in der Schwangerschaft), Buprenorphin, oder retardierten Morphine und als „kalter Entzug": Abruptes Konsumabsetzen, ohne Unterstützung
- Psychoedukation, Sozialtherapie
- Psychotherapie

Zusätzliche Behandlung von Komorbiditäten wie HIV.

Benzodiazepinabhängigkeit

Definition

Benzodiazepine haben einen großen therapeutischen Ansatz. Sie werden am häufigsten wegen ihrer anxiolytischen Wirkung missbraucht. Die Abhängigkeit entwickelt sich rasch innerhalb von wenigen Wochen.

Klinik

Tab. 3. Benzodiazepin-Entzugssymptome

psychiatrisch	neurologisch	vegetativ
Agitiertheit depressive Stimmung Schlafstörungen	Tremor Unruhe Schwindel	Kopfschmerzen Tachykardie Schwitzen

Patientenmanagement

Therapie: Langsames schrittweises Ausschleichen, bis zu 1 Jahr lang. Umstellung auf langwirksame Präparate wie Diazepam (länger wirksam, weniger Applikationen).

Nikotinabhängigkeit

Definition

Nikotinabhängigkeit ist die häufigste Abhängigkeit in Österreich und auch die häufigste Komorbidität zu einer großen Zahl psychischer Erkrankungen. Die toxischen Gesundheitsfolgen entstehen durch die Wirkung anderen Rauchinhaltsstoffe, nicht durch Nikotin. Nikotin ist ein Agonist an ACH-Rezeptoren, blockiert die Wiederaufnahme von Serotonin, Noradrenalin und Dopamin und verstärkt zusätzlich die Freisetzung von Dopamin.

Klinik

Die Wirkung ist dosisabhängig. In niedriger Dosierung kommen Blutdruckanstieg, Tachykardie und Tachypnoe vor, und wenn hoch dosiert löst Nikotin Tremor und Krämpfe aus. Eine Toleranzentwicklung betrifft die periphere Wirkung (Hypertonie, Tachykardie, erhöhte Darmperistaltik), nicht die zentrale Wirkung (Übelkeit, Muskelrelaxation).

Eine Abhängigkeit kann sich innerhalb von 2 Jahren entwickeln. Die Entzugssymptomatik dauert 2–3 Wochen, ist nicht so stark ausgeprägt wie bei Opioid- oder Alkoholentzug und äußert sich durch Gereiztheit und psychomotorische Unruhe, Schlafstörungen, Appetitsteigerung und Craving.

Patienten-management

Mit dem **Fagerström-Test** kann der Grad der körperlichen Abhängigkeit abgeschätzt werden und daraus die Chancen, sich das Rauchen abzugewöhnen sowie die medizinischen Begleitmaßnahmen abgeleitet werden.

Therapie:

- medikamentös: Nikotinersatztherapie: Nikotinpflaster, -kaugummi, Vareniclin mit einer Therapiedauer von 12 Wochen, Bupropion mit einer Therapiedauer von 8 Wochen.
- Kognitive Verhaltenstherapie.

Cannabisabhängigkeit

Definition

Cannabinoide sind immer wieder Einstiegsdrogen und führen zum Konsum anderen Substanzen. Die Wirkstoffe werden aus der Pflanze indischen Hanfs gewonnen. Die 2 Hauptformen sind Haschisch (Dope) und Marihuana (Gras), die entweder inhalativ (Joints) oder oral (Cookies) aufgenommen werden. Einige Minuten nach der Einnahme treten die Wirkungen ein und dauern weniger Stunden. Chronischer Konsum erhöht das Risiko für das Auftreten einer schizophrenen Psychose bei entsprechender Disposition.

Das Cannabinoid THC (Tetrahydrocannabinol) wird auch therapeutisch eingesetzt bei chemotherapie-induziertem Erbrechen, Krebs- oder AIDS-induzierte Appetitlosigkeit, Spastik bei Multiple Sklerose.

Klinik

Hauptwirkungen:

- Zentral: Euphorie, Anxiolyse, Störung des Zeitgefühls und Gedächtnisstörungen, bei hohen Dosen treten Halluzinationen und Angstzustände auf.
- Peripher: Konjunktivitis, Tachykardie, Bronchodilatation

Entzugssymptome:

- körperlich: Motorische Unruhe, GIT-Krämpfe, Gewichtsverlust
- psychisch: Schlafstörungen, Gereiztheit, Craving, Aggression

Patienten-management

Therapie: Benzodiazepine z. B. Lorazepam, Antipsychotika z. B. Pipameron.

Psychostimulanzien

Definition

Dazu gehören Kokain, Amphetamine und Ecstasy, die typische sympathomimetische Wirkung erzeugen. Spezifisch für Psychostimulanzien ist die Entwicklung einer ausgeprägten psychischen, aber keiner physischen Abhängigkeit.

Amphetamine hemmen die Wiederaufnahme von Monoamine und erhöhen gleichzeitig deren Freisetzung. Sie werden oral, intranasal oder intravenös konsumiert. Die Wirkung dauert 6–8 Stunden. In der Medizin werden Amphetamine (Methylphenidat) derzeit als Therapie für ADHD (Attention Deficit Hyperactivity Disorder), oder als Appetitzügler eingesetzt.

Klinik

Wirkung: Euphorie, motorische Unruhe mit stereotypen Bewegungen, gesteigerte Vigilanz, Appetitreduktion, Erhöhung der Herzfrequenz und des Blutdrucks, Schwitzen.

Beim Konsumieren hoher Dosen sieht man nicht selten bei den PatientInnen Halluzinationen und produktive psychotische Symptomatik.

Ecstasy-MDMA- Methylendioxymethamphetamin wirkt auf das Serotonin-System, indem die Serotonin-Ausschüttung erhöht und deren Wiederaufnahme gehemmt wird. Die Folge ist eine halluzinogene Wirkung und wird deswegen eher zur Psychodelika zugeordnet. Bei regelmäßigem Konsum kommt es zu irreversiblem Schaden der Stammganglien im Gehirn.

Wirkung: Euphorie, Wahrnehmungsstörung mit Halluzinationen, Erhöhung der Herzfrequenz und des Blutdrucks, Schwitzen, Trismus (Spannung der Kiefermuskulatur), Bruxismus (Aufeinanderbeißen der Zähne).

Entzugssymptomatik: Craving, depressive Stimmung, Antriebslosigkeit, Müdigkeit, Heißhungerattacken, Angstzustände, Muskelkrämpfe.

Kokain wurde früher anhand der gleichzeitigen vasokonstriktorischen Wirkung als Lokalanästhetikum benutzt, bis man seine starke psychische Abhängigkeitsentwicklung entdeckt hat. Jetzt wird Kokain als illegale Droge durch Rauchen (Crack), intravenös oder intranasal konsumiert. Die Wirkung dauert 30–60 Min, weswegen der „binge-Konsum" notwendig ist, um den euphorischen Zustand zu erhalten. Crack ist aktuell die stärkste Abhängigkeitserzeugende Droge überhaupt.

Funfact: Bis 1903 hat 1 l Coca-Cola ungefähr 250 mg Kokain enthalten.

Wirkung:

- körperlich: Tachykardie, Blutdruckanstieg, Tachypnoe, motorische Unruhe mit Temperaturerhöhung und Mydriasis
- psychisch: Euphorie (Kick), Konzentrationssteigerung, Libidosteigerung und reduziertes Schlaf- und Essenbedürfnis

Intoxikationssymptome: Herzrhythmusstörungen, maligne Hyperthermie, Ataxie, Krampfanfälle, und Kokainpsychose mit Halluzinationen und paranoiden Gedanken

Entzugssymptome: Da es zu keiner physischen Abhängigkeit kommt, sind die Entzugssymptome nur psychische Natur: Craving, Dysphorie, Depression, Antriebslosigkeit, Schlafstörungen und Albträume.

Patientenmanagement

Ecstasy-Entzugstherapie: Bei langanhaltender Depression trizyklische Antidepressiva, bei psychotischen oder wahnhaften Symptomen: Butyrophenone (Haloperidol).

Kokainentzugstherapie: Für Craving: Bromocryptin, für psychotische Zustände Benzodiazepine.

Wichtig: Vermeidung der Neuroleptika, da die Krampfschwelle erniedrigt ist.

Professionelles Handeln: Drogenabhängige bedürfen empathischer Betreuung durch geschultes Personal mit entsprechender **Awareness** für die vielfach assoziierten Grund- und Begleiterkrankungen. Zusätzlich zu den nicht seltenen schweren Symptomen und Komplikationen ist nicht nur aus diesen Gründen der Leidensdruck groß, sondern das schlechte Gewissen und das Gefühl des Versagens durch Lebensuntüchtigkeit.

Literatur, Links

1. Möller, Hans-Jürgen, Duale Reihe Psychiatrie, Psychosomatik und Psychotherapie.
2. https://www.who.int/substance_abuse/terminology/definition1/en/.
3. Fagerström KO, Schneider NG. Measuring nicotine dependence. J Behav Med 1989, 12. 159.

Zwangsdenken, Zwangshandlungen

Merjem Begic

Lernziele (Entrustable Professional Activities, EPAs):

- Bei Zwangssymptomatik die Patienten personalisiert führen (inklusive Einverständnis zu diagnostischen und therapeutischen Maßnahmen), empathisch betreuen können und somit kritisches Reflektieren des ärztlichen Tuns beherrschen.
- Die Diagnose von Zwangsstörungen anhand von ICD-10 Kriterien stellen können.
- Ätiologie der Erkrankung verstehen.
- Zwangshandlungen, -gedanken und -impulse erkennen.
- Die richtige Therapie auswählen können.

Definitionen

Zwangsstörungen (obsessive-compulsive disorder) sind ständig wiederkehrende, belastende, vom PatientInnen nicht unterdrückbare und als sinnlos erkannte Handlungen, Gedanken und/oder Impulse.

Epidemiologie

Die Lebenszeitprävalenz beträgt 2 %, Männer und Frauen sind gleich betroffen. Ein Beginn im Kindesalter ist möglich, aber die Erkrankung manifestiert sich am häufigsten zwischen 20.–25. Lebensjahr.

Klinik

Typische Symptome sind:

- **Zwangshandlungen (compulsion)** sind wiederholte, stereotype Handlungen. Die Betroffenen fühlen sich obligat die Handlungen durchzuführen, weil es ansonsten zu großen inneren Angstgefühlen kommen würde. Die häufigsten Zwangshandlungen sind Waschzwang (z. B. länger als 1 h pro Tag Händewaschen), Kontrollzwang (z. B. Prüfen, ob die Tür gesperrt ist), Ordnungszwang (z. B. Symmetrieordnung schaffen) und Zählzwang (z. B. Treppen zählen beim Gehen). Handlungen können einen Ritualcharakter haben und auch eine exakte Reihenfolge. Falls nur ein Schritt nicht richtig durchgeführt wurde, muss das Ritual vom Beginn wiederholt werden.
- **Zwangsgedanken (obsession)** sind rückkehrende, intensive, vom PatientInnen als unsinnig und unangenehm erkannte Gedanken, die in Zwangshandlungen übergehen können. Die häufigsten Inhalte der Zwangsgedanken sind Verschmutzung (Infektionen, Kontamination), pathologisches Zweifeln und Ordnung (Verlangen nach Symmetrie).
- **Zwangsimpulse** sind Handlungsimpulse, die gegen Willen der Betroffenen erscheinen und mit Angst eng verbunden sind. Die Möglichkeit, dass die Zwangsimpulse in Zwangshandlungen übergehen existiert, aber ist sehr gering. Die häufigsten Zwangsimpulse sind Autoaggression (z.B. sich zu Verletzen) oder Aggression gegen andere Menschen (z. B. Menschen zu töten) und sexuelle Impulse (z.B. eigenartige sexuelle Handlungen).

Weitere Störungen, unter anderem psychiatrische Ko-Morbiditäten:

- **Pathologisches Horten:** Wiederholende, nicht unterdrückbare Schwierigkeit sich von den Gegenständen zu trennen oder die wegzuschmeißen.
- **Trichotillomanie:** Wiederholtes herausziehen der eigenen Haare, mit daraus resultierenden Haarverlust.
- **Dermatillomanie:** Wiederholtes Quetschen der eigenen Haut mit danach bleibenden Läsionen.

Eine Verbindung mit Angstzuständen wurde beobachtet, indem die Betroffenen, die Zwangshandlungen durchführen mit dem Ziel die Angst zu reduzieren.

Differenzialdiagnose

Zwangsstörungen sind von einer **zwanghaften Persönlichkeitsstörung** und von organischen Grunderkrankungen zu differenzieren. Menschen mit zwanghafter (anankastischer) Persönlichkeitsstörung sind Perfektionisten, die Kontrolle über ihre Umgebung üben und anhand von ihrer Persönlichkeitsstruktur profitieren können, wie es bei zwanghafter Pünktlichkeit der Fall sein kann. Solche Menschen stehen unter großem Druck und sind durch die Erkrankung stark belastet.

Diagnosekriterien nach ICD-10 (F42):

- Zwangsgedanken oder -handlungen sollten mindestens 2 Wochen, und an meisten Tagen stundenlang dauern
- Zwangsgedanken oder -handlungen wurden als eigene erkannt, und als sinnlos bewertet
- Betroffenen versuchen Widerstand zu leisten, was oft erfolglos endet
- Zwangsgedanken oder -handlungen wiederholen sich stereotypisch
- Die Symptome sind nicht auf eine andere Erkrankung zurückzuführen
- Zwangsgedanken oder -handlungen führen zu Alltagbeeinträchtigungen

Patienten-management

Die Diagnose wird gestellt anhand von ICD-10 Kriterien und mittels spezieller Fragebögen: Y-BOCS (Yale-Brown Obsessive-Compulsive Scale), MOCI (Maudsley Obsessive-Compulsive Scale), HZI (Hamburger Zwangsinventar).

Die Therapie besteht aus:

- Medikamente: Antidepressiva; SSRIs in höheren Dosierungen als bei der Depression
- Psychotherapie: Kognitive Verhaltenstherapie (KVT), Expositionstherapie. Im Fall der milden Formen der Zwangsstörungen beginnt man mit KVT. Falls die Zwangsstörungen stark ausgeprägt sind, ist die Therapie der Wahl eine Kombination aus KVT und Medikamenten.

Professionelles Handeln: Zwangsdenken und Zwangshandeln ist schambesetzt und ein Tabu unserer Gesellschaft, so dass oft Jahre bis zur Diagnose und kausalen Therapie vergehen.

Literatur, Links

1. Möller, Hans-Jürgen, Duale Reihe Psychiatrie, Psychosomatik und Psychotherapie.
2. Werner Zitterl, 123-b-CIT SPECT Imaging Shows Reduced Thalamus–Hypothalamus Serotonin Transporter Availability in 24 Drug-Free Obsessive-Compulsive Checkers, Neuropsychopharmacology (2007) 32, 1661–1668.

Psychiatrische Notfallsituationen: Selbst- und Fremdgefährdung, Erregung, Psychopharmakaintoxikation

Merjem Begic

Lernziele (Entrustable Professional Activities, EPAs)

- Bei Fremd- oder Selbstgefährdung Notfallsituationen erkennen, notfall- sowie erste allgemeinmedizinische Maßnahmen einleiten und somit in der ärztlichen Primärversorgung aktiv mitwirken können.
- Bei typischen psychiatrischen Notfällen korrekte Erstmaßnahmen einleiten können.
- Symptomatik der Suizidalität erkennen und sich für richtige Maßnahmen bzw. Krisenintervention entscheiden
- Sicherheits- und Schutzmaßnahmen in Notfallsituationen kennenlernen

Definitionen

Akute, oft unerwartete Selbst- oder Fremdgefährdungszustände, die medizinische Hilfe und Betreuung sofort benötigen.

Suizidalität

Definitionen

Unter **Suizidalität** versteht man die Absicht den eigenen Tod herbeiführen, die in unterschiedlicher Intensität vorkommen kann und bei jeder psychiatrischen Problemstellung durch offene Fragen exploriert werden sollte. **Suizidversuch** ist jede Handlung mit dem Ziel, sich das Leben zu nehmen, ohne tödlichen Ausgang. **Suizid** ist jede Handlung mit dem Ziel, sich das Leben zu nehmen, mit tödlichem Ausgang. Das **Präsuizidales Syndrom** nach Erwin Ringel ist durch 3 Eigenschaften vor jeder Suizidhandlung charakterisiert:

- Einengung: Suizid als einziger möglichen Ausgang, sozialer Rückzug, depressiver Affekt
- 2.Aggressionsrichtung gegen sich selbst
- 3.Suizidphantasie: Phantasiewelt wird gebildet, in der der Suizid eine zentrale Rolle spielt

Epidemiologie

Laut WHO sterben jedes Jahr fast 800 000 Menschen an Suizid. Das ist 1 Person alle 40 Sekunden. Die Suizidrate in Österreich ist ungefähr 14,5/100.000 Einwohner/innen, davon sind ¾ Männer.

Klinik

Akute Suizidalität ist durch aktuelle Selbstmordgedanken, Todeswunsch, und einen konkreten Plan und Ideen, sich selbst zu töten, charakterisiert. Risikofaktoren:

- Psychiatrische Erkrankungen in der Anamnese (besonders Depression und Suchterkrankungen)
- Suizidabsicht vorhanden (Suizidversuch in der Vergangenheit, positive Familienanamnese)
- Konkrete Suizidpläne mit Vorbereitung (Medikament oder Waffe schon gekauft)
- Alter und Geschlecht (hohes Alter und männlich, niedrigeres Alter und weiblich)
- Zugang zu Suizidmethoden
- Psychopathologische Aspekte: Anhedonie, Hoffnungs- und Wertlosigkeit, Schuldgefühle, innere Unruhe, Einengung des Denkens
- aktuelle Lebenssituation: Vereinsamung, Arbeitslosigkeit, schwere körperliche Erkrankung

Wenn eine Selbstmordentscheidung getroffen ist, ziehen sich die Betroffenen zurück und werden ruhiger. Das kann fälschlicherweise als ein Suizidalitätsrückzug evaluiert werden!

Patienten-management

Mittels richtiger und rechtzeitiger Interventionen und Betreuung bestehe viele Möglichkeiten, um Selbstmord zu verhindern.

Eine **Krisenintervention** ist nur von erfahrenen Ärztinnen und Ärzten durchzuführen:

- Aufbau einer tragfähigen Beziehung
- Suizidales Verhalten als Notsignal gesehen

- Gemeinsame Entwicklung der Problemlösungen
- Emotionale Entlastung

Zu vermeiden ist dabei:

- Vorschnelle Tröstung
- Herunterspielen des Problems
- Mangelnde Exploration

Stationäre Aufnahme mit regelmäßigem PatientInnenkontakt. Wenn notwendig Anhaltung nach dem **Unterbringungsgesetz.**

Medikamentöse Unterstützung:

- für Unruhe, Angst: Benzodiazepine, oder sedierende Antipsychotika
- suizidprophylaktische Effekte haben Lithium und Clozapin

Fremdaggressivität

Definition

Fremdaggressivität ist jedes gegen anderen Menschen gerichtetes Verhalten, unabhängig von der Ätiologie und Pathogenese. Beim Umgang mit aggressiven PatientInnen steht an erster Stelle immer der **Eigenschutz.** Das Gespräch mit den Betroffenen sollte der am meisten erfahrene Arzt durchführen.

Psychopathologie

Risikofaktoren für Fremdaggression:

- aktuelle Lebenssituation der Betroffenen
- Anamnese (Erkrankungen, fremdaggressives Verhalten in der Vergangenheit)
- psychopathologische Aspekte: Agitiertheit, Ärger, Wahn, Impulsivität

Klinik

Wenn die Betroffenen eine psychiatrische Erkrankung haben, und eine Selbst- oder Fremdgefährdung aktuell ist, dann wäre eine stationäre Aufnahme nach dem **Unterbringungsgesetz** notwendig.

Nach der stationären Aufnahme sind obligat durchzuführen:

- eine körperliche Untersuchung
- Erhebung des psychopathologischen Befundes
- Anamnese und wenn möglich auch Fremdanamnese
- Labordiagnostik
- Vitalparametererhebung und Monitoring
- Drogen- und Alkoholscreening

Falls die Betroffenen keine Erkrankungen haben, dann sollten sie den zuständigen **Behörden übergeben** werden.

Differenzialdiagnose

Es können viele psychiatrische oder körperliche Erkrankungen zugrunde des fremdaggressiven Verhaltens liegen. Dazu sind möglichst viele Informationen über die Betroffenen und die Situation einzuholen.

- Suchterkrankungen
- Delir
- Demenz
- Organische Psychosen
- Wahnsymptomatik
- Affektive Störungen

Patientenmanagement

Eigenschutz besteht aus folgenden Komponenten:

- nie alleine den PatientInnen konfrontieren
- sich in der Nähe vom Ausgang positionieren
- bei Bedarf Polizei anrufen, falls die Betroffenen eine Waffe besitzen, ist die Polizei schnellstmöglich zu rufen
- PatientInnenschutz sichern
- potentiell gefährliche Gegenstände aus der Umgebung entfernen

Krisenintervention und Deeskalation:

- Körperhaltung: offene Handflächen, gesenkte Arme, ohne raschen Bewegungen
- empathisches und langsames Sprechen, achtsam zuhören, Verständnis für die Gefühle zeigen und weitere Kommunikation fördern
- Hilfe, Betreuung und Sicherheit anbieten
- Auf Provokationen des Patienten nicht reagieren

Medikamentöse Therapie:

- zur Beruhigung Gabe von rapid Tranquilizer
- Benzodiazepine: Lorazepam oder Midazolam
- Antipsychotika: Haloperidol oder Promethazin

Erregungszustände

Erregungszustände können bei einer Vielzahl von psychischen Erkrankungen vorkommen, vor allem bei Delir, Schizophrenie, Manie, Suchterkrankungen oder Epilepsie. Definition

Typisch sind eine misstrauische Stimmung, innere Anspannung, übermäßige Aggression, Agitiertheit und psychomotorische Unruhe. Die Betroffenen haben oft eine gestörte Wahrnehmung der Umgebung und reduzierte Aufmerksamkeit. Klinik

Behandlungsziel ist Beruhigung und Sedierung + sowohl durch medikamentöse Therapie als auch durch Empathie- und Hilfeangebot. Patientenmanagement

Sedierung

- bei unspezifischen Erregungszuständen: Lorazepam
- bei krankheitsspezifischen Erregungszuständen
  Schizophrene Psychose: Aripiprazol, Clozapin oder Olanzapin
  Manische Psychose: Valproinsäure
  Delir: Risperidon, Haloperidol
  Angst und Belastungsstörungen: Benzodiazepine

Intoxikation mit Psychopharmaka

Unter einer Vergiftung oder Intoxikation versteht man die Schäden, die durch Überdosierung an bestimmten Substanzen bzw. Medikamenten hervorgerufen werden. Definition

Intoxikation mit Antidepressiva oder Antipsychotika machen die Hälfte der Suizidversuche. Public Health

Intoxikation mit Benzodiazepinen: Bewusstseinsstörung bis zum Koma, Orientierungsstörungen, Atemdepression bis zum Atemstillstand, Hypotonie mit Schwindel. Klinik

Intoxikation mit Opiaten/Opioiden: Bewusstseinsstörung bis zum Koma, Miosis, Atemdepression.

Intoxikation mit direkt oder indirekt anticholinerg wirkenden Medikamenten wie trizyklische Antidepressiva (Amitriptylin), Neuroleptika (Prothipendyl, Chlorprothixen) oder Parkinsonsmedikamente: wie beim Anticholinergen Syndrom: Mydriasis, Austrocknung der Schleimhäute, QT-Zeitverlängerung, Tachykardie, Tachypnoe, Delir.

Um die Schwere der Intoxikation abzuschätzen ist der Medikamentenspiegel im Harn und Blut zu messen. Labor

Erstmaßnahmen: Falls sich der Patient ohne erkennbaren Grund in einem Koma befindet, kann man versuchen mit vorsichtiger Applikation mit Benzodiazepin- oder Opiatantagonisten der Zustand zu beenden. Patientenmanagement

Intoxikation mit Benzodiazepinen: Sicherung der Vitalfunktionen und Gabe des Antidots Flumazenil i.-v. Komplikationen nach der Gabe des Antidots: Delir, Entzugssymptomatik mit epileptischen Anfällen

Intoxikation mit Medikamenten, die direkt oder indirekt anticholinergen Wirkungen haben: Intensivmedizinisches Verfahren, Gabe von Aktivkohle zur Hemmung der Medikamentenresorption und deren Ausscheidungsförderung über den Stuhl. Antidot: Phyostigmin i.-v.

Telefonnummern bei akuter psychischer Krise oder beim psychiatrischen Notfall:

Sozialpsychiatrischer Notdienst der Psychosozialen Dienstes Wien (PSD) Wien: 01/313 30 – Psychiatrische Soforthilfe, rund um die Uhr erreichbar

Telefonseelsorge Österreich: 142 – rund um die Uhr erreichbar

Kriseninterventionszentrum Wien: 01/406 95 95, Mo-Fr: 10–17 h, bieten sofortige Einzelkurzpsychotherapie und Betreuung

Literatur, Links

1. Möller, Hans-Jürgen, Duale Reihe Psychiatrie, Psychosomatik und Psychotherapie.

Denk- und Wahrnehmungsstörungen

Merjem Begic

Lernziele (Entrustable Professional Activities, EPAs)

- Bei Denkstörungen eine klinische Arbeitshypothese auf der Basis der Differenzierung möglicher zugrunde liegender Krankheitsbilder erstellen, einen Diagnoseplan umsetzen, die Untersuchungsergebnisse interpretieren, einen Behandlungsplan einleiten und somit klinisches Denken trainieren.
- Bei Wahrnehmungsstörungen die PatientInnen personalisiert führen (inklusive Einverständnis zu diagnostischen und therapeutischen Maßnahmen), empathisch betreuen können und somit kritisches Reflektieren des ärztlichen Tuns beherrschen.
- Unterschiede zwischen formalen und inhaltlichen Denkstörungen verstehen.
- Wahnkriterien merken und in der Praxis anwenden können.
- Krankheitsspezifische Wahninhalte erkennen.

Denkstörungen

Definitionen

Man unterscheidet zwischen formale und inhaltliche Denkstörungen. **Formale Denkstörungen** betreffen den Denkablauf und äußern sich durch die Sprache, indem die Geschwindigkeit, Kohärenz und logische Richtigkeit pathologisch verändert sind. Anhand dessen kann sie man sie in einem Gespräch bzw. Exploration erkennen und diagnostizieren. **Inhaltliche Denkstörungen** sind dadurch charakterisiert, dass die Beurteilung der Realität pathologisch verändert ist. Denkinhalt im Kopf der Betroffenen stimmt nicht mit Wahrheit überein, es kommt zu Wahn, überwertigen Ideen und Zwangsgedanken.

Klinik

Zu den formalen Denkstörungen gehören:

- **Denkverlangsamung:** Verzögerter Denkablauf bei den Betroffenen, wurde objektiv durch Beobachtung bemerkt
- **Denkhemmung:** Es wurde eine Verlangsamung im Denkablauf von den Betroffenen subjektiv erkannt
- **Umständliches Denken:** Das Hauptcharakteristikum ist nebensächliches Reden und übertriebene Beschreibung von Unwesentlichen
- **Eingeengtes Denken:** Denkumfang ist auf ein oder wenige Themen befestigt
- **Perseveration:** Derselbe Gedanke kreist im Kopf, ohne bearbeitet zu werden. Der Prozess ist für die Betroffenen unangenehm und äußert sich durch Wiederholung von Worten oder Sätzen.
- **Grübeln:** Ständige Befassung mit unangenehmen Gedanken, die häufig mit aktueller Lebenssituation verbunden sind.
- **Ideenflucht:** Gedankengang ist nicht fixiert, und die Ideen fallen ständig voreinander ein, wobei das Ziel verloren geht.
- **Vorbeireden:** Die gestellte Frage wird verstanden, nur die Antwort passt inhaltlich nicht dazu.
- **Gedankensperrung:** Gedankengang wurde plötzlich abgebrochen, was die Betroffenen als Gedankenabreißen erleben.
- **Inkohärenz:** Gedankengang ist zerfahren, ohne logische Zusammenhänge oder Assoziationen. Das Gespräch ist für die Beobachter nicht verständlich.
- **Neologismen:** Neubildung von Worten, die in einer Sprache üblicherweise nicht vorhanden sind.

Wahn: Unter einem Wahn wird eine falsche und nicht korrigierbare Interpretierung der Realität verstanden, die ohne Triebkraft vom Außen entsteht. Nach Jaspers muss ein Wahn 3 Kriterien erfüllen:

- subjektive Gewissheit - Die Betroffenen sind absolut sicher, dass ihre Realität richtig ist
- Unkorrigierbarkeit - Auch mit dem Beweis der Realität, bleibt die Gewissheit unbeeinflusst
- Unmöglichkeit des Inhalts (muss nicht immer erfüllt sein: Verfolgungswahn, Eifersuchtswahn)

Nach Art der Entstehung unterscheidet man zwischen:

- Wahneinfall: Plötzlicher Beginn einer wahnhaften Idee
- Wahnwahrnehmung: Wahnhafte Interpretierung richtiger Sinneswahrnehmungen

- Wahnstimmung: Realität wird so interpretiert, als ob es für die Betroffenen bedrohlich wäre, was zu Angstgefühlen und Unruhe führt.
- Wahndynamik: Stärke der affektiven Teilnahme am Wahn
- Wahnsystem: Mehrere Wahnphänomene wurden miteinander verbunden und die Zusammenhänge aufgebaut, damit ein Wahnsystem entsteht

Erkrankungsspezifische Wahninhalte sind für die Schizophrenie, Manie, Depression und Alkoholabhängigkeit bekannt.

Übertriebene Ideen sind intensive und langanhaltende Gedanken, die die Kriterien für einen Wahn nicht ausfüllen, weil sie korrigierbar sind. Sie können aber jederzeit in einen Wahn übergehen!

Zwangsgedanken sind rückkehrende, intensive, vom PatientInnen als unsinnig und unangenehm erkannte Gedanken, die in Zwangshandlungen übergehen können. Anders als beim Wahn haben die Betroffenen eine Einsicht in die Realität und finden die Gedanken unnötig und belastend.

Tab. 1. Erkrankungsspezifische Wahninhalte

Krankheit	Wahninhalte
Schizophrenie	• Beziehungswahn- Ganze Umwelt und Realität wird nur auf sich selbst bezogen • Verfolgungswahn- Betroffenen fühlen sich verfolgt • Beeinträchtigungswahn- Ganze Welt ist gegen den PatientInnen gerichtet
Manie	• Größenwahn- Wahnhafte Selbstglorifizierung bis zum Ausgleich mit prominenten Personen aus der Gegenwart oder auch Vergangenheit
Depression	• Verarmungswahn- Überzeugung sich selbst oder Familie nicht mehr finanziell versorgen zu können • Schuldwahn- Überzeugung gegen moralische oder religiöse Normen zu verstoßen • Nihilistischer Wahn- Wahnhaftes Glauben nicht zu existieren und/oder dass alles sinnlos ist
Alkoholabhängigkeit	• Eifersuchtswahn- Die PatientInnen sind überzeugt, vom Partner betrugen zu werden

Differenzialdiagnose

Halluzination und Illusion als wichtige Wahrnehmungsstörungen.

Patientenmanagement

Formale Denkstörungen kann man schon in einem Gespräch mit dem PatientInnen bemerken. In der Exploration sollte man gezielte Fragen stellen. Beispiele: Ist es Ihnen schon vorher passiert, dass Ihre Gedanken plötzlich abgerissen sind? Fällt es Ihnen schwerer zu denken als vorher? Haben Sie das Gefühl, dass Sie zu viele Ideen oder Gedanken gleichzeitig im Kopf haben?

Wahnhafte Denkinhalte kann man in bestimmten Situationen nur durch Beobachtung der PatientInnen oder auch durch Fremdanamnese erfahren. PatientInnen mit Verfolgungswahn zeigen, zum Beispiel, eine psychomotorische Unruhe sowie Ängste, Zweifel und Misstrauen. Folgende Fragen wären in Exploration sinnvoll: Hatten Sie irgendwann das Gefühl, dass Sie jemand ausspioniert hat, oder Ihnen etwas antun wollte? Hatten Sie irgendwann das Gefühl, dass jemand Ihre Gedanken hören, oder lesen kann? Hatten Sie irgendwann das Gefühl, dass Ihnen jemand die Gedanken eingegeben hat, die Sie gezwungen haben Sachen zu tun, die Sie nicht tun wollten?

Wahrnehmungsstörungen

Definitionen

Dies sind Halluzinationen und Illusionen. **Halluzinationen** sind Sinneswahrnehmungen, die ohne einen auslösenden Reiz entstehen und auf allen Sinnesbereichen vorkommen können. Die Betroffenen haben keine Einsicht in der Irrealität ihrer Wahrnehmungen. Falls die Sinnestäuschung von den PatientInnen erkannt wird, spricht man von einer **Pseudohalluzination. Illusionen** sind eine falsche Realitätswahrnehmung, im Sinne von Vorhandensein der Gegenstände oder Menschen, die falsch erkannt sind.

Je nach dem Sinnesgebiet, unterscheidet man: Klinik

Akustische Halluzinationen, die am häufigsten bei paranoider Schizophrenie vorkommen. Hier gehören:

- Akoasmen: PatientInnen hören Geräusche wie Pfeifen oder Summen.
- Kommentierende Stimmen: Die Betroffenen hören Stimmen, die oft auf beleidigende Weise ihre Handlungen kommentieren.
- Dialogische Stimmen: Es wurden Stimmen gehört, die miteinander Gespräche führen.
- Imperative Stimmen: Betroffenen hören Stimmen, die ihnen Befehle geben (sich oder anderen etwas anzutun).
- Optische Halluzinationen sind spezifisch für organischen Psychosen (Delir- "weiße Mäuse"). Betroffenen sehen Menschen, Gegenstände oder auch Szenen, die in Wahrheit nicht geschehen.
- Körperhalluzinationen
- Taktile Halluzinationen: PatientInnen fühlen, dass sie angegriffen oder berührt sind, obwohl dies in der Wahrheit nicht der Fall ist.
- Zonästhesien: Hier ist die Körperwahrnehmung pathologisch verändert. Betroffenen glauben Feuer im Körper zu haben oder bizarre Bewegungen im Bauch zu empfinden. Zonästhesien sind spezifisch für paranoide Schizophrenie.
- Hypnagoge Halluzinationen: Optische und akustische Halluzinationen, die in der Einschlaf- oder Aufwachphase vorkommen, oder können durch eine Erkrankung wie Narkolepsie verursacht werden.
- Geruchs- und Geschmackshalluzinationen: Geschmack oder Geruch wird empfunden, ohne dass es auslösende Reize dafür gibt.

Andere Wahrnehmungsstörungen:

- Metamorphopsien (Dysmorphopsien): Wahrnehmung der Objekte und Räume wird deformiert.
- Mikro/Makropsien: Objekte werden kleiner/größer identifiziert als sie wirklich sind.

Wahn: Etwas was in Realität vorhanden ist, wird richtig wahrgenommen, aber bekommt im Kopf eine falsche Bedeutung. Differenzialdiagnose

Illusion: Etwas was in Realität existiert, wird falsch wahrgenommen.

Halluzination: Etwas was in Realität nicht existiert, wird wahrgenommen.

Aus der Angst als "verrückt" bezeichnet zu werden, sprechen die PatientInnen nicht über ihre Halluzinationen und versuchen sie zu verstecken. Deswegen ist die Beobachtung der PatientInnen hier sehr wichtig. Falls die Betroffenen an einem Objekt im Zimmer fixiert sind, oder plötzliche Handbewegungen zeigen, könnte das ein Hinweis auf Halluzinationen sein. Beispiele für hilfreiche Einstiegsfragen: Ist es Ihnen passiert, dass sie etwas Hören oder sehen was niemand anderer hören oder sehen konnte? Gibt es etwas gerade jetzt was Sie ablenkt oder Ihnen Angst macht? Hatten Sie irgendwann in Ihrem Leben eine Vision während Sie wach waren? Patientenmanagement

Literatur, Links

1. Möller, Hans-Jürgen, Duale Reihe Psychiatrie, Psychosomatik und Psychotherapie.
2. Mini International Neuropsychiatric Interview, German Version 5.0.0, DSM-IV.

Niedergeschlagenheit und Stimmungsschwankungen

Lisa Duong

Lernziele

Bei Niedergeschlagenheit und Stimmungsschwankungen mit Depression als Hauptfokus nach ICD-10. Folgende Krankheitsbilder werden behandelt:

- depressiven Episode (F32)
- manischen Episode (F30)
- bipolar affektiven Störung (F31)
- affektiven Störung wie Zyklothymia und Dysthymia (F34)

Definition

Niedergeschlagenheit und Stimmungsschwankungen gehören zu affektiven Störungen, die durch problematisches Verhalten der Stimmung, des Antriebs und der Gefühle aufzeigen. Die Ursachen ein derartiges klinisches Zustandsbild zu entwickeln sind vielfältig. Genetische Faktoren, traumatisierende Erlebnisse wie Krieg und Missbrauch, Entwicklung in der Kindheit, hormonelle Veränderungen, negative Lebensereignisse wie Trennung oder Arbeitslosigkeit und Medikamente können ausschlaggebend sein.

Depressive und manische Episoden

Definitionen

Die häufigste psychiatrische Erkrankung ist die **Depression.** Die Symptome einer depressiven Episode dauern mindestens zwei Wochen an. Die Hauptsymptome einer Depression sind depressive Verstimmung, Freud- und Interessenslosigkeit und ein verminderter Antrieb. Mindestens zwei dieser Symptome müssen vorhanden sein, um nach ICD-10 eine depressive Verstimmung zu diagnostizieren. Daneben gibt es auch Zusatzsymptome, die in Tabelle 1 aufgelistet sind. Eine Depression kann monophasisch (einmalig) oder oliophasisch (rezidivierende depressive Episoden) sein. Es gibt diverse Hypothesen für die Pathophysiologie einer Depression.

Tab. 1. Unterteilung der Symptome einer Depression nach drei verschiedenen Symptomkomplexen

Affektiv	Psychotisch	Somatisch
• Antriebslosigkeit	• Wahn	• Schlafstörungen
• Niedergeschlagengeit	• Halluzinationen	• Appetitsverlust
• Interessensverlust	• depressiver Stupor	• Gewichtsverlust
• Grübelzwang		• Libidoverlust
• sozialer Rückzug		

Bei einer **Manie** ist die Stimmung inadäquat mit einem erhöhten Antrieb und einer erniedrigten Aufmerksamkeitsspanne gehoben. Im klinischen Bild sieht man außerdem ein erniedrigtes Schlafbedürfnis und einen hohen Rededrang. Es kommt zu einer falschen Selbsteinschätzung, die durch übertriebenen Optimismus und Leichtsinnigkeit geprägt ist. Manie kann mit psychotischen Symptomen auftreten, die sich beispielsweise durch Halluzinationen (z. B. Stimmen hören) und Größenwahn manifestiert. Es ist wichtig Patienten von Außenreizen zu schützen. Die mildere Form einer Manie ist die **Hypomanie,** in der die Grundstimmung und der Antrieb im Zeitraum von mindestens vier Tagen leicht gehoben sind.

Epidemiologie

Das Risiko an einer unipolaren Depression zu erkranken ist für Frauen doppelt so hoch als bei Männern. Die Erstmanifestation der Erkrankung tritt durchschnittlich ab dem 30. Lebensjahr auf.

Pathophysiologie

Depression kann organisch bedingt sein. Beispielsweise kann ein Ungleichgewicht des Calciums, der Folsäure und des Vitamin-B12 Haushalts zu einer Schwankung des Gemütszustands führen. Hypothyreose, Anämie, Demenzen und Parkinson können ebenso zu einer Depression beitragen. Depressive Symptome können auch zusätzlich bei Belastungs-, Persönlichkeits- und Anpassungsstörungen auftreten. Gehäuft kommen sie auch bei Angst- und Suchterkrankungen vor. Bei Kindern und Jugendlichen kommt es zur Überlappung der Symptome einer ADHS wie Aggressivität und Konzentrationsschwäche, die stärker ausgeprägt sind als die klassischen Symptome einer Depression. Es gibt auch Sonderformen von Depressionen. Wenn die Erkrankung zum ersten Mal nach dem 60. Lebensjahr auftritt, bezeichnet man es als Altersdepression. Im Herbst und im Winter kommen gehäuft Depressionen vor, die man als saisonale Depression bezeichnet. Postpartale Depression kommt bei Müttern nach einer Geburt vor.

Differenzialdiagnose

Differentialdiagnosen einer unipolaren Depression sind beispielsweise Angst- und Panikstörungen, posttraumatische Belastungsstörungen, Zwang- und Essstörungen und Substanzmissbräuche. Diese werden anhand von Screening Fragen über den Zeitraum der vergangenen vier Wochen erhoben. Diese Krankheitsbilder können auch aus Komorbidität auftreten.

Bei einer Therapie ist eine Verminderung von Rückfällen und die Reduktion von Symptomen zielführend. Depressionen werden häufig mit Antidepressive wie SSRI (Escitalopram, Citalopram, Sertralin, Paroxetin) oder SNRI (Venflaxin, Duloxetin) behandelt. Antidepressiva hemmen die Wiederaufnahme von Monoaminen wie Serotonin und Noradrenalin im Gehirn. Die pathophysiologische Hypothese besagt, dass Depressionen auf einen Mangel an Serotonin und Noradrenalin zurückführen. Diese Pharmaka haben eine Wirklatenz von 2 bis 3 Wochen, in der es im schlimmsten Fall zu Suizidversuchen kommen kann und daher nicht in akuten Situationen gegeben werden soll. Die Dosierung erfolgt schleichend, ebenso sollte das Absetzen langsam erfolgen. Antidepressiva haben bei erkrankten Patienten eine stimmungsaufhellende Wirkung. Nebenwirkungen sind beispielsweise Schlafstörungen, Gewichtszunahme, Unruhe, Störungen im gastrointestinalen Trakt und sexuelle Funktionsstörungen. Lithium kann als Rezidivprophylaxe bei suizidgefährdeten Personen verabreicht werden. Die therapeutische Breite dieses Wirkstoffes ist allerdings sehr gering und regelmäßige Blutkontrollen sind notwendig. Ist eine Sedierung erwünscht, ist die Gabe von trizyklischen Antidepressiva wie Amitriptylin möglich. Bei Herzerkrankungen, Ileus und Engwinkelglaukom sind trizyklische Antidepressiva unbedingt zu meiden. Als zweite Wahl gelten MAO-Hemmer wie Moclobemid. Ketamin kann als off-label Wirkstoff bei therapieresisten Depression gegeben werden. Dieser Wirkstoff ist ein Antagonist des NMDA-Rezeptors und wirkt sehr rasch, allerdings nicht langanhaltend und muss daher unter engmaschiger Kontrolle regelmäßig appliziert werden.

Manische Episoden hingegen werden mit Antipsychotika zweiter Generation wie Risperidon, Olanzapin und Quetiapin behandelt. Daneben können Wirkstoffe wie Lithium, Carbamazepin, Valproat oder Benzodiazepine eingesetzt werden. Lithium wird als langfristige Phasenprophylaxe genutzt. Nach einer Akuttherapie ist es wichtig, dass Patienten eine Erhaltungstherapie bekommen. Hierbei kommen Antidepressiva zum Einsatz.

Therapie

Es ist nicht empfehlenswert eine Depression rein medikamentös zu behandeln. Eine begleitende Psychotherapie ist ausschlaggebend. Etabliert haben sich beispielsweise die kognitive Verhaltenstherapie, tiefenpsychologisch fundierte Psychotherapie und Gesprächstherapie. Die unter einer Vollnarkose durchgeführten Elektrokonvulsionstherapie (EKT) wird vor allem bei therapieresistenten und schweren Depressionen sowie bei bipolaren Störungen eingesetzt. Unter Gabe von Muskelrelaxantien werden mit Hilfe von Stromimpulsen kurze generalisierte Krampfanfälle im Gehirn ausgelöst. Für einen positiven Effekt müssen 6–12 EKT-Behandlungen durchgeführt werden. Bei einer Schlafentzugstherapie/Wachtherapie kommt es entweder zu einem vollständigen Schlafentzug oder einem Entzug eines Teiles des Nachtschlafs (zweite Hälfte). Repetitive transkranielle Magnetstimulation (rTMS) ist eine weitere therapeutische Möglichkeit zur Behandlung von Depressionen. Über einer Stimulationsspule von bis zu zwei Tesla werden Neuronen im Cortex depolarisiert. Ein positiver Effekt ist nach zwei bis vier Wochen er-

Definition

kennbar. **Lichttherapie** mit weiß fluoreszierendem Licht (ca. 2.500 Lux) wird vor allem bei saisonal abhängiger Depression empfohlen. Begleitende Maßnahmen wie Bewegungs-, Sport- und Ergotherapie sind sinnvoll, um zum Beispiel eine geregelte Tagesstruktur aufzubauen und um die Gefühle zu verarbeiten. Angehörige sollten aufgeklärt werden, um das Stigma bei psychischen Erkrankungen zu mindern.

Bipolar affektive Störung

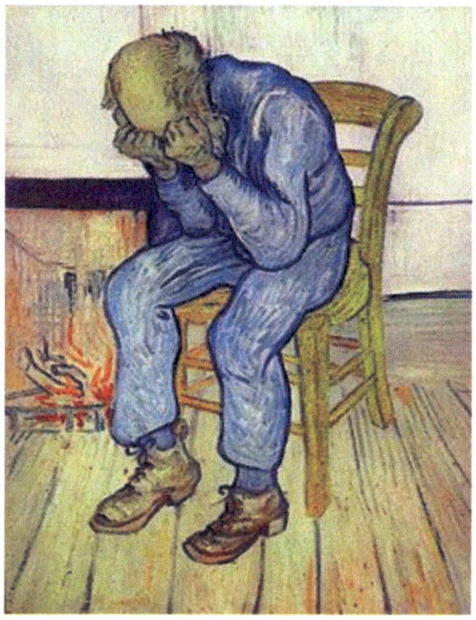

Abb. 1. An der Schwelle zur Ewigkeit. Gemälde von Vincent van Gogh 1890

Sie besteht aus zwei Episoden, die im Wechsel stehen. Diese sind Depression vermindertem Antrieb und gehobene Stimmung (Manie oder Hypomanie). Man kategorisiert sie in Bipolar I, wenn die manische Episode dominiert und Bipolar II, wenn depressive Episoden vorherrschen. Durchschnittlich dauert die manische Phase kürzer an als die depressive Episode. Die manische Episode tritt meist rasch auf, während die depressive Phase eher schleichend beginnt. Bei **anhaltenden affektiven Störungen** ist eine Eingrenzung anhand der Episoden nicht möglich, da die Symptome nicht stark ausgeprägt sind. Man unterscheidet hierbei zwischen **Zyklothymia** und **Dysthymia.** Zyklothymia ist eine länger andauernde Instabilität der Stimmung (Depression und Hypomanie) und kommt gehäuft vor, wenn im familiären Umfeld bipolar affektive Störungen bekannt sind. Im Laufe der Zeit können diese Patienten auch eine bipolar affektive Störung entwickeln. Dysthymia ist eine chronische (mehrere Jahre) depressive Verstimmung.

Diagnostik

Zur Diagnostik von affektiven Störungen eigenen sich neben der Anamnese, klinische Untersuchung, Laborwerte und diverse Bildgebungsverfahren. Einige Medikamente wie Antihypertonika (Clonidin), Benzodiazepine, Kortikosteroide und Antiparkinsonmittel (L-Dopa, Amantadin) können depressive Symptome auslösen. Daher ist es wichtig den Medikamentverlauf zu überprüfen. Daneben gibt es verschiedene Beurteilungsskalen, um eine Depression zu beurteilen wie zum Beispiel MADRS (Montgomery-Asberg-Depressionsskala oder HAMD (Hamilton-Depressionsskala). Bei der Diagnostik ist es auch wichtig die Suizidgefährdung einzuschätzen, da depressive Störungen die häufigste Ursache für Suizid sind. Das Risiko eine suizidale Handlung durchzuführen ist bei depressiven Patienten 30-mal höher als in der Allgemeinpopulation.

Literatur und Links (forschungsgeleitete Lehre)

1. AWMF-Leitlinie Unipolare Depression (Stand 05.06.2020; https://www.awmf.org/leitlinien/detail/ll/nvl-005.html).
2. AWMF-Leitlinie Diagnostik und Therapie Bipolarer Störungen (Stand 05.06.2020; https://www.awmf.org/leitlinien/detail/ll/038-019.html).

ARDS – Acute Respiratory Distress Syndrome

Philip Eckwolf, Clarissa Fabianek

Lernziele und Zusammenfassung

- Die Awareness für dieses immer wieder unterdiagnostizierte Krankheitsbild trainieren.
- Die Diagnosekriterien und die Einteilung in 3 Schweregrade anhand der Anamnese, der Blutgasanalyse und der Bildgebung klinisch anwenden und von anderen Formen des Lungenversagens differenzieren können.
- Das Patientenmanagement mit kausaler Therapie, lungenprotektiver Beatmung und supportiver Therapie vorbereiten können.

Definition

Das **Acute Respiratory Distress Syndrome, ARDS** (akutes Lungenversagen oder Schocklunge), ist ein akut einsetzendes, entzündliches Syndrom der Lunge, das durch eine Reihe direkter und indirekter Lungenschädigungen hervorgerufen wird und durch ein **nicht-kardiogenes Lungenödem** und eine zunehmende **respiratorische Insuffizienz** gekennzeichnet ist.

Die Berlin Definition von 2012 ist die aktuelle Version, mit der die ARDS Kriterien definiert sind und auf der die ursprüngliche Definition der American-European Consensus Conference von 1994 aufbaut. In der Berlin-Definition verwendet man für PEEP und CPAP die in den USA gängige Einheit cmH_2O, während bei uns mbar verwendet werden. Da 1 cmH_2O in etwa 0,98 mbar entspricht, kann man für die praktische Anwendung von einem Umrechnungsfaktor von 1 ausgehen.

Epidemiologie

Das ARDS ist ein intensivmedizinischer Notfall mit einer **Letalitätsrate von rund 30–50 %.** Auf ungefähr 10–15 % der PatientInnen auf Intensivstationen und auf bis zu 23 % der künstlich beatmeten PatientInnen treffen die Kriterien des ARDS gemäß der Berlin-Definition zu. Die Inzidenz ist mit dem Alter steigend.

Tab. 1. Berlin Definition des ARDS von 2012 für das Ausmaß der Oxygenierungsstörung und somit den Schweregrad des ARDS. paO2/FiO2 = **Horovitz-Quotient,** physiologische Werte: 350-500 mm Hg, PEEP = Positive End Expiratory Pressure. [The ARDS Definiton Task Force, JAMA 2012; 307(23):2526–33].

	leichtes ARDS	moderates ARDS	schweres ARDS
Zeitverlauf	Symptombeginn innerhalb 1 Woche nach einem klinischen Geschehen ODER neu aufgetretene oder sich verschlechternde respiratorische Symptome		
Hypoxie	$paO_2/FiO2$: 201–300 mmHg PEEP ≥ 5 mbar	$paO_2/FiO_2 \leq 200$ mmHg PEEP ≥ 5 mbar	$paO_2/FiO_2 \leq 100$ mmHg PEEP ≥ 5 mbar
Lungenödem	Ausschluss einer kardialen Ursache oder einer Hypervolämie mittels Echokardiografie		
Bildgebung	Bilaterale Infiltrate, die nicht als Atelektasen, Pleuraerguss oder Rundherde erklärbar sind		
Letalitätsrate	27 %	32 %	52 %

Tab. 2. ARDS – klinische Zeichen

• Dyspnoe • Tachypnoe • Tachykardie • ev. Zyanose • diffuse feuchte Rasselgeräusche beidseits • ev. Somnolenz und Verwirrtheit bei zerebraler Hypoxie

Pathogenese

Eine große Anzahl unterschiedlichster Auslöser können die Entstehung eines ARDS begünstigen, wobei differenziert wird zwischen direkten (primäres bzw. pulmonales ARDS) und indirekten Lungenschädigungen (sekundäres und auch extrapulmonales ARDS). Es gibt 3 Stadien:

Frühe Exsudative Phase (1.–5. Tag): Durch Vernichtung der Pneumozyten Typ 2 und inflammatorische Läsion der Membran zwischen Alveole und Kapillare resultiert eine Permeabilitätsstörung und durch dieses **Capillary leakage** entsteht ein **Lungenödem.** Aus Plasmaproteinen, Blutzellen und Fibrin bildet sich ein Exsudat, welches das Surfactant wirkungslos macht. Infolge der inflammatorischen Prozesse mit den beteiligten Mediatoren kommt es zu bilateralen fleckenförmigen Verschattungen im Röntgen.

Fibroproliferative Phase (6.–11. Tag): Im weiteren Verlauf proliferiert das Alveolarepithel und das Exsudat des Ödems und Fibrinfasern lagern sich in das Interstitium ein. Die Lunge fibrosiert nach und nach.

Fibrose (ab 12. Tag): Die **Lungenfibrose** generalisiert, die alveoläre Gasaustauschfläche ist massiv reduziert.

Klinik

Anamnestisch klassisch ist ein akuter Beginn, im Vordergrund steht der Ausprägungsgrad es **nicht-kardiogenen Lungenödems** und der **respiratorischen Insuffizienz.** Wie die Pathogenese lässt sich auch der klinische Verlauf des ARDS in 3 Stadien einteilen:

- **Stadium 1 (12–24 Stunden nach dem auslösenden Ereignis):** Dyspnoe mit tiefer, schneller Atmung; geringe Hypoxämie; kompensatorische Hyperventilation mit eventuell resultierender respiratorischer Alkalose; Auskultation unauffällig; segmentale Lungengefäße in Hilusnähe erweitert
- **Stadium 2 (bis 7 Tage nach dem auslösenden Ereignis):** Erschöpfung durch zunehmende Atemarbeit; Zyanose, Tachykardie und Benommenheit; schwere Hypoxämie, die trotz Hyperventilation nicht kompensiert werden kann; feinblasige Rasselgeräusche in der Auskultation; interstitielles Lungenödem
- **Stadium 3 (ab 7 Tage nach dem auslösenden Ereignis):** Maschinelle Beatmung und katecholaminpflichtige Hypotonie; schwere Hypoxämie, die trotz hoher Sauerstoffkonzentrationen und Beatmungsdrücke nicht kompensiert werden kann; großflächige konfluierende Verschattungen, die „weiße Lunge".

Arterielle Blutgasanalyse:

- Frühphase: hypoxische respiratorische Insuffizienz: pO_2↓, pCO_2 ↓
- Spätphase: schwere hyperkapnische respiratorische Insuffizienz: pO_2↓↓, pCO_2↑
- Erhöhte alveolo-arterielle Sauerstoffpartialdruckdifferenz (=Differenz zwischen pO2 in den Alveolen (paO_2) und pO_2 im arteriellen Blut (paO_2) → Hinweis auf Gasaustauschstörung

Tab. 3. Untersuchungen und zu erwartende Befunde für die Diagnose des ARDS

Untersuchung	Befunde
Physikalische Untersuchung	• Dyspnoe mit tiefer, schneller Atmung • Zyanose • bilaterale feuchte Rasselgeräusche • interkostale Einziehungen
Arterielle Blutgasanalyse	• paO_2 und $paCO_2$ erniedrigt (Hypoxämie mit kompensatorischer Hyperventilation) • paO_2 trotz zunehmend höher werdender Sauerstoffkonzentration niedrig • zunehmender alveolo-arterieller Sauerstoffpartialdruckgradient (Ausbildung eines intrapulmonalen Recht-Links-Shunts) • im fortschreitenden Verlauf paO2 stark erniedrigt und paCO2 erhöht (schwere Hypoxämie mit Hyperkapnie)
Thoraxbildgebung (Röntgen, CT, Echokardiografie)	• bilaterale Verschattungen • segmentale Lungengefäße in Hilusnähe erweitert • im fortschreitenden Verlauf großflächige konfluierende Verschattungen („white lung") • Echokardiografie zum Ausschluss eines hydrostatischen bzw. kardialen Lungenödems
Pulmonalarterieller Druck und Wedge-Druck	• pulmonalarterieller Druck erhöht, Wedge Druck erniedrigt (Abgrenzung zum kardialen Lungenödem, bei dem beide Parameter erhöht sind) • invasiv und für die Diagnosestellung nicht erforderlich!
Extravasales Lungenwasser	• bereits in frühen Stadien erhöht (Normalwert: 5 ml/kg, ARDS: > 15 ml/kg) • Hilfsparameter bei der Behandlung des Lungenödems
Lungencompliance	• Lungencompliance erniedrigt bei gleichzeitig erniedrigter extrapulmonalen Thoraxwandcompliance

CT und Röntgen des Thorax: Bilaterale Infiltrate, anfangs eher diffuse Trübung, das **Milchglasphänomen,** später die **„weiße Lunge"** durch ausgedehnte bilaterale Verdichtungen. Begleitend fast immer Pleuraergüsse. Für die Diagnose essenziell ist die Verlaufsbeurteilung, wie sich die Lunge seit der stationären Aufnahme oder davor (sofern Bilder vorliegen) entwickelt.

Imaging

Eine Echokardiografie wird zum Ausschluss kardialer Ursachen durchgeführt.

Die Ursachen sind vielfältig und pulmonaler sowie extrapulmonaler Natur, wobei verschiedene Formen der **Pneumonie, Sepsis und Aspiration** die häufigsten Gründe sind. Andere sind ein **Lungentrauma,** seltener medikamenteninduzierte Lungenerkrankungen, Bluttransfusionen, meist mehrfach, eine Stammzelltransplantation oder eine Lungentransplantation.

Differenzial-diagnose

Tab. 4. Differenzialdiagnose des Acute Respiratory Distress Syndrome (ARDS)

Auslösergruppen	Direkte Lungenschädigungen	Indirekte Lungenschädigungen
Infektion	• Pneumonie	• Sepsis • Intraabdominelle Infektion • Extraabdominelle Infektion
Trauma	• Thoraxtrauma • Lungenkontusion • Lungenoperation • Lungenembolie	• Polytrauma • Hämorrhagischer Schock mit (mehrfachen) Bluttransfusionen (TRALI: Transfusion-related acute lung injury) • Verbrennung
Inhalation und Aspiration	• Toxische Gase und Dämpfe • Sauerstoff • Magensaft • (Beinahe-)Ertrinken	
Metabolismus		• Nierenversagen • Leberversagen • Diabetische Ketoazidose
Medikamente		• Barbituratvergiftung • Heroin • Methadon • Kokain • Ergotamin
Gift		• Paraquat (Kontaktherbiozid) • Organische Phosphate
Weitere Auslöser	• Vaskulitis	• Pankreatitis • ECMO • Disseminierte intravasale Gerinnung • Eklampsie und Präeklampsie • Systemischer Lupus erythematodes

Das ARDS wird nur in etwa 60 % der Fälle richtig diagnostiziert. Neben der kausalen Therapie ist die **lungenprotektive Beatmung** in Bauchlage ein essenzieller Bestandteil der Behandlung, da es keine ARDS-spezifische weitere Therapie gibt:

Patienten-management

- Niedriges Tidalvolumen (= Atemzugvolumen): 6 ml/kg KG (Idealgewicht)
- Inspiratorischer Spitzendruck ≤ 35 mbar
- Adäquat hoher PEEP (Positive End-Expiratory Pressure, jener Druck, der am Ende der Expiration in der Lunge besteht, bewirkt Atelektasenrecruitment und verhindert Alveolarkollaps), PEEP orientiert sich an FiO2 (fraction of inspired oxygen, Anteil des Sauerstoffs im Inspirationsgas).

Supportive Therapie:

- Steroide: nur sinnvoll, wenn frühzeitig (< 14 d) verabreicht, in geringen Dosen
- Bauchlagerung (prone Position): an 16 h/d, insbesondere bei schwerem ARDS
- Stützung der Herz-Kreislauf-Funktion, restriktives Flüssigkeitsmanagement
- auf Spontanatmung unter BIPAP, frühes Aufwachen und Bewegungstherapie setzen
- (Muskelrelaxierung nur noch in Ausnahmefällen bei schwerem ARDS, um Lunge ruhig zu stellen)
- Extrakorporale Unterstützungssysteme bei schwerem therapierefraktärem Herz- und/oder Lungenversagen
- Ultima Ratio: Transplantation der Lunge

Die Auswahl eines adäquat hohen PEEP erfolgt in Abhängigkeit vom FiO_2 anhand der ARDS-Network-Tabelle.

Prognostisch relevant ist, dass die überwiegende Anzahl der Patienten durch das Versagen anderer Organe stirbt und nur in etwa 20 % aufgrund des respiratorischen Versagens.

Literatur, Links

1. S3-Leitlinie Invasive Beatmung und Einsatz extrakorporaler Verfahren bei akuter respiratorischer Insuffizienz mit **ARDS-Network-Tabelle,** https://www.awmf.org/uploads/tx_szleitlinien/001-021l_S3_Invasive_Beatmung_2017-12.pdf
2. Larsen, R. & Ziegenfuß, T. (2019). Pocket Guide Beatmung (3. Aufl.). Springer.
3. Hamp, T., Weidenauer, D., Laggner, A. & Sitzwohl, C. (2012). Lehrbuch Tertiale Notfall- und Intensivmedizin (2. Aufl.). Springer.
4. Rawal, G., Yadav, S. & Kumar, R. (2018). Acute respiratory distress syndrome: An update and review. J Transl Int Med, 6(2), 74–77. https://doi.org/10.1515/jtim-2016-0012
5. Fanelli V. et al. (2013). Acute respiratory distress syndrome: new definition, current and future therapeutic options. J Thorac Dis, 5(3), 326-334. DOI: 10.3978/j.issn.2072-1439.2013.04.05
6. ARDS Definition Task Force, Ranieri VM, Rubenfeld GD, Thompson BT, Ferguson ND, Caldwell E, Fan E, Camporota L, Slutsky AS. Acute respiratory distress syndrome: the Berlin Definition. JAMA. 2012 Jun 20;307(23):2526-33. doi: 10.1001/jama.2012.5669. PMID: 22797452.
7. Herold et al.: Innere Medizin. Eigenverlag 2020, ISBN: 978-3-9814660-9-6
8. Siegel, Mark MD (2020): Acute respiratory distress syndrome: Epidemiology, pathophysiology, pathology, and etiology in adults, UptoDate, [online] https://www.uptodate.com/contents/acute-respiratory-distress-syndrome-epidemiology-pathophysiology-pathology-and-etiology-in-adults?search=ARDS&topicRef=1637&source=see_link#H4 [abgerufen am 5.8.2021].
9. Siegel, Mark MD (2021): Acute respiratory distress syndrome: Clinical features, diagnosis, and complications in adults, UptoDate, [online] https://www.uptodate.com/contents/acute-respiratory-distress-syndrome-clinical-features-diagnosis-and-complications-in-adults?sectionName=Pathologic%20diagnosis%20and%20stages&search=ARDS&topicRef=1609&anchor=H1598594850&source=see_link#H1598594850 [abgerufen am 5.8.2021].
10. Siegel, Mark MD (2020): Acute respiratory distress syndrome: Prognosis and outcomes in adults, UptoDate, [online] https://www.uptodate.com/contents/acute-respiratory-distress-syndrome-prognosis-and-outcomes-in-adults?search=ARDS&topicRef=1609&source=see_link [abgerufen am 5.8.2021].
11. Siegel, Mark MD/Siemieniuk, Reed MD (2021): Acute respiratory distress syndrome: Supportive care and oxygenation in adults, UptoDate, [online] https://www.uptodate.com/contents/acute-respiratory-distress-syndrome-supportive-care-and-oxygenation-in-adults?search=ARDS&source=search_result&selectedTitle=2~150&usage_type=default&display_rank=2#H2 [abgerufen am 5.8.2021].

Husten

Anna Nechay

Lernziele und Zusammenfassung

- Akuten, subakuten und chronischen Husten und die daraus resultierende Differenzialdiagnosen bei Kindern und Erwachsenen stellen können, insbesondere Pneumonien (community aquired), opportunistische Infektionen und Lungenabszess, allergische Lungenerkrankungen, Lungentumoren, COPD, Tracheitis, zystische Fibrose bei Erwachsenen und Kindern, Tuberkulose
- Eine medikamentöse Therapie mit den wichtigen prototypischen Arzneistoffen beginnen können.
- Das Patientenmanagement empathisch umsetzen können bei sonst Gesunden, bei Vorerkrankungen und im Kontext mit eingeschränkter Immunabwehr.

Definition

Husten, Tussis, ist ein Symptom, dessen Eigenschaften, ob trocken, produktiv, keuchend, stakkato usw. wertvolle Hinweise auf die Grunderkrankung geben.

Unter **Hämoptyse** versteht man Blutbeimengung im Auswurf. Wird massiv hellrotes Blut ausgehustet, spricht man von **Hämoptoe** (≥ 600 ml Blut innerhalb von 24 Stunden). Typische Ursachen bei Erwachsenen sind **Bronchitis, Bronchiektasie, Pneumonie, Tuberkulose** und **Lungentumoren**. Bei Kindern kann der Grund eine Infektion der unteren Atemwege oder eine Fremdkörperaspiration sein.

Tab. 1. Formen des Hustens

Hauptunterscheidungsmerkmal	Beschreibung
Dauer	
Akuter Husten	Dauer < 3 Wochen, selbstlimitierend
Chronischer Husten	Dauer > 8 Wochen, (Kinder > 4 Wochen), anhaltend
Subakuter Husten, bei Kindern: prolongierter akuter Husten	3- bis 8-wöchige
Qualität	
Produktiver Husten (mit Auswurf)	Bei Pneumonie, Bronchitis, Bronchiektasie, Lungenödem, Tuberkulose
Unproduktiver Husten (ohne Auswurf, trocken)	Bei interstitieller Lungenerkrankung, Asthma bronchiale, viraler Pneumonie
Timing	
Nächtlicher Husten	Bei Asthma bronchiale, Postnasal-Drip-Syndrom, gastroösophageale Refluxkrankheit
Saisonale/geografische Variation	Bei Allergie/Reizinduzierter Husten (z. B. bei Asthma bronchiale, Überempfindlichkeits-Pneumonitis, allergischer Rhinitis/Sinusitis, akuter Bronchitis)

Physiologie

Husten ist das Ergebnis des polysynaptischen **Fremdreflexes,** der in einem plötzlichen, schnellen Luftausstoß resultiert, um die Atemwege von Fremdkörpern zu befreien und die **mukoziliäre Clearance** zu verbessern. Husten wird durch die mechanische, chemische und thermische Reizung von **Hustenrezeptoren** des Kehlkopfes, der Luftröhre oder der Bronchien ausgelöst. Von den Rezeptoren laufen die Impulse afferent über den N. vagus zum Hustenzentrum im Rückenmark. Das Hustenzentrum erzeugt ein efferentes Signal, das über den Vagus-, Zwerchfell- und Spinalnerven zur Atemmuskulatur geleitet wird (ein Fremdreflex unter Beteiligung der Hirnnerven V, VII, IX, X, XI und XII). Die Luft wird beim Husten aus der Trachea unter Sprengung der geschlossenen Stimmbänder mit dem Druck von ca. 40 kPa und mit einer Geschwindigkeit von bis zu 300 m/s hinaufgepresst.

Pathogenese

Exspiratorische oder inspiratorische Muskelschwäche, gestörte Brustwandbewegung, veränderte Schleimrheologie und veränderte Schleimhautfunktion können das Husten beeinflussen und sind bei der Beurteilung eines Patienten mit Vorerkrankungen zu berücksichtigen. **Hustenkomplikationen** können bei schwerem Husten auftreten:

- Synkope
- sekundärer Spontanpneumothorax
- Rippenfrakturen als sog. Hustenfrakturen durch mechanischen Stress auf den Knochen auch pathologische Frakturen wie durch Skelettmetastasen
- Irritation der Interkostalmuskulatur oder -nerven mit muskuloskelettalen Schmerzen
- Harninkontinenz, vor allem bei Frauen
- Bauchwandhernien
- Psychische Symptome in Form von Depression und Angst

Klinik

Bei der Expektoration kann die Farbe des Sputums auf mögliche Ursachen hinweisen:

- gelb-grün: eitrige, akute bakterielle Infektion, Lungenentzündung, gebrochener Lungenabszess, chronisch infektiöse Bronchitis und infizierte Bronchiektasie oder Mukoviszidose.
- weiß, schleimig: eine eher viral bedingte Infektion kann zugrunde liegen; Antibiotika sind weniger wahrscheinlich wirksam
- weiß-schaumig: Hinweis auf Lungenstauung und Lungenödem
- gräulich: Bakterieller Infekt in Abheilung, Lungenentzündung, Dehydratation, chronisch allergische Bronchitis
- bräunlich: altes Blut, chronische Bronchitis, kann harmlos sein
- blutig:
  blutgestreifter Auswurf: Entzündung des Rachens (Kehlkopf und/oder der Luftröhre) oder der Bronchien, Tumor, blutende Erosionen, Geschwüre, Tumore der unteren Atemwege
  rosa: Sputum, gleichmäßig gemischt mit Blut aus Alveolen und/oder kleinen peripheren Bronchien
  massives blutend: Tuberkulose, Tumor, Lungenabszess, Bronchiektasie, Lungeninfarkt, Lungenembolie
  Rot, geleeartig: Lungenentzündung durch Klebsiella

Tab. 2. Häufige Ursachen und Differentialdiagnosen für akuten Husten bei Erwachsenen und Kindern. GERD – gastroösophageale Refluxkrankheit, UACS – Upper Airway Cough Syndrome (einschließlich Postnasal-Drip-Syndrom, Rhinitis und Rhinosinusitis), COPD – chronisch obstruktive Lungenerkrankung, ACE-Hemmer – Angiotensin-Converting-Enzym-Hemmer

	Akuter Husten	Subakuter Husten	Chronischer Husten
Erwachsene	**Nicht lebensbedrohlich** • Infektion der oberen Atemwege • Akute bakterielle Sinusitis • Allergischer Schnupfen • Nicht-allergische Rhinitis • Pertussis **Lebensbedrohliche Ursachen** • COPD-Exazerbation • Asthma-Exazerbation • Allergischer Schock • Kardiale Dekompensation/ akute Perikarditis • Lungenembolie • Lungenentzündung • Akute Inhalationsverletzung	• Postinfektiöser Husten • Bakterielle Sinusitis • Asthma bronchiale • Pertussis • Akute Exazerbation der chronischen Bronchitis • Pneumonie	**Häufige Ursachen** • UACS • Asthma bronchiale • Chronische Bronchitis • GERD • ACE-Hemmer-Husten **Weniger häufige Ursachen** • COPD • Nasen- und Nasennebenhöhlenerkrankungen • Eosinophile Bronchitis • Emphysem • Zystische Fibrose • Interstitielle Lungenerkrankung • Lungenkarzinom • Lungentuberkulose • Bronchiektasie
Kinder	• Infektion der oberen/ unteren Atemwege • Asthma-Exazerbation • GERD • Fremdkörperaspiration • Pseudokrupp • Bronchiolitis		• Rezidivierende virale Bronchitis • Asthma bronchiale • Sinusitis/UACS • GERD • Umweltexpositionen • Angeborene Anomalien • Aspiration • Pertussis • Zystische Fibrose • Immunschwäche • Psychogener Husten

Tab. 3. Red Flags bei Husten

Symptom
• Signifikante systemische Erkrankung • Änderung des mentalen Status • Dyspnoe • Pleuritischer Brustschmerz • Längeres oder hohes Fieber • abnormale Auskultation wie Keuchen, Knistern, Stridor • Erhöhte Atemarbeit • Zyanose • Hämoptyse • Verdacht auf eingeatmete Fremdkörper • Dysphagie

Chronischer Husten und „Red-Flag"-Symptome sollten zur Abklärung mit Thoraxröntgen oder Thorax-CT und Lungenfunktionstests in einem frühen Stadium führen. Vorrangiges Ziel ist der Ausschluss einer Pneumonie.

Differenzialdiagnose

Husten kann durch zahlreiche Krankheiten und Erreger verursacht werden. Bei der Diagnose eines Patienten mit Husten sind folgende Fragen zu stellen:

- Ist dieser Husten ein Symptom für einen lebensbedrohlichen Krankheitsverlauf?
- Ist dies ein Hochrisikopatient, bei dem man über die seltenen Ursachen für Husten nachdenken muss?
- Hat dieser Patient neben Husten auch andere Symptome?

Zusätzliche typische Symptome und mit ihnen assoziierte Erkrankungen sind:

- Rhinorrhoe, Räuspern, Odynophagie, Myalgie, Fieber: oberer Atemwegsinfekt
- Juckreiz und Tränen der Augen, Rhinorrhoe, Pruritus, Räuspern: allergischer Ursprung
- Verschlimmerung des Hustens bei Aktivität: Asthma bronchiale
- Sodbrennen, Reflux, Räuspern: GERD
- Sinusschmerzen und Sinusdruck: Sinusitis
- anhaltendes Fieber, Nachtschweiß, Gewichtsverlust, ständiges Hüsteln ohne viel Auswurf und später Hämoptyse, starke Brustschmerzen, Pleuritis, Vorgeschichte des Kontakts mit Erkrankten an Tuberkulose: Tuberkulose
- anhaltendes Fieber, starke Brustschmerzen, Tachypnoe, Tachykardie, Nasenflügeln, geblähter Bauch, Atemnot: Pneumonie
- Gewichtsverlust, Nachtschweiß, Veränderung des Charakters eines chronischen Hustens (insbesondere bei Raucherhusten), Hämoptyse: Lungenkrebs
- Dyspnoe, Husten, bihiläre Lymphadenopathie, vergrößerte Lymphknoten, Erythema nodosum, symmetrische Arthritis, Hyperkalzämie, Lupus pernio, kardiale Sarkoidose, Hepato- und Splenomegalie: Sarkoidose
- Plötzlich auftretende, anfallsartige Attacken des trocknen Reizhustens, pfeifende Atemgeräusche, Stridor hörbar werden, Hämoptyse: Fremdkörperaspiration

Im Gegensatz zu akutem Husten kann subakuter und chronischer Husten aus mehr als einer Ätiologie resultieren.

Tab. 4. Anzeichen und Symptome eines lebensbedrohlichen Hustens

Erwachsene/Kinder	Säuglinge/Kleinkinder
Liegen/Sitzen? Hautkolorit? Affekt/Stimmung? Schnell atmend? Schwitzen/Zittern? Kann ohne Anstrengung sprechen?	Reizbar/weinend? Untröstlich? Lustlosigkeit? Bewegung? Kann ein Lächeln hervorbringen? Benutzt Atemmuskulatur zum Atmen? Hautkolorit? Schwitzen/Zittern?

Eine Differenzialdiagnose des chronischen Hustens bei Erwachsenen, die nicht rauchen, keinen ACE-Hemmer einnehmen und bei denen die radiologischen Befunde normal sind, ist die Kombination oder Trias von UACS, Asthma und GERD. Die gleiche Trias ist bei Kindern häufige Ursache für akuten wie auch für chronischen Husten.

Patienten-management

Grundsätzlich ist eine kausale Therapie anzustreben. Bei der Therapie des Hustens, der den Schlaf oder die täglichen Aktivitäten beeinflusst, ist die Differenzierung eines produktiven von einem nicht produktiven Husten der erste diagnostische Schritt. Bei Patienten mit produktivem Husten sollten Antitussiva vermieden werden, da diese die Erkrankung verlängern und verschlimmern können. Für diese Patienten kann ein schleimlösendes Mittel ausprobiert werden. Bei Patienten mit unproduktivem Husten kann ein Antitussivum angewendet sein.

Bei Kindern unter 6 Jahren können Antihistaminika der ersten Generation, Antitussiva, Expektorantien und abschwellende Mittel schwerwiegende Nebenwirkungen auslösen.

Bei bakteriellen Infektionen wie ambulant erworbene Lungenentzündungen sind Antibiotika erforderlich. Bei Patienten mit Influenza sollte Oseltamivir in Erwägung gezogen werden, wenn die Symptomdauer < 48 Stunden beträgt oder bei denen das Risiko von Komplikationen besteht.

Der saisonale Grippeimpfstoff ist zur Vorbeugung der Influenza empfohlen. Raucherentwöhnung, Vermeidung der störenden Allergene und Ersatz der ACE-Inhibitoren ist in vielen Fällen die einfachste Behandlungsoption.

Eine Reihe von infektiösen Erkrankungen, mit Husten als Symptom, sind meldepflichtig. Für übertragbare Erkrankungen gibt es mehrere zu beachtende Gesetze. Zur Meldung verpflichtet sind klinisch betreuende ÄrztInnen, die nachweisenden Labore, sowie nach Epidemiegesetz weitere verantwortliche Personen (Pflegepersonal, Hebammen etc.).

Tab. 5. Husten: kausale Therapieoptionen

Ursache	Typische Medikamente und Behandlungsoptionen
Akuter Husten	
Kardiale Dekompensation	Morphin, Nitroglycerin, Diuretika, Antikoagulanzien
Lungenembolie	Antikoagulanzien, Analgetika, Anxiolytika
Pneumonie	Kalkulierte Antibiotikatherapie, Antipyretika, Analgetika
Pertussis	Flüssigkeitszufuhr, β2-Sympathomimetika, Antibiotikatherapie
Inhalation von Reizstoffen	Bronchodilatatoren, Sauerstoff, Intubation
Aspiration	Absaugen des Materials
Pneumothorax	Sauerstoff, Thoraxdrainage
Sarkoidose	Glucocorticoid (+ alternatives Immunsuppressivum/Anti-TNF-α-Antikörper, Lungentransplantation)
Chronischer Husten	
Asthma bronchiale	Inhalative Corticosteroide, β2-Sympathomimetika, Anticholinergika, Leukotrien-Rezeptor-Antagonisten, Biologicals
COPD	Inhalative Corticosteroide, β2-Sympathomimetika, Anticholinergika, Leukotrien-Rezeptor-Antagonisten, PDE-4-Hemmer, Lifestyle-Modifikation
Gastroösophageale Refluxkrankheit	Protonenpumpeninhibitoren, H2-Rezeptorantagonisten, Lifestyle-Modifikation
Lungentuberkulose	Tuberkulostatika
Linksherzinsuffizienz	Sauerstoff-Gabe, Diuretika, Nitroglycerin, Antikoagulantien, Punktion der Ergüsse
Lungentumoren	Operative Resektion, Chemotherapie, Radiatio
Interstitielle Lungenparenchymerkrankungen	Lungentransplantation
Mukoviszidose	symptomatisch
Bronchiektasien	Bronchialtoilette, Lifestyle-Modifikation, interventionelle Verfahren
	Glucocorticoid (+alternatives Immunsuppressivum/Anti-TNF-α-Antikörper, Lungentransplantation
Psychogener Husten	Psychotherapie

Dazu gehören: **Diphterie, invasive Haemophilus influenzae-Erkrankungen, Influenzae, Masern, Scharlach, Röteln, Schweres Akutes Respiratorisches Syndrom (SARS-CoV), Pest, invasive Pneumokokken-Erkrankungen, Keuchhusten, Hanta-Virus-Infektion, Legionärskrankheit, Tuberkulose, Tularämie, virale hämorrhagische Fieber (z. B. Ebola, Lassa, Marburg).**

Literatur und Links

1. Morice, Alyn H. et al. ERS guidelines on the diagnosis and treatment of chronic cough in adults and children. The European respiratory journal vol. 55,1 1901136. 2 Jan. 2020, doi:10.1183/13993003.01136-2019.
2. Canning B.J., Chang A.B. et al. Anatomy and Neurophysiology of Cough. CHEST Guideline and Expert Panel Report. Chest. 2014 Dec; 146(6): 1633–1648.
3. Glashan E, Mahmoud SH. Cough. Patient Assessment in Clinical Pharmacy. 2018 Dec; 67–78. doi:10.1007/978-3-030-11775-7_5.
4. Lai K, Shen H, Zhou X et al. Clinical Practice Guidelines for Diagnosis and Management of Cough-Chinese Thoracic Society (CTS) Asthma Consortium. J Thorac Dis. 2018; 10(11):6314-6351. doi:10.21037/jtd.2018.09.153.
5. Scheer K.J., Mintz M.L. (2006) Acute Cough. In: Mintz M.L. (eds) Disorders of the Respiratory Tract. Current Clinical Practice. Humana Press. https://doi.org/10.1007/978-1-59745-041-6_13.
6. Kathuria, H., Hollingsworth, H.M., Vilvendhan, R. et al. Management of life-threatening hemoptysis. j intensive care 8, 23 (2020). https://doi.org/10.1186/s40560-020-00441-8.
7. Übertragbare und meldepflichtige Erkrankungen in Österreich (Stand: 03.07.2021; https://www.sozialministerium.at/Themen/Gesundheit/Uebertragbare-Krankheiten.html).

Ersticken, Ertrinken

Sophia Wirth

Lernziele und Zusammenfassung

- Ersticken hat vielfältige Ursachen, dementsprechend muss die Behandlung individuell angepasst werden.
- Nach 3 - 8 min ist eine Erstickung letal.
- Management von „Beinahe-Ertrunkenen". Dabei 5 initiale Beatmungen mit 100% Sauerstoff vor klassischer Reanimation

Definitionen

Unter Ersticken wird der **Tod durch Sauerstoffmangel** verstanden. Dabei ist das **hyperkapnische** vom nicht-hyperkapnischen Ersticken abzugrenzen. Die zwei Formen unterscheiden sich neben dem CO_2-Partialdruck im Blut auch im Verlauf ihrer körperlichen Symptomatik. Eine kontinuierlich anhaltende Erstickung von 3–8 min Dauer ist letal.

Pathogenese

Folgende Varianten können zu einem Sauerstoffmangel und damit zu einem Erstickungsvorgang führen:

- ungestörte Atmung bzw. erniedrigter O_2 Gehalt: in Höhe, auf kleinem Raum, unter Plastiksack
- gestörte Atmung bzw. Kompression der Atemwege: Aspiration, verlegte Trachea z. B. Ertrinken
- gestörte Atmung und gestörte Zirkulation: Abdrücken der Carotiden z. B. Erhängen

Pathogenese des Erstickens:

- verlegte Atemöffnung: Fremdkörper, Flüssigkeiten, Aspiration, Bolus
- Kompression der Atemwege von außen: Strangulation (Drosselung, Erwürgen, Erhängen)
- Kompression der Atemwege von innen: Raumforderungen, Schwellungen, Aspiration
- Kompression des Brustkorbes
- beidseitiger Pneumothorax
- inneres Ersticken: Intoxikation z. B. CO oder Blausäure

Je nach Ursache des Erstickungsvorganges werden unterschiedliche Prozesse in Gang gesetzt, die bei Bestehen bis zum Tod führen (Tab. 1).

Tab. 1. Mögliche Ursache und Ablauf eines Erstickungsvorgangs

Ursache	Ablauf
↓ O_2-Gehalt	• Aktivierung Chemorezeptoren im Glomus Caroticus und Aortenbogen → Hyperventilation → Sympathikusaktivierung → ↑ HF und ↑ RR • Bewusstlosigkeit bei pO_2 unter 25–30 mmHg • Herzrhythmusstörung (Bradykardie) → elektromechanische Entkopplung → Aussetzen der Pumpfunktion
Kompression der Atemwege	• Hypoxie und Hyperkapnie • ↑ pCO_2 → Sympathikusaktivierung • Nach 1 min: O_2-Mangel im Gehirn → Bewusstlosigkeit • Nach 2 min: zusätzliche Krampfanfälle (möglicher Fäkalienabgang) • Ausatmungskrampf mit anschließender langandauernder Einatmung → Stillstand der Atmung • Wiederkehren einer sog. terminalen Schnappatmung • Atemstillstand bei möglicher andauernder Herzaktivität für weitere wenige Minuten
Kompression der Carotiden	• Gestörte Hirndurchblutung • O_2-Mangel im Gehirn → Bewusstlosigkeit nach 7–15 sek • Tod durch O_2-Mangel im Gehirn

Klinik

Die aufgelisteten Formen, die zur Erstickung führen können, gehen (vor allem subjektiv) mit unterschiedlichen Symptomatiken einher. Während es bei einem Erstickungsvorgang unter Sauerstoffmangel mit aufrechterhaltener Ventilation (d. h. ohne Hyperkapnie) zu einer wenig eindrucksvollen Symptomatik kommt, ist diese bei einer hyperkapnischen Ursache deutlich ausgeprägter. Betroffene entwickeln eine ausgeprägte Todesangst mit Panik und einem Gefühl der Atemnot bzw. des Erstickens.

Neben dem gewaltsamen Ersticken mit Tötungsabsicht, müssen auch Vorgänge ohne Fremdeinwirkung, die bestenfalls reversibel sind, betrachtet werden. Eine Variation der in Tabelle 2 aufgelisteten Symptome treten vor allem bei Anschwellen der Luftwege oder Verschlucken eines Fremdkörpers auf. Bei einer Vergiftung mit **Kohlenstoffmonoxid** sind Symptome wie Kopfschmerzen, Schwindel, Orientierungsstörungen und Thoraxschmerz, die in Bewusstlosigkeit und Tod enden können, zu beobachten. Ein weiterer Hinweis sind eine hellrote Hautfärbung. Zur Verifizierung dient ein erhöhter COHb-Wert in der Blutgasanalyse.

Patienten-management

Tab. 3. Klinik mit einhergehenden Erste Hilfe Maßnahmen.

Klinik	Erste Hilfe Maßnahme
Sprache und Atmung intakt, Hustenreiz	• zu kräftigem Husten animieren • beruhigen, betreuen, beobachten
Sprache, Atmung und Hustenreiz fehlend (Verdacht auf Fremdkörper)	• nach vorne beugen • 5 Schläge zwischen Schulterblätter mit Überprüfung, ob Fremdkörper sich löst) • ggf. Fremdkörper entfernen (Cave: Selbstschutz!)
Drohende Erstickung mit eindeutiger Symptomatik (Fremdkörper, Bolus)	• Heimlich-Handgriff • Rückenschläge • abwechselnd, bis Fremdkörper entfernt wurde oder Rettung eintrifft
Schwellung (z. B. Insektenstich)	• innere Kühlung (Eiswürfel) • äußere Kühlung (Umschläge) • beruhigen, betreuen, beobachten • ggf. Reanimation
CO-Vergiftung	• 100 % Sauerstoffgabe bis COHb ≤ 3 % • HBOT (hyperbare Sauerstofftherapie)

Aufgrund der vielfältigen Ursachen einer Erstickung ist gezieltes (interdisziplinäres!) Patientenmanagement notwendig. Die extramurale Ersthelferversorgung (Erste-Hilfe-Maßnahmen und die Betreuung bis zum Eintreffen der Rettung bzw. bevor mit einer spezifischen Therapie begonnen werden kann) ist von enormer Bedeutung.

Ertrinken

Definitionen

Ertrinken bedeutet **Tod durch die Einatmung von Wasser.** Dabei muss zunächst zwischen dem typischen und atypischen Ertrinken unterschieden werden. Der Ablauf des typischen Ertrinkens lässt sich grob in vier Stadien einteilen (Tab. 4). **Near-Drowning,** das **Beinahe-Ertrinken,** ist das letzte Stadium der Pathogenese des Ertrinkens vor dem Ertrinkungstod und eine wichtige Indikation in der Notfallmedizin.

Epidemiologie

In Österreich ertrinken im Durchschnitt 40–50 Personen jährlich. (Stand 2021)

Pathogenese

Die Hypoxie beim Ertrinken ist dem **Laryngospasmus** geschuldet, der sich nach dem Verschlucken von Wasser ausbildet. Ab diesem Zeitpunkt kann es jederzeit zu einem reflektorischen Kreislaufstillstand kommen. Durch wiederholtes Aspirieren von Flüssigkeiten wird der pulmonale Gasaustausch zunehmend gestört. Nach einer vermeintlichen Rettung können entstandene Lungenschädigungen später zu Lungenversagen bis hin zum Tod führen.

Durch die Unmöglichkeit, unter Wasser zu atmen, entsteht ein Sauerstoffmangel. Vor allem bei Kleinkindern kann dies innerhalb von Sekunden passieren, die Dauer dieser Phase ist etwas länger als bei Erwachsenen. Die Ursachen sind meist Vorkommnisse in der Nähe des Wassers und beeinflussen auch die pathogenetischen Abläufe, vor allem Alkohol- oder Drogenkonsum in Booten oder kardiovaskuläre Ereignisse. Letztere können durch das Ertrinken oder das Unfallgeschehen auch ausgelöst werden (alkoholisiert aus einem Boot ins kalte Wasser zu fallen bedeutet großen Stress). Near-

Drowning kann auch bei geringen Wassermengen vorkommen, wenn man etwa mit dem Gesicht in einer Lacke liegt. Auch ein Ertrinken in der Badewanne ist möglich.

Bei einem „Beinahe-Ertrunkenen" ist die Dimension der Hirnschädigung entscheidend, wobei Kinder eine bessere Prognose als Erwachsene haben. Da Kinder im Vergleich zu Erwachsenen eine größere Körperoberfläche in Bezug auf das Gewicht aufweisen, kühlen sie schneller ab. Diese Hypothermie ist protektiv für das Gehirn, da eine Ischämiezeit von bis zu 10 min (bei 25 °C Körpertemperatur) toleriert werden kann. Entscheidend ist vor allem die Erstversorgung bei Verdacht auf Ertrinken.

Die Herzaktivität kann den Atemstillstand überdauern, jedoch tritt nach kurzer Zeit der Herzstillstand ein. Insgesamt dauert der Ablauf in etwa 3–5 Minuten und kann sich durch wiederholtes Auftauchen oder durch Ermüdungszustände verlängern bzw. verkürzen.

Auf das atypische Ertrinken trifft der beschriebene Vorgang nicht zu. Es tritt in Situationen oder Zuständen auf, die an Land komplikationslos verlaufen würden, im Wasser jedoch letal sein können. Zunächst sollte dabei an Kollapszustände durch Herz-Kreislauf-Erkrankungen gedacht werden. Aber auch andere Situationen können einen atypischen Ertrinkungsvorgang bewirken:

- Gesunde junge Erwachsene oder Kinder mit Reflexmechanismen oder genetische Prädispositionen (z. B. long QT-Syndrom) → lautloses Untergehen
- Intoxikation mit Alkohol oder anderen Suchtmitteln/Medikamenten → lautloses Untergehen durch Reflexmechanismen, Kreislaufversagen, Hypothermie
- Organisch kranke Personen → lautloses Untergehen
- Halswirbelsäulenverletzungen durch Sturz oder Aufprall des Kopfes

Nicht direkt als atypisches Ertrinken geltend, aber durchaus wichtig zu erwähnen ist vor allem das Ertrinken beim (wettkampfmäßigen Apnoe-)Tauchen. Durch eine vorangehende, bewusste Hyperventilation wird der CO_2-Partialdruck gesenkt, sodass die Zeitspanne künstlich verlängert wird, bis er den Schwellenwert erreicht, bei dem ein unwiderstehlicher Atemdrang entsteht und aufgetaucht werden muss. In dieser Zeit sinkt jedoch der Sauerstoffgehalt, sodass es in extremen Fällen zu einer plötzlichen, unangekündigten Bewusstlosigkeit Unterwasser kommen kann. Wird ein Schnorchel verwendet, kann so Wasser aspiriert werden. Beim Gerätetauchen sind häufig ein Überschätzen der eigenen Kräfte oder nicht bekannte Krankheiten ein Risiko. Eine Gasembolie durch rapides Auftauchen (bei Dekompressionstauchgängen) ist ein subklinisch häufig auftretendes Phänomen. Auch Substanzabusus ist als Komplikation beim Gerätetauchen bekannt.

Tab. 4. Klinik Stadien des typischen Ertrinkens

Stadium	**Klinik**
1	• eigenmächtiges Luftanhalten ca. 30–60s
2	• Atemnot durch Hyperkapnie • Einatmen von Wasser → Aushusten von Wasser • Ventilstenose → Lungenemphysem (= Emphysema aquosum) • Bewusstlosigkeit → Kontinuierliches Einatmen von Wasser ohne Reflexantwort
3	• tonisch-klonische Krämpfe auf Grund von O_2-Mangel im Gehirn
4	• präterminale Atempause → Schnappatmung → Atemstillstand

Klinik

Charakteristische Befunde bei Ertrinkungsopfern:

- Schaumpilz bzw. weißlich-schaumiger Inhalt in Luftwegen
- Emphsyema aquosum = ballonierte Lungen
- wässriger Mageninhalt
- Magenschleimhautverletzungen durch Überdehnung
- Muskelblutungen der Atemhilfsmuskulatur

Aufgrund der längeren Verweildauer des Körpers im Wasser oder durch Reanimationsmaßnahmen sind diese Charakteristika nicht immer (vollständig) auffindbar und demnach nicht obligatorisch.

Weitere Symptome sind kalte und blau gefärbte Haut, abdominelle Schwellung, Thoraxschmerz, Husten, Dyspnoe, Erbrechen. Symptome durch die Ursache des Ertrinkens oder während des Ertrinkungsvorgangs auftretend, vor allem Alkoholkonsum oder kardiovaskuläre Ereignisse, können diese Symptome bedingen, verstärken oder zusätzlich vorhanden sein.

Patienten-management

Zur Prävention sollen vor allem **Kinder in privaten Schwimmbecken** sollten unter Aufsicht stehen oder diese Becken durch einen Zaun abgetrennt werden.

Erste Hilfe Maßnahmen:

- ABCDE-Schema
- Bei Kreislaufstillstand sofortiger Beginn von Reanimation. Falls dazu in der Lage noch im Wasser beatmen und Beatmung sowie Herz-Thorax-Massage auf Boot/am Ufer durchführen
- Wiederbelebungsmaßnahmen mit **5 Beatmungen** mit 100 % Sauerstoff (falls verfügbar) beginnen
- Weiterhin bewusstlos → klassische Reanimation mit AED und Intubation

Gerichtsmedizin: Einige Befunde zeigen eine postmortale Dynamik: die Zyanose und das aufgedunsene Gesicht bilden sich zurück, während Petechien und Ekchymosen bestehen bleiben. Erstickungsblutungen sind hauptsächlich an inneren Organen, der Pleura und dem Epikard sowie Schleimhäuten des Respirationstraktes und den Konjunktiven zu finden. Ebenso kann es zu Blutungen aus Körperöffnungen wie Mund, Nase und Ohren kommen. Wird ein Erwürgen überlebt, zeigt das Opfer neben den äußeren Merkmalen wie Stauungsblutungen 1–2 Tage nach der Tat Schmerzen, Dysphonie oder Dysphagie.

Beim Ertrinken in der Badewanne ist unbedingt an Fremdeinwirkung und Suizid zu denken. Unfälle durch Stürze, Substanzmissbrauch oder CO-Vergiftung sind ebenfalls in Betracht zu ziehen.

Ärztliche Kommunikation: Patientinnen und Patienten mit malignen Lungenerkrankungen haben typischerweise Angst, an ihrer Erkrankung zu ersticken, u. a. weil sie dies in der Vergangenheit, solange es keine palliativmedizinische Betreuung gab, dies bei Angehörigen beobachtet haben. Diese Sorge ist bei der Gesprächsführung zu berücksichtigen.

Literatur, Links

1. Hochmeister M, Grassberger M, Stimpfl T. Forensische Medizin für Studium und Praxis. 2., aktualisierte Auflage. Maudrich Verlag Wien. 2007.
2. Erste Hilfe Ersticken (Stand 22.07.2021; https://www.drk.de/hilfe-in-deutschland/erste-hilfe/ersticken/).
3. CO-Vergiftung (Stand 22.07.2021; https://www.aerzteblatt.de/archiv/203925/Diagnostik-und-Therapie-der-Kohlenmonoxidvergiftung).
4. Reanimationsleitlinie 2021 (Stand 23.07.2021; https://www.a-k-n.at/wp-content/uploads/2021/04/ERC-Leitlinien-Reanimation-2021_deutschsprachig.pdf).
5. Epidemiologie (Stand 23.07.2021; https://www.samariterbund.net/landesverband-wien/aktuelles/detail/samariterbund-warnt-ertrinken-ist-eine-stille-gefahr-13097/).

Thoraxwandbeschwerden

Franz Kainberger, Lukasz Antoniewicz

Lernziele

Bei Schmerzen und Schwellungen der Rumpfwand, insbesondere der oberen Thoraxapertur, konkret für das Thoracic-outlet-Syndrom, die Kostochondritis (Tietze-Syndrom) und die Interkostalneuralgie

- eine klinische Arbeitshypothese auf der Basis der Differenzierung möglicher zugrundeliegender Krankheitsbilder erstellen, einen Diagnoseplan erstellen, die Untersuchungsergebnisse interpretieren und einen Behandlungsplan einleiten können,
- dies anhand pathophysiologischer, anatomischer und medizinpsychologischer holistischer Konzepte den Patienten erklären können,
- Notfallsituationen erkennen und notfall- sowie erste allgemeinmedizinische Maßnahmen einleiten können,
- sozialmedizinische Aspekte aus der Epidemiologie, Diagnostik und Therapie integrieren können.

Definitionen

Das Thoracic-outlet-Syndrom ist ein Überbegriff für neurovaskuläre Kompressionssyndrome des Plexus brachialis und/oder der Vasa subclavia an der oberen Thorax-apertur in Form des Skalenus-Syndroms (in der Skalenuslücke), vor allem infolge einer Halsrippe oder mit ihren zusammenhängenden Ligamenten. Im weiteren Sinn wird die dorsale und paravertebrale Schädigung des Sympathikus-Grenzstrangs dazu gezählt.

Epidemiologie

Muskuloskeletal bedingte Thoraxschmerzen sind in der Allgemeinmedizin die mit Abstand häufigste Form von Brustschmerzen.

Anatomie

An der oberen Thoraxapertur (Thoracic outlet) gibt es drei Engstellen für den Durchtritt des Plexus brachialis und der Vasa subclavia: die Skalenuslücke, die Stelle zwischen Klavikula und erster Rippe sowie die Muskellücken kranial der Axilla. Die davon klinisch relevanteste ist die unter der Klavikula, besonders beim Heben des Armes.

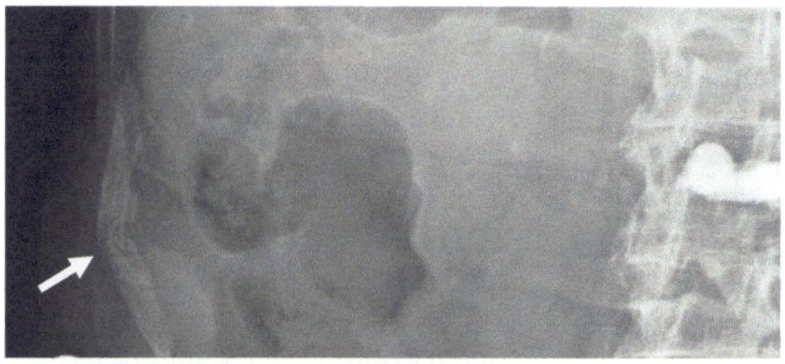

Abb. 1. 48-j. Patient, Dauerdialyse und renale Osteopathie mit Wirbelfraktur, versorgt durch Vertebroplastie. Nun rezente Thoraxwandschmerzen rechts durch starke Hustenanfälle, kein Trauma. Radiologisch Rippenfraktur (Pfeil), sog. Hustenfraktur, in diesem Fall als Insuffizienzfraktur zu klassifizieren.

Im Interkostalraum und den jeweils kranial und kaudal angrenzenden Rippen, zusammen auch Rippensegment genannt (in Anlehnung an das Bewegungssegment der Wirbelsäule), liegen die Interkostalmuskeln, kranial am Unterrand dieser Rippe der Interkostalnerv und die Vasa intercostalia sowie profund davon die mit Rippe und Muskulatur fest verwachsene Pleura parietalis.

Sportmedizin

Durch übermäßigen Muskelaufbau des Oberkörpers, gegebenenfalls verstärkt durch Doping, können die osteofibrösen Kanäle der oberen Thoraxapertur weiter verengt und ein Thoracic-outlet-Syndrom begünstigt werden.

Als Seitenstechen bezeichnet man ein- oder beidseitige Schmerzen unter dem Rippenbogen bei unzureichend trainierten Läufern. Anatomische Theorien zur Entstehung beziehen sich auf eine schlechte Körperhaltung, eine überstarke Zugwirkung auf die Faszien und Ligamente, an denen die Bauchorgane hängen, oder ein durch die Atmung überlastetes Zwerchfell.

Klinik

Fokale Schmerzen mit Druckdolenz ohne Schwellung: Die von den Rippen und der Muskulatur der Thoraxwand verursachten Schmerzen sind bewegungsabhängig und oft durch einen manuellen Druck auf den Schmerzpunkt auslösbar. Vor allem Rippenfrakturen können starke Schmerzen verursachen und aufgrund von schmerzbedingten „Flachatmens" zur Dyspnoe führen bis hin zur Hypoxie. Eine adäquate Schmerztherapie schafft Erleichterung.

- An den Rippen sind Frakturen ohne adäquates Trauma wie die Stressfrakturen der Rippen als Folge starken Hustens (Hustenfraktur) oder seltener anderer übermäßiger Anstrengungen. Die Kostochondritis (Tietze-Syndrom) ist eine idiopathische Chondropathie am Ansatz der Rippenknorpel, meist der 1. Rippe, die meist subakut auftritt und mäßig schmerzhaft ist, Red Flags für andere Ursachen fehlen.
- Die Interkostalneuralgie ist ein meist ziehendes, anhaltendes und durch intermittierende Schmerzspitzen charakterisiertes gürtelförmiges Schmerzsyndrom im Zwischenrippenraum. An der Bauchwand können die Nerven in ähnlicher Weise betroffen sein.
- Muskelschmerzen der Thoraxwand unterscheiden sich in ihrer Genese nicht von anderen Formen der Myalgie.

Schwellungen der Thoraxwand sind oft neoplastisch bedingt:

- meist Metastasen, oft mit Bezug zu den axillären Lymphknoten,
- bei primären Weichteiltumoren ist in erster Linie an das im höheren Lebensalter auftretende Elastofibroma dorsi zu denken, eine oft bilaterale Verdickung der Rückenmuskulatur unklarer Genese. Der Desmoidtumor der Rumpfwand gehört zur Gruppe der Fibromatosen und tritt typisch bei Frauen nach der Schwangerschaft auf.

Klassische Veränderungen der allgemeinen Form der Thoraxwand sind die Trichterbrust (Pectus excavatum), die Hühnerbrust (Pectus carinatum) und der Fassthorax infolge eines Emphysems.

Tab. 1. Rippenfrakturen ohne adäquates plötzliches Trauma

Formen	Ursache
Pathologische Frakturen	Skelettmetastasen, Myelom
Fragilitätsfrakturen	schwere Osteoporose
Ermüdungsfrakturen	Hustenanfälle

Kongenitale Asymmetrien sind die Folge nicht angelegter Muskeln, am bekanntesten ist das Poland-Syndrom, ein Fehlen des M. pectoralis maior.

Differenzialdiagnose

- In jedem Fall sind von den Thoraxorganen ausgehende kardiale, pulmonale und gastro-ösophageale Ursachen des Brustschmerzes auszuschließen, wegen der Nähe zur Thoraxwand in erster Linie pleural bedingte Thoraxschmerzen inklusive Pneumothorax, Pleuritis und Pulmonalembolie.
- Projizierte Schmerzen:
  von der Schulter ausstrahlend – eine anfallsartige kalzifizierende Tendinitis kann eine Angina pectoris simulieren –
  sowie von Wirbelsäule, Hals und Abdominalwand.
- Psychogene Ursachen

Tab. 2. Interkostalneuralgie: Ursachen

Formen	Ursache
Fehlhaltung	Myogelosen, Krümmungsabweichung der Wirbelsäule, große Mammae
entzündlich	Herpes Zoster, wobei kutane Manifestationen geringgradig sein können, sowie Post-Zoster-Neuralgie
Nervenirritationen	• Begleitsymptom bei Organerkrankungen von Mammae, Thorax oder Abdomen, typisch in der rechten Schulter bei Beschwerden der Gallenwege durch Irritation des N. phrenicus • Tumorkompression oder -infiltration

Patientenmanagement

Bei lokalen Thoraxwandschmerzen ohne Schwellung Schmerztherapie mit NSAR für einige Tage bis zu einer Woche und Aufklärung zur Vermeidung der Ursachen, insbesondere von Haltungsschäden.

Medizingeschichte: Der Wiener Anatom Emil Zuckerkandl (1849–1910) beschrieb die Varietäten der kräftigen und für die Inspiration wichtigen, nach ihm benannten Zuckerkandl'schen Bänder zwischen Rippen und Pleurakuppel, die gleichermaßen wie eine Halsrippe ein Skalenus-Syndrom verursachen können.
Die rechtsseitigen Thoraxwandbeschwerden bei Schmerzen der Gallenwege werden nach dem Wiener Chirurgen Anton von Eiselsberg (1860–1939) als Eiselsberg'sches Phänomen bezeichnet.

Anhang

Stichwortverzeichnis

5R-Regel 232
A
A. carotis externa 383
A. carotis interna 304, 383
A. centralis retinae 356f
A. ophthalmica 356, 383
Abdomenübersichtsaufnahme 19, 35f, 103
Abhängigkeit, psychische 451
Ablatio retinae 355
Abschwellungsmittel 384
Abwehrspannung 101, 205, 233, 428
Additionsazidose 56
Aderhautmelanom 355
Adhärenz 13, 17, 125f, 177, 222f
ADHS 314, 447ff, 368
Adipositas-Paradoxon 229
Aerophagie 37, 201, 203
Agitation 74, 231
Air-Bronchogram 29
Akanthozyten 86, 272
Alerting 19
Alignment 20, 46
Alkalose, metabolische 56, 123f
Alkalose, respiratorische 55, 57, 65, 107
Alkoholismus 66, 91, 339f, 390, 399, 410, 451f
Altersdepression 468
Ampicillin-Exanthem 158
Aneurysma 24, 38, 253f, 278, 287, 321, 325, 331, 375
Angiodysplasie 119, 193ff
Angstattacke 115
Anhidrose 141, 430
Anionenlücke 56, 109
Anisokorie 363
Anpassungsstörung 153, 447ff, 467
Antiarrhythmika 235, 247
Antikoagulation 39, 109, 112, 236, 244, 249, 277f, 347, 352
Antipyretika 131, 151, 161, 445, 478
Appendizitis 38, 91, 102, 104, 123
ARDS 30f, 106, 109, 122, 219, 426, 437f, 471–474
Arrhythmie 57, 74, 122f, 160, 245, 248
Arteriitis temporalis 123, 130, 356
Arteriosklerose 38, 77, 121, 319, 357, 375, 384
Arthralgie 85, 135, 272, 409
Arthritis 44, 49, 60, 90, 117, 133, 339, 410ff, 477
Arthrose 47ff, 117, 410ff
Askariasis 60
Aspergilluspneumonie 29
Aspiration 115, 219, 473, 476, 478, 481
Aspirationspneumonie 115
Aspirin 412f
asymptomatisch 50, 65f, 72, 94, 111, 122, 155, 172, 181, 194f, 254, 256f, 260, 270, 426
Aszites 38, 61, 80, 103, 194, 202
Atelektase 28, 109
Atemfrequenz 105, 215f, 233ff, 437, 439
Atemnot 9, 56, 105, 107, 235, 392, 477, 481, 483
atonisch 37, 285
Aufhellung 25, 49
Aufklärungsgespräch 211
Auslandsaufenthalt 131, 158, 444
Auswurffunktion 226
Axilla 133f, 173, 252f, 257, 485
Azidose, hyperchlorämische 56
Azidose, metabolische 56, 109, 124, 234, 272, 277
Azidose, normochlorämische 56
Azidose, respiratorische 55f, 109
B
Base Excess 55, 233
Bauchschmerz, unspezifischer 101
Beckenring 417, 427
Beinschwellung 85, 111, 118f
Beinvenenthrombose 111, 192
Belastungsdyspnoe 105, 255
Berlin-Ödem 361
Betablocker 73f, 109, 125, 230, 241, 292
Bewusstseinszustand 419f
Bezoar 38
Biopsie 17, 54, 135, 156, 172, 174, 195, 202, 207, 263, 281f, 356
BI-RADS-Konzept 20
Bleiglasbrille 361
Blickdiagnose 234
Blitzschlag 161f
Blow-out-Fraktur 362, 404
Blutdruckdifferenz 124, 236, 241
Blutgasanalyse 56, 109, 190, 229, 232, 306, 426, 471f, 482
Blutgerinnungshemmer 420
Bluthochdruck 125, 319, 384
Blutkulturen 127, 131, 217f, 330f, 445
Bochdalekhernie 28
Bradykardie 75, 78, 122, 125, 240, 245, 247, 324, 453, 481
Breitspektrumantibiotika 218, 363
Bridenileus 36
Broken-Heart-Syndrom 238
Broken-Home 452

Bromhidrose 141
Bronchitis 106, 390, 444, 475f
Brustschmerz 98, 171, 174, 477, 485
B-Symptomatik 33, 127, 130, 134f, 194f, 206
Bulbuslazeration 361f
Bulbusruptur 361f
C
Cataracta traumatica 361
Cholangitis 37, 80, 102
Cholelithiasis 35, 38, 80
Churg-Strauss-Syndrom 60
Claudicatio spinalis 417
Clinical Reasoning 231
CO_2-Regulation 55
Cochlea Implantat 380
Compliance 378
Computertomografie 19, 23, 35f, 39, 207, 233, 366, 438
COPD 28, 56, 106–109, 122f, 149, 151f, 227, 350, 390, 475f, 478
Cor pulmonale 226
Coup-Contre-coup-Mechanismus 420
Craving 451, 453ff
Crush-Syndrom 412
Cuffing, peribronchiales 29, 31
D
Daktylitis 117, 412
Darmgas 37, 201
Darmischämie 104, 203
Darmkolik 101
DASH-Diät 125
D-Dimer 108f, 111, 218, 238, 241, 345, 347, 350
Defense 101, 103
Dehydration 63, 89f, 115
Dekompensation, kardiale 31, 225, 257, 476, 478
Denkhemmung 463
Denkstörungen 463f
Denkverlangsamung 463
Dermatillomanie 457
Dermatomyositis 123, 133, 412
Dermatose, chronische 158
Diabetes insipidus 61, 232
Diazepam 73, 445, 453
Distance-Learning 9
Distorsion 117, 416
Dorsalgie 417
Dosimeter 43
Druckdolenz 86, 130, 134, 269, 331, 430, 485
Druckgefühl 115, 237, 363
Durstfieber 445
Dyspareunie 177ff, 181, 282, 284
Dysphagie 102, 115f, 194, 389, 477, 484
Dysthymia 467, 469
E
Echinokokkose 60
ECMO 235, 473
Eigenschutz 460
Elterntraining 448
Empirie 9
Endokarditis 130f, 141, 156, 225, 256, 444
Endometriose 101, 177, 180f, 193f
Enteritis 37, 103, 205
Enterokolitis, nekrotisierende 37
Entlordosierung 415, 418
Epistaxis 122, 383ff, 385, 388
Erkrankung, meldepflichtige 156
Erkrankungen, chronische 312, 346
Erkrankungen, konsumierende 127
Error-Management 11, 18, 20f
Erysipel 118, 130, 244
Erythema nodosum 118, 477
Erythrodermie 156, 167f
Erythrozytenkonzentraten 219, 233
Esmarch-Handgriff 233
Ewing Sarkom 445
Exophthalmometer 365f
Exsikkose 61f, 116, 205f, 289, 350
F
Fagerström-Test 454
Fassthorax 26, 31, 486
Fasziitis, nekrotisierende 178
Fasziotomie 118
Fatigue 122, 226
Feedback 9, 21
fettdicht 25
Fettembolie 111, 236, 425, 438
Fibromyalgie 95, 409, 412
Fieber, intermittierendes 129
Fieber, regelmäßig periodisches 129
Fieber, remittierendes 129
Fieber, undulierendes 129
Fieberkrampf 131, 287, 444f
Fistel 37f, 45, 198f, 205, 278, 366
Flachatmens 485
Flüssigkeitssubstitution 151, 206, 233, 273
Flüssigkeitszufuhr 88, 94, 108f, 132, 212, 271, 353, 395, 478
Foetor ex ore 389
Fractura nasi 387
Frank-Starling-Mechanismus 225, 254f
FRAX 53
Fruchtwasserembolie 111, 187, 190f
Frühgeborenen-Retinopathie 355
Funktionsstörung, gastrointestinale 35
FUO (Fever of Unknown Origin) 129–132, 443
FUO factitia 130

G
Galaktorrhoe 173
Gallensteinileus 38
Gedankensperrung 463
Gelenkempyem 411
Gelenkentzündung 117
Gerinnungsstörung 38, 156, 188, 273, 319, 321, 345
Gesichtsfelddefekt, peripherer 356
Gesprächsführung, empathische 121, 177
Gewebebiopsie 59f, 131
Gewichtsverlust 72, 107, 127, 130, 195, 201, 296, 454, 467f
Gicht 45, 117, 125, 318, 410
Glasgow-Coma-Scale 217, 305, 419f
Glaskörperabhebung 355
Glaskörperblutungen 361, 371
Glaukom 303f, 363, 365, 370
Globusgefühl 115
H
Halluzination 138, 144, 162, 192, 285, 289, 312, 454f, 464f, 467
Halsrippe 485f
Halsvenenstauung 106, 236
Halswirbelsäule 44, 403, 405, 416, 418, 421, 430f, 439
Hämatom, verkalktes chronisches 38
Hämatopneumothorax 26, 110, 426f
Händedesinfektion 223
Handlungsfähigkeit 125
Harnabflusstörung 260
Harnblasentamponade 87, 259
Harnkonzentrierungsfähigkeit 61
Harnsediment 86, 92
Harnverhalt 87, 259–263
Harnwegsinfektion 90, 93f, 259, 444
Haupttodesursache 187, 419
Hautspaltlinien 156
HCO_3-Regulation 55
Hemiparese 39, 299, 311, 320, 420
Hepatitis 80, 82, 89ff, 102, 133, 337, 411, 452
Hernie, inkarzerierte 37, 102, 213
Hernie, traumatische 28
Herpes Zoster 133, 174, 239, 282, 317f, 486
Herzgröße 32
Herzrhythmusstörung 70, 122, 138, 225–229, 232, 455, 481
Herztransplantation 230
Herzvitien 227
Hiatushernie 28
Hippokrates-Handgriff 392
Hirnödem 40, 61f, 151, 278, 320, 323–326, 331, 340, 420, 422
Hirnstammimplantat 380
Hitzewelle 62, 147, 150
HIV-Infektion 127, 168, 393
Hodgkin-Lymphom 60, 127, 135
Hörgerät 379, 381f
Hörhilfe 379f
Hornhautnarben 363
Hörtest 377f
Hörverlust 377–382
Hospitalisierungsursache 225
Host-Injury-Mechanismus 438
human factors 231f
Hustenanfälle 115, 485f
Hutkrempenregel 424
Hydronephrose 88, 259f
Hydroureternephrose 260
Hygiene 12, 143, 221, 223
Hygieneplan 223
Hyperkalzämie 63f, 66, 124, 477
Hyperkyphosen 415
Hyperlordosen 415
Hyperparathyreoidismus 50, 52, 63f, 275
Hyperprolaktinämie 75, 171, 173
Hyperthermie 129, 151, 455
Hypertonie, maskierte 121
Hypertonie, pulmonale 122, 255
Hypertonie, sekundäre 123
Hyperventilation 57, 63, 65, 105–108, 122, 215, 231, 239, 325f, 421, 472, 481, 483
Hyperventilationssyndrom 57, 106f, 112
Hypomanie 467, 469
Hyposphagma 361, 363, 403
Hypothermie 78, 161, 216, 233, 247, 305, 307, 326, 421, 430, 443, 483
Hypothermieprophylaxe 161
Hypotonie 37, 56, 65, 75, 78, 122, 206, 216, 219, 232ff, 272, 278, 299, 324, 421, 461, 472
Hypoxie 57, 78, 138, 184, 287, 291f, 298, 323, 420f, 426, 438, 471, 481f, 485
Hypoxiezeichen 107
I
iatrogen/iatrogenic 61f, 72, 77, 110, 118, 123, 133, 171, 173, 260, 278, 287, 323, 331, 391, 394, 399f, 410, 433
Ideenflucht 463
Ileum, terminales 38, 102, 130, 209
Ileus, mechanischer 35, 37
Ileus, paralytischer (adynamischer) 35f, 38
Illusion 464f
Immunisierungsstatus 444
immunsupprimiert 206, 215f, 218, 221
Impfung 134, 153, 155, 218, 444
Infiltration 316, 416
Inhalationstrauma 161f, 439
Insuffizienz, respiratorische 234, 350, 471f

Insuffizienzfraktur 54, 410
Interkostalnerv 174
Interkostalneuralgie 171, 485f
Interkostalraum 253, 483
Intoxikation 102, 123, 163, 274, 277, 289f, 305ff, 309, 373, 430, 451, 461f, 481, 483
Inzidenz 59, 70, 75, 133, 173, 193, 225, 240f, 316, 349, 356, 397, 419, 423, 444, 471
Iriswurzel 361
Ischämie, nekrotische 37
K
Kallus 26, 43, 48
Kaltschweißigkeit 217, 231, 237, 239
Kardioversion 235
Karzinoid-Syndrom 123, 206
Katzenkratzkrankheit 118, 133f
Kauter 384f
Kawasaki-Syndrom 133, 444f
Kieferklemme 391f
Kiefersperre 391, 403
Knöchelödem 118
knochendicht/Knochendichte 25, 51f, 63
Knocheninfarkt 412
Knochenleitungshörgeräte 380
Knochenmarködem 46, 4, 412
Knochenszintigrafie 44, 54
Knochentumor 409f, 412f, 418
Kohn'sche Poren 31
Kokzygodynie 178, 417
Kolik 38, 88, 98, 101, 103, 259, 340
Kolonkarzinom 37, 194f
Kompartment-Syndrom 118, 161ff, 412, 427, 433, 440
Kompressionsatelektase 31
Konkremente 35, 259, 273
Kontamination 91, 93f, 384, 457
Kontinua Fieber 129
Kontrastmittel, Gabe von 54, 421, 438
Kontusion 54, 117, 290, 361, 426, 433
Kopf-Hals-Bereich 133
Koplick-Flecken 156
Koronarangiografie 235, 240f, 249
Koronarintervention, perkutane 235, 249
Körperkerntemperatur 129, 443
Körperoberfläche 156, 159, 161f, 253, 483
Kortikalis 45, 48f, 52
Kortikosteroidtherapie 356
Kostochondritis 485f
Kreislaufinsuffizienz 219, 234
Kreislaufversagen 74, 231, 237, 291, 305, 483
Kreuzschmerz 130, 178, 415, 417f
Krise, hyperkalzämische 63f
Krisenintervention 459, 461
Kristallarthropathien 47, 64, 117
Kussmaul-Atmung 56
L
Lagophthalmus 365f
Laktation 63, 187, 190
laxierende Wirkung 36
Lebensstil(ver)änderung 125, 153
Lebensstil, sedetärer/sitzender 108
Lebensstilmodifikation 125, 150, 198
Leistenregion 133, 177, 259
Lendenwirbelsäule 43, 431
Lichttherapie 167, 469
Lidschwellung 361, 363
Limonaden, phosphatreiche 64
Linsendislokation 361
Lipom 47, 118f
Liquorpunktion 131, 300, 321, 326f, 333, 359f
Lithium 64, 77, 89f, 274, 277, 460, 468
luftdicht 25
Luft-Flüssigkeitsspiegel 35, 37f
Luftnot 105
Lumbalgie 417
Lumbalskoliose 415
Lumboischialgie 315, 417
Lungenabszess 29f, 475f
Lungenembolie 105ff, 112, 130, 226, 237ff, 347, 349–352, 473, 476, 478
Lungengefäßzeichnung 28, 110
Lungenhili 24, 32
Lungeninfarkt 24, 27ff, 476
Lungenkarzinom 23, 29, 32, 64, 108, 134f, 266, 476
Lungenkaverne 29
Lungenkontusion 26, 426, 473
Lungenödem 28, 30f, 61, 106ff, 184, 226, 229, 235, 254, 256, 275, 277, 426, 471f, 475f
Lungenrundherd 25, 29
Lungenstauung 226, 229, 476
Lungenultraschall 111
Lungenverdichtung 28f, 31
Lupus erythematodes 60, 123, 133, 348, 350, 399, 473
Luxation 43, 46, 117, 373, 391, 439f
Lyme-Borreliose 133, 411
Lymphadenitis 38, 134
Lymphadenopathie 118, 133ff, 158, 445, 477
Lymphknoten 24, 29, 32f, 117, 119, 130, 133ff, 174, 477, 486
Lymphödem 117, 119
Lymphozele 119
M
M. Addison 64, 130
M. Crohn 37f, 102, 195, 198f, 203, 206f, 209f, 343
M. Kawasaki 134

M. levator ani 197, 417
M. Ogilvie 102
M. trapezius 416
Magenulkus 38, 247
Makrohämaturie 85–88
Makulabeteiligung 356
Malabsorption 37, 102, 205f, 343
Malassimilation 37, 102, 201
Mammakarzinom 171, 173f, 266
Mammasonografie 172
Mammografie 20, 172f, 266
Mangelernährung 115, 247
Manie 192, 461, 464, 467, 469
Manipulation 191, 418, 440
Mannitol 325f, 421
Marfan-Syndrom 110, 239, 241, 254
Maßnahmen, physikalisch-medizinische 99, 132
Mastalgie 171, 173f
Mastitis puerperalis 173f
Mastodynie 171ff
McBurney-Punkte 112
Mediastinum 24f, 28, 31ff, 110, 238, 241, 415, 427
Mediatorfreisetzung 103
Medical Humanities 9, 12f, 18, 20
Medien, soziale 150
Medikamente, fiebersenkende 132
Megakolon, toxisches 37, 102, 210
Meinungsbildung 11
MEN-1-Syndrom 63f
Meningismus 156, 217, 290, 325, 329ff, 416, 443, 445
Meningokokkensepsis 130
Menopause 106, 123, 390
metalldicht 25
Metatarsalgie 412
MIAMI-Akronym 133, 135
Mikrohämaturie 86
Milchglasphänomen 30, 473
Milzruptur 26, 425–428, 438
Missbrauch 451, 453, 467
Mittelgesichtsfraktur 116, 362, 391, 394, 403ff
Mittelohrimplantat 380
Mobbing 447
Monarthritis 117, 410
Monitoring 76, 234f, 274, 326, 460
Monokelhämatom 362, 404
Morbidität 50, 64, 161, 189
Morgagni-Hernie 28
Morphium-Derivate 37
Mortalität 50, 60, 150, 161f, 189, 219, 225, 234, 242, 325, 419, 438
Mortalitätsrate 223, 419, 437, 443
Mouches volantes 355
MRSA 221ff
Multiorganversagen 159, 216, 231, 437
Murphy-Zeichen 103
Muskelkrämpfe 331, 412, 453, 455
Myalgie 272, 412, 477, 486
Myelinolyse, zentrale pontine 62, 290, 323, 325
Myelom 49f, 64, 89f, 412, 418, 486
Myogelosen 318, 328, 412, 416, 486
Myokardinfarkt 77, 98, 106, 108, 121, 227, 235, 237, 239f, 246–249, 305, 350
N
Nachlast 225, 255
Nachlastreduktion/-senkung 235, 255
Nachtschmerz 411, 413
Nachtschweiß 107, 127, 141, 346, 477
Nackensteifigkeit 151, 325, 329, 416, 444
Nasenbeinfraktur 387f, 403
Nasenendoskopie 109, 385
Nasenscheidewand 383f
Nasenseptum 387f, 404
Nasenspiegelung 384
Nasentamponade 383f, 405
Nebenwirkungen 11, 17, 87, 139, 143f, 155, 205, 298, 317, 389f, 409, 445, 468, 478
Nekrosektomie 161
Netzhautablösung 304, 355f, 361, 363
Netzhautdefekt 355
Netzhautverletzungen 361
Neuroblastom 445
Neurofibromatose 180, 367
Neuropathie 53, 60, 151, 203, 285, 303, 315f, 340, 343, 415–418
nichtinfektiös 118, 155, 165, 443, 445
Niereninsuffizienz 30, 56, 62ff, 66, 87, 93, 99, 121f, 138, 144, 151, 185, 219, 226f, 259, 266, 271f, 274f, 318, 353, 370, 399
Nierenkolik 101f
Nierensteine 64, 151, 271
Nierenwert 64, 131, 265
Nikotinabusus 125, 173, 243
Non-Adhärenz 180
Non-specific-abdominal-Pain (NSAP) 101, 104
Noradrenalin 217, 219, 233ff, 453, 468
Noxen 88, 95, 159f, 166, 287
NSAP 101, 104
NSAR 85, 89, 99, 102, 132, 194, 226, 234, 316f, 413, 486
NSTEMI 105, 237f, 248f
O
O_2-Angebot 231
O_2-Bedarf 231
O_2-Sättigung 234
Obduktion 50, 219
Obskuration 359

Obstipation 101ff, 199, 202, 417
Obstruktion 35–38, 80, 107, 202f, 236, 260, 273f
Obstruktionsatelektase 31
OCT 359, 370
Odynophagie 115, 477
Ogilvie-Syndrom 37
Oligoarthritis 117, 410
Opiate 102, 141, 461
Optikusatrophie 303, 355, 357, 359f
Optikuskompression 366
Orbitafraktur 361f, 405
Orbitatumor 359
Organperforation 35, 37, 426
Organversagen 37, 60, 438
Orthopnoe 105f, 226, 235
Ösophagusmanometrie 115
Osteomalazie 50, 418
Osteomyelitis 48, 53f, 118, 410, 412f, 444
Osteonekrose 49, 54, 410, 412
Osteophyt 46f
Osteoporose 49–53, 64, 123, 180, 406, 418, 452, 486
Otitis media 60, 323, 444
Outcome, sozialer 13
Oxygenierung 162, 235, 430, 439

P

Palliativmedizin 99, 413, 484
Pankreatitis, chronische 64, 207, 343
Papille, ödematöse 356
Papillenödem 303, 370
Papillenprominenz 359
Paracetamol 74, 132, 445
Parasitose 60
Parathormon 63f, 66, 279
Parenchymverdichtung 28
Patient Empowerment 418
Patientengeschichten 29f
Peau d'orange 174
Peitschenschlagsyndrom 416
Pelvic Congestion 101, 180
Pelvic inflammatory disease 101
Perforation 58, 37, 101, 104, 207, 361ff, 379ff, 423f
Perforationsschmerz 101
peribronchiales Cuffing 29, 31
Perikarderguss 32, 75, 108, 225, 238
Perimetrie 303, 361, 366
Periostreaktion 43, 48
Peritonitis 38, 62, 98, 101ff, 207, 218, 274, 278
Perseveration 463
Persönlichkeitsstörung, zwanghafte 457
Perspektivenwechsel 9
Perspiratio insensibilis 132
Pfeiffer'sches Drüsenfieber 134
Phlebothrombose 111, 349
Phlegmone 118, 366, 393
Phosphatspiegel 64
Photopsie 355
Phrenikusparese 28
Pilocarpin 141, 390
Plattenatelektase 31
Pleraduplikatur 25
Pleuraerguss 24, 26–29, 61, 106–109, 111, 122, 227, 229, 273, 471, 473
Pleuratranssudat 28
Pleuraverbreiterung 28
Plica-Syndrom 411
Pneumonie 28, 30f, 106-109, 122, 129, 191, 217, 219, 221f, 226f, 231, 444, 473, 475–478
Pneumothorax 24, 26, 28, 105–112, 122, 229, 237f, 423f, 427, 439, 478, 481, 486
Polyarthritis 410, 412
Polydipsie 61f, 124
polymorph 155f, 282
Polymyalgia rheumatic 356, 412
Polymyositis 130, 412
Polypharmazie 77
Polytrauma 23, 44, 77, 232, 437, 473
Post-Zoster-Neuralgie 282, 486
Pretest-Probability 12
Prophylaxe 74, 185, 272, 325, 353, 355
Proteinurie 87–90, 92f, 123, 183ff, 226, 272
Protrusio bulbi 365
Pseudoenophthalmus 367
Pseudoexophthalmus 365
Pseudohalluzination 464
Pseudohyperkalzämie 63
Pseudohyponatriämie 62
Pseudoobstruktion, intestinale 37, 203
Pseudotumor 64, 103, 118f, 323f, 326, 360, 365
Pseudotumor cerebri 323-326, 360
Psychoedukation 448, 453
Psychosyndrom, organisches 64
Psychotherapie 99, 312, 314, 453, 458, 462, 468
Puffersystem 55
Pulmonalembolie 23, 30, 56, 105f, 108f, 111f, 122, 227, 236, 246
Pulsus paradoxus 106, 236
Pupillenerweiterung 420
Purpura 156, 185, 270f, 342, 346, 349, 444
Pusteln 157, 166
Pyelonephritis 85-88, 93, 123, 129, 217, 271, 444
Pyonephrose 260
Pyrogene 129

R

R/S-Umschlag 246, 253, 256
Raucher 29f, 110, 139, 149, 451
Raumluft 25, 37, 389

Reanimation 109, 132, 247f, 310, 482, 484
Rechtsherzinfarkt 226
Rechtsherzinsuffizienz 106, 191, 226-229, 252, 255f
Rechtsherzversagen 110
Red Flags 11, 19, 99, 178, 417, 443, 445, 477, 486
Reflux, vesikoureteraler 443
Regurgitation 115
Rehabilitation 116, 162, 435
Reizleitungsübertragung, gestörte 162
Resilienz 12, 148f
Resistenz 72, 103, 195, 221ff, 270, 351, 365
Respirationstrakt 26, 444, 484
Retentionsazidose 56
Retinoblastom 355
Retinopathie 121, 124, 303, 341, 355, 357, 369ff
Rhabdomyolyse 66, 83, 160, 272, 412
Rhinophym 387
Rhythmusstörungen, kardiale 64
Rinne-Test 377f
Rippenfraktur 26, 43f, 426f, 476, 485f
Rippenzielaufnahme 23, 27, 45
Rounds, klinische 9
rTMS 468
Rückwärtsversagen 226
Ruhedyspnoe 237
Rundherd, pulmonaler 28
S
Sackniere 260
Sägezahnmuster 247
SAMPLE-Schema 231
Sarkoidose 31f, 60, 63f, 107f, 133, 227, 477f
Sauerstoffsättigung 108, 232f, 237, 240, 342, 421, 439
Schädel-Hirn-Trauma 39, 41, 62, 233, 287, 289, 291, 300, 310, 312, 323f, 419, 425, 439
Schallempfindungsschwerhörigkeit 377ff
Schallleitungsschwerhörigkeit 377-380
Schichten, sozial niedrigere 147
Schiefnase 387
Schlaganfall 39, 116, 135, 313f, 319ff, 324, 357, 438
Schlucktraining, logopädisches 116
Schmerztherapie 53ff, 88, 99, 161, 241, 412, 418, 485f
Schrittmacher 26, 235, 245
Schrittspannung 163
Schuldgefühl 192, 459
Schwangerschaft, ektope 101
Schwartz-Bartter-Syndrom 62
Schwindel, zervikogener 416
Sehnervenkopf 356
Sekretion, eitrige 195
Selbstverantwortung 125
Serologie, positive 156
Seropneumothorax 26, 28, 110
Serumkalzium 63ff
SIADH 62
Sialadenosen 389f
Sicca-Syndrom 389
Sigmadivertikulitis, perforierende 38
Sinusitis sphenoidalis 130, 393
SIRS 215, 438
Sjögren-Syndrom 133, 389f
Skabies 60, 144, 167
Skalenuslücke 485
Skelettmetastasen 54, 64, 412, 415, 418, 476, 486
Skleralruptur 362
Skoliose 24, 45, 415f
Skotom 301ff, 357
Sokolow-Lyon-Index 246, 253, 255f
Somnolenz 56, 64, 74, 289, 445, 471
Sonnenbrand 163
Sonografie, orbitale 359
Spannungspneumothorax 28, 110, 236, 426, 430, 439
Speichelsekretion 390
Spondylitis 418
Spondylodiszitis 33
Spontanpneumothorax 110f, 238, 476
Sportlerleiste 411
Sprachverständnis 377ff
Sprachverständnistest 378
Stanzbiopsie 144
Stapediusreflex 378
Statine 109, 253, 255, 273
Status febrilis 129
Stauungspapille 324ff, 333, 359f
STEMI 105, 237-241, 248f
Steroide 124, 158, 363, 371, 384, 474
Stichkanal 37, 50, 423f
Stigmatisierung 213
Strahlenerythem 163
Strahlenkrankheit 164
T
Tabakrauchen 86, 451
Tachykardie 56, 70f, 74, 112, 122, 131, 185, 206, 217, 227, 232, 239, 245, 453ff, 461, 471f, 477
Tachypnoe 56, 105, 107, 217, 226, 231, 239, 254, 443f, 453, 455, 461, 471, 477
Tako-Tsubo-Kardiomyopathie 227
Tamoxifen 64, 141, 266
Team-Meetings, multidisziplinäre 9, 19
Tenesmen 101, 195

Tertiärprävention 17
Therapieadhärenz 121, 125
Therapieentscheidung 39, 62, 103, 317, 377
Thiazide 64, 125
Thoracic outlet 485
Thoracic-outlet-Syndrom 316, 416, 485
Thoraxapertur 24, 485
Thrombozytenaggregationshemmung 249
Tinnitus 286, 359, 377, 381f, 416
Tinnitus-Counseling 381
Todesangst 481
Tonaudiogramm 377f
Tonsillitis 116, 217, 444
Torsionsskoliose 415
Tortikollis (Schiefhals) 416
Total-Pain-Konzept 95, 99
Toxoplasmose 60, 133
Trepanation 51, 323, 325, 421
Trichotillomanie 457
Trichterbrust 26, 227, 486
Trismus 391, 454
T-Score 43, 52f
Tuberkulose 29, 38, 90f, 107, 127, 133ff, 141, 335, 339, 477, 479
Tympanometrie 378, 381
U
Überempfindlichkeitsreaktion 234, 278
Uhrglasnägel 80, 107
Ultraschallgerät, portales 149
Unterbringungsgesetz 460
Uretersteinen 88
Urethra 260, 438
Urethrozystoskopie 88
Urolithiasis 35,38, 85, 87, 91, 102
Urosepsisgefahr 259
Urtikaria 144, 155, 158
Uterus myomatosus 38
V
Vasopressoren 219, 233ff
Venenthrombose 119, 349
Ventricular assist devices 235
Verätzung 362
Verblutungstod 438
Verbrennungen 61, 77, 160ff, 215, 232, 440
Verbrühungen 156, 160
Verkalkung 37f, 64, 71, 227
Verlaufskontrollen 88
Verletzung, thermische 159f
Verschattung 27, 471
Verschlusskrankheit, periphere arterielle 243
Visusstörungen 130, 287
Vitamin D 6466, 275
Vitien, kardiale 443
Vitreoretinopathie 355, 363
Volumentherapie 234, 439
Vorlast 225, 232, 254f
Vorlastsenkung 235
Vorsorgeuntersuchung, radiologische 23
Vortestwahrscheinlichkeit 12, 17, 350
Vorwärtsversagen (low-output) 106, 226, 255
W
Wachstumsfuge 45
Wachtherapie 468
Waterhouse-Friederichsen-Syndrom 444
Wearables 13
Weber-Test 377
Weichteilabszess 118
weichteildicht 25
Weichteilemphysem 24, 26, 111.338
Weichteilschwellung 46f, 117f
Weißkittelhypertonie 121
Wells-Score 109, 111f, 349f
White Lung 30, 472
Wirbelfraktur 27, 49, 54, 415, 418, 485
Wissensmanagement 13
Wundheilungsstörung 147, 243, 429
X
Xerostomie 115, 389
Z
Zervikalsyndrom 416
Zervikobrachialgie 315, 416
Ziliendyskinesie 26, 443
Z-Score 52f
Zufallsbefunde 20, 270
ZVK 26, 210, 218
Zwangsgedanken 457f, 464f
Zwangshandlungen 457f
Zwangsimpuls 457f
Zwangsstörungen 457f
Zwerchfell 24f, 27f, 31, 101, 110, 219, 426, 485
Zwerchfellhernie 27f
Zyanose 107, 226, 228, 231, 254f, 430, 443, 454, 471f, 477, 484
Zyklothymia 467, 469
Zytologie 284

AutorInnenverzeichnis

Alina Achhorner
Studentin der Medizinischen Universität Wien

Thomas Adel
Student der Medizinischen Universität Wien

Dr.med. **Lukasz Antoniewicz,** PhD
Universitätsklinik für Innere Medizin II
Währinger Gürtel 18–20, 1090 Wien

Tugce Baransü
Studentin der Medizinischen Universität Wien

Anil Baskan
Student der Medizinischen Universität Wien

Merjem Begic
Studentin der Medizinischen Universität Wien

Assoc. Prof. Priv.-Doz. Dr.med. **Klaus Bobacz**
Universitätsklinik für Innere Medizin III
Währinger Gürtel 18–20, 1090 Wien

Judith Böhler
Studentin der Medizinischen Universität Wien

Ecem Çavuş
Student der Medizinischen Universität Wien

Ao.Univ.-Prof.in Dr.inmed. **Catharina Chiari**
Universitätsklinik für Orthopädie und Unfallchirurgie
Währinger Gürtel 18–20, 1090 Wien

Roland Cronenberg
Student der Medizinischen Universität Wien

Cemre Cukaci
Studentin der Medizinischen Universität Wien

Melanie Dorner
Studentin der Medizinischen Universität Wien

Lisa Duong
Studentin der Medizinischen Universität Wien

Philip Eckwolf
Student der Medizinischen Universität Wien

Mohamed El-Mahrouk
Student der Medizinischen Universität Wien

Paul Ettel
Student der Medizinischen Universität Wien

Clarissa Fabianek
Studentin der Medizinischen Universität Wien

Bardia Firouz
Student der Medizinischen Universität Wien

Anselm J. Gadenstätter
Student der Medizinischen Universität Wien

János Gellén
Student der Medizinischen Universität Wien

Ao.Univ.-Prof. Dr.med. **Josef Georg Grohs**
Universitätsklinik für Orthopädie und Unfallchirurgie
Währinger Gürtel 18–20, 1090 Wien

Christina Haberl
Studentin der Medizinischen Universität Wien

Theresa Sophia Häcker
Studentin der Medizinischen Universität Wien

Elisabeth Haiböck
Studentin der Medizinischen Universität Wien

Emilie Han
Studentin der Medizinischen Universität Wien

Juliane Eva Johanna Hennenberg
Teaching Center
Spitalgasse 23, BT87/E 03, 1090 Wien

Barbara Hennlich
Studentin der Medizinischen Universität Wien

Florian Johannes Jaklin
Student der Medizinischen Universität Wien

Ao.Univ.-Prof. Dr.med. **Franz Kainberger**
Universitätsklinik für Radiologie und Nuklearmedizin
Währinger Gürtel 18–20, 1090 Wien

Omar Keritam
Student der Medizinischen Universität Wien

Philippe Klein
Student der Medizinischen Universität Wien

Omar Krdzalic
Student der Medizinischen Universität Wien

Stephanie Kreimel
Studentin der Medizinischen Universität Wien

Johannes Lanzerstorfer
Student der Medizinischen Universität Wien

Helena Sophie Leitner
Studentin der Medizinischen Universität Wien

Akademische Titel der Autorinnen und Autoren zum Zeitpunkt der Erstellung der Beiträge

Matthias J. Lembacher
Student der Medizinischen Universität Wien

Maximilian Lichtenberger
Student der Medizinischen Universität Wien

Tamara Lisy
Studentin der Medizinischen Universität Wien

Ao.Univ.-Prof.[in] Dr.[in]med. **Andrea Maier**
Universitätsklinik für Radiologie und Nuklearmedizin
Währinger Gürtel 18–20, 1090 Wien

Mag.phil. Dr.med. **Julian Maier,** BA, BA
Institut für Pharmakologie
Währinger Straße 13A/HP, 1090 Wien

Patrick Mannsberger
Student der Medizinischen Universität Wien

Elias Marquart
Universitätsklinik für Dermatologie
Währinger Gürtel 18–20, 1090 Wien

Daniel Mayr
Student der Medizinischen Universität Wien

Dr.[in]med. **Ruxandra Milos**
Universitätsklinik für Radiologie und Nuklearmedizin
Währinger Gürtel 18–20, 1090 Wien

Dr.[in]med. **Nina Müller**
Universitätsklinik für Neurologie
Währinger Gürtel 18–20, 1090 Wien

David Mutschlechner
Student der Medizinischen Universität Wien

Verena Nairz
Studentin der Medizinischen Universität Wien

Anna Nechay
Studentin der Medizinischen Universität Wien

Elena Neunteufel
Studentin der Medizinischen Universität Wien

Ersilio Nishani
Student der Medizinischen Universität Wien

Ye-Rin Park
Studentin der Medizinischen Universität Wien

Jagoda Pokryszka
Studentin der Medizinischen Universität Wien

Assoc. Prof. Priv.-Doz. Dr. **Helmut Prosch**
Universitätsklinik für Radiologie und Nuklearmedizin
Währinger Gürtel 18–20, 1090 Wien

Julian Benedikt Reichelt
Student der Medizinischen Universität Wien

Louise Riegler
Studentin der Medizinischen Universität Wien

Selma Rizvanovic
Studentin der Medizinischen Universität Wien

Robert Rus
Student der Medizinischen Universität Wien

Simon Maximilian Schamilow
Student der Medizinischen Universität Wien

Ao.Univ.-Prof. Dr.med.univ. **Gerit H. Schernthaner**
Universitätsklinik für Innere Medizin II
Währinger Gürtel 18–20, 1090 Wien

Martin Schmid
Student der Medizinischen Universität Wien

Selina Schmidkte
Studentin der Medizinischen Universität Wien

Margarete Schorscher
Studentin der Medizinischen Universität Wien

Alexander Sommer
Student der Medizinischen Universität Wien

Magdalena Steiner
Studentin der Medizinischen Universität Wien

Belma Strugalioska
Studentin der Medizinischen Universität Wien

Dr.med. **Paul Supper**
Universitätsklinik für Plastische, Rekonstruktive und Ästhetische Chirurgie
Währinger Gürtel 18–20, 1090 Wien

Ao.Univ.-Prof. Dr.med. **Thomas Szekeres,** PhD
Klinisches Institut für Labormedizin
Währinger Gürtel 18–20, 1090 Wien

Can Tasgin
Student der Medizinischen Universität Wien

Paul Watzl
Student der Medizinischen Universität Wien

Gerald Widmann
Student der Medizinischen Universität Wien

Sophia Wirth
Studentin der Medizinischen Universität Wien

Frédéric H. Witte
Student der Medizinischen Universität Wien

Martin Zbiral
Student der Medizinischen Universität Wien

Akademische Titel der Autorinnen und Autoren zum Zeitpunkt der Erstellung der Beiträge

AutorInnen des E-Content

Dr.[in] Nina Janjic, BSc
Universitätsklinik für Orthopädie und Unfallchirurgie
Währinger Gürtel 18–20, 1090 Wien

Nikolaus Mahnert
Teaching Center
Spitalgasse 23, BT87/E 03, 1090 Wien

Ao.Univ.-Prof.[in] Dr.[in] Andrea Maier
Universitätsklinik für Radiologie und Nuklearmedizin
Währinger Gürtel 18–20, 1090 Wien

Dr. Lukas Mokrusa

Ye-Rin Park
Studentin der Medizinischen Universität Wien

Denise Reisenbauer
Studentin der Medizinischen Universität Wien

Dr.[in] Dörte Symmank
Universitätsklinik für Dermatologie
Währinger Gürtel 18–20, 1090 Wien

Mag. Bernd U. Székely
BHAK-Eisenstadt, FH Burgenland

Nathaniel Thoren
Student der Medizinischen Universität Wien

Josef Yu, BA
Student der Medizinischen Universität Wien

Malte Zacharias
Student der Medizinischen Universität Wien

Akademische Titel der Autorinnen und Autoren zum Zeitpunkt der Erstellung der Beiträge

Die Herausgeber

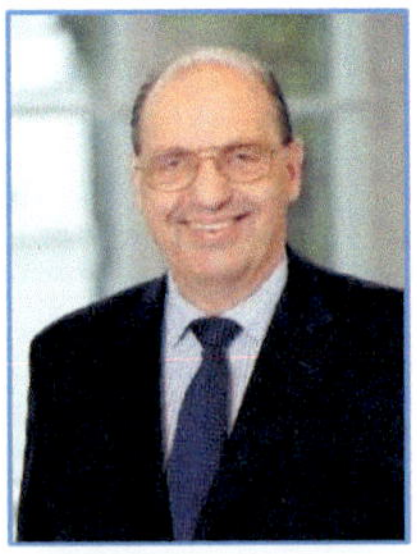

Ao.Univ.-Prof. Dr. Franz Kainberger

Geboren in Salzburg, Studium an der Universität Innsbruck, Facharztausbildung in Radiologie am AKH Wien. Seit 1994 an der Abteilung für Osteologie und später der Abteilung für Neuro- und Muskuloskelettale Radiologie der Univ.-Klinik für Radiologie und Nuklearmedizin, Medizinische Universität Wien. 1999 Forschungsaufenthalt an den Kurt-Rosmann-Laboratories, University of Chicago. 2004–2007 und seit 2011 Mitglied der Curriculumdirektion Humanmedizin der MedUni Wien. Arbeits- und Forschungsschwerpunkte sind muskuloskelettale Radiologie, medizinischer Strahlenschutz und computerassistierte Diagnostik.

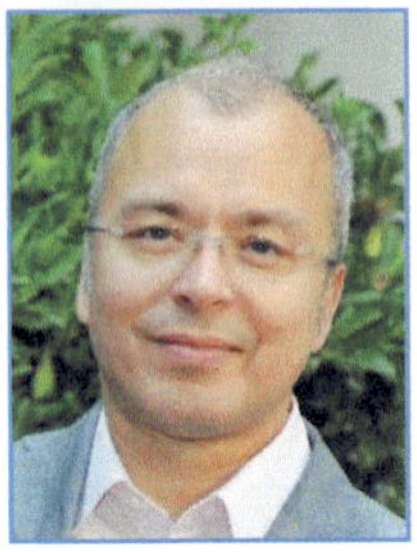

Ao.Univ.-Prof. Dr.med.univ. Georgios Karanikas

Facharzt für Nuklearmedizin. Bereichsleiter PET und PET-MRT (NUK) an der Universitätsklinik für Nuklearmedizin, Medizinische Universität Wien. Stellvertretender Leiter der Nuklearmedizin, Medizinische Universität Wien. Koordinator für das Fach Nuklearmedizin im Klinisch-Praktischen-Jahr Line Koordinator der Interdisziplinären Fallkonferenz an der Medizinischen Universität Wien.

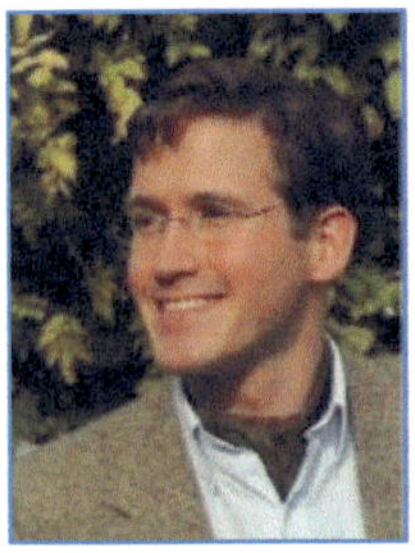

Ao.Univ.-Prof. Dr.med.univ. Gerit H. Schernthaner

ist Ao. Univ.-Professor für Innere Medizin, an der Abteilung für Angiologie der Universitätsklinik II für Innere Medizin, an der Medizinischen Universität Wien.
Leitung der wissenschaftlichen Arbeitsgruppe IRINA (Insulin Resistance, Inflammation, Atherosclerosis), der Forschungslaboratorien der Abteilung für Angiologie sowie gemeinsam mit Kollegen Leitung der Ambulanz sowie der Bettenstation für Angiologie.
An der Medizinischen Universität Wien wurde unter seiner Koordination und späteren Leitung die erste Abschlussprüfung für Medizin seit der Studienreform eingeführt – die Returnweek.

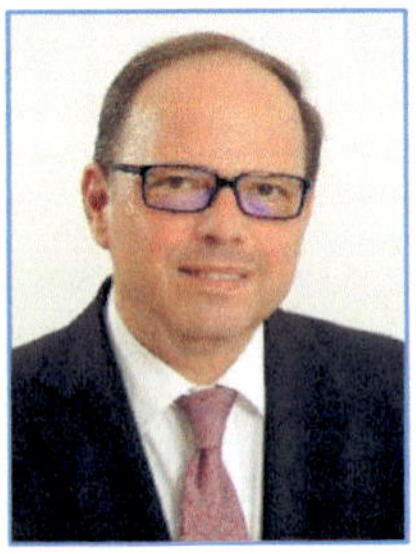

Ao.Univ.-Prof. Dr.med.univ. Thomas Szekeres, PhD

Promotion 1988 an der Medizinischen Fakultät der Universität Wien zum Doktor der gesamten Heilkunde. Seit 1994 Facharzt für medizinische und chemische Labordiagnostik, Habilitation im selben Jahr an der Medizinischen Fakultät der Universität Wien zum Universitätsdozenten für Medizinische und Chemische Laboratoriumsdiagnostik. 2003 PhD an der Universität Trnava, 2005 zweiter Facharzt in Humangenetik. Seit 1997 Oberarzt am Klinischen Institut für Medizinische und Chemische Labordiagnostik der Medizinischen Universität Wien, wissenschaftliche Beschäftigung mit der Entwicklung von neuen Antitumorsubstanzen. Seit 2001 Vorstandsmitglied der Ärztekammer für Wien und seit 2012 deren Präsident. Seit 2017 Präsident der Österreichischen Ärztekammer.

Deputy-Editor

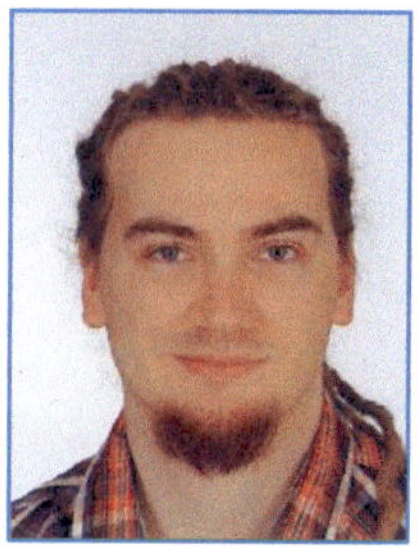

Philipp Pavelka, Bakk.techn.

Geboren in Wien, Studium der Medizininformatik, seit 2011 am Teaching Center der Medizinischen Universität Wien, zuständig für Telelearning, später für die gesamte Entwicklung und Betreuung von IT-Lösungen in der Medizinischen Lehre, darunter mehrere Moodle-Plugins. Zweimal als Teammitglied nominiert für den Staatspreis Ars docendi, einmal für den GMA-Preis „Junge Lehrende“. Publikationen zu E-Learning von Ultraschall und der Nutzung von Comics in der Medizin.

e-Content-Editoren

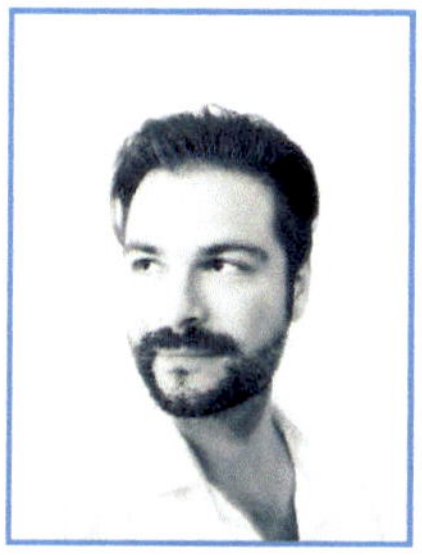

Dipl. Ing. Eduard R. Margulies

In Mödling geboren, Informatikstudium (Computergraphik und Medieninformatik) an der Technischen Universität Wien mit Ausbildungsschwerpunkt User Interaction Design. Seit 2014 Lektor an der Fachhochschule Burgenland im Studiengang internationale Wirtschaftsbeziehungen.
Beginn des Medizinstudiums an der Medizinischen Universität Wien im Jahr 2015, seit 2018 Tutor am Zentrum für Anatomie und Zellbiologie, derzeit im Klinisch-Praktischen Jahr.
Schwerpunkte: digitale Lehre, Informationsvisualisierung, digitale Lernkonzepte und fallbasiertes Lernen, Co-Founder des Start-Ups nxtgen.at

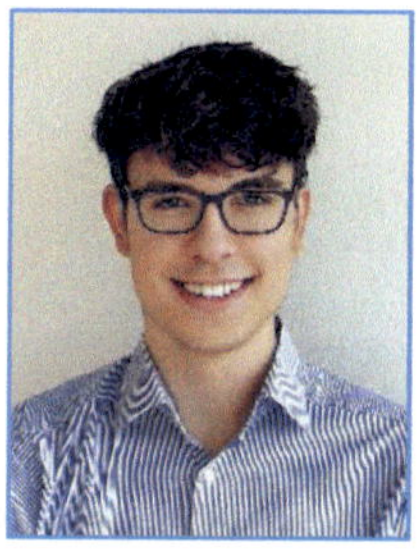

Ákos Filakovszky

Geboren in Budapest, Matura in Wien (2017), Studium an der Medizinischen Universität Wien (Beginn im Jahr 2017), Tutor am Zentrum für Anatomie und Zellbiologie der Medizinischen Universität Wien (seit 2020), Entwicklung und Konzeption von Webanwendungen mit besonderem Schwerpunkt auf UI/UX (seit 2013), Programmierung in HTML, CSS, JavaScript, PHP und Swift, Logo-Design und Ikonografie, eLearning-Expertise im medizinischen Bereich mit besonderem Schwerpunkt auf Moodle und H5P, Entwicklung individueller LMS-Lösungen, Co-Founder des Start-Ups nxtgen.at

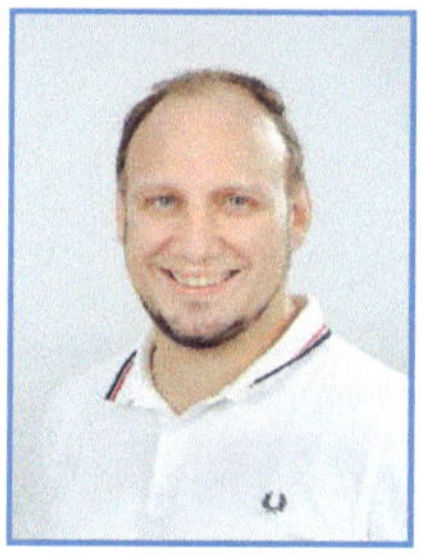

Mag. Bernd U. Székely

In Eisenstadt geboren, Wirtschaftspädagogikstudium an der WU Wien mit Ausbildungsschwerpunkt Organisation und Materialwirtschaft. Professor für kaufmännische Fächer an der BHAK-Eisenstadt. Lektor für Finanzmathematik, betriebliche Informationssysteme und Betriebswirtschaft an der FH Burgenland.
Schwerpunkte: pädagogische Konzeptionen und eLearning, Co-Founder des Start-Ups nxtgen.at

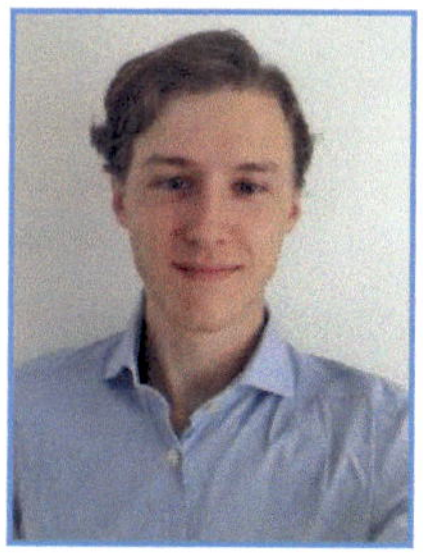

Mag. Georg Kramer

Abschluss des Studiums der Rechtswissenschaften an der Universität Wien. Medizinstudium an der Medizinischen Universität Wien (seit 2017). Tätigkeit als Tutor am Zentrum für Anatomie und Zellbiologie (seit 2021) an der Medizinischen Universität Wien und in einer internationalen Anwaltskanzlei in Wien. Schwerpunkte: Digitale Inhalte, Content-Editing